藏药制剂微生物
限度检查方法适用性研究汇编

主　编　滕宝霞　　杨平荣

编　委　任淑玲　　张春江　　牟建平

　　　　贺军权　　康泾梅　　杜雅娟

　　　　杨　英

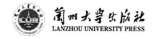

兰州大学出版社

LANZHOU UNIVERSITY PRESS

图书在版编目（CIP）数据

藏药制剂微生物限度检查方法适用性研究汇编 / 滕宝霞, 杨平荣主编. -- 兰州 ： 兰州大学出版社, 2019.11
ISBN 978-7-311-05726-8

Ⅰ．①藏… Ⅱ．①滕… ②杨… Ⅲ．①藏药－制剂－微生物检定－检验方法－适用性－研究 Ⅳ．①R291.4

中国版本图书馆CIP数据核字(2019)第275184号

策划编辑　陈红升
责任编辑　郝可伟
封面设计　王宁雪　王尹宣

书　　名	藏药制剂微生物限度检查方法适用性研究汇编
作　　者	滕宝霞　杨平荣　主编
出版发行	兰州大学出版社　（地址:兰州市天水南路222号　730000）
电　　话	0931-8912613(总编办公室)　0931-8617156(营销中心)
	0931-8914298(读者服务部)
网　　址	http://press.lzu.edu.cn
电子信箱	press@lzu.edu.cn
印　　刷	西安日报社印务中心
开　　本	787 mm×1092 mm　1/16
印　　张	61.25(插页2)
字　　数	1375千
版　　次	2019年11月第1版
印　　次	2019年11月第1次印刷
书　　号	ISBN 978-7-311-05726-8
定　　价	238.00元

（图书若有破损、缺页、掉页可随时与本社联系）

前 言

藏药是我国传统医药中的重要组成部分。藏医药理论不同于中医理论。藏药制备工艺具有特殊性，藏药原料来源复杂，剂型以散剂、丸剂为主，多以药物原粉入药，未经炮制，部分制剂中含有动物脏器、矿物质。由于藏药典籍记载简略，直接影响藏药传承，导致藏药的同名异物、品种混乱现象。藏药区域差异明显，药名和用药习惯存在相当大的差异。由卫生部组织西藏、青海、甘肃、四川和云南5省（区）起草的《中华人民共和国卫生部药品标准·藏药·第一册（1995年版）》，对藏药进行了系统研究，近年来，各版《中国药典》收录了部分藏药品种。由于大量藏药制剂，县级藏医院制剂室、寺院藏医院生产，制剂制备方法具有宗教性，生产处方和质量标准具有不完善性，影响藏药推广和使用。部分藏药制剂处于无微生物限度检查方法的状态。

《中国药典·四部（2015版）》中"无菌药品微生物限度检查与标准"与国际接轨。方法、标准发生了改变，给药品微生物检验提出了巨大课题。企业需要对生产每一个品种微生物进行有效控制，对检验方法进行适用性研究，保证检验的有效性。

药品微生物检查作为整个药品质量体系中的一个环节，应与其他检验项目一样，对方法和条件进行考察。微生物限度检查方法适用性研究有助于确保药品微生物检验科学性。有了系统的方法适用性，可以避免以往因为阳性菌选择不合理、方法不合理而造成的漏检、误判，以保证结果的可靠性。

伴随我国生产质量管理规范（GMP）实施，药品生产都是在洁净符合要求的环境中生产的，藏药制剂用药独特，绝大多数药材未经炮制，以生药原粉入药，并有矿物质、动物脏器入药；多数藏药制剂有抑菌作用，其中矿物质、动物脏器的原粉入药，干扰微生物检查中抑菌成分的消除，建立科学、合理、可行的微生物限度检查方法，需要大量预试验、验证和确认试验，每一个品种微生物方法适用性研究完成，都经过了大量试验和反复验证。

近年来，甘肃省药品检验研究院通过对甘肃奇正藏药、甘南藏药、甘南卡加曼、藏医院制剂以及青海金诃藏药制剂微生物进行了限度检查，积累了一些经验；同时，看到企业需要，考虑到藏药生产企业微生物检验的实际情况，我们进行了大量试验研究，建立了127种藏药微生物限度检验的方法，完成了方法学适用性研究。通过认真查阅《藏药标准（1979年版）》《中华人民共和国卫生部药品标准·藏药·第一册（1995年版）》《甘肃省药品标准（1978年版）》《云南省药品标准（1974年版）》和各版《中国药典》

等，部分企业提供处方，完成了汇编中处方部分。由于藏药存在同名异物现象，同行借鉴时，参考处方，可以节省时间，减少误判。

本书完成了127品种的藏药制剂微生物检验方法适用性研究，即建立了微生物检验方法。每个品种虽经反复试验，能够适用于所用样品企业，由于藏药原料、制备工艺的复杂性，同名制剂应进行部分验证试验。编者在整理藏药制剂中，发现同名的藏药制剂存在检查方法不同，书中亦有列出。本书涉及藏药制剂处方、制法、微生物检查方法等多项内容。在编写完成本书时，滕宝霞、杨平荣、任淑玲、张春江、牟建平、贺军权、康泾梅和杜雅娟同志完成编写达到12万字，杨英同志完成编写达到8万字。

本书在编写过程中曾多次修改，但因水平有限，错误和不妥之处恐难避免，敬请读者批评指正！

滕宝霞

2019年8月

目 录

试验说明

一、试验材料

1.1 培养基

胰酪大豆胨琼脂培养基、胰酪大豆胨液体培养基、沙氏葡萄糖琼脂培养基、沙氏葡萄糖液体培养基、麦康凯液体培养基、麦康凯琼脂平板、pH7.0氯化钠-蛋白胨缓冲液、肠道菌增菌液体培养基、紫红胆盐葡萄糖琼脂培养基、溴代十六烷三甲胺琼脂培养基、伊红美蓝琼脂培养基、RV沙门增菌液体培养基、木糖赖氨酸脱氧胆酸盐琼脂培养基等。

1.2 菌种

大肠埃希菌〔CMCC（B）44102〕、铜绿假单胞菌〔CMCC（B）44104〕、枯草芽孢杆菌〔CMCC（B）63501〕、金黄色葡萄球菌〔CMCC（B）26003）〕、乙型副伤寒沙门菌〔CMCC（B）50094〕、白色念珠菌〔CMCC（F）98001〕和黑曲霉〔CMCC（F）98003〕，购于中国食品药品检验研究院。

1.3 设备

超净工作台、生物安全柜、生化培养箱、恒温水浴锅、电冰箱、显微镜、电热恒温干燥箱、压力消毒器、天平、集菌仪、一次性全封闭集菌器等。

汇编中所有试验均为此材料。

二、菌悬液

2.1 菌悬液制备

接种大肠埃希菌、乙型副伤寒沙门菌、金黄色葡萄球菌、枯草芽孢杆菌、铜绿假单胞菌的新鲜培养物至胰酪大豆胨液体培养基中，培养18～24 h，用pH7.0氯化钠-蛋白胨缓冲液稀释制成每1 mL含菌5000～10000 cfu、500～1000 cfu、50～100 cfu的菌悬液；接种白色念珠菌的新鲜培养物至沙氏葡萄糖液体培养基中，培养24～48 h，用0.9%无菌氯化钠溶液稀释制成每1 mL含菌5000～10000 cfu、500～1000 cfu、50～100 cfu的菌悬液。接种黑曲霉的新鲜培养物至沙氏葡萄糖液体培养基中，培养5～7天，加入3～5 mL 0.9%无菌氯化钠溶液，将孢子洗脱，然后吸出孢子悬液（用管口带有薄的无菌棉花或纱布能通过滤菌丝的无菌毛细吸管）至无菌试管内，用0.9%无菌氯化钠溶液稀释制成每1 mL含孢子5000～10000 cfu、500～1000 cfu、50～100 cfu的孢子悬液。所有菌种为第3代，菌悬液为第4代。

2.2 菌悬液数量测定

取大肠埃希菌、金黄色葡萄球菌、枯草芽孢杆菌、铜绿假单胞菌的菌悬液，每种菌3个稀释级，每个稀释级1 mL，置于直径90 mm的无菌平皿中，注入20 mL温度不超过

45 ℃熔化的胰酪大豆胨琼脂培养基，每个菌液浓度注2个平皿，混匀，凝固，倒置培养。测定菌悬液的含菌数。取白色念珠菌、黑曲霉的菌悬液，每种菌3个稀释级，每个稀释级1 mL，置于直径90 mm的无菌平皿中，每个菌液浓度注2个平皿，注入20 mL温度不超过45 ℃熔化的沙氏葡萄糖琼脂培养基，混匀，凝固，倒置培养。测定菌悬液的含菌数。

汇编中所有试验均为此菌悬液。

三、计数方法适用性预试验

3.1 试验组

取某某某10 g加到灭菌的三角瓶中，加入pH7.0氯化钠–蛋白胨缓冲液100 mL，溶解、混匀，制成1∶10供试液，取供试液分别加到5个灭菌的三角瓶中，每瓶10 mL，分别加入金黄色葡萄球菌、枯草芽孢杆菌、铜绿假单胞菌、白色念珠菌、黑曲霉的0.1 mL菌悬液（含菌数小于1000 cfu），制成每毫升某某某1∶10供试液（含菌数小于100 cfu），取含菌的样品溶液1 mL（含菌数小于100 cfu），置于直径90 mm的无菌平皿中，每个菌液注2个平皿，注入20 mL温度不超过45 ℃熔化的胰酪大豆胨琼脂培养基，混匀，凝固，倒置培养。测定菌数。取含白色念珠菌、黑曲霉的样品溶液2 mL（含菌数小于100 cfu），分别置于2个直径90 mm的无菌平皿中，注入20 mL供试液（含菌数小于100 cfu），取含菌沙氏葡萄糖琼脂培养基，混匀，凝固，倒置培养。测定菌数。

3.2 阳性对照

加到样品中的金黄色葡萄球菌、枯草芽孢杆菌、铜绿假单胞菌、白色念珠菌、黑曲霉的菌悬液（含菌数小于1000 cfu）进行10倍稀释，取稀释后的菌悬液1 mL注皿，金黄色葡萄球菌、枯草芽孢杆菌、铜绿假单胞菌的菌悬液加到胰酪大豆胨琼脂培养基中，白色念珠菌、黑曲霉的菌悬液加到沙氏葡萄糖琼脂培养基中，混匀，凝固，倒置培养。测定阳性对照菌数。

3.3 供试品组

用1∶10供试液替代试验组液体注皿，试验。

3.4 阴性对照

用同批配制、灭菌的胰酪大豆胨液体培养基1 mL替代样品注皿，注入20 mL温度不超过45 ℃熔化的胰酪大豆胨琼脂培养基、沙氏葡萄糖琼脂培养基，混匀，凝固，倒置培养。测定阴性对照菌数。

计数方法适用性试验预试验结果见表1。

表1 某某某微生物计数方法适用性预试验结果

种类	菌种名称	供试品组	阳性对照	试验组	回收率/%	阴性对照
需氧菌总数计数	金黄色葡萄球菌	0	81	65	80	–
	铜绿假单胞菌	0	72	62	86	–
	枯草芽孢杆菌	0	56	41	73	–
	白色念珠菌	0	80	67	84	–
	黑曲霉	0	42	35	83	–
霉菌和酵母菌总数计数	白色念珠菌	0	80	58	73	–
	黑曲霉	0	42	36	86	–

注：–表示平板无菌落生长。

结果：需氧菌总数计数中金黄色葡萄球菌、枯草芽孢杆菌、铜绿假单胞菌、白色念珠菌、黑曲霉回收率位于50%~200%间；霉菌和酵母菌中总数计数中白色念珠菌、黑曲霉回收率位于50%~200%间。方法可行。

常规检查方法在汇编中不再赘述；方法不可行的，详细说明试验过程及方法。

四、某某某（含中药原粉的口服制剂）控制菌检查方法适用性试验

4.1 大肠埃希菌检查方法适用性试验

4.1.1 试验组

取某某某1∶10供试液10 mL加到灭菌的三角瓶中，加入大肠埃希菌菌悬液1 mL（含菌数小于100 cfu），加入100 mL胰酪大豆胨液体培养基，按《中国药典·四部（2015年版）》第147页《大肠埃希菌检查项》进行试验。

4.1.2 阳性对照

将大肠埃希菌菌悬液1 mL（含菌数小于100 cfu）加到100 mL胰酪大豆胨液体培养基中，按《中国药典（2015年版）》要求进行检验；同时注皿计大肠埃希菌菌悬液的含菌数。

4.1.3 供试品组

取某某某1∶10供试液10 mL加到灭菌的三角瓶中，加入100 mL胰酪大豆胨液体培养基，按《中国药典（2015年版）》要求进行检验。

4.1.4 阴性对照

用同批配制、灭菌的100 mL胰酪大豆胨液体培养基，按《中国药典（2015年版）》要求进行检验。

大肠埃希菌检查方法适用性试验结果见表2。

表2　某某某控制菌——大肠埃希菌检查方法适用性试验结果

培养基名称	阳性对照	试验组	阴性对照	供试品组
胰酪大豆胨液体培养基	+	+	－	－
麦康凯液体培养基	+	+	－	－
麦康凯琼脂平板	鲜桃红色,菌落中心呈深桃红色,圆形,扁平,边缘整齐,表面光滑,湿润	鲜桃红色,菌落中心呈深桃红色,圆形,扁平,边缘整齐,表面光滑,湿润	－	－
染色、镜检	革兰氏阴性、杆菌	革兰氏阴性、杆菌	－	－

注：1.+表示液体浑浊；-表示液体澄清或平板无菌落生长。
　　2.本次试验加入菌78 cfu。

结果：采用《中国药典·四部（2015年版）》第148页大肠埃希菌常规检查方法进行试验，可以检出试验菌——大肠埃希菌。方法可行。

4.2 耐胆盐革兰阴性菌检查方法适用性试验

4.2.1 试验组

取某某某10 g加到灭菌的三角瓶中，加入100 mL胰酪大豆胨液体培养基，制成供试

液（1∶10），在20～25℃培养2 h（不增殖），分别取培养物10 mL，分别加到100 mL肠道菌增菌液体培养基中，1瓶加入大肠埃希菌菌悬液1 mL（含菌数不大于100 cfu），另一瓶加入铜绿假单胞菌菌悬液1 mL（含菌数不大于100 cfu），均置于30～35℃24～48 h，取每一瓶培养物接种于紫红胆盐葡萄糖琼脂培养基上，30～35℃18～24 h。

4.2.2 阳性对照

将大肠埃希菌菌悬液1 mL、铜绿假单胞菌菌悬液1 mL分别加到100 mL胰酪大豆胨液体培养基中，按《中国药典（2015年版）》要求进行检验；同时注皿计大肠埃希菌菌悬液、铜绿假单胞菌菌悬液的菌数。

4.2.3 供试品组

取某某某1∶10供试液10 mL加到灭菌的三角瓶中，加入100 mL胰酪大豆胨液体培养基，按《中国药典（2015年版）》要求进行检验。

4.2.4 阴性对照

用同批配制、灭菌的100 mL胰酪大豆胨液体培养基，按《中国药典（2015年版）》要求进行检验。

耐胆盐革兰阴性菌检查方法适用性试验结果见表3。

表3　某某某控制菌——耐胆盐革兰阴性菌检查方法适用性试验结果

培养基名称	阴性对照	阳性对照（大肠埃希菌）	阳性对照（铜绿假单胞菌）	供试品组	试验组（大肠埃希菌）	试验组（铜绿假单胞菌）
胰酪大豆胨液体培养基	－	＋	＋	－	－	＋
肠道菌增菌液体培养基	－	＋	＋	－	－	＋
紫红胆盐葡萄糖琼脂培养基	－	紫红色菌落	无色菌落	－	－	－—
溴化十六烷三甲胺琼脂培养基	－—	－	浅绿色菌落	－—	－—	浅绿色菌落
伊红美蓝琼脂培养基	－—	菌落中心呈暗蓝黑色，发金属光泽	——	——	菌落中心呈暗蓝黑色，发金属光泽	——

注：1.＋表示液体浑浊；－表示液体澄清或平板无菌落生长。

2.大肠埃希菌、铜绿假单胞菌加菌量分别为86 cfu和78 cfu。

3.—表示没有接种。

结果：采用《中国药典·四部（2015年版）》第147页耐胆盐革兰阴性菌常规检查方法进行试验，可以检出试验菌——大肠埃希菌和铜绿假单胞菌。方法可行。

4.3 沙门菌检查方法适用性试验

4.3.1 试验组

取某某某10 g加到灭菌的三角瓶中，加入100 mL胰酪大豆胨液体培养基，加入沙门菌菌悬液1 mL（含菌数小于100 cfu）于30～35℃培养18～24 h，取上述培养物0.1 mL接种于10 mL RV沙门增菌液体培养基中，于30~35 ℃培养18~24 h，划线于木糖赖氨酸脱氧胆酸盐琼脂培养基，于30~35 ℃培养18~24 h，按《中国药典·四部（2015年版）》第147页《沙门菌检查项》进行试验。

4.3.2　阳性对照

将沙门菌菌悬液1 mL（含菌数小于100 cfu）加到100 mL胰酪大豆胨液体培养基中，按《中国药典·四部（2015年版）》第147页《沙门菌检查项》进行试验，同时注皿计沙门菌菌悬液的含菌数。

4.3.3　供试品组

取某某某10 g加到灭菌的三角瓶中，加入100 mL胰酪大豆胨液体培养基，按《中国药典·四部（2015年版）》第147页《沙门菌检查项》进行试验。

4.3.4　阴性对照

用同批配制、灭菌的100 mL胰酪大豆胨液体培养基，按《中国药典（2015年版）》要求进行检验。

沙门菌检查方法适用性试验结果见表4。

表4　某某某控制菌——沙门菌检查方法适用性试验结果

培养基名称	供试品组	阳性对照	阴性对照	试验组
胰酪大豆胨液体培养	−	+	−	+
RV沙门增菌液体培养基	−	+	−	+
木糖赖氨酸脱氧胆酸盐琼脂培养基	−	—	−	—
染色、镜检	—	革兰氏阴性、杆菌	—	革兰氏阴性、杆菌
沙门、志贺菌属琼脂培养基	—	淡红色,半透明	—	淡红色,半透明
TSI斜面	—	斜面黄色、底层黑色,产气	—	斜面黄色、底层黑色,产气

注：1.+表示液体浑浊；−表示液体澄清或平板无菌落生长。

2.沙门菌加菌量为82 cfu。

3.—表示没有接种。

结果：采用《中国药典·四部（2015年版）》第148页沙门菌常规检查方法进行试验，可以检出试验菌——沙门菌。方法可行。

常规检查方法在汇编中不再赘述；方法不可行的，详细说明试验过程及方法。

五、某某某（外用制剂）控制菌检查方法适用性试验

5.1　铜绿假单胞菌检查方法适用性试验

5.1.1　试验组

取某某某1∶10供试液10 mL加入100 mL胰酪大豆胨液体培养基到灭菌的三角瓶中，

加入铜绿假单胞菌菌悬液1 mL（含菌数小于100 cfu），按《中国药典·四部（2015年版）》第147页《铜绿假单胞菌检查项》进行试验。

5.1.2 阳性对照

将铜绿假单胞菌菌悬液1 mL（含菌数小于100 cfu）加到100 mL胰酪大豆胨液体培养基中，按《中国药典（2015年版）》要求进行检验；同时测定铜绿假单胞菌菌悬液的含菌数。

5.1.3 供试品组

取某某某1∶10供试液10 mL加入100 mL胰酪大豆胨液体培养基到灭菌的三角瓶中，试验。

5.1.4 阴性对照

用同批配制、灭菌的100 mL胰酪大豆胨液体培养基，按《中国药典（2015年版）》要求进行检验。

铜绿假单胞菌检查方法适用性试验结果见表5。

表5　某某某控制菌——铜绿假单胞菌检查方法适用性试验结果

培养基名称	阳性对照	试验组	供试品组	阴性对照
胰酪大豆胨液体培养基	+	+	−	−
溴化十六烷三甲胺琼脂培养基	菌落扁平,表面湿润、灰白色,周围有蓝绿色素扩散	菌落扁平,表面湿润、灰白色,周围有蓝绿色素扩散		
染色、镜检	革兰氏阴性、杆菌	革兰氏阴性、杆菌		

注：1.+表示液体浑浊；−表示液体澄清或平板无菌落生长。

　　2.本次试验加入铜绿假单胞菌78 cfu。

结果：采用《中国药典·四部（2015年版）》第148页铜绿假单胞菌常规检查方法进行试验，可以检出试验菌——铜绿假单胞菌。方法可行。

5.2　金黄色葡萄球菌检查方法适用性试验

5.2.1　试验组

取某某某1∶10供试液10 mL加入100 mL胰酪大豆胨液体培养基到灭菌的三角瓶中，加入金黄色葡萄球菌菌悬液1 mL（含菌数小于100 cfu），按《中国药典·四部（2015年版）》第147页《金黄色葡萄球菌检查项》进行试验。

5.2.2　阳性对照

将金黄色葡萄球菌菌悬液1 mL（含菌数小于100 cfu）加到100 mL胰酪大豆胨液体培养基中，按《中国药典（2015年版）》要求进行检验；同时测定金黄色葡萄球菌菌悬液的含菌数。

5.2.3　供试品组

取某某某1∶10供试液10 mL加入100 mL胰酪大豆胨液体培养基到灭菌的三角瓶中，试验。

5.2.4　阴性对照

用同批配制、灭菌的100 mL胰酪大豆胨液体培养基，按《中国药典（2015年版）》要求进行检验。

金黄色葡萄球菌检查方法适用性试验结果见表6。

表6　某某某控制菌——金黄色葡萄球菌检查方法适用性试验结果

培养基名称	阳性对照	试验组	供试品组	阴性对照
胰酪大豆胨液体培养基	+	+		–
甘露醇氯化钠培养基	金黄色，圆形，凸起、边缘整齐，外周有黄色环	金黄色，圆形，凸起、边缘整齐，外周有黄色环	–	–
染色、镜检	革兰氏阳性、球菌	革兰氏阳性、球菌	–	–

注：1.+表示液体浑浊；–表示液体澄清或平板无菌落生长。

2.本次试验加入金黄色葡萄球菌65 cfu。

结果：采用《中国药典·四部（2015年版）》第148页金黄色葡萄球菌常规检查方法进行试验，可以检出试验菌——金黄色葡萄球菌。方法可行。

常规检查方法在汇编中不再赘述；方法不可行的，详细说明试验过程及方法。

六、某某某（含中药原粉的口服制剂）控制菌确认试验

控制菌确认试验结果见表7、8、9。

表7　某某某控制菌——大肠埃希菌确认试验结果

培养基名称	阳性对照	试验组	阴性对照
胰酪大豆胨液体培养基	+	+	–
麦康凯液体培养基	+	+	–
麦康凯琼脂平板	典型菌落	典型菌落	–
染色、镜检	革兰氏阴性、杆菌	革兰氏阴性、杆菌	–

注：1.+表示液体浑浊；–表示液体澄清或平板无菌落生长。

2.本次试验加菌量为42 cfu。

表8　某某某控制菌——耐胆盐革兰阴性菌确认试验结果

培养基名称	阴性对照	阳性对照（大肠埃希菌）	阳性对照（铜绿假单胞菌）	供试品组	试验组（大肠埃希菌）	试验组（铜绿假单胞菌）
胰酪大豆胨液体培养基	–	+	+	–	–	+
肠道菌增菌液体培养基	–	+	+	–	–	+
紫红胆盐葡萄糖琼脂培养基	–	紫红色菌落	无色菌落	–	–	–
溴化十六烷三甲胺琼脂培养基	—	–	浅绿色菌落	—	—	浅绿色菌落
伊红美蓝琼脂培养基	—	菌落中心呈暗蓝黑色，发金属光泽	—	—	菌落中心呈暗蓝黑色，发金属光泽	—

注：1.+表示液体浑浊；–表示液体澄清或平板无菌落生长。

2.大肠埃希菌、铜绿假单胞菌加菌量分别为53 cfu和69 cfu。

3.—表示没有接种。

表9 某某某控制菌——沙门菌确认试验结果

培养基名称	供试品组	阳性对照	阴性对照	试验组
胰酪大豆胨液体培养基	-	+	-	+
RV沙门增菌液体培养基	-	+	-	+
木糖赖氨酸脱氧胆酸盐琼脂培养基	-	—	-	—
染色、镜检	—	革兰氏阴性、杆菌	—	革兰氏阴性、杆菌
沙门、志贺菌属琼脂培养基	—	淡红色,半透明	—	淡红色,半透明
TSI斜面	—	斜面黄色、底层黑色,产气	—	斜面黄色、底层黑色,产气

注：1.+表示液体浑浊；-表示液体澄清或平板无菌落生长。

2.沙门菌加菌量为91 cfu。

3.—表示没有接种。

控制菌检查方法

大肠埃希菌

取1:10的供试液10 mL至胰酪大豆胨液体培养基按《中国药典·四部（2015年版）》第147页大肠埃希菌常规检查方法进行试验。

耐胆盐革兰阴性菌

取活络丸10 g加到灭菌的三角瓶中，加入100 mL胰酪大豆胨液体培养基，制成供试液（1:10），在20～25℃培养2 h（不增殖），进行10倍稀释成1:100、1:1000，分别取1:10、1:100、1:1000培养物1 mL，分别加到10 mL肠道菌增菌液体培养基中，均置于30～35℃24～48 h，取每一培养物接种于紫红胆盐葡萄糖琼脂培养基上，30～35℃18～24 h，紫红胆盐葡萄糖琼脂培养基上有菌落生长，为阳性，从《中国药典·四部（2015年版）》第147页表2查耐胆盐革兰阴性菌的可能菌数（N）。

沙门菌

取活络丸10 g加到灭菌的三角瓶中，加入100 mL胰酪大豆胨液体培养基，按《中国药典·四部（2015年版）》第147页沙门菌常规检查方法进行试验。

在汇编中表述为：控制菌确认试验结果见表7、8、9（略），大肠埃希菌、耐胆盐革兰阴性菌、沙门菌按《中国药典·四部（2015年版）》控制菌常规检查方法进行试验。

七、某某某（外用制剂）控制菌确认试验

控制菌确认试验结果见表10、11。

表10　痛温散——铜绿假单胞菌确认试验结果

培养基名称	阳性对照	试验组	供试品组	阴性对照
胰酪大豆胨液体培养基	+	+	－	－
溴化十六烷三甲胺琼脂培养基	菌落扁平,表面湿润、灰白色,周围有蓝绿色素扩散	菌落扁平,表面湿润、灰白色,周围有蓝绿色素扩散	－	－
染色、镜检	革兰氏阴性、杆菌	革兰氏阴性、杆菌	－	－

注：1.+表示液体浑浊；-表示液体澄清或平板无菌落生长。

2.本次试验加入铜绿假单胞菌64 cfu。

表11　痛温散控制菌——金黄色葡萄球菌确认试验结果

培养基名称	阳性对照	试验组	供试品组	阴性对照
胰酪大豆胨液体培养基	+	+	－	－
甘露醇氯化钠培养基	金黄色,圆形,凸起、边缘整齐,外周有黄色环	金黄色,圆形,凸起、边缘整齐,外周有黄色环	－	－
染色、镜检	革兰氏阳性、球菌	革兰氏阳性、球菌	－	－

注：1.+表示液体浑浊；-表示液体澄清或平板无菌落生长。

2.本次试验加入金黄色葡萄球菌52 cfu。

在汇编中表述为：控制菌确认试验结果见表10、11（略），铜绿假单胞菌、金黄色葡萄球菌按《中国药典·四部（2015年版）》控制菌常规检查方法进行试验。

安神丸微生物限度检查方法适用性

藏药名：森得日布

标准编号：WS3-BC-0313-95

【处方】

槟榔 50 g	沉香 40 g	丁香 15 g
肉豆蔻 12.5 g	木香 25 g	广枣 20 g
山奈 20 g	荜茇 15 g	黑胡椒 17.5 g
紫硇砂 7.5 g	铁棒锤 15 g	兔心 7.5 g
野牛心 7.5 g	阿魏 5 g	红糖 25 g

【制法】

以上十五味，除红糖外，其余粉碎成细粉，过筛，混匀，用红糖加适量水泛丸，干燥，即得。

安神丸为非灭菌的口服制剂，按照《中国药典·四部（2015年版）》方法进行微生物限度检查方法适用性试验。

一、试验材料

略。

二、菌悬液

略。

三、计数方法适用性预试验（1）

预试验（1）结果见表1。

表1　安神丸微生物计数方法适用性预试验（1）结果

种类	菌种名称	供试品组	阳性对照	试验组	回收率/%	阴性对照
需氧菌总数计数	金黄色葡萄球菌	0	81	28	35	-
	铜绿假单胞菌	0	72	70	97	-
	枯草芽孢杆菌	0	56	2	4	-
	白色念珠菌	0	80	20	25	-
	黑曲霉	0	42	33	79	-
霉菌和酵母菌总数计数	白色念珠菌	0	80	15	19	-
	黑曲霉	0	42	37	88	-

注：-表示无菌落生长。

结果：采用1∶10供试液1 mL注皿，金黄色葡萄球菌、枯草芽孢杆菌、白色念珠菌回收率低于50%，铜绿假单胞菌、黑曲霉回收率位于50%～200%间。方法不可行。

四、控制菌检查方法适用性试验

4.1 大肠埃希菌检查方法适用性试验

大肠埃希菌检查方法适用性试验结果见表2。

表2　安神丸控制菌——大肠埃希菌检查方法适用性试验结果

培养基名称	阳性对照	试验组	阴性对照	供试品组
胰酪大豆胨液体培养基	+	+	-	-
麦康凯液体培养基	+	+	-	-
麦康凯琼脂平板	鲜桃红色,菌落中心呈深桃红色,圆形,扁平,边缘整齐,表面光滑,湿润	鲜桃红色,菌落中心呈深桃红色,圆形,扁平,边缘整齐,表面光滑,湿润	-	-
染色、镜检	革兰氏阴性、杆菌	革兰氏阴性、杆菌	-	-

注：1.+表示液体浑浊；－表示液体澄清或平板无菌落生长。

　　2.大肠埃希菌加菌量为78 cfu。

结果：采用《中国药典·四部（2015年版）》第148页大肠埃希菌常规检查方法进行试验，可以检出试验菌——大肠埃希菌。方法可行。

4.2 耐胆盐革兰阴性菌检查方法适用性试验

耐胆盐革兰阴性菌检查方法适用性试验结果见表3。

表3　安神丸控制菌——耐胆盐革兰阴性菌检查方法适用性试验结果

培养基名称	阴性对照	阳性对照（大肠埃希菌）	阳性对照（铜绿假单胞菌）	供试品组	试验组（大肠埃希菌）	试验组（铜绿假单胞菌）
胰酪大豆胨液体培养基	-	+	+	-	+	+
肠道菌增菌液体培养基		+	+		+	+
紫红胆盐葡萄糖琼脂培养基	-	紫红色菌落	无色菌落	-	紫红色菌落	无色菌落
溴化十六烷三甲胺琼脂培养基	-		浅绿色菌落	-		浅绿色菌落
伊红美蓝琼脂培养基	-	菌落中心呈暗蓝黑色,发金属光泽	无色菌落	-	菌落中心呈暗蓝黑色,发金属光泽	无色菌落

注：1.+表示液体浑浊；－表示液体澄清或平板无菌落生长。

　　2.大肠埃希菌、铜绿假单胞菌加菌量分别为86 cfu和78 cfu。

结果：采用《中国药典·四部（2015年版）》第147页耐胆盐革兰阴性菌常规检查方法进行试验，可以检出试验菌——大肠埃希菌和铜绿假单胞菌。方法可行。

4.3 沙门菌检查方法适用性试验

沙门菌检查方法适用性试验结果见表4。

表4 安神丸控制菌——沙门菌检查方法适用性试验结果

培养基名称	供试品组	阳性对照	阴性对照	试验组
胰酪大豆胨液体培养基	–	+	–	+
RV沙门增菌液体培养基	–	+	–	+
木糖赖氨酸脱氧胆酸盐琼脂培养基	–	淡粉色,半透明,中心有黑色	–	淡粉色,半透明,中心有黑色
染色、镜检	—	革兰氏阴性、杆菌	—	革兰氏阴性、杆菌
沙门、志贺菌属琼脂培养基	—	淡红色,半透明	—	淡红色,半透明
TSI斜面	—	斜面黄色、底层黑色,产气	—	斜面黄色、底层黑色,产气

注：1.+表示液体浑浊；–表示液体澄清或平板无菌落生长；—表示没有接种。

2.沙门菌加菌量为82 cfu。

结果：采用《中国药典·四部（2015年版）》第148页沙门菌常规检查方法进行试验，可以检出试验菌——沙门菌。方法可行。

五、计数方法适用性预试验（2）

5.1 试验组

取安神丸1∶10供试液，分别加到3个灭菌的三角瓶中，每瓶10 mL，分别加入金黄色葡萄球菌、枯草芽孢杆菌、白色念珠菌0.1 mL菌悬液（含菌数为500～1000 cfu），制成每毫升安神丸1∶10供试液（含菌数小于100 cfu），取含菌的样品溶液0.2 mL、0.5 mL，置于直径90 mm的无菌平皿中，每个菌液每个取样体积注2个平皿，注入20 mL温度不超过45℃熔化的胰酪大豆胨琼脂培养基、沙氏葡萄糖琼脂培养基，混匀，凝固，倒置培养。测定菌数。

5.2 阳性对照

加到样品中的金黄色葡萄球菌、枯草芽孢杆菌、白色念珠菌的菌悬液进行10倍稀释，取稀释后的菌悬液0.2 mL、0.5 mL注皿，加胰酪大豆胨琼脂培养基、沙氏葡萄糖琼脂培养基，混匀，凝固，倒置培养。测定阳性对照菌数。

5.3 供试品组

用供试液替代试验组液体注皿，试验。

5.4 阴性对照

用同批配制、灭菌的胰酪大豆胨液体培养基0.2 mL、0.5 mL替代样品注皿，注入

20 mL温度不超过45 ℃熔化的胰酪大豆胨琼脂培养基、沙氏葡萄糖琼脂培养基，混匀，凝固，倒置培养。测定阴性对照菌数。

预试验（2）结果见表5。

表5　安神丸微生物计数方法适用性预试验（2）结果

菌种名称	供试品组	注皿体积/mL	阳性对照	试验组	回收率/%	阴性对照
金黄色葡萄球菌	0	0.2	35	25	71	–
	0	0.5	82	43	52	–
枯草芽孢杆菌	0	0.2	30	11	37	–
	0	0.5	74	14	18	–
白色念珠菌1	0	0.2	28	16	57	–
	0	0.5	62	23	37	–
白色念珠菌2	0	0.2	28	15	54	–
	0	0.5	62	18	29	–

注：1.–表示液体澄清或平板无菌落生长。

　　2.白色念珠菌1在胰酪大豆胨琼脂培养基上计数；白色念珠菌2在沙氏葡萄糖琼脂培养基上计数。

结果：采用1∶10供试液0.2 mL注皿，金黄色葡萄球菌、白色念珠菌回收率高于50%，枯草芽孢杆菌回收率低于50%。方法不可行。

六、计数方法适用性预试验（3）

6.1　试验组

安神丸1∶10供试液10 mL加到90 mL pH7.0无菌氯化钠–蛋白胨缓冲液中，制成安神丸1∶100供试液，10 mL加到灭菌的三角瓶中再加入枯草芽孢杆菌0.1 mL菌悬液（含菌数为500～1000 cfu），制成每毫升安神丸1∶100供试液（含菌数小于100 cfu），取含菌的样品溶液1 mL（含菌数为50～100 cfu），置于直径90 mm的无菌平皿中，注2个平皿，注入20 mL温度不超过45 ℃熔化的胰酪大豆胨琼脂培养基，混匀，凝固，倒置培养。测定菌数。

6.2　阳性对照

用菌悬液替代试验样品溶液，进行试验，测定阳性对照菌数。

6.3　供试品组

取安神丸1∶100供试液1 mL置于直径90 mm的无菌平皿中，注2个平皿，注入20 mL温度不超过45 ℃熔化的胰酪大豆胨琼脂培养基，混匀，凝固，倒置培养。测定供试品组菌数。

6.4 阴性对照

用同批配制、灭菌的胰酪大豆胨液体培养基1 mL替代样品，进行阴性对照菌数的测定。

预试验（3）结果见表6。

表6 安神丸微生物计数方法适用性预试验（3）结果

菌种名称	供试品组	阳性对照	试验组	回收率/%	阴性对照
枯草芽孢杆菌	0	77	51	66	–

注：–表示无菌落生长。

结果：采用1∶100供试液平皿法，枯草芽孢杆菌回收率大于50%。方法可行。

七、安神丸微生物限度检查方法适用性建立

7.1 菌悬液制备、菌悬液数量测定

同预试验的方法。

7.2 需氧菌总数计数方法适用性试验

7.2.1 试验组

取安神丸1∶100供试液分别加到5个灭菌的三角瓶中，每瓶10 mL，分别加入金黄色葡萄球菌、枯草芽孢杆菌、铜绿假单胞菌、白色念珠菌、黑曲霉0.1 mL菌悬液（含菌数为500～1000 cfu），制成每毫升安神丸1∶100供试液（含菌数小于100 cfu），取含菌的样品溶液1 mL（含菌数为50～100 cfu），置于直径90 mm的无菌平皿中，每个菌液注2个平皿，注入20 mL温度不超过45 ℃熔化的胰酪大豆胨琼脂培养基，混匀，凝固，倒置培养。测定菌数。

7.2.2 阳性对照

用菌悬液替代试验样品溶液，进行试验，测定阳性对照菌数。

7.2.3 供试品组

取安神丸1∶100供试液1 mL置于直径90 mm的无菌平皿中，注2个平皿，注入20 mL温度不超过45 ℃熔化的胰酪大豆胨琼脂培养基，混匀，凝固，倒置培养。测定供试品组的菌数。

7.2.4 阴性对照

用同批配制、灭菌的胰酪大豆胨液体培养基1 mL替代样品，进行阴性对照菌数的测定。

需氧菌总数计数方法适用性试验结果见表7。

7.3 霉菌和酵母菌总数计数方法适用性试验

7.3.1 试验组

取安神丸1∶50供试液分别加到2个灭菌的三角瓶中，每瓶10 mL，分别加入白色念珠菌、黑曲霉的0.1 mL菌悬液（含菌数小于1000 cfu），制成每毫升安神丸1∶50供试液（含菌数小于100 cfu），取含菌的样品溶液1 mL（含菌数小于100 cfu），置于直径90 mm

的无菌平皿中，每个菌液注2个平皿，注入20 mL温度不超过45℃熔化的沙氏葡萄糖琼脂培养基，混匀，凝固，培养，测定菌数。

7.3.2 阳性对照

稀释后的白色念珠菌、黑曲霉菌悬液加沙氏葡萄糖琼脂培养基，混匀，凝固，培养，测定阳性对照菌数。

7.3.3 供试品组

用供试品替代试验组液体注皿，试验。

7.3.4 阴性对照

用同批配制、灭菌的稀释剂1 mL替代样品注皿，注入20 mL温度不超过45℃熔化的沙氏葡萄糖琼脂培养基，混匀，凝固，培养，测定阴性对照菌数。

霉菌和酵母菌总数计数方法适用性试验结果见表7。

表7 安神丸微生物限度检查方法适用性试验结果

	菌种名称	方法（平皿）	供试品组	阳性对照	试验组	回收率/%	阴性对照
需氧菌总数计数	金黄色葡萄球菌	1:100	0	78	62	79	–
	枯草芽孢杆菌		0	56	43	77	–
	铜绿假单胞菌		0	89	76	85	–
	白色念珠菌		0	64	53	83	–
	黑曲霉		0	47	40	85	–
霉菌和酵母菌总数计数	白色念珠菌	1:50	0	64	48	75	–
	黑曲霉		0	47	48	102	–

注：–表示平板无菌落生长。

八、安神丸微生物限度检查方法适用性确认试验

8.1 安神丸微生物限度检查方法适用性确认试验

安神丸微生物限度检查方法适用性确认试验结果见表8。

表8 安神丸微生物限度检查方法适用性确认试验结果

种类	菌种名称	方法（平皿）	供试品组	阳性对照	试验组	回收率/%	阴性对照
需氧菌总数计数	金黄色葡萄球菌	1:100	0	83	67	81	–
	枯草芽孢杆菌		0	51	45	88	–
	铜绿假单胞菌		0	88	75	85	–
	白色念珠菌		0	85	62	73	–
	黑曲霉		0	56	46	82	–
霉菌和酵母菌总数计数	白色念珠菌	1:50	0	85	62	73	–
	黑曲霉		0	56	44	79	–

注：–表示平板无菌落生长。

安神丸微生物限度检查方法适用性确认试验结果：

1.需氧菌总数

安神丸1∶100供试液1 mL注皿进行试验，金黄色葡萄球菌、枯草芽孢杆菌、铜绿假单胞菌、白色念珠菌、黑曲霉回收率均在50%～200%之间，方法可行。

2.霉菌和酵母菌总数

安神丸1∶50供试液1 mL注皿进行试验，白色念珠菌、黑曲霉回收率均在50%～200%之间，方法可行。

3.控制菌

大肠埃希菌、耐胆盐革兰阴性菌、沙门菌采用《中国药典·四部（2015年版）》第147—148页控制菌常规检查方法进行试验，可以检出试验菌。方法可行。

8.2 控制菌确认试验

控制菌确认试验结果见表9、10、11（略），检出目标菌。方法可行。

九、安神丸微生物限度检查方法

1.需氧菌总数

安神丸10 g加到灭菌的三角瓶中，加入pH7.0氯化钠−蛋白胨缓冲液100 mL，溶解、混匀，制成1∶10供试液，取安神丸1∶10供试液10倍稀释成1∶100溶液；取1 mL置于直径90 mm的无菌平皿中，注2个平皿，注入20 mL温度不超过45 ℃熔化的胰酪大豆胨琼脂培养基，按《中国药典·四部（2015年版）》第144页平皿法进行试验。

2.霉菌和酵母菌总数

取安神丸1∶50供试液1 mL置于直径90 mm的无菌平皿中，注入20 mL温度不超过45 ℃熔化的沙氏葡萄糖琼脂培养基，按《中国药典·四部（2015年版）》第144页平皿法进行试验。

3.控制菌

大肠埃希菌、耐胆盐革兰阴性菌和沙门菌按《中国药典·四部（2015年版）》控制菌常规检查方法进行试验。

八味当归丸微生物限度检查方法适用性

藏药名：当根杰巴日布

【处方】

当归15 g	红花10 g	柯子20 g
马钱子（制）5 g	乳香5 g	沉香10 g
藏茴香5 g	木香10 g	

【制法】

以上八味，粉碎成细粉，过筛，混匀，用水泛丸，干燥，即得。

八味当归丸为非灭菌的口服中药制剂，按照《中国药典·四部（2015年版）》方法进行微生物限度检查方法适用性试验。

一、试验材料

略。

二、菌悬液

略。

三、计数方法适用性预试验（1）

预试验（1）结果见表1。

表1　计数方法适用性预试验（1）结果

种类	菌种名称	供试品组	阳性对照	试验组	回收率/%	阴性对照
需氧菌总数计数	金黄色葡萄球菌	0	81	49	60	–
	铜绿假单胞菌	0	72	68	94	–
	枯草芽孢杆菌	0	56	18	32	–
	白色念珠菌	0	80	55	69	–
	黑曲霉	0	42	30	71	–
霉菌和酵母菌总数计数	白色念珠菌	0	80	53	66	–
	黑曲霉	0	42	34	81	–

注：–表示平板无菌落生长。

结果：计数中枯草芽孢杆菌回收率低于50%，金黄色葡萄球菌、铜绿假单胞菌、白色念珠菌、黑曲霉回收率位于50%～200%间。方法不可行。

四、控制菌检查方法适用性试验

4.1 大肠埃希菌检查方法适用性试验

大肠埃希菌检查方法适用性试验结果见表2。

表2 八味当归丸控制菌——大肠埃希菌检查方法适用性试验结果

培养基名称	阳性对照	试验组	阴性对照	供试品组
胰酪大豆胨液体培养基	+	+	-	-
麦康凯液体培养基	+	+	-	-
麦康凯琼脂平板	鲜桃红色,菌落中心呈深桃红色,圆形,扁平,边缘整齐,表面光滑,湿润	鲜桃红色,菌落中心呈深桃红色,圆形,扁平,边缘整齐,表面光滑,湿润	-	-
染色、镜检	革兰氏阴性、杆菌	革兰氏阴性、杆菌	-	-

注：1.+表示液体浑浊；-表示液体澄清或平板无菌落生长。

2.大肠埃希菌加菌量为66 cfu。

结果：采用《中国药典·四部（2015年版）》第148页大肠埃希菌常规检查方法进行试验，可以检出试验菌——大肠埃希菌。方法可行。

4.2 耐胆盐革兰阴性菌检查方法适用性试验

耐胆盐革兰阴性菌检查方法适用性试验结果见表3。

表3 八味当归丸控制菌——耐胆盐革兰阴性菌检查方法适用性试验结果

培养基名称	阴性对照	阳性对照(大肠埃希菌)	阳性对照(铜绿假单胞菌)	供试品组	试验组(大肠埃希菌)	试验组(铜绿假单胞菌)
胰酪大豆胨液体培养基	-	+	+	-	+	+
肠道菌增菌液体培养基	-	+	+	-	+	+
紫红胆盐葡萄糖琼脂培养基	-	紫红色菌落	无色菌落	-	紫红色菌落	无色菌落
溴化十六烷三甲胺琼脂培养基	-	-	浅绿色菌落	-	-	浅绿色菌落
伊红美蓝琼脂培养基	-	菌落中心呈暗蓝黑色,发金属光泽	无色菌落	-	菌落中心呈暗蓝黑色,发金属光泽	无色菌落

注：1.+表示液体浑浊；-表示液体澄清或平板无菌落生长。

2.大肠埃希菌、铜绿假单胞菌加菌量分别为66 cfu和81 cfu。

结果：采用《中国药典·四部（2015年版）》第147页耐胆盐革兰阴性菌常规检查方法进行试验，可以检出试验菌——大肠埃希菌和铜绿假单胞菌。方法可行。

4.3 沙门菌检查方法适用性试验

沙门菌检查方法适用性试验结果见表4。

表4 八味当归丸控制菌——沙门菌检查方法适用性试验结果

培养基名称	供试品组	阳性对照	阴性对照	试验组
胰酪大豆胨液体培养基	-	+	-	+
RV沙门增菌液体培养基	-	+	-	+
木糖赖氨酸脱氧胆酸盐琼脂培养基	—	淡粉色，半透明，中心有黑色	—	淡粉色，半透明，中心有黑色
染色、镜检	—	革兰氏阴性、杆菌	—	革兰氏阴性、杆菌
沙门、志贺菌属琼脂培养基	—	淡红色，半透明	—	淡红色，半透明
TSI斜面	—	斜面黄色、底层黑色，产气	—	斜面黄色、底层黑色，产气

注：1.+表示液体浑浊；-表示液体澄清或平板无菌落生长；—表示没有接种。

2.沙门菌加菌量为54 cfu。

结果：采用《中国药典·四部（2015年版）》第148页沙门菌常规检查方法进行试验，可以检出试验菌——沙门菌。方法可行。

五、计数方法适用性预试验（2）

5.1 试验组

取八味当归丸1∶10供试液，加到灭菌的三角瓶中，加入枯草芽孢杆菌0.1 mL菌悬液（含菌数为500～1000 cfu），制成每毫升八味当归丸原液（含菌数小于100 cfu），取含菌的样品溶液0.2 mL、0.5 mL，置于直径90 mm的无菌平皿中，每个取样体积注2个平皿，注入20 mL温度不超过45 ℃熔化的胰酪大豆胨琼脂培养基，混匀，凝固，倒置培养。测定菌数。

5.2 阳性对照

加到样品中的枯草芽孢杆菌的菌悬液进行10倍稀释，取稀释后取菌悬液0.2 mL、0.5 mL注皿，加到胰酪大豆胨琼脂培养基中，混匀，凝固，倒置培养。测定阳性对照菌数。

5.3 供试品组

用供试液替代试验组液体0.2 mL、0.5 mL注皿，试验。

5.4 阴性对照

用同批配制、灭菌的胰酪大豆胨液体培养基0.2 mL、0.5 mL替代样品注皿，注入20 mL温度不超过45 ℃熔化的胰酪大豆胨琼脂培养基、沙氏葡萄糖琼脂培养基，混匀，凝固，

倒置培养。测定阴性对照菌数。

预试验（2）结果见表5。

表5　八味当归丸微生物计数方法适用性预试验（2）结果

菌种名称	供试品组	注皿体积/mL	阳性对照	试验组	回收率/%	阴性对照
枯草芽孢杆菌	0	0.2	29	21	72	–
	0	0.5	77	35	45	–

注：–表示平板无菌落生长。

结果：采用0.2 mL注皿，枯草芽孢杆菌回收率高于50%。方法可行。

六、八味当归丸微生物限度检查方法适用性建立

6.1　菌悬液制备、菌悬液数量测定

菌悬液制备、菌悬液数量测定方法同预试验方法。

6.2　需氧菌总数计数方法适用性试验

6.2.1　试验组

取八味当归丸1∶50供试液分别加到5个灭菌的三角瓶中，每瓶10 mL，分别加入金黄色葡萄球菌、枯草芽孢杆菌、铜绿假单胞菌、白色念珠菌、黑曲霉的0.1 mL菌悬液（含菌数为500～1000 cfu），制成每毫升八味当归丸1∶50供试液（含菌数小于100 cfu），取含菌的样品溶液1 mL（含菌数为50～100 cfu），置于直径90 mm的无菌平皿中，注入20 mL温度不超过45 ℃熔化的胰酪大豆胨琼脂培养基，混匀，凝固，倒置培养。测定菌数。

6.2.2　阳性对照

用菌悬液替代试验样品溶液，进行试验，测定阳性对照菌数。

6.2.3　供试品组

取八味当归丸1∶50供试液1 mL置于直径90 mm的无菌平皿中，注2个平皿，注入20 mL温度不超过45 ℃熔化的胰酪大豆胨琼脂培养基，混匀，凝固，倒置培养。测定供试品组菌数。

6.2.4　阴性对照

用同批配制、灭菌的胰酪大豆胨液体培养基1 mL替代样品，进行阴性对照菌数测定。

需氧菌总数计数方法适用性试验结果见表6。

6.3　霉菌和酵母菌总数计数方法适用性试验

6.3.1　试验组

取八味当归丸1∶10供试液分别加到2个灭菌的三角瓶中，每瓶10 mL，分别加入白色念珠菌、黑曲霉的0.1 mL菌悬液（含菌数为500～1000 cfu），制成每毫升八味当归丸1∶10供试液（含菌数小于100 cfu），取含菌的样品溶液1 mL（含菌数为50～100 cfu），置于直径90 mm的无菌平皿中，每个菌液注2个平皿，注入20 mL温度不超过45 ℃熔化的沙氏葡萄糖琼脂培养基，混匀，凝固，培养，测定菌数。

6.3.2 阳性对照

稀释后的白色念珠菌、黑曲霉菌悬液加到沙氏葡萄糖琼脂培养基中，混匀，凝固，培养，测定阳性对照菌数。

6.3.3 供试品组

用供试品替代试验组液体注皿，试验。

6.3.4 阴性对照

用同批配制、灭菌的稀释剂1 mL替代样品注皿，注入20 mL温度不超过45 ℃熔化的沙氏葡萄糖琼脂培养基，混匀，凝固，培养，测定阴性对照菌数。

霉菌和酵母菌总数计数方法适用性试验结果见表6。

表6 八味当归丸微生物限度检查方法适用性试验结果

种类	菌种名称	方法（平皿）	供试品组	阳性对照	试验组	回收率/%	阴性对照
需氧菌总数计数	金黄色葡萄球菌	1:50	0	78	66	85	–
	枯草芽孢杆菌		0	56	40	71	–
	铜绿假单胞菌		0	89	79	89	–
	白色念珠菌		0	64	49	77	–
	黑曲霉		0	47	39	83	–
霉菌和酵母菌总数计数	白色念珠菌	1:10	0	64	51	80	–
	黑曲霉		0	47	37	79	–

注：–表示平板无菌落生长。

七、八味当归丸微生物限度检查方法适用性确认试验

7.1 八味当归丸微生物限度检查方法适用性确认试验

八味当归丸微生物限度检查方法适用性确认试验结果见表7。

表7 八味当归丸微生物限度检查方法适用性确认试验结果

种类	菌种名称	方法（平皿）	供试品组	阳性对照	试验组	回收率/%	阴性对照
需氧菌总数计数	金黄色葡萄球菌	1:50	0	74	59	80	–
	枯草芽孢杆菌		0	55	42	76	–
	铜绿假单胞菌		0	85	73	86	–
	白色念珠菌		0	75	66	88	–
	黑曲霉		0	44	40	91	–
霉菌和酵母菌总数计数	白色念珠菌	1:10	0	75	59	79	–
	黑曲霉		0	44	41	93	–

注：–表示平板无菌落生长。

八味当归丸微生物限度检查方法适用性确认试验结果：

1.需氧菌总数

八味当归丸1：50供试液1 mL注皿进行试验，金黄色葡萄球菌、枯草芽孢杆菌、铜绿假单胞菌、白色念珠菌、黑曲霉回收率均在50%～200%之间，方法可行。

2.霉菌和酵母菌总数

八味当归丸1：10供试液1 mL注皿进行试验，白色念珠菌、黑曲霉回收率均在50%～200%之间，方法可行。

3.控制菌

大肠埃希菌、耐胆盐革兰阴性菌、沙门菌采用《中国药典·四部（2015年版）》第147—148页控制菌常规检查方法进行试验，可以检出试验菌。方法可行。

7.2　控制菌确认试验

控制菌确认试验结果见表8、9、10（略），检出目标菌。方法可行。

八、八味当归丸微生物限度检查方法

1.需氧菌总数

八味当归丸10 g加到灭菌的三角瓶中，加入pH7.0氯化钠–蛋白胨缓冲液100 mL，溶解、混匀，制成1：10供试液，取八味当归丸1：50供试液1 mL置于直径90 mm的无菌平皿中，注入20 mL温度不超过45 ℃熔化的胰酪大豆胨琼脂培养基，按《中国药典·四部（2015年版）》第144页平皿法进行试验。

2.霉菌和酵母菌总数

取1：10溶液1 mL置于直径90 mm的无菌平皿中，注2个平皿，注入20 mL温度不超过45 ℃熔化的沙氏葡萄糖琼脂培养基，按《中国药典·四部（2015年版）》第144页平皿法进行试验。

3.控制菌

大肠埃希菌、耐胆盐革兰阴性菌和沙门菌按《中国药典·四部（2015年版）》控制菌常规检查方法进行试验。

八味蒂达丸微生物限度检查方法适用性

藏药名：蒂达杰巴

【处方】

蒂达 700 g   榜嘎 350 g   禾叶凤毛菊 350 g

毛柯子 350 g   木香 350 g   洪连 350 g

波棱瓜子 350 g   小檗皮 350 g

【制法】

以上八味，粉碎成细粉，过筛，混匀，水泛丸，干燥，即得。

八味蒂达丸为非灭菌的口服制剂，按照《中国药典·四部（2015年版）》方法进行微生物限度检查方法适用性试验。

一、试验材料

略。

二、菌悬液

略。

三、计数方法适用性预试验（1）

预试验（1）结果见表1。

表1　八味蒂达丸微生物计数方法适用性预试验（1）结果

种类	菌种名称	供试品组	阳性对照	试验组	回收率/%	阴性对照
需氧菌总数计数	金黄色葡萄球菌	0	83	0	0	－
	铜绿假单胞菌	0	69	68	99	－
	枯草芽孢杆菌	0	50	0	0	－
	白色念珠菌	0	84	14	17	－
	黑曲霉	0	47	34	72	－
霉菌和酵母菌总数计数	白色念珠菌	0	83	15	18	－
	黑曲霉	0	47	35	74	－

注：－表示无菌落生长。

结果：采用1∶10供试液平皿法，金黄色葡萄球菌、枯草芽孢杆菌、白色念珠菌回收率低于50%，铜绿假单胞菌、黑曲霉回收率位于50%～200%间。方法不可行。

四、控制菌检查方法适用性试验

4.1 大肠埃希菌检查方法适用性试验

大肠埃希菌检查方法适用性试验结果见表2。

表2 八味蒂达丸控制菌——大肠埃希菌检查方法适用性试验结果

培养基名称	阳性对照	试验组	阴性对照	供试品组
胰酪大豆胨液体培养基	+	+	–	–
麦康凯液体培养基	+	+	–	–
麦康凯琼脂平板	鲜桃红色,菌落中心呈深桃红色,圆形、扁平,边缘整齐,表面光滑、湿润	鲜桃红色,菌落中心呈深桃红色,圆形、扁平,边缘整齐,表面光滑、湿润		
染色、镜检	革兰氏阴性、杆菌	革兰氏阴性、杆菌	–	–

注：1.+表示液体浑浊；–表示液体澄清或平板无菌落生长。

2.大肠埃希菌加菌量为78 cfu。

结果：采用《中国药典·四部（2015年版）》第148页大肠埃希菌常规检查方法进行试验，可以检出试验菌——大肠埃希菌。方法可行。

4.2 耐胆盐革兰阴性菌检查方法适用性试验

耐胆盐革兰阴性菌检查方法适用性试验结果见表3。

表3 八味蒂达丸控制菌——耐胆盐革兰阴性菌检查方法适用性试验结果

培养基名称	阴性对照	阳性对照(大肠埃希菌)	阳性对照(铜绿假单胞菌)	供试品组	试验组(大肠埃希菌)	试验组(铜绿假单胞菌)
胰酪大豆胨液体培养基	–	+	+	–	+	+
肠道菌增菌液体培养基	–	+	+	–	+	+
紫红胆盐葡萄糖琼脂培养基	–	紫红色菌落	无色菌落	–	紫红色菌落	无色菌落
溴化十六烷三甲胺琼脂培养基	–	–	浅绿色菌落	–	–	浅绿色菌落
伊红美蓝琼脂培养基	–	菌落中心呈暗蓝黑色,发金属光泽	无色菌落	–	菌落中心呈暗蓝黑色,发金属光泽	无色菌落

注：1.+表示液体浑浊；–表示液体澄清或平板无菌落生长。

2.大肠埃希菌、铜绿假单胞菌加菌量分别为86 cfu和78 cfu。

结果：采用《中国药典·四部（2015年版）》第147页耐胆盐革兰阴性菌常规检查方法进行试验，可以检出试验菌——大肠埃希菌和铜绿假单胞菌。方法可行。

4.3 沙门菌检查方法适用性试验

沙门菌检查方法适用性试验结果见表4。

表4 八味蒂达丸控制菌——沙门菌检查方法适用性试验结果

培养基名称	供试品组	阳性对照	阴性对照	试验组
胰酪大豆胨液体培养基	－	＋	－	＋
RV沙门增菌液体培养基	－	＋	－	＋
木糖赖氨酸脱氧胆酸盐琼脂培养基	－	淡粉色,半透明,中心有黑色	－	淡粉色,半透明,中心有黑色
染色、镜检	—	革兰氏阴性、杆菌	—	革兰氏阴性、杆菌
沙门、志贺菌属琼脂培养基	—	淡红色、半透明	—	淡红色、半透明
TSI斜面	—	斜面黄色、底层黑色,产气	—	斜面黄色、底层黑色,产气

注：1.＋表示液体浑浊；－表示液体澄清或平板无菌落生长；—表示没有接种。

2.沙门菌加菌量为82 cfu。

结果：采用《中国药典·四部（2015年版）》第148页沙门菌常规检查方法进行试验，可以检出试验菌——沙门菌。方法可行。

五、计数方法适用性预试验（2）

5.1 试验组

取八味蒂达丸1∶10供试液，分别加到3个灭菌的三角瓶中，每瓶10 mL，分别加入金黄色葡萄球菌、枯草芽孢杆菌、白色念珠菌的0.1 mL菌悬液（含菌数为500～1000 cfu），制成每毫升八味蒂达丸1∶10供试液（含菌数小于100 cfu），取含菌的样品溶液0.2 mL、0.5 mL，置于直径90 mm的无菌平皿中，每个菌液每个取样体积注2个平皿，注入20 mL温度不超过45 ℃熔化的胰酪大豆胨琼脂培养基，混匀，凝固，倒置培养。测定菌数。

5.2 阳性对照

加到样品中的金黄色葡萄球菌、枯草芽孢杆菌、白色念珠菌的菌悬液进行10倍稀释，取稀释后的菌悬液0.2 mL、0.5 mL注皿，加到胰酪大豆胨琼脂培养基中，混匀，凝固，倒置培养。测定阳性对照菌数。

5.3 供试品组

用供试液替代试验组液体注皿，试验。

5.4 阴性对照

用同批配制、灭菌的胰酪大豆胨液体培养基0.2 mL、0.5 mL替代样品注皿，注入20 mL温度不超过45 ℃熔化的胰酪大豆胨琼脂培养基、沙氏葡萄糖琼脂培养基，混匀，凝固，

倒置培养。测定阴性对照菌数。

预试验（2）结果见表5。

表5 八味蒂达丸微生物计数方法适用性预试验（2）结果

菌种名称	供试品组	注皿体积/mL	阳性对照	试验组	回收率/%	阴性对照
金黄色葡萄球菌	0	0.2	24	9	38	-
	0	0.5	69	16	23	-
枯草芽孢杆菌	0	0.2	30	0	0	-
	0	0.5	84	0	0	-
白色念珠菌1	0	0.2	26	19	73	-
	0	0.5	62	23	37	-
白色念珠菌2	0	0.2	26	18	69	-
	0	0.5	62	18	29	-

注：1.-表示液体澄清或平板无菌落生长。

2.白色念珠菌1在胰酪大豆胨琼脂培养基上计数；白色念珠菌2在沙氏葡萄糖琼脂培养基上计数。

结果：采用1：10供试液0.2 mL注皿，白色念珠菌回收率高于50%，金黄色葡萄球菌、枯草芽孢杆菌回收率低于50%。方法不可行。

六、计数方法适用性预试验（3）

6.1 试验组

八味蒂达丸1：10供试液10 mL加到90 mL pH7.0无菌氯化钠-蛋白胨缓冲液中，制成八味蒂达丸1：100供试液，分别取10 mL加到灭菌的三角瓶中再加入金黄色葡萄球菌、枯草芽孢杆菌的0.1 mL菌悬液（含菌数为500～1000 cfu），制成每毫升八味蒂达丸1：100供试液（含菌数小于100 cfu），取含菌的样品溶液1 mL（含菌数为50～100 cfu），置于直径90 mm的无菌平皿中，每个菌液注2个平皿，注入20 mL温度不超过45 ℃熔化的胰酪大豆胨琼脂培养基，混匀，凝固，倒置培养。测定菌数。

6.2 阳性对照

用菌悬液替代试验样品溶液，进行试验。测定阳性对照菌数。

6.3 供试品组

取八味蒂达丸1：100供试液1 mL置于直径90 mm的无菌平皿中，各注2个平皿，注入20 mL温度不超过45 ℃熔化的胰酪大豆胨琼脂培养基，混匀，凝固，倒置培养。测定供试品组菌数。

6.4 阴性对照

用同批配制、灭菌的胰酪大豆胨液体培养基1 mL替代样品，进行阴性对照菌数

测定。

预试验（3）结果见表6。

表6　八味蒂达丸微生物计数方法适用性预试验（3）结果

菌种名称	注皿体积/mL	供试品组	阳性对照	试验组	回收率/%	阴性对照
金黄色葡萄球菌	1	0	64	57	89	-
枯草芽孢杆菌	1	0	78	50	64	-

注：-表示平板无菌落生长。

结果：采用1∶100供试液平皿法，枯草芽孢杆菌和金黄色葡萄球菌回收率大于50%。方法可行。

七、八味蒂达丸微生物限度检查方法适用性建立

7.1　菌悬液制备、菌悬液数量测定

菌悬液制备、菌悬液数量测定方法同预试验方法。

7.2　需氧菌总数计数方法适用性试验

7.2.1　试验组

分别取八味蒂达丸1∶100供试液10 mL加到灭菌的三角瓶中，再加入金黄色葡萄球菌、枯草芽孢杆菌、白色念珠菌、铜绿假单胞菌、黑曲霉的0.1 mL菌悬液（含菌数为500～1000 cfu），制成每毫升八味蒂达丸1∶100供试液（含菌数小于100 cfu），取含菌的样品溶液1 mL（含菌数为50～100 cfu），置于直径90 mm的无菌平皿中，每个菌液注2个平皿，注入20 mL温度不超过45 ℃熔化的胰酪大豆胨琼脂培养基，混匀，凝固，倒置培养。测定菌数。

7.2.2　阳性对照

用菌悬液替代试验样品溶液，进行试验，测定阳性对照菌数。

7.2.3　供试品组

八味蒂达丸1∶100供试液1 mL，置于直径90 mm的无菌平皿中，注2个平皿，注入20 mL温度不超过45 ℃熔化的胰酪大豆胨琼脂培养基，混匀，凝固，倒置培养。测定菌数。

7.2.4　阴性对照

用同批配制、灭菌的胰酪大豆胨液体培养基1 mL替代样品，进行阴性对照菌数测定。

需氧菌总数计数方法适用性试验结果见表7。

7.3　霉菌和酵母菌总数计数方法适用性试验

7.3.1　试验组

取八味蒂达丸1∶50供试液分别加到2个灭菌的三角瓶中，每瓶10 mL，分别加入白色念珠菌、黑曲霉的0.1 mL菌悬液（含菌数小于1000 cfu），制成每毫升八味蒂达丸1∶50供试液（含菌数小于100 cfu），取含菌的样品溶液1 mL（含菌数小于100 cfu），置

于直径90 mm的无菌平皿中，每个菌液注2个平皿，注入20 mL温度不超过45 ℃熔化的沙氏葡萄糖琼脂培养基，混匀，凝固，培养，测定菌数。

7.3.2 阳性对照

稀释后的白色念珠菌、黑曲霉菌悬液加到沙氏葡萄糖琼脂培养基中，混匀，凝固，培养，测定阳性对照菌数。

7.3.3 供试品组

用供试品替代试验组液体注皿，试验。

7.3.4 阴性对照

用同批配制、灭菌的稀释剂1 mL替代样品注皿，注入20 mL温度不超过45 ℃熔化的沙氏葡萄糖琼脂培养基，混匀，凝固，培养，测定阴性对照菌数。

霉菌和酵母菌总数计数方法适用性试验结果见表7。

表7　八味蒂达丸微生物限度检查方法适用性试验结果

种类	菌种名称	方法	供试品组	阳性对照	试验组	回收率/%	阴性对照
需氧菌总数计数	金黄色葡萄球菌	1:100	0	66	62	94	－
	枯草芽孢杆菌		0	71	66	93	－
	铜绿假单胞菌		0	79	59	75	－
	白色念珠菌		0	83	66	80	－
	黑曲霉		0	44	40	91	－
霉菌和酵母菌总数计数	白色念珠菌	1:50	0	82	61	74	－
	黑曲霉		0	45	36	80	－

注：-表示平板无菌落生长。

八、八味蒂达丸微生物限度检查方法适用性确认试验

8.1　八味蒂达丸微生物限度检查方法适用性确认试验

八味蒂达丸微生物限度检查方法适用性确认试验结果见表8。

表8　八味蒂达丸微生物限度检查方法适用性确认试验结果

种类	菌种名称	方法	供试品组	阳性对照	试验组	回收率/%	阴性对照
需氧菌总数计数	金黄色葡萄球菌	1:100	0	77	70	91	－
	枯草芽孢杆菌		0	59	45	76	－
	铜绿假单胞菌		0	63	53	84	－
	白色念珠菌		0	67	62	93	－
	黑曲霉		0	41	33	80	－
霉菌和酵母菌总数计数	白色念珠菌	1:50	0	67	55	82	－
	黑曲霉		0	41	37	90	－

注：-表示平板无菌落生长。

八味蒂达丸微生物限度检查方法适用性确认试验结果：

1.需氧菌总数

取八味蒂达丸 1：100 供试液，分别取 10 mL 加到灭菌的三角瓶中再加入金黄色葡萄球菌、枯草芽孢杆菌、白色念珠菌、铜绿假单胞菌、黑曲霉的 0.1 mL 菌悬液（含菌数为 500～1000 cfu），制成每毫升八味蒂达丸 1：100 供试液（含菌数小于 100 cfu），取含菌的样品溶液 1 mL（含菌数为 50～100 cfu），置于直径 90 mm 的无菌平皿中，每个菌液注 2 个平皿，注入 20 mL 温度不超过 45 ℃熔化的胰酪大豆胨琼脂培养基，混匀，凝固，倒置培养。测定菌数。金黄色葡萄球菌、枯草芽孢杆菌、铜绿假单胞菌、白色念珠菌、黑曲霉回收率均在 50%～200% 之间，方法可行。

2.霉菌和酵母菌总数

取八味蒂达丸 1：50 供试液分别加到 2 个灭菌的三角瓶中，每瓶 10 mL，分别加入白色念珠菌、黑曲霉的 0.1 mL 菌悬液（含菌数小于 1000 cfu），制成每毫升八味蒂达丸 1：50 供试液（含菌数小于 100 cfu），取含菌的样品溶液 1 mL（含菌数小于 100 cfu），置于直径 90 mm 的无菌平皿中，每个菌液注 2 个平皿，注入 20 mL 温度不超过 45 ℃熔化的沙氏葡萄糖琼脂培养基，混匀，凝固，培养，测定菌数。白色念珠菌、黑曲霉回收率均在 50%～200% 之间，方法可行。

3.控制菌

大肠埃希菌、耐胆盐革兰阴性菌、沙门菌采用《中国药典·四部（2015年版）》第 147—148 页控制菌常规检查方法进行试验，可以检出试验菌。方法可行。

8.2 控制菌确认试验

控制菌确认试验结果见表9、10、11（略），检出目标菌。方法可行。

九、八味蒂达丸微生物限度检查方法

1.需氧菌总数

取八味蒂达丸 1：100 供试液 1 mL，置于直径 90 mm 的无菌平皿中，注 2 个平皿，注入 20 mL 温度不超过 45 ℃熔化的胰酪大豆胨琼脂培养基，混匀，凝固，倒置培养。测定菌数。

2.霉菌和酵母菌总数

取八味蒂达丸 1：50 供试液 1 mL，置于直径 90 mm 的无菌平皿中，注 2 个平皿，注入 20 mL 温度不超过 45 ℃熔化的沙氏葡萄糖琼脂培养基，混匀，凝固，倒置培养。测定菌数。

3.控制菌

大肠埃希菌、耐胆盐革兰阴性菌和沙门菌按《中国药典·四部（2015年版）》控制菌常规检查方法进行试验。

八味秦皮丸微生物限度检查方法适用性

藏药名：打布森杰贝日布

标准编号：WS3-BC-0238-95

【处方】

秦皮 200 g	针铁矿 160 g	草莓 160 g
多刺绿绒蒿 200 g	寒水石（制）80 g	美丽凤毛菊 100 g
朱砂 100 g	麝香 4 g	

【制法】

以上八味，除麝香外，其余粉碎成细粉，过筛，加入麝香细粉，混匀，用水泛丸，干燥，即得。

八味秦皮丸为非灭菌的口服制剂，按照《中国药典·四部（2015年版）》方法进行微生物限度检查方法适用性试验。

一、试验材料

略。

二、菌悬液

略。

三、计数方法适用性预试验（1）

预试验（1）结果见表1。

表1　计数方法适用性预试验（1）结果

种类	菌种名称	供试品组	阳性对照	试验组	回收率/%	阴性对照
需氧菌 总数计数	金黄色葡萄球菌	0	69	0	0	-
	铜绿假单胞菌	0	80	56	70	-
	枯草芽孢杆菌	0	71	0	0	-
	白色念珠菌	0	68	48	71	-
	黑曲霉	0	32	6	19	-
霉菌和酵母菌 总数计数	白色念珠菌	0	70	51	73	-
	黑曲霉	0	33	9	27	-

注：-表示无菌落生长。

结果：采用1∶10供试液的平皿法，金黄色葡萄球菌、枯草芽孢杆菌、黑曲霉回收率低于50%，白色念珠菌、铜绿假单胞菌回收率位于50%～200%间。方法不可行。

四、控制菌检查方法适用性试验

4.1 大肠埃希菌检查方法适用性试验

大肠埃希菌检查方法适用性试验结果见表2。

表2 八味秦皮丸控制菌——大肠埃希菌检查方法适用性试验结果

培养基名称	阳性对照	试验组	阴性对照	供试品组
胰酪大豆胨液体培养基	+	+	−	−
麦康凯液体培养基	+	+	−	−
麦康凯琼脂平板	鲜桃红色,菌落中心呈深桃红色,圆形,扁平,边缘整齐,表面光滑,湿润	鲜桃红色,菌落中心呈深桃红色,圆形,扁平,边缘整齐,表面光滑,湿润	−	−
染色、镜检	革兰氏阴性、杆菌	革兰氏阴性、杆菌	−	−

注：1.+表示液体浑浊；−表示液体澄清或平板无菌落生长。

2.大肠埃希菌加菌量为78 cfu。

结果：采用《中国药典·四部（2015年版）》第148页大肠埃希菌常规检查方法进行试验，可以检出试验菌——大肠埃希菌。方法可行。

4.2 耐胆盐革兰阴性菌检查方法适用性试验

耐胆盐革兰阴性菌检查方法适用性试验结果见表3。

表3 八味秦皮丸控制菌——耐胆盐革兰阴性菌检查方法适用性试验结果

培养基名称	阴性对照	阳性对照（大肠埃希菌）	阳性对照（铜绿假单胞菌）	供试品组	试验组（大肠埃希菌）	试验组（铜绿假单胞菌）
胰酪大豆胨液体培养基	−	+	+	−	+	+
肠道菌增菌液体培养基	−	+	+	−	+	+
紫红胆盐葡萄糖琼脂培养基	−	紫红色菌落	无色菌落	−	紫红色菌落	无色菌落
溴化十六烷三甲胺琼脂培养基	−	−	浅绿色菌落	−	−	浅绿色菌落
伊红美蓝琼脂培养基	−	菌落中心呈暗蓝黑色,发金属光泽	无色菌落	−	菌落中心呈暗蓝黑色,发金属光泽	无色菌落

注：1.+表示液体浑浊；−表示液体澄清或平板无菌落生长。

2.大肠埃希菌、铜绿假单胞菌加菌量分别为86 cfu和78 cfu。

结果：采用《中国药典·四部（2015年版）》第147页耐胆盐革兰阴性菌常规检查方法进行试验，可以检出试验菌——大肠埃希菌和铜绿假单胞菌。方法可行。

4.3 沙门菌检查方法适用性试验

沙门菌检查方法适用性试验结果见表4。

表4 八味秦皮丸控制菌——沙门菌检查方法适用性试验结果

培养基名称	供试品组	阳性对照	阴性对照	试验组
胰酪大豆胨液体培养基	−	+	−	+
RV沙门增菌液体培养基	−	+	−	+
木糖赖氨酸脱氧胆酸盐琼脂培养基	−	淡粉色,半透明,中心有黑色	−	淡粉色,半透明,中心有黑色
染色、镜检	—	革兰氏阴性、杆菌	—	革兰氏阴性、杆菌
沙门、志贺菌属琼脂培养基	—	淡红色,半透明	—	淡红色,半透明
TSI斜面	—	斜面黄色、底层黑色,产气	—	斜面黄色、底层黑色,产气

注：1.+表示液体浑浊；−表示液体澄清或平板无菌落生长；—表示没有接种。

2.沙门菌加菌量为82 cfu。

结果：采用《中国药典·四部（2015年版）》第148页沙门菌常规检查方法进行试验，可以检出试验菌——沙门菌。方法可行。

五、计数方法适用性预试验（2）

5.1 试验组

取八味秦皮丸1：10供试液，分别加到3个灭菌的三角瓶中，每瓶10 mL，分别加入金黄色葡萄球菌、枯草芽孢杆菌、黑曲霉的0.1 mL菌悬液（含菌数为500～1000 cfu），制成每毫升八味秦皮丸1：10供试液（含菌数小于100 cfu），取含菌的样品溶液0.2 mL、0.5 mL，置于直径90 mm的无菌平皿中，每个菌液每个取样体积注2个平皿，注入20 mL温度不超过45 ℃熔化的胰酪大豆胨琼脂培养基，混匀，凝固，倒置培养。测定菌数。

5.2 阳性对照

加到样品中的金黄色葡萄球菌、枯草芽孢杆菌、黑曲霉的菌悬液进行10倍稀释，取稀释后的菌悬液0.2 mL、0.5 mL注皿，加到胰酪大豆胨琼脂培养基中，混匀，凝固，倒置培养。测定阳性对照菌数。

5.3 供试品组

用供试液替代试验组液体0.2 mL、0.5 mL注皿，试验。

5.4 阴性对照

用同批配制、灭菌的胰酪大豆胨液体培养基0.2 mL、0.5 mL替代样品注皿，注入20 mL温度不超过45 ℃熔化的胰酪大豆胨琼脂培养基、沙氏葡萄糖琼脂培养基，混匀，凝固，倒置培养。测定阴性对照菌数。

预试验（2）结果见表5。

表5　计数方法适用性预试验（2）结果

菌种名称	供试品组	注皿体积/mL	阳性对照	试验组	回收率/%	阴性对照
金黄色葡萄球菌	0	0.2	35	8	23	–
	0	0.5	79	12	15	–
枯草芽孢杆菌	0	0.2	30	2	7	–
	0	0.5	77	6	8	–
黑曲霉1	0	0.2	28	22	79	–
	0	0.5	66	21	32	–
黑曲霉2	0	0.2	28	21	75	–
	0	0.5	66	16	24	–

注：1.–表示液体澄清或平板无菌落生长。

2.黑曲霉1在胰酪大豆胨琼脂培养基上计数；黑曲霉2在沙氏葡萄糖琼脂培养基上计数。

结果：采用1∶10供试液0.2 mL注皿，黑曲霉的回收率高于50%，金黄色葡萄球菌、枯草芽孢杆菌回收率低于50%。方法不可行。

六、计数方法适用性预试验（3）

6.1 试验组

八味秦皮丸1∶10供试液10 mL加到90 mL pH7.0无菌氯化钠-蛋白胨缓冲液中，制成八味秦皮丸1∶100供试液，分别取10 mL加到灭菌的三角瓶中，再加入金黄色葡萄球菌、枯草芽孢杆菌0.1 mL菌悬液（含菌数为500～1000 cfu），制成每毫升八味秦皮丸1∶100供试液（含菌数小于100 cfu），取含菌的样品溶液1 mL（含菌数为50～100 cfu），置于直径90 mm的无菌平皿中，每个菌液注2个平皿，注入20 mL温度不超过45 ℃熔化的胰酪大豆胨琼脂培养基，混匀，凝固，倒置培养。测定菌数。

6.2 阳性对照

用菌悬液替代试验样品溶液，进行试验，测定阳性对照菌数。

6.3 供试品组

取八味秦皮丸1∶100供试液1 mL置于直径90 mm的无菌平皿中，各注2个平皿，注入20 mL温度不超过45 ℃熔化的胰酪大豆胨琼脂培养基，混匀，凝固，倒置培养。测定供试品组的菌数。

6.4 阴性对照

用同批配制、灭菌的胰酪大豆胨液体培养基1 mL替代样品，进行阴性对照菌数的测定。

预试验（3）结果见表6。

表6 计数方法适用性预试验（3）结果

菌种名称	注皿体积/mL	供试品组	阳性对照	试验组	回收率/%	阴性对照
金黄色葡萄球菌	1	0	67	26	39	–
枯草芽孢杆菌	1	0	73	41	56	–

注：–表示平板无菌落生长。

结果：采用1∶100供试液平皿法，枯草芽孢杆菌回收率大于50%，金黄色葡萄球菌回收率低于50%。方法不可行。

七、计数方法适用性预试验（4）

7.1 试验组

取八味秦皮丸1∶10的供试液2 mL加入pH7.0氯化钠-蛋白胨缓冲液100 mL，混匀，进行薄膜过滤，用pH7.0无菌氯化钠-蛋白胨缓冲液冲洗，每膜100 mL，加入金黄色葡萄球菌的0.1 mL菌悬液（含菌数小于1000 cfu），制成每毫升八味秦皮丸1∶10的供试液（含菌数小于100 cfu），过滤，取出滤膜，面朝上贴在胰酪大豆胨琼脂培养基上，培养、计数。

7.2 阳性对照

用菌悬液替代试验样品溶液，进行试验，测定阳性对照菌数。

7.3 供试品组

取八味秦皮丸1∶10的供试液2 mL加入pH7.0氯化钠-蛋白胨缓冲液100 mL，混匀，进行薄膜过滤，用pH7.0无菌氯化钠-蛋白胨缓冲液冲洗，每膜100 mL，取出滤膜，面朝上贴在胰酪大豆胨琼脂培养基上，培养、计数。

7.4 阴性对照

用同批配制、灭菌的胰酪大豆胨液体培养基1 mL替代样品，薄膜过滤后，取出滤膜，面朝上贴在胰酪大豆胨琼脂培养基上，进行培养、计数。

计数方法适用性预试验（4）结果见表7。

表7 计数方法适用性预试验（4）结果

菌种名称	供试品组	阳性对照	试验组	回收率/%	阴性对照
金黄色葡萄球菌	0	83	66	80	–

注：–表示平板无菌落生长。

结果：采用薄膜法，金黄色葡萄球菌回收率大于50%。方法可行。

八、八味秦皮丸微生物限度检查方法适用性建立

8.1 菌悬液制备、菌悬液数量测定

菌悬液制备、菌悬液数量测定方法同预试验方法。

8.2 需氧菌总数计数方法适用性试验

8.2.1 试验组

分别取八味秦皮丸1∶10供试液2 mL加入pH7.0氯化钠-蛋白胨缓冲液100 mL，进行薄膜过滤，用pH7.0无菌氯化钠-蛋白胨缓冲液冲洗，每膜100 mL，分别加入金黄色葡萄球菌、白色念珠菌、枯草芽孢杆菌、铜绿假单胞菌、黑曲霉的0.1 mL菌悬液（含菌数小于1000 cfu），制成每毫升八味秦皮丸1∶10供试液（含菌数小于100 cfu），取出滤膜，面朝上贴在胰酪大豆胨琼脂培养基上，培养、计数。

8.2.2 阳性对照

用菌悬液替代试验样品溶液，进行试验，测定阳性对照菌数。

8.2.3 供试品组

取八味秦皮丸1∶10供试液2 mL加入pH7.0氯化钠-蛋白胨缓冲液100 mL，进行薄膜过滤，用pH7.0无菌氯化钠-蛋白胨缓冲液冲洗，每膜100 mL，取出滤膜，面朝上贴在胰酪大豆胨琼脂培养基上，培养、计数。

8.2.4 阴性对照

用同批配制、灭菌的胰酪大豆胨液体培养基1 mL替代样品，进行阴性对照菌数的测定。

需氧菌总数计数方法适用性试验结果见表8。

8.3 霉菌和酵母菌总数计数方法适用性试验

8.3.1 试验组

取八味秦皮丸1∶50供试液分别加到2个灭菌的三角瓶中，每瓶10 mL，分别加入白色念珠菌、黑曲霉的0.1 mL菌悬液（含菌数小于1000 cfu），制成每毫升八味秦皮丸1∶50供试液（含菌数小于100 cfu），取含菌的样品溶液1 mL（含菌数小于100 cfu），置于直径90 mm的无菌平皿中，每个菌液注2个平皿，注入20 mL温度不超过45 ℃熔化的沙氏葡萄糖琼脂培养基，混匀，凝固，培养，测定菌数。

8.3.2 阳性对照

稀释后的白色念珠菌、黑曲霉的菌悬液加到沙氏葡萄糖琼脂培养基中，混匀，凝固，培养，测定阳性对照菌数。

8.3.3 供试品组

用供试品替代试验组液体注皿，试验。

8.3.4 阴性对照

用同批配制、灭菌的稀释剂1 mL替代样品注皿，注入20 mL温度不超过45 ℃熔化的沙氏葡萄糖琼脂培养基，混匀，凝固，培养，测定阴性对照菌数。

霉菌和酵母菌总数计数方法适用性试验结果见表8。

表8　八味秦皮丸微生物限度检查方法适用性试验结果

种类	菌种名称	方法	供试品组	阳性对照	试验组	回收率/%	阴性对照
需氧菌总数计数	金黄色葡萄球菌	1：10（薄膜法）	0	67	59	88	–
	枯草芽孢杆菌		0	72	53	74	–
	铜绿假单胞菌		0	83	80	96	–
	白色念珠菌		0	68	60	88	–
	黑曲霉		0	42	40	95	–
霉菌和酵母菌总数计数	白色念珠菌	1：50	0	67	56	84	–
	黑曲霉		0	43	37	86	–

注：–表示平板无菌落生长。

九、八味秦皮丸微生物限度检查方法适用性确认试验

9.1　八味秦皮丸微生物限度检查方法适用性确认试验

八味秦皮丸微生物限度检查方法适用性确认试验结果见表9。

表9　八味秦皮丸微生物限度检查方法适用性确认试验结果

种类	菌种名称	方法	供试品组	阳性对照	试验组	回收率/%	阴性对照
需氧菌总数计数	金黄色葡萄球菌	1：10（薄膜法）	0	69	60	87	–
	枯草芽孢杆菌		0	58	52	90	–
	铜绿假单胞菌		0	80	79	99	–
	白色念珠菌		0	63	55	87	–
	黑曲霉		0	42	33	79	–
霉菌和酵母菌总数计数	白色念珠菌	1：50	0	64	61	95	–
	黑曲霉		0	42	38	90	–

注：–表示平板无菌落生长。

八味秦皮丸微生物限度检查方法适用性确认试验结果：

1.需氧菌总数

八味秦皮丸1：10供试液2 mL加入pH7.0氯化钠-蛋白胨缓冲液100 mL，混匀，制成1：10供试液，分别加到灭菌的三角瓶中，每瓶10 mL，加入pH7.0无菌氯化钠-蛋白胨缓冲液100 mL，进行薄膜过滤，用pH7.0无菌氯化钠-蛋白胨缓冲液冲洗，每膜100 mL，分别加入金黄色葡萄球菌、铜绿假单胞菌、枯草芽孢杆菌、白色念珠菌、黑曲霉的0.1 mL菌

悬液（含菌数小于10000 cfu），制成每毫升八味秦皮丸1∶10供试液（含菌数小于100 cfu），取出滤膜，面朝上贴在胰酪大豆胨琼脂培养基上，培养、计数。金黄色葡萄球菌、枯草芽孢杆菌、铜绿假单胞菌、白色念珠菌、黑曲霉回收率均在50%～200%之间，方法可行。

2.霉菌和酵母菌总数

八味秦皮丸1∶50供试液1 mL注皿进行试验，试验，白色念珠菌、黑曲霉回收率均在50%～200%之间，方法可行。

3.控制菌

大肠埃希菌、耐胆盐革兰阴性菌、沙门菌采用《中国药典·四部（2015年版）》第147—148页控制菌常规检查方法进行试验，可以检出试验菌。方法可行。

9.2　控制菌确认实验

控制菌确认试验结果见表10、11和12（略），检出目标菌。方法可行。

十、八味秦皮丸微生物限度检查方法

1.需氧菌总数

八味秦皮丸1∶10供试液2 mL加入pH7.0氯化钠-蛋白胨缓冲液100 mL，进行薄膜过滤，用pH7.0无菌氯化钠-蛋白胨缓冲液冲洗，每膜100 mL，取出滤膜，面朝上贴在胰酪大豆胨琼脂培养基上，按《中国药典·四部（2015年版）》第144页平皿法进行试验。

2.霉菌和酵母菌总数

取八味秦皮丸1∶50供试液1 mL置于直径90 mm的无菌平皿中，注2个平皿，注入20 mL温度不超过45 ℃熔化的沙氏葡萄糖琼脂培养基，按《中国药典·四部（2015年版）》第144页平皿法进行试验。

3.控制菌

大肠埃希菌、耐胆盐革兰阴性菌和沙门菌按《中国药典·四部（2015年版）》控制菌常规检查方法进行试验。

八味獐牙菜丸微生物限度检查方法适用性

藏药名：蒂达杰巴日布

标准编号：WS3-BC-0241-95

【处方】

獐牙菜 300 g	兔耳草 200 g	波棱瓜子 80 g
角茴香 200 g	榜嘎 200 g	小檗皮 160 g
岩参 240 g	木香 200 g	

【制法】

以上八味，粉碎成细粉，过筛，混匀，用水泛丸即得。

八味獐牙菜丸为非灭菌的中药口服制剂，按照《中国药典·四部（2015年版）》方法进行微生物限度检查方法适用性试验。

一、试验材料

略。

二、菌悬液

略。

三、计数方法适用性预试验（1）

预试验（1）结果见表1。

表1 计数方法适用性预试验（1）结果

种类	菌种名称	供试品组	阳性对照	试验组	回收率/%	阴性对照
需氧菌 总数计数	金黄色葡萄球菌	0	81	12	15	–
	铜绿假单胞菌	0	72	10	14	–
	枯草芽孢杆菌	0	56	0	0	–
	白色念珠菌	0	80	46	58	–
	黑曲霉	0	42	35	83	–
霉菌和酵母菌 总数计数	白色念珠菌	0	80	50	63	–
	黑曲霉	0	42	33	79	–

注：–表示平板无菌落生长。

结果：计数中铜绿假单胞菌、金黄色葡萄球菌、枯草芽孢杆菌回收率低于50%。方法不可行。

四、控制菌检查方法适用性试验

4.1 大肠埃希菌检查方法适用性试验

大肠埃希菌检查方法适用性试验结果见表2-1。

表2-1 八味獐牙菜丸控制菌——大肠埃希菌检查方法适用性试验结果

培养基名称	阳性对照	试验组	阴性对照	供试品组
胰酪大豆胨液体培养基	+	–	–	–
麦康凯液体培养基	+	–	–	–
麦康凯琼脂平板	鲜桃红色,菌落中心呈深桃红色,圆形,扁平,边缘整齐,表面光滑,湿润	–	–	–
染色、镜检	革兰氏阴性、杆菌	–	–	–

注：1.+表示液体浑浊；–表示液体澄清或平板无菌落生长。

2.大肠埃希菌加菌量为66 cfu。

结果：采用《中国药典·四部（2015年版）》第148页大肠埃希菌常规检查方法进行试验，未检出试验菌——大肠埃希菌，方法不可行。

4.1.1 试验组

取八味獐牙菜丸1：10供试液10 mL加到灭菌的三角瓶中，加入大肠埃希菌菌悬液1 mL（含菌数小于100 cfu），加入300 mL胰酪大豆胨液体培养基，按《中国药典·四部（2015年版）》第147页《大肠埃希菌检查项》进行试验。

4.1.2 阳性对照

将大肠埃希菌菌悬液1 mL（含菌数小于100 cfu）加到300 mL胰酪大豆胨液体培养基中，按《中国药典（2015年版）》要求进行检验；同时测定铜绿假单胞菌菌悬液的含菌数。

4.1.3 供试品组

取八味獐牙菜丸1：10供试液10 mL加到灭菌的三角瓶中，加入300 mL胰酪大豆胨液体培养基，按《中国药典（2015年版）》要求进行检验。

4.1.4 阴性对照

用同批配制、灭菌的300 mL胰酪大豆胨液体培养基，按《中国药典（2015年版）》要求进行检验。

大肠埃希菌检查方法适用性试验结果见表2-2。

表2-2　八味獐牙菜丸控制菌——大肠埃希菌检查方法适用性试验结果

培养基名称	阳性对照	试验组	阴性对照	供试品组
胰酪大豆胨液体培养基	+	+	−	−
麦康凯液体培养基	+	+	−	−
麦康凯琼脂平板	鲜桃红色,菌落中心呈深桃红色,圆形,扁平,边缘整齐,表面光滑,湿润	鲜桃红色,菌落中心呈深桃红色,圆形,扁平,边缘整齐,表面光滑,湿润	−	−
染色、镜检	革兰氏阴性、杆菌	革兰氏阴性、杆菌	−	−

注：1.+表示液体浑浊；−表示液体澄清或平板无菌落生长。

2.大肠埃希菌加菌量为83 cfu。

结果：采用《中国药典·四部（2015年版）》第148页《大肠埃希菌培养基稀释方法》进行试验，检出试验菌——大肠埃希菌。方法可行。

4.2　耐胆盐革兰阴性菌检查方法适用性试验

耐胆盐革兰阴性菌检查方法适用性试验结果见表3-1。

表3-1　八味獐牙菜丸控制菌——耐胆盐革兰阴性菌检查方法适用性试验结果

培养基名称	阴性对照	阳性对照（大肠埃希菌）	阳性对照（铜绿假单胞菌）	供试品组	试验组（大肠埃希菌）	试验组（铜绿假单胞菌）
胰酪大豆胨液体培养基	−	+	+	−	−	−
肠道菌增菌液体培养基	−	+	+	−	−	−
紫红胆盐葡萄糖琼脂培养基	−	紫红色菌落	无色菌落	−	−	−
溴化十六烷三甲胺琼脂培养基	−		浅绿色菌落	−	−	−
伊红美蓝琼脂培养基	−	菌落中心呈暗蓝黑色,发金属光泽	无色菌落	−	−	−

注：1.+表示液体浑浊；−表示液体澄清或平板无菌落生长。

2.大肠埃希菌、铜绿假单胞菌加菌量分别为66 cfu和81 cfu。

结果：采用《中国药典·四部（2015年版）》第147页耐胆盐革兰阴性菌常规检查方法进行试验，未检出试验菌——大肠埃希菌和铜绿假单胞菌，方法不可行。

4.2.1 试验组

取八味獐牙菜丸 10 g 加到灭菌的三角瓶中，加入 100 mL 胰酪大豆胨液体培养基，制成供试液（1∶10），在 20～25 ℃培养 2 h（不增殖），分别取培养物 10 mL，分别加到 300 mL 肠道菌增菌液体培养基中，1 瓶加大肠埃希菌菌悬液 1 mL（含菌数不大于 100 cfu），另一瓶加铜绿假单胞菌菌悬液 1 mL（含菌数不大于 100 cfu），均置于 30～35 ℃ 24～48 h，取每一瓶培养物接种于紫红胆盐葡萄糖琼脂培养基上，30～35 ℃ 18～24 h。

4.2.2 阳性对照

将大肠埃希菌菌悬液 1 mL、铜绿假单胞菌菌悬液 1 mL 分别加到 300 mL 胰酪大豆胨液体培养基中，按《中国药典（2015 年版）》要求进行检验；同时注皿计大肠埃希菌菌悬液、铜绿假单胞菌菌悬液的含菌数。

4.2.3 供试品组

取八味獐牙菜丸 1∶10 供试液 10 mL 加到灭菌的三角瓶中，加入 300 mL 胰酪大豆胨液体培养基，按《中国药典（2015 年版）》要求进行检验。

4.2.4 阴性对照

用同批配制、灭菌的 300 mL 胰酪大豆胨液体培养基，按《中国药典（2015 年版）》要求进行检验。

耐胆盐革兰阴性菌检查方法适用性试验结果见表 3–2。

表 3–2　八味獐牙菜丸控制菌——耐胆盐革兰阴性菌检查方法适用性试验结果

培养基名称	阴性对照	阳性对照（大肠埃希菌）	阳性对照（铜绿假单胞菌）	供试品组	试验组（大肠埃希菌）	试验组（铜绿假单胞菌）
胰酪大豆胨液体培养基	−	+	+	−	+	+
肠道菌增菌液体培养基	−	+	+	−	+	+
紫红胆盐葡萄糖琼脂培养基	−	紫红色菌落	无色菌落	−	紫红色菌落	无色菌落
溴化十六烷三甲胺琼脂培养基	−	−	浅绿色菌落	−	−	浅绿色菌落
伊红美蓝琼脂培养基	−	菌落中心呈暗蓝黑色，发金属光泽	无色菌落	−	菌落中心呈暗蓝黑色，发金属光泽	无色菌落

注：1.+表示液体浑浊；−表示液体澄清或平板无菌落生长。

2.大肠埃希菌、铜绿假单胞菌加菌量分为 83 cfu 和 90 cfu。

结果：采用《中国药典·四部（2015 年版）》第 147 页《耐胆盐革兰阴性菌培养基稀释方法》进行试验，检出试验菌——大肠埃希菌和铜绿假单胞菌。方法可行。

4.3　沙门菌检查方法适用性试验

沙门菌检查方法适用性试验结果见表 4–1。

表4-1 八味獐牙菜丸控制菌——沙门菌检查方法适用性试验结果

培养基名称	供试品组	阳性对照	阴性对照	试验组
胰酪大豆胨液体培养基	-	+	-	-
RV沙门增菌液体培养基	-	+	-	-
木糖赖氨酸脱氧胆酸盐琼脂培养基	-	淡粉色,半透明,中心有黑色	-	-
染色、镜检	—	革兰氏阴性、杆菌	—	—
沙门、志贺菌属琼脂培养基	—	淡红色,半透明	—	—
TSI斜面	—	斜面黄色、底层黑色,产气	—	—

注:1.+表示液体浑浊;-表示液体澄清或平板无菌落生长;—表示没有接种。

2.沙门菌加菌量为54 cfu。

结果:采用《中国药典·四部(2015年版)》第148页沙门菌常规检查方法进行试验,未检出试验菌——沙门菌,方法不可行。

4.3.1 试验组

取八味獐牙菜丸10 g加到灭菌的三角瓶中,加入300 mL胰酪大豆胨液体培养基,加入沙门菌菌悬液1 mL(含菌数小于100 cfu),于30~35 ℃培养18~24 h。

取上述培养物0.1 mL接种于10 mL RV沙门增菌液体培养基中,于30~35 ℃培养18~24 h,划线于木糖赖氨酸脱氧胆酸盐琼脂培养基平板,于30~35 ℃培养18~24 h,按《中国药典·四部(2015年版)》第147页《沙门菌检查项》进行试验。

4.3.2 阳性对照

将沙门菌菌悬液1 mL(含菌数小于100 cfu)加到300 mL胰酪大豆胨液体培养基中,按《中国药典·四部(2015年版)》第147页《沙门菌检查项》进行试验,同时注皿计沙门菌菌悬液的含菌数。

4.3.3 供试品组

取八味獐牙菜丸10 g加到灭菌的三角瓶中,加入300 mL胰酪大豆胨液体培养基,按《中国药典·四部(2015年版)》第147页《沙门菌检查项》进行试验。

4.3.4 阴性对照

用同批配制、灭菌的300 mL胰酪大豆胨液体培养基,按《中国药典(2015年版)》要求进行检验。

沙门菌检查方法适用性试验结果见表4-2。

表4-2　八味獐牙菜丸控制菌——沙门菌检查方法适用性试验结果

培养基名称	供试品组	阳性对照	阴性对照	试验组
胰酪大豆胨液体培养基	-	+	-	+
RV沙门增菌液体培养基	-	+	-	+
木糖赖氨酸脱氧胆酸盐琼脂培养基	-	淡粉色,半透明,中心有黑色	-	淡粉色,半透明,中心有黑色
染色、镜检	—	革兰氏阴性、杆菌	—	革兰氏阴性、杆菌
沙门、志贺菌属琼脂培养基	—	淡红色,半透明	—	淡红色,半透明
TSI斜面	—	斜面黄色、底层黑色,产气	—	斜面黄色、底层黑色,产气

注：1.+表示液体浑浊；－表示液体澄清或平板无菌落生长；—表示没有接种。

2.沙门菌加菌量为54 cfu。

结果：采用《中国药典·四部（2015年版）》第148页沙门菌培养基稀释方法进行试验，检出试验菌——沙门菌。方法可行。

五、计数方法适用性预试验（2）

5.1　试验组

取八味獐牙菜丸1∶10供试液，分别加到3个灭菌的三角瓶中，每瓶10 mL，分别加入铜绿假单胞菌、金黄色葡萄球菌、枯草芽孢杆菌的0.1 mL菌悬液（含菌数为500～1000 cfu），制成每毫升八味獐牙菜丸1∶10供试液（含菌数小于100 cfu），取含菌的样品溶液0.2 mL、0.5 mL，置于直径90 mm的无菌平皿中，每个菌液每个取样体积注2个平皿，注入20 mL温度不超过45 ℃熔化的胰酪大豆胨琼脂培养基，混匀，凝固，倒置培养。测定菌数。

5.2　阳性对照

加到样品中的铜绿假单胞菌、金黄色葡萄球菌、枯草芽孢杆菌的菌悬液进行10倍稀释，取稀释后的菌悬液0.2 mL、0.5 mL注皿，加入胰酪大豆胨琼脂培养基，混匀，凝固，倒置培养。测定阳性对照菌数。

5.3　供试品组

用供试液替代试验组液体注皿，试验。

5.4　阴性对照

用同批配制、灭菌的胰酪大豆胨液体培养基0.2 mL、0.5 mL替代样品注皿，注入20 mL温度不超过45 ℃熔化的胰酪大豆胨琼脂培养基、沙氏葡萄糖琼脂培养基，混匀，凝固，倒置培养。测定阴性对照菌数。

预试验（2）结果见表5。

表5 计数方法适用性预试验（2）结果

菌种名称	供试品组	注皿体积/mL	阳性对照	试验组	回收率/%	阴性对照
铜绿假单胞菌	0	0.2	40	15	38	-
	0	0.5	78	21	27	-
金黄色葡萄球菌	0	0.2	35	16	46	-
	0	0.5	82	17	21	-
枯草芽孢杆菌	0	0.2	30	9	30	-
	0	0.5	74	7	9	-

注：-表示平板无菌落生长。

结果：采用1：10供试液0.2 mL注皿，铜绿假单胞菌、金黄色葡萄球菌、枯草芽孢杆菌回收率低于50%。方法不可行。

六、计数方法适用性预试验（3）

6.1 试验组

八味獐牙菜丸1：10供试液10 mL加到90 mL pH7.0无菌氯化钠-蛋白胨缓冲液中，制成八味獐牙菜丸1：100供试液，分别加到3个灭菌的三角瓶中，每瓶10 mL，分别加入铜绿假单胞菌、金黄色葡萄球菌、枯草芽孢杆菌的0.1 mL菌悬液（含菌数为500～1000 cfu），制成每毫升八味獐牙菜丸1：100供试液（含菌数小于100 cfu），取含菌的样品溶液1 mL（含菌数为50～100 cfu），置于直径90 mm的无菌平皿中，每个菌液注2个平皿，注入20 mL温度不超过45 ℃熔化的胰酪大豆胨琼脂培养基，混匀，凝固，倒置培养。测定菌数。

6.2 阳性对照

用菌悬液替代试验样品溶液，进行试验，测定阳性对照菌数。

6.3 供试品组

取八味獐牙菜丸1：100供试液1 mL，置于直径90 mm的无菌平皿中，注2个平皿，注入20 mL温度不超过45 ℃熔化的胰酪大豆胨琼脂培养基，混匀，凝固，倒置培养。测定供试品组的菌数。

6.4 阴性对照

用同批配制、灭菌的胰酪大豆胨液体培养基1 mL替代样品，进行阴性对照菌数的测定。

预试验（3）结果见表6。

表6 计数方法适用性预试验（3）结果

菌种名称	供试品组	阳性对照	试验组	回收率/%	阴性对照
铜绿假单胞菌	0	62	45	73	-
金黄色葡萄球菌	0	56	42	75	-
枯草芽孢杆菌	0	75	30	40	-

注：-表示平板无菌落生长。

结果：采用1∶100供试液1 mL注皿进行试验，铜绿假单胞菌、金黄色葡萄球菌回收率大于50%，枯草芽孢杆菌回收率小于50%。方法不可行。

七、计数方法适用性预试验（4）

7.1　试验组

八味獐牙菜丸1∶100供试液10 mL加到90 mL pH7.0无菌氯化钠-蛋白胨缓冲液中，制成八味獐牙菜丸1∶1000供试液，取10 mL加到灭菌的三角瓶中，加入枯草芽孢杆菌的0.1 mL菌悬液（含菌数为500～1000 cfu），制成每毫升八味獐牙菜丸1∶1000供试液（含菌数小于100 cfu），取含菌的样品溶液1 mL（含菌数为50～100 cfu），置于直径90 mm的无菌平皿中，注2个平皿，注入20 mL温度不超过45 ℃熔化的胰酪大豆胨琼脂培养基，混匀，凝固，倒置培养。测定菌数。

7.2　阳性对照

用菌悬液替代试验样品溶液，进行试验，测定阳性对照菌数。

7.3　供试品组

取八味獐牙菜丸1∶1000供试液1 mL置于直径90 mm的无菌平皿中，注2个平皿，注入20 mL温度不超过45 ℃熔化的胰酪大豆胨琼脂培养基，混匀，凝固，倒置培养。测定供试品组菌数。

7.4　阴性对照

用同批配制、灭菌的胰酪大豆胨液体培养基1 mL替代样品，进行阴性对照菌数的测定。

预试验（4）结果见表7。

表7　计数方法适用性预试验（4）结果

菌种名称	供试品组	阳性对照	试验组	回收率/%	阴性对照
枯草芽孢杆菌	0	72	53	74	-

注：-表示平板无菌落生长。

结果：采用1∶1000供试液1 mL注皿进行试验，枯草芽孢杆菌回收率大于50%。方法可行。

八、八味獐牙菜丸微生物限度检查方法适用性建立

8.1　菌悬液制备、菌悬液数量测定

菌悬液制备、菌悬液数量测定方法同预试验方法。

8.2　需氧菌总数计数方法适用性试验

8.2.1　试验组

取八味獐牙菜丸1∶1000供试液分别加到5个灭菌的三角瓶中，每瓶10 mL，分别加入金黄色葡萄球菌、枯草芽孢杆菌、铜绿假单胞菌、白色念珠菌、黑曲霉的0.1 mL菌悬液（含菌数为500～1000 cfu），制成每毫升八味獐牙菜丸1∶1000供试液（含菌数小于100 cfu），

取含菌的样品溶液1 mL（含菌数为50～100 cfu），置于直径90 mm的无菌平皿中，每个菌液注2个平皿，注入20 mL温度不超过45 ℃熔化的胰酪大豆胨琼脂培养基，混匀，凝固，倒置培养。测定菌数。

8.2.2　阳性对照

用菌悬液替代试验样品溶液，进行试验，测定阳性对照菌数。

8.2.3　供试品组

取八味獐牙菜丸1∶1000供试液1 mL，置于直径90 mm的无菌平皿中，注2个平皿，注入20 mL温度不超过45 ℃熔化的胰酪大豆胨琼脂培养基，混匀，凝固，倒置培养。测定供试品组菌数。

8.2.4　阴性对照

用同批配制、灭菌的胰酪大豆胨液体培养基1 mL替代样品，进行阴性对照菌数的测定。

需氧菌总数计数方法适用性试验结果见表8。

8.3　霉菌和酵母菌总数计数方法适用性试验

8.3.1　试验组

取八味獐牙菜丸1∶10供试液分别加到2个灭菌的三角瓶中，每瓶10 mL，分别加入白色念珠菌、黑曲霉的0.1 mL菌悬液（含菌数小于1000 cfu），制成每毫升八味獐牙菜丸1∶10供试液（含菌数小于100 cfu），取含菌的样品溶液1 mL（含菌数小于100 cfu），置于直径90 mm的无菌平皿中，每个菌液注2个平皿，注入20 mL温度不超过45 ℃熔化的沙氏葡萄糖琼脂培养基，混匀，凝固，培养，测定菌数。

8.3.2　阳性对照

稀释后的白色念珠菌、黑曲霉菌悬液加到沙氏葡萄糖琼脂培养基中，混匀，凝固，培养，测定阳性对照菌数。

8.3.3　供试品组

用供试品替代试验组液体注皿，试验。

8.3.4　阴性对照

用同批配制、灭菌的稀释剂1 mL替代样品注皿，注入20 mL温度不超过45 ℃熔化的沙氏葡萄糖琼脂培养基，混匀，凝固，培养，测定阴性对照菌数。

霉菌和酵母菌总数计数方法适用性试验结果见表8。

表8　八味獐牙菜丸微生物限度检查方法适用性试验结果

种类	菌种名称	方法（平皿）	供试品组	阳性对照	试验组	回收率/%	阴性对照
需氧菌总数计数	金黄色葡萄球菌	1∶1000	0	69	58	84	-
	枯草芽孢杆菌		0	58	48	83	-
	铜绿假单胞菌		0	73	71	97	-
	白色念珠菌		0	81	69	85	-
	黑曲霉		0	44	40	91	-
霉菌和酵母菌总数计数	白色念珠菌	1∶10	0	81	78	96	-
	黑曲霉		0	44	35	80	-

注：-表示平板无菌落生长。

九、八味獐牙菜丸微生物限度检查方法适用性确认试验

9.1 八味獐牙菜丸微生物限度检查方法适用性确认试验

八味獐牙菜丸微生物限度检查方法适用性确认试验结果见表9，检出目标菌。方法可行。

表9 八味獐牙菜丸微生物限度检查方法适用性确认试验结果

种类	菌种名称	方法（平皿）	供试品组	阳性对照	试验组	回收率/%	阴性对照
需氧菌总数计数	金黄色葡萄球菌	1:1000	0	73	54	74	–
	枯草芽孢杆菌		0	71	52	73	–
	铜绿假单胞菌		0	64	46	72	–
	白色念珠菌		0	69	58	84	–
	黑曲霉		0	44	36	82	–
霉菌和酵母菌总数计数	白色念珠菌	1:10	0	70	60	86	–
	黑曲霉		0	42	41	98	–

注：–表示平板无菌落生长。

八味獐牙菜丸微生物限度检查方法适用性确认试验结果：

1. 需氧菌总数

八味獐牙菜丸1:1000供试液1 mL注皿进行试验，金黄色葡萄球菌、枯草芽孢杆菌、铜绿假单胞菌、白色念珠菌、黑曲霉回收率均在50%～200%之间，方法可行。

2. 霉菌和酵母菌总数

八味獐牙菜丸1:10供试液1 mL注皿进行试验，白色念珠菌、黑曲霉回收率均在50%～200%之间，方法可行。

3. 控制菌

大肠埃希菌、耐胆盐革兰阴性菌、沙门菌采用《中国药典·四部（2015年版）》第147—148页培养基稀释方法进行试验，可以检出试验菌。方法可行。

9.2 控制菌确认试验

控制菌确认试验结果见表10、11、12（略），检出目标菌。方法可行。

十、八味獐牙菜丸微生物限度检查方法

1. 需氧菌总数

八味獐牙菜丸10 g加到灭菌的三角瓶中，加入pH7.0氯化钠-蛋白胨缓冲液100 mL，溶解、混匀，制成1:10供试液，取八味獐牙菜丸1:10供试液10倍稀释成1:100、1:1000溶液；取1:1000溶液1 mL置于直径90 mm的无菌平皿中，注2个平皿，注入20 mL温度不超过45 ℃熔化的胰酪大豆胨琼脂培养基，按《中国药典·四部（2015年版）》第144页平皿法进行试验。

2.霉菌和酵母菌总数

取 1：10 溶液 1 mL 置于直径 90 mm 的无菌平皿中，注 2 个平皿，注入 20 mL 温度不超过 45 ℃熔化的沙氏葡萄糖琼脂培养基，按《中国药典·四部（2015 年版）》第 144 页平皿法进行试验。

3.控制菌

（1）大肠埃希菌

取 1：10 的供试液 10 mL 至 300 mL 胰酪大豆胨液体，按《中国药典·四部（2015 年版）》第 147 页《大肠埃希菌检查方法》进行试验。

（2）耐胆盐革兰阴性菌

取八味獐牙菜丸 10 g 加到灭菌的三角瓶中，加入 300 mL 胰酪大豆胨液体培养基，制成供试液（1：10），在 20～25 ℃培养 2 h（不增殖），进行 10 倍稀释成 1：100、1：1000，分别取 1：10、1：100、1：1000 培养物 1 mL，分别加到 10 mL 肠道菌增菌液体培养基中，均置于 30～35 ℃ 24～48 h，取每一培养物接种于紫红胆盐葡萄糖琼脂培养基上，30～35 ℃ 18～24 h，紫红胆盐葡萄糖琼脂培养基上有菌落生长，为阳性，从《中国药典·四部（2015 年版）》第 147 页表 2 查耐胆盐革兰阴性菌的可能菌数（N）。

（3）沙门菌

取八味獐牙菜丸 10 g 加到灭菌的三角瓶中，加入 300 mL 胰酪大豆胨液体培养基，按《中国药典·四部（2015 年版）》第 147 页《沙门菌检查方法》进行试验。

八味主药散微生物限度检查方法适用性

藏药名：佐保杰巴

标准编号：WS3-BC-0232-95

【处方】

牛黄 1 g	檀香 100 g	天竺黄 250 g
红花 150 g	獐牙菜 150 g	巴夏嘎 150 g
兔耳草 150 g	榜嘎 150 g	

【制法】

以上八味，除牛黄另研细粉外，其余共研成细粉，过筛，加入牛黄细粉，混匀，即得。

八味主药散为非灭菌的口服制剂，按照《中国药典·四部（2015年版）》方法进行微生物限度检查方法适用性试验。

一、试验材料

略。

二、菌悬液

略。

三、计数方法适用性预试验（1）

预试验（1）结果见表1。

表1　八味主药散微生物计数方法适用性预试验（1）结果

种类	菌种名称	供试品组	阳性对照	试验组	回收率/%	阴性对照
需氧菌总数计数	金黄色葡萄球菌	0	83	26	31	−
	铜绿假单胞菌	0	64	65	102	−
	枯草芽孢杆菌	0	70	4	6	−
	白色念珠菌	0	60	12	20	−
	黑曲霉	0	32	27	84	−
霉菌和酵母菌总数计数	白色念珠菌	0	60	14	23	−
	黑曲霉	0	32	29	91	−

注：-表示平板无菌落生长。

结果：采用1：10供试液平皿法，金黄色葡萄球菌、枯草芽孢杆菌、白色念珠菌回收率低于50%，铜绿假单胞菌、黑曲霉回收率位于50%～200%间。方法不可行。

四、控制菌检查方法适用性试验

4.1 大肠埃希菌检查方法适用性试验

大肠埃希菌检查方法适用性试验结果见表2。

表2 八味主药散控制菌——大肠埃希菌检查方法适用性试验结果

培养基名称	阳性对照	试验组	阴性对照	供试品组
胰酪大豆胨液体培养基	+	+	–	–
麦康凯液体培养基	+	+	–	–
麦康凯琼脂平板	鲜桃红色,菌落中心呈深桃红色,圆形,扁平,边缘整齐,表面光滑,湿润	鲜桃红色,菌落中心呈深桃红色,圆形,扁平,边缘整齐,表面光滑,湿润	–	–
染色、镜检	革兰氏阴性、杆菌	革兰氏阴性、杆菌	–	–

注：1.+表示液体浑浊；–表示液体澄清或平板无菌落生长。

2.大肠埃希菌加菌量为78 cfu。

结果：采用《中国药典·四部（2015年版）》第148页大肠埃希菌常规检查方法进行试验，可以检出试验菌——大肠埃希菌。方法可行。

4.2 耐胆盐革兰阴性菌检查方法适用性试验

耐胆盐革兰阴性菌检查方法适用性试验结果见表3。

表3 八味主药散控制菌——耐胆盐革兰阴性菌检查方法适用性试验结果

培养基名称	阴性对照	阳性对照(大肠埃希菌)	阳性对照(铜绿假单胞菌)	供试品组	试验组(大肠埃希菌)	试验组(铜绿假单胞菌)
胰酪大豆胨液体培养基	–	+	+	–	+	+
肠道菌增菌液体培养基	–	+	+	–	+	+
紫红胆盐葡萄糖琼脂培养基	–	紫红色菌落	无色菌落	–	紫红色菌落	无色菌落
溴化十六烷三甲胺琼脂培养基	–	–	浅绿色菌落	–		浅绿色菌落
伊红美蓝琼脂培养基	–	菌落中心呈暗蓝黑色,发金属光泽	无色菌落	–	菌落中心呈暗蓝黑色,发金属光泽	无色菌落

注：1.+表示液体浑浊；–表示液体澄清或平板无菌落生长。

2.大肠埃希菌、铜绿假单胞菌加菌量分别为86 cfu和78 cfu。

结果：采用《中国药典·四部（2015年版）》第147页耐胆盐革兰阴性菌常规检查方法进行试验，可以检出试验菌——大肠埃希菌和铜绿假单胞菌。方法可行。

4.3 沙门菌检查方法适用性试验

沙门菌检查方法适用性试验结果见表4。

表4 八味主药散控制菌——沙门菌检查方法适用性试验结果

培养基名称	供试品组	阳性对照	阴性对照	试验组
胰酪大豆胨液体培养基	–	+	–	+
RV沙门增菌液体培养基	–	+	–	+
木糖赖氨酸脱氧胆酸盐琼脂培养基	–	淡粉色，半透明，中心有黑色	–	淡粉色，半透明，中心有黑色
染色、镜检	—	革兰氏阴性、杆菌	—	革兰氏阴性、杆菌
沙门、志贺菌属琼脂培养基	—	淡红色，半透明	—	淡红色，半透明
TSI斜面	—	斜面黄色、底层黑色，产气	—	斜面黄色、底层黑色，产气

注：1.+表示液体浑浊；–表示液体澄清或平板无菌落生长；—表示没有接种。

2.沙门菌加菌量为82 cfu。

结果：采用《中国药典·四部（2015年版）》第148页沙门菌常规检查方法进行试验，可以检出试验菌——沙门菌。方法可行。

五、计数方法适用性预试验（2）

5.1 试验组

取八味主药散1∶10供试液，分别加到3个灭菌的三角瓶中，每瓶10 mL，分别加入金黄色葡萄球菌、枯草芽孢杆菌、白色念珠菌的0.1 mL菌悬液（含菌数为500～1000 cfu），制成每毫升八味主药散1∶10供试液（含菌数小于100 cfu），取含菌的样品溶液0.2 mL、0.5 mL，置于直径90 mm的无菌平皿中，每个菌液每个取样体积注2个平皿，注入20 mL温度不超过45 ℃熔化的胰酪大豆胨琼脂培养基，混匀，凝固，倒置培养。测定菌数。

5.2 阳性对照

加到样品中的金黄色葡萄球菌、枯草芽孢杆菌、白色念珠菌的菌悬液进行10倍稀释，取稀释后的菌悬液0.2 mL、0.5 mL注皿，加到胰酪大豆胨琼脂培养基中，混匀，凝固，倒置培养。测定阳性对照菌数。

5.3 供试品组

用供试液替代试验组液体0.2 mL、0.5 mL注皿，试验。

5.4 阴性对照

用同批配制、灭菌的胰酪大豆胨液体培养基0.2 mL、0.5 mL替代样品注皿，注入20 mL温度不超过45 ℃熔化的胰酪大豆胨琼脂培养基、沙氏葡萄糖琼脂培养基，混匀，凝固，倒置培养。测定阴性对照菌数。

预试验（2）结果见表5。

表5　八味主药散微生物计数方法适用性预试验（2）结果

菌种名称	供试品组	注皿体积/mL	阳性对照	试验组	回收率/%	阴性对照
金黄色葡萄球菌	0	0.2	31	23	74	-
	0	0.5	80	38	48	-
枯草芽孢杆菌	0	0.2	28	11	39	-
	0	0.5	77	14	18	-
白色念珠菌1	0	0.2	29	19	66	-
	0	0.5	62	23	37	-
白色念珠菌2	0	0.2	29	21	72	-
	0	0.5	62	18	29	-

注：1.-表示液体澄清或平板无菌落生长。

2.白色念珠菌1在胰酪大豆胨琼脂培养基上计数；白色念珠菌2在沙氏葡萄糖琼脂培养基上计数。

结果：采用1∶10供试液0.2 mL注皿，金黄色葡萄球菌、白色念珠菌的回收率高于50%，枯草芽孢杆菌回收率低于50%。方法不可行。

六、计数方法适用性预试验（3）

6.1　试验组

八味主药散1∶10供试液10 mL加到90 mL pH7.0无菌氯化钠-蛋白胨缓冲液中，制成八味主药散1∶100供试液，10 mL加到灭菌的三角瓶中再加入枯草芽孢杆菌0.1 mL菌悬液（含菌数为500～1000 cfu），制成每毫升八味主药散1∶100供试液（含菌数小于100 cfu），取含菌的样品溶液1 mL（含菌数为50～100 cfu），置于直径90 mm的无菌平皿中，每个菌液注2个平皿，注入20 mL温度不超过45 ℃熔化的胰酪大豆胨琼脂培养基，混匀，凝固，倒置培养。测定菌数。

6.2　阳性对照

用菌悬液替代试验样品溶液，进行试验，测定阳性对照菌数。

6.3　供试品组

取八味主药散1∶100供试液1 mL置于直径90 mm的无菌平皿中，注2个平皿，注入20 mL温度不超过45 ℃熔化的胰酪大豆胨琼脂培养基，混匀，凝固，倒置培养。测定供试品组菌数。

6.4　阴性对照

用同批配制、灭菌的胰酪大豆胨液体培养基1 mL替代样品，进行阴性对照菌数测定。

预试验（3）结果见表6。

表6　八味主药散微生物计数方法适用性预试验（3）结果

菌种名称	供试品组	阳性对照	试验组	回收率/%	阴性对照
枯草芽孢杆菌	0	68	51	75	–

注：–表示平板无菌落生长。

结果：采用1∶100供试液平皿法，枯草芽孢杆菌回收率大于50%。方法可行。

七、八味主药散微生物限度检查方法适用性建立

7.1　菌悬液制备、菌悬液数量测定

菌悬液制备、菌悬液数量测定方法同预试验方法。

7.2　需氧菌总数计数方法适用性试验

7.2.1　试验组

取八味主药散1∶100供试液分别加到5个灭菌的三角瓶中，每瓶10 mL，分别加入金黄色葡萄球菌、枯草芽孢杆菌、铜绿假单胞菌、白色念珠菌、黑曲霉的0.1 mL菌悬液（含菌数为500～1000 cfu），制成每毫升八味主药散1∶100供试液（含菌数小于100 cfu），取含菌的样品溶液1 mL（含菌数为50～100 cfu），置于直径90 mm的无菌平皿中，每个菌液注2个平皿，注入20 mL温度不超过45 ℃熔化的胰酪大豆胨琼脂培养基，混匀，凝固，倒置培养。测定菌数。

7.2.2　阳性对照

用菌悬液替代试验样品溶液，进行试验，测定阳性对照菌数。

7.2.3　供试品组

取八味主药散1∶100供试液1 mL，置于直径90 mm的无菌平皿中，注2个平皿，注入20 mL温度不超过45 ℃熔化的胰酪大豆胨琼脂培养基，混匀，凝固，倒置培养。测定供试品组菌数。

7.2.4　阴性对照

用同批配制、灭菌的胰酪大豆胨液体培养基1 mL替代样品，进行阴性对照菌数测定。

需氧菌总数计数方法适用性试验结果见表7。

7.3　霉菌和酵母菌总数计数方法适用性试验

7.3.1　试验组

取八味主药散1∶50供试液分别加到2个灭菌的三角瓶中，每瓶10 mL，分别加入白色念珠菌、黑曲霉的0.1 mL菌悬液（含菌数小于1000 cfu），制成每毫升八味主药散1∶50供试液（含菌数小于100 cfu），取含菌的样品溶液1 mL（含菌数小于100 cfu），置于直径90 mm的无菌平皿中，每个菌液注2个平皿，注入20 mL温度不超过45 ℃熔化的沙氏葡萄糖琼脂培养基，混匀，凝固，培养，测定菌数。

7.3.2　阳性对照

稀释后的白色念珠菌、黑曲霉的菌悬液加到沙氏葡萄糖琼脂培养基中，混匀，凝固，培养，测定阳性对照菌数。

7.3.3 供试品组

用供试品替代试验组液体注皿，试验。

7.3.4 阴性对照

用同批配制、灭菌的稀释剂 1 mL 替代样品注皿，注入 20 mL 温度不超过 45 ℃熔化的沙氏葡萄糖琼脂培养基，混匀，凝固，培养，测定阴性对照菌数。

霉菌和酵母菌总数计数方法适用性试验结果见表7。

表7 八味主药散微生物限度检查方法适用性试验结果

种类	菌种名称	方法（平皿）	供试品组	阳性对照	试验组	回收率/%	阴性对照
需氧菌总数计数	金黄色葡萄球菌	1:100	0	69	65	94	–
	枯草芽孢杆菌		0	58	49	84	–
	铜绿假单胞菌		0	80	66	83	–
	白色念珠菌		0	63	57	90	–
	黑曲霉		0	42	42	100	–
霉菌和酵母菌总数计数	白色念珠菌	1:50	0	64	51	80	–
	黑曲霉		0	42	39	93	–

注：–表示平板无菌落生长。

八、八味主药散微生物限度检查方法适用性确认试验

8.1 八味主药散微生物限度检查方法适用性确认试验

八味主药散微生物限度检查方法适用性确认试验结果见表8。

表8 八味主药散微生物限度检查方法适用性确认试验结果

种类	菌种名称	方法（平皿）	供试品组	阳性对照	试验组	回收率/%	阴性对照
需氧菌总数计数	金黄色葡萄球菌	1:100	0	73	62	85	–
	枯草芽孢杆菌		0	71	62	87	–
	铜绿假单胞菌		0	64	55	86	–
	白色念珠菌		0	69	60	87	–
	黑曲霉		0	44	37	84	–
霉菌和酵母菌总数计数	白色念珠菌	1:50	0	70	62	89	–
	黑曲霉		0	42	36	86	–

注：–表示平板无菌落生长。

八味主药散微生物限度检查方法适用性确认试验结果：

1.需氧菌总数

八味主药散 1：100 供试液 1 mL 注皿进行试验，金黄色葡萄球菌、枯草芽孢杆菌、铜绿假单胞菌、白色念珠菌、黑曲霉回收率均在 50%～200% 之间，方法可行。

2.霉菌和酵母菌总数

八味主药散 1：50 供试液 1 mL 注皿进行试验，白色念珠菌、黑曲霉回收率均在 50%～200% 之间，方法可行。

3.控制菌

大肠埃希菌、耐胆盐革兰阴性菌、沙门菌采用《中国药典·四部（2015年版）》第147—148页控制菌常规检查方法进行试验，可以检出试验菌。方法可行。

8.2 控制菌确认试验

控制菌确认试验结果见表9、10、11（略），检出目标菌。方法可行。

九、八味主药散微生物限度检查方法

1.需氧菌总数

八味主药散 10 g 加到灭菌的三角瓶中，加入 pH7.0 氯化钠-蛋白胨缓冲液 100 mL，溶解、混匀，制成 1：10 供试液，取八味主药散 1：10 供试液 10 倍稀释成 1：100；取 1：100 溶液 1 mL 置于直径 90 mm 的无菌平皿中，注 2 个平皿，注入 20 mL 温度不超过 45 ℃熔化的胰酪大豆胨琼脂培养基，按《中国药典·四部（2015年版）》第 144 页平皿法进行试验。

2.霉菌和酵母菌总数

取八味主药散 1：50 供试液 1 mL 置于直径 90 mm 的无菌平皿中，注 2 个平皿，注入 20 mL 温度不超过 45 ℃熔化的沙氏葡萄糖琼脂培养基，按《中国药典·四部（2015年版）》第 144 页平皿法进行试验。

3.控制菌

大肠埃希菌、耐胆盐革兰阴性菌和沙门菌按《中国药典·四部（2015年版）》控制菌常规检查方法进行试验。

白脉软膏微生物限度检查方法适用性

藏药名：秀巴杂嘎更赛

标准编号：WS3-BC-0307-95

【处方】

姜黄 150 g	肉豆蔻 50 g	甘松 80 g
阳起石 50 g	甘草 70 g	麝香 0.7 g
山柰 100 g	藏茴香 130 g	藏菖蒲 70 g
花椒 50 g	碱花 75 g	

【制法】

以上十一味，除麝香另研细粉外，其余共研成细粉，过筛，加入麝香细粉配研，用酥油或猪油调成软膏，即得。

白脉软膏为非无菌的外用制剂，按照《中国药典·四部（2015年版）》方法进行微生物限度检查方法适用性试验。

一、试验材料

略。

二、菌悬液

略。

三、计数方法适用性预试验

3.1 试验组

取白脉软膏 5 g 加到灭菌的三角瓶中，加入 5 mL 灭菌吐温-80，加入 pH7.0 氯化钠-蛋白胨缓冲液 100 mL，置于 45 ℃水浴中，溶解，用匀浆仪混匀 3 min，制成 1∶20 供试液，将供试液分别加到 5 个灭菌的三角瓶中，每瓶 10 mL，分别加入金黄色葡萄球菌、枯草芽孢杆菌、铜绿假单胞菌、白色念珠菌、黑曲霉的 0.1 mL 菌悬液（含菌数小于1000 cfu），制成每毫升白脉软膏 1∶20 供试液（含菌数小于 100 cfu），取含菌的样品溶液1 mL（含菌数小于 100 cfu），置于直径 90 mm 的无菌平皿中，每个菌液注 2 个平皿，注入20 mL 温度不超过 45 ℃熔化的胰酪大豆胨琼脂培养基，混匀，凝固，倒置培养。测定菌数。取含白色念珠菌、黑曲霉样品溶液 2 mL（含菌数小于 100 cfu），分别置于 2 个直径90 mm 的无菌平皿中，注入 20 mL 温度不超过 45 ℃熔化的沙氏葡萄糖琼脂培养基，混匀，凝固，倒置培养。测定菌数。

3.2　阳性对照

加到样品中的金黄色葡萄球菌、枯草芽孢杆菌、铜绿假单胞菌、白色念珠菌、黑曲霉的菌悬液（含菌数小于1000 cfu）进行10倍稀释，取稀释后的菌悬液1 mL注皿，金黄色葡萄球菌、枯草芽孢杆菌、铜绿假单胞菌的菌悬液加到胰酪大豆胨琼脂培养基中，白色念珠菌、黑曲霉的菌悬液加到沙氏葡萄糖琼脂培养基中，混匀，凝固，倒置培养。测定阳性对照菌数。

3.3　供试品组

用供试品替代试验组液体注皿，试验。

3.4　阴性对照

用同批配制、灭菌的胰酪大豆胨液体培养基1 mL替代样品注皿，注入20 mL温度不超过45 ℃熔化的胰酪大豆胨琼脂培养基、沙氏葡萄糖琼脂培养基，混匀，凝固，倒置培养。测定阴性对照菌数。

计数方法适用性预试验结果见表1。

表1　白脉软膏微生物计数方法适用性预试验结果

种类	菌种名称	供试品组	阳性对照	试验组	回收率/%	阴性对照
需氧菌总数计数	金黄色葡萄球菌	0	83	64	77	–
	铜绿假单胞菌	0	74	66	89	–
	枯草芽孢杆菌	0	66	44	67	–
	白色念珠菌	0	77	65	84	–
	黑曲霉	0	42	39	93	–
霉菌和酵母菌总数计数	白色念珠菌	0	76	56	74	–
	黑曲霉	0	42	37	88	–

注：–表示平板无菌落生长。

结果：需氧菌总数计数中金黄色葡萄球菌、枯草芽孢杆菌、铜绿假单胞菌、白色念珠菌、黑曲霉回收率位于50%～200%间；霉菌和酵母菌中总数计数中白色念珠菌、黑曲霉回收率位于50%～200%间。方法可行。

四、控制菌——铜绿假单胞菌检查方法适用性试验

4.1　试验组

取白脉软膏1∶20的供试液20 mL加入100 mL胰酪大豆胨液体培养基到灭菌的三角瓶中，加入铜绿假单胞菌菌悬液1 mL（含菌数小于100 cfu），按《中国药典·四部（2015年版）》第147页《铜绿假单胞菌检查项》进行试验。

4.2　阳性对照

将铜绿假单胞菌菌悬液1 mL（含菌数小于100 cfu）加到100 mL胰酪大豆胨液体培养基中，按《中国药典（2015年版）》要求进行检验；同时测定铜绿假单胞菌菌悬液的

含菌数。

4.3 供试品组

取白脉软膏1:20的供试液20 mL加入100 mL胰酪大豆胨液体培养基到灭菌的三角瓶中，按《中国药典·四部（2015年版）》第147页《铜绿假单胞菌检查项》进行试验。

4.4 阴性对照

用同批配制、灭菌的100 mL胰酪大豆胨液体培养基，按《中国药典（2015年版）》要求进行检验。

铜绿假单胞菌检查方法适用性试验结果见表2。

表2 白脉软膏——铜绿假单胞菌检查方法适用性试验结果

培养基名称	阳性对照	试验组	供试品组	阴性对照
胰酪大豆胨液体培养基	+	+	–	–
溴化十六烷三甲胺琼脂培养基	菌落扁平,表面湿润、灰白色,周围有蓝绿色素扩散	菌落扁平,表面湿润、灰白色,周围有蓝绿色素扩散	–	–
染色、镜检	革兰氏阴性、杆菌	革兰氏阴性、杆菌	–	–

注：1.+表示液体浑浊；–表示液体澄清或平板无菌落生长。

2.铜绿假单胞菌加菌量为78 cfu。

结果：采用《中国药典·四部（2015年版）》第148页铜绿假单胞菌常规检查方法进行试验，可以检出试验菌——铜绿假单胞菌。方法可行。

五、控制菌——金黄色葡萄球菌检查方法适用性试验

5.1 试验组

取白脉软膏1:20的供试液20 mL加入100 mL胰酪大豆胨液体培养基到灭菌的三角瓶中，加入金黄色葡萄球菌菌悬液1 mL（含菌数小于100 cfu），按《中国药典·四部（2015年版）》第147页《金黄色葡萄球菌检查项》进行试验。

5.2 阳性对照

将金黄色葡萄球菌菌悬液1 mL（含菌数小于100 cfu）加到100 mL胰酪大豆胨液体培养基中，按《中国药典（2015年版）》要求进行检验；同时测定金黄色葡萄球菌菌悬液的含菌数。

5.3 供试品组

取白脉软膏1:20的供试液20 mL加入100 mL胰酪大豆胨液体培养基灭菌的三角瓶中，按《中国药典·四部（2015年版）》第147页《金黄色葡萄球菌检查项》进行试验。

5.4 阴性对照

用同批配制、灭菌的100 mL胰酪大豆胨液体培养基，按《中国药典（2015年版）》要求进行检验。

金黄色葡萄球菌检查方法适用性试验结果见表3。

表3 白脉软膏控制菌——金黄色葡萄球菌检查方法适用性试验结果

培养基名称	阳性对照	试验组	供试品组	阴性对照
胰酪大豆胨液体培养基	+	+	–	–
甘露醇氯化钠培养基	金黄色,圆形,凸起、边缘整齐,外周有黄色环	金黄色,圆形,凸起、边缘整齐,外周有黄色环	–	–
染色、镜检	革兰氏阳性、球菌	革兰氏阳性、球菌	–	–

注：1.+表示液体浑浊；–表示液体澄清或平板无菌落生长。

2.本次试验加入金黄色葡萄球菌65 cfu。

结果：采用《中国药典·四部（2015年版）》第148页金黄色葡萄球菌常规检查方法进行试验，可以检出试验菌——金黄色葡萄球菌。方法可行。

六、白脉软膏微生物限度检查方法适用性建立

6.1 菌悬液制备、菌悬液数量测定

菌悬液制备、菌悬液数量测定方法同预试验方法。

6.2 需氧菌总数计数方法适用性试验

6.2.1 试验组

取白脉软膏1∶20供试液分别加到5个灭菌的三角瓶中，每瓶10 mL，分别加入金黄色葡萄球菌、枯草芽孢杆菌、铜绿假单胞菌、白色念珠菌、黑曲霉的0.1 mL菌悬液（含菌数小于1000 cfu），制成每毫升白脉软膏1∶20供试液（含菌数小于100 cfu），取含菌的样品溶液1 mL（含菌数小于100 cfu），置于直径90 mm的无菌平皿中，每个菌液注2个平皿，注入20 mL温度不超过45 ℃熔化的胰酪大豆胨琼脂培养基，混匀，凝固，培养，测定菌数。

6.2.2 阳性对照

用菌悬液替代试验样品溶液，进行试验，测定阳性对照菌数。

6.2.3 供试品组

取白脉软膏1∶20供试液20 mL加入温度不超过45 ℃熔化的胰酪大豆胨琼脂培养基，混匀，凝固，培养，测定菌数。

6.2.4 阴性对照

用同批灭菌的pH7.0氯化钠-蛋白胨缓冲液1 mL替代样品溶液，注2个平皿，注入20 mL温度不超过45 ℃熔化的胰酪大豆胨琼脂培养基，混匀，凝固，培养，测定菌数。

需氧菌总数计数方法适用性试验结果见表3。

6.3 霉菌和酵母菌总数计数方法适用性试验

6.3.1 试验组

取白脉软膏1∶20供试液分别加到2个灭菌的三角瓶中，每瓶10 mL，分别加入白色念珠菌、黑曲霉的0.1 mL菌悬液（含菌数小于1000 cfu），制成每毫升白脉软膏1∶20供试液（含菌数小于100 cfu），取含菌的样品溶液1 mL（含菌数小于100 cfu），置于直径90 mm的无菌平皿中，每个菌液注2个平皿，注入20 mL温度不超过45 ℃熔化的沙氏葡萄糖琼脂培养基，混匀，凝固，培养，测定菌数。

6.3.2 阳性对照

稀释后的白色念珠菌、黑曲霉菌悬液加到沙氏葡萄糖琼脂培养基中，混匀，凝固，培养，测定阳性对照菌数。

6.3.3 供试品组

用供试品替代试验组液体注皿，试验。

6.3.4 阴性对照

用同批灭菌的pH7.0氯化钠-蛋白胨缓冲液1 mL替代样品注皿，注入20 mL温度不超过45 ℃熔化的沙氏葡萄糖琼脂培养基，混匀，凝固，培养，测定阴性对照菌数。

霉菌和酵母菌总数计数方法适用性试验结果见表4。

表4　白脉软膏微生物限度检查方法适用性试验结果

种类	菌种名称	供试品组	阳性对照	试验组	回收率/%	阴性对照
需氧菌总数计数	金黄色葡萄球菌	0	78	60	77	–
	枯草芽孢杆菌	0	56	49	88	–
	铜绿假单胞菌	0	89	64	72	–
	白色念珠菌	0	64	57	89	–
	黑曲霉	0	47	42	89	–
霉菌和酵母菌总数计数	白色念珠菌	0	64	53	83	–
	黑曲霉	0	47	40	85	–

注：–表示平板无菌落生长。

七、白脉软膏微生物限度检查方法适用性确认试验

白脉软膏微生物限度检查方法适用性确认试验结果见表5。

表5　白脉软膏微生物限度检查方法适用性确认试验结果

种类	菌种名称	方法（平皿）	供试品组	阳性对照	试验组	回收率/%	阴性对照
需氧菌总数计数	金黄色葡萄球菌	1:10	0	68	53	78	–
	枯草芽孢杆菌		0	71	62	87	–
	铜绿假单胞菌		0	64	55	86	–
	白色念珠菌		0	69	60	87	–
	黑曲霉		0	44	31	70	–
霉菌和酵母菌总数计数	白色念珠菌	1:10	0	70	62	89	–
	黑曲霉		0	42	36	86	–

注：–表示液体澄清或平板无菌落生长。

白脉软膏微生物限度检查方法适用性确认试验结果：

1.需氧菌总数

白脉软膏1：20供试液的金黄色葡萄球菌、枯草芽孢杆菌、铜绿假单胞菌、白色念珠菌、黑曲霉回收率试验，回收率均在50%～200%之间。

2.霉菌和酵母菌总数

白色念珠菌、黑曲霉回收率试验，回收率均在50%～200%之间。

3.控制菌

铜绿假单胞菌、金黄色葡萄球菌采用《中国药典·四部（2015年版）》常规检查方法进行试验，可以检出试验菌——铜绿假单胞菌、金黄色葡萄球菌。方法可行。

控制菌确认试验结果见表6、7（略），检出目标菌。方法可行。

八、白脉软膏微生物限度检查方法

1.需氧菌总数

取白脉软膏5 g加到灭菌的三角瓶中，加入5 mL灭菌吐温-80，加入pH7.0氯化钠-蛋白胨缓冲液100 mL，置于45 ℃水浴中，溶解，用匀浆仪混匀3 min，制成1：20供试液，1：20供试液1 mL置于直径90 mm的无菌平皿中，注2个平皿，注入20 mL温度不超过45 ℃熔化的胰酪大豆胨琼脂培养基，混匀，凝固，培养，测定菌数。按《中国药典·四部（2015年版）》第144页平皿法进行试验。

2.霉菌和酵母菌总数

1：20供试液1 mL置于直径90 mm的无菌平皿中，注2个平皿，注入20 mL温度不超过45 ℃熔化的沙氏葡萄糖琼脂培养基，混匀，凝固，培养，测定菌数。按《中国药典·四部（2015年版）》第144页平皿法进行试验。

3.控制菌

（1）金黄色葡萄球菌

取白脉软膏1：20的供试液20 mL加入100 mL胰酪大豆胨液体培养基到灭菌的三角瓶中，按《中国药典·四部（2015年版）》第147页《金黄色葡萄球菌检查项》进行试验。

（2）铜绿假单胞菌

取白脉软膏1∶20的供试液20 mL加入100 mL胰酪大豆胨液体培养基到灭菌的三角瓶中，按《中国药典·四部（2015年版）》第147页《铜绿假单胞菌检查项》进行试验。

白脉疼痛软膏微生物限度检查方法适用性

白脉疼痛软膏为非灭菌的外用制剂，按照《中国药典·四部（2015年版）》方法进行微生物限度检查方法适用性试验。

一、试验材料

略。

二、菌悬液

略。

三、计数方法适用性预试验（1）

3.1 试验组

取白脉疼痛软膏10 g加pH7.0蛋白胨-氯化钠缓冲液100 mL，在40 ℃水浴中保温10 min，匀质成1∶10的供试液，分别加到5个灭菌的三角瓶中，每瓶10 mL，分别加入金黄色葡萄球菌、枯草芽孢杆菌、铜绿假单胞菌、白色念珠菌、黑曲霉的0.1 mL菌悬液（含菌数小于1000 cfu），制成每毫升白脉疼痛软膏1∶10的供试液（含菌数小于100 cfu），取含菌的样品溶液1 mL（含菌数小于100 cfu），置于直径90 mm的无菌平皿中，每个菌液注2个平皿，注入20 mL温度不超过45 ℃熔化的胰酪大豆胨琼脂培养基，混匀，凝固，倒置培养。测定菌数。取含白色念珠菌、黑曲霉样品溶液2 mL（含菌数为50～100 cfu），分别置于2个直径90 mm的无菌平皿中，注入20 mL温度不超过45 ℃熔化的沙氏葡萄糖琼脂培养基，混匀，凝固，倒置培养。测定菌数。

3.2 阳性对照

加到样品中的金黄色葡萄球菌、枯草芽孢杆菌、铜绿假单胞菌、白色念珠菌、黑曲霉的菌悬液（含菌数小于1000 cfu）进行10倍稀释，取稀释后的菌悬液1 mL注皿，金黄色葡萄球菌、枯草芽孢杆菌、铜绿假单胞菌的菌悬液加到胰酪大豆胨琼脂培养基中，白色念珠菌、黑曲霉的菌悬液加到沙氏葡萄糖琼脂培养基中，混匀，凝固，倒置培养，测定阳性对照菌数。

3.3 供试品组

用供试品替代试验组液体注皿，试验。

3.4 阴性对照

用同批配制、灭菌的胰酪大豆胨液体培养基1 mL替代样品注皿，注入20 mL温度不超过45 ℃熔化的胰酪大豆胨琼脂培养基、沙氏葡萄糖琼脂培养基，混匀，凝固，倒置培养。测定阴性对照菌数。

计数方法适用性预试验（1）结果见表1。

表1　白脉疼痛软膏微生物计数方法适用性预试验（1）结果

种类	菌种名称	供试品组	阳性对照	试验组	回收率/%	阴性对照
需氧菌总数计数	金黄色葡萄球菌	0	68	14	21	–
	铜绿假单胞菌	0	46	0	0	–
	枯草芽孢杆菌	0	70	39	56	–
	白色念珠菌	0	62	37	60	–
	黑曲霉	37	37	29	78	–
霉菌和酵母菌总数计数	白色念珠菌	0	62	34	55	–
	黑曲霉	0	37	28	76	–

注：–表示平板无菌落生长。

结果：铜绿假单胞菌、金黄色葡萄球菌回收率低于50%，白色念珠菌、枯草芽孢杆菌和黑曲霉回收率高于50%。方法不可行。

四、控制菌——金黄色葡萄球菌检查方法适用性试验

4.1　试验组

取白脉疼痛软膏1∶10的供试液10 mL加到灭菌的三角瓶中，加入金黄色葡萄球菌菌悬液1 mL（含菌数小于100 cfu），加入100 mL胰酪大豆胨液体培养基，按《中国药典·四部（2015年版）》第147页《金黄色葡萄球菌检查项》进行试验。

4.2　阳性对照

将金黄色葡萄球菌菌悬液1 mL（含菌数小于100 cfu）加到100 mL胰酪大豆胨液体培养基中，按《中国药典（2015年版）》要求进行检验；同时测定金黄色葡萄球菌菌悬液的含菌数。

4.3　供试品组

取白脉疼痛软膏1∶10的供试液10 mL加到灭菌的三角瓶中，加入100 mL胰酪大豆胨液体培养基，按《中国药典·四部（2015年版）》第147页《金黄色葡萄球菌检查项》进行试验。

4.4　阴性对照

用同批配制、灭菌的100 mL胰酪大豆胨液体培养基，按《中国药典（2015年版）》要求进行检验。

金黄色葡萄球菌检查方法适用性试验结果见表2。

表2　白脉疼痛软膏控制菌——金黄色葡萄球菌检查方法适用性试验结果

培养基名称	阳性对照	试验组	供试品组	阴性对照
胰酪大豆胨液体培养基	+	–	–	–
甘露醇氯化钠培养	金黄色，圆形，凸起、边缘整齐，外周有黄色环	–	–	–
染色、镜检	革兰氏阳性、球菌	–	–	–

注：1.+表示液体浑浊；–表示液体澄清或平板无菌落生长。

2.本次试验加入金黄色葡萄球菌85 cfu。

结果：采用《中国药典·四部（2015年版）》第148页金黄色葡萄球菌常规检查方法进行试验，未检出试验菌——金黄色葡萄球菌，方法不可行。

五、控制菌——铜绿假单胞菌检查方法适用性试验

5.1 试验组

取白脉疼痛软膏1∶10的供试液10 mL加到灭菌的三角瓶中，加入铜绿假单胞菌菌悬液1 mL（含菌数小于100 cfu），加入100 mL胰酪大豆胨液体培养基，按《中国药典·四部（2015年版）》第147页《铜绿假单胞菌检查项》进行试验。

5.2 阳性对照

将铜绿假单胞菌菌悬液1 mL（含菌数小于100 cfu）加到100 mL胰酪大豆胨液体培养基中，按《中国药典（2015年版）》要求进行检验；同时测定铜绿假单胞菌菌悬液的含菌数。

5.3 供试品组

取白脉疼痛软膏1∶10的供试液10 mL加到灭菌的三角瓶中，加入100 mL胰酪大豆胨液体培养基，按《中国药典·四部（2015年版）》第147页《铜绿假单胞菌检查项》进行试验。

5.4 阴性对照

用同批配制、灭菌的100 mL胰酪大豆胨液体培养基，按《中国药典（2015年版）》要求进行检验。

铜绿假单胞菌检查方法适用性试验结果见表3。

表3　白脉疼痛软膏控制菌——铜绿假单胞菌检查方法适用性试验结果

培养基名称	阳性对照	试验组	供试品组	阴性对照
胰酪大豆胨液体培养基	+	−	−	−
溴化十六烷三甲胺琼脂培养基	菌落扁平，表面湿润、灰白色，周围有蓝绿色素扩散	−	−	−
染色、镜检	革兰氏阴性、杆菌	−	−	−

注：1.+表示液体浑浊；−表示液体澄清或平板无菌落生长。

　　2.本次试验加入铜绿假单胞菌78 cfu。

结果：采用《中国药典·四部（2015年版）》第148页铜绿假单胞菌常规检查方法进行试验，未检出试验菌——铜绿假单胞菌，方法不可行。

六、计数方法适用性预试验（2）

6.1 试验组

取白脉疼痛软膏1∶10的供试液分别加到2个灭菌的三角瓶中，每瓶10 mL，分别加入金黄色葡萄球菌、铜绿假单胞菌的0.1 mL菌悬液（含菌数小于1000 cfu），制成每毫升白脉疼痛软膏1∶10的供试液（含菌数小于100 cfu），取含菌的样品溶液0.2 mL、0.5 mL，

置于直径90 mm的无菌平皿中，每个菌液每个取样体积注2个平皿，注入20 mL温度不超过45 ℃熔化的胰酪大豆胨琼脂培养基，混匀，凝固，倒置培养。测定菌数。

6.2 阳性对照

加到样品中的铜绿假单胞菌、金黄色葡萄球菌的菌悬液进行10倍稀释，取稀释后的菌悬液0.2 mL、0.5 mL注皿，加到胰酪大豆胨琼脂培养基中，混匀，凝固，倒置培养。测定阳性对照菌数。

6.3 供试品组

同预试验（1）方法进行试验。

6.4 阴性对照

同预试验（1）方法进行试验。

计数方法适用性预试验（2）结果见表4。

表4 计数方法适用性预试验（2）结果

菌种名称	供试品组	注皿体积/mL	阳性对照	试验组	回收率/%	阴性对照
金黄色葡萄球菌	0	0.2	26	8	30	–
	0	0.5	72	15	12	–
铜绿假单胞菌	0	0.2	20	2	10	–
	0	0.5	58	2	3	–

注：–表示平板无菌落生长。

结果：采用1∶10的供试液0.2 mL注皿，铜绿假单胞菌和金黄色葡萄球菌回收率低于50%。方法不可行。

七、计数方法适用性预试验（3）

7.1 试验组

取白脉疼痛软膏1∶100的供试液分别加到2个灭菌的三角瓶中，每瓶10 mL，分别加入金黄色葡萄球菌、铜绿假单胞菌0.1 mL菌悬液（含菌数小于1000 cfu），制成每毫升白脉疼痛软膏1∶100的供试液（含菌数小于100 cfu），取含菌的样品溶液1 mL，置于直径90 mm的无菌平皿中，每个取样体积注2个平皿，注入20 mL温度不超过45 ℃熔化的胰酪大豆胨琼脂培养基，混匀，凝固，倒置培养。测定菌数。

7.2 阳性对照

加到样品中的铜绿假单胞菌、金黄色葡萄球菌的菌悬液进行10倍稀释，取稀释后的菌悬液1 mL注皿，加到胰酪大豆胨琼脂培养基中，混匀，凝固，倒置培养。测定阳性对照菌数。

7.3 供试品组

同预试验（1）方法进行试验。

7.4 阴性对照

同预试验（1）方法进行试验。

计数方法适用性预试验（3）结果见表5。

表5　计数方法适用性预试验（3）结果

菌种名称	供试品组	体积比	阳性对照	试验组	回收率/%	阴性对照
金黄色葡萄球菌	0	1∶100	73	43	59	–
铜绿假单胞菌	0	1∶100	65	40	61	–

注：–表示平板无菌落生长。

结果：采用1∶100的供试液1 mL注皿进行试验，铜绿假单胞菌和金黄色葡萄球菌回收率高于50%。方法可行。

八、控制菌——铜绿假单胞菌检查方法适用性试验

8.1　试验组

取白脉疼痛软膏1∶10的供试液10 mL加到300 mL胰酪大豆胨液体培养基中，加入铜绿假单胞菌菌悬液1 mL（含菌数小于100 cfu），按《中国药典·四部（2015年版）》第147页《铜绿假单胞菌检查项》进行试验。

8.2　阳性对照

将铜绿假单胞菌菌悬液1 mL（含菌数小于100 cfu）加到300 mL胰酪大豆胨液体培养基中，按《中国药典（2015年版）》要求进行检验；同时测定铜绿假单胞菌菌悬液的含菌数。

8.3　供试品组

取白脉疼痛软膏1∶10的供试液10 mL加到300 mL胰酪大豆胨液体培养基中，按《中国药典·四部（2015年版）》第147页《铜绿假单胞菌检查项》进行试验。

8.4　阴性对照

用同批配制、灭菌的300 mL胰酪大豆胨液体培养基，按《中国药典（2015年版）》要求进行检验。

铜绿假单胞菌检查方法适用性试验结果见表6。

表6　白脉疼痛软膏控制菌——铜绿假单胞菌检查方法适用性试验结果

培养基名称	阳性对照	试验组	供试品组	阴性对照
胰酪大豆胨液体培养基	+	+	–	–
溴化十六烷三甲胺琼脂培养基	菌落扁平，表面湿润、灰白色，周围有蓝绿色素扩散	菌落扁平，表面湿润、灰白色，周围有蓝绿色素扩散	–	–
染色、镜检	革兰氏阴性、杆菌	革兰氏阴性、杆菌	–	–

注：1.+表示液体浑浊；–表示液体澄清或平板无菌落生长。

　　2.本次试验加入铜绿假单胞菌65 cfu。

结果：采用白脉疼痛软膏1：10的供试液10 mL加到300 mL胰酪大豆胨液体培养基中，加入铜绿假单胞菌菌悬液1 mL（含菌数小于100 cfu），按《中国药典·四部（2015年版）》第147页《铜绿假单胞菌的检查项》进行试验，可以检出试验菌——铜绿假单胞菌。方法可行。

九、控制菌——金黄色葡萄球菌检查方法适用性试验

9.1　试验组

取白脉疼痛软膏1：10的供试液10 mL加到300 mL胰酪大豆胨液体培养基中，加入金黄色葡萄球菌菌悬液1 mL（含菌数小于100 cfu），按《中国药典·四部（2015年版）》第147页《金黄色葡萄球菌检查项》进行试验。

9.2　阳性对照

将金黄色葡萄球菌菌悬液1 mL（含菌数小于100 cfu）加到300 mL胰酪大豆胨液体培养基中，按《中国药典（2015年版）》要求进行检验；同时测定金黄色葡萄球菌菌悬液的含菌数。

9.3　供试品组

取白脉疼痛软膏1：10的供试液10 mL加到300 mL胰酪大豆胨液体培养基中，按《中国药典·四部（2015年版）》第147页《金黄色葡萄球菌检查项》进行试验。

9.4　阴性对照

用同批配制、灭菌的300 mL胰酪大豆胨液体培养基，按《中国药典（2015年版）》要求进行检验。

金黄色葡萄球菌检查方法适用性试验结果见表7。

表7　白脉疼痛软膏控制菌——金黄色葡萄球菌检查方法适用性试验结果

培养基名称	阳性对照	试验组	供试品组	阴性对照
胰酪大豆胨液体培养基	+	+	－	－
溴化十六烷三甲胺琼脂培养基	菌落扁平，表面湿润、灰白色，周围有蓝绿色素扩散	菌落扁平，表面湿润、灰白色，周围有蓝绿色素扩散	－	－
染色、镜检	革兰氏阴性、杆菌	革兰氏阴性、杆菌	－	－

注：1.+表示液体浑浊；－表示液体澄清或平板无菌落生长。

　　2.本次试验加入金黄色葡萄球菌73 cfu。

结果：采用白脉疼痛软膏1：10的供试液10 mL加到300 mL胰酪大豆胨液体培养基中，加入金黄色葡萄球菌菌悬液1 mL（含菌数小于100 cfu），按《中国药典·四部（2015年版）》第147页《金黄色葡萄球菌检查项》进行试验，可以检出试验菌——金黄色葡萄球菌。方法可行。

十、白脉疼痛软膏微生物限度检查方法适用性建立

10.1　菌悬液制备、菌悬液数量测定

菌悬液制备、菌悬液数量测定方法同预试验方法。

10.2 需氧菌总数计数方法适用性试验

10.2.1 试验组

取白脉疼痛软膏1∶100的供试液分别加到5个灭菌的三角瓶中，每瓶10 mL，分别加入金黄色葡萄球菌、枯草芽孢杆菌、铜绿假单胞菌、白色念珠菌、黑曲霉的0.1 mL菌悬液（含菌数小于1000 cfu），制成每毫升白脉疼痛软膏1∶100的供试液（含菌数小于100 cfu），分别取1 mL注皿，每个菌2个平皿，加到胰酪大豆胨琼脂培养基中，培养、计数。

10.2.2 阳性对照

用菌悬液替代试验样品溶液进行试验，测定阳性对照菌数。

10.2.3 供试品组

用白脉疼痛软膏1∶100的供试液1 mL注皿，试验，计数。

10.2.4 阴性对照

用同批配制、灭菌的胰酪大豆胨液体培养基1 mL替代样品，试验，计数。

10.3 霉菌和酵母菌总数计数方法适用性试验

10.3.1 试验组

取白脉疼痛软膏1∶10的供试液分别加到2个灭菌的三角瓶中，每瓶10 mL，分别加入白色念珠菌、黑曲霉的0.1 mL菌悬液（含菌数小于1000 cfu），制成每毫升白脉疼痛软膏1∶10的供试液（含菌数小于100 cfu），分别取1 mL注皿，每个菌2个平皿，加到沙氏葡萄糖琼脂培养基中，培养、计数。

10.3.2 阳性对照

稀释后的白色念珠菌、黑曲霉菌悬液加到沙氏葡萄糖琼脂培养基中，混匀，凝固，培养，测定阳性对照菌数。

10.3.3 供试品组

用供试品替代试验组液体注皿，试验。

10.3.4 阴性对照

用同批配制、灭菌的胰酪大豆胨液体培养基1 mL替代样品，计数。

白脉疼痛软膏微生物限度检查方法适用性试验结果见表8。

表8 白脉疼痛软膏微生物限度检查方法适用性试验结果

种类	菌种名称	方法	供试品组	阳性对照	试验组	回收率/%	阴性对照
需氧菌总数计数	金黄色葡萄球菌	1∶100	0	78	67	86	–
	枯草芽孢杆菌		0	56	43	77	–
	铜绿假单胞菌		0	89	87	98	–
	白色念珠菌		0	64	55	86	–
	黑曲霉		0	47	40	85	–
霉菌和酵母菌总数计数	白色念珠菌	1∶10	0	64	48	75	–
	黑曲霉		0	47	49	104	–

注：–表示平板无菌落生长。

十一、白脉疼痛软膏微生物限度检查方法适用性确认试验

确认试验结果见表9。

表9　白脉疼痛软膏微生物限度检查方法适用性确认试验结果

种类	菌种名称	方法	供试品组	阳性对照	试验组	回收率/%	阴性对照
需氧菌 总数计数	金黄色葡萄球菌	1∶100	0	92	78	85	–
	枯草芽孢杆菌		0	51	45	88	–
	铜绿假单胞菌		0	88	78	87	–
	白色念珠菌		0	85	62	73	–
	黑曲霉		0	56	46	82	–
霉菌和酵母 菌总数计数	白色念珠菌	1∶10	0	85	68	80	–
	黑曲霉		0	56	46	82	–

注：–表示平板无菌落生长。

控制菌确认试验结果见表10和11（略），检出目标菌。方法可行。

十二、白脉疼痛软膏微生物限度检查方法

1.需氧菌总数

取白脉疼痛软膏10 g加入pH7.0蛋白胨–氯化钠缓冲液100 mL，在40 ℃水浴中保温10 min，匀质成1∶10的供试液，稀释成1∶100的供试液，分别取1 mL注2个平皿，按《中国药典·四部（2015年版）》第144页方法进行试验。

2.霉菌和酵母菌总数

取白脉疼痛软膏1∶10的供试液，分别取1 mL注2个平皿，按《中国药典·四部（2015年版）》第144页方法进行试验。

3.控制菌

（1）金黄色葡萄球菌

取白脉疼痛软膏1∶10的供试液10 mL加到300 mL胰酪大豆胨液体培养基中，按《中国药典·四部（2015年版）》第147页《金黄色葡萄球菌检查项》进行试验。

（2）铜绿假单胞菌

取白脉疼痛软膏1∶10的供试液10 mL加到300 mL胰酪大豆胨液体培养基中，按《中国药典·四部（2015年版）》第147页《铜绿假单胞菌检查项》进行试验。

补肾丸微生物限度检查方法适用性

藏药名：桑哇古觉日布

标准编号：WS3-BC-0317-95

【处方】

牛睾丸 100 g　　　　　　马睾丸 100 g　　　　　　羊睾丸 100 g

鹿鞭 100 g　　　　　　　驴鞭 100 g　　　　　　　手参 150 g

黄精 150 g　　　　　　　枸杞 200 g　　　　　　　甘草 200 g

【制法】

以上九味，先将牛睾丸、马睾丸、羊睾丸、手参用犏牛奶煮熟阴干，鹿鞭、驴鞭与煮后阴干的牛睾丸、马睾丸、羊睾丸、手参同切成小块，用砂石炒黄，弃去砂石，加入黄精、枸杞、甘草研成细粉，过筛，混匀，每 100 g 粉末加 100 g 炼蜜制成大蜜丸，即得。

补肾丸为非无菌的口服制剂，按照《中国药典·四部（2015年版）》方法进行微生物限度检查方法适用性试验。

一、试验材料

略。

二、菌悬液

略。

三、计数方法适用性预试验（1）

计数方法适用性预试验（1）结果见表1。

表1　补肾丸微生物计数方法适用性预试验（1）结果

种类	菌种名称	供试品组	阳性对照	试验组	回收率/%	阴性对照
需氧菌总数计数	金黄色葡萄球菌	0	77	65	84	–
	铜绿假单胞菌	0	69	62	90	–
	枯草芽孢杆菌	0	60	0	0	–
	白色念珠菌	0	74	0	0	–
	黑曲霉	0	42	31	74	–
霉菌和酵母菌总数计数	白色念珠菌	0	75	0	0	–
	黑曲霉	0	42	30	71	–

注：-表示平板无菌落生长。

结果：采用1：10的供试液1 mL注皿进行试验，白色念珠菌、枯草芽孢杆菌回收率低于50%，金黄色葡萄球菌、铜绿假单胞菌、黑曲霉回收率高于50%。方法不可行。

四、控制菌检查方法适用性试验

4.1 大肠埃希菌检查方法适用性试验

大肠埃希菌检查方法适用性试验结果见表2。

表2 补肾丸控制菌——大肠埃希菌检查方法适用性试验结果

培养基名称	阳性对照	试验组	供试品组	阴性对照
胰酪大豆胨液体培养基	+	+	-	-
麦康凯液体培养基	+	+	-	-
麦康凯琼脂平板	鲜桃红色,菌落中心呈深桃红色,圆形,扁平,边缘整齐,表面光滑,湿润	鲜桃红色,菌落中心呈深桃红色,圆形,扁平,边缘整齐,表面光滑,湿润	-	-
染色、镜检	革兰氏阴性、杆菌	革兰氏阴性、杆菌	-	-

注：1.+表示液体浑浊；-表示液体澄清或平板无菌落生长。

2.大肠埃希菌加菌量为48 cfu。

结果：采用《中国药典·四部（2015年版）》第148页大肠埃希菌常规检查方法进行试验，可以检出试验菌——大肠埃希菌。方法可行。

4.2 耐胆盐革兰阴性菌检查方法适用性试验

耐胆盐革兰阴性菌检查方法适用性试验结果见表3。

表3 补肾丸控制菌——耐胆盐革兰阴性菌检查方法适用性试验结果

培养基名称	阴性对照	阳性对照（大肠埃希菌）	阳性对照（铜绿假单胞菌）	供试品组	试验组（大肠埃希菌）	试验组（铜绿假单胞菌）
胰酪大豆胨液体培养基	-	+	+	-	+	+
肠道菌增菌液体培养基	-	+	+	-	+	+
紫红胆盐葡萄糖琼脂培养基	-	紫红色菌落	无色菌落	-	紫红色菌落	无色菌落
溴化十六烷三甲胺琼脂培养基	-	-	浅绿色菌落	-	-	浅绿色菌落
伊红美蓝琼脂培养基	-	菌落中心呈暗蓝黑色,发金属光泽	无色菌落	-	菌落中心呈暗蓝黑色,发金属光泽	无色菌落

注：1.+表示液体浑浊；-表示液体澄清或平板无菌落生长。

2.大肠埃希菌、铜绿假单胞菌加菌量分别为86 cfu和78 cfu。

结果：采用《中国药典·四部（2015年版）》第147页耐胆盐革兰阴性菌常规检查方法进行试验，可以检出试验菌——大肠埃希菌和铜绿假单胞菌。方法可行。

4.3 沙门菌检查方法适用性试验

沙门菌检查方法适用性试验结果见表4。

表4 补肾丸控制菌——沙门菌检查方法适用性试验结果

培养基名称	供试品组	阳性对照	阴性对照	试验组
胰酪大豆胨液体培养基	−	+	−	+
RV沙门增菌液体培养基	−	+	−	+
木糖赖氨酸脱氧胆酸盐琼脂培养基	—	淡粉色，半透明，中心有黑色	—	淡粉色，半透明，中心有黑色
染色、镜检	—	革兰氏阴性、杆菌	—	革兰氏阴性、杆菌
沙门、志贺菌属琼脂培养基	—	淡红色，半透明	—	淡红色，半透明
TSI斜面	—	斜面黄色、底层黑色，产气	—	斜面黄色、底层黑色，产气

注：1.+表示液体浑浊；−表示液体澄清或平板无菌落生长；—表示没有接种。

2.沙门菌加菌量为82 cfu。

结果：采用《中国药典·四部（2015年版）》第148页沙门菌常规检查方法进行试验，可以检出试验菌——沙门菌。方法可行。

五、计数方法适用性预试验（2）

5.1 试验组

取补肾丸1∶10的供试液分别加到4个灭菌的三角瓶中，每瓶10 mL，每种菌2瓶，分别加入白色念珠菌、枯草芽孢杆菌的0.1 mL菌悬液（含菌数小于1000 cfu），制成每毫升补肾丸1∶10的供试液（含菌数小于100 cfu），取含菌的样品溶液0.2 mL、0.5 mL，置于直径90 mm的无菌平皿中，每个菌液每个取样体积注2个平皿，注入20 mL温度不超过45 ℃熔化的胰酪大豆胨琼脂培养基，混匀，凝固，倒置培养。测定菌数。

5.2 阳性对照

加到样品中的白色念珠菌、枯草芽孢杆菌的菌悬液进行10倍稀释，取稀释后的菌悬液0.2 mL、0.5 mL注皿，加到胰酪大豆胨琼脂培养基中，混匀，凝固，倒置培养。测定阳性对照菌数。

5.3 供试品组

同预试验（1）方法进行试验。

5.4 阴性对照

同预试验（1）方法进行试验。

计数方法适用性预试验（2）结果见表5。

表5　补肾丸微生物计数方法适用性预试验（2）结果

菌种名称	供试品组	注皿体积/mL	阳性对照	试验组	回收率/%	阴性对照
枯草芽孢杆菌	0	0.2	33	24	73	–
	0	0.5	74	25	34	–
白色念珠菌1	0	0.2	28	5	18	—
	0	0.5	67	0	0	—
白色念珠菌2	0	0.2	28	7	25	—
	0	0.5	67	0	0	—

注：1.–表示平板无菌落生长；—表示没有接种。

2.白色念珠菌1在胰酪大豆胨琼脂培养基上计数；白色念珠菌2在沙氏葡萄糖琼脂培养基上计数。

结果：采用1∶10的供试液0.2 mL注皿，枯草芽孢杆菌回收率高于50%，白色念珠菌回收率低于50%。方法不可行。

六、计数方法适用性预试验（3）

6.1　试验组

取补肾丸1∶100的供试液10 mL加到1个灭菌的三角瓶中，加入白色念珠菌的0.1 mL菌悬液（含菌数小于1000 cfu），制成每毫升补肾丸1∶100的供试液（含菌数小于100 cfu），取含菌的样品溶液1 mL置于直径90 mm的无菌平皿中，注2个平皿，注入20 mL温度不超过45 ℃熔化的胰酪大豆胨琼脂培养基，混匀，凝固，倒置培养。测定菌数。

6.2　阳性对照

用菌悬液替代试验样品溶液试验，测定阳性对照菌数。

6.3　供试品组

取补肾丸1∶100的供试液1 mL，置于直径90 mm的无菌平皿中，试验，计数。

6.4　阴性对照

用同批配制、灭菌的胰酪大豆胨液体培养基1 mL替代样品，进行培养、计数。

计数方法适用性预试验（3）结果见表6。

表6　补肾丸微生物计数方法适用性预试验（3）结果

菌种名称	供试品组	阳性对照	试验组	回收率/%	阴性对照
白色念珠菌1	0	65	52	80	–
白色念珠菌2	0	65	50	77	–

注：1.–表示平板无菌落生长。

2.白色念珠菌1在胰酪大豆胨琼脂培养基上计数；白色念珠菌2在沙氏葡萄糖琼脂培养基上计数。

结果：白色念珠菌回收率大于50%。方法可行。

七、补肾丸微生物限度检查方法适用性建立

7.1 菌悬液制备、菌悬液数量测定
同预试验方法。

7.2 需氧菌总数计数方法适用性试验
7.2.1 试验组
取补肾丸1：100的供试液分别加到5个灭菌的三角瓶中，每瓶10 mL，分别加入白色念珠菌、金黄色葡萄球菌、枯草芽孢杆菌、铜绿假单胞菌、黑曲霉的0.1 mL菌悬液（含菌数小于1000 cfu），制成每毫升补肾丸1：100的供试液（含菌数小于100 cfu），取含菌的样品溶液1 mL置于直径90 mm的无菌平皿中，每个菌液注2个平皿，注入20 mL温度不超过45 ℃熔化的胰酪大豆胨琼脂培养基，混匀，凝固，倒置培养。测定菌数。

7.2.2 阳性对照
用菌悬液替代试验样品溶液进行试验，测定阳性对照菌数。

7.2.3 供试品组
取补肾丸1：100的供试液1 mL置于直径90 mm的无菌平皿中，注2个平皿，注入20 mL温度不超过45 ℃熔化的胰酪大豆胨琼脂培养基，混匀，凝固，倒置培养。测定菌数。

7.2.4 阴性对照
用同批配制、灭菌的胰酪大豆胨液体培养基0.2 mL替代样品，进行培养、计数。

7.3 霉菌和酵母菌总数计数方法适用性试验
7.3.1 试验组
取补肾丸1：100的供试液分别加到2个灭菌的三角瓶中，每瓶10 mL，分别加入白色念珠菌、黑曲霉的0.1 mL菌悬液（含菌数小于1000 cfu），制成每毫升补肾丸1：100的供试液（含菌数小于100 cfu），取含菌的样品溶液1 mL置于直径90 mm的无菌平皿中，每个菌液注2个平皿，注入20 mL温度不超过45 ℃熔化的胰酪大豆胨琼脂培养基，混匀，凝固，倒置培养。测定菌数。

7.3.2 阳性对照
稀释后的白色念珠菌、黑曲霉菌悬液加到沙氏葡萄糖琼脂培养基中，混匀，凝固，培养，测定阳性对照菌数。

7.3.3 供试品组
用供试品替代试验组液体注皿，试验。

7.3.4 阴性对照
用同批配制、灭菌的胰酪大豆胨液体培养基1 mL替代样品，进行培养、计数。
补肾丸微生物限度计数方法适用性试验结果见表7。

表7 补肾丸微生物限度检查方法适用性试验结果

种类	菌种名称	方法	供试品组	阳性对照	试验组	回收率/%	阴性对照
需氧菌总数计数	金黄色葡萄球菌	1:100	0	66	55	83	−
	枯草芽孢杆菌		0	71	68	96	−
	铜绿假单胞菌		0	79	64	81	−
	白色念珠菌		0	66	53	80	−
	黑曲霉		0	41	34	83	−
霉菌和酵母菌总数计数	白色念珠菌	1:100	0	68	55	81	−
	黑曲霉		0	42	36	86	−

注：−表示平板无菌落生长。

八、补肾丸微生物限度检查方法适用性确认试验

确认试验结果见表8、9、10、11。

表8 补肾丸微生物限度检查方法适用性确认试验结果

种类	菌种名称	方法	供试品组	阳性对照	试验组	回收率/%	阴性对照
需氧菌总数计数	金黄色葡萄球菌	1:100	0	68	59	87	−
	枯草芽孢杆菌		0	71	61	86	−
	铜绿假单胞菌		0	64	53	83	−
	白色念珠菌		0	69	59	86	−
	黑曲霉		0	44	35	80	−
霉菌和酵母菌总数计数	白色念珠菌	1:100	0	70	52	74	−
	黑曲霉		0	42	37	88	−

注：−表示平板无菌落生长。

表9 补肾丸控制菌——大肠埃希菌检查方法适用性确认试验结果

培养基名称	阳性对照	试验组	供试品组	阴性对照
胰酪大豆胨液体培养基	+	+	−	−
麦康凯液体培养基	+	+	−	−
麦康凯琼脂平板	典型菌落	典型菌落	−	−
染色、镜检	革兰氏阴性、杆菌	革兰氏阴性、杆菌	−	−

注：1.+表示液体浑浊；−表示液体澄清或平板无菌落生长。

2.大肠埃希菌加菌量为56 cfu。

表10 补肾丸控制菌——耐胆盐革兰阴性菌检查方法适用性确认试验结果

培养基名称	阴性对照	阳性对照（大肠埃希菌）	阳性对照（铜绿假单胞菌）	供试品组	试验组（大肠埃希菌）	试验组（铜绿假单胞菌）
胰酪大豆胨液体培养基	−	+	+	−	+	+
肠道菌增菌液体培养基	−	+	+	−	+	+
紫红胆盐葡萄糖琼脂培养基	−	紫红色菌落	无色菌落	−	紫红色菌落	无色菌落
溴化十六烷三甲胺琼脂培养基	−	−	浅绿色菌落	−	−	浅绿色菌落
伊红美蓝琼脂培养基	−	菌落中心呈暗蓝黑色,发金属光泽	无色菌落	−	菌落中心呈暗蓝黑色,发金属光泽	无色菌落

注：1.+表示液体浑浊；−表示液体澄清或平板无菌落生长。

2.大肠埃希菌、铜绿假单胞菌加菌量分别为56 cfu和62 cfu。

表11 补肾丸控制菌——沙门菌检查方法适用性确认试验结果

培养基名称	供试品组	阳性对照	阴性对照	试验组
胰酪大豆胨液体培养基	−	+	−	+
RV沙门增菌液体培养基	−	+	−	+
木糖赖氨酸脱氧胆酸盐琼脂培养基	−	淡粉色,半透明,中心有黑色	−	淡粉色,半透明,中心有黑色
染色、镜检	—	革兰氏阴性、杆菌	—	革兰氏阴性、杆菌
沙门、志贺菌属琼脂培养基	—	淡红色,半透明	—	淡红色,半透明
TSI斜面	—	斜面黄色、底层黑色,产气	—	斜面黄色、底层黑色,产气

注：1.+表示液体浑浊；−表示液体澄清或平板无菌落生长；—表示没有接种。

2.沙门菌加菌量为57 cfu。

九、补肾丸微生物限度检查方法

1.需氧菌总数

取补肾丸1∶100的供试液1 mL置于直径90 mm的无菌平皿中，注入20 mL温度不超过45 ℃熔化的胰酪大豆胨琼脂培养基，混匀，凝固，倒置培养。测定菌数。

2.霉菌和酵母菌总数

取补肾丸1∶100的供试液1 mL置于直径90 mm的无菌平皿中，注入20 mL温度不超过45 ℃熔化的胰酪大豆胨琼脂培养基，混匀，凝固，倒置培养。测定菌数。

3.控制菌

大肠埃希菌、耐胆盐革兰阴性菌和沙门菌按《中国药典·四部（2015年版）》控制菌常规检查方法进行试验。

藏双黄软膏微生物限度检查方法适用性

藏双黄软膏为非灭菌的外用制剂，按照《中国药典·四部（2015年版）》方法进行微生物限度检查方法适用性试验。

一、试验材料

略。

二、菌悬液

略。

三、计数方法适用性预试验

3.1 试验组

取藏双黄软膏5 g加到灭菌的三角瓶中，加入5 mL灭菌吐温-80，加入pH7.0氯化钠-蛋白胨缓冲液100 mL，置于45 ℃水浴中，溶解，用匀浆仪混匀3 min，制成1：20供试液，将供试液分别加到5个灭菌的三角瓶中，每瓶10 mL，分别加入金黄色葡萄球菌、枯草芽孢杆菌、铜绿假单胞菌、白色念珠菌、黑曲霉的0.1 mL菌悬液（含菌数小于1000 cfu），制成每毫升藏双黄软膏1：20供试液（含菌数小于100 cfu），取含菌的样品溶液1 mL（含菌数小于100 cfu），置于直径90 mm的无菌平皿中，每个菌液注2个平皿，注入20 mL温度不超过45 ℃熔化的胰酪大豆胨琼脂培养基，混匀，凝固，倒置培养。测定菌数。取含白色念珠菌、黑曲霉的样品溶液2 mL（含菌数小于100 cfu），分别置于2个直径90 mm的无菌平皿中，注入20 mL温度不超过45 ℃熔化的沙氏葡萄糖琼脂培养基，混匀，凝固，倒置培养。测定菌数。

3.2 阳性对照

加到样品中的金黄色葡萄球菌、枯草芽孢杆菌、铜绿假单胞菌、白色念珠菌、黑曲霉的菌悬液（含菌数小于1000 cfu）进行10倍稀释，取稀释后的菌悬液1 mL注皿，金黄色葡萄球菌、枯草芽孢杆菌、铜绿假单胞菌的菌悬液加到胰酪大豆胨琼脂培养基中，白色念珠菌、黑曲霉的菌悬液加到沙氏葡萄糖琼脂培养基中，混匀，凝固，倒置培养。测定阳性对照菌数。

3.3 供试品组

用供试品替代试验组液体注皿，试验。

3.4 阴性对照

用同批配制、灭菌的胰酪大豆胨液体培养基1 mL替代样品注皿，注入20 mL温度不超过45 ℃熔化的胰酪大豆胨琼脂培养基、沙氏葡萄糖琼脂培养基，混匀，凝固，倒置培养。测定阴性对照菌数。

计数方法适用性试验预试验结果见表1。

表1　藏双黄软膏微生物计数方法适用性预试验结果

种类	菌种名称	供试品组	阳性对照	试验组	回收率/%	阴性对照
需氧菌 总数计数	金黄色葡萄球菌	0	92	78	85	–
	铜绿假单胞菌	0	51	45	88	–
	枯草芽孢杆菌	0	88	78	87	–
	白色念珠菌	0	85	62	73	–
	黑曲霉	0	56	46	82	–
霉菌和酵母 菌总数计数	白色念珠菌	0	85	68	80	–
	黑曲霉	0	56	46	82	–

注：–表示平板无菌落生长。

结果：计数中金黄色葡萄球菌、枯草芽孢杆菌、铜绿假单胞菌、白色念珠菌、黑曲霉回收率位于50%～200%间。方法可行。

四、控制菌——铜绿假单胞菌检查方法适用性试验

4.1　试验组

取藏双黄软膏1∶20的供试液20 mL加入100 mL胰酪大豆胨液体培养基到灭菌的三角瓶中，加入铜绿假单胞菌菌悬液1 mL（含菌数小于100 cfu），按《中国药典·四部（2015年版）》第147页《铜绿假单胞菌检查项》进行试验。

4.2　阳性对照

将铜绿假单胞菌菌悬液1 mL（含菌数小于100 cfu）加到100 mL胰酪大豆胨液体培养基中，按《中国药典（2015年版）》要求进行检验；同时测定铜绿假单胞菌菌悬液的含菌数。

4.3　供试品组

取藏双黄软膏1∶20的供试液20 mL加入100 mL胰酪大豆胨液体培养基到灭菌的三角瓶中，按《中国药典·四部（2015年版）》第147页《铜绿假单胞菌检查项》进行试验。

4.4　阴性对照

用同批配制、灭菌的100 mL胰酪大豆胨液体培养基，按《中国药典（2015年版）》要求进行检验。

铜绿假单胞菌检查方法适用性试验结果见表2。

表2　藏双黄软膏控制菌——铜绿假单胞菌检查方法适用性试验结果

培养基名称	阳性对照	试验组	供试品组	阴性对照
胰酪大豆胨液体培养基	+	+	–	–
溴化十六烷三甲胺 琼脂培养基	菌落扁平，表面湿润、灰白色，周围有蓝绿色素扩散	菌落扁平，表面湿润、灰白色，周围有蓝绿色素扩散	–	–
染色、镜检	革兰氏阴性、杆菌	革兰氏阴性、杆菌	–	–

注：1.+表示液体浑浊；–表示液体澄清或平板无菌落生长。

　　2.本次试验加入铜绿假单胞菌78 cfu。

结果：采用《中国药典·四部（2015年版）》第148页铜绿假单胞菌常规检查方法进行试验，可以检出试验菌——铜绿假单胞菌。方法可行。

五、控制菌——金黄色葡萄球菌检查方法适用性试验

5.1 试验组

取藏双黄软膏1∶20的供试液20 mL加入100 mL胰酪大豆胨液体培养基到灭菌的三角瓶中，加入金黄色葡萄球菌菌悬液1 mL（含菌数小于100 cfu），按《中国药典·四部（2015年版）》第147页《金黄色葡萄球菌检查项》进行试验。

5.2 阳性对照

将金黄色葡萄球菌菌悬液1 mL（含菌数小于100 cfu）加到100 mL胰酪大豆胨液体培养基中，按《中国药典（2015年版）》要求进行检验；同时测定金黄色葡萄球菌菌悬液的含菌数。

5.3 供试品组

取藏双黄软膏1∶20的供试液20 mL加入100 mL胰酪大豆胨液体培养基到灭菌的三角瓶中，按《中国药典·四部（2015年版）》第147页《金黄色葡萄球菌检查项》进行试验。

5.4 阴性对照

用同批配制、灭菌的100 mL胰酪大豆胨液体培养基，按《中国药典（2015年版）》要求进行检验。

金黄色葡萄球菌检查方法适用性试验结果见表3。

表3 藏双黄软膏控制菌控制菌——金黄色葡萄球菌检查方法适用性试验结果

培养基名称	阳性对照	试验组	供试品组	阴性对照
胰酪大豆胨液体培养基	+	+	–	–
甘露醇氯化钠培养基	金黄色，圆形，凸起、边缘整齐，外周有黄色环	金黄色，圆形，凸起、边缘整齐，外周有黄色环	–	–
染色、镜检	革兰氏阳性、球菌	革兰氏阳性、球菌	–	–

注：1.+表示液体浑浊；–表示液体澄清或平板无菌落生长。

2.本次试验加入金黄色葡萄球菌65 cfu。

结果：采用《中国药典·四部（2015年版）》第148页金黄色葡萄球菌常规检查方法进行试验，可以检出试验菌——金黄色葡萄球菌。方法可行。

六、藏双黄软膏微生物限度检查方法适用性建立

6.1 菌悬液制备、菌悬液数量测定

同预试验方法。

6.2 需氧菌总数计数方法适用性试验

6.2.1 试验组

取藏双黄软膏1∶20供试液分别加到5个灭菌的三角瓶中，每瓶10 mL，分别加入金

黄色葡萄球菌、枯草芽孢杆菌、铜绿假单胞菌、白色念珠菌、黑曲霉 0.1 mL 菌悬液（含菌数小于 1000 cfu），制成每毫升藏双黄软膏 1：20 供试液（含菌数小于 100 cfu），取含菌的样品溶液 1 mL（含菌数小于 100 cfu），置于直径 90 mm 的无菌平皿中，每个菌液注 2 个平皿，注入 20 mL 温度不超过 45 ℃熔化的胰酪大豆胨琼脂培养基，混匀，凝固，培养，测定菌数。

6.2.2 阳性对照

用菌悬液替代试验样品溶液进行试验，测定阳性对照菌数。

6.2.3 供试品组

取藏双黄软膏 1：20 供试液 1 mL 置于直径 90 mm 的无菌平皿中，注 2 个平皿，注入 20 mL 温度不超过 45 ℃熔化的胰酪大豆胨琼脂培养基，混匀，凝固，培养，测定菌数。

6.2.4 阴性对照

用同批灭菌的 pH7.0 氯化钠-蛋白胨缓冲液 1 mL 替代样品溶液，注 2 个平皿，注入 20 mL 温度不超过 45 ℃熔化的胰酪大豆胨琼脂培养基，混匀，凝固，培养，测定菌数。

需氧菌总数计数方法适用性试验结果见表 3。

6.3 霉菌和酵母菌总数计数方法适用性试验

6.3.1 试验组

取藏双黄软膏 1：20 供试液分别加到 2 个灭菌的三角瓶中，每瓶 10 mL，分别加入白色念珠菌、黑曲霉的 0.1 mL 菌悬液（含菌数小于 1000 cfu），制成每毫升藏双黄软膏 1：20 供试液（含菌数小于 100 cfu），取含菌的样品溶液 1 mL（含菌数小于 100 cfu），置于直径 90 mm 的无菌平皿中，每个菌液注 2 个平皿，注入 20 mL 温度不超过 45 ℃熔化的沙氏葡萄糖琼脂培养基，混匀，凝固，培养，测定菌数。

6.3.2 阳性对照

稀释后的白色念珠菌、黑曲霉菌悬液加到沙氏葡萄糖琼脂培养基中，混匀，凝固，培养，测定阳性对照菌数。

6.3.3 供试品组

用供试品替代试验组液体注皿，试验。

6.3.4 阴性对照

用同批灭菌的 pH7.0 氯化钠-蛋白胨缓冲液 1 mL 替代样品注皿，注入 20 mL 温度不超过 45 ℃熔化的沙氏葡萄糖琼脂培养基，混匀，凝固，培养，测定阴性对照菌数。

霉菌和酵母菌总数计数方法适用性试验结果见表 4。

表 4　藏双黄软膏微生物限度检查方法适用性试验结果

种类	菌种名称	供试品组	阳性对照	试验组	回收率/%	阴性对照
需氧菌总数计数	金黄色葡萄球菌	0	78	51	66	—
	枯草芽孢杆菌	0	56	43	78	—
	铜绿假单胞菌	0	89	60	67	—
	白色念珠菌	0	64	50	78	—
	黑曲霉	0	47	41	85	—
霉菌和酵母菌总数计数	白色念珠菌	0	64	42	66	—
	黑曲霉	0	47	35	74	—

注：-表示平板无菌落生长。

七、藏双黄软膏微生物限度检查方法适用性确认试验

确认试验结果见表5。

表5 藏双黄软膏微生物限度检查方法适用性确认试验结果

种类	菌种名称	方法(平皿)	供试品组	阳性对照	试验组	回收率/%	阴性对照
需氧菌总数计数	金黄色葡萄球菌	1:20	0	92	56	61	–
	枯草芽孢杆菌		0	51	44	86	–
	铜绿假单胞菌		0	88	59	67	–
	白色念珠菌		0	85	60	71	–
	黑曲霉		0	56	47	84	–
霉菌和酵母菌总数计数	白色念珠菌	1:20	0	85	64	75	–
	黑曲霉		0	56	43	78	–

注:–表示平板无菌落生长。

结果:

1.需氧菌总数

藏双黄软膏1:20供试液1 mL注皿进行试验,金黄色葡萄球菌、枯草芽孢杆菌、铜绿假单胞菌、白色念珠菌、黑曲霉回收率试验,回收率均在50%~200%之间。方法可行。

2.霉菌和酵母菌总数

藏双黄软膏1:20供试液1 mL注皿进行试验,白色念珠菌、黑曲霉回收率试验,回收率均在50%~200%之间。方法可行。

3.控制菌

铜绿假单胞菌、金黄色葡萄球菌采用《中国药典·四部(2015年版)》常规检查方法进行试验,可以检出试验菌——铜绿假单胞菌、金黄色葡萄球菌。方法可行。

控制菌确认试验结果见表6、7(略),检出目标菌。方法可行。

八、藏双黄软膏微生物限度检查方法

1.需氧菌总数

取藏双黄软膏5 g加到灭菌的三角瓶中,加入5 mL灭菌吐温-80,加入pH7.0氯化钠-蛋白胨缓冲液100 mL,置于45 ℃水浴中,溶解,用匀浆仪混匀3 min,制成1:20供试液,取1:20供试液1 mL注皿进行试验,注入20 mL温度不超过45 ℃熔化的胰酪大豆胨琼脂培养基,混匀,凝固,培养,测定菌数。按《中国药典·四部(2015年版)》第144页平皿法进行试验。

2.霉菌和酵母菌总数

取1:20供试液1 mL注皿进行试验,注入20 mL温度不超过45 ℃熔化的沙氏葡萄糖琼脂培养基,混匀,凝固,培养,测定菌数。按《中国药典·四部(2015年版)》第

144页平皿法进行试验。

3.控制菌

（1）金黄色葡萄球菌

取藏双黄软膏1∶20的供试液20 mL加入100 mL胰酪大豆胨液体培养基到灭菌的三角瓶中，按《中国药典·四部（2015年版）》第147页《金黄色葡萄球菌检查项》进行试验。

（2）铜绿假单胞菌

取藏双黄软膏1∶20的供试液20 mL加入100 mL胰酪大豆胨液体培养基到灭菌的三角瓶中，按《中国药典·四部（2015年版）》第147页《铜绿假单胞菌检查项》进行试验。

常松八味沉香散微生物限度检查方法适用性

藏药名：常松阿杰

标准编号：WS3-BC-0333-95

【处方】

沉香 50 g	广枣 20 g	檀香 20 g
降香 30 g	肉豆蔻 10 g	天竺黄 20 g
红花 20 g	丛菔 20 g	

【制法】

以上八味，粉碎成细粉，过筛，混匀，即得。

常松八味沉香散为非无菌的口服中药制剂，按照《中国药典·四部（2015年版）》方法进行微生物限度检查方法适用性试验。

一、试验材料

略。

二、菌悬液

略。

三、计数方法适用性预试验（1）

预试验（1）结果见表1。

表1 计数方法适用性预试验（1）结果

种类	菌种名称	供试品组	阳性对照	试验组	回收率/%	阴性对照
需氧菌 总数计数	金黄色葡萄球菌	0	75	56	75	–
	铜绿假单胞菌	0	62	53	85	–
	枯草芽孢杆菌	0	81	23	28	–
	白色念珠菌	0	75	55	73	–
	黑曲霉	0	46	36	78	–
霉菌和酵母菌 总数计数	白色念珠菌	0	75	51	68	–
	黑曲霉	0	46	41	89	–

注：–表示平板无菌落生长。

结果：计数中枯草芽孢杆菌回收率低于50%。方法不可行。

四、控制菌检查方法适用性试验

4.1 大肠埃希菌检查方法适用性试验

大肠埃希菌检查方法适用性试验结果见表2。

表2 常松八味沉香散控制菌——大肠埃希菌检查方法适用性试验结果

培养基名称	阳性对照	试验组	阴性对照	供试品组
胰酪大豆胨液体培养基	+	+	—	—
麦康凯液体培养基	+	+	—	—
麦康凯琼脂平板	鲜桃红色,菌落中心呈深桃红色,圆形,扁平,边缘整齐,表面光滑,湿润	鲜桃红色,菌落中心呈深桃红色,圆形,扁平,边缘整齐,表面光滑,湿润	—	—
染色、镜检	革兰氏阴性、杆菌	革兰氏阴性、杆菌	—	—

注：1.+表示液体浑浊；–表示液体澄清或平板无菌落生长。

2.大肠埃希菌加菌量为67 cfu。

结果：采用《中国药典·四部（2015年版）》第148页大肠埃希菌常规检查方法进行试验，可以检出试验菌——大肠埃希菌。方法可行。

4.2 耐胆盐革兰阴性菌检查方法适用性试验

耐胆盐革兰阴性菌检查方法适用性试验结果见表3。

表3 常松八味沉香散控制菌——耐胆盐革兰阴性菌检查方法适用性试验结果

培养基名称	阴性对照	阳性对照（大肠埃希菌）	阳性对照（铜绿假单胞菌）	供试品组	试验组（大肠埃希菌）	试验组（铜绿假单胞菌）
胰酪大豆胨液体培养基	—	+	+	—	+	+
肠道菌增菌液体培养基	—	+	+	—	+	+
紫红胆盐葡萄糖琼脂培养基	—	紫红色菌落	无色菌落	—	紫红色菌落	无色菌落
溴化十六烷三甲胺琼脂培养基	—	—	浅绿色菌落	—	—	浅绿色菌落
伊红美蓝琼脂培养基	—	菌落中心呈暗蓝黑色,发金属光泽	无色菌落	—	菌落中心呈暗蓝黑色,发金属光泽	无色菌落

注：1.+表示液体浑浊；–表示液体澄清或平板无菌落生长。

2.大肠埃希菌、铜绿假单胞菌加菌量分别为49 cfu和58 cfu。

结果：采用《中国药典·四部（2015年版）》第147页耐胆盐革兰阴性菌常规检查方法进行试验，可以检出试验菌——大肠埃希菌和铜绿假单胞菌。方法可行。

4.3 沙门菌检查方法适用性试验

沙门菌检查方法适用性试验结果见表4。

表4 常松八味沉香散控制菌——沙门菌检查方法适用性试验结果

培养基名称	供试品组	阳性对照	阴性对照	试验组
胰酪大豆胨液体培养基	－	＋	－	＋
RV沙门增菌液体培养基	－	＋	－	＋
木糖赖氨酸脱氧胆酸盐琼脂培养基	－	淡粉色，半透明，中心有黑色	－	淡粉色，半透明，中心有黑色
染色、镜检	—	革兰氏阴性、杆菌	—	革兰氏阴性、杆菌
沙门、志贺菌属琼脂培养基	—	淡红色，半透明	—	淡红色，半透明
TSI斜面	—	斜面黄色、底层黑色，产气	—	斜面黄色、底层黑色，产气

注：1.+表示液体浑浊；-表示液体澄清或平板无菌落生长；—表示没有接种。

2.沙门菌加菌量为88 cfu。

结果：沙门菌采用《中国药典·四部（2015年版）》第148页沙门菌常规检查方法进行试验，可以检出试验菌——沙门菌。方法可行。

五、预试验（2）

5.1 试验组

取常松八味沉香散1∶10供试液10 mL加到灭菌的三角瓶中，加入枯草芽孢杆菌0.1 mL菌悬液（含菌数小于1000 cfu），制成每毫升常松八味沉香散1∶10供试液（含菌数小于100 cfu），取含菌的样品溶液0.2 mL、0.5 mL，置于直径90 mm的无菌平皿中，每个取样体积注2个平皿，注入20 mL温度不超过45 ℃熔化的胰酪大豆胨琼脂培养基，混匀，凝固，倒置培养。测定菌数。

5.2 阳性对照

加到样品中的枯草芽孢杆菌的菌悬液进行10倍稀释，取稀释后的菌悬液0.2 mL、0.5 mL注皿，加到胰酪大豆胨琼脂培养基中，混匀，凝固，倒置培养。测定阳性对照菌数。

5.3 供试品组

用供试液替代试验组液体注皿，试验。

5.4 阴性对照

用同批配制、灭菌的胰酪大豆胨液体培养基0.2 mL、0.5 mL替代样品注皿，注入20 mL温度不超过45 ℃熔化的胰酪大豆胨琼脂培养基、沙氏葡萄糖琼脂培养基，混匀，凝固，

倒置培养。测定阴性对照菌数。

预试验（2）结果见表5。

表5 计数方法适用性预试验（2）结果

菌种名称	供试品组	注皿体积/mL	阳性对照	试验组	回收率/%	阴性对照
枯草芽孢杆菌	0	0.2	30	14	47	–
	0	0.5	79	23	29	–

注：–表示平板无菌落生长。

结果：计数中枯草芽孢杆菌回收率低于50%。方法不可行。

六、预试验（3）

6.1 试验组

常松八味沉香散1∶10供试液10 mL加90 mL pH7.0无菌氯化钠–蛋白胨缓冲液成1∶100供试液，加入枯草芽孢杆菌0.1 mL菌悬液（含菌数小于1000 cfu），制成每毫升常松八味沉香散1∶100供试液（含菌数小于100 cfu），取含菌的样品溶液1 mL（含菌数小于100 cfu），置于直径90 mm的无菌平皿中，注2个平皿，注入20 mL温度不超过45 ℃熔化的胰酪大豆胨琼脂培养基，混匀，凝固，倒置培养。测定菌数。

6.2 阳性对照

用菌悬液替代试验样品溶液，进行试验，测定阳性对照菌数。

6.3 供试品组

取常松八味沉香散1∶100供试液1 mL置于直径90 mm的无菌平皿中，注2个平皿，注入20 mL温度不超过45 ℃熔化的胰酪大豆胨琼脂培养基，混匀，凝固，倒置培养。测定供试品组菌数。

6.4 阴性对照

用同批配制、灭菌的胰酪大豆胨液体培养基1 mL替代样品，进行阴性对照菌数测定。

预试验（3）结果见表6。

表6 计数方法适用性预试验（3）结果

菌种名称	供试品组	阳性对照	试验组	回收率/%	阴性对照
枯草芽孢杆菌	0	83	61	73	–

注：–表示平板无菌落生长。

结果：计数中枯草芽孢杆菌回收率大于50%。方法可行。

七、常松八味沉香散微生物限度检查方法适用性建立

7.1 菌悬液制备、菌悬液数量测定

同预试验方法。

7.2　需氧菌总数计数方法适用性试验

7.2.1　试验组

取常松八味沉香散1∶100供试液分别加到5个灭菌的三角瓶中，每瓶10 mL，分别加入金黄色葡萄球菌、枯草芽孢杆菌、铜绿假单胞菌、白色念珠菌、黑曲霉0.1 mL菌悬液（含菌数小于1000 cfu），制成每毫升常松八味沉香散1∶100供试液（含菌数小于100 cfu），取含菌的样品溶液1 mL（含菌数小于100 cfu），置于直径90 mm的无菌平皿中，每个菌液注2个平皿，注入20 mL温度不超过45 ℃熔化的胰酪大豆胨琼脂培养基，混匀，凝固，倒置培养。测定菌数。

7.2.2　阳性对照

用菌悬液替代试验样品溶液，进行试验，测定阳性对照菌数。

7.2.3　供试品组

取常松八味沉香散1∶100供试液1 mL置于直径90 mm的无菌平皿中，注2个平皿，注入20 mL温度不超过45 ℃熔化的胰酪大豆胨琼脂培养基，混匀，凝固，倒置培养。测定供试品组菌数。

7.2.4　阴性对照

用同批配制、灭菌的胰酪大豆胨液体培养基1 mL替代样品，进行阴性对照菌数的测定。

需氧菌总数计数方法适用性试验结果见表7。

7.3　霉菌和酵母菌总数计数方法适用性试验

7.3.1　试验组

取常松八味沉香散1∶10供试液分别加到2个灭菌的三角瓶中，每瓶10 mL，分别加入白色念珠菌、黑曲霉的0.1 mL菌悬液（含菌数小于1000 cfu），制成每毫升常松八味沉香散1∶10供试液（含菌数小于100 cfu），取含菌的样品溶液1 mL（含菌数小于100 cfu），置于直径90 mm的无菌平皿中，每个菌液注2个平皿，注入20 mL温度不超过45 ℃熔化的沙氏葡萄糖琼脂培养基，混匀，凝固，培养，测定菌数。

7.3.2　阳性对照

稀释后的白色念珠菌、黑曲霉菌悬液加到沙氏葡萄糖琼脂培养基中，混匀，凝固，培养，测定阳性对照菌数。

7.3.3　供试品组

用供试品替代试验组液体注皿，试验。

7.3.4　阴性对照

用同批配制、灭菌的稀释剂1 mL替代样品注皿，注入20 mL温度不超过45 ℃熔化的沙氏葡萄糖琼脂培养基，混匀，凝固，培养，测定阴性对照菌数。

霉菌和酵母菌总数计数方法适用性试验结果见表7。

表7 常松八味沉香散微生物限度检查方法适用性试验结果

种类	菌种名称	方法（平皿）	供试品组	阳性对照	试验组	回收率/%	阴性对照
需氧菌总数计数	金黄色葡萄球菌	1∶100	0	73	61	84	－
	枯草芽孢杆菌		0	60	44	73	－
	铜绿假单胞菌		0	85	80	94	－
	白色念珠菌		0	66	50	76	－
	黑曲霉		0	47	42	89	－
霉菌和酵母菌总数计数	白色念珠菌	1∶10	0	66	46	70	－
	黑曲霉		0	47	41	87	－

注：-表示平板无菌落生长。

八、常松八味沉香散微生物限度检查方法适用性确认试验

8.1 常松八味沉香散微生物限度检查方法适用性确认试验

常松八味沉香散微生物限度检查方法适用性确认试验结果见表8。

表8 常松八味沉香散微生物限度检查方法适用性确认试验结果

种类	菌种名称	方法（平皿）	供试品组	阳性对照	试验组	回收率/%	阴性对照
需氧菌总数计数	金黄色葡萄球菌	1∶100	0	65	53	82	－
	枯草芽孢杆菌		0	77	57	74	－
	铜绿假单胞菌		0	63	55	87	－
	白色念珠菌		0	69	62	90	－
	黑曲霉		0	44	35	80	－
霉菌和酵母菌总数计数	白色念珠菌	1∶10	0	70	59	84	－
	黑曲霉		0	42	34	81	－

注：-表示平板无菌落生长。

常松八味沉香散微生物限度检查方法适用性确认试验结果：

1.需氧菌总数

常松八味沉香散1∶100供试液1 mL注皿进行试验，金黄色葡萄球菌、枯草芽孢杆菌、铜绿假单胞菌、白色念珠菌、黑曲霉回收率均在50%～200%之间，方法可行。

2.霉菌和酵母菌总数

常松八味沉香散1∶10供试液1 mL注皿进行试验，白色念珠菌、黑曲霉回收率均在

50%～200%之间，方法可行。

3.控制菌

（1）大肠埃希菌、耐胆盐革兰阴性菌、沙门菌

采用《中国药典·四部（2015年版）》第147—148页常规检查方法进行试验，可以检出试验菌，方法可行

（2）耐胆盐革兰阴性菌、大肠埃希菌、沙门菌

采用《中国药典·四部（2015年版）》第147—148页常规检查方法进行试验，可以检出试验菌。方法可行。

8.2　控制菌确认试验

控制菌确认试验结果见表9、10、11（略），检出目标菌。方法可行。

九、常松八味沉香散微生物限度检查方法

1.需氧菌总数

常松八味沉香散10 g加到灭菌的三角瓶中，加入pH7.0氯化钠-蛋白胨缓冲液100 mL，溶解、混匀，制成1∶10供试液，取常松八味沉香散1∶10供试液10倍稀释成1∶100溶液；取1∶100溶液1 mL置于直径90 mm的无菌平皿中，注2个平皿，注入20 mL温度不超过45 ℃熔化的胰酪大豆胨琼脂培养基，按《中国药典·四部（2015年版）》第144页平皿法进行试验。

2.霉菌和酵母菌总数

取常松八味沉香散1∶10供试液1 mL置于直径90 mm的无菌平皿中，2个平皿，注入20 mL温度不超过45 ℃熔化的沙氏葡萄糖琼脂培养基，按《中国药典·四部（2015年版）》第144页平皿法进行试验。

3.控制菌

大肠埃希菌、耐胆盐革兰阴性菌和沙门菌按《中国药典·四部（2015年版）》控制菌常规检查方法进行试验。

达娘丸微生物限度检查方法适用性

达娘丸为非灭菌的口服制剂，按照《中国药典·四部（2015年版）》方法进行微生物限度检查方法适用性试验。

一、试验材料

略。

二、菌悬液

略。

三、计数方法适用性预试验（1）

预试验（1）结果见表1。

表1　计数方法适用性预试验（1）结果

种类	菌种名称	供试品组	阳性对照	试验组	回收率/%	阴性对照
需氧菌总数计数	金黄色葡萄球菌	0	73	19	26	－
	铜绿假单胞菌	0	66	56	85	－
	枯草芽孢杆菌	0	51	8	16	－
	白色念珠菌	0	79	66	84	－
	黑曲霉	0	44	35	80	－
霉菌和酵母菌总数计数	白色念珠菌	0	80	67	84	－
	黑曲霉	0	44	37	84	－

注：+，表示液体浑浊；−表示液体澄清或平板无菌落生长

结果：采用1∶10供试液平皿法，金黄色葡萄球菌、枯草芽孢杆菌回收率低于50%，白色念珠菌、铜绿假单胞菌、黑曲霉回收率高于50%。方法不可行。

四、控制菌检查方法适用性试验

4.1　大肠埃希菌检查方法适用性试验

大肠埃希菌检查方法适用性试验结果见表2。

表2 达娘丸控制菌——大肠埃希菌检查方法适用性试验结果

培养基名称	阳性对照	试验组	阴性对照	供试品组
胰酪大豆胨液体培养基	+	+	–	–
麦康凯液体培养基	+	+	–	–
麦康凯琼脂平板	鲜桃红色,菌落中心呈深桃红色,圆形,扁平,边缘整齐,表面光滑,湿润	鲜桃红色,菌落中心呈深桃红色,圆形,扁平,边缘整齐,表面光滑,湿润	–	–
染色、镜检	革兰氏阴性、杆菌	革兰氏阴性、杆菌	–	–

注:1.+表示液体浑浊;–表示液体澄清或平板无菌落生长。

2.本次试验加菌量为78 cfu。

结果:采用《中国药典·四部(2015年版)》第148页大肠埃希菌常规检查方法进行试验,可以检出试验菌——大肠埃希菌。方法可行。

4.2 耐胆盐革兰阴性菌检查方法适用性试验

耐胆盐革兰阴性菌检查方法适用性试验结果见表3。

表3 达娘丸控制菌——耐胆盐革兰阴性菌检查方法适用性试验结果

培养基名称	阴性对照	阳性对照(大肠埃希菌)	阳性对照(铜绿假单胞菌)	供试品组	试验组(大肠埃希菌)	试验组(铜绿假单胞菌)
胰酪大豆胨液体培养基	–	+	+	–	+	+
肠道菌增菌液体培养基	–	+	+	–	+	+
紫红胆盐葡萄糖琼脂培养基	–	紫红色菌落	无色菌落	–	紫红色菌落	无色菌落
溴化十六烷三甲胺琼脂培养基	——	–	浅绿色菌落	——	–	浅绿色菌落
伊红美蓝琼脂培养基	——	菌落中心呈暗蓝黑色,发金属光泽	——	——	菌落中心呈暗蓝黑色,发金属光泽	——

注:1.+表示液体浑浊;–表示液体澄清或平板无菌落生长。

2.大肠埃希菌、铜绿假单胞菌加菌量分别为86 cfu和78 cfu。

3.—表示没有接种。

结果:采用《中国药典·四部(2015年版)》第147页耐胆盐革兰阴性菌常规检查方法进行试验,可以检出试验菌——大肠埃希菌和铜绿假单胞菌。方法可行。

4.3 沙门菌检查方法适用性试验

沙门菌检查方法适用性试验结果见表4。

表4 达娘丸控制菌——沙门菌检查方法适用性试验结果

培养基名称	供试品组	阳性对照	阴性对照	试验组
胰酪大豆胨液体培养基	–	+	–	+
RV沙门增菌液体培养基	–	+	–	+
木糖赖氨酸脱氧胆酸盐琼脂培养基	–	淡粉色,半透明,中心有黑色	–	淡粉色,半透明,中心有黑色
染色、镜检	—	革兰氏阴性、杆菌	—	革兰氏阴性、杆菌
沙门、志贺菌属琼脂培养基	—	淡红色,半透明	—	淡红色,半透明
TSI斜面	—	斜面黄色、底层黑色,产气	—	斜面黄色、底层黑色,产气

注:1.+表示液体浑浊;–表示液体澄清或平板无菌落生长;—表示没有接种。

2.沙门菌加菌量为82 cfu。

结果:采用《中国药典·四部(2015年版)》第148页沙门菌常规检查方法进行试验,可以检出试验菌——沙门菌。方法可行。

五、计数方法适用性预试验(2)

5.1 试验组

取达娘丸1∶10供试液,分别加到2个灭菌的三角瓶中,每瓶10 mL,分别加入金黄色葡萄球菌、枯草芽孢杆菌0.1 mL菌悬液(含菌数小于1000 cfu),制成每毫升达娘丸1∶10供试液(含菌数小于100 cfu),取含菌的样品溶液0.2 mL、0.5 mL,置于直径90 mm的无菌平皿中,每个菌液每个取样体积注2个平皿,注入20 mL温度不超过45 ℃熔化的胰酪大豆胨琼脂培养基,混匀,凝固,倒置培养。测定菌数。

5.2 阳性对照

加到样品中的金黄色葡萄球菌、枯草芽孢杆菌的菌悬液进行10倍稀释,取稀释后的菌悬液0.2 mL、0.5 mL注皿,加到胰酪大豆胨琼脂培养基中,混匀,凝固,倒置培养。测定阳性对照菌数。

5.3 供试品组

用供试液替代试验组液体0.2 mL、0.5 mL注皿,试验。

5.4 阴性对照

用同批配制、灭菌的胰酪大豆胨液体培养基0.2 mL、0.5 mL替代样品注皿,注入20 mL温度不超过45 ℃熔化的胰酪大豆胨琼脂培养基、沙氏葡萄糖琼脂培养基,混匀,凝固,倒置培养。测定阴性对照菌数。

预试验（2）结果见表5。

表5　计数方法适用性预试验（2）结果

菌种名称	供试品组	注皿体积/mL	阳性对照	试验组	回收率/%	阴性对照
金黄色葡萄球菌	0	0.2	33	23	70	–
	0	0.5	79	30	38	–
枯草芽孢杆菌	0	0.2	32	23	72	–
	0	0.5	81	25	31	–

注：–表示液体澄清或平板无菌落生长。

结果：采用1∶10供试液0.2 mL注皿，金黄色葡萄球菌、枯草芽孢杆菌回收率高于50%。方法可行。

六、达娘丸微生物限度检查方法适用性建立

6.1　菌悬液制备、菌悬液数量测定

同预试验方法

6.2　需氧菌总数计数方法适用性试验

6.2.1　试验组

取达娘丸1∶50供试液分别加到5个灭菌的三角瓶中，每瓶10 mL，分别加入金黄色葡萄球菌、枯草芽孢杆菌、铜绿假单胞菌、白色念珠菌、黑曲霉0.1 mL菌悬液（含菌数小于1000 cfu），制成每毫升达娘丸1∶50供试液（含菌数小于100 cfu），取含菌的样品溶液1 mL（含菌数小于100 cfu），注2个平皿，置于直径90 mm的无菌平皿中，每个菌液注2个平皿，注入20 mL温度不超过45 ℃熔化的胰酪大豆胨琼脂培养基，混匀，凝固，倒置培养。测定菌数。

6.2.2　阳性对照

用菌悬液替代试验样品溶液，进行试验，测定阳性对照菌数。

6.2.3　供试品组

取达娘丸1∶50供试液1 mL置于直径90 mm的无菌平皿中，注2个平皿，注入20 mL温度不超过45 ℃熔化的胰酪大豆胨琼脂培养基，混匀，凝固，倒置培养。测定供试品组菌数。

6.2.4　阴性对照

用同批配制、灭菌的胰酪大豆胨液体培养基1 mL替代样品，进行阴性对照菌数的测定。

需氧菌总数计数方法适用性试验结果见表6。

6.3　霉菌和酵母菌总数计数方法适用性试验

6.3.1　试验组

取达娘丸1∶10供试液分别加到2个灭菌的三角瓶中，每瓶10 mL，分别加入白色念珠菌、黑曲霉的0.1 mL菌悬液（含菌数小于1000 cfu），制成每毫升达娘丸1∶10供试液（含菌数小于100 cfu），取含菌的样品溶液1 mL（含菌数小于100 cfu），置于直径90 mm

的无菌平皿中，每个菌液注2个平皿，注入20 mL温度不超过45 ℃熔化的沙氏葡萄糖琼脂培养基，混匀，凝固，培养，测定菌数。

6.3.2 阳性对照

稀释后的白色念珠菌、黑曲霉菌悬液加到沙氏葡萄糖琼脂培养基中，混匀，凝固，培养，测定阳性对照菌数。

6.3.3 供试品组

用供试品替代试验组液体注皿，试验。

6.3.4 阴性对照

用同批配制、灭菌的稀释剂1 mL替代样品注皿，注入20 mL温度不超过45 ℃熔化的沙氏葡萄糖琼脂培养基，混匀，凝固，培养，测定阴性对照菌数。

霉菌和酵母菌总数计数方法适用性试验结果见表6。

表6 达娘丸微生物限度检查方法适用性试验结果

种类	菌种名称	方法（平皿）	供试品组	阳性对照	试验组	回收率/%	阴性对照
需氧菌总数计数	金黄色葡萄球菌	1:50	0	78	62	79	–
	枯草芽孢杆菌		0	56	51	91	–
	铜绿假单胞菌		0	89	63	71	–
	白色念珠菌		0	64	59	92	–
	黑曲霉		0	47	38	81	–
霉菌和酵母菌总数计数	白色念珠菌	1:10	0	64	58	91	–
	黑曲霉		0	47	40	85	–

注：–表示液体澄清或平板无菌落生长。

七、达娘丸微生物限度检查方法适用性确认试验

7.1 达娘丸微生物限度检查方法适用性确认试验

达娘丸微生物限度检查方法适用性确认试验结果见表7。

表7 达娘丸微生物限度检查方法适用性确认试验结果

种类	菌种名称	方法（平皿）	供试品组	阳性对照	试验组	回收率/%	阴性对照
需氧菌总数计数	金黄色葡萄球菌	1:50	0	77	49	64	–
	枯草芽孢杆菌		0	81	71	88	–
	铜绿假单胞菌		0	88	67	76	–
	白色念珠菌		0	85	75	88	–
	黑曲霉		0	44	33	75	–
霉菌和酵母菌总数计数	白色念珠菌	1:10	0	85	70	82	–
	黑曲霉		0	45	38	84	–

注：–表示液体澄清或平板无菌落生长。

达娘丸微生物限度检查方法适用性确认试验结果：

1.需氧菌总数

达娘丸1∶50供试液1 mL注皿进行试验，金黄色葡萄球菌、枯草芽孢杆菌、铜绿假单胞菌、白色念珠菌、黑曲霉回收率均在50%～200%之间，方法可行。

2.霉菌和酵母菌总数

达娘丸1∶10供试液1 mL注皿进行试验，白色念珠菌、黑曲霉回收率均在50%～200%之间，方法可行。

3.控制菌

大肠埃希菌、耐胆盐革兰阴性菌、沙门菌采用《中国药典·四部（2015年版）》第147—148页控制菌常规检查方法进行试验，可以检出试验菌。方法可行。

7.2 控制菌确认试验

控制菌确认实验结果见表8、9、10（略），检出目标菌。方法可行。

八、达娘丸微生物限度检查方法

1.需氧菌总数

达娘丸10 g加到灭菌的三角瓶中，加入pH7.0氯化钠-蛋白胨缓冲液100 mL，溶解、混匀，制成1∶10供试液，取达娘丸1∶50供试液1 mL置于直径90 mm的无菌平皿中，注2个平皿，注入20 mL温度不超过45 ℃熔化的胰酪大豆胨琼脂培养基，按《中国药典·四部（2015年版）》第144页平皿法进行试验。

2.霉菌和酵母菌总数

取达娘丸1∶10供试溶1 mL置于直径90 mm的无菌平皿中，注入20 mL温度不超过45 ℃熔化的沙氏葡萄糖琼脂培养基，按《中国药典·四部（2015年版）》第144页平皿法进行试验。

3.控制菌

大肠埃希菌、耐胆盐革兰阴性菌和沙门菌按《中国药典·四部（2015年版）》控制菌常规检查方法进行试验。

达斯玛保丸微生物限度检查方法适用性

藏药名：达斯玛保日布

标准编号：WS3-BC-0309-95

【处方】

铁棒锤 25 g	紫草茸 20 g	藏茜草 25 g
镰形棘豆 25 g	多刺绿绒蒿 25 g	兔耳草 25 g
翼首草 40 g	诃子 50 g	金腰子 40 g
木香 20 g	藏木香 25 g	榜嘎 40 g
止泻木子 15 g	安息香 25 g	麝香 0.5 g

【制法】

以上十五味，除麝香另研细粉外，其余共研成细粉，过筛，加入麝香细粉，混匀，用水泛丸，阴干，即得。

达斯玛保丸为非灭菌的口服制剂，按照《中国药典·四部（2015年版）》方法进行微生物限度检查方法适用性试验。

一、试验材料

略。

二、菌悬液

略。

三、计数方法适用性预试验（1）

预试验（1）结果见表1。

表1 计数方法适用性预试验（1）结果

种类	菌种名称	供试品组	阳性对照	试验组	回收率/%	阴性对照
需氧菌总数计数	金黄色葡萄球菌	0	62	0	0	–
	铜绿假单胞菌	0	72	66	92	–
	枯草芽孢杆菌	0	58	0	0	–
	白色念珠菌	0	47	10	21	–
	黑曲霉	0	47	41	87	–
霉菌和酵母菌总数计数	白色念珠菌	0	47	13	28	–
	黑曲霉	0	47	38	81	–

注：–表示无菌落生长。

结果：采用1∶10供试液平皿法，金黄色葡萄球菌、枯草芽孢杆菌、白色念珠菌回收率低于50%，铜绿假单胞菌、黑曲霉回收率位于50%～200%间。方法不可行。

四、控制菌检查方法适用性试验

4.1 大肠埃希菌检查方法适用性试验

大肠埃希菌检查方法适用性试验结果见表2。

表2 大肠埃希菌检查方法适用性试验结果

培养基名称	阳性对照	试验组	阴性对照	供试品组
胰酪大豆胨液体培养基	+	+	−	−
麦康凯液体培养基	+	+	−	−
麦康凯琼脂平板	鲜桃红色,菌落中心呈深桃红色,圆形、扁平,边缘整齐,表面光滑,湿润	鲜桃红色,菌落中心呈深桃红色,圆形、扁平,边缘整齐,表面光滑,湿润	−	−
染色、镜检	革兰氏阴性、杆菌	革兰氏阴性、杆菌	−	−

注：1.+表示液体浑浊；−表示液体澄清或平板无菌落生长。

2.大肠埃希菌加菌量为78 cfu。

结果：采用《中国药典·四部（2015年版）》第148页大肠埃希菌常规检查方法进行试验，可以检出试验菌——大肠埃希菌。方法可行。

4.2 耐胆盐革兰阴性菌检查方法适用性试验

耐胆盐革兰阴性菌检查方法适用性试验结果见表3。

表3 耐胆盐革兰阴性菌检查方法适用性试验结果

培养基名称	阴性对照	阳性对照(大肠埃希菌)	阳性对照(铜绿假单胞菌)	供试品组	试验组(大肠埃希菌)	试验组(铜绿假单胞菌)
胰酪大豆胨液体培养基	−	+	+	−	+	+
肠道菌增菌液体培养基	−	+	+	−	+	+
紫红胆盐葡萄糖琼脂培养基	−	紫红色菌落	无色菌落	−	紫红色菌落	无色菌落
溴化十六烷三甲胺琼脂培养基	−	−	浅绿色菌落	−	−	浅绿色菌落
伊红美蓝琼脂培养基	−	菌落中心呈暗蓝黑色,发金属光泽	无色菌落	−	菌落中心呈暗蓝黑色,发金属光泽	无色菌落

注：1.+表示液体浑浊；−表示液体澄清或平板无菌落生长。

2.大肠埃希菌、铜绿假单胞菌加菌量分别为86 cfu和78 cfu。

结果：采用《中国药典·四部（2015年版）》第147页耐胆盐革兰阴性菌常规检查方法进行试验，可以检出试验菌——大肠埃希菌和铜绿假单胞菌。方法可行。

4.3 沙门菌检查方法适用性试验

沙门菌检查方法适用性试验结果见表4。

表4 达斯玛保丸控制菌——沙门菌检查方法适用性试验结果

培养基名称	供试品组	阳性对照	阴性对照	试验组
胰酪大豆胨液体培养基	–	+	–	+
RV 沙门增菌液体培养基	–	+	–	+
木糖赖氨酸脱氧胆酸盐琼脂培养基	–	淡粉色，半透明，中心有黑色	–	淡粉色，半透明，中心有黑色
染色、镜检	—	革兰氏阴性、杆菌	—	革兰氏阴性、杆菌
沙门、志贺菌属琼脂培养基	—	淡红色，半透明	—	淡红色，半透明
TSI 斜面	—	斜面黄色、底层黑色，产气	—	斜面黄色、底层黑色，产气

注：1.+表示液体浑浊；–表示液体澄清或平板无菌落生长；—表示没有接种。

2.沙门菌加菌量为82 cfu。

结果：采用《中国药典·四部（2015年版）》第148页沙门菌常规检查方法进行试验，可以检出试验菌——沙门菌。方法可行。

五、计数方法适用性预试验（2）

5.1 试验组

取达斯玛保丸1：10供试液，分别加到3个灭菌的三角瓶中，每瓶10 mL，分别加入金黄色葡萄球菌、枯草芽孢杆菌、白色念珠菌0.1 mL菌悬液（含菌数为500～1000 cfu），制成每毫升达斯玛保丸1：10供试液（含菌数小于100 cfu），取含菌的样品溶液0.2 mL、0.5 mL，置于直径90 mm的无菌平皿中，每个菌液每个取样体积注2个平皿，注入20 mL温度不超过45 ℃熔化的胰酪大豆胨琼脂培养基，混匀，凝固，倒置培养。测定菌数。

5.2 阳性对照

加到样品中的金黄色葡萄球菌、枯草芽孢杆菌、白色念珠菌的菌悬液进行10倍稀释，取稀释后的菌悬液0.2 mL、0.5 mL注皿，加到胰酪大豆胨琼脂培养基中，混匀，凝固，倒置培养。测定阳性对照菌数。

5.3 供试品组

用供试液替代试验组液体0.2 mL、0.5 mL注皿，试验。

5.4 阴性对照

用同批配制、灭菌的胰酪大豆胨液体培养基0.2 mL、0.5 mL替代样品注皿，注入20 mL温度不超过45 ℃熔化的胰酪大豆胨琼脂培养基、沙氏葡萄糖琼脂培养基，混匀，凝固，

倒置培养。测定阴性对照菌数。

预试验（2）结果见表5。

表5 计数方法适用性预试验（2）结果

菌种名称	供试品组	注皿体积/mL	阳性对照	试验组	回收率/%	阴性对照
金黄色葡萄球菌	0	0.2	32	15	47	–
	0	0.5	77	17	22	–
枯草芽孢杆菌	0	0.2	34	2	6	–
	0	0.5	87	0	0	–
白色念珠菌1	0	0.2	31	19	61	–
	0	0.5	79	31	39	–
白色念珠菌2	0	0.2	31	23	74	–
	0	0.5	78	21	27	–

注：1.–表示液体澄清或平板无菌落生长。

2.白色念珠菌1在胰酪大豆胨琼脂培养基上计数；白色念珠菌2在沙氏葡萄糖琼脂培养基上计数。

结果：采用1：10供试液0.2 mL注皿，白色念珠菌回收率高于50%，金黄色葡萄球菌、枯草芽孢杆菌回收率低于50%。方法不可行。

六、计数方法适用性预试验（3）

6.1 试验组

达斯玛保丸1：10供试液10 mL加到90 mL pH7.0无菌氯化钠–蛋白胨缓冲液中，制成达斯玛保丸1：100供试液，分别取10 mL加到灭菌的三角瓶中，再加入金黄色葡萄球菌、枯草芽孢杆菌0.1 mL菌悬液（含菌数为500～1000 cfu），制成每毫升达斯玛保丸1：100供试液（含菌数小于100 cfu），取含菌的样品溶液1 mL（含菌数为50～100 cfu），置于直径90 mm的无菌平皿中，每个菌液注2个平皿，注入20 mL温度不超过45℃熔化的胰酪大豆胨琼脂培养基，混匀，凝固，倒置培养。测定菌数。

6.2 阳性对照

用菌悬液替代试验样品溶液，进行试验，测定阳性对照菌数。

6.3 供试品组

取达斯玛保丸1：100供试液1 mL置于直径90 mm的无菌平皿中，各注2个平皿，注入20 mL温度不超过45℃熔化的胰酪大豆胨琼脂培养基，混匀，凝固，倒置培养。测定供试品的组菌数。

6.4 阴性对照

用同批配制、灭菌的胰酪大豆胨液体培养基1 mL替代样品，进行阴性对照菌数的测定。

预试验（3）结果见表6。

表6　计数方法适用性预试验（3）结果

菌种名称	注皿体积/mL	供试品组	阳性对照	试验组	回收率/%	阴性对照
金黄色葡萄球菌	1	0	75	51	68	－
枯草芽孢杆菌	1	0	70	2	3	－

注：－表示平板无菌落生长。

结果：采用1∶100供试液平皿法，金黄色葡萄球菌回收率大于50%，枯草芽孢杆菌回收率低于50%。方法不可行。

七、计数方法适用性预试验（4）

7.1　试验组

取达斯玛保丸1∶10的供试液2 mL，加入pH7.0氯化钠-蛋白胨缓冲液100 mL，混匀，进行薄膜过滤，用pH7.0无菌氯化钠-蛋白胨缓冲液冲洗，每膜100 mL，加入枯草芽孢杆菌0.1 mL菌悬液（含菌数小于1000 cfu），制成每毫升达斯玛保丸1∶10的供试液（含菌数小于100 cfu），过滤，取出滤膜，面朝上贴在胰酪大豆胨琼脂培养基上，培养、计数。

7.2　阳性对照

用菌悬液替代试验样品溶液，进行试验，测定阳性对照菌数。

7.3　供试品组

取达斯玛保丸1∶10的供试液2 mL，加入pH7.0氯化钠-蛋白胨缓冲液100 mL，混匀，进行薄膜过滤，用pH7.0无菌氯化钠-蛋白胨缓冲液冲洗，每膜100 mL，取出滤膜，面朝上贴在胰酪大豆胨琼脂培养基上，培养、计数。

7.4　阴性对照

用同批配制、灭菌的胰酪大豆胨液体培养基1 mL替代样品，薄膜过滤后，取出滤膜，面朝上贴在胰酪大豆胨琼脂培养基上，进行培养、计数。

计数方法适用性试验预试验（4）结果见表7。

表7　计数方法适用性预试验（4）结果

菌种名称	供试品组	阳性对照	试验组	回收率/%	阴性对照
枯草芽孢杆菌	0	75	67	89	－

注：－表示平板无菌落生长。

结果：枯草芽孢杆菌回收率大于50%。方法可行。

八、达斯玛保丸微生物限度检查方法适用性建立

8.1　菌悬液制备、菌悬液数量测定

同预试验方法。

8.2 需氧菌总数计数方法适用性试验

8.2.1 试验组

分别取达斯玛保丸1∶10供试液2 mL，加入pH7.0氯化钠-蛋白胨缓冲液100 mL，进行薄膜过滤，用pH7.0无菌氯化钠-蛋白胨缓冲液冲洗，每膜100 mL，分别加入金黄色葡萄球菌、白色念珠菌、枯草芽孢杆菌、铜绿假单胞菌、黑曲霉0.1 mL菌悬液（含菌数小于1000 cfu），制成每毫升达斯玛保丸1∶10供试液（含菌数小于100 cfu），取出滤膜，面朝上贴在胰酪大豆胨琼脂培养基上，培养、计数。

8.2.2 阳性对照

用菌悬液替代试验样品溶液，进行试验，测定阳性对照菌数。

8.2.3 供试品组

取达斯玛保丸1∶10供试液2 mL，加入pH7.0氯化钠-蛋白胨缓冲液100 mL，进行薄膜过滤，用pH7.0无菌氯化钠-蛋白胨缓冲液冲洗，每膜100 mL，取出滤膜，面朝上贴在胰酪大豆胨琼脂培养基上，培养、计数。

8.2.4 阴性对照

用同批配制、灭菌的胰酪大豆胨液体培养基1 mL替代样品，进行阴性对照菌数的测定。

需氧菌总数计数方法适用性试验结果见表8。

8.3 霉菌和酵母菌总数计数方法适用性试验

8.3.1 试验组

取达斯玛保丸1∶50供试液分别加到2个灭菌的三角瓶中，每瓶10 mL，分别加入白色念珠菌、黑曲霉的0.1 mL菌悬液（含菌数小于1000 cfu），制成每毫升达斯玛保丸1∶50供试液（含菌数小于100 cfu），取含菌的样品溶液1 mL（含菌数小于100 cfu），置于直径90 mm的无菌平皿中，每个菌液注2个平皿，注入20 mL温度不超过45 ℃熔化的沙氏葡萄糖琼脂培养基，混匀，凝固，培养，测定菌数。

8.3.2 阳性对照

稀释后的白色念珠菌、黑曲霉菌悬液加到沙氏葡萄糖琼脂培养基中，混匀，凝固，培养，测定阳性对照菌数。

8.3.3 供试品组

用供试品替代试验组液体注皿，试验。

8.3.4 阴性对照

用同批配制、灭菌的稀释剂1 mL替代样品注皿，注入20 mL温度不超过45 ℃熔化的沙氏葡萄糖琼脂培养基，混匀，凝固，培养，测定阴性对照菌数。

霉菌和酵母菌总数计数方法适用性试验结果见表8。

表8　达斯玛保丸微生物限度检查方法试验结果

种类	菌种名称	方法	供试品组	阳性对照	试验组	回收率/%	阴性对照
需氧菌 总数计数	金黄色葡萄球菌	1:10 （薄膜法）	0	78	68	87	
	枯草芽孢杆菌		0	56	41	73	
	铜绿假单胞菌		0	89	73	82	
	白色念珠菌		0	64	60	94	
	黑曲霉		0	47	41	87	
霉菌和酵母菌 总数计数	白色念珠菌	1:50	0	64	55	86	
	黑曲霉		0	47	42	89	

注：-表示平板无菌落生长。

九、达斯玛保丸微生物限度检查方法适用性确认试验

9.1　达斯玛保丸微生物限度检查方法适用性确认试验

达斯玛保丸微生物限度检查方法适用性确认试验结果见表9。

表9　达斯玛保丸微生物限度检查方法确认试验结果

种类	菌种名称	方法	供试品组	阳性对照	试验组	回收率/%	阴性对照
需氧菌 总数计数	金黄色葡萄球菌	1:10 （薄膜法）	0	73	53	73	－
	枯草芽孢杆菌		0	71	59	83	－
	铜绿假单胞菌		0	64	56	88	－
	白色念珠菌		0	69	63	91	－
	黑曲霉		0	44	38	86	－
霉菌和酵母 菌总数计数	白色念珠菌	1:50	0	70	53	76	－
	黑曲霉		0	42	36	86	－

注：-表示平板无菌落生长。

达斯玛保丸微生物限度检查方法适用性确认试验结果：

1.需氧菌总数

达斯玛保丸1:10供试液2 mL加入pH7.0氯化钠-蛋白胨缓冲液100 mL，混匀，制成1:10供试液，分别加到灭菌的三角瓶中，每瓶10 mL，加入pH7.0无菌氯化钠-蛋白胨缓冲液100 mL，进行薄膜过滤，用pH7.0无菌氯化钠-蛋白胨缓冲液冲洗，每膜100 mL，分别加入金黄色葡萄球菌、铜绿假单胞菌、枯草芽孢杆菌、白色念珠菌、黑曲霉0.1 mL菌悬液（含菌数小于1000 cfu），制成每毫升达斯玛保丸1:10供试液（含菌数小于100 cfu），取出滤膜，面朝上贴在胰酪大豆胨琼脂培养基上，培养、计数。

金黄色葡萄球菌、枯草芽孢杆菌、铜绿假单胞菌、白色念珠菌、黑曲霉回收率均在50%～200%之间，方法可行。

2.霉菌和酵母菌总数

达斯玛保丸1∶50供试液1 mL注皿进行试验，白色念珠菌、黑曲霉回收率均在50%～200%之间，方法可行。

3.控制菌

大肠埃希菌、耐胆盐革兰阴性菌、沙门菌采用《中国药典·四部（2015年版）》第147—148页常规检查方法进行试验，可以检出试验菌。方法可行。

9.2　控制菌确认试验

控制菌确认试验结果见表10、11、12（略），检出目标菌。方法可行。

十、达斯玛保丸微生物限度检查方法

1.需氧菌总数

取达斯玛保丸1∶10供试液2 mL，加入pH7.0氯化钠–蛋白胨缓冲液100 mL，进行薄膜过滤，用pH7.0无菌氯化钠–蛋白胨缓冲液冲洗，每膜100 mL，取出滤膜，面朝上贴在胰酪大豆胨琼脂培养基上，按《中国药典·四部（2015年版）》第144页平皿法进行试验。

2.霉菌和酵母菌总数

取达斯玛保丸1∶50供试液1 mL，置于直径90 mm的无菌平皿中，注2个平皿，注入20 mL温度不超过45 ℃熔化的沙氏葡萄糖琼脂培养基，按《中国药典·四部（2015年版）》第144页平皿法进行试验。

3.控制菌

大肠埃希菌、耐胆盐革兰阴性菌和沙门菌按《中国药典·四部（2015年版）》控制菌常规检查方法进行试验。

二十九味能消散微生物限度检查方法适用性

藏药名：西其尼古

标准编号：WS3-BC-0140-95

【处方】

藏木香 25 g	寒水石（煅）125 g	诃子 75 g
小米辣 25 g	碱花 125 g	肉豆蔻 25 g
荜茇 25 g	决明子 25 g	白豆蔻 25 g
骨碎补 25 g	胡椒 25 g	萝卜（炭）2 g
草果 25 g	光明盐 25 g	阿魏 2 g
硇砂 25 g	山奈 25 g	贝齿（炭）25 g
大黄 100 g	宽筋藤 13 g	红花 25 g
铁棒锤 15 g	石灰（制）25 g	鹫粪（炒）40 g
木香马兜铃 25 g	黄葵子 25 g	紫硇砂 25 g
乳香 25 g	渣驯膏 25 g	

【制法】

以上二十九味，粉碎成细粉，过筛，混匀，即得。

二十九味能消散为非无菌的口服制剂，按照《中国药典·四部（2015年版）》方法进行微生物限度检查方法适用性试验。

一、试验材料

略。

二、菌悬液

略。

三、计数方法适用性预试验（1）

计数方法适用性预试验（1）结果见表1。

表1 二十九味能消散微生物计数方法适用性预试验（1）结果

种类	菌种名称	供试品组	阳性对照	试验组	回收率/%	阴性对照
需氧菌总数计数	金黄色葡萄球菌	0	81	0	0	-
	铜绿假单胞菌	0	72	60	83	-
	枯草芽孢杆菌	0	56	14	25	-
	白色念珠菌	0	80	0	0	-
	黑曲霉	0	42	37	88	-
霉菌和酵母菌总数计数	白色念珠菌	0	80	0	0	-
	黑曲霉	0	42	35	83	-

注：-表示平板无菌落生长。

结果：采用1∶10的供试液平皿法，白色念珠菌、金黄色葡萄球菌、枯草芽孢杆菌回收率低于50%，铜绿假单胞菌、黑曲霉回收率高于50%。方法不可行。

四、控制菌检查方法适用性试验

4.1 大肠埃希菌检查方法适用性试验

大肠埃希菌检查方法适用性试验结果见表2。

表2 二十九味能消散控制菌——大肠埃希菌检查方法适用性试验结果

培养基名称	阳性对照	试验组	供试品组	阴性对照
胰酪大豆胨液体培养基	+	+	-	-
麦康凯液体培养基	+	+	-	-
麦康凯琼脂平板	鲜桃红色,菌落中心呈深桃红色,圆形,扁平,边缘整齐,表面光滑,湿润	鲜桃红色,菌落中心呈深桃红色,圆形,扁平,边缘整齐,表面光滑,湿润	-	-
染色、镜检	革兰氏阴性、杆菌	革兰氏阴性、杆菌	-	-

注：1.+表示液体浑浊；-表示液体澄清或平板无菌落生长。
　　2.大肠埃希菌加菌量为48 cfu。

结果：采用《中国药典·四部（2015年版）》第148页大肠埃希菌常规检查方法进行试验，可以检出试验菌——大肠埃希菌。方法可行。

4.2 耐胆盐革兰阴性菌检查方法适用性试验

耐胆盐革兰阴性菌检查方法适用性试验结果见表3。

表3 二十九味能消散控制菌——耐胆盐革兰阴性菌检查方法适用性试验结果

培养基名称	阴性对照	阳性对照(大肠埃希菌)	阳性对照(铜绿假单胞菌)	供试品组	试验组(大肠埃希菌)	试验组(铜绿假单胞菌)
胰酪大豆胨液体培养基	－	＋	＋	－	＋	＋
肠道菌增菌液体培养基	－	＋	＋	－	＋	＋
紫红胆盐葡萄糖琼脂培养基	－	紫红色菌落	无色菌落	－	紫红色菌落	无色菌落
溴化十六烷三甲胺琼脂培养基	－	－	浅绿色菌落	－	－	浅绿色菌落
伊红美蓝琼脂培养基	－	菌落中心呈暗蓝黑色,发金属光泽	无色菌落	－	菌落中心呈暗蓝黑色,发金属光泽	无色菌落

注:1.＋表示液体浑浊;－表示液体澄清或平板无菌落生长。

2.大肠埃希菌、铜绿假单胞菌加菌量分别为86 cfu和78 cfu。

结果:采用《中国药典·四部(2015年版)》第147页耐胆盐革兰阴性菌常规检查方法进行试验,可以检出试验菌——大肠埃希菌和铜绿假单胞菌。方法可行。

4.3 沙门菌检查方法适用性试验

沙门菌检查方法适用性试验结果见表4-1。

表4-1 二十九味能消散控制菌——沙门菌检查方法适用性试验结果

培养基名称	供试品组	阳性对照	阴性对照	试验组
胰酪大豆胨液体培养基	－	＋	－	－
RV沙门增菌液体培养基	－	＋	－	－
木糖赖氨酸脱氧胆酸盐琼脂培养基	－	淡粉色,半透明,中心有黑色	－	－
染色、镜检	—	革兰氏阴性、杆菌	—	—
沙门、志贺菌属琼脂培养基	—	淡红色,半透明	—	—
TSI斜面	—	斜面黄色、底层黑色,产气	—	—

注:1.＋表示液体浑浊;－表示液体澄清或平板无菌落生长;—表示没有接种。

2.沙门菌加菌量为82 cfu。

结果:采用《中国药典·四部(2015年版)》第148页沙门菌常规检查方法进行试

验，未检出试验菌——沙门菌，方法不可行。

4.3.1 试验组

取二十九味能消散 10 g 加到灭菌的三角瓶中，加入 300 mL 胰酪大豆胨液体培养基，加入沙门菌菌悬液 1 mL（含菌数小于 100 cfu），于 30～35 ℃培养，18～24 h，取上述培养物 0.1 mL 接种于 10 mL RV 沙门增菌液体培养基中，于 30～35 ℃培 18～24 h，划线于木糖赖氨酸脱氧胆酸盐琼脂培养基平板，于 30～35 ℃培养 18～24 h，按《中国药典·四部（2015 年版）》第 147 页《沙门菌检查项》进行试验。

4.3.2 阳性对照

将沙门菌菌悬液 1 mL（含菌数小于 100 cfu）加到 300 mL 胰酪大豆胨液体培养基中，按《中国药典·四部（2015 年版）》第 147 页《沙门菌检查项》进行试验，同时注皿计沙门菌菌悬液的含菌数。

4.3.3 供试品组

取二十九味能消散 10 g 加到灭菌的三角瓶中，加入 300 mL 胰酪大豆胨液体培养基，按《中国药典·四部（2015 年版）》第 147 页《沙门菌检查项》进行试验。

4.3.4 阴性对照

用同批配制、灭菌的 300 mL 胰酪大豆胨液体培养基，按《中国药典（2015 年版）》要求进行检验。

沙门菌检查方法适用性试验结果见表4-2。

表4-2　二十九味能消散控制菌——沙门菌检查方法适用性试验结果

培养基名称	供试品组	阳性对照	阴性对照	试验组
胰酪大豆胨液体培养基	-	+	-	+
RV 沙门增菌液体培养基	-	+	-	+
木糖赖氨酸脱氧胆酸盐琼脂培养基	-	淡粉色,半透明,中心有黑色	-	淡粉色,半透明,中心有黑色
染色、镜检	—	革兰氏阴性、杆菌	—	革兰氏阴性、杆菌
沙门、志贺菌属琼脂培养基	—	淡红色,半透明	—	淡红色,半透明
TSI斜面	—	斜面黄色、底层黑色,产气	—	斜面黄色、底层黑色,产气

注：1.+表示液体浑浊；-表示液体澄清或平板无菌落生长；—表示没有接种。

　　2.沙门菌加菌量73 cfu

结果：采用《中国药典·四部（2015 年版）》第148页沙门菌培养基稀释方法进行试验，可以检出试验菌——沙门菌。方法可行。

五、计数方法适用性预试验（2）

5.1 试验组

取二十九味能消散 1∶10 的供试液分别加到 3 个灭菌的三角瓶中，每瓶 10 mL，分别加入白色念珠菌、金黄色葡萄球菌、枯草芽孢杆菌0.1 mL菌悬液（含菌数小于1000 cfu），制成每毫升二十九味能消散1∶10的供试液（含菌数小于100 cfu），取含菌的样品溶液0.2 mL、0.5 mL，置于直径90 mm的无菌平皿中，每个菌液每个取样体积注2个平皿，注入20 mL温度不超过45 ℃熔化的胰酪大豆胨琼脂培养基和沙氏葡萄糖琼脂培养基，混匀，凝固，倒置培养。测定菌数。

5.2 阳性对照

加到样品中的白色念珠菌、金黄色葡萄球菌、枯草芽孢杆菌的菌悬液进行10倍稀释，取稀释后的菌悬液0.2 mL、0.5 mL注皿，加到胰酪大豆胨琼脂培养基中，混匀，凝固，倒置培养。测定阳性对照菌数。

5.3 供试品组

同预试验（1）方法进行试验。

5.4 阴性对照

同预试验（1）方法进行试验。

需氧菌计数方法适用性预试验（2）结果见表5。

表5 计数方法适用性预试验（2）结果

菌种名称	供试品组	注皿体积/mL	阳性对照	试验组	回收率/%	阴性对照
金黄色葡萄球菌	0	0.2	35	25	71	–
	0	0.5	82	36	44	–
枯草芽孢杆菌	0	0.2	30	21	70	–
	0	0.5	74	33	45	–
白色念珠菌1	0	0.2	28	9	32	–
	0	0.5	62	16	26	–
白色念珠菌2	0	0.2	28	8	29	–
	0	0.5	62	12	19	–

注：1.–表示平板无菌落生长。

2.白色念珠菌1在胰酪大豆胨琼脂培养基上计数；白色念珠菌2在沙氏葡萄糖琼脂培养基上计数。

结果：采用1∶10的供试液0.2 mL注皿试验，金黄色葡萄球菌、枯草芽孢杆菌回收率高于50%，白色念珠菌回收率低于50%。

六、计数方法适用性预试验（3）

6.1 试验组

取二十九味能消散1∶100的供试液10 mL，加到1个灭菌的三角瓶中，加入白色念珠菌0.1 mL菌悬液（含菌数小于1000 cfu），制成每毫升二十九味能消散1∶100的供试液（含菌数小于100 cfu），取含菌的样品溶液1 mL置于直径90 mm的无菌平皿中，注入

20 mL 温度不超过45 ℃熔化的胰酪大豆胨琼脂培养基和沙氏葡萄糖琼脂培养基，混匀，凝固，倒置培养。测定菌数。

6.2 阳性对照

用菌悬液替代试验样品溶液，测定阳性对照菌数。

6.3 供试品组

二十九味能消散1∶100的供试液1 mL置于直径90 mm的无菌平皿中，培养计数。

6.4 阴性对照

用同批配制、灭菌的胰酪大豆胨液体培养基1 mL替代样品，进行培养、计数。

计数方法适用性预试验（3）结果见表6。

表6 二十九味能消散微生物计数方法适用性预试验（3）结果

菌种名称	供试品组	阳性对照	试验组	回收率/%	阴性对照
白色念珠菌1	0	53	42	79	–
白色念珠菌2	0	53	39	74	–

注：1.–表示平板无菌落生长。

2.白色念珠菌1在胰酪大豆胨琼脂培养基上计数；白色念珠菌2在沙氏葡萄糖琼脂培养基上计数。

结果：白色念珠菌回收率大于50%。方法可行。

七、二十九味能消散微生物限度检查方法适用性建立

7.1 菌悬液制备、菌悬液数量测定

同预试验方法。

7.2 需氧菌总数计数方法适用性试验

7.2.1 试验组

取二十九味能消散1∶100的供试液分别加到5个灭菌的三角瓶中，每瓶10 mL，分别加入金黄色葡萄球菌、枯草芽孢杆菌、铜绿假单胞菌、白色念珠菌、黑曲霉0.1 mL菌悬液（含菌数小于1000 cfu），制成每毫升二十九味能消散1∶100的供试液（含菌数小于100 cfu），取含菌的样品溶液1 mL置于直径90 mm的无菌平皿中，每个菌液注2个平皿，注入20 mL温度不超过45 ℃熔化的胰酪大豆胨琼脂培养基，混匀，凝固，倒置培养。测定菌数。

7.2.2 阳性对照

用菌悬液替代试验样品溶液进行试验，测定阳性对照菌数。

7.2.3 供试品组

取二十九味能消散1∶100的供试液1 mL置于直径90 mm的无菌平皿中，注2个平皿，注入20 mL温度不超过45 ℃熔化的胰酪大豆胨琼脂培养基，混匀，凝固，倒置培养。测定菌数。

7.2.4 阴性对照

用同批配制、灭菌的胰酪大豆胨液体培养基0.2 mL替代样品，进行培养、计数。

7.3 霉菌和酵母菌总数计数方法适用性试验

7.3.1 试验组

取二十九味能消散1∶100的供试液分别加到2个灭菌的三角瓶中，每瓶10 mL，分别加入白色念珠菌、黑曲霉的0.1 mL菌悬液（含菌数小于1000 cfu），制成每毫升二十九味能消散1∶100的供试液（含菌数小于100 cfu），取含菌的样品溶液1 mL置于直径90 mm的无菌平皿中，每个菌液注2个平皿，注入20 mL温度不超过45 ℃熔化的沙氏葡萄糖琼脂培养基，混匀，凝固，倒置培养。测定菌数。

7.3.2 阳性对照

稀释后的白色念珠菌、黑曲霉菌悬液加到沙氏葡萄糖琼脂培养基中，混匀，凝固，培养，测定阳性对照菌数。

7.3.3 供试品组

用供试品替代试验组液体注皿，试验。

7.3.4 阴性对照

用同批配制、灭菌的胰酪大豆胨液体培养基1 mL替代样品，进行培养、计数。

二十九味能消散微生物限度检查方法适用性试验结果见表7。

表7　二十九味能消散微生物限度检查方法适用性试验结果

种类	菌种名称	方法	供试品组	阳性对照	试验组	回收率/%	阴性对照
需氧菌 总数计数	金黄色葡萄球菌	1∶100	0	64	55	86	–
	枯草芽孢杆菌		0	46	40	87	–
	铜绿假单胞菌		0	75	62	83	–
	白色念珠菌		0	57	50	88	–
	黑曲霉		0	63	44	70	–
霉菌和酵母 菌总数计数	白色念珠菌	1∶100	0	57	53	93	–
	黑曲霉		0	63	46	73	–

注：–表示平板无菌落生长。

八、二十九味能消散微生物限度检查方法适用性确认试验

二十九味能消散微生物限度检查方法适用性确认试验结果见表8。

表8　二十九味能消散微生物限度检查方法适用性确认试验结果

种类	菌种名称	方法	供试品组	阳性对照	试验组	回收率/%	阴性对照
需氧菌 总数计数	金黄色葡萄球菌	1∶100	0	56	47	84	–
	枯草芽孢杆菌		0	59	48	81	–
	铜绿假单胞菌		0	85	71	84	–
	白色念珠菌		0	72	65	90	–
	黑曲霉		0	58	43	74	–
霉菌和酵母菌 总数计数	白色念珠菌	1∶100	0	72	62	86	–
	黑曲霉		0	58	47	81	–

注：–表示平板无菌落生长。

控制菌确认试验结果见表9、10、11（略），检出目标菌。方法可行。

九、二十九味能消散微生物限度检查方法

1.需氧菌总数

取二十九味能消散1∶100的供试液1 mL置于直径90 mm的无菌平皿中，注入20 mL温度不超过45 ℃熔化的胰酪大豆胨琼脂培养基，混匀，凝固，倒置培养。测定菌数。

2.霉菌和酵母菌总数

取二十九味能消散1∶100的供试液1 mL置于直径90 mm的无菌平皿中，注入20 mL温度不超过45 ℃熔化的沙氏葡萄糖琼脂培养基，混匀，凝固，倒置培养。测定菌数。

3.控制菌

（1）大肠埃希菌和耐胆盐革兰阴性菌

按《中国药典·四部（2015年版）》控制菌常规检查方法进行试验。

（2）沙门菌

取二十九味能消散10 g加到灭菌的三角瓶中，加入300 mL胰酪大豆胨液体培养基，按《中国药典·四部（2015年版）》第147页《沙门菌检查》进行试验。

二十九味羌活丸微生物限度检查方法适用性

【处方】

活 10 g	铁棒锤（根）5 g	铁棒锤（幼苗）5 g
铁棒锤（叶）5 g	黑冰片 25 g	结血蒿膏 25 g
北豆根 25 g	小伞虎耳草 25 g	降香 25 g
牛黄 10 g	天竺黄 25 g	红花 25 g
力嘎都 25 g	少花延胡索 25 g	渣驯膏 25 g
角茴香 25 g	榜嘎 25 g	麝香 5 g
安息香 25 g	镰形棘豆 25 g	沉香 25 g
牛心血 25 g	藏菖蒲 10 g	多刺绿绒蒿 25 g
硫黄 10 g	熏倒牛 25 g	丁香 25 g
波棱瓜子 25 g	打箭菊 25 g	

【制法】

以上二十九味，除结血蒿膏、渣驯膏外，牛黄、麝香另研细粉，其余粉碎成细粉，过筛，加入牛黄、麝香细粉，混匀，用结血蒿膏、渣驯膏加适量水泛丸，干燥，即得。

二十九味羌活丸为非灭菌的口服制剂，按照《中国药典·四部（2015年版）》方法进行微生物限度检查方法适用性试验。

一、试验材料

略。

二、菌悬液

略。

三、计数方法适用性预试验（1）

预试验（1）结果见表1。

表1　二十九味羌活丸微生物计数方法适用性预试验（1）结果

种类	菌种名称	供试品组	阳性对照	试验组	回收率/%	阴性对照
需氧菌总数计数	金黄色葡萄球菌	0	73	21	29	–
	铜绿假单胞菌	0	81	66	81	–
	枯草芽孢杆菌	0	61	3	5	–
	白色念珠菌	0	79	21	27	–
	黑曲霉	0	43	41	95	–
霉菌和酵母菌总数计数	白色念珠菌	0	80	23	29	–
	黑曲霉	0	44	33	75	–

注：-表示平板无菌落生长。

结果：采用1：10供试液平皿法，金黄色葡萄球菌、枯草芽孢杆菌、白色念珠菌回收率低于50%，铜绿假单胞菌、黑曲霉回收率位于50%～200%间。方法不可行。

四、控制菌检查方法适用性试验

4.1 大肠埃希菌检查方法适用性试验

大肠埃希菌检查方法适用性试验结果见表2。

表2 二十九味羌活丸控制菌——大肠埃希菌检查方法适用性试验结果

培养基名称	阳性对照	试验组	阴性对照	供试品组
胰酪大豆胨液体培养基	+	+	−	−
麦康凯液体培养基	+	+	−	−
麦康凯琼脂平板	鲜桃红色,菌落中心呈深桃红色,圆形,扁平,边缘整齐,表面光滑,湿润	鲜桃红色,菌落中心呈深桃红色,圆形,扁平,边缘整齐,表面光滑,湿润	−	−
染色、镜检	革兰氏阴性、杆菌	革兰氏阴性、杆菌	−	−

注：1.+表示液体浑浊；−表示液体澄清或平板无菌落生长。

2.大肠埃希菌加菌量为51 cfu。

结果：采用《中国药典·四部（2015年版）》第148页大肠埃希菌常规检查方法进行试验，可以检出试验菌——大肠埃希菌。方法可行。

4.2 耐胆盐革兰阴性菌检查方法适用性试验

耐胆盐革兰阴性菌检查方法适用性试验结果见表3。

表3 二十九味羌活丸控制菌——耐胆盐革兰阴性菌检查方法适用性试验结果

培养基名称	阴性对照	阳性对照(大肠埃希菌)	阳性对照(铜绿假单胞菌)	供试品组	试验组(大肠埃希菌)	试验组(铜绿假单胞菌)
胰酪大豆胨液体培养基	−	+	+	−	+	+
肠道菌增菌液体培养基	−	+	+	−	+	+
紫红胆盐葡萄糖琼脂培养基	−	紫红色菌落	无色菌落	−	紫红色菌落	无色菌落
溴化十六烷三甲胺琼脂培养基	−	−	浅绿色菌落	−	−	浅绿色菌落
伊红美蓝琼脂培养基	−	菌落中心呈暗蓝黑色,发金属光泽	无色菌落	−	菌落中心呈暗蓝黑色,发金属光泽	无色菌落

注：1.+表示液体浑浊；−表示液体澄清或平板无菌落生长。

2.大肠埃希菌、铜绿假单胞菌加菌量分别59 cfu和63 cfu。

结果：采用《中国药典·四部（2015年版）》第147页耐胆盐革兰阴性菌常规检查方法进行试验，可以检出试验菌——大肠埃希菌和铜绿假单胞菌。方法可行。

4.3 沙门菌检查方法适用性试验

沙门菌检查方法适用性试验结果见表4。

表4　二十九味羌活丸控制菌——沙门菌检查方法适用性试验结果

培养基名称	供试品组	阳性对照	阴性对照	试验组
胰酪大豆胨液体培养基	-	+	-	+
RV沙门增菌液体培养基	-	+	-	+
木糖赖氨酸脱氧胆酸盐琼脂培养基	—	淡粉色,半透明,中心有黑色	—	淡粉色,半透明,中心有黑色
染色、镜检	—	革兰氏阴性、杆菌	—	革兰氏阴性、杆菌
沙门、志贺菌属琼脂培养基	—	淡红色,半透明	—	淡红色,半透明
TSI斜面	—	斜面黄色、底层黑色,产气	—	斜面黄色、底层黑色,产气

注：1.+表示液体浑浊；–表示液体澄清或平板无菌落生长；—表示没有接种。

2.沙门菌加菌量为82 cfu。

结果：采用《中国药典·四部（2015年版）》第148页沙门菌常规检查方法进行试验，可以检出试验菌——沙门菌。方法可行。

五、计数方法适用性预试验（2）

5.1　试验组

取二十九味羌活丸1∶10供试液，分别加到3个灭菌的三角瓶中，每瓶10 mL，分别加入金黄色葡萄球菌、枯草芽孢杆菌、白色念珠菌0.1 mL菌悬液（含菌数为500～1000 cfu），制成每毫升二十九味羌活丸1∶10供试液（含菌数小于100 cfu），取含菌的样品溶液0.2 mL、0.5 mL，置于直径90 mm的无菌平皿中，每个菌液每个取样体积注2个平皿，注入20 mL温度不超过45 ℃熔化的胰酪大豆胨琼脂培养基，混匀，凝固，倒置培养。测定菌数。

5.2　阳性对照

加到样品中的金黄色葡萄球菌、枯草芽孢杆菌、白色念珠菌的菌悬液进行10倍稀释，取稀释后的菌悬液0.2 mL、0.5 mL注皿，加到胰酪大豆胨琼脂培养基中，混匀，凝固，倒置培养。测定阳性对照菌数。

5.3　供试品组

用供试液替代试验组液体注皿，试验。

5.4　阴性对照

用同批配制、灭菌的胰酪大豆胨液体培养基0.2 mL、0.5 mL替代样品注皿，注入20 mL

温度不超过45℃熔化的胰酪大豆胨琼脂培养基、沙氏葡萄糖琼脂培养基，混匀，凝固，倒置培养。测定阴性对照菌数。

预试验（2）结果见表5。

表5　二十九味羌活丸微生物计数方法适用性预试验（2）结果

菌种名称	供试品组	注皿体积/mL	阳性对照	试验组	回收率/%	阴性对照
金黄色葡萄球菌	0	0.2	32	22	69	–
	0	0.5	78	34	44	–
枯草芽孢杆菌	0	0.2	31	11	35	–
	0	0.5	76	12	16	–
白色念珠菌1	0	0.2	24	19	79	–
	0	0.5	66	23	35	–
白色念珠菌2	0	0.2	27	21	78	–
	0	0.5	75	20	27	–

注：1.–表示液体澄清或平板无菌落生长。

　　　2.白色念珠菌1在胰酪大豆胨琼脂培养基上计数；白色念珠菌2在沙氏葡萄糖琼脂培养基上计数。

结果：采用1∶10供试液0.2 mL注皿，金黄色葡萄球菌、白色念珠菌的回收率高于50%，枯草芽孢杆菌回收率低于50%。方法不可行。

六、计数方法适用性预试验（3）

6.1　试验组

二十九味羌活丸1∶10供试液10 mL加到90 mL pH7.0无菌氯化钠-蛋白胨缓冲液中，制成二十九味羌活丸1∶100供试液，10 mL加到灭菌的三角瓶中，再加入枯草芽孢杆菌0.1 mL菌悬液（含菌数为500～1000 cfu），制成每毫升二十九味羌活丸1∶100供试液（含菌数小于100 cfu），取含菌的样品溶液1 mL（含菌数为50～100 cfu），置于直径90 mm的无菌平皿中，注2个平皿，注入20 mL温度不超过45℃熔化的胰酪大豆胨琼脂培养基，混匀，凝固，倒置培养。测定菌数。

6.2　阳性对照

用菌悬液替代试验样品溶液，进行试验，测定阳性对照菌数。

6.3　供试品组

取二十九味羌活丸1∶100供试液1 mL，置于直径90 mm的无菌平皿中，注2个平皿，注入20 mL温度不超过45℃熔化的胰酪大豆胨琼脂培养基，混匀，凝固，倒置培养。测定供试品组菌数。

6.4　阴性对照

用同批配制、灭菌的胰酪大豆胨液体培养基1 mL替代样品，进行阴性对照菌数

测定。

预试验（3）结果见表6。

表6　二十九味羌活丸微生物计数方法适用性预试验（3）结果

菌种名称	供试品组	阳性对照	试验组	回收率/%	阴性对照
枯草芽孢杆菌	0	67	46	69	–

注：–表示平板无菌落生长。

结果：采用1∶100供试液平皿法，枯草芽孢杆菌回收率大于50%。方法可行。

七、二十九味羌活丸微生物限度检查方法适用性建立

7.1　菌悬液制备、菌悬液数量测定

同预试验方法。

7.2　需氧菌总数计数方法适用性试验

7.2.1　试验组

取二十九味羌活丸1∶100供试液分别加到5个灭菌的三角瓶中，每瓶10 mL，分别加入金黄色葡萄球菌、枯草芽孢杆菌、铜绿假单胞菌、白色念珠菌、黑曲霉0.1 mL菌悬液（含菌数为500～1000 cfu），制成每毫升二十九味羌活丸1∶100供试液（含菌数小于100 cfu），取含菌的样品溶液1 mL（含菌数为50～100 cfu），置于直径90 mm的无菌平皿中，每个菌液注2个平皿，注入20 mL温度不超过45 ℃熔化的胰酪大豆胨琼脂培养基，混匀，凝固，倒置培养。测定菌数。

7.2.2　阳性对照

用菌悬液替代试验样品溶液，进行试验，测定阳性对照菌数。

7.2.3　供试品组

取二十九味羌活丸1∶100供试液1 mL，置于直径90 mm的无菌平皿中，注2个平皿，注入20 mL温度不超过45 ℃熔化的胰酪大豆胨琼脂培养基，混匀，凝固，倒置培养。测定供试品组菌数。

7.2.4　阴性对照

用同批配制、灭菌的胰酪大豆胨液体培养基1 mL替代样品，进行阴性对照菌数测定。

需氧菌总数计数方法适用性试验结果见表7。

7.3　霉菌和酵母菌总数计数方法适用性试验

7.3.1　试验组

取二十九味羌活丸1∶50供试液分别加到2个灭菌的三角瓶中，每瓶10 mL，分别加入白色念珠菌、黑曲霉的0.1 mL菌悬液（含菌数小于1000 cfu），制成每毫升二十九味羌活丸1∶50供试液（含菌数小于100 cfu），取含菌的样品溶液1 mL（含菌数小于100 cfu），置于直径90 mm的无菌平皿中，每个菌液注2个平皿，注入20 mL温度不超过45 ℃熔化的沙氏葡萄糖琼脂培养基，混匀，凝固，培养，测定菌数。

7.3.2 阳性对照

稀释后的白色念珠菌、黑曲霉菌悬液加到沙氏葡萄糖琼脂培养基中，混匀，凝固，培养，测定阳性对照菌数。

7.3.3 供试品组

用供试品替代试验组液体注皿，试验。

7.3.4 阴性对照

用同批配制、灭菌的稀释剂 1 mL 替代样品注皿，注入 20 mL 温度不超过 45 ℃熔化的沙氏葡萄糖琼脂培养基，混匀，凝固，培养，测定阴性对照菌数。

霉菌和酵母菌总数计数方法适用性试验结果见表7。

表7　二十九味羌活丸微生物限度检查方法适用性试验结果

种类	菌种名称	方法（平皿）	供试品组	阳性对照	试验组	回收率/%	阴性对照
需氧菌总数计数	金黄色葡萄球菌	1:100	0	73	53	73	–
	枯草芽孢杆菌		0	64	47	73	–
	铜绿假单胞菌		0	77	63	82	–
	白色念珠菌		0	65	48	74	–
	黑曲霉		0	38	30	79	–
霉菌和酵母菌总数计数	白色念珠菌	1:50	0	66	51	77	–
	黑曲霉		0	37	33	89	–

注：–表示平板无菌落生长。

八、二十九味羌活丸微生物限度检查方法适用性确认试验

8.1 二十九味羌活丸微生物限度检查方法适用性确认试验

二十九味羌活丸微生物限度检查方法适用性确认试验结果见表8。

表8　二十九味羌活丸微生物限度检查方法适用性试验结果

种类	菌种名称	方法（平皿）	供试对照组	阳性对照	试验组	回收率/%	阴性对照
需氧菌总数计数	金黄色葡萄球菌	1:100	0	68	54	79	–
	枯草芽孢杆菌		0	71	59	83	–
	铜绿假单胞菌		0	80	69	86	–
	白色念珠菌		0	74	59	80	–
	黑曲霉		0	50	42	84	–
霉菌和酵母菌总数计数	白色念珠菌	1:50	0	75	63	84	–
	黑曲霉		0	49	44	90	–

注：–表示平板无菌落生长。

二十九味羌活丸微生物限度检查方法适用性确认试验结果：

1.需氧菌总数

二十九味羌活丸 1：100 供试液 1 mL 注皿进行试验，金黄色葡萄球菌、枯草芽孢杆菌、铜绿假单胞菌、白色念珠菌、黑曲霉回收率均在 50%～200% 之间，方法可行。

2.霉菌和酵母菌总数

二十九味羌活丸 1：50 供试液 1 mL 注皿进行试验，白色念珠菌、黑曲霉回收率均在 50%～200% 之间，方法可行。

3.控制菌

大肠埃希菌、耐胆盐革兰阴性菌、沙门菌采用《中国药典·四部（2015年版）》第147—148页控制菌常规检查方法进行试验，可以检出试验菌。方法可行。

8.2 控制菌确认试验

控制菌确认试验结果见表9、10、11（略），检出目标菌。方法可行。

九、二十九味羌活丸微生物限度检查方法

1.需氧菌总数

二十九味羌活丸 10 g 加到灭菌的三角瓶中，加入 pH7.0 氯化钠-蛋白胨缓冲液 100 mL，溶解、混匀，制成 1：10 供试液，取二十九味羌活丸 1：10 供试液 10 倍稀释成 1：100 溶液；取 1 mL 置于直径 90 mm 的无菌平皿中，注 2 个平皿，注入 20 mL 温度不超过 45 ℃熔化的胰酪大豆胨琼脂培养基，按《中国药典·四部（2015年版）》第 144 页平皿法进行试验。

2.霉菌和酵母菌总数

取二十九味羌活丸 1：50 供试液 1 mL，置于直径 90 mm 的无菌平皿中，注入 20 mL 温度不超过 45 ℃熔化的沙氏葡萄糖琼脂培养基，按《中国药典·四部（2015年版）》第 144 页平皿法进行试验。

3.控制菌

大肠埃希菌、耐胆盐革兰阴性菌和沙门菌按《中国药典·四部（2015年版）》控制菌常规检查方法进行试验。

二十九味肉豆蔻丸微生物限度检查方法适用性

二十九味肉豆蔻丸为非灭菌的口服制剂，按照《中国药典·四部（2015年版）》方法进行微生物限度检查方法适用性试验。

一、试验材料

略。

二、菌悬液

略。

三、计数方法适用性预试验（1）

预试验（1）结果见表1。

表1 计数方法适用性预试验（1）结果

种类	菌种名称	供试品组	阳性对照	试验组	回收率/%	阴性对照
需氧菌总数计数	金黄色葡萄球菌	0	68	18	26	—
	铜绿假单胞菌	0	57	51	89	—
	枯草芽孢杆菌	0	47	12	26	—
	白色念珠菌	0	74	58	78	—
	黑曲霉	0	48	33	69	—
霉菌和酵母菌总数计数	白色念珠菌	0	74	56	76	—
	黑曲霉	0	48	32	67	—

注：–表示平板无菌落生长。

结果：计数中金黄色葡萄球菌、枯草芽孢杆菌回收率低于50%，铜绿假单胞菌、白色念珠菌、黑曲霉回收率位于50%～200%间；方法不可行。

四、控制菌检查方法适用性试验

4.1 大肠埃希菌检查方法适用性试验

大肠埃希菌检查方法适用性试验结果见表2。

表2　二十九味肉豆蔻丸控制菌——大肠埃希菌检查方法适用性试验结果

培养基名称	阳性对照	试验组	阴性对照	供试品组
胰酪大豆胨液体培养基	+	+	−	−
麦康凯液体培养基	+	+	−	−
麦康凯琼脂平板	鲜桃红色,菌落中心呈深桃红色,圆形、扁平,边缘整齐,表面光滑,湿润	鲜桃红色,菌落中心呈深桃红色,圆形、扁平,边缘整齐,表面光滑,湿润	−	−
染色、镜检	革兰氏阴性、杆菌	革兰氏阴性、杆菌	−	−

注：1.+表示液体浑浊；−表示液体澄清或平板无菌落生长。

　　2.大肠埃希菌加菌量为54 cfu。

结果：采用《中国药典·四部（2015年版）》第148页大肠埃希菌常规检查方法进行试验，可以检出试验菌——大肠埃希菌。方法可行。

4.2　耐胆盐革兰阴性菌检查方法适用性试验

耐胆盐革兰阴性菌检查方法适用性试验结果见表3。

表3　二十九味肉豆蔻丸控制菌——耐胆盐革兰阴性菌检查方法适用性试验结果

培养基名称	阴性对照	阳性对照（大肠埃希菌）	阳性对照（铜绿假单胞菌）	供试品组	试验组（大肠埃希菌）	试验组（铜绿假单胞菌）
胰酪大豆胨液体培养基	−	+	+	−	+	+
肠道菌增菌液体培养基	−	+	+	−	+	+
紫红胆盐葡萄糖琼脂培养基	−	紫红色菌落	无色菌落	−	紫红色菌落	无色菌落
溴化十六烷三甲胺琼脂培养基			浅绿色菌落	−		浅绿色菌落
伊红美蓝琼脂培养基	−	菌落中心呈暗蓝黑色,发金属光泽	无色菌落	−	菌落中心呈暗蓝黑色,发金属光泽	无色菌落

注：1.+表示液体浑浊；−表示液体澄清或平板无菌落生长。

　　2.大肠埃希菌、铜绿假单胞菌加菌量分别为57 cfu和73 cfu。

结果：采用《中国药典·四部（2015年版）》第147页耐胆盐革兰阴性菌常规检查方法进行试验，可以检出试验菌——大肠埃希菌和铜绿假单胞菌。方法可行。

4.3　沙门菌检查方法适用性试验

沙门菌检查方法适用性试验结果见表4。

表4　二十九味肉豆蔻丸控制菌——沙门菌检查方法适用性试验结果

培养基名称	供试品组	阳性对照	阴性对照	试验组
胰酪大豆胨液体培养基	–	+	–	+
RV 沙门增菌液体培养基	–	+	–	+
木糖赖氨酸脱氧胆酸盐琼脂培养基	–	淡粉色，半透明，中心有黑色	–	淡粉色，半透明，中心有黑色
染色、镜检	—	革兰氏阴性、杆菌	—	革兰氏阴性、杆菌
沙门、志贺菌属琼脂培养基	—	淡红色，半透明	—	淡红色，半透明
TSI斜面	—	斜面黄色、底层黑色，产气	—	斜面黄色、底层黑色，产气

注：1.+表示液体浑浊；–表示液体澄清或平板无菌落生长；—表示没有接种。

　　2.沙门菌加菌量为57 cfu。

结果：采用《中国药典·四部（2015年版）》第148页沙门菌常规检查方法进行试验，可以检出试验菌——沙门菌。方法可行。

五、计数方法适用性预试验（2）

5.1　试验组

取二十九味肉豆蔻丸1∶10供试液，分别加到2个灭菌的三角瓶中，每瓶10 mL，分别加入金黄色葡萄球菌、枯草芽孢杆菌0.1 mL菌悬液（含菌数为500～1000 cfu），制成每毫升二十九味肉豆蔻丸1∶10供试液（含菌数小于100 cfu），取含菌的样品溶液0.2 mL、0.5 mL，置于直径90 mm的无菌平皿中，每个菌液每个取样体积注2个平皿，注入20 mL温度不超过45 ℃熔化的胰酪大豆胨琼脂培养基，混匀，凝固，倒置培养。测定菌数。

5.2　阳性对照

加到样品中的金黄色葡萄球菌、枯草芽孢杆菌的菌悬液进行10倍稀释，取稀释后的菌悬液0.2 mL、0.5 mL注皿，加到胰酪大豆胨琼脂培养基中，混匀，凝固，倒置培养。测定阳性对照菌数。

5.3　供试品组

用供试液替代试验组液体0.2 mL、0.5 mL注皿，试验。

5.4　阴性对照

用同批配制、灭菌的胰酪大豆胨液体培养基0.2 mL、0.5 mL替代样品注皿，注入20 mL温度不超过45 ℃熔化的胰酪大豆胨琼脂培养基、沙氏葡萄糖琼脂培养基，混匀，凝固，倒置培养。测定阴性对照菌数。

预试验（2）结果见表5。

表5　计数方法适用性预试验（2）结果

菌种名称	供试品组	注皿体积/mL	阳性对照	试验组	回收率/%	阴性对照
金黄色葡萄球菌	0	0.2	41	17	41	-
	0	0.5	89	31	35	-
枯草芽孢杆菌	0	0.2	35	16	46	-
	0	0.5	86	26	30	-

注：-表示平板无菌落生长。

结果：计数中金黄色葡萄球菌、枯草芽孢杆菌回收率低于50%。方法不可行。

六、计数方法适用性预试验（3）

6.1　试验组

二十九味肉豆蔻丸1：10供试液10 mL加到90 mL pH7.0无菌氯化钠–蛋白胨缓冲液中，制成二十九味肉豆蔻丸1：100供试液，分别加到2个灭菌的三角瓶中，每瓶10 mL，分别加入金黄色葡萄球菌、枯草芽孢杆菌0.1 mL菌悬液（含菌数为500～1000 cfu），制成每毫升二十九味肉豆蔻丸1：100供试液（含菌数小于100 cfu），取含菌的样品溶液1 mL（含菌数为50～100 cfu），置于直径90 mm的无菌平皿中，每个菌液注2个平皿，注入20 mL温度不超过45 ℃熔化的胰酪大豆胨琼脂培养基，混匀，凝固，倒置培养。测定菌数。

6.2　阳性对照

用菌悬液替代试验样品溶液，进行试验，测定阳性对照菌数。

6.3　供试品组

取二十九味肉豆蔻丸1：100供试液1 mL，置于直径90 mm的无菌平皿中，注2个平皿，注入20 mL温度不超过45 ℃熔化的胰酪大豆胨琼脂培养基，混匀，凝固，倒置培养。测定供试品组菌数。

6.4　阴性对照

用同批配制、灭菌的胰酪大豆胨液体培养基1 mL替代样品，进行阴性对照菌数测定。

预试验（3）结果见表6。

表6　计数方法适用性预试验（3）结果

菌种名称	供试品组	阳性对照	试验组	回收率/%	阴性对照
金黄色葡萄球菌	0	64	44	69	-
枯草芽孢杆菌	0	76	53	70	-

注：-表示平板无菌落生长。

结果：计数中金黄色葡萄球菌、枯草芽孢杆菌回收率大于50%。方法可行。

七、二十九味肉豆蔻丸微生物限度检查方法适用性建立

7.1 菌悬液制备、菌悬液数量测定

同预试验方法。

7.2 需氧菌总数计数方法适用性试验

7.2.1 试验组

取二十九味肉豆蔻丸1∶100供试液分别加到5个灭菌的三角瓶中，每瓶10 mL，分别加入金黄色葡萄球菌、枯草芽孢杆菌、铜绿假单胞菌、白色念珠菌、黑曲霉0.1 mL菌悬液（含菌数为500～1000 cfu），制成每毫升二十九味肉豆蔻丸1∶100供试液（含菌数小于100 cfu），取含菌的样品溶液1 mL（含菌数为50～100 cfu），置于直径90 mm的无菌平皿中，每个菌液注2个平皿，注入20 mL温度不超过45 ℃熔化的胰酪大豆胨琼脂培养基，混匀，凝固，倒置培养。测定菌数。

7.2.2 阳性对照

用菌悬液替代试验样品溶液，进行试验，测定阳性对照菌数。

7.2.3 供试品组

取二十九味肉豆蔻丸1∶100供试液1 mL，置于直径90 mm的无菌平皿中，注2个平皿，注入20 mL温度不超过45 ℃熔化的胰酪大豆胨琼脂培养基，混匀，凝固，倒置培养。测定供试品组的菌数。

7.2.4 阴性对照

用同批配制、灭菌的胰酪大豆胨液体培养基1 mL替代样品，进行阴性对照菌数的测定。

需氧菌总数计数方法适用性试验结果见表7。

7.3 霉菌和酵母菌总数计数方法适用性试验

7.3.1 试验组

取二十九味肉豆蔻丸1∶10供试液分别加到2个灭菌的三角瓶中，每瓶10 mL，分别加入白色念珠菌、黑曲霉的0.1 mL菌悬液（含菌数小于1000 cfu），制成每毫升二十九味肉豆蔻丸1∶10供试液（含菌数小于100 cfu），取含菌的样品溶液1 mL（含菌数小于100 cfu），置于直径90 mm的无菌平皿中，每个菌液注2个平皿，注入20 mL温度不超过45 ℃熔化的沙氏葡萄糖琼脂培养基，混匀，凝固，培养，测定菌数。

7.3.2 阳性对照

稀释后的白色念珠菌、黑曲霉菌悬液加到沙氏葡萄糖琼脂培养基中，混匀，凝固，培养，测定阳性对照菌数。

7.3.3 供试品组

供试品替代试验组液体注皿，试验。

7.3.4 阴性对照

用同批配制、灭菌的稀释剂1 mL替代样品注皿，注入20 mL温度不超过45 ℃熔化的沙氏葡萄糖琼脂培养基，混匀，凝固，培养，测定阴性对照菌数。

霉菌和酵母菌总数计数方法适用性试验结果见表7。

表7　二十九味肉豆蔻丸微生物限度检查方法适用性试验结果

种类	菌种名称	方法（平皿）	供试品组	阳性对照	试验组	回收率/%	阴性对照
需氧菌总数计数	金黄色葡萄球菌	1∶100	0	64	44	69	－
	枯草芽孢杆菌		0	46	39	85	－
	铜绿假单胞菌		0	75	60	80	－
	白色念珠菌		0	57	48	84	－
	黑曲霉		0	63	41	65	－
霉菌和酵母菌总数计数	白色念珠菌	1∶10	0	57	50	88	－
	黑曲霉		0	63	42	67	－

注：-表示平板无菌落生长。

八、二十九味肉豆蔻丸微生物限度检查方法适用性确认试验

8.1　二十九味肉豆蔻丸微生物限度检查方法适用性确认试验

二十九味肉豆蔻丸微生物限度检查方法适用性确认试验结果见表8。

表8　二十九味肉豆蔻丸微生物限度检查方法适用性确认试验结果

种类	菌种名称	方法（平皿）	供试品组	阳性对照	试验组	回收率/%	阴性对照
需氧菌总数计数	金黄色葡萄球菌	1∶100	0	56	43	77	－
	枯草芽孢杆菌		0	59	50	85	－
	铜绿假单胞菌		0	85	66	78	－
	白色念珠菌		0	72	59	82	－
	黑曲霉		0	58	48	83	－
霉菌和酵母菌总数计数	白色念珠菌	1∶10	0	72	53	74	－
	黑曲霉		0	58	46	79	－

注：-表示平板无菌落生长。

二十九味肉豆蔻丸微生物限度检查方法适用性确认试验结果：

1.需氧菌总数

二十九味肉豆蔻丸1∶100供试液1 mL注皿进行试验，金黄色葡萄球菌、枯草芽孢杆菌、铜绿假单胞菌、白色念珠菌、黑曲霉回收率均在50%～200%之间，方法可行。

2.霉菌和酵母菌总数

二十九味肉豆蔻丸1∶10供试液1 mL注皿进行试验，白色念珠菌、黑曲霉回收率均在50%～200%之间，方法可行。

3.控制菌

大肠埃希菌、耐胆盐革兰阴性菌、沙门菌采用《中国药典·四部（2015年版）》第

147—148页控制菌常规检查方法进行试验，可以检出试验菌。方法可行。

8.2 控制菌确认试验

控制菌确认试验结果见表9、10、11（略），检出目标菌。方法可行。

九、二十九味肉豆蔻丸微生物限度检查方法

1.需氧菌总数

二十九味肉豆蔻丸10 g加到灭菌的三角瓶中，加入pH7.0氯化钠−蛋白胨缓冲液100 mL，溶解、混匀，制成1∶10供试液，取二十九味肉豆蔻丸1∶10供试液10倍稀释成1∶100溶液；取1∶100溶液1 mL，置于直径90 mm的无菌平皿中，注2个平皿，注入20 mL温度不超过45 ℃熔化的胰酪大豆胨琼脂培养基，按《中国药典·四部（2015年版）》第144页平皿法进行试验。

2.霉菌和酵母菌总数

取1∶10溶液1 mL，置于直径90 mm的无菌平皿中，注2个平皿，注入20 mL温度不超过45 ℃熔化的沙氏葡萄糖琼脂培养基，按《中国药典·四部（2015年版）》第144页平皿法进行试验。

3.控制菌

大肠埃希菌、耐胆盐革兰阴性菌和沙门菌按《中国药典·四部（2015年版）》控制菌常规检查方法进行试验。

二十味沉香丸微生物限度检查方法适用性

藏药名：阿嘎尔尼秀日布

标准编号：WS3-BC-0165-95

【处方】

沉香 200 g	丁香 40 g	木瓜 50 g
肉豆蔻 40 g	红花 130 g	广枣 60 g
藏木香 100 g	石灰华 100 g	鹿角 30 g
乳香 50 g	珍珠母 50 g	木香 100 g
马钱子 40 g	诃子 150 g	短穗兔耳草 100 g
木棉花 60 g	余甘子 100 g	降香 150 g
兔心 20 g	牛黄 1 g	

【制法】

以上二十味，除牛黄外，其余沉香等19味，粉碎成细粉，过筛，加入牛黄细粉，混匀，用水泛丸，干燥，即得。

二十味沉香丸为非灭菌的口服制剂，按照《中国药典·四部（2015年版）》方法进行微生物限度检查方法适用性试验。

一、试验材料

略。

二、菌悬液

略。

三、计数方法适用性预试验（1）

预试验（1）结果见表1。

表1 计数方法适用性预试验（1）结果

种类	菌种名称	供试品组	阳性对照	试验组	回收率/%	阴性对照
需氧菌总数计数	金黄色葡萄球菌	0	77	33	43	-
	铜绿假单胞菌	0	69	59	86	-
	枯草芽孢杆菌	0	63	51	81	-
	白色念珠菌	0	81	62	77	-
	黑曲霉	0	44	34	77	-
霉菌和酵母菌总数计数	白色念珠菌	0	80	35	44	-
	黑曲霉	0	44	37	84	-

注：-表示液体澄清或平板无菌落生长。

结果：计数中金黄色葡萄球菌回收率低于50%。方法不可行。

四、控制菌检查方法适用性试验

4.1 大肠埃希菌检查方法适用性试验

大肠埃希菌检查方法适用性试验结果见表2。

表2　二十味沉香丸控制菌——大肠埃希菌检查方法适用性试验结果

培养基名称	阳性对照	试验组	阴性对照	供试品组
胰酪大豆胨液体培养基	+	+	−	−
麦康凯液体培养基	+	+	−	−
麦康凯琼脂平板	鲜桃红色,菌落中心呈深桃红色,圆形,扁平,边缘整齐,表面光滑,湿润	鲜桃红色,菌落中心呈深桃红色,圆形,扁平,边缘整齐,表面光滑,湿润	−	−
染色、镜检	革兰氏阴性、杆菌	革兰氏阴性、杆菌		

注：1.+表示液体浑浊；−表示液体澄清或平板无菌落生长；—表示没有接种。

　　2.本次试验加入大肠埃希菌78 cfu。

结果：采用《中国药典·四部（2015年版）》第148页大肠埃希菌常规检查方法进行试验，可以检出试验菌——大肠埃希菌。方法可行。

4.2 耐胆盐革兰阴性菌检查方法适用性试验

耐胆盐革兰阴性菌检查方法适用性试验结果见表3。

表3　二十味沉香丸控制菌——耐胆盐革兰阴性菌检查方法适用性试验结果

培养基名称	阴性对照	阳性对照(大肠埃希菌)	阳性对照(铜绿假单胞菌)	供试品组	试验组(大肠埃希菌)	试验组(铜绿假单胞菌)
胰酪大豆胨液体培养基	−	+	+	−	+	+
肠道菌增菌液体培养基	−	+	+	−	+	+
紫红胆盐葡萄糖琼脂培养基	—	紫红色菌落	无色菌落	−	紫红色菌落	无色菌落
溴化十六烷三甲胺琼脂培养基	—	−	浅绿色菌落	—	−	浅绿色菌落
伊红美蓝琼脂培养基	—	菌落中心呈暗蓝黑色,发金属光泽	—	—	菌落中心呈暗蓝黑色,发金属光泽	—

注：1.+表示液体浑浊；−表示液体澄清或平板无菌落生长。

　　2.大肠埃希菌、铜绿假单胞菌加菌量分别为86 cfu和78 cfu。

　　3.—表示没有接种。

结果：采用《中国药典·四部（2015年版）》第147页耐胆盐革兰阴性菌常规检查方法进行试验，可以检出试验菌——大肠埃希菌和铜绿假单胞菌。方法可行。

4.3 沙门菌检查方法适用性试验

沙门菌检查方法适用性试验结果见表4。

表4　二十味沉香丸控制菌——沙门菌检查方法适用性试验结果

培养基名称	供试品组	阳性对照	阴性对照	试验组
胰酪大豆胨液体培养基	–	+	–	+
RV沙门增菌液体培养基	–	+	–	+
木糖赖氨酸脱氧胆酸盐琼脂培养基	—	淡粉色，半透明，中心有黑色	–	淡粉色，半透明，中心有黑色
染色、镜检	—	革兰氏阴性、杆菌	—	革兰氏阴性、杆菌
沙门、志贺菌属琼脂培养基	—	淡红色，半透明	—	淡红色，半透明
TSI斜面	—	斜面黄色、底层黑色，产气	—	斜面黄色、底层黑色，产气

注：1. +表示液体浑浊；–表示液体澄清或平板无菌落生长；—表示没有接种。

　　2. 沙门菌加菌量为82 cfu。

结果：沙门菌采用《中国药典·四部（2015年版）》第148页沙门菌常规检查方法进行试验，可以检出试验菌——沙门菌。方法可行。

五、计数方法适用性预试验（2）

5.1 试验组

取二十味沉香丸1∶10供试液10 mL加到灭菌的三角瓶中，加入金黄色葡萄球菌0.1 mL菌悬液（含菌数为500～1000 cfu），制成每毫升二十味沉香丸1∶10供试液（含菌数小于100 cfu），取含菌的样品溶液0.2 mL、0.5 mL，置于直径90 mm的无菌平皿中，每个取样体积注2个平皿，注入20 mL温度不超过45 ℃熔化的胰酪大豆胨琼脂培养基，混匀，凝固，倒置培养。测定菌数。

5.2 阳性对照

加到样品中的金黄色葡萄球菌的菌悬液进行10倍稀释，取稀释后的菌悬液0.2 mL、0.5 mL注皿，加到胰酪大豆胨琼脂培养基中，混匀，凝固，倒置培养。测定阳性对照菌数。

5.3 供试品组

用供试液替代试验组液体0.2 mL、0.5 mL注皿，试验。

5.4 阴性对照

用同批配制、灭菌的胰酪大豆胨液体培养基0.2 mL、0.5 mL替代样品注皿，注入20 mL温度不超过45 ℃熔化的胰酪大豆胨琼脂培养基，混匀，凝固，倒置培养。测定阴性对照菌数。

预试验（2）结果见表5。

表5 计数方法适用性预试验（2）结果

菌种名称	供试品组	注皿体积/mL	阳性对照	试验组	回收率/%	阴性对照
金黄色葡萄球菌	0	0.2	37	26	70	−
	0	0.5	85	41	48	−

注：−表示液体澄清或平板无菌落生长。

结果：采用1∶10供试液0.2 mL注皿，计数中金黄色葡萄球菌回收率高于50%。方法可行。

六、二十味沉香丸微生物限度检查方法适用性建立

6.1 菌悬液制备、菌悬液数量测定
同预试验方法。

6.2 需氧菌总数计数方法适用性试验

6.2.1 试验组
取二十味沉香丸1∶50供试液分别加到5个灭菌的三角瓶中，每瓶10 mL，分别加入金黄色葡萄球菌、枯草芽孢杆菌、铜绿假单胞菌、白色念珠菌、黑曲霉0.1 mL菌悬液（含菌数为500～1000 cfu），制成每毫升二十味沉香丸1∶50供试液（含菌数小于100 cfu），取含菌的样品溶液1 mL（含菌数为50～100 cfu），置于直径90 mm的无菌平皿中，注2个平皿，注入20 mL温度不超过45 ℃熔化的胰酪大豆胨琼脂培养基，混匀，凝固，倒置培养。测定菌数。

6.2.2 阳性对照
用菌悬液替代试验样品溶液，进行试验，测定阳性对照菌数。

6.2.3 供试品组
取二十味沉香丸1∶50供试液1 mL置于直径90 mm的无菌平皿中，注2个平皿，注入20 mL温度不超过45 ℃熔化的胰酪大豆胨琼脂培养基，混匀，凝固，倒置培养。测定供试品组菌数。

6.2.4 阴性对照
用同批配制、灭菌的胰酪大豆胨液体培养基1 mL替代样品，进行阴性对照菌数的测定。

6.3 霉菌和酵母菌总数计数方法适用性试验

6.3.1 试验组
取二十味沉香丸1∶10供试液分别加到2个灭菌的三角瓶中，每瓶10 mL，分别加入白色念珠菌、黑曲霉的0.1 mL菌悬液（含菌数为500～1000 cfu），制成每毫升二十味沉香丸1∶10供试液（含菌数小于100 cfu），取含菌的样品溶液1 mL（含菌数为50～100 cfu），置于直径90 mm的无菌平皿中，每个菌液注2个平皿，注入20 mL温度不超过45 ℃熔化

的沙氏葡萄糖琼脂培养基，混匀，凝固，培养，测定菌数。

6.3.2 阳性对照

稀释后的白色念珠菌、黑曲霉菌悬液加到沙氏葡萄糖琼脂培养基中，混匀，凝固，培养，测定阳性对照菌数。

6.3.3 供试品组

用供试品替代试验组液体注皿，试验。

6.3.4 阴性对照

用同批配制、灭菌的稀释剂1 mL替代样品注皿，注入20 mL温度不超过45 ℃熔化的沙氏葡萄糖琼脂培养基，混匀，凝固，培养，测定阴性对照菌数。

二十味沉香丸微生物限度检查方法适用性试验结果见表6。

表6 二十味沉香丸微生物限度检查方法适用性试验结果

种类	菌种名称	方法（平皿）	供试品组	阳性对照	试验组	回收率/%	阴性对照
需氧菌总数计数	金黄色葡萄球菌	1:50	0	69	57	83	－
	枯草芽孢杆菌		0	73	66	90	－
	铜绿假单胞菌		0	68	49	72	－
	白色念珠菌		0	77	58	75	－
	黑曲霉		0	40	35	88	－
霉菌和酵母菌总数计数	白色念珠菌	1:10	0	76	60	79	－
	黑曲霉		0	41	33	80	－

注：－表示液体澄清或平板无菌落生长

七、二十味沉香丸微生物限度检查方法适用性确认试验

7.1 二十味沉香丸微生物限度检查方法适用性确认试验

二十味沉香丸微生物限度检查方法适用性确认试验结果见表7。

表7 二十味沉香丸微生物限度检查方法适用性确认试验结果

种类	菌种名称	方法（平皿）	供试品组	阳性对照	试验组	回收率/%	阴性对照
需氧菌总数计数	金黄色葡萄球菌	1:50	0	80	73	91	－
	枯草芽孢杆菌		0	74	54	73	－
	铜绿假单胞菌		0	68	60	88	－
	白色念珠菌		0	74	58	78	－
	黑曲霉		0	43	35	81	－
霉菌和酵母菌总数计数	白色念珠菌	1:10	0	75	62	83	－
	黑曲霉		0	42	33	79	－

注：+表示液体浑浊；－表示液体澄清或平板无菌落生长。

二十味沉香丸微生物限度检查方法适用性确认试验结果：

1.需氧菌总数

取二十味沉香丸1∶50供试液1 mL注皿进行试验，金黄色葡萄球菌、枯草芽孢杆菌、铜绿假单胞菌、白色念珠菌、黑曲霉回收率均在50%～200%之间，方法可行。

2.霉菌和酵母菌总数

取二十味沉香丸1∶10供试液1 mL注皿进行试验，白色念珠菌、黑曲霉回收率均在50%～200%之间，方法可行。

3.控制菌

大肠埃希菌、耐胆盐革兰阴性菌、沙门菌采用《中国药典·四部（2015年版）》第147—148页常规检查方法进行试验，可以检出试验菌。方法可行。

7.2 控制菌确认试验

控制菌确认试验结果见表8、9、10（略），检出目标菌。方法可行。

八、二十味沉香丸微生物限度检出方法

1.需氧菌总数

取二十味沉香丸10 g加到灭菌的三角瓶中，加入pH7.0氯化钠–蛋白胨缓冲液100 mL，溶解、混匀，制成1∶10供试液，取二十味沉香丸1∶50供试液1 mL置于直径90 mm的无菌平皿中，注2个平皿，注入20 mL温度不超过45 ℃熔化的胰酪大豆胨琼脂培养基，按《中国药典·四部（2015年版）》第144页平皿法进行试验。

2.霉菌和酵母菌总数

取1∶10供试液1 mL置于直径90 mm的无菌平皿中，注2个平皿，注入20 mL温度不超过45 ℃熔化的沙氏葡萄糖琼脂培养基，按《中国药典·四部（2015年版）》第144页平皿法进行试验。

3.控制菌

大肠埃希菌、耐胆盐革兰阴性菌和沙门菌按《中国药典·四部（2015年版）》控制菌常规检查方法进行试验。

二十味肉豆蔻丸微生物限度检查方法适用性

藏药名：毕玛拉日布

标准编号：WS3-BC-0163-95

【处方】

肉豆蔻 75 g	降香 80 g	沉香 100 g
石灰华 75 g	广枣 65 g	红花 90 g
藏茴香 80 g	丁香 40 g	大蒜（炭）35 g
豆蔻 35 g	阿魏 20 g	草果 35 g
诃子 200 g	乳香 100 g	毛诃子 80 g
儿茶 70 g	余甘子 100 g	力嘎都 60 g
檀香 50 g	牛黄 1 g	

【制法】

以上二十味，除牛黄外，其余十九味粉碎成细粉，过筛，加入牛黄细粉，混匀，用水泛丸，干燥，即得。

二十味肉豆蔻丸为非无菌的口服制剂，按照《中国药典·四部（2015年版）》方法进行微生物限度检查方法适用性试验。

一、试验材料

略。

二、菌悬液

略。

三、计数方法适用性预试验

预试验（1）结果见表1。

表1　计数方法适用性预试验（1）结果

种类	菌种名称	供试品组	阳性对照	试验组	回收率/%	阴性对照
需氧菌 总数计数	金黄色葡萄球菌	0	73	57	78	–
	铜绿假单胞菌	0	81	63	78	–
	枯草芽孢杆菌	0	61	54	89	–
	白色念珠菌	0	79	68	86	–
	黑曲霉	0	43	40	93	–
霉菌和酵母菌 总数计数	白色念珠菌	0	80	69	86	–
	黑曲霉	0	44	34	77	–

注：-表示平板无菌落生长。

结果：计数中金黄色葡萄球菌、枯草芽孢杆菌、铜绿假单胞菌、白色念珠菌、黑曲霉回收率位于50%～200%间，方法可行。

四、控制菌检查方法适用性试验

4.1 大肠埃希菌检查方法适用性试验

大肠埃希菌检查方法适用性试验结果见表2。

表2 二十味肉豆蔻丸控制菌——大肠埃希菌检查方法适用性试验结果

培养基名称	阳性对照	试验组	阴性对照	供试品组
胰酪大豆胨液体培养基	+	+	−	−
麦康凯液体培养基	+	+	−	−
麦康凯琼脂平板	鲜桃红色，菌落中心呈深桃红色，圆形、扁平、边缘整齐，表面光滑，湿润	鲜桃红色，菌落中心呈深桃红色，圆形、扁平、边缘整齐，表面光滑，湿润		−
染色、镜检	革兰氏阴性、杆菌	革兰氏阴性、杆菌		

注：1.+表示液体浑浊；−表示液体澄清或平板无菌落生长。

2.大肠埃希菌加菌量为82 cfu。

结果：采用《中国药典·四部（2015年版）》第148页大肠埃希菌常规检查方法进行试验，可以检出试验菌——大肠埃希菌。方法可行。

4.2 耐胆盐革兰阴性菌检查方法适用性试验

耐胆盐革兰阴性菌检查方法适用性试验结果见表3。

表3 二十味肉豆蔻丸控制菌——耐胆盐革兰阴性菌检查方法适用性试验结果

培养基名称	阴性对照	阳性对照（大肠埃希菌）	阳性对照（铜绿假单胞菌）	供试品	试验组（大肠埃希菌）	试验组（铜绿假单胞菌）
胰酪大豆胨液体培养基	−	+	+	−	+	+
肠道菌增菌液体培养基	−	+	+	−	+	+
紫红胆盐葡萄糖琼脂培养基	−	紫红色菌落	无色菌落	−	紫红色菌落	无色菌落
溴化十六烷三甲胺琼脂培养基	−	−	浅绿色菌落	−	−	浅绿色菌落
伊红美蓝琼脂培养基	−	菌落中心呈暗蓝黑色，发金属光泽	无色菌落	−	菌落中心呈暗蓝黑色，发金属光泽	无色菌落

注：1.+表示液体浑浊；−表示液体澄清或平板无菌落生长。

2.大肠埃希菌、铜绿假单胞菌加菌量分别为86 cfu和78 cfu。

结果：采用《中国药典·四部（2015年版）》第147页耐胆盐革兰阴性菌常规检查方法进行试验，可以检出试验菌——大肠埃希菌和铜绿假单胞菌。方法可行。

4.3 沙门菌检查方法适用性试验

沙门菌检查方法适用性试验结果见表4。

表4 二十味肉豆蔻丸控制菌——沙门菌检查方法适用性试验结果

培养基名称	供试品组	阳性对照	阴性对照	试验组
胰酪大豆胨液体培养基	−	+	−	+
RV沙门增菌液体培养基	−	+	−	+
木糖赖氨酸脱氧胆酸盐琼脂培养基	−	淡粉色,半透明,中心有黑色	−	淡粉色,半透明,中心有黑色
染色、镜检	—	革兰氏阴性、杆菌	—	革兰氏阴性、杆菌
沙门、志贺菌属琼脂培养基	—	淡红色,半透明	—	淡红色,半透明
TSI斜面	—	斜面黄色、底层黑色,产气	—	斜面黄色、底层黑色,产气

注：1.+表示液体浑浊；−表示液体澄清或平板无菌落生长；—表示没有接种。

2.沙门菌加菌量为78 cfu。

结果：采用《中国药典·四部（2015年版）》第148页沙门菌常规检查方法进行试验，可以检出试验菌——沙门菌。方法可行。

五、二十味肉豆蔻丸微生物限度检查方法适用性建立

5.1 菌悬液制备、菌悬液数量测定

同预试验方法。

5.2 需氧菌总数计数方法适用性试验

5.2.1 试验组

取二十味肉豆蔻丸1∶10供试液分别加到5个灭菌的三角瓶中，每瓶10 mL，分别加入金黄色葡萄球菌、枯草芽孢杆菌、铜绿假单胞菌、白色念珠菌、黑曲霉0.1 mL菌悬液（含菌数小于1000 cfu），制成每毫升二十味肉豆蔻丸1∶10供试液（含菌数小于100 cfu），取含菌的样品溶液1 mL（含菌数小于100 cfu），置于直径90 mm的无菌平皿中，每个菌液注2个平皿，注入20 mL温度不超过45 ℃熔化的胰酪大豆胨琼脂培养基，混匀，凝固，倒置培养。测定菌数。

5.2.2 阳性对照

用菌悬液替代试验样品溶液，进行试验，测定阳性对照菌数。

5.2.3 供试品组

取二十味肉豆蔻丸1：10供试液1 mL，置于直径90 mm的无菌平皿中，注2个平皿，注入20 mL温度不超过45 ℃熔化的胰酪大豆胨琼脂培养基，混匀，凝固，倒置培养。测定供试品组的菌数。

5.2.4 阴性对照

用同批配制、灭菌的胰酪大豆胨液体培养基1 mL替代样品，进行阴性对照菌数的测定。

5.3 霉菌和酵母菌总数计数方法适用性试验

5.3.1 试验组

取二十味肉豆蔻丸1：10供试液分别加到2个灭菌的三角瓶中，每瓶10 mL，分别加入白色念珠菌、黑曲霉的0.1 mL菌悬液（含菌数小于1000 cfu），制成每毫升二十味肉豆蔻丸1：10供试液（含菌数小于100 cfu），取含菌的样品溶液1 mL（含菌数小于100 cfu），置于直径90 mm的无菌平皿中，每个菌液注2个平皿，注入20 mL温度不超过45 ℃熔化的沙氏葡萄糖琼脂培养基，混匀，凝固，培养，测定菌数。

5.3.2 阳性对照

稀释后的白色念珠菌、黑曲霉菌悬液加到沙氏葡萄糖琼脂培养基中，混匀，凝固，培养，测定阳性对照菌数。

5.3.3 供试品组

用供试品替代试验组液体注皿，试验。

5.3.4 阴性对照

用同批配制、灭菌的稀释剂1 mL替代样品注皿，注入20 mL温度不超过45 ℃熔化的沙氏葡萄糖琼脂培养基，混匀，凝固，培养，测定阴性对照菌数。

方法适用性试验结果见表5。

表5 二十味肉豆蔻丸微生物限度检查方法适用性试验结果

种类	菌种名称	方法（平皿）	供试品组	阳性对照	试验组	回收率/%	阴性对照
需氧菌总数计数	金黄色葡萄球菌	1：10	0	73	60	82	–
	枯草芽孢杆菌		0	64	52	81	–
	铜绿假单胞菌		0	77	62	81	–
	白色念珠菌		0	65	59	91	–
	黑曲霉		0	38	35	92	–
霉菌和酵母菌总数计数	白色念珠菌	1：10	0	66	60	91	–
	黑曲霉		0	37	30	81	–

注：–表示平板无菌落生长。

六、二十味肉豆蔻丸微生物限度检查方法适用性确认试验

6.1 二十味肉豆蔻丸微生物限度检查方法适用性确认试验

二十味肉豆蔻丸微生物限度检查方法适用性确认试验结果见表6。

表6 二十味肉豆蔻丸微生物限度检查方法适用性确认试验结果

种类	菌种名称	方法（平皿）	供试品组	阳性对照	试验组	回收率/%	阴性对照
需氧菌总数计数	金黄色葡萄球菌	1:10	0	68	53	78	−
	枯草芽孢杆菌		0	71	62	87	−
	铜绿假单胞菌		0	80	70	88	−
	白色念珠菌		0	74	64	86	−
	黑曲霉		0	50	44	88	−
霉菌和酵母菌总数计数	白色念珠菌	1:10	0	75	66	88	
	黑曲霉		0	49	45	92	

注：−表示平板无菌落生长。

二十味肉豆蔻丸微生物限度检查方法适用性确认试验结果：

1.需氧菌总数

二十味肉豆蔻丸1:10供试液1 mL注皿进行试验，金黄色葡萄球菌、枯草芽孢杆菌、铜绿假单胞菌、白色念珠菌、黑曲霉回收率均在50%～200%之间，方法可行。

2.霉菌和酵母菌总数

二十味肉豆蔻丸1:10供试液1 mL注皿进行试验，白色念珠菌、黑曲霉回收率均在50%～200%之间，方法可行。

3.控制菌

大肠埃希菌、耐胆盐革兰阴性菌、沙门菌采用《中国药典·四部（2015年版）》第147—148页常规检查方法进行试验，可以检出试验菌。方法可行。

6.2 控制菌确认试验

控制菌确认试验结果见表7、8、9（略），检出目标菌。方法可行。

七、二十味肉豆蔻丸微生物限度检查方法

1.需氧菌总数

二十味肉豆蔻丸10 g加到灭菌的三角瓶中，加入pH7.0氯化钠-蛋白胨缓冲液100 mL，溶解、混匀，制成1:10供试液，取1:10溶液1 mL置于直径90 mm的无菌平皿中，注入20 mL温度不超过45 ℃熔化的胰酪大豆胨琼脂培养基，按《中国药典·四部（2015年版）》第144页平皿法进行试验。

2.霉菌和酵母菌总数

取1:10溶液1 mL置于直径90 mm的无菌平皿中，注入20 mL温度不超过45 ℃熔化

的沙氏葡萄糖琼脂培养基，按《中国药典·四部（2015年版）》第144页平皿法进行试验。

3.控制菌

大肠埃希菌、耐胆盐革兰阴性菌和沙门菌按《中国药典·四部（2015年版）》控制菌常规检查方法进行试验。

二十五味儿茶丸微生物限度检查方法适用性

藏药名：生等尼阿日布

标准编号：WS3-BC-0141-95

【处方】

儿茶膏 100 g	诃子 100 g	毛诃子 125 g
余甘子 100 g	西藏棱子芹 50 g	黄精 40 g
天冬 40 g	喜马拉雅紫茉莉 25 g	蒺藜 30 g
乳香 50 g	决明子 50 g	黄葵子 35 g
宽筋藤 100 g	荜茇 30 g	铁粉（制）15 g
渣驯膏 50 g	铁棒锤 40 g	麝香 1 g
藏菖蒲 50 g	木香 50 g	水牛角 15 g
珍珠母 25 g	甘肃棘豆 40 g	扁刺蔷薇 50 g
秦艽花 30 g		

【制法】

以上二十五味，除儿茶膏、渣驯膏、麝香、水牛角另研细粉外，其余共研细粉，过筛，加入水牛角细粉，混匀，用儿茶膏、渣驯膏、麝香细粉加适量水泛丸，干燥，即得。

二十五味儿茶丸为非无菌的口服制剂，按照《中国药典·四部（2015年版）》方法进行微生物限度检查方法适用性试验。

一、试验材料

略。

二、菌悬液

略。

三、计数方法适用性预试验（1）

预试验（1）结果见表1。

表1　计数方法适用性预试验（1）结果

种类	菌种名称	供试品组	阳性对照	试验组	回收率/%	阴性对照
需氧菌 总数计数	金黄色葡萄球菌	0	67	10	15	–
	铜绿假单胞菌	0	82	61	74	–
	枯草芽孢杆菌	0	65	0	0	–
	白色念珠菌	0	77	21	27	–
	黑曲霉	0	43	31	72	–
霉菌和酵母菌 总数计数	白色念珠菌	0	77	19	25	–
	黑曲霉	0	42	34	81	–

注：–表示液体澄清或平板无菌落生长。

结果：计数中白色念珠菌、金黄色葡萄球菌、枯草芽孢杆菌回收率低于50%，铜绿假单胞菌、黑曲霉回收率位于50%～200%间。方法不可行。

四、控制菌检查方法适用性试验

4.1　大肠埃希菌检查方法适用性试验

大肠埃希菌检查方法适用性试验结果见表2-1。

表2-1　二十五味儿茶丸控制菌——大肠埃希菌检查方法适用性试验结果

培养基名称	阳性对照	试验组	阴性对照	供试品组
胰酪大豆胨液体培养基	+	–	–	–
麦康凯液体培养基	+	–	–	–
麦康凯琼脂平板	鲜桃红色,菌落中心呈深桃红色,圆形,扁平,边缘整齐,表面光滑,湿润	–	–	–
染色、镜检	革兰氏阴性、杆菌	–	–	–

注：1.+表示液体浑浊；–表示液体澄清或平板无菌落生长。
　　2.本次试验加入大肠埃希菌78 cfu。

结果：采用《中国药典·四部（2015年版）》第148页大肠埃希菌常规检查方法进行试验，未检出试验菌——大肠埃希菌，方法不可行。

4.1.1　试验组

取二十五味儿茶丸1∶10供试液10 mL加到灭菌的三角瓶中，加入大肠埃希菌菌悬液1 mL（含菌数小于100 cfu），加入300 mL胰酪大豆胨液体培养基，按《中国药典·四部（2015年版）》第147页《大肠埃希菌检查项》进行试验。

4.1.2　阳性对照

将大肠埃希菌菌悬液1 mL（含菌数小于100 cfu）加到300 mL胰酪大豆胨液体培养

基中，按《中国药典（2015年版）》要求进行检验；同时测定铜绿假单胞菌菌悬液的含菌数。

4.1.3 供试品组

取二十五味儿茶丸1：10供试液10 mL，加到灭菌的三角瓶中，加入300 mL胰酪大豆胨液体培养基，按《中国药典（2015年版）》要求进行检验。

4.1.4 阴性对照

用同批配制、灭菌的300 mL胰酪大豆胨液体培养基，按《中国药典（2015年版）》要求进行检验。

大肠埃希菌检查方法适用性试验结果见表2-2。

表2-2 二十五味儿茶丸控制菌——大肠埃希菌检查方法适用性试验结果

培养基名称	阳性对照	试验组	阴性对照	供试品组
胰酪大豆胨液体培养基	+	+	–	–
麦康凯液体培养基	+	+	–	–
麦康凯琼脂平板	鲜桃红色，菌落中心呈深桃红色，圆形，扁平，边缘整齐，表面光滑，湿润	鲜桃红色，菌落中心呈深桃红色，圆形，扁平，边缘整齐，表面光滑，湿润	–	–
染色、镜检	革兰氏阴性、杆菌	革兰氏阴性、杆菌		

注：1.+表示液体浑浊；–表示液体澄清或平板无菌落生长。

2.本次试验加入大肠埃希菌89 cfu。

结果：采用《中国药典·四部（2015年版）》第148页大肠埃希菌培养基稀释方法进行试验，可以检出试验菌——大肠埃希菌。方法可行。

4.2 耐胆盐革兰阴性菌检查方法适用性试验

耐胆盐革兰阴性菌检查方法适用性试验结果见表3。

表3 二十五味儿茶丸控制菌——耐胆盐革兰阴性菌检查方法适用性试验结果

培养基名称	阴性对照	阳性对照（大肠埃希菌）	阳性对照（铜绿假单胞菌）	供试品组	试验组（大肠埃希菌）	试验组（铜绿假单胞菌）
胰酪大豆胨液体培养基	–	+	+	–	+	+
肠道菌增菌液体培养基	–	+	+	–	+	+
紫红胆盐葡萄糖琼脂培养基	–	紫红色菌落	无色菌落	–	紫红色菌落	无色菌落
溴化十六烷三甲胺琼脂培养基	—	–	浅绿色菌落	—	—	浅绿色菌落
伊红美蓝琼脂培养基	—	菌落中心呈暗蓝黑色，发金属光泽	—	—	菌落中心呈暗蓝黑色，发金属光泽	—

注：1.+表示液体浑浊；–表示液体澄清或平板无菌落生长。

2.大肠埃希菌、铜绿假单胞菌加菌量分别为86 cfu和78 cfu。

3.—表示没有接种。

结果：采用《中国药典·四部（2015年版）》第147页耐胆盐革兰阴性菌常规检查方法进行试验，可以检出试验菌——大肠埃希菌和铜绿假单胞菌。方法可行。

4.3 沙门菌检查方法适用性试验

沙门菌检查方法适用性试验结果见表4。

表4 二十五味儿茶丸控制菌——沙门菌检查方法适用性试验结果

培养基名称	供试品组	阳性对照	阴性对照	试验组
胰酪大豆胨液体培养基	–	+	–	+
RV沙门增菌液体培养基	–	+	–	+
木糖赖氨酸脱氧胆酸盐琼脂培养基	–	淡粉色，半透明，中心有黑色	–	淡粉色，半透明，中心有黑色
染色、镜检	——	革兰氏阴性、杆菌	——	革兰氏阴性、杆菌
沙门、志贺菌属琼脂培养基	——	淡红色，半透明	——	淡红色，半透明
TSI斜面	——	斜面黄色、底层黑色，产气	——	斜面黄色、底层黑色，产气

注：1.+表示液体浑浊；–表示液体澄清或平板无菌落生长；——表示没有接种。

2.沙门菌加菌量为75 cfu。

结果：采用《中国药典·四部（2015年版）》第148页沙门菌常规检查方法进行试验，可以检出试验菌——沙门菌。方法可行。

五、计数方法适用性预试验（2）

5.1 试验组

取二十五味儿茶丸1：10供试液，分别加到3个灭菌的三角瓶中，每瓶10 mL，分别加入白色念珠菌、金黄色葡萄球菌、枯草芽孢杆菌0.1 mL菌悬液（含菌数小于1000 cfu），制成每毫升二十五味儿茶丸1：10供试液（含菌数小于100 cfu），取含菌的样品溶液0.2 mL、0.5 mL，置于直径90 mm的无菌平皿中，每个菌液每个取样体积注2个平皿，注入20 mL温度不超过45 ℃熔化的胰酪大豆胨琼脂培养基，混匀，凝固，倒置培养。测定菌数。

5.2 阳性对照

加到样品中的金黄色葡萄球菌、枯草芽孢杆菌的菌悬液进行10倍稀释，取稀释后的菌悬液0.2 mL、0.5 mL注皿，加到胰酪大豆胨琼脂培养基中，混匀，凝固，倒置培养。测定阳性对照菌数。

5.3 供试品组

用供试液替代试验组液体注皿，试验。

5.4 阴性对照

用同批配制、灭菌的胰酪大豆胨液体培养基0.2 mL、0.5 mL替代样品注皿，注入20 mL

温度不超过45 ℃熔化的胰酪大豆胨琼脂培养基、沙氏葡萄糖琼脂培养基，混匀，凝固，倒置培养。测定阴性对照菌数。

预试验（2）结果见表5。

表5　计数方法适用性预试验（2）结果

菌种名称	供试品组	注皿体积/mL	阳性对照	试验组	回收率/%	阴性对照
金黄色葡萄球菌	0	0.2	28	22	79	—
	0	0.5	77	27	35	—
枯草芽孢杆菌	0	0.2	31	10	32	—
	0	0.5	76	5	7	—
白色念珠菌1	0	0.2	22	14	64	—
	0	0.5	65	15	23	—
白色念珠菌2	0	0.2	22	17	77	—
	0	0.5	65	21	32	—

注：1.-表示液体澄清或平板无菌落生长。

2.白色念珠菌1在胰酪大豆胨琼脂培养基上计数；白色念珠菌2在沙氏葡萄糖琼脂培养基上计数。

结果：计数中枯草芽孢杆菌回收率低于50%，白色念珠菌、金黄色葡萄球菌0.2 mL注皿的回收率高于50%。方法不可行。

六、计数方法适用性预试验（3）

6.1　试验组

二十五味儿茶丸1∶10供试液10 mL加到90 mL pH7.0无菌氯化钠-蛋白胨缓冲液中，制成二十五味儿茶丸1∶100供试液，二十五味儿茶丸1∶100供试液10 mL加到灭菌的三角瓶中，加入枯草芽孢杆菌0.1 mL菌悬液（含菌数小于1000 cfu），制成每毫升二十五味儿茶丸1∶100供试液（含菌数小于100 cfu），取含菌的样品溶液1 mL（含菌数小于100 cfu），置于直径90 mm的无菌平皿中，注2个平皿，注入20 mL温度不超过45 ℃熔化的胰酪大豆胨琼脂培养基，混匀，凝固，倒置培养。测定菌数。

6.2　阳性对照

用菌悬液替代试验样品溶液，进行试验，测定阳性对照菌数。

6.3　供试品组

取二十五味儿茶丸1∶100供试液1 mL，置于直径90 mm的无菌平皿中，注2个平皿，注入20 mL温度不超过45 ℃熔化的胰酪大豆胨琼脂培养基，混匀，凝固，倒置培养。测定供试品组菌数。

6.4　阴性对照

用同批配制、灭菌的胰酪大豆胨液体培养基1 mL替代样品，进行阴性对照菌数的测定。

预试验（3）结果见表6。

表6 计数方法适用性预试验（3）结果

菌种名称	供试品组	阳性对照	试验组	回收率/%	阴性对照
枯草芽孢杆菌	0	66	45	68	—

注：—表示液体澄清或平板无菌落生长。

结果：计数中枯草芽孢杆菌回收率大于50%。方法可行。

七、二十五味儿茶丸微生物限度检查方法适用性建立

7.1 菌悬液制备、菌悬液数量测定
同预试验方法。

7.2 需氧菌总数计数方法适用性试验

7.2.1 试验组
取二十五味儿茶丸1∶100供试液分别加到5个灭菌的三角瓶中，每瓶10 mL，分别加入金黄色葡萄球菌、枯草芽孢杆菌、铜绿假单胞菌、白色念珠菌、黑曲霉0.1 mL菌悬液（含菌数小于1000 cfu），制成每毫升二十五味儿茶丸1∶100供试液（含菌数小于100 cfu），取含菌的样品溶液1 mL（含菌数小于100 cfu），置于直径90 mm的无菌平皿中，每个菌液注2个平皿，注入20 mL温度不超过45 ℃熔化的胰酪大豆胨琼脂培养基，混匀，凝固，倒置培养。测定菌数。

7.2.2 阳性对照
用菌悬液替代试验样品溶液，进行试验，测定阳性对照菌数。

7.2.3 供试品组
取二十五味儿茶丸1∶100供试液1 mL，置于直径90 mm的无菌平皿中，注2个平皿，注入20 mL温度不超过45 ℃熔化的胰酪大豆胨琼脂培养基，混匀，凝固，倒置培养。测定供试品组菌数。

7.2.4 阴性对照
用同批配制、灭菌的胰酪大豆胨液体培养基1 mL替代样品，进行阴性对照菌数测定。

需氧菌总数计数方法适用性试验结果见表7。

7.3 霉菌和酵母菌总数计数方法适用性试验

7.3.1 试验组
取二十五味儿茶丸1∶50供试液分别加到2个灭菌的三角瓶中，每瓶10 mL，分别加入白色念珠菌、黑曲霉的0.1 mL菌悬液（含菌数小于1000 cfu），制成每毫升二十五味儿茶丸1∶10供试液（含菌数小于100 cfu），取含菌的样品溶液1 mL（含菌数小于100 cfu），置于直径90 mm的无菌平皿中，每个菌液注2个平皿，注入20 mL温度不超过45 ℃熔化的沙氏葡萄糖琼脂培养基，混匀，凝固，培养，测定菌数。

7.3.2 阳性对照

稀释后的白色念珠菌、黑曲霉菌悬液加到沙氏葡萄糖琼脂培养基中，混匀，凝固，培养，测定阳性对照菌数。

7.3.3 供试品组

用供试品替代试验组液体注皿，试验。

7.3.4 阴性对照

用同批配制、灭菌的稀释剂1 mL替代样品注皿，注入20 mL温度不超过45 ℃熔化的沙氏葡萄糖琼脂培养基，混匀，凝固，培养，测定阴性对照菌数。

方法适用性试验结果见表7。

表7 二十五味儿茶丸微生物限度检查方法适用性试验结果

种类	菌种名称	方法(平皿)	供试品组	阳性对照	试验组	回收率/%	阴性对照
需氧菌总数计数	金黄色葡萄球菌	1:100	0	69	51	74	–
	枯草芽孢杆菌		0	73	65	89	–
	铜绿假单胞菌		0	68	49	72	–
	白色念珠菌		0	77	63	82	–
	黑曲霉		0	40	31	78	–
霉菌和酵母菌总数计数	白色念珠菌	1:50	0	76	60	79	–
	黑曲霉		0	41	34	83	–

注：–表示液体澄清或平板无菌落生长。

八、二十五味儿茶丸微生物限度检查方法适用性确认试验

8.1 二十五味儿茶丸微生物限度检查方法适用性确认试验

二十五味儿茶丸微生物限度检查方法适用性确认试验结果见表8。

表8 二十五味儿茶丸微生物限度检查方法适用性确认试验结果

种类	菌种名称	方法(平皿)	供试品组	阳性对照	试验组	回收率/%	阴性对照
需氧菌总数计数	金黄色葡萄球菌	1:100	0	80	69	86	–
	枯草芽孢杆菌		0	74	63	85	–
	铜绿假单胞菌		0	68	58	85	–
	白色念珠菌		0	74	66	89	–
	黑曲霉		0	43	32	74	–
霉菌和酵母菌总数计数	白色念珠菌	1:50	0	75	59	79	–
	黑曲霉		0	42	37	88	–

注：–表示液体澄清或平板无菌落生长。

二十五味儿茶丸微生物限度检查方法适用性确认试验结果：

1.需氧菌总数

二十五味儿茶丸1：100供试液1 mL注皿进行试验，金黄色葡萄球菌、枯草芽孢杆菌、铜绿假单胞菌、白色念珠菌、黑曲霉回收率均在50%～200%之间，方法可行。

2.霉菌和酵母菌总数

二十五味儿茶丸1：50供试液1 mL注皿进行试验，白色念珠菌、黑曲霉回收率均在50%～200%之间，方法可行。

3.控制菌

（1）耐胆盐革兰阴性菌、沙门菌

采用《中国药典·四部（2015年版）》第147—148页常规检查方法进行试验，可以检出试验菌。方法可行。

（2）大肠埃希菌

采用《中国药典·四部（2015年版）》第147—148页培养基稀释方法进行试验，可以检出试验菌。方法可行。

8.2　控制菌确认试验

控制菌确认试验结果见表9、10、11（略），检出目标菌。方法可行。

九、微生物限度检查方法

1.需氧菌总数

二十五味儿茶丸10 g加到灭菌的三角瓶中，加入pH7.0氯化钠-蛋白胨缓冲液100 mL，溶解、混匀，制成1：10供试液，取二十五味儿茶丸1：10供试液10倍稀释成1：100溶液；取1：100溶液1 mL置于直径90 mm的无菌平皿中，注2个平皿，注入20 mL温度不超过45 ℃熔化的胰酪大豆胨琼脂培养基，按《中国药典·四部（2015年版）》第144页平皿法进行试验。

2.霉菌和酵母菌总数

取二十五味儿茶丸1：50供试液1 mL，置于直径90 mm的无菌平皿中，注入20 mL温度不超过45 ℃熔化的沙氏葡萄糖琼脂培养基，按《中国药典·四部（2015年版）》第144页平皿法进行试验。

3.控制菌

（1）大肠埃希菌

取1：10的供试液10 mL至300 mL胰酪大豆胨液体，按《中国药典·四部（2015年版）》第147页《大肠埃希菌检查项》进行试验。

（2）耐胆盐革兰阴性菌和沙门菌

按《中国药典·四部（2015年版）》控制菌常规检查方法进行试验。

二十五味肺病胶囊微生物限度检查方法适用性

藏药名：佐吾尼阿

标准编号：WS3-BC-0157-95

【处方】

檀香 75 g	悬钩木 150 g	石灰华 100 g
山柰 50 g	红花 70 g	葡萄 70 g
獐牙菜 70 g	甘草 150 g	兔耳草 70 g
沙棘膏 70 g	巴夏嘎 70 g	香旱芹 50 g
榜嘎 70 g	白花龙胆 75 g	诃子 130 g
肉果草 100 g	毛诃子 80 g	无茎芥 50 g
余甘子 100 g	甘肃蚤缀 75 g	藏木香 70 g
铁棒锤（根、叶）80 g	宽筋藤 100 g	牛黄 3 g
力嘎都 60 g		

【制法】

以上二十五味，除牛黄另研细粉外，其余共研成细粉，过筛，加入牛黄细粉，混匀，即得。

二十五味肺病胶囊为非无菌的口服制剂，按照《中国药典·四部（2015年版）》方法进行微生物限度检查方法适用性试验。

一、试验材料

略。

二、菌悬液

略。

三、计数方法适用性预试验（1）

预试验（1）结果见表1。

表1　计数方法适用性预试验（1）结果

种类	菌种名称	供试品组	阳性对照	试验组	回收率/%	阴性对照
需氧菌总数计数	金黄色葡萄球菌	0	67	18	27	–
	铜绿假单胞菌	0	82	58	71	–
	枯草芽孢杆菌	0	65	7	11	–
	白色念珠菌	0	77	55	71	–
	黑曲霉	0	43	35	81	–
霉菌和酵母菌总数计数	白色念珠菌	0	77	58	75	–
	黑曲霉	0	42	31	74	–

注：–表示液体澄清或平板无菌落生长。

结果：采用1：10供试液平皿法，金黄色葡萄球菌、枯草芽孢杆菌回收率低于50%，白色念珠菌、铜绿假单胞菌、黑曲霉回收率高于50%。方法不可行。

四、控制菌检查方法适用性试验

4.1　大肠埃希菌检查方法适用性试验

大肠埃希菌检查方法适用性试验结果见表2。

表2　二十五味肺病胶囊控制菌——大肠埃希菌检查方法适用性试验结果

培养基名称	阳性对照	试验组	阴性对照	供试品组
胰酪大豆胨液体培养基	+	+	–	–
麦康凯液体培养基	+	+	–	–
麦康凯琼脂平板	鲜桃红色,菌落中心呈深桃红色,圆形,扁平,边缘整齐,表面光滑,湿润	鲜桃红色,菌落中心呈深桃红色,圆形,扁平,边缘整齐,表面光滑,湿润	–	–
染色、镜检	革兰氏阴性、杆菌	革兰氏阴性、杆菌	–	–

注：1.+表示液体浑浊；–表示液体澄清或平板无菌落生长。
　　2.本次试验加入大肠埃希菌78 cfu。

结果：采用《中国药典·四部（2015年版）》第148页大肠埃希菌常规检查方法进行试验，可以检出试验菌——大肠埃希菌。方法可行。

4.2　耐胆盐革兰阴性菌检查方法适用性试验

耐胆盐革兰阴性菌检查方法适用性试验结果见表3。

表3 二十五味肺病胶囊控制菌——耐胆盐革兰阴性菌检查方法适用性试验结果

培养基名称	阴性对照	阳性对照（大肠埃希菌）	阳性对照（铜绿假单胞菌）	供试品组	试验组（大肠埃希菌）	试验组（铜绿假单胞菌）
胰酪大豆胨液体培养基	-	+	+	-	+	+
肠道菌增菌液体培养基	-	+	+	-	+	+
紫红胆盐葡萄糖琼脂培养基	-	紫红色菌落	无色菌落	-	紫红色菌落	无色菌落
溴化十六烷三甲胺琼脂培养基	-	-	浅绿色菌落	-	-	浅绿色菌落
伊红美蓝琼脂培养基	—	菌落中心呈暗蓝黑色,发金属光泽	—	—	菌落中心呈暗蓝黑色,发金属光泽	—

注：1.+表示液体浑浊；-表示液体澄清或平板无菌落生长。

2.大肠埃希菌、铜绿假单胞菌加菌量分别为86 cfu和78 cfu。

3.—表示没有接种。

结果：采用《中国药典·四部（2015年版）》第147页耐胆盐革兰阴性菌常规检查方法进行试验，可以检出试验菌——大肠埃希菌和铜绿假单胞菌。方法可行。

4.3 沙门菌检查方法适用性试验

沙门菌检查方法适用性试验结果见表4。

表4 二十五味肺病胶囊控制菌——沙门菌检查方法适用性试验结果

培养基名称	供试品组	阳性对照	阴性对照	试验组
胰酪大豆胨液体培养基	-	+	-	+
RV沙门增菌液体培养基		+		+
木糖赖氨酸脱氧胆酸盐琼脂培养基	-	淡粉色,半透明,中心有黑色	-	淡粉色,半透明,中心有黑色
染色、镜检	—	革兰氏阴性、杆菌	—	革兰氏阴性、杆菌
沙门、志贺菌属琼脂培养基	—	淡红色,半透明	—	淡红色,半透明
TSI斜面	—	斜面黄色、底层黑色,产气	—	斜面黄色、底层黑色,产气

注：1.+表示液体浑浊；-表示液体澄清或平板无菌落生长；—表示没有接种。

2.沙门菌加菌量为64 cfu。

结果：采用《中国药典·四部（2015年版）》第148页沙门菌常规检查方法进行试验，可以检出试验菌——沙门菌。方法可行。

五、计数方法适用性预试验（2）

5.1 试验组

取二十五味肺病胶囊1∶10供试液，分别加到2个灭菌的三角瓶中，每瓶10 mL，分别加入金黄色葡萄球菌、枯草芽孢杆菌0.1 mL菌悬液（含菌数小于1000 cfu），制成每毫升二十五味肺病胶囊1∶10供试液（含菌数小于100 cfu），取含菌的样品溶液0.2 mL、0.5 mL，置于直径90 mm的无菌平皿中，每个菌液每个取样体积注2个平皿，注入20 mL温度不超过45 ℃熔化的胰酪大豆胨琼脂培养基，混匀，凝固，倒置培养。测定菌数。

5.2 阳性对照

加到样品中的金黄色葡萄球菌、枯草芽孢杆菌的菌悬液进行10倍稀释，取稀释后的菌悬液0.2 mL、0.5 mL注皿，加到胰酪大豆胨琼脂培养基中，混匀，凝固，倒置培养。测定阳性对照菌数。

5.3 供试品组

用供试液替代试验组液体注皿，试验。

5.4 阴性对照

用同批配制、灭菌的胰酪大豆胨液体培养基0.2 mL、0.5 mL替代样品注皿，注入20 mL温度不超过45 ℃熔化的胰酪大豆胨琼脂培养基、沙氏葡萄糖琼脂培养基，混匀，凝固，倒置培养。测定阴性对照菌数。

预试验（2）结果见表5。

表5 计数方法适用性预试验（2）结果

菌种名称	供试品组	注皿体积/mL	阳性对照	试验组	回收率/%	阴性对照
金黄色葡萄球菌	0	0.2	32	24	75	–
	0	0.5	77	31	40	–
枯草芽孢杆菌	0	0.2	38	25	66	–
	0	0.5	88	28	32	–

注：–表示液体澄清或平板无菌落生长。

结果：采用1∶10供试液0.2 mL注皿，金黄色葡萄球菌、枯草芽孢杆菌回收率高于50%。方法可行。

六、二十五味肺病胶囊微生物限度检查方法适用性建立

6.1 菌悬液制备、菌悬液数量测定

同预试验方法。

6.2 需氧菌总数计数方法适用性试验

6.2.1 试验组

二十五味肺病胶囊1∶50供试液分别加到5个灭菌的三角瓶中，每瓶10 mL，分别加入金黄色葡萄球菌、枯草芽孢杆菌、铜绿假单胞菌、白色念珠菌、黑曲霉0.1 mL菌悬液

（含菌数小于1000 cfu），制成每毫升二十五味肺病胶囊1∶50供试液（含菌数小于100 cfu），取含菌的样品溶液1 mL（含菌数小于100 cfu），注2个平皿，置于直径90 mm的无菌平皿中，每个菌液注2个平皿，注入20 mL温度不超过45 ℃熔化的胰酪大豆胨琼脂培养基，混匀，凝固，倒置培养。测定菌数。

6.2.2　阳性对照

用菌悬液替代试验样品溶液，进行试验，测定阳性对照菌数。

6.2.3　供试品组

取二十五味肺病胶囊1∶50供试液1 mL置于直径90 mm的无菌平皿中，注2个平皿，注入20 mL温度不超过45 ℃熔化的胰酪大豆胨琼脂培养基，混匀，凝固，倒置培养。测定供试品组菌数。

6.2.4　阴性对照

用同批配制、灭菌的胰酪大豆胨液体培养基1 mL替代样品，进行阴性对照菌数测定。

6.3　霉菌和酵母菌总数计数方法适用性试验

6.3.1　试验组

取二十五味肺病胶囊1∶10供试液分别加到2个灭菌的三角瓶中，每瓶10 mL，分别加入白色念珠菌、黑曲霉的0.1 mL菌悬液（含菌数小于1000 cfu），制成每毫升二十五味肺病胶囊1∶10供试液（含菌数小于100 cfu），取含菌的样品溶液1 mL（含菌数小于100 cfu），置于直径90 mm的无菌平皿中，每个菌液注2个平皿，注入20 mL温度不超过45 ℃熔化的沙氏葡萄糖琼脂培养基，混匀，凝固，培养，测定菌数。

6.3.2　阳性对照

稀释后的白色念珠菌、黑曲霉菌悬液加到沙氏葡萄糖琼脂培养基中，混匀，凝固，培养，测定阳性对照菌数。

6.3.3　供试品组

供试品替代试验组液体注皿，试验。

6.3.4　阴性对照

用同批配制、灭菌的稀释剂1 mL替代样品注皿，注入20 mL温度不超过45 ℃熔化的沙氏葡萄糖琼脂培养基，混匀，凝固，培养，测定阴性对照菌数。

二十五味肺病胶囊微生物限度检查方法适用性试验结果见表6。

表6　二十五味肺病胶囊微生物限度检查方法适用性试验结果

种类	菌种名称	方法（平皿）	供试品组	阳性对照	试验组	回收率/%	阴性对照
需氧菌总数计数	金黄色葡萄球菌	1∶50	0	69	54	78	–
	枯草芽孢杆菌		0	73	62	85	–
	铜绿假单胞菌		0	68	58	85	–
	白色念珠菌		0	77	61	79	–
	黑曲霉		0	40	33	83	–
霉菌和酵母菌总数计数	白色念珠菌	1∶10	0	76	58	76	–
	黑曲霉		0	41	36	88	–

注：–表示液体澄清或平板无菌落生长。

七、二十五味肺病胶囊微生物限度检查方法适用性确认试验

7.1 二十五味肺病胶囊微生物限度检查方法适用性确认试验

二十五味肺病胶囊微生物限度检查方法适用性确认试验见表7。

表7 二十五味肺病胶囊微生物限度检查方法适用性确认试验结果

种类	菌种名称	方法（平皿）	供试品组	阳性对照	试验组	回收率/%	阴性对照
需氧菌总数计数	金黄色葡萄球菌	1:50	0	80	69	86	–
	枯草芽孢杆菌		0	74	60	81	–
	铜绿假单胞菌		0	68	52	76	–
	白色念珠菌		0	74	60	81	–
	黑曲霉		0	43	39	91	–
霉菌和酵母菌总数计数	白色念珠菌	1:10	0	75	62	83	–
	黑曲霉		0	42	39	93	–

注：–表示液体澄清或平板无菌落生长。

二十五味肺病胶囊微生物限度检查方法适用性确认试验结果：

1.需氧菌总数

二十五味肺病胶囊1：50供试液1 mL注皿进行试验，金黄色葡萄球菌、枯草芽孢杆菌、铜绿假单胞菌、白色念珠菌、黑曲霉回收率均在50%～200%之间，方法可行。

2.霉菌和酵母菌总数

二十五味肺病胶囊1：10供试液1 mL注皿进行试验，白色念珠菌、黑曲霉回收率均在50%～200%之间，方法可行。

3.控制菌

大肠埃希菌、耐胆盐革兰阴性菌、沙门菌采用《中国药典·四部（2015年版）》第147—148页控制菌常规检查方法进行试验，可以检出试验菌。方法可行。

7.2 控制菌确认试验

控制菌确认试验结果见表8、9、10（略），检出目标菌。方法可行。

八、二十五味肺病胶囊微生物限度检查方法

1.需氧菌总数

二十五味肺病胶囊10 g加到灭菌的三角瓶中，加入pH7.0氯化钠–蛋白胨缓冲液100 mL，溶解、混匀，制成1：10供试液，取二十五味肺病胶囊1：10供试液1 mL置于直径90 mm的无菌平皿中，注入20 mL温度不超过45 ℃熔化的胰酪大豆胨琼脂培养基，按《中国药典·四部（2015年版）》第144页平皿法进行试验。

2.霉菌和酵母菌总数

取二十五味肺病胶囊1∶10供试溶1 mL置于直径90 mm的无菌平皿中，注入20 mL温度不超过45 ℃熔化的沙氏葡萄糖琼脂培养基，按《中国药典·四部（2015年版）》第144页平皿法进行试验。

3.控制菌

大肠埃希菌、耐胆盐革兰阴性菌和沙门菌按《中国药典·四部（2015年版）》控制菌常规检查方法进行试验。

二十五味肺病丸微生物限度检查方法适用性

藏药名：佐吾尼埃日布

标准编号：WS3-BC-0156-95

【处方】

檀香 75 g	悬钩木 150 g	石灰华 100 g
山柰 50 g	红花 70 g	葡萄 70 g
獐牙菜 70 g	甘草 150 g	兔耳草 70 g
沙棘膏 70 g	巴夏嘎 70 g	香旱芹 50 g
榜嘎 70 g	白花龙胆 75 g	诃子 130 g
肉果草 100 g	毛诃子 80 g	无茎芥 50 g
余甘子 100 g	甘肃蚤缀 75 g	藏木香 70 g
铁棒锤（根、叶）80 g	宽筋藤 100 g	牛黄 3 g
力嘎都 60 g		

【制法】

以上二十五味，除沙棘膏、牛黄外，其余粉碎成细粉，过筛，加入牛黄细粉，混匀，用沙棘膏加适量水泛丸，干燥，即得。

二十五味肺病丸为非灭菌的口服制剂，按照《中国药典·四部（2015年版）》方法进行微生物限度检查方法适用性试验。

一、试验材料

略。

二、菌悬液

略。

三、计数方法适用性预试验（1）

预试验（1）结果见表1。

表1　二十五味肺病丸微生物计数方法适用性预试验（1）结果

种类	菌种名称	供试品组	阳性对照	试验组	回收率/%	阴性对照
需氧菌总数计数	金黄色葡萄球菌	0	73	63	86	–
	铜绿假单胞菌	0	66	49	74	–
	枯草芽孢杆菌	0	51	3	6	–
	白色念珠菌	0	79	24	30	–
	黑曲霉	0	44	34	77	–
霉菌和酵母菌总数计数	白色念珠菌	0	80	21	26	–
	黑曲霉	0	44	35	80	–

注：–表示液体澄清或平板无菌落生长。

结果：采用1∶10供试液平皿白色念珠菌、枯草芽孢杆菌回收率低于50%，金黄色葡萄球菌、铜绿假单胞菌、黑曲霉回收率高于50%。方法不可行。

四、控制菌检查方法适用性试验

4.1　大肠埃希菌检查方法适用性试验

大肠埃希菌检查方法适用性试验结果见表2。

表2　二十五味肺病丸控制菌——大肠埃希菌检查方法适用性试验结果

培养基名称	阳性对照	试验组	阴性对照	供试品组
胰酪大豆胨液体培养基	+	+	–	–
麦康凯液体培养基	+	+	–	–
麦康凯琼脂平板	鲜桃红色,菌落中心呈深桃红色,圆形,扁平,边缘整齐,表面光滑,湿润	鲜桃红色,菌落中心呈深桃红色,圆形,扁平,边缘整齐,表面光滑,湿润	–	–
染色、镜检	革兰氏阴性、杆菌	革兰氏阴性、杆菌	–	–

注：1.+表示液体浑浊；–表示液体澄清或平板无菌落生长。

　　2.本次试验加入大肠埃希菌78 cfu。

结果：采用《中国药典·四部（2015年版）》第148页大肠埃希菌常规检查方法进行试验，可以检出试验菌——大肠埃希菌。方法可行。

4.2　耐胆盐革兰阴性菌检查方法适用性试验

耐胆盐革兰阴性菌检查方法适用性试验结果见表3。

表3　二十五味肺病丸控制菌——耐胆盐革兰阴性菌检查方法适用性试验结果

培养基名称	阴性对照	阳性对照(大肠埃希菌)	阳性对照(铜绿假单胞菌)	供试品组	试验组(大肠埃希菌)	试验组(铜绿假单胞菌)
胰酪大豆胨液体培养基	−	+	+	−	+	+
肠道菌增菌液体培养基	−	+	+	−	+	+
紫红胆盐葡萄糖琼脂培养基	−	紫红色菌落	无色菌落	−	紫红色菌落	无色菌落
溴化十六烷三甲胺琼脂培养基	—	−	浅绿色菌落	—	−	浅绿色菌落
伊红美蓝琼脂培养基	—	菌落中心呈暗蓝黑色,发金属光泽	—	—	菌落中心呈暗蓝黑色,发金属光泽	—

注：1.+表示液体浑浊；−表示液体澄清或平板无菌落生长。

　　2.大肠埃希菌、铜绿假单胞菌加菌量分别为86 cfu和78 cfu。

　　3.—表示没有接种。

　　结果：采用供试液（1∶10）按《中国药典·四部（2015年版）》第147页耐胆盐革兰阴性菌常规检查方法进行试验，可以检出试验菌——大肠埃希菌和铜绿假单胞菌。方法可行。

4.3　沙门菌检查方法适用性试验

沙门菌检查方法适用性试验结果见表4。

表4　二十五味肺病丸控制菌——沙门菌检查方法适用性试验结果

培养基名称	供试品组	阳性对照	阴性对照	试验组
胰酪大豆胨液体培养基	−	+	−	+
RV 沙门增菌液体培养基	−	+	−	+
木糖赖氨酸脱氧胆酸盐琼脂培养基	−	淡粉色,半透明,中心有黑色		淡粉色,半透明,中心有黑色
染色、镜检	—	革兰氏阴性、杆菌	—	革兰氏阴性、杆菌
沙门、志贺菌属琼脂培养基	—	淡红色,半透明	—	淡红色,半透明
TSI斜面	—	斜面黄色、底层黑色,产气	—	斜面黄色、底层黑色,产气

注：1.+表示液体浑浊；−表示液体澄清或平板无菌落生长；—表示没有接种。

　　2.沙门菌加菌量为75 cfu。

结果：采用《中国药典·四部（2015年版）》第148页沙门菌常规检查方法进行试验，可以检出试验菌——沙门菌。方法可行。

五、计数方法适用性预试验（2）

5.1 试验组

取二十五味肺病丸1：10供试液，分别加到2个灭菌的三角瓶中，每瓶10 mL，分别加入白色念珠菌、枯草芽孢杆菌0.1 mL菌悬液（含菌数小于1000 cfu），制成每毫升二十五味肺病丸1：10供试液（含菌数小于100 cfu），取含菌的样品溶液0.2 mL、0.5 mL，置于直径90 mm的无菌平皿中，每个菌液每个取样体积注2个平皿，注入20 mL温度不超过45 ℃熔化的胰酪大豆胨琼脂培养基，混匀，凝固，倒置培养。测定菌数。

5.2 阳性对照

加到样品中的白色念珠菌、枯草芽孢杆菌的菌悬液进行10倍稀释，取稀释后的菌悬液0.2 mL、0.5 mL注皿，加到胰酪大豆胨琼脂培养基中，混匀，凝固，倒置培养。测定阳性对照菌数。

5.3 供试品组

用供试液替代试验组液体0.2 mL、0.5 mL注皿，试验。

5.4 阴性对照

用同批配制、灭菌的胰酪大豆胨液体培养基0.2 mL、0.5 mL替代样品注皿，注入20 mL温度不超过45 ℃熔化的胰酪大豆胨琼脂培养基、沙氏葡萄糖琼脂培养基，混匀，凝固，倒置培养。测定阴性对照菌数。

预试验（2）结果见表5。

表5　二十五味肺病丸微生物计数方法适用性预试验（2）结果

菌种名称	供试品组	注皿体积/mL	阳性对照	试验组	回收率/%	阴性对照
枯草芽孢杆菌	0	0.2	26	11	42	–
	0	0.5	74	15	20	–
白色念珠菌1	0	0.2	28	19	68	–
	0	0.5	66	24	36	–
白色念珠菌2	0	0.2	27	21	78	–
	0	0.5	67	27	40	–

注：1.–表示液体澄清或平板无菌落生长。

2.白色念珠菌1在胰酪大豆胨琼脂培养基上计数；白色念珠菌2在沙氏葡萄糖琼脂培养基上计数。

结果：采用1：10供试液0.2 mL注皿，枯草芽孢杆菌回收率低于50%，白色念珠菌回收率高于50%。方法不可行。

六、计数方法适用性预试验（3）

6.1 试验组

二十五味肺病丸1：10供试液10 mL加到90 mL pH7.0无菌氯化钠–蛋白胨缓冲液中，

制成二十五味肺病丸1：100供试液。取10 mL加到灭菌的三角瓶中，加入枯草芽孢杆菌0.1 mL菌悬液（含菌数小于1000 cfu），制成每毫升二十五味肺病丸1：100供试液（含菌数小于100 cfu），取含菌的样品溶液1 mL（含菌数小于100 cfu），置于直径90 mm的无菌平皿中，注2个平皿，注入20 mL温度不超过45 ℃熔化的胰酪大豆胨琼脂培养基，混匀，凝固，倒置培养。测定菌数。

6.2 阳性对照

用菌悬液替代试验样品溶液，进行试验，测定阳性对照菌数。

6.3 供试品组

取二十五味肺病丸1：100供试液1 mL置于直径90 mm的无菌平皿中，注2个平皿，注入20 mL温度不超过45 ℃熔化的胰酪大豆胨琼脂培养基，混匀，凝固，倒置培养。测定供试品组菌数。

6.4 阴性对照

用同批配制、灭菌的胰酪大豆胨液体培养基1 mL替代样品，进行阴性对照菌数测定。

预试验（3）结果见表6。

表6 二十五味肺病丸微生物计数方法适用性预试验（3）结果

菌种名称	供试品组	阳性对照	试验组	回收率/%	阴性对照
枯草芽孢杆菌	0	65	39	60	–

注：–表示液体澄清或平板无菌落生长。

结果：采用1：100供试液平皿法，枯草芽孢杆菌回收率大于50%。方法可行。

七、二十五味肺病丸微生物限度检查方法适用性建立

7.1 菌悬液制备、菌悬液数量测定

同预试验方法。

7.2 需氧菌总数计数方法适用性试验

7.2.1 试验组

取二十五味肺病丸1：100供试液分别加到5个灭菌的三角瓶中，每瓶10 mL，分别加入金黄色葡萄球菌、枯草芽孢杆菌、铜绿假单胞菌、白色念珠菌、黑曲霉0.1 mL菌悬液（含菌数小于1000 cfu），制成每毫升二十五味肺病丸1：100供试液（含菌数小于100 cfu），取含菌的样品溶液1 mL（含菌数小于100 cfu），置于直径90 mm的无菌平皿中，每个菌液注2个平皿，注入20 mL温度不超过45 ℃熔化的胰酪大豆胨琼脂培养基，混匀，凝固，倒置培养。测定菌数。

7.2.2 阳性对照

用菌悬液替代试验样品溶液，进行试验，测定阳性对照菌数。

7.2.3 供试品组

取二十五味肺病丸1：100供试液1 mL置于直径90 mm的无菌平皿中，注2个平皿，

注入20 mL温度不超过45 ℃熔化的胰酪大豆胨琼脂培养基，混匀，凝固，倒置培养。测定供试品组菌数。

7.2.4 阴性对照

用同批配制、灭菌的胰酪大豆胨液体培养基1 mL替代样品，进行阴性对照菌数测定。

需氧菌总数计数方法适用性试验结果见表7。

7.3 霉菌和酵母菌总数计数方法适用性试验

7.3.1 试验组

取二十五味肺病丸1∶50供试液分别加到2个灭菌的三角瓶中，每瓶10 mL，分别加入白色念珠菌、黑曲霉的0.1 mL菌悬液（含菌数小于1000 cfu），制成每毫升二十五味肺病丸1∶50供试液（含菌数小于100 cfu），取含菌的样品溶液1 mL（含菌数小于100 cfu），置于直径90 mm的无菌平皿中，注入20 mL温度不超过45 ℃熔化的沙氏葡萄糖琼脂培养基，混匀，凝固，培养，测定菌数。

7.3.2 阳性对照

稀释后的白色念珠菌、黑曲霉菌悬液加到沙氏葡萄糖琼脂培养基中，混匀，凝固，培养，测定阳性对照菌数。

7.3.3 供试品组

用供试品替代试验组液体注皿，试验。

7.3.4 阴性对照

用同批配制、灭菌的稀释剂1 mL替代样品注皿，注入20 mL温度不超过45 ℃熔化的沙氏葡萄糖琼脂培养基，混匀，凝固，培养，测定阴性对照菌数。

霉菌和酵母菌总数计数方法适用性试验结果见表7。

表7　二十五味肺病丸微生物限度检查方法适用性试验结果

种类	菌种名称	方法（平皿）	供试品组	阳性对照	试验组	回收率/%	阴性对照
需氧菌总数计数	金黄色葡萄球菌	1∶100	0	78	62	79	－
	枯草芽孢杆菌		0	56	47	84	－
	铜绿假单胞菌		0	89	80	90	－
	白色念珠菌		0	64	58	91	－
	黑曲霉		0	47	41	87	－
霉菌和酵母菌总数计数	白色念珠菌	1∶50	0	64	60	94	－
	黑曲霉		0	47	42	89	－

注：-表示液体澄清或平板无菌落生长。

八、二十五味肺病丸微生物限度检查方法适用性确认试验

8.1 二十五味肺病丸微生物限度检查方法适用性确认试验

二十五味肺病丸微生物限度检查方法适用性确认试验结果见表8。

表8 二十五味肺病丸微生物限度检查方法适用性确认试验结果

种类	菌种名称	方法（平皿）	供试品组	阳性对照	试验组	回收率%	阴性对照
需氧菌总数计数	金黄色葡萄球菌	1：100	0	77	56	73	−
	枯草芽孢杆菌		0	81	79	98	−
	铜绿假单胞菌		0	88	61	69	−
	白色念珠菌		0	85	72	85	−
	黑曲霉		0	44	38	86	−
霉菌和酵母菌总数计数	白色念珠菌	1：50	0	85	74	87	−
	黑曲霉		0	45	41	91	−

注：−表示液体澄清或平板无菌落生长。

二十五味肺病丸微生物限度检查方法适用性确认试验结果：

1.需氧菌总数

二十五味肺病丸1：100供试液1 mL注皿进行试验，金黄色葡萄球菌、枯草芽孢杆菌、铜绿假单胞菌、白色念珠菌、黑曲霉回收率均在50%～200%之间，方法可行。

2.霉菌和酵母菌总数

二十五味肺病丸1：50供试液1 mL注皿进行试验，白色念珠菌、黑曲霉回收率均在50%～200%之间，方法可行。

3.控制菌

大肠埃希菌、耐胆盐革兰阴性菌、沙门菌采用《中国药典·四部（2015年版）》第147—148页常规检查方法进行试验，可以检出试验菌。方法可行。

8.2 控制菌确认试验

控制菌适用性确认试验结果见表9、10、11（略），检出目标菌。方法可行。

九、二十五味肺病丸微生物限度检查方法

1.需氧菌总数

二十五味肺病丸10 g加到灭菌的三角瓶中，加入pH7.0氯化钠-蛋白胨缓冲液100 mL，溶解、混匀，制成1：10供试液，取二十五味肺病丸1：10供试液10倍稀释成1：100溶液，取1 mL置于直径90 mm的无菌平皿中，注2个平皿，注入20 mL温度不超过45 ℃熔化的胰酪大豆胨琼脂培养基，按《中国药典·四部（2015年版）》第144页平皿法进行试验。

2.霉菌和酵母菌总数

取1：50供试液1 mL置于直径90 mm的无菌平皿中，注2个平皿，注入20 mL温度不超过45 ℃熔化的沙氏葡萄糖琼脂培养基，按《中国药典·四部（2015年版）》第144页平皿法进行试验。

3.控制菌

大肠埃希菌、耐胆盐革兰阴性菌和沙门菌按《中国药典·四部（2015年版）》控制菌常规检查方法进行试验。

二十五味鬼臼丸微生物限度检查方法适用性

藏药名：吾斯尼阿日布

标准编号：WS3-BC-0154-95

【处方】

鬼臼 100 g	藏茜草 50 g	石榴子 0 g
藏紫草 80 g	肉桂 40 g	矮紫堇 70 g
巴夏嘎 60 g	光明盐 20 g	硇砂 20 g
榜嘎 50 g	藏木香 100 g	诃子 100 g
熊胆 2 g	胡椒 30 g	喜马拉雅紫茉莉 80 g
余甘子 80 g	花蛇肉（去毒）40 g	山奈 50 g
火硝 35 g	降香 75 g	沙棘膏 100 g
沉香 50 g	朱砂 20 g	肉豆蔻 20 g
枸杞 50 g	紫草茸 50 g	芫荽果 50 g

【制法】

以上二十七味，除熊胆、沙棘膏、朱砂另研细粉外，其余共研成细粉，过筛，加入熊胆、朱砂细粉串研，混匀，用沙棘膏加适量水泛丸，干燥，即得。

二十五味鬼臼丸为非灭菌的口服制剂，按照《中国药典·四部（2015年版）》方法进行微生物限度检查方法适用性试验。

一、试验材料

略。

二、菌悬液

略。

三、计数方法适用性预试验（1）

预试验（1）结果见表1。

表1 计数方法适用性预试验（1）结果

种类	菌种名称	供试品组	阳性对照	试验组	回收率/%	阴性对照
需氧菌总数计数	金黄色葡萄球菌	0	73	15	21	–
	铜绿假单胞菌	0	81	66	81	–
	枯草芽孢杆菌	0	61	2	3	–
	白色念珠菌	0	79	26	33	–
	黑曲霉	0	43	35	81	–
霉菌和酵母菌总数计数	白色念珠菌	0	80	29	36	–
	黑曲霉	0	44	31	70	–

注：–表示液体澄清或平板无菌落生长

结果：计数中白色念珠菌、金黄色葡萄球菌、枯草芽孢杆菌回收率低于50%，铜绿假单胞菌、黑曲霉回收率位于50%～200%间。方法不可行。

四、控制菌检查方法适用性试验

4.1 大肠埃希菌检查方法适用性试验

大肠埃希菌检查方法适用性试验结果见表2。

表2 二十五味鬼臼丸控制菌——大肠埃希菌检查方法适用性试验结果

培养基名称	阳性对照	试验组	阴性对照	供试品组
胰酪大豆胨液体培养基	+	+	–	–
麦康凯液体培养基	+	+	–	–
麦康凯琼脂平板	鲜桃红色,菌落中心呈深桃红色,圆形,扁平,边缘整齐,表面光滑,湿润	鲜桃红色,菌落中心呈深桃红色,圆形,扁平,边缘整齐,表面光滑,湿润	–	–
染色、镜检	革兰氏阴性、杆菌	革兰氏阴性、杆菌	–	–

注：1.+表示液体浑浊；–表示液体澄清或平板无菌落生长。

2.本次试验加入大肠埃希菌72 cfu。

结果：采用《中国药典·四部（2015年版）》第148页大肠埃希菌常规检查方法进行试验，可以检出试验菌——大肠埃希菌。方法可行。

4.2 耐胆盐革兰阴性菌检查方法适用性试验

耐胆盐革兰阴性菌检查方法适用性试验结果见表3。

表3 二十五味鬼臼丸控制菌——耐胆盐革兰阴性菌检查方法适用性试验结果

培养基名称	阴性对照	阳性对照(大肠埃希菌)	阳性对照(铜绿假单胞菌)	供试品组	试验组(大肠埃希菌)	试验组(铜绿假单胞菌)
胰酪大豆胨液体培养基	-	+	+	-	+	+
肠道菌增菌液体培养基	-	+	+	-	+	+
紫红胆盐葡萄糖琼脂培养基	-	紫红色菌落	无色菌落	-	紫红色菌落	无色菌落
溴化十六烷三甲胺琼脂培养基	—	-	浅绿色菌落	—	-	浅绿色菌落
伊红美蓝琼脂培养基	—	菌落中心呈暗蓝黑色,发金属光泽	—	—	菌落中心呈暗蓝黑色,发金属光泽	—

注:1.+表示液体浑浊;-表示液体澄清或平板无菌落生长。

2.大肠埃希菌、铜绿假单胞菌加菌量分别为86 cfu和78 cfu。

3.—表示没有接种。

结果:采用《中国药典·四部(2015年版)》第147页耐胆盐革兰阴性菌常规检查方法进行试验,可以检出试验菌——大肠埃希菌和铜绿假单胞菌。方法可行。

4.3 沙门菌检查方法适用性试验

沙门菌检查方法适用性试验结果见表4-1。

表4-1 二十五味鬼臼丸控制菌——沙门菌检查方法适用性试验结果

培养基名称	供试品组	阳性对照	阴性对照	试验组
胰酪大豆胨液体培养基	-	+	-	+
RV沙门增菌液体培养基	-	+	-	+
木糖赖氨酸脱氧胆酸盐琼脂培养基	-	淡粉色,半透明,中心有黑色	-	淡粉色,半透明,中心有黑色
染色、镜检	—	革兰氏阴性、杆菌	—	革兰氏阴性、杆菌
沙门、志贺菌属琼脂培养基	—	淡红色,半透明	—	淡红色,半透明
TSI斜面	—	斜面黄色、底层黑色,产气	—	斜面黄色、底层黑色,产气

注:1.+表示液体浑浊;-表示液体澄清或平板无菌落生长。

2.沙门菌加菌量为82 cfu。

结果:采用《中国药典·四部(2015年版)》第148页沙门菌常规检查方法进行试验,未检出试验菌——沙门菌,方法不可行。

4.3.1　试验组

取二十五味鬼臼丸10 g加到灭菌的三角瓶中，加入300 mL胰酪大豆胨液体培养基，加入沙门菌菌悬液1 mL（含菌数小于100 cfu），于30～35 ℃培养18～24 h，取上述培养物0.1 mL接种于10 mL RV沙门增菌液体培养基中，于30～35 ℃培养18～24 h，划线于木糖赖氨酸脱氧胆酸盐琼脂培养基平板，于30～35 ℃培养18～24 h，按《中国药典·四部（2015年版）》第147页《沙门菌检查项》进行试验。

4.3.2　阳性对照

将沙门菌菌悬液1 mL（含菌数小于100 cfu）加到300 mL胰酪大豆胨液体培养基中，按《中国药典·四部（2015年版）》第147页《沙门菌检查项》进行试验，同时注皿计沙门菌菌悬液的含菌数。

4.3.3　供试品组

取二十五味鬼臼丸10 g加到灭菌的三角瓶中，加入300 mL胰酪大豆胨液体培养基，按《中国药典·四部（2015年版）》第147页《沙门菌检查项》进行试验。

4.3.4　阴性对照

用同批配制、灭菌的300 mL胰酪大豆胨液体培养基，按《中国药典（2015年版）》要求进行检验。

沙门菌检查方法适用性试验结果见表4-2。

表4-2　二十五味鬼臼丸控制菌——沙门菌检查方法适用性试验结果

培养基名称	供试品组	阳性对照	阴性对照	试验组
胰酪大豆胨液体培养基	-	+	-	+
RV沙门增菌液体培养基	-	+	-	+
木糖赖氨酸脱氧胆酸盐琼脂培养基	-	淡粉色，半透明，中心有黑色	-	淡粉色，半透明，中心有黑色
染色、镜检	—	革兰氏阴性、杆菌	—	革兰氏阴性、杆菌
沙门、志贺菌属琼脂培养基	—	淡红色，半透明	—	淡红色，半透明
TSI斜面	—	斜面黄色、底层黑色，产气	—	斜面黄色、底层黑色，产气

注：1.+表示液体浑浊；-表示液体澄清或平板无菌落生长；—表示没有接种。

2.沙门菌加菌量为63 cfu。

结果：采用《中国药典·四部（2015年版）》148页沙门菌培养基稀释方法进行试验，可以检出试验菌——沙门菌。方法可行。

五、计数方法适用性预试验（2）

5.1　试验组

取二十五味鬼臼丸1∶10供试液，分别加到3个灭菌的三角瓶中，每瓶10 mL，分别加入白色念珠菌、金黄色葡萄球菌、枯草芽孢杆菌 0.1 mL 菌悬液（含菌数小于1000 cfu），制成每毫升二十五味鬼臼丸 1∶10 供试液（含菌数小于100 cfu），取含菌的样品溶液 0.2 mL、0.5 mL，置于直径 90 mm 的无菌平皿中，每个菌液每个取样体积注 2 个平皿，注入 20 mL 温度不超过 45 ℃ 熔化的胰酪大豆胨琼脂培养基，混匀，凝固，倒置培养。测定菌数。

5.2 阳性对照

加到样品中的金黄色葡萄球菌、枯草芽孢杆菌的菌悬液进行 10 倍稀释，取稀释后的菌悬液 0.2 mL、0.5 mL 注皿，加到胰酪大豆胨琼脂培养基中，混匀，凝固，倒置培养。测定阳性对照菌数。

5.3 供试品组

用供试液替代试验组液体 0.2 mL、0.5 mL 注皿，试验。

5.4 阴性对照

用同批配制、灭菌的胰酪大豆胨液体培养基 0.2 mL、0.5 mL 替代样品注皿，注入 20 mL 温度不超过 45 ℃ 熔化的胰酪大豆胨琼脂培养基、沙氏葡萄糖琼脂培养基，混匀，凝固，倒置培养。测定阴性对照菌数。

预试验（2）结果见表5。

表5　计数方法适用性预试验（2）结果

菌种名称	供试品组	注皿体积/mL	阳性对照	试验组	回收率/%	阴性对照
金黄色葡萄球菌	0	0.2	33	22	67	–
	0	0.5	83	23	28	–
枯草芽孢杆菌	0	0.2	29	14	48	–
	0	0.5	71	17	24	–
白色念珠菌1	0	0.2	26	19	73	–
	0	0.5	72	25	35	–
白色念珠菌2	0	0.2	27	20	74	–
	0	0.5	68	27	40	–

注：1.–表示液体澄清或平板无菌落生长。

2.白色念珠菌1在胰酪大豆胨琼脂培养基上计数；白色念珠菌2在沙氏葡萄糖琼脂培养基上计数。

结果：计数中枯草芽孢杆菌回收率低于50%，白色念珠菌、金黄色葡萄球菌 0.2 mL 注皿的回收率高于50%。方法不可行。

六、计数方法适用性预试验（3）

6.1 试验组

二十五味鬼臼丸 1∶10 供试液 10 mL 加到 90 mL pH7.0 无菌氯化钠-蛋白胨缓冲液中，制成二十五味鬼臼丸 1∶100 供试液，取二十五味鬼臼丸 1∶100 供试液 10 mL 加到灭菌的三角瓶中，加入枯草芽孢杆菌 0.1 mL 菌悬液（含菌数小于1000 cfu），制成每毫升二十五味鬼臼丸 1∶100 供试液（含菌数小于100 cfu），取含菌的样品溶液 1 mL（含菌数小于

100 cfu），置于直径90 mm的无菌平皿中，注2个平皿，注入20 mL温度不超过45 ℃熔化的胰酪大豆胨琼脂培养基，混匀，凝固，倒置培养。测定菌数。

6.2 阳性对照

用菌悬液替代试验样品溶液，进行试验，测定阳性对照菌数。

6.3 供试品组

取二十五味鬼臼丸1∶100供试液1 mL置于直径90 mm的无菌平皿中，注2个平皿，注入20 mL温度不超过45 ℃熔化的胰酪大豆胨琼脂培养基，混匀，凝固，倒置培养。测定供试品组的菌数。

6.4 阴性对照

用同批配制、灭菌的胰酪大豆胨液体培养基1 mL替代样品，进行阴性对照菌数的测定。

预试验（3）结果见表6。

表6 计数方法适用性预试验（3）结果

菌种名称	供试品组	阳性对照	试验组	回收率/%	阴性对照
枯草芽孢杆菌	0	69	48	70	–

注：–表示液体澄清或平板无菌落生长。

结果：计数中枯草芽孢杆菌回收率大于50%。方法可行。

七、二十五味鬼臼丸微生物限度检查方法适用性建立

7.1 菌悬液制备、菌悬液数量测定

同预试验方法。

7.2 需氧菌总数计数方法适用性试验

7.2.1 试验组

取二十五味鬼臼丸1∶100供试液分别加到5个灭菌的三角瓶中，每瓶10 mL，分别加入金黄色葡萄球菌、枯草芽孢杆菌、铜绿假单胞菌、白色念珠菌、黑曲霉0.1 mL菌悬液（含菌数小于1000 cfu），制成每毫升二十五味鬼臼丸1∶100供试液（含菌数小于100 cfu），取含菌的样品溶液1 mL（含菌数小于100 cfu），置于直径90 mm的无菌平皿中，每个菌液注2个平皿，注入20 mL温度不超过45 ℃熔化的胰酪大豆胨琼脂培养基，混匀，凝固，倒置培养。测定菌数。

7.2.2 阳性对照

用菌悬液替代试验样品溶液，进行试验，测定阳性对照菌数。

7.2.3 供试品组

取二十五味鬼臼丸1∶100供试液1 mL置于直径90 mm的无菌平皿中，注2个平皿，注入20 mL温度不超过45 ℃熔化的胰酪大豆胨琼脂培养基，混匀，凝固，倒置培养。测定供试品组菌数。

7.2.4 阴性对照

用同批配制、灭菌的胰酪大豆胨液体培养基1 mL替代样品，进行阴性对照菌数测定。

需氧菌总数计数方法适用性试验结果见表7。

7.3 霉菌和酵母菌总数计数方法适用性试验

7.3.1 试验组

取二十五味鬼臼丸1∶50供试液分别加到2个灭菌的三角瓶中，每瓶10 mL，分别加入白色念珠菌、黑曲霉的0.1 mL菌悬液（含菌数小于1000 cfu），制成每毫升二十五味鬼臼丸1∶10供试液（含菌数小于100 cfu），取含菌的样品溶液1 mL（含菌数小于100 cfu），置于直径90 mm的无菌平皿中，注入20 mL温度不超过45 ℃熔化的沙氏葡萄糖琼脂培养基，混匀，凝固，培养，测定菌数。

7.3.2 阳性对照

稀释后的白色念珠菌、黑曲霉菌悬液加到沙氏葡萄糖琼脂培养基中，混匀，凝固，培养，测定阳性对照菌数。

7.3.3 供试品组

供试品替代试验组液体注皿，试验。

7.3.4 阴性对照

用同批配制、灭菌的稀释剂1 mL替代样品注皿，注入20 mL温度不超过45 ℃熔化的沙氏葡萄糖琼脂培养基，混匀，凝固，培养，测定阴性对照菌数。

霉菌和酵母菌总数计数方法适用性试验结果见表7。

表7 二十五味鬼臼丸微生物限度检查方法适用性验结果

种类	菌种名称	方法（平皿）	供试品组	阳性对照	试验组	回收率/%	阴性对照
需氧菌 总数计数	金黄色葡萄球菌	1∶100	0	73	55	75	–
	枯草芽孢杆菌		0	64	49	77	–
	铜绿假单胞菌		0	77	60	78	–
	白色念珠菌		0	65	55	85	–
	黑曲霉		0	38	34	89	–
霉菌和酵母 菌总数计数	白色念珠菌	1∶50	0	66	57	86	–
	黑曲霉		0	37	31	84	–

注：–表示液体澄清或平板无菌落生长。

八、二十五味鬼臼丸微生物限度检查方法适用性确认试验

8.1 二十五味鬼臼丸微生物限度检查方法适用性确认试验

二十五味鬼臼丸微生物限度检查方法适用性确认试验结果见表8。

表8 二十五味鬼臼丸微生物限度检查方法适用性确认试验结果

种类	菌种名称	方法（平皿）	供试品组	阳性对照	试验组	回收率/%	阴性对照
需氧菌 总数计数	金黄色葡萄球菌	1∶100	0	68	50	74	–
	枯草芽孢杆菌		0	71	56	79	–
	铜绿假单胞菌		0	80	66	83	–
	白色念珠菌		0	74	59	80	–
	黑曲霉		0	50	46	92	–
霉菌和酵母菌 总数计数	白色念珠菌	1∶50	0	75	63	84	–
	黑曲霉		0	49	42	86	–

注：–表示液体澄清或平板无菌落生长。

二十五味鬼臼丸微生物限度检查方法适用性确认试验结果：

1.需氧菌总数

二十五味鬼臼丸 1：100 供试液 1 mL 注皿进行试验，金黄色葡萄球菌、枯草芽孢杆菌、铜绿假单胞菌、白色念珠菌、黑曲霉回收率均在 50%～200% 之间，方法可行。

2.霉菌和酵母菌总数

二十五味鬼臼丸 1：50 供试液 1 mL 注皿进行试验，白色念珠菌、黑曲霉回收率均在 50%～200% 之间，方法可行。

3.控制菌

（1）大肠埃希菌、耐胆盐革兰阴性菌

采用《中国药典·四部（2015 年版）》第 147—148 页常规检查方法进行试验，可以检出试验菌，方法可行常规方法进行试验，可以检出试验菌。方法可行。

（2）沙门菌

采用《中国药典·四部（2015 年版）》培养基稀释方法进行试验，可以检出试验菌。方法可行。

8.2　控制菌确认试验

控制菌确认试验结果见表 9、10、11（略），检出目标菌。方法可行。

九、二十五味鬼臼丸微生物限度检查方法

1.需氧菌总数

二十五味鬼臼丸 10 g 加到灭菌的三角瓶中，加入 pH7.0 氯化钠–蛋白胨缓冲液 100 mL，溶解、混匀，制成 1：10 供试液，取二十五味鬼臼丸 1：10 供试液 10 倍稀释成 1：100 溶液；取 1：100 溶液 1 mL 置于直径 90 mm 的无菌平皿中，注入 20 mL 温度不超过 45 ℃熔化的胰酪大豆胨琼脂培养基，按《中国药典·四部（2015 年版）》第 144 页平皿法进行试验。

2.霉菌和酵母菌总数

取二十五味鬼臼丸 1：50 供试液 1 mL 置于直径 90 mm 的无菌平皿中，注入 20 mL 温度不超过 45 ℃熔化的沙氏葡萄糖琼脂培养基，按《中国药典·四部（2015 年版）》第 144 页平皿法进行试验。

3.控制菌

（1）大肠埃希菌和耐胆盐革兰阴性菌

按《中国药典·四部（2015 年版）》控制菌常规检查方法进行试验。

（2）沙门菌

取二十五味鬼臼丸 10 g 加到灭菌的三角瓶中，加入 300 mL 胰酪大豆胨液体培养基，按《中国药典·四部（2015 年版）》第 147 页《沙门菌检查》进行试验。

二十五味龙胆花丸微生物限度检查方法适用性

二十五味龙胆花丸为非灭菌的口服制剂，按照《中国药典·四部（2015年版）》方法进行微生物限度检查方法适用性试验。

一、试验材料

略。

二、菌悬液

略。

三、计数方法适用性预试验（1）

预试验（1）结果见表1。

表1 二十五味龙胆花丸微生物计数方法适用性预试验（1）结果

种类	菌种名称	供试品组	阳性对照	试验组	回收率/%	阴性对照
需氧菌总数计数	金黄色葡萄球菌	0	73	22	30	–
	铜绿假单胞菌	0	60	47	78	–
	枯草芽孢杆菌	0	54	9	17	–
	白色念珠菌	0	69	14	20	–
	黑曲霉	0	41	31	76	–
霉菌和酵母菌总数计数	白色念珠菌	0	70	16	23	–
	黑曲霉	0	41	29	71	–

注：–表示液体澄清或平板无菌落生长。

结果：采用1∶10供试液平皿法，白色念珠菌、金黄色葡萄球菌、枯草芽孢杆菌回收率低于50%，铜绿假单胞菌、黑曲霉回收率高于50%。方法不可行。

四、控制菌检查方法适用性试验

4.1 大肠埃希菌检查方法适用性试验

大肠埃希菌检查方法适用性试验结果见表2。

表2　二十五味龙胆花丸控制菌——大肠埃希菌检查方法适用性试验结果

培养基名称	阳性对照	试验组	阴性对照	供试品组
胰酪大豆胨液体培养基	+	+	−	−
麦康凯液体培养基	+	+	−	−
麦康凯琼脂平板	鲜桃红色,菌落中心呈深桃红色,圆形,扁平,边缘整齐,表面光滑,湿润	鲜桃红色,菌落中心呈深桃红色,圆形,扁平,边缘整齐,表面光滑,湿润	−	−
染色、镜检	革兰氏阴性、杆菌	革兰氏阴性、杆菌	−	−

注：1.+表示液体浑浊；−表示液体澄清或平板无菌落生长。

2.本次试验加入菌55 cfu。

结果：采用《中国药典·四部（2015年版）》第148页大肠埃希菌常规检查方法进行试验，可以检出试验菌——大肠埃希菌。方法可行。

4.2　耐胆盐革兰阴性菌检查方法适用性试验

耐胆盐革兰阴性菌检查方法适用性试验结果见表3。

表3　二十五味龙胆花丸控制菌——耐胆盐革兰阴性菌检查方法适用性试验结果

培养基名称	阴性对照	阳性对照(大肠埃希菌)	阳性对照(铜绿假单胞菌)	供试品组	试验组(大肠埃希菌)	试验组(铜绿假单胞菌)
胰酪大豆胨液体培养基	−	+	+	−	+	+
肠道菌增菌液体培养基	−	+	+	−	+	+
紫红胆盐葡萄糖琼脂培养基	−	紫红色菌落	无色菌落	−	紫红色菌落	无色菌落
溴化十六烷三甲胺琼脂培养基	—	−	浅绿色菌落	—	−	浅绿色菌落
伊红美蓝琼脂培养基	—	菌落中心呈暗蓝黑色,发金属光泽	—	—	菌落中心呈暗蓝黑色,发金属光泽	—

注：1.+表示液体浑浊；−表示液体澄清或平板无菌落生长。

2.大肠埃希菌、铜绿假单胞菌加菌量分别为86 cfu和78 cfu。

3.—表示没有接种。

结果：采用《中国药典·四部（2015年版）》第147页耐胆盐革兰阴性菌常规检查方法进行试验，可以检出试验菌——大肠埃希菌和铜绿假单胞菌。方法可行。

4.3 沙门菌检查方法适用性试验

沙门菌检查方法适用性试验结果见表4。

表4　二十五味龙胆花丸控制菌——沙门菌检查方法适用性试验结果

培养基名称	供试品组	阳性对照	阴性对照	试验组
胰酪大豆胨液体培养基	－	＋	－	＋
RV沙门增菌液体培养基	－	＋	－	＋
木糖赖氨酸脱氧胆酸盐琼脂培养基	－	淡粉色，半透明，中心有黑色	－	淡粉色，半透明，中心有黑色
染色、镜检	—	革兰氏阴性、杆菌	—	革兰氏阴性、杆菌
沙门、志贺菌属琼脂培养基	—	淡红色，半透明	—	淡红色，半透明
TSI斜面	—	斜面黄色、底层黑色，产气	—	斜面黄色、底层黑色，产气

注：1.＋表示液体浑浊；－表示液体澄清或平板无菌落生长；—表示没有接种。

　　2.沙门菌加菌量为82 cfu。

结果：采用《中国药典·四部（2015年版）》第148页沙门菌常规检查方法进行试验，可以检出试验菌——沙门菌。方法可行。

五、计数方法适用性预试验（2）

5.1 试验组

取二十五味龙胆花丸1∶10供试液，分别加到3个灭菌的三角瓶中，每瓶10 mL，分别加入白色念珠菌、金黄色葡萄球菌、枯草芽孢杆菌0.1 mL菌悬液（含菌数小于1000 cfu），制成每毫升二十五味龙胆花丸1∶10供试液（含菌数小于100 cfu），取含菌的样品溶液0.2 mL、0.5 mL，置于直径90 mm的无菌平皿中，每个菌液每个取样体积注2个平皿，注入20 mL温度不超过45 ℃熔化的胰酪大豆胨琼脂培养基，混匀，凝固，倒置培养。测定菌数。

5.2 阳性对照

加到样品中的白色念珠菌、金黄色葡萄球菌、枯草芽孢杆菌的菌悬液进行10倍稀释，取稀释后的菌悬液0.2 mL、0.5 mL注皿，加到胰酪大豆胨琼脂培养基中，混匀，凝固，倒置培养。测定阳性对照菌数。

5.3 供试品组

用供试液替代试验组液体注皿，试验。

5.4 阴性对照

用同批配制、灭菌的胰酪大豆胨液体培养基0.2 mL、0.5 mL替代样品注皿，注入20 mL

温度不超过45 ℃熔化的胰酪大豆胨琼脂培养基、沙氏葡萄糖琼脂培养基，混匀，凝固，倒置培养。测定阴性对照菌数。

预试验（2）结果见表5。

表5 二十五味龙胆花丸微生物计数方法适用性预试验（2）结果

菌种名称	供试品组	注皿体积/mL	阳性对照	试验组	回收率/%	阴性对照
金黄色葡萄球菌	0	0.2	31	23	74	–
	0	0.5	73	25	34	–
枯草芽孢杆菌	0	0.2	32	24	75	–
	0	0.5	80	19	24	–
白色念珠菌1	0	0.2	22	9	41	–
	0	0.5	74	18	24	–
白色念珠菌2	0	0.2	27	12	44	–
	0	0.5	74	21	28	–

注：1.–表示液体澄清或平板无菌落生长。

2.白色念珠菌1在胰酪大豆胨琼脂培养基上计数；白色念珠菌2在沙氏葡萄糖琼脂培养基上计数。

结果：采用1∶10供试液0.2 mL注皿，金黄色葡萄球菌、枯草芽孢杆菌回收率高于50%，白色念珠菌回收率低于50%。方法不可行。

六、计数方法适用性预试验（3）

6.1 试验组

二十五味龙胆花丸1∶10供试液10 mL加到90 mL pH7.0无菌氯化钠–蛋白胨缓冲液中，制成二十五味龙胆花丸1∶100供试液10 mL，加入白色念珠菌0.1 mL菌悬液（含菌数小于1000 cfu），制成每毫升二十五味龙胆花丸1∶100供试液（含菌数小于100 cfu），取含菌的样品溶液1 mL（含菌数小于100 cfu），置于直径90 mm的无菌平皿中，注2个平皿，注入20 mL温度不超过45 ℃熔化的胰酪大豆胨琼脂培养基，混匀，凝固，倒置培养。测定菌数。

6.2 阳性对照

用菌悬液替代试验样品溶液，进行试验，测定阳性对照菌数。

6.3 供试品组

取二十五味龙胆花丸1∶100供试液1 mL置于直径90 mm的无菌平皿中，注2个平皿，注入20 mL温度不超过45 ℃熔化的胰酪大豆胨琼脂培养基，混匀，凝固，倒置培养。测定供试品组菌数。

6.4 阴性对照

用同批配制、灭菌的胰酪大豆胨液体培养基1 mL替代样品，进行阴性对照菌数测定。

预试验（3）结果见表6。

表6 二十五味龙胆花丸微生物计数方法适用性预试验（3）结果

菌种名称	供试品组	阳性对照	试验组	回收率/%	阴性对照
白色念珠菌1	0	73	49	67	–
白色念珠菌2	0	73	51	70	–

注：1.–表示液体澄清或平板无菌落生长。

2.白色念珠菌1在胰酪大豆胨琼脂培养基上计数；白色念珠菌2在沙氏葡萄糖琼脂培养基上计数。

结果：采用1∶100供试液平皿法，白色念珠菌回收率大于50%。方法可行。

七、二十五味龙胆花丸微生物限度检查方法适用性建立

7.1 菌悬液制备、菌悬液数量测定
同预试验方法。

7.2 需氧菌总数计数方法适用性试验

7.2.1 试验组
取二十五味龙胆花丸1∶100供试液分别加到5个灭菌的三角瓶中，每瓶10 mL，分别加入金黄色葡萄球菌、枯草芽孢杆菌、铜绿假单胞菌、白色念珠菌、黑曲霉0.1 mL菌悬液（含菌数小于1000 cfu），制成每毫升二十五味龙胆花丸1∶100供试液（含菌数小于100 cfu），取含菌的样品溶液1 mL（含菌数小于100 cfu），置于直径90 mm的无菌平皿中，每个菌液注2个平皿，注入20 mL温度不超过45 ℃熔化的胰酪大豆胨琼脂培养基，混匀，凝固，倒置培养。测定菌数。

7.2.2 阳性对照
用菌悬液替代试验样品溶液，进行试验，测定阳性对照菌数。

7.2.3 供试品组
取二十五味龙胆花丸1∶100供试液1 mL置于直径90 mm的无菌平皿中，注2个平皿，注入20 mL温度不超过45 ℃熔化的胰酪大豆胨琼脂培养基，混匀，凝固，倒置培养。测定供试品组菌数。

7.2.4 阴性对照
用同批配制、灭菌的胰酪大豆胨液体培养基1 mL替代样品，进行阴性对照菌数测定。

需氧菌总数计数方法适用性试验结果见表7。

7.3 霉菌和酵母菌总数计数方法适用性试验

7.3.1 试验组
取二十五味龙胆花丸1∶100供试液分别加到2个灭菌的三角瓶中，每瓶10 mL，分别加入白色念珠菌、黑曲霉的0.1 mL菌悬液（含菌数小于1000 cfu），制成每毫升二十五味龙胆花丸1∶100供试液（含菌数小于100 cfu），取含菌的样品溶液1 mL（含菌数小于100 cfu），置于直径90 mm的无菌平皿中，注入20 mL温度不超过45 ℃熔化的沙氏葡萄糖琼脂培养基，混匀，凝固，培养，测定菌数。

7.3.2 阳性对照

稀释后的白色念珠菌、黑曲霉菌悬液加到沙氏葡萄糖琼脂培养基中，混匀，凝固，培养，测定阳性对照菌数。

7.3.3 供试品组

用供试品替代试验组液体注皿，试验。

7.3.4 阴性对照

用同批配制、灭菌的稀释剂 1 mL 替代样品注皿，注入 20 mL 温度不超过 45 ℃熔化的沙氏葡萄糖琼脂培养基，混匀，凝固，培养，测定阴性对照菌数。

霉菌和酵母菌总数计数方法适用性试验结果见表7。

表7 二十五味龙胆花丸方法适用性试验结果

种类	菌种名称	方法（平皿）	供试品组	阳性对照	试验组	回收率/%	阴性对照
需氧菌总数计数	金黄色葡萄球菌	1:100	0	69	49	71	–
	枯草芽孢杆菌		0	73	59	81	–
	铜绿假单胞菌		0	68	44	65	–
	白色念珠菌		0	77	53	69	–
	黑曲霉		0	40	32	80	–
霉菌和酵母菌总数计数	白色念珠菌	1:100	0	76	55	72	–
	黑曲霉		0	41	33	80	–

注：–表示液体澄清或平板无菌落生长。

八、二十五味龙胆花丸微生物限度检查方法适用性确认试验

8.1 二十五味龙胆花丸微生物限度检查方法适用性确认试验

二十五味龙胆花丸微生物限度检查方法适用性确认试验结果见表8。

表8 二十五味龙胆花丸微生物限度检查方法适用性确认试验结果

种类	菌种名称	方法（平皿）	供试品组	阳性对照	试验组	回收率/%	阴性对照
需氧菌总数计数	金黄色葡萄球菌	1:100	0	80	71	89	–
	枯草芽孢杆菌		0	74	59	80	–
	铜绿假单胞菌		0	68	48	71	–
	白色念珠菌		0	74	55	74	–
	黑曲霉		0	43	42	98	–
霉菌和酵母菌总数计数	白色念珠菌	1:100	0	75	55	73	–
	黑曲霉		0	42	40	95	–

注：–表示液体澄清或平板无菌落生长。

二十五味龙胆花丸微生物限度检查方法适用性确认试验结果：

1.需氧菌总数

二十五味龙胆花丸1：100供试液1 mL注皿进行试验，金黄色葡萄球菌、枯草芽孢杆菌、铜绿假单胞菌、白色念珠菌、黑曲霉回收率均在50%～200%之间，方法可行。

2.霉菌和酵母菌总数

二十五味龙胆花丸1：100供试液1 mL注皿进行试验，白色念珠菌、黑曲霉回收率均在50%～200%之间，方法可行。

3.控制菌

大肠埃希菌、耐胆盐革兰阴性菌、沙门菌采用《中国药典·四部（2015年版）》第147—148页控制菌常规检查方法进行试验，可以检出试验菌。方法可行。

8.2　控制菌确认试验

控制菌确认试验结果见表9、10、11（略），检出目标菌。方法可行。

九、二十五味龙胆花丸微生物限度检查方法

1.需氧菌总数

二十五味龙胆花丸10 g加到灭菌的三角瓶中，加入pH7.0氯化钠-蛋白胨缓冲液100 mL，溶解、混匀，制成1：10供试液，取二十五味龙胆花丸1：100供试液1 mL置于直径90 mm的无菌平皿中，注2个平皿，注入20 mL温度不超过45 ℃熔化的胰酪大豆胨琼脂培养基，按《中国药典·四部（2015年版）》第144页平皿法进行试验。

2.霉菌和酵母菌总数

取二十五味龙胆花丸1：100供试溶1 mL置于直径90 mm的无菌平皿中，注入20 mL温度不超过45 ℃熔化的沙氏葡萄糖琼脂培养基，按《中国药典·四部（2015年版）》第144页平皿法进行试验。

3.控制菌

大肠埃希菌、耐胆盐革兰阴性菌和沙门菌按《中国药典·四部（2015年版）》控制菌常规检查方法进行试验。

二十五味鹿角丸微生物限度检查方法适用性

藏药名：夏如尼阿日布

标准编号：WS3-BC-0155-95

【处方】

水牛角 15 g	羚羊角（制）15 g	鹿角（制）20 g
天竺黄 50 g	红花 40 g	丁香 20 g
肉豆蔻 15 g	白豆蔻 15 g	草果 15 g
檀香 40 g	降香 50 g	木棉花 40 g
木香 40 g	乳香 25 g	决明子 25 g
黄葵子 25 g	香旱芹 25 g	诃子 50 g
毛诃子 80 g	余甘子 50 g	绿绒蒿 60 g
巴夏嘎 40 g	力嘎都 70 g	沙棘膏 50 g
牛黄 5 g		

【制法】

以上二十五味，除沙棘膏、牛黄另研细粉外，其余共研细粉，过筛，加入牛黄细粉，混匀，用沙棘膏加适量水泛丸，干燥，即得。

二十五味鹿角丸为非灭菌的口服制剂，按照《中国药典·四部（2015年版）》方法进行微生物限度检查方法适用性试验。

一、试验材料

略。

二、菌悬液

略。

三、计数方法适用性预试验（1）

预试验（1）结果见表1。

表1　二十五味鹿角丸微生物计数方法适用性预试验（1）结果

种类	菌种名称	供试品组	阳性对照	试验组	回收率/%	阴性对照
需氧菌总数计数	金黄色葡萄球菌	0	73	0	0	–
	铜绿假单胞菌	0	66	48	73	–
	枯草芽孢杆菌	0	51	0	0	–
	白色念珠菌	0	79	26	33	–
	黑曲霉	0	44	33	75	–
霉菌和酵母菌总数计数	白色念珠菌	0	80	24	30	–
	黑曲霉	0	44	31	70	–

注：–表示平板无菌落生长。

结果：采用1∶10供试液平皿法，金黄色葡萄球菌、枯草芽孢杆菌、白色念珠菌回收率低于50%，铜绿假单胞菌、黑曲霉回收率位于50%～200%间。方法不可行。

四、控制菌检查方法适用性试验

4.1　大肠埃希菌检查方法适用性试验

大肠埃希菌检查方法适用性试验结果见表2。

表2　二十五味鹿角丸控制菌——大肠埃希菌检查方法适用性试验结果

培养基名称	阳性对照	试验组	阴性对照	供试品组
胰酪大豆胨液体培养基	+	+	–	–
麦康凯液体培养基	+	+	–	–
麦康凯琼脂平板	鲜桃红色,菌落中心呈深桃红色,圆形,扁平,边缘整齐,表面光滑,湿润	鲜桃红色,菌落中心呈深桃红色,圆形,扁平,边缘整齐,表面光滑,湿润	–	–
染色、镜检	革兰氏阴性、杆菌	革兰氏阴性、杆菌	–	–

注：1.+表示液体浑浊；–表示液体澄清或平板无菌落生长。

　　2.大肠埃希菌加菌量为48 cfu。

结果：采用《中国药典·四部（2015年版）》第148页大肠埃希菌常规检查方法进行试验，可以检出试验菌——大肠埃希菌。方法可行。

4.2　耐胆盐革兰阴性菌检查方法适用性试验

耐胆盐革兰阴性菌检查方法适用性试验结果见表3。

表3 二十五味鹿角丸控制菌——耐胆盐革兰阴性菌检查方法适用性试验结果

培养基名称	阴性对照	阳性对照(大肠埃希菌)	阳性对照(铜绿假单胞菌)	供试品组	试验组(大肠埃希菌)	试验组(铜绿假单胞菌)
胰酪大豆胨液体培养基	-	+	+	-	+	+
肠道菌增菌液体培养基	-	+	+	-	+	+
紫红胆盐葡萄糖琼脂培养基	-	紫红色菌落	无色菌落	-	紫红色菌落	无色菌落
溴化十六烷三甲胺琼脂培养基	-	-	浅绿色菌落	-	-	浅绿色菌落
伊红美蓝琼脂培养基	-	菌落中心呈暗蓝黑色,发金属光泽	无色菌落	-	菌落中心呈暗蓝黑色,发金属光泽	无色菌落

注:1.+表示液体浑浊;-表示液体澄清或平板无菌落生长。

2.大肠埃希菌、铜绿假单胞菌加菌量分别为86 cfu和78 cfu。

结果:采用《中国药典·四部(2015年版)》第147页耐胆盐革兰阴性菌常规检查方法进行试验,可以检出试验菌——大肠埃希菌和铜绿假单胞菌。方法可行。

4.3 沙门菌检查方法适用性试验

沙门菌检查方法适用性试验结果见表4。

表4 二十五味鹿角丸控制菌——沙门菌检查方法适用性试验结果

培养基名称	供试品组	阳性对照	阴性对照	试验组
胰酪大豆胨液体培养基	-	+	-	+
RV沙门增菌液体培养基		+		+
木糖赖氨酸脱氧胆酸盐琼脂培养基	-	淡粉色,半透明,中心有黑色	-	淡粉色,半透明,中心有黑色
染色、镜检	—	革兰氏阴性、杆菌	—	革兰氏阴性、杆菌
沙门、志贺菌属琼脂培养基	—	淡红色,半透明	—	淡红色,半透明
TSI斜面	—	斜面黄色、底层黑色,产气	—	斜面黄色、底层黑色,产气

注:1.+表示液体浑浊;-表示液体澄清或平板无菌落生长;—表示没有接种。

2.沙门菌加菌量为82 cfu。

结果:采用《中国药典·四部(2015年版)》第148页沙门菌常规检查方法进行试

验，可以检出试验菌——沙门菌。方法可行。

五、计数方法适用性预试验（2）

5.1　试验组

取二十五味鹿角丸1：10供试液，分别加到3个灭菌的三角瓶中，每瓶10 mL，分别加入金黄色葡萄球菌、枯草芽孢杆菌、白色念珠菌0.1 mL菌悬液（含菌数为500～1000 cfu），制成每毫升二十五味鹿角丸1：10供试液（含菌数小于100 cfu），取含菌的样品溶液0.2 mL、0.5 mL，置于直径90 mm的无菌平皿中，每个菌液每个取样体积注2个平皿，注入20 mL温度不超过45 ℃熔化的胰酪大豆胨琼脂培养基，混匀，凝固，倒置培养。测定菌数。

5.2　阳性对照

加到样品中的金黄色葡萄球菌、枯草芽孢杆菌、白色念珠菌的菌悬液进行10倍稀释，取稀释后的菌悬液0.2 mL、0.5 mL注皿，加到胰酪大豆胨琼脂培养基中，混匀，凝固，倒置培养。测定阳性对照菌数。

5.3　供试品组

用供试液替代试验组液体0.2 mL、0.5 mL注皿，试验。

5.4　阴性对照

用同批配制、灭菌的胰酪大豆胨液体培养基0.2 mL、0.5 mL替代样品注皿，注入20 mL温度不超过45 ℃熔化的胰酪大豆胨琼脂培养基、沙氏葡萄糖琼脂培养基，混匀，凝固，倒置培养。测定阴性对照菌数。

预试验（2）结果见表5。

表5　二十五味鹿角丸微生物计数方法适用性预试验（2）结果

菌种名称	供试品组	注皿体积/mL	阳性对照	试验组	回收率/%	阴性对照
金黄色葡萄球菌	0	0.2	31	12	39	–
	0	0.5	77	16	21	–
枯草芽孢杆菌	0	0.2	31	6	19	–
	0	0.5	75	3	4	–
白色念珠菌1	0	0.2	29	23	79	–
	0	0.5	76	23	30	–
白色念珠菌2	0	0.2	29	21	72	–
	0	0.5	77	21	27	–

注：1.–表示液体澄清或平板无菌落生长。

2.白色念珠菌1在胰酪大豆胨琼脂培养基上计数；白色念珠菌2在沙氏葡萄糖琼脂培养基上计数。

结果：采用1∶10供试液0.2 mL注皿，白色念珠菌的回收率高于50%，金黄色葡萄球菌、枯草芽孢杆菌回收率低于50%。方法不可行。

六、计数方法适用性预试验（3）

6.1 试验组

取二十五味鹿角丸1∶10供试液10 mL，加到灭菌的三角瓶中，加90 mL pH7.0氯化钠-蛋白胨缓冲液，加入金黄色葡萄球菌、枯草芽孢杆菌0.1 mL菌悬液（含菌数为500～1000 cfu），制成每毫升二十五味鹿角丸1∶100供试液（含菌数小于100 cfu），取含菌的样品溶液1 mL（含菌数为50～100 cfu），置于直径90 mm的无菌平皿中，每个菌液注2个平皿，注入20 mL温度不超过45 ℃熔化的胰酪大豆胨琼脂培养基，混匀，凝固，倒置培养。测定菌数。

6.2 阳性对照

用菌悬液替代试验样品溶液，进行试验，测定阳性对照菌数。

6.3 供试品组

取二十五味鹿角丸1∶100供试液1 mL置于直径90 mm的无菌平皿中，各注2个平皿，注入20 mL温度不超过45 ℃熔化的胰酪大豆胨琼脂培养基，混匀，凝固，倒置培养。测定供试品组菌数。

6.4 阴性对照

用同批配制、灭菌的胰酪大豆胨液体培养基1 mL替代样品，进行阴性对照菌数测定。

预试验（3）结果见表6。

表6　二十五味鹿角丸计数方法适用性预试验（3）结果

菌种名称	注皿体积/mL	供试品组	阳性对照	试验组	回收率/%	阴性对照
金黄色葡萄球菌	1	0	72	54	75	-
枯草芽孢杆菌	1	0	69	8	12	-

注：-表示平板无菌落生长。

结果：采用1∶100供试液平皿法，金黄色葡萄球菌回收率大于50%，枯草芽孢杆菌回收率低于50%。方法不可行。

七、计数方法适用性预试验（4）

7.1 试验组

取二十五味鹿角丸1∶10的供试液2 mL加入pH7.0氯化钠-蛋白胨缓冲液100 mL，混匀，进行薄膜过滤，用pH7.0无菌氯化钠-蛋白胨缓冲液冲洗，每膜100 mL，加入枯草芽孢杆菌0.1 mL菌悬液（含菌数小于1000 cfu），制成每毫升二十五味鹿角丸1∶10的供试液（含菌数小于100 cfu），过滤，取出滤膜，面朝上贴在胰酪大豆胨琼脂培养基上，培养、计数。

7.2 阳性对照

用菌悬液替代试验样品溶液，进行薄膜，测定阳性对照菌数。

7.3 供试品组

取二十五味鹿角丸1∶10的供试液2 mL加入pH7.0氯化钠-蛋白胨缓冲液100 mL，混匀，进行薄膜过滤，用pH7.0无菌氯化钠-蛋白胨缓冲液冲洗，每膜100 mL，取出滤膜，面朝上贴在胰酪大豆胨琼脂培养基上，培养、计数。

7.4 阴性对照

用同批配制、灭菌的胰酪大豆胨液体培养基1 mL替代样品，薄膜过滤后，取出滤膜，面朝上贴于胰酪大豆胨琼脂培养基上，进行培养、计数。

需氧菌总数计数方法适用性试验预试验（4）结果见表7。

表7　二十五味鹿角丸需氧菌计数方法适用性预试验（4）结果

菌种名称	供试品组	阳性对照	试验组	回收率/%	阴性对照
枯草芽孢杆菌	0	64	52	81	-

注：-表示平板无菌落生长。

结果：采用薄膜法，枯草芽孢杆菌回收率大于50%。方法可行。

八、二十五味鹿角丸微生物限度检查方法适用性建立

8.1 菌悬液制备、菌悬液数量测定

同预试验方法。

8.2 需氧菌总数计数方法适用性试验

8.2.1 试验组

分别取二十五味鹿角丸1∶10供试液2 mL，加入pH7.0氯化钠-蛋白胨缓冲液100 mL，进行薄膜过滤，用pH7.0无菌氯化钠-蛋白胨缓冲液冲洗，每膜100 mL，分别加入金黄色葡萄球菌、白色念珠菌、枯草芽孢杆菌、铜绿假单胞菌、黑曲霉0.1 mL菌悬液（含菌数小于1000 cfu），制成每毫升二十五味鹿角丸1∶10供试液（含菌数小于100 cfu），取出滤膜，面朝上贴在胰酪大豆胨琼脂培养基上，培养、计数。

8.2.2 阳性对照

用菌悬液替代试验样品溶液，进行试验，测定阳性对照菌数。

8.2.3 供试品组

取二十五味鹿角丸1∶10供试液2 mL，加入pH7.0氯化钠-蛋白胨缓冲液100 mL，进行薄膜过滤，用pH7.0无菌氯化钠-蛋白胨缓冲液冲洗，每膜100 mL，取出滤膜，面朝上贴在胰酪大豆胨琼脂培养基上，培养、计数。

8.2.4 阴性对照

用同批配制、灭菌的胰酪大豆胨液体培养基1 mL替代样品，进行阴性对照菌数测定。

需氧菌总数计数方法适用性试验结果见表8。

8.3 霉菌和酵母菌总数计数方法适用性试验

8.3.1 试验组

取二十五味鹿角丸1∶50供试液分别加到2个灭菌的三角瓶中，每瓶10 mL，分别加入白色念珠菌、黑曲霉的0.1 mL菌悬液（含菌数小于1000 cfu），制成每毫升二十五味鹿角丸1∶50供试液（含菌数小于100 cfu），取含菌的样品溶液1 mL（含菌数小于100 cfu），置于直径90 mm的无菌平皿中，每个菌液注2个平皿，注入20 mL温度不超过45 ℃熔化的沙氏葡萄糖琼脂培养基，混匀，凝固，培养，测定菌数。

8.3.2 阳性对照

稀释后的白色念珠菌、黑曲霉菌悬液加到沙氏葡萄糖琼脂培养基中，混匀，凝固，培养，测定阳性对照菌数。

8.3.3 供试品组

用供试品替代试验组液体注皿，试验。

8.3.4 阴性对照

用同批配制、灭菌的稀释剂1 mL替代样品注皿，注入20 mL温度不超过45 ℃熔化的沙氏葡萄糖琼脂培养基，混匀，凝固，培养，测定阴性对照菌数。

霉菌和酵母菌总数计数方法适用性试验结果见表8。

表8　二十五味鹿角丸微生物限度检查方法适用性试验结果

种类	菌种名称	方法	供试品组	阳性对照	试验组	回收率/%	阴性对照
需氧菌总数计数	金黄色葡萄球菌	1∶10（薄膜法）	0	78	62	79	–
	枯草芽孢杆菌		0	56	53	95	–
	铜绿假单胞菌		0	89	73	82	–
	白色念珠菌		0	64	57	89	–
	黑曲霉		0	47	42	89	–
霉菌和酵母菌总数计数	白色念珠菌	1∶50	0	64	55	86	–
	黑曲霉		0	47	40	85	–

注：–表示平板无菌落生长。

九、二十五味鹿角丸微生物限度检查方法适用性确认试验

9.1 二十五味鹿角丸微生物限度检查方法适用性确认试验

二十五味鹿角丸微生物限度检查方法适用性确认试验结果见表9。

表9　二十五味鹿角丸微生物限度检查方法适用性确认试验结果

种类	菌种名称	方法	供试品组	阳性对照	试验组	回收率/%	阴性对照
需氧菌总数计数	金黄色葡萄球菌	1∶10（薄膜法）	0	77	63	82	–
	枯草芽孢杆菌		0	81	74	91	–
	铜绿假单胞菌		0	88	67	76	–
	白色念珠菌		0	85	73	86	–
	黑曲霉		0	44	35	80	–
霉菌和酵母菌总数计数	白色念珠菌	1∶50	0	85	70	82	–
	黑曲霉		0	45	34	76	–

注：–表示平板无菌落生长。

取二十五味鹿角丸微生物限度检查方法适用性确认试验结果：

1.需氧菌总数

二十五味鹿角丸1∶10供试液2 mL，加入pH7.0氯化钠-蛋白胨缓冲液100 mL，混匀，制成1∶10供试液，分别加到灭菌的三角瓶中，每瓶10 mL，加入pH7.0无菌氯化钠-蛋白胨缓冲液100 mL，进行薄膜过滤，用pH7.0无菌氯化钠-蛋白胨缓冲液冲洗，每膜100 mL，分别加入金黄色葡萄球菌、铜绿假单胞菌、枯草芽孢杆菌、白色念珠菌、黑曲霉0.1 mL菌悬液（含菌数小于1000 cfu），制成每毫升二十五味鹿角丸1∶10供试液（含菌数小于100 cfu），取出滤膜，面朝上贴在胰酪大豆胨琼脂培养基上，培养、计数。金黄色葡萄球菌、枯草芽孢杆菌、铜绿假单胞菌、白色念珠菌、黑曲霉回收率均在50%～200%之间，方法可行。

2.霉菌和酵母菌总数

二十五味鹿角丸1∶50供试液1 mL注皿进行试验，白色念珠菌、黑曲霉回收率均在50%～200%之间，方法可行。

3.控制菌

肠埃希菌、耐胆盐革兰阴性菌、沙门菌采用《中国药典·四部（2015年版）》第147—148页常规检查方法进行试验，可以检出试验菌。方法可行。

9.2 控制菌确认试验

控制菌确认试验结果见表10、11、12（略），检出目标菌。方法可行。

十、二十五味鹿角丸微生物限度检查方法

1.需氧菌总数

二十五味鹿角丸1∶10供试液2 mL加入pH7.0氯化钠-蛋白胨缓冲液100 mL，进行薄膜过滤，用pH7.0无菌氯化钠-蛋白胨缓冲液冲洗，每膜100 mL，取出滤膜，面朝上贴在胰酪大豆胨琼脂培养基上，按《中国药典·四部（2015年版）》第144页平皿法进行试验。

2.霉菌和酵母菌总数

取二十五味鹿角丸1∶50供试液1 mL置于直径90 mm的无菌平皿中，注2个平皿，注入20 mL温度不超过45 ℃熔化的沙氏葡萄糖琼脂培养基，按《中国药典·四部（2015年版）》第144页平皿法进行试验。

3.控制菌

大肠埃希菌、耐胆盐革兰阴性菌和沙门菌按《中国药典·四部（2015年版）》控制菌常规检查方法进行试验。

二十五味驴血丸微生物限度检查方法适用性

藏药名：珍才尼埃日布

标准编号：WS3-BC-0149-95

【处方】

驴血 50 g	生等膏 30 g	降香 80 g
檀香 50 g	毛诃子 80 g	诃子 150 g
石灰华 100 g	余甘子 100 g	肉豆蔻 30 g
丁香 30 g	草果 30 g	豆蔻 30 g
决明子 50 g	乳香 50 g	木棉花 30 g
黄葵子 50 g	翼首草 70 g	龙胆草 80 g
莲座虎耳草 70 g	巴夏嘎 70 g	宽筋藤 100 g
秦皮 80 g	麝香 1 g	西红花 10 g
牛黄 1 g		

【制法】

以上二十五味，除生等膏、麝香、牛黄、西红花外，其余粉碎成细粉，过筛，混匀，加入麝香、牛黄、西红花细粉，过筛，混匀，用生等膏加适量水泛丸，干燥即得。

二十五味驴血丸为非灭菌的中药口服制剂，按照《中国药典·四部（2015年版）》方法进行微生物限度检查方法适用性试验。

一、试验材料

略。

二、菌悬液

略。

三、计数方法适用性预试验（1）

预试验（1）结果见表1。

表1 计数方法适用性预试验（1）结果

种类	菌种名称	供试品组	阳性对照	试验组	回收率/%	阴性对照
需氧菌 总数计数	金黄色葡萄球菌	0	73	24	33	-
	铜绿假单胞菌	0	60	52	87	-
	枯草芽孢杆菌	0	54	0	0	-
	白色念珠菌	0	69	53	77	-
	黑曲霉	0	41	33	80	-
霉菌和酵母菌 总数计数	白色念珠菌	0	70	48	69	-
	黑曲霉	0	41	30	73	-

注：-表示平板无菌落生长。

结果：计数中金黄色葡萄球菌、枯草芽孢杆菌回收率低于50%，铜绿假单胞菌、白色念珠菌、黑曲霉回收率位于50%～200%间；方法不可行。

四、控制菌检查方法适用性试验

4.1 大肠埃希菌检查方法适用性试验

大肠埃希菌检查方法适用性试验结果见表2。

表2 二十五味驴血丸控制菌——大肠埃希菌检查方法适用性试验结果

培养基名称	阳性对照	试验组	阴性对照	供试品组
胰酪大豆胨液体培养基	+	+	-	-
麦康凯液体培养基	+	+	-	-
麦康凯琼脂平板	鲜桃红色,菌落中心呈深桃红色,圆形,扁平,边缘整齐,表面光滑,湿润	鲜桃红色,菌落中心呈深桃红色,圆形,扁平,边缘整齐,表面光滑,湿润	-	-
染色、镜检	革兰氏阴性、杆菌	革兰氏阴性、杆菌	-	-

注：1.+表示液体浑浊；-表示液体澄清或平板无菌落生长。
　　2.大肠埃希菌加菌量为66 cfu。

结果：采用《中国药典·四部（2015年版）》第148页大肠埃希菌常规检查方法进行试验，可以检出试验菌——大肠埃希菌。方法可行。

4.2 耐胆盐革兰阴性菌检查方法适用性试验

耐胆盐革兰阴性菌检查方法适用性试验结果见表3。

表3　二十五味驴血丸控制菌——耐胆盐革兰阴性菌检查方法适用性试验结果

培养基名称	阴性对照	阳性对照(大肠埃希菌)	阳性对照(铜绿假单胞菌)	供试品组	试验组(大肠埃希菌)	试验组(铜绿假单胞菌)
胰酪大豆胨液体培养基	－	＋	＋	－	＋	＋
肠道菌增菌液体培养基	－	＋	＋	－	＋	＋
紫红胆盐葡萄糖琼脂培养基	－	紫红色菌落	无色菌落	－	紫红色菌落	无色菌落
溴化十六烷三甲胺琼脂培养基	－	－	浅绿色菌落	－	－	浅绿色菌落
伊红美蓝琼脂培养基	－	菌落中心呈暗蓝黑色,发金属光泽	无色菌落	－	菌落中心呈暗蓝黑色,发金属光泽	无色菌落

注：1.＋表示液体浑浊；－表示液体澄清或平板无菌落生长。

2.大肠埃希菌、铜绿假单胞菌加菌量分别为66 cfu和81 cfu。

结果：采用《中国药典·四部（2015年版）》第147页耐胆盐革兰阴性菌常规检查方法进行试验，可以检出试验菌——大肠埃希菌和铜绿假单胞菌。方法可行。

4.3　沙门菌检查方法适用性试验

沙门菌检查方法适用性试验结果见表4。

表4　二十五味驴血丸控制菌——沙门菌检查方法适用性试验结果

培养基名称	供试品组	阳性对照	阴性对照	试验组
胰酪大豆胨液体培养基	－	＋	－	＋
RV沙门增菌液体培养基	－	＋	－	＋
木糖赖氨酸脱氧胆酸盐琼脂培养基	－	淡粉色,半透明,中心有黑色	－	淡粉色,半透明,中心有黑色
染色、镜检	—	革兰氏阴性、杆菌	—	革兰氏阴性、杆菌
沙门、志贺菌属琼脂培养基	—	淡红色,半透明	—	淡红色,半透明
TSI斜面	—	斜面黄色、底层黑色,产气	—	斜面黄色、底层黑色,产气

注：1.＋表示液体浑浊；－表示液体澄清或平板无菌落生长；—表示没有接种。

2.沙门菌加菌量为54 cfu。

结果：采用《中国药典·四部（2015年版）》第148页沙门菌常规检查方法进行试

验，可以检出试验菌——沙门菌。方法可行。

五、需氧菌计数方法适用性预试验（2）

5.1 试验组

取二十五味驴血丸1：10供试液，分别加到2个灭菌的三角瓶中，每瓶10 mL，分别加入金黄色葡萄球菌、枯草芽孢杆菌0.1 mL菌悬液（含菌数为500～1000 cfu），制成每毫升二十五味驴血丸1：10供试液（含菌数小于100 cfu），取含菌的样品溶液0.2 mL、0.5 mL，置于直径90 mm的无菌平皿中，每个菌液每个取样体积注2个平皿，注入20 mL温度不超过45 ℃熔化的胰酪大豆胨琼脂培养基，混匀，凝固，倒置培养。测定菌数。

5.2 阳性对照

加到样品中的金黄色葡萄球菌、枯草芽孢杆菌的菌悬液进行10倍稀释，取稀释后的菌悬液0.2 mL、0.5 mL注皿，加到胰酪大豆胨琼脂培养基中，混匀，凝固，倒置培养。测定阳性对照菌数。

5.3 供试品组

用供试液替代试验组液体0.2 mL、0.5 mL注皿，试验。

5.4 阴性对照

用同批配制、灭菌的胰酪大豆胨液体培养基0.2 mL、0.5 mL替代样品注皿，注入20 mL温度不超过45 ℃熔化的胰酪大豆胨琼脂培养基、沙氏葡萄糖琼脂培养基，混匀，凝固，倒置培养。测定阴性对照菌数。

预试验（2）结果见表5。

表5　计数方法适用性预试验（2）结果

菌种名称	供试品组	注皿体积/mL	阳性对照	试验组	回收率/%	阴性对照
金黄色葡萄球菌	0	0.2	26	12	46	–
	0	0.5	75	23	31	–
枯草芽孢杆菌	0	0.2	31	12	39	–
	0	0.5	80	9	11	–

注：–表示平板无菌落生长。

结果：计数中金黄色葡萄球菌、枯草芽孢杆菌回收率低于50%。方法不可行。

六、计数方法适用性预试验（3）

6.1 试验组

二十五味驴血丸1：10供试液10 mL加到90 mL pH7.0无菌氯化钠-蛋白胨缓冲液中，制成二十五味驴血丸1：100供试液，分别加到2个灭菌的三角瓶中，每瓶10 mL，分别加入金黄色葡萄球菌、枯草芽孢杆菌0.1 mL菌悬液（含菌数为500～1000 cfu），制成每毫升二十五味驴血丸1：100供试液（含菌数小于100 cfu），取含菌的样品溶液1 mL（含菌数为50～100 cfu），置于直径90 mm的无菌平皿中，每个菌液注2个平皿，注入20 mL

温度不超过45℃熔化的胰酪大豆胨琼脂培养基，混匀，凝固，倒置培养。测定菌数。

6.2 阳性对照

用菌悬液替代试验样品溶液，进行试验，测定阳性对照菌数。

6.3 供试品组

取二十五味驴血丸1：100供试液1 mL，置于直径90 mm的无菌平皿中，注2个平皿，注入20 mL温度不超过45℃熔化的胰酪大豆胨琼脂培养基，混匀，凝固，倒置培养。测定供试品组菌数。

6.4 阴性对照

用同批配制、灭菌的胰酪大豆胨液体培养基1 mL替代样品，进行阴性对照菌数测定。

预试验（3）结果见表6。

表6 计数方法适用性预试验（3）结果

菌种名称	供试品组	阳性对照	试验组	回收率/%	阴性对照
金黄色葡萄球菌	0	55	40	73	–
枯草芽孢杆菌	0	63	48	76	–

注：–表示平板无菌落生长。

结果：计数中金黄色葡萄球菌、枯草芽孢杆菌回收率大于50%。方法可行。

七、二十五味驴血丸微生物限度检查方法适用性建立

7.1 菌悬液制备、菌悬液数量测定

同预试验方法。

7.2 需氧菌总数计数方法适用性试验

7.2.1 试验组

取二十五味驴血丸1：100供试液分别加到5个灭菌的三角瓶中，每瓶10 mL，分别加入金黄色葡萄球菌、枯草芽孢杆菌、铜绿假单胞菌、白色念珠菌、黑曲霉0.1 mL菌悬液（含菌数为500～1000 cfu），制成每毫升二十五味驴血丸1：100供试液（含菌数小于100 cfu），取含菌的样品溶液1 mL（含菌数为50～100 cfu），置于直径90 mm的无菌平皿中，每个菌液注2个平皿，注入20 mL温度不超过45℃熔化的胰酪大豆胨琼脂培养基，混匀，凝固，倒置培养。测定菌数。

7.2.2 阳性对照

用菌悬液替代试验样品溶液，进行试验，测定阳性对照菌数。

7.2.3 供试品组

取二十五味驴血丸1：100供试液1 mL置于直径90 mm的无菌平皿中，注2个平皿，注入20 mL温度不超过45℃熔化的胰酪大豆胨琼脂培养基，混匀，凝固，倒置培养。测定供试品组菌数。

7.2.4 阴性对照

用同批配制、灭菌的胰酪大豆胨液体培养基1 mL替代样品，进行阴性对照菌数测定。

需氧菌总数计数方法适用性试验结果见表7。

7.3 霉菌和酵母菌总数计数方法适用性试验

7.3.1 试验组

取二十五味驴血丸 1：10 供试液分别加到 2 个灭菌的三角瓶中，每瓶 10 mL，分别加入白色念珠菌、黑曲霉的 0.1 mL 菌悬液（含菌数小于 1000 cfu），制成每毫升二十五味驴血丸 1：10 供试液（含菌数小于 100 cfu），取含菌的样品溶液 1 mL（含菌数小于 100 cfu），置于直径 90 mm 的无菌平皿中，每个菌液注 2 个平皿，注入 20 mL 温度不超过 45 ℃熔化的沙氏葡萄糖琼脂培养基，混匀，凝固，培养，测定菌数。

7.3.2 阳性对照

稀释后的白色念珠菌、黑曲霉菌悬液加到沙氏葡萄糖琼脂培养基中，混匀，凝固，培养，测定阳性对照菌数。

7.3.3 供试品组

用供试品替代试验组液体注皿，试验。

7.3.4 阴性对照

用同批配制、灭菌的稀释剂 1 mL 替代样品注皿，注入 20 mL 温度不超过 45 ℃熔化的沙氏葡萄糖琼脂培养基，混匀，凝固，培养，测定阴性对照菌数。

霉菌和酵母菌总数计数方法适用性试验结果见表 7。

表 7 二十五味驴血丸微生物限度检查方法适用性试验结果

种类	菌种名称	方法（平皿）	供试品组	阳性对照	试验组	回收率/%	阴性对照
需氧菌总数计数	金黄色葡萄球菌	1：100	0	69	58	84	–
	枯草芽孢杆菌		0	73	62	85	–
	铜绿假单胞菌		0	68	49	72	–
	白色念珠菌		0	77	55	71	–
	黑曲霉		0	40	35	88	–
霉菌和酵母菌总数计数	白色念珠菌	1：10	0	76	53	70	–
	黑曲霉		0	41	34	83	–

注：–表示平板无菌落生长。

八、二十五味驴血丸微生物限度检查方法适用性确认试验

8.1 二十五味驴血丸微生物限度检查方法适用性确认试验

二十五味驴血丸微生物限度检查方法适用性确认试验结果见表 8。

表 8 二十五味驴血丸微生物限度检查方法适用性确认试验结果

种类	菌种名称	方法（平皿）	供试品组	阳性对照	试验组	回收率/%	阴性对照
需氧菌总数计数	金黄色葡萄球菌	1：100	0	80	67	84	–
	枯草芽孢杆菌		0	74	61	82	–
	铜绿假单胞菌		0	68	50	74	–
	白色念珠菌		0	74	64	86	–
	黑曲霉		0	43	40	93	–
霉菌和酵母菌总数计数	白色念珠菌	1：10	0	75	59	79	–
	黑曲霉		0	42	36	86	–

注：–表示平板无菌落生长。

二十五味驴血丸微生物限度检查方法适用性确认试验结果：

1.需氧菌总数

二十五味驴血丸1：100供试液1 mL注皿进行试验，金黄色葡萄球菌、枯草芽孢杆菌、铜绿假单胞菌、白色念珠菌、黑曲霉回收率均在50%～200%之间，方法可行。

2.霉菌和酵母菌总数

二十五味驴血丸1：10供试液1 mL注皿进行试验，白色念珠菌、黑曲霉回收率均在50%～200%之间，方法可行。

3.控制菌

大肠埃希菌、耐胆盐革兰阴性菌、沙门菌采用《中国药典·四部（2015年版）》第147—148页常规检查方法进行试验，可以检出试验菌。方法可行。

8.2 控制菌确认试验

控制菌确认试验结果见表9、10、11（略），检出目标菌。方法可行。

九、二十五味驴血丸微生物限度检查方法

1.需氧菌总数

二十五味驴血丸10 g加到灭菌的三角瓶中，加入pH7.0氯化钠-蛋白胨缓冲液100 mL，溶解、混匀，制成1：10供试液，取二十五味驴血丸1：10供试液10倍稀释成1：100溶液；取1：100溶液1 mL置于直径90 mm的无菌平皿中，注2个平皿，注入20 mL温度不超过45 ℃熔化的胰酪大豆胨琼脂培养基，按《中国药典·四部（2015年版）》第144页平皿法进行试验。

2.霉菌和酵母菌总数

取1：10溶液1 mL置于直径90 mm的无菌平皿中，注2个平皿，注入20 mL温度不超过45 ℃熔化的沙氏葡萄糖琼脂培养基，按《中国药典·四部（2015年版）》第144页平皿法进行试验。

3.控制菌

大肠埃希菌、耐胆盐革兰阴性菌和沙门菌按《中国药典·四部（2015年版）》控制菌常规检查方法进行试验。

二十五味马宝丸微生物限度检查方法适用性

藏药名：旺日尼阿日布

标准编号：WS3-BC-0144-95

【处方】

马宝 400 g	水牛角 10 g	西红花 50 g
麝香 3 g	丁香 150 g	豆蔻 150 g
天竺黄 150 g	诃子（去核）250 g	毛诃子（去核）100 g
余甘子（去核）100 g	檀香 100 g	巴夏嘎 250 g
骨碎补 350 g	杧果核 200 g	蒲桃 200 g
大托叶云实 200 g	银朱 100 g	刀豆 200 g
槟榔 200 g	蔓青膏 350 g	妙翅玉 150 g
金礞石 100 g	冬葵 100 g	螃蟹 100 g
木香 250 g		

【制法】

以上二十五味，除马宝、水牛角、西红花、麝香、蔓青膏另研细粉外，其余共研细粉，过筛，加入马宝、水牛角、西红花细粉，混匀，用蔓青膏麝香加适量水泛丸，阴干，即得。

二十五味马宝丸为非无菌的口服制剂，按照《中国药典·四部（2015年版）》方法进行微生物限度检查方法适用性试验。

一、试验材料

略。

二、菌悬液

略。

三、计数方法适用性预试验（1）

预试验（1）结果见表1。

表1 计数方法适用性预试验（1）结果

种类	菌种名称	供试品组	阳性对照	试验组	回收率/%	阴性对照
需氧菌总数计数	金黄色葡萄球菌	0	73	32	44	–
	铜绿假单胞菌	0	74	60	81	–
	枯草芽孢杆菌	0	57	51	89	–
	白色念珠菌	0	69	49	71	–
	黑曲霉	0	44	30	68	–
霉菌和酵母菌总数计数	白色念珠菌	0	70	54	77	–
	黑曲霉	0	43	32	74	–

注：–表示液体澄清或平板无菌落生长。

结果：计数中金黄色葡萄球菌回收率低于50%。方法不可行。

四、控制菌检查方法适用性试验

4.1 大肠埃希菌检查方法适用性试验

大肠埃希菌检查方法适用性试验结果见表2。

表2 二十五味马宝丸控制菌——大肠埃希菌检查方法适用性试验结果

培养基名称	阳性对照	试验组	阴性对照	供试品组
胰酪大豆胨液体培养基	+	+	–	–
麦康凯液体培养基	+	+	–	–
麦康凯琼脂平板	鲜桃红色,菌落中心呈深桃红色,圆形,扁平,边缘整齐,表面光滑,湿润	鲜桃红色,菌落中心呈深桃红色,圆形,扁平,边缘整齐,表面光滑,湿润	–	–
染色、镜检	革兰氏阴性、杆菌	革兰氏阴性、杆菌	–	–

注：1.+表示液体浑浊；–表示液体澄清或平板无菌落生长。

2.本次试验加入大肠埃希菌78 cfu。

结果：采用《中国药典·四部（2015年版）》第148页大肠埃希菌常规检查方法进行试验，可以检出试验菌——大肠埃希菌。方法可行。

4.2 耐胆盐革兰阴性菌检查方法适用性试验

耐胆盐革兰阴性菌检查方法适用性试验结果见表3。

表3 二十五味马宝丸控制菌——耐胆盐革兰阴性菌检查方法适用性试验结果

培养基名称	阴性对照	阳性对照(大肠埃希菌)	阳性对照(铜绿假单胞菌)	供试品组	试验组(大肠埃希菌)	试验组(铜绿假单胞菌)
胰酪大豆胨液体培养基	-	+	+	-	+	+
肠道菌增菌液体培养基	-	+	+	-	+	+
紫红胆盐葡萄糖琼脂培养基	-	紫红色菌落	无色菌落	-	紫红色菌落	无色菌落
溴化十六烷三甲胺琼脂培养基	—	-	浅绿色菌落	—	-	浅绿色菌落
伊红美蓝琼脂培养基	—	菌落中心呈暗蓝黑色,发金属光泽	—	—	菌落中心呈暗蓝黑色,发金属光泽	—

注:1.+表示液体浑浊;-表示液体澄清或平板无菌落生长。

2.大肠埃希菌、铜绿假单胞菌加菌量分别为86 cfu和78 cfu。

3.—表示没有接种。

结果:采用《中国药典·四部(2015年版)》第147页耐胆盐革兰阴性菌常规检查方法进行试验,可以检出试验菌——大肠埃希菌和铜绿假单胞菌。方法可行。

4.3 沙门菌检查方法适用性试验

沙门菌检查方法适用性试验结果见表4。

表4 二十五味马宝丸控制菌——沙门菌检查方法适用性试验结果

培养基名称	供试品组	阳性对照	阴性对照	试验组
胰酪大豆胨液体培养基	-	+	-	+
RV沙门增菌液体培养基	-	+	-	+
木糖赖氨酸脱氧胆酸盐琼脂培养基	-	淡粉色,半透明,中心有黑色	-	淡粉色,半透明,中心有黑色
染色、镜检	—	革兰氏阴性、杆菌	—	革兰氏阴性、杆菌
沙门、志贺菌属琼脂培养基	—	淡红色,半透明	—	淡红色,半透明
TSI斜面	—	斜面黄色、底层黑色,产气	—	斜面黄色、底层黑色,产气

注:1.+表示液体浑浊;-表示液体澄清或平板无菌落生长;—表示没有接种。

2.沙门菌加菌量为67 cfu。

结果:采用《中国药典·四部(2015年版)》第148页沙门菌常规检查方法进行试

验，可以检出试验菌——沙门菌。方法可行。

五、计数方法适用性预试验（2）

5.1 试验组

取二十五味马宝丸1∶10供试液10 mL，加入金黄色葡萄球菌0.1 mL菌悬液（含菌数为500～1000 cfu），制成每毫升二十五味马宝丸1∶10供试液（含菌数小于100 cfu），取含菌的样品溶液0.2 mL、0.5 mL，置于直径90 mm的无菌平皿中，每个取样体积注2个平皿，注入20 mL温度不超过45 ℃熔化的胰酪大豆胨琼脂培养基，混匀，凝固，倒置培养；测定菌数。

5.2 阳性对照

加到样品中的金黄色葡萄球菌菌悬液进行10倍稀释，取稀释后的菌悬液0.2 mL、0.5 mL注皿，加到胰酪大豆胨琼脂培养基中，混匀，凝固，倒置培养。测定阳性对照菌数。

5.3 供试品组

用供试液替代试验组液体0.2 mL、0.5 mL注皿，试验。

5.4 阴性对照

用同批配制、灭菌的胰酪大豆胨液体培养基0.2 mL、0.5 mL替代样品注皿，注入20 mL温度不超过45 ℃熔化的胰酪大豆胨琼脂培养基、沙氏葡萄糖琼脂培养基，混匀，凝固，倒置培养。测定阴性对照菌数。

预试验（2）结果见表5。

表5 计数方法适用性预试验（2）结果

菌种名称	供试品组	注皿体积/mL	阳性对照	试验组	回收率/%	阴性对照
金黄色葡萄球菌	0	0.2	33	24	73	–
	0	0.5	75	46	61	–

注：–表示液体澄清或平板无菌落生长。

结果：计数中金黄色葡萄球菌回收率高于50%。方法可行。

六、二十五味马宝丸微生物限度检查方法适用性建立

6.1 菌悬液制备、菌悬液数量测定

同预试验方法。

6.2 需氧菌总数计数方法适用性试验

6.2.1 试验组

取二十五味马宝丸1∶20供试液分别加到5个灭菌的三角瓶中，每瓶10 mL，分别加入金黄色葡萄球菌、枯草芽孢杆菌、铜绿假单胞菌、白色念珠菌、黑曲霉0.1 mL菌悬液（含菌数为500～1000 cfu），制成每毫升二十五味马宝丸1∶20供试液（含菌数小于100 cfu），取含菌的样品溶液1 mL（含菌数为50～100 cfu），置于直径90 mm的无菌平皿中，注入

20 mL温度不超过45 ℃熔化的胰酪大豆胨琼脂培养基，混匀，凝固，倒置培养。测定菌数。

6.2.2 阳性对照

用菌悬液替代试验样品溶液，进行试验，测定阳性对照菌数。

6.2.3 供试品组

取二十五味马宝丸1∶20供试液1 mL置于直径90 mm的无菌平皿中，注入20 mL温度不超过45 ℃熔化的胰酪大豆胨琼脂培养基，混匀，凝固，倒置培养。测定供试品组菌数。

6.2.4 阴性对照

用同批配制、灭菌的胰酪大豆胨液体培养基1 mL替代样品，进行阴性对照菌数测定。

需氧菌总数计数方法适用性试验结果见表6。

6.3 霉菌和酵母菌总数计数方法适用性试验

6.3.1 试验组

取二十五味马宝丸1∶10供试液分别加到2个灭菌的三角瓶中，每瓶10 mL，分别加入白色念珠菌、黑曲霉的0.1 mL菌悬液（含菌数为500～1000 cfu），制成每毫升二十五味马宝丸1∶10供试液（含菌数小于100 cfu），取含菌的样品溶液1 mL（含菌数为50～100 cfu），置于直径90 mm的无菌平皿中，每个菌液注2个平皿，注入20 mL温度不超过45 ℃熔化的沙氏葡萄糖琼脂培养基，混匀，凝固，培养，测定菌数。

6.3.2 阳性对照

稀释后的白色念珠菌、黑曲霉菌悬液加到沙氏葡萄糖琼脂培养基中，混匀，凝固，培养，测定阳性对照菌数。

6.3.3 供试品组

供试品替代试验组液体注皿，试验。

6.3.4 阴性对照

用同批配制、灭菌的稀释剂1 mL替代样品注皿，注入20 mL温度不超过45 ℃熔化的沙氏葡萄糖琼脂培养基，混匀，凝固，培养，测定阴性对照菌数。

霉菌和酵母菌总数计数方法适用性试验结果见表6。

表6 二十五味马宝丸微生物限度检查方法适用性试验结果

种类	菌种名称	方法(平皿)	供试品组	阳性对照	试验组	回收率/%	阴性对照
需氧菌总数计数	金黄色葡萄球菌	1∶20	0	73	56	77	－
	枯草芽孢杆菌		0	64	53	83	－
	铜绿假单胞菌		0	77	61	79	－
	白色念珠菌		0	65	57	88	－
	黑曲霉		0	38	33	87	－
霉菌和酵母菌总数计数	白色念珠菌	1∶10	0	66	50	76	－
	黑曲霉		0	37	32	86	－

注：－表示液体澄清或平板无菌落生长。

七、二十五味马宝丸微生物限度检查方法适用性确认试验

7.1 二十五味马宝丸微生物限度检查方法适用性确认试验

二十五味马宝丸微生物限度检查方法适用性确认试验结果见表7。

表7 二十五味马宝丸微生物限度检查方法适用性确认试验结果

种类	菌种名称	方法（平皿）	供试品组	阳性对照	试验组	回收率/%	阴性对照
需氧菌总数计数	金黄色葡萄球菌	1:20	0	68	49	72	–
	枯草芽孢杆菌		0	71	52	73	–
	铜绿假单胞菌		0	80	62	78	–
	白色念珠菌		0	74	63	85	–
	黑曲霉		0	50	43	86	–
霉菌和酵母菌总数计数	白色念珠菌	1:10	0	75	65	87	–
	黑曲霉		0	49	41	84	–

注：–表示液体澄清或平板无菌落生长。

二十五味马宝丸微生物限度检查方法适用性确认试验结果：

1.需氧菌总数

二十五味马宝丸1：20供试液1 mL注皿进行试验，金黄色葡萄球菌、枯草芽孢杆菌、铜绿假单胞菌、白色念珠菌、黑曲霉回收率均在50%～200%之间，方法可行。

2.霉菌和酵母菌总数

二十五味马宝丸1：10供试液1 mL注皿进行试验，白色念珠菌、黑曲霉回收率均在50%～200%之间，方法可行。

3.控制菌

大肠埃希菌、耐胆盐革兰阴性菌、沙门菌采用《中国药典·四部（2015年版）》第147—148页控制菌常规检查方法进行试验，可以检出试验菌。方法可行。

7.2 控制菌确认试验

控制菌确认试验结果见表8、9、10（略），检出目标菌。方法可行。

八、二十五味马宝丸微生物限度检查方法

1.需氧菌

二十五味马宝丸10 g加到灭菌的三角瓶中，加入pH7.0氯化钠-蛋白胨缓冲液100 mL，溶解、混匀，制成1：10供试液，取二十五味马宝丸1：10供试液0.5 mL置于直径90 mm的无菌平皿中，注入20 mL温度不超过45 ℃熔化的胰酪大豆胨琼脂培养基，按《中国药典·四部（2015年版）》第144页平皿法进行试验。

2.霉菌和酵母菌总数

取1：10溶液1 mL置于直径90 mm的无菌平皿中，注入20 mL温度不超过45 ℃熔化的沙氏葡萄糖琼脂培养基，按《中国药典·四部（2015年版）》第144页平皿法进行试验。

3.控制菌

大肠埃希菌、耐胆盐革兰阴性菌和沙门菌按《中国药典·四部（2015年版）》控制菌常规检查方法进行试验。

二十五味欧曲丸微生物限度检查方法适用性

二十五味欧曲丸为非灭菌的口服制剂，按照《中国药典·四部（2015年版）》方法进行微生物限度检查方法适用性试验。

一、试验材料

略。

二、菌悬液

略。

三、计数方法适用性预试验（1）

预试验（1）结果见表1。

表1 计数方法适用性预试验（1）结果

种类	菌种名称	供试品组	阳性对照	试验组	回收率/%	阴性对照
需氧菌总数计数	金黄色葡萄球菌	0	73	33	45	-
	铜绿假单胞菌	0	60	51	85	-
	枯草芽孢杆菌	0	54	43	80	-
	白色念珠菌	0	69	57	83	-
	黑曲霉	0	41	31	76	-
霉菌和酵母菌总数计数	白色念珠菌	0	70	49	70	-
	黑曲霉	0	41	33	80	-

注：-表示液体澄清或平板无菌落生长。

结果：计数中金黄色葡萄球菌回收率低于50%，枯草芽孢杆菌、铜绿假单胞菌、白色念珠菌、黑曲霉回收率位于50%～200%间；方法不可行。

四、控制菌检查方法适用性试验

4.1 大肠埃希菌检查方法适用性试验

大肠埃希菌检查方法适用性试验结果见表2。

表2　二十五味欧曲丸控制菌——大肠埃希菌检查方法适用性试验结果

培养基名称	阳性对照	试验组	阴性对照	供试品组
胰酪大豆胨液体培养基	+	+	－	－
麦康凯液体培养基	+	+	－	－
麦康凯琼脂平板	鲜桃红色,菌落中心呈深桃红色,圆形,扁平,边缘整齐,表面光滑,湿润	鲜桃红色,菌落中心呈深桃红色,圆形,扁平,边缘整齐,表面光滑,湿润	－	－
染色、镜检	革兰氏阴性、杆菌	革兰氏阴性、杆菌	－	－

注：1.+表示液体浑浊；－表示液体澄清或平板无菌落生长。

2.本次试验加入大肠埃希菌78 cfu。

结果：采用《中国药典·四部（2015年版）》第148页大肠埃希菌常规检查方法进行试验，可以检出试验菌——大肠埃希菌。方法可行。

4.2　耐胆盐革兰阴性菌检查方法适用性试验

耐胆盐革兰阴性菌检查方法适用性试验结果见表3。

表3　二十五味欧曲丸控制菌——耐胆盐革兰阴性菌检查方法适用性试验结果

培养基名称	阴性对照	阳性对照(大肠埃希菌)	阳性对照(铜绿假单胞菌)	供试品组	试验组(大肠埃希菌)	试验组(铜绿假单胞菌)
胰酪大豆胨液体培养基	－	+	+	－	+	+
肠道菌增菌液体培养基	－	+	+	－	+	+
紫红胆盐葡萄糖琼脂培养基	－	紫红色菌落	无色菌落	－	紫红色菌落	无色菌落
溴化十六烷三甲胺琼脂培养基	—	－	浅绿色菌落	—	－	浅绿色菌落
伊红美蓝琼脂培养基	—	菌落中心呈暗蓝黑色,发金属光泽	—	—	菌落中心呈暗蓝黑色,发金属光泽	—

注：1.+表示液体浑浊；－表示液体澄清或平板无菌落生长。

2.大肠埃希菌、铜绿假单胞菌加菌量分别为86 cfu和78 cfu。

3.—表示没有接种。

结果：采用《中国药典·四部（2015年版）》第147页耐胆盐革兰阴性菌常规检查方法进行试验，可以检出试验菌——大肠埃希菌和铜绿假单胞菌。方法可行。

4.3 沙门菌检查方法适用性试验

沙门菌检查方法适用性试验结果见表4。

表4 二十五味欧曲丸控制菌——沙门菌检查方法适用性试验结果

培养基名称	供试品组	阳性对照	阴性对照	试验组
胰酪大豆胨液体培养基	–	+	–	+
RV沙门增菌液体培养基	–	+	–	+
木糖赖氨酸脱氧胆酸盐琼脂培养基	—	淡粉色,半透明,中心有黑色	—	淡粉色,半透明,中心有黑色
染色、镜检	—	革兰氏阴性、杆菌	—	革兰氏阴性、杆菌
沙门、志贺菌属琼脂培养基	—	淡红色,半透明	—	淡红色,半透明
TSI斜面	—	斜面黄色、底层黑色,产气	—	斜面黄色、底层黑色,产气

注：1.+表示液体浑浊；–表示液体澄清或平板无菌落生长；—表示没有接种。

2.沙门菌加菌量为84 cfu。

结果：采用《中国药典·四部（2015年版）》第148页沙门菌常规检查方法进行试验，可以检出试验菌——沙门菌。方法可行。

五、计数方法适用性预试验（2）

5.1 试验组

取二十五味欧曲丸1∶10供试液10 mL，加到灭菌的三角瓶中，加入金黄色葡萄球菌0.1 mL菌悬液（含菌数为500～1000 cfu），制成每毫升二十五味欧曲丸1∶10供试液（含菌数小于100 cfu），取含菌的样品溶液0.2 mL、0.5 mL，置于直径90 mm的无菌平皿中，每个取样体积注2个平皿，注入20 mL温度不超过45 ℃熔化的胰酪大豆胨琼脂培养基，混匀，凝固，倒置培养。测定菌数。

5.2 阳性对照

加到样品中的金黄色葡萄球菌的菌悬液进行10倍稀释，取稀释后的菌悬液0.2 mL、0.5 mL注皿，加到胰酪大豆胨琼脂培养基中，混匀，凝固，倒置培养。测定阳性对照菌数。

5.3 供试品组

用供试液替代试验组液体0.2 mL、0.5 mL注皿，试验。

5.4 阴性对照

用同批配制、灭菌的胰酪大豆胨液体培养基0.2 mL、0.5 mL替代样品注皿，注入20 mL温度不超过45 ℃熔化的胰酪大豆胨琼脂培养基，混匀，凝固，倒置培养。测定阴性对照菌数。

预试验（2）结果见表5。

表5 计数方法适用性预试验（2）结果

菌种名称	供试品组	注皿体积/mL	阳性对照	试验组	回收率/%	阴性对照
金黄色葡萄球菌	0	0.2	44	31	70	–
	0	0.5	86	40	47	–

注：–表示液体澄清或平板无菌落生长。

结果：采用1∶10供试液0.2 mL注皿，计数中金黄色葡萄球菌回收率高于50%。方法可行。

六、二十五味欧曲丸微生物限度检查方法适用性建立

6.1 菌悬液制备、菌悬液数量测定
同预试验方法。

6.2 需氧菌总数计数方法适用性试验

6.2.1 试验组
取二十五味欧曲丸1∶50供试液分别加到5个灭菌的三角瓶中，每瓶10 mL，分别加入金黄色葡萄球菌、枯草芽孢杆菌、铜绿假单胞菌、白色念珠菌、黑曲霉0.1 mL菌悬液（含菌数为500～1000 cfu），制成每毫升二十五味欧曲丸1∶50供试液（含菌数小于100 cfu），取含菌的样品溶液1 mL（含菌数为50～100 cfu），置于直径90 mm的无菌平皿中，注2个平皿，注入20 mL温度不超过45℃熔化的胰酪大豆胨琼脂培养基，混匀，凝固，倒置培养。测定菌数。

6.2.2 阳性对照
用菌悬液替代试验样品溶液，进行试验，测定阳性对照菌数。

6.2.3 供试品组
取二十五味欧曲丸1∶50供试液1 mL，置于直径90 mm的无菌平皿中，注2个平皿，注入20 mL温度不超过45℃熔化的胰酪大豆胨琼脂培养基，混匀，凝固，倒置培养。测定供试品组菌数。

6.2.4 阴性对照
用同批配制、灭菌的胰酪大豆胨液体培养基1 mL替代样品，进行阴性对照菌数的测定。

需氧菌总数计数方法适用性试验结果见表6。

6.3 霉菌和酵母菌总数计数方法适用性试验

6.3.1 试验组
取二十五味欧曲丸1∶10供试液分别加到2个灭菌的三角瓶中，每瓶10 mL，分别加入白色念珠菌、黑曲霉的0.1 mL菌悬液（含菌数为500～1000 cfu），制成每毫升二十五味欧曲丸1∶10供试液（含菌数小于100 cfu），取含菌的样品溶液1 mL（含菌数为50～100 cfu），置于直径90 mm的无菌平皿中，每个菌液注2个平皿，注入20 mL温度不超过45℃熔化的沙氏葡萄糖琼脂培养基，混匀，凝固，培养，测定菌数。

6.3.2 阳性对照

稀释后的白色念珠菌、黑曲霉菌悬液加到沙氏葡萄糖琼脂培养基中，混匀，凝固，培养，测定阳性对照菌数。

6.3.3 供试品组

用供试品替代试验组液体注皿，试验。

6.3.4 阴性对照

用同批配制、灭菌的稀释剂 1 mL 替代样品注皿，注入 20 mL 温度不超过 45 ℃熔化的沙氏葡萄糖琼脂培养基，混匀，凝固，培养，测定阴性对照菌数。

霉菌和酵母菌总数计数方法适用性试验结果见表6。

表6 二十五味欧曲丸微生物限度检查方法适用性试验结果

种类	菌种名称	方法（平皿）	供试品组	阳性对照	试验组	回收率/%	阴性对照
需氧菌总数计数	金黄色葡萄球菌	1:50	0	64	47	73	-
	枯草芽孢杆菌		0	66	56	85	-
	铜绿假单胞菌		0	72	55	76	-
	白色念珠菌		0	59	53	90	-
	黑曲霉		0	37	29	78	-
霉菌和酵母菌总数计数	白色念珠菌	1:10	0	60	48	80	-
	黑曲霉		0	37	31	84	-

注：-表示液体澄清或平板无菌落生长。

七、二十五味欧曲丸微生物限度检查方法适用性确认试验

7.1 二十五味欧曲丸微生物限度检查方法适用性确认试验

二十五味欧曲丸微生物限度检查方法适用性确认试验结果见表7。

表7 二十五味欧曲丸微生物限度检查方法适用性确认试验结果

种类	菌种名称	方法（平皿）	供试品组	阳性对照	试验组	回收率/%	阴性对照
需氧菌总数计数	金黄色葡萄球菌	1:50	0	73	62	85	-
	枯草芽孢杆菌		0	69	55	80	-
	铜绿假单胞菌		0	77	49	64	-
	白色念珠菌		0	62	52	84	-
	黑曲霉		0	40	33	83	-
霉菌和酵母菌总数计数	白色念珠菌	1:10	0	63	54	86	-
	黑曲霉		0	42	32	76	-

注：-表示液体澄清或平板无菌落生长。

二十五味欧曲丸微生物限度检查方法适用性确认试验结果：

1.需氧菌总数

二十五味欧曲丸1∶50供试液1 mL注皿进行试验，金黄色葡萄球菌、枯草芽孢杆菌、铜绿假单胞菌、白色念珠菌、黑曲霉回收率均在50%～200%之间，方法可行。

2.霉菌和酵母菌总数

二十五味欧曲丸1∶10供试液1 mL注皿进行试验，白色念珠菌、黑曲霉回收率均在50%～200%之间，方法可行。

3.控制菌

大肠埃希菌、耐胆盐革兰阴性菌、沙门菌采用《中国药典·四部（2015年版）》第147—148页控制菌常规检查方法进行试验，可以检出试验菌。方法可行。

7.2 控制菌确认试验

控制菌确认试验结果见表8、9、10（略），检出目标菌。方法可行。

八、二十五味欧曲丸微生物限度检查方法

1.需氧菌总数

取二十五味欧曲丸10 g加到灭菌的三角瓶中，加入pH7.0氯化钠-蛋白胨缓冲液100 mL，溶解、混匀，制成1∶10供试液，取二十五味欧曲丸1∶50供试液1 mL置于直径90 mm的无菌平皿中，注2个平皿，注入20 mL温度不超过45 ℃熔化的胰酪大豆胨琼脂培养基，按《中国药典·四部（2015年版）》第144页平皿法进行试验。

2.霉菌和酵母菌总数

取1∶10溶液1 mL置于直径90 mm的无菌平皿中，注2个平皿，注入20 mL温度不超过45 ℃熔化的沙氏葡萄糖琼脂培养基，按《中国药典·四部（2015年版）》第144页平皿法进行试验。

3.控制菌

大肠埃希菌、耐胆盐革兰阴性菌和沙门菌按《中国药典·四部（2015年版）》控制菌常规检查方法进行试验。

二十五味珊瑚丸微生物限度检查方法适用性

藏药名：球玛尔尼阿日布

标准编号：WS3-BC-0153-95

【处方】

诃子 125 g	木香 17.5 g	藏菖蒲 11.5 g
铁棒锤 37.5 g	麝香 6 g	珍珠母 300 g
珊瑚 50 g	珍珠 30 g	青金石 50 g
丁香 25 g	肉豆蔻 25 g	磁石 25 g
沉香 30 g	紫菀 30 g	禹粮土 30 g
木橘 30 g	芝麻 30 g	獐牙菜 30 g
炉甘石 50 g	银朱 15 g	龙骨 30 g
羊脑石 30 g	红花 50 g	甘草 50 g
打箭菊 50 g		

【制法】

以上二十五味，除麝香另研细粉外，其余共研成细粉，过筛，加入麝香细粉，混匀，用水泛丸，阴干，即得。

二十五味珊瑚丸为非无菌的口服制剂，按照《中国药典·四部（2015年版）》方法进行微生物限度检查方法适用性试验。

一、试验材料

略。

二、菌悬液

略。

三、计数方法适用性预试验（1）

预试验（1）结果见表1。

表1 计数方法适用性预试验（1）结果

种类	菌种名称	供试品组	阳性对照	试验组	回收率/%	阴性对照
需氧菌总数计数	金黄色葡萄球菌	0	73	23	32	–
	铜绿假单胞菌	0	66	59	89	–
	枯草芽孢杆菌	0	51	0	0	–
	白色念珠菌	0	79	66	84	–
	黑曲霉	0	44	32	73	–
霉菌和酵母菌总数计数	白色念珠菌	0	80	65	81	–
	黑曲霉	0	44	34	77	–

注：–表示液体澄清或平板无菌落生长。

结果：计数中金黄色葡萄球菌、枯草芽孢杆菌回收率低于50%，铜绿假单胞菌、白色念珠菌、黑曲霉回收率位于50%～200%间；方法不可行。

四、控制菌检查方法适用性试验

4.1 大肠埃希菌检查方法适用性试验

大肠埃希菌检查方法适用性试验结果见表2-1。

表2-1 二十五味珊瑚丸控制菌——大肠埃希菌检查方法适用性试验结果

培养基名称	阳性对照	试验组	阴性对照	供试品组
胰酪大豆胨液体培养基	+	–	–	–
麦康凯液体培养基	+	–	–	–
麦康凯琼脂平板	鲜桃红色，菌落中心呈深桃红色，圆形，扁平，边缘整齐，表面光滑，湿润	–	–	–
染色、镜检	革兰氏阴性、杆菌	–	–	–

注：1.+表示液体浑浊；–表示液体澄清或平板无菌落生长。

2.本次试验加入大肠埃希菌78 cfu。

结果：采用《中国药典·四部（2015年版）》第148页大肠埃希菌常规检查方法进行试验，为检出试验菌——大肠埃希菌，方法不可行。

4.1.1 试验组

取二十五味珊瑚丸1：10供试液10 mL加到灭菌的三角瓶中，加入大肠埃希菌菌悬液1 mL（含菌数小于100 cfu），加入300 mL胰酪大豆胨液体培养基，按《中国药典·四部（2015年版）》第147页《大肠埃希菌检查项》进行试验。

4.1.2 阳性对照

将大肠埃希菌菌悬液1 mL（含菌数小于100 cfu）加到300 mL胰酪大豆胨液体培养基中，按《中国药典（2015年版）》要求进行检验；同时测定铜绿假单胞菌菌悬液的含菌数。

4.1.3 供试品组

取二十五味珊瑚丸1∶10供试液10 mL，加到灭菌的三角瓶中，加入300 mL胰酪大豆胨液体培养基，按《中国药典（2015年版）》要求进行检验。

4.1.4 阴性对照

用同批配制、灭菌的100 mL胰酪大豆胨液体培养基，按《中国药典（2015年版）》要求进行检验。大肠埃希菌检查方法适用性试验结果见表2-2。

表2-2　二十五味珊瑚丸控制菌——大肠埃希菌检查方法适用性试验结果

培养基名称	阳性对照	试验组	阴性对照	供试品组
胰酪大豆胨液体培养基	+	+	−	−
麦康凯液体培养基	+	+	−	−
麦康凯琼脂平板	鲜桃红色,菌落中心呈深桃红色,圆形,扁平,边缘整齐,表面光滑,湿润	鲜桃红色,菌落中心呈深桃红色,圆形,扁平,边缘整齐,表面光滑,湿润	−	−
染色、镜检	革兰氏阴性、杆菌	革兰氏阴性、杆菌	−	−

注：1.+表示液体浑浊；−表示液体澄清或平板无菌落生长。

2.本次试验加入大肠埃希菌91 cfu。

结果：采用《中国药典·四部（2015年版）》第148页大肠埃希菌培养基稀释方法进行试验，可以检出试验菌——大肠埃希菌。方法可行。

4.2 耐胆盐革兰阴性菌检查方法适用性试验

耐胆盐革兰阴性菌检查方法适用性试验结果见表3-1。

表3-1　二十五味珊瑚丸控制菌——耐胆盐革兰阴性菌检查方法适用性试验结果

培养基名称	阴性对照	阳性对照（大肠埃希菌）	阳性对照（铜绿假单胞菌）	供试品组	试验组（大肠埃希菌）	试验组（铜绿假单胞菌）
胰酪大豆胨液体培养基	−	+	+	−	−	+
肠道菌增菌液体培养基	−	+	+	−	−	+
紫红胆盐葡萄糖琼脂培养基	−	紫红色菌落	无色菌落	−	−	无色菌落
溴化十六烷三甲胺琼脂培养基	−		浅绿色菌落	−	−	浅绿色菌落
伊红美蓝琼脂培养基	—	菌落中心呈暗蓝黑色,发金属光泽	—	—	—	—

注：1.+表示液体浑浊；−表示液体澄清或平板无菌落生长。

2.大肠埃希菌、铜绿假单胞菌加菌量分别为86 cfu和78 cfu。

3.—表示没有接种。

结果：采用《中国药典·四部（2015年版）》第147页耐胆盐革兰阴性菌常规检查方法进行试验，可以检出试验菌铜绿假单胞菌，未检出试验菌大肠埃希菌，方法不可行。

4.2.1　试验组

取二十五味珊瑚丸10 g加到灭菌的三角瓶中，加入300 mL胰酪大豆胨液体培养基，制成供试液（1∶10），在20～25℃培养2 h（不增殖），分别取培养物10 mL，分别加到100 mL肠道菌增菌液体培养基中，1瓶加大肠埃希菌菌悬液1 mL（含菌数不大于100 cfu），另一瓶加入铜绿假单胞菌菌悬液1 mL（含菌数不大于100 cfu），均置于30～35℃24～48 h，取每一瓶培养物接种在紫红胆盐葡萄糖琼脂培养基上，30～35℃18～24 h。

4.2.2　阳性对照

将大肠埃希菌菌悬液1 mL、铜绿假单胞菌菌悬液1 mL分别加到300 mL胰酪大豆胨液体培养基中，按《中国药典（2015年版）》要求进行检验；同时注皿计大肠埃希菌菌悬液、铜绿假单胞菌菌悬液的菌数。

4.2.3　供试品组

取二十五味珊瑚丸1∶10供试液10 mL，加到灭菌的三角瓶中，加入300 mL胰酪大豆胨液体培养基，按《中国药典（2015年版）》要求进行检验。

4.2.4　阴性对照

用同批配制、灭菌的300 mL胰酪大豆胨液体培养基，按《中国药典（2015年版）》要求进行检验。

耐胆盐革兰阴性菌检查方法适用性试验结果见表3-2。

表3-2　二十五味珊瑚丸控制菌——耐胆盐革兰阴性菌检查方法适用性试验结果

培养基名称	阴性对照	阳性对照（大肠埃希菌）	阳性对照（铜绿假单胞菌）	供试品组	试验组（大肠埃希菌）	试验组（铜绿假单胞菌）
胰酪大豆胨液体培养基	-	+	+	-	+	+
肠道菌增菌液体培养基	-	+	+	-	+	+
紫红胆盐葡萄糖琼脂培养基	-	紫红色菌落	无色菌落	-	紫红色菌落	无色菌落
溴化十六烷三甲胺琼脂培养基	—	-	浅绿色菌落	—	-	浅绿色菌落
伊红美蓝琼脂培养基	—	菌落中心呈暗蓝黑色，发金属光泽	—	—	菌落中心呈暗蓝黑色，发金属光泽	—

注：1.+表示液体浑浊；-表示液体澄清或平板无菌落生长。

2.大肠埃希菌、铜绿假单胞菌加菌量分别为65 cfu和52 cfu。

3.—表示没有接种。

结果：采用《中国药典·四部（2015年版）》第147页耐胆盐革兰阴性菌培养基稀释方法进行试验，可以检出试验菌——大肠埃希菌和铜绿假单胞菌。方法可行。

4.3 沙门菌检查方法适用性试验

沙门菌检查方法适用性试验结果见表4-1。

表4-1 二十五味珊瑚丸控制菌——沙门菌检查方法适用性试验结果

培养基名称	供试品组	阳性对照	阴性对照	试验组
胰酪大豆胨液体培养基	–	+	–	–
RV沙门增菌液体培养基	–	+	–	–
木糖赖氨酸脱氧胆酸盐琼脂培养基	–	淡粉色，半透明，中心有黑色	–	–
染色、镜检	—	革兰氏阴性、杆菌	—	—
沙门、志贺菌属琼脂培养基	—	淡红色，半透明	—	—
TSI斜面	—	斜面黄色、底层黑色，产气	—	—

注：1.+表示液体浑浊；–表示液体澄清或平板无菌落生长。

2.沙门菌加菌量为82 cfu。

结果：采用《中国药典·四部（2015年版）》第148页沙门菌常规检查方法进行试验，未检出试验菌——沙门菌，方法不可行。

4.3.1 试验组

取二十五味珊瑚丸10 g加到灭菌的三角瓶中，加入300 mL胰酪大豆胨液体培养基，加入沙门菌菌悬液1 mL（含菌数小于100 cfu），于30～35 ℃培养18～24 h，

取上述培养物0.1 mL接种于10 mL RV沙门增菌液体培养基中，于30～35 ℃培18～24 h，划线于木糖赖氨酸脱氧胆酸盐琼脂培养基平板，于30～35 ℃培养18～24 h，按《中国药典·四部（2015年版）》第147页《沙门菌检查项》进行试验。

4.3.2 阳性对照

将沙门菌菌悬液1 mL（含菌数小于100 cfu）加到300 mL胰酪大豆胨液体培养基中，按《中国药典·四部（2015年版）》第147页《沙门菌检查项》进行试验，同时注皿计沙门菌菌悬液的含菌数。

4.3.3 供试品组

取二十五味珊瑚丸10 g加到灭菌的三角瓶中，加入300 mL胰酪大豆胨液体培养基，按《中国药典·四部（2015年版）》第147页《沙门菌检查项》进行试验。

4.3.4 阴性对照

用同批配制、灭菌的300 mL胰酪大豆胨液体培养基，按《中国药典（2015年版）》要求进行检验。

沙门菌检查方法适用性试验结果见表4-2。

表4-2 二十五味珊瑚丸控制菌——沙门菌检查方法适用性试验结果

培养基名称	供试品组	阳性对照	阴性对照	试验组
胰酪大豆胨液体培养基	–	+	–	+
RV沙门增菌液体培养基	–	+	–	+
木糖赖氨酸脱氧胆酸盐琼脂培养基	–	淡粉色,半透明,中心有黑色	–	淡粉色,半透明,中心有黑色
染色、镜检	——	革兰氏阴性、杆菌	——	革兰氏阴性、杆菌
沙门、志贺菌属琼脂培养基	——	淡红色,半透明	——	淡红色,半透明
TSI斜面	——	斜面黄色、底层黑色,产气	——	斜面黄色、底层黑色,产气

注:1.+表示液体浑浊;–表示液体澄清或平板无菌落生长。

2.沙门菌加菌量为66 cfu。

结果:采用《中国药典·四部(2015年版)》第148页沙门菌培养基稀释方法进行试验,可以检出试验菌——沙门菌。方法可行。

五、计数方法适用性预试验(2)

5.1 试验组

取二十五味珊瑚丸1:10供试液,分别加到2个灭菌的三角瓶中,每瓶10 mL,分别加入金黄色葡萄球菌、枯草芽孢杆菌0.1 mL菌悬液(含菌数为500~1000 cfu),制成每毫升二十五味珊瑚丸1:10供试液(含菌数小于100 cfu),取含菌的样品溶液0.2 mL、0.5 mL,置于直径90 mm的无菌平皿中,每个菌液每个取样体积注2个平皿,注入20 mL温度不超过45 ℃熔化的胰酪大豆胨琼脂培养基,混匀,凝固,倒置培养。测定菌数。

5.2 阳性对照

加到样品中的金黄色葡萄球菌、枯草芽孢杆菌的菌悬液进行10倍稀释,取稀释后的菌悬液0.2 mL、0.5 mL注皿,加到胰酪大豆胨琼脂培养基中,混匀,凝固,倒置培养。测定阳性对照菌数。

5.3 供试品组

用供试液替代试验组液体0.2 mL、0.5 mL注皿,试验。

5.4 阴性对照

用同批配制、灭菌的胰酪大豆胨液体培养基0.2 mL、0.5 mL替代样品注皿,注入20 mL温度不超过45 ℃熔化的胰酪大豆胨琼脂培养基、沙氏葡萄糖琼脂培养基,混匀,凝固,倒置培养。测定阴性对照菌数。

预试验(2)结果见表5。

表5 计数方法适用性预试验（2）结果

菌种名称	供试品组	注皿体积/mL	阳性对照	试验组	回收率/%	阴性对照
金黄色葡萄球菌	0	0.2	25	12	48	–
	0	0.5	77	23	30	–
枯草芽孢杆菌	0	0.2	31	12	39	–
	0	0.5	76	16	21	–

注：–表示液体澄清或平板无菌落生长。

结果：计数中金黄色葡萄球菌、枯草芽孢杆菌回收率低于50%。方法不可行。

六、计数方法适用性预试验（3）

6.1 试验组

二十五味珊瑚丸1∶10供试液10 mL加到90 mL pH7.0无菌氯化钠-蛋白胨缓冲液中，制成二十五味珊瑚丸1∶100供试液，分别加到2个灭菌的三角瓶中，每瓶10 mL，分别加入金黄色葡萄球菌、枯草芽孢杆菌0.1 mL菌悬液（含菌数为500～1000 cfu），制成每毫升二十五味珊瑚丸1∶100供试液（含菌液小于100 cfu），取含菌的样品溶液1 mL（含菌数为50～100 cfu），置于直径90 mm的无菌平皿中，每个菌液注2个平皿，注入20 mL温度不超过45 ℃熔化的胰酪大豆胨琼脂培养基，混匀，凝固，倒置培养。测定菌数。

6.2 阳性对照

用菌悬液替代试验样品溶液，进行试验，测定阳性对照菌数。

6.3 供试品组

取二十五味珊瑚丸1∶100供试液1 mL，置于直径90 mm的无菌平皿中，注2个平皿，注入20 mL温度不超过45 ℃熔化的胰酪大豆胨琼脂培养基，混匀，凝固，倒置培养。测定供试品组菌数。

6.4 阴性对照

用同批配制、灭菌的胰酪大豆胨液体培养基1 mL替代样品，进行阴性对照菌数测定。

预试验（3）结果见表6。

表6 计数方法适用性预试验（3）结果

菌种名称	供试品组	阳性对照	试验组	回收率/%	阴性对照
金黄色葡萄球菌	0	64	43	67	–
枯草芽孢杆菌	0	71	51	72	–

注：–表示液体澄清或平板无菌落生长。

结果：计数中金黄色葡萄球菌、枯草芽孢杆菌回收率大于50%。方法可行。

七、二十五味珊瑚丸微生物限度检查方法适用性建立

7.1　菌悬液制备、菌悬液数量测定

同预试验方法。

7.2　需氧菌总数计数方法适用性试验

7.2.1　试验组

取二十五味珊瑚丸1∶100供试液分别加到5个灭菌的三角瓶中，每瓶10 mL，分别加入金黄色葡萄球菌、枯草芽孢杆菌、铜绿假单胞菌、白色念珠菌、黑曲霉0.1 mL菌悬液（含菌数为500～1000 cfu），制成每毫升二十五味珊瑚丸1∶100供试液（含菌数小于100 cfu），取含菌的样品溶液1 mL（含菌数为50～100 cfu），置于直径90 mm的无菌平皿中，每个菌液注2个平皿，注入20 mL温度不超过45 ℃熔化的胰酪大豆胨琼脂培养基，混匀，凝固，倒置培养。测定菌数。

7.2.2　阳性对照

用菌悬液替代试验样品溶液，进行试验，测定阳性对照菌数。

7.2.3　供试品组

取二十五味珊瑚丸1∶100供试液1 mL，置于直径90 mm的无菌平皿中，注2个平皿，注入20 mL温度不超过45 ℃熔化的胰酪大豆胨琼脂培养基，混匀，凝固，倒置培养。测定供试品组菌数。

7.2.4　阴性对照

用同批配制、灭菌的胰酪大豆胨液体培养基1 mL替代样品，进行阴性对照菌数测定。

需氧菌总数计数方法适用性试验结果见表7。

7.3　霉菌和酵母菌总数计数方法适用性试验

7.3.1　试验组

取二十五味珊瑚丸1∶10供试液分别加到2个灭菌的三角瓶中，每瓶10 mL，分别加入白色念珠菌、黑曲霉的0.1 mL菌悬液（含菌数小于1000 cfu），制成每毫升二十五味珊瑚丸1∶10供试液（含菌数小于100 cfu），取含菌的样品溶液1 mL（含菌数小于100 cfu），置于直径90 mm的无菌平皿中，每个菌液注2个平皿，注入20 mL温度不超过45 ℃熔化的沙氏葡萄糖琼脂培养基，混匀，凝固，培养，测定菌数。

7.3.2　阳性对照

稀释后的白色念珠菌、黑曲霉菌悬液加到沙氏葡萄糖琼脂培养基中，混匀，凝固，培养，测定阳性对照菌数。

7.3.3　供试品组

用供试品替代试验组液体注皿，试验。

7.3.4　阴性对照

用同批配制、灭菌的稀释剂1 mL替代样品注皿，注入20 mL温度不超过45 ℃熔化的沙氏葡萄糖琼脂培养基，混匀，凝固，培养，测定阴性对照菌数。

霉菌和酵母菌总数计数方法适用性试验结果见表7。

表7　二十五味珊瑚丸微生物限度检查方法适用性验结果

种类	菌种名称	方法（平皿）	供试品组	阳性对照	试验组	回收率/%	阴性对照
需氧菌总数计数	金黄色葡萄球菌	1:100	0	78	67	86	－
	枯草芽孢杆菌		0	56	43	77	－
	铜绿假单胞菌		0	89	87	98	－
	白色念珠菌		0	64	55	86	－
	黑曲霉		0	47	40	85	－
霉菌和酵母菌总数计数	白色念珠菌	1:10	0	64	48	75	－
	黑曲霉		0	47	42	89	－

注：－表示液体澄清或平板无菌落生长。

八、二十五味珊瑚丸微生物限度检查方法适用性确认试验

8.1　二十五味珊瑚丸微生物限度检查方法适用性确认试验

二十五味珊瑚丸微生物限度检查方法适用性确认试验结果见表8。

表8　二十五味珊瑚丸微生物限度检查方法适用性确认试验结果

种类	菌种名称	方法（平皿）	供试品组	阳性对照	试验组	回收率/%	阴性对照
需氧菌总数计数	金黄色葡萄球菌	1:100	0	77	60	78	－
	枯草芽孢杆菌		0	81	67	83	－
	铜绿假单胞菌		0	88	70	80	－
	白色念珠菌		0	85	77	91	－
	黑曲霉		0	44	32	73	－
霉菌和酵母菌总数计数	白色念珠菌	1:10	0	85	68	80	－
	黑曲霉		0	45	38	84	－

注：－表示液体澄清或平板无菌落生长。

二十五味珊瑚丸微生物限度检查方法适用性确认试验结果：

1.需氧菌总数

二十五味珊瑚丸1∶100供试液1 mL注皿进行试验，金黄色葡萄球菌、枯草芽孢杆菌、铜绿假单胞菌、白色念珠菌、黑曲霉回收率均在50%～200%之间，方法可行。

2.霉菌和酵母菌总数

二十五味珊瑚丸1∶10供试液1 mL注皿进行试验，白色念珠菌、黑曲霉回收率均在50%～200%之间，方法可行。

3.控制菌

大肠埃希菌、耐胆盐革兰阴性菌、沙门菌采用《中国药典·四部（2015年版）》培养基稀释方法进行试验，可以检出试验菌。方法可行。

8.2　控制菌确认试验

控制菌确认试验结果见表9、10、11（略），检出目标菌。方法可行。

九、二十五味珊瑚丸微生物限度检查方法

1.需氧菌总数

二十五味珊瑚丸10 g加到灭菌的三角瓶中，加入pH7.0氯化钠-蛋白胨缓冲液100 mL，溶解、混匀，制成1∶10供试液，取二十五味珊瑚丸1∶10供试液10倍稀释成1∶100溶液；取1∶100溶液1 mL置于直径90 mm的无菌平皿中，注2个平皿，注入20 mL温度不超过45 ℃熔化的胰酪大豆胨琼脂培养基，按《中国药典·四部（2015年版）》第144页平皿法进行试验。

2.霉菌和酵母菌总数

取1∶10溶液1 mL置于直径90 mm的无菌平皿中，注入20 mL温度不超过45 ℃熔化的沙氏葡萄糖琼脂培养基，按《中国药典·四部（2015年版）》第144页平皿法进行试验。

3.控制菌

（1）大肠埃希菌

取1∶10的供试液10 mL至300 mL胰酪大豆胨液体培养基按《中国药典·四部（2015年版）》第147页《大肠埃希菌检查》进行试验。

（2）耐胆盐革兰阴性菌

取二十五味珊瑚丸10 g加到灭菌的三角瓶中，加入300 mL胰酪大豆胨液体培养基，制成供试液（1∶10），在20～25 ℃培养2 h（不增殖），进行10倍稀释成1∶100、1∶1000，分别取1∶10、1∶100、1∶1000培养物1 mL，分别加到10 mL肠道菌增菌液体培养基中，均置于30～35 ℃ 24～48 h，取每一培养物接种于紫红胆盐葡萄糖琼脂培养基上，30～35 ℃ 18～24 h，紫红胆盐葡萄糖琼脂培养基上有菌落生长，为阳性，从《中国药典·四部（2015年版）》第147页表2查耐胆盐革兰阴性菌的可能菌数（N）。

（3）沙门菌

取二十五味珊瑚丸10 g加到灭菌的三角瓶中，加入300 mL胰酪大豆胨液体培养基，按《中国药典·四部（2015年版）》第147页《沙门菌检查》进行试验。

二十五味松石丸微生物限度检查方法适用性

【处方】

松石 50 g	珍珠 10 g	五灵脂膏 40 g
诃子（去核）50 g	珊瑚 40 g	余甘子 50 g
朱砂 20 g	铁屑（诃子制）100 g	檀香 40 g
降香 40 g	鸭嘴花 50 g	木香马兜铃 50 g
牛黄 5 g	广木香 60 g	绿绒蒿 50 g
船行乌头 40 g	肉豆蔻 20 g	丁香 25 g
天竺黄 35 g	毛诃子（去核）5 g	西红花 5 g
木棉花 35 g	麝香 0.25 g	伞梗虎耳草 50 g
石灰华 35 g		

【制法】

以上二十五味，除牛黄、西红花、麝香、五灵脂膏外，其余二十一味粉碎成细粉，过筛，加入牛黄、西红花、麝香细粉，串研，过筛，混匀，用五灵脂膏加适量水泛丸，阴干，即得。

二十五味松石丸为非无菌的口服制剂，按照《中国药典·四部（2015年版）》方法进行微生物限度检查方法适用性试验。

一、试验材料

略。

二、菌悬液

略。

三、计数方法适用性预试验（1）

预试验（1）结果见表1。

表1　计数方法适用性预试验（1）结果

种类	菌种名称	供试品组	阳性对照	试验组	回收率/%	阴性对照
需氧菌总数计数	金黄色葡萄球菌	0	73	50	68	－
	铜绿假单胞菌	0	60	44	73	－
	枯草芽孢杆菌	0	54	10	19	－
	白色念珠菌	0	69	18	26	－
	黑曲霉	0	41	39	95	－
霉菌和酵母菌总数计数	白色念珠菌	0	70	24	34	－
	黑曲霉	0	41	36	88	－

注：－表示液体澄清或平板无菌落生长。

结果：采用1：10供试液平皿法，白色念珠菌、枯草芽孢杆菌回收率低于50%，金黄色葡萄球菌、铜绿假单胞菌、黑曲霉回收率高于50%。方法不可行。

四、控制菌检查方法适用性试验

4.1 大肠埃希菌检查方法适用性试验

大肠埃希菌检查方法适用性试验结果见表2。

表2 二十五味松石丸控制菌——大肠埃希菌检查方法适用性试验结果

培养基名称	阳性对照	试验组	阴性对照	供试品组
胰酪大豆胨液体培养基	+	+	－	－
麦康凯液体培养基	+	+	－	－
麦康凯琼脂平板	鲜桃红色,菌落中心呈深桃红色,圆形,扁平,边缘整齐,表面光滑,湿润	鲜桃红色,菌落中心呈深桃红色,圆形,扁平,边缘整齐,表面光滑,湿润	－	－
染色、镜检	革兰氏阴性、杆菌	革兰氏阴性、杆菌	－	－

注：1.+表示液体浑浊；－表示液体澄清或平板无菌落生长。

2.本次试验加入大肠埃希菌78 cfu。

结果：采用《中国药典·四部（2015年版）》第148页大肠埃希菌常规检查方法进行试验，可以检出试验菌——大肠埃希菌。方法可行。

4.2 耐胆盐革兰阴性菌检查方法适用性试验

耐胆盐革兰阴性菌检查方法适用性试验结果见表3。

表3 二十五味松石丸控制菌——耐胆盐革兰阴性菌检查方法适用性试验结果

培养基名称	阴性对照	阳性对照(大肠埃希菌)	阳性对照(铜绿假单胞菌)	供试品组	试验组(大肠埃希菌)	试验组(铜绿假单胞菌)
胰酪大豆胨液体培养基	－	+	+	－	+	+
肠道菌增菌液体培养基	－	+	+	－	+	+
紫红胆盐葡萄糖琼脂培养基	－	紫红色菌落	无色菌落	－	紫红色菌落	无色菌落
溴化十六烷三甲胺琼脂培养基	—	－	浅绿色菌落	—	－	浅绿色菌落
伊红美蓝琼脂培养基	—	菌落中心呈暗蓝黑色,发金属光泽	—	—	菌落中心呈暗蓝黑色,发金属光泽	—

注：1.+表示液体浑浊；－表示液体澄清或平板无菌落生长。

2.大肠埃希菌、铜绿假单胞菌加菌量分别为86 cfu和78 cfu。

3.—表示没有接种。

结果：采用供试液（1：10）按《中国药典·四部（2015年版）》第147页耐胆盐革兰阴性菌常规检查方法进行试验，可以检出试验菌——大肠埃希菌和铜绿假单胞菌。方法可行。

4.3 沙门菌检查方法适用性试验

沙门菌检查方法适用性试验结果见表4。

表4 二十五味松石丸控制菌——沙门菌检查方法适用性试验结果

培养基名称	供试品组	阳性对照	阴性对照	试验组
胰酪大豆胨液体培养基	–	+	–	+
RV沙门增菌液体培养基	–	+	–	+
木糖赖氨酸脱氧胆酸盐琼脂培养基	–	淡粉色，半透明，中心有黑色	–	淡粉色，半透明，中心有黑色
染色、镜检	—	革兰氏阴性、杆菌	—	革兰氏阴性、杆菌
沙门、志贺菌属琼脂培养基	—	淡红色，半透明	—	淡红色，半透明
TSI斜面	—	斜面黄色、底层黑色，产气	—	斜面黄色、底层黑色，产气

注：1.+表示液体浑浊；–表示液体澄清或平板无菌落生长；—表示没有接种。

2.沙门菌加菌量为82 cfu。

结果：采用《中国药典·四部（2015年版）》第148页沙门菌常规检查方法进行试验，可以检出试验菌——沙门菌。方法可行。

五、计数方法适用性预试验（2）

5.1 试验组

取二十五味松石丸1：10供试液，分别加到2个灭菌的三角瓶中，每瓶10 mL，分别加入白色念珠菌、枯草芽孢杆菌0.1 mL菌悬液（含菌数小于1000 cfu），制成每毫升二十五味松石丸1：10供试液（含菌数小于100 cfu），取含菌的样品溶液0.2 mL、0.5 mL，置于直径90 mm的无菌平皿中，每个菌液每个取样体积注2个平皿，注入20 mL温度不超过45℃熔化的胰酪大豆胨琼脂培养基，混匀，凝固，倒置培养。测定菌数。

5.2 阳性对照

加到样品中的白色念珠菌、枯草芽孢杆菌的菌悬液进行10倍稀释，取稀释后的菌悬液0.2 mL、0.5 mL注皿，加到胰酪大豆胨琼脂培养基中，混匀，凝固，倒置培养。测定阳性对照菌数。

5.3 供试品组

用供试液替代试验组液体0.2 mL、0.5 mL注皿，试验。

5.4 阴性对照

用同批配制、灭菌的胰酪大豆胨液体培养基0.2 mL、0.5 mL替代样品注皿，注入20 mL温度不超过45 ℃熔化的胰酪大豆胨琼脂培养基、沙氏葡萄糖琼脂培养基，混匀，凝固，倒置培养。测定阴性对照菌数。

预试验（2）结果见表5。

表5　计数方法适用性预试验（2）结果

菌种名称	供试品组	注皿体积/mL	阳性对照	试验组	回收率/%	阴性对照
枯草芽孢杆菌	0	0.2	26	8	31	–
	0	0.5	74	16	22	–
白色念珠菌1	0	0.2	26	19	73	
	0	0.5	73	24	33	
白色念珠菌2	0	0.2	31	23	74	
	0	0.5	77	22	29	

注：1.–表示液体澄清或平板无菌落生长。

2.白色念珠菌1在胰酪大豆胨琼脂培养基上计数；白色念珠菌2在沙氏葡萄糖琼脂培养基上计数。

结果：采用1∶10供试液0.2 mL注皿，白色念珠菌回收率高于50%，枯草芽孢杆菌回收率低于50%。方法不可行。

六、计数方法适用性预试验（3）

6.1 试验组

二十五味松石丸1∶10供试液10 mL加到90 mL pH7.0无菌氯化钠–蛋白胨缓冲液中，制成二十五味松石丸1∶100供试液，各取10 mL加到灭菌的三角瓶中，加入枯草芽孢杆菌0.1 mL菌悬液（含菌数小于1000 cfu），制成每毫升二十五味松石丸1∶100供试液（含菌数小于100 cfu），取含菌的样品溶液1 mL（含菌数小于100 cfu），置于直径90 mm的无菌平皿中，注2个平皿，注入20 mL温度不超过45 ℃熔化的胰酪大豆胨琼脂培养基，混匀，凝固，倒置培养。测定菌数。

6.2 阳性对照

用菌悬液替代试验样品溶液，进行试验，测定阳性对照菌数。

6.3 供试品组

取二十五味松石丸1∶100供试液1 mL，置于直径90 mm的无菌平皿中，注2个平皿，注入20 mL温度不超过45 ℃熔化的胰酪大豆胨琼脂培养基，混匀，凝固，倒置培养。测定供试品组菌数。

6.4 阴性对照

用同批配制、灭菌的胰酪大豆胨液体培养基1 mL替代样品，进行阴性对照菌数的测定。

预试验（3）结果见表6。

表6　计数方法适用性预试验（3）结果

菌种名称	供试品组	阳性对照	试验组	回收率/%	阴性对照
枯草芽孢杆菌	0	62	44	71	–

注：–表示液体澄清或平板无菌落生长。

结果：采用1∶100供试液平皿法，枯草芽孢杆菌回收率大于50%。方法可行。

七、二十五味松石丸微生物限度检查方法适用性建立

7.1　菌悬液制备、菌悬液数量测定

同预试验方法。

7.2　需氧菌总数计数方法适用性试验

7.2.1　试验组

取二十五味松石丸1∶100供试液分别加到5个灭菌的三角瓶中，每瓶10 mL，分别加入金黄色葡萄球菌、枯草芽孢杆菌、铜绿假单胞菌、白色念珠菌、黑曲霉0.1 mL菌悬液（含菌数小于1000 cfu），制成每毫升二十五味松石丸1∶100供试液（含菌数小于100 cfu），取含菌的样品溶液1 mL（含菌数小于100 cfu），置于直径90 mm的无菌平皿中，每个菌液注2个平皿，注入20 mL温度不超过45 ℃熔化的胰酪大豆胨琼脂培养基，混匀，凝固，倒置培养。测定菌数。

7.2.2　阳性对照

用菌悬液替代试验样品溶液，进行试验，测定阳性对照菌数。

7.2.3　供试品组

取二十五味松石丸1∶100供试液1 mL置于直径90 mm的无菌平皿中，注2个平皿，注入20 mL温度不超过45 ℃熔化的胰酪大豆胨琼脂培养基，混匀，凝固，倒置培养。测定供试品组的菌数。

7.2.4　阴性对照

用同批配制、灭菌的胰酪大豆胨液体培养基1 mL替代样品，进行阴性对照菌数的测定。

需氧菌总数计数方法适用性试验结果见表7。

7.3　霉菌和酵母菌总数计数方法适用性试验

7.3.1　试验组

取二十五味松石丸1∶50供试液分别加到2个灭菌的三角瓶中，每瓶10 mL，分别加入白色念珠菌、黑曲霉的0.1 mL菌悬液（含菌数小于1000 cfu），制成每毫升二十五味松石丸1∶50供试液（含菌数小于100 cfu），取含菌的样品溶液1 mL（含菌数小于100 cfu），置于直径90 mm的无菌平皿中，注入20 mL温度不超过45 ℃熔化的沙氏葡萄糖琼脂培养基，混匀，凝固，培养，测定菌数。

7.3.2　阳性对照

稀释后的白色念珠菌、黑曲霉菌悬液加到沙氏葡萄糖琼脂培养基中，混匀，凝固，培养，测定阳性对照菌数。

7.3.3 供试品组

用供试品替代试验组液体注皿，试验。

7.3.4 阴性对照

用同批配制、灭菌的稀释剂1 mL替代样品注皿，注入20 mL温度不超过45 ℃熔化的沙氏葡萄糖琼脂培养基，混匀，凝固，培养，测定阴性对照菌数。

霉菌和酵母菌总数计数方法适用性试验结果见表7。

表7　二十五味松石丸微生物限度检查方法适用性试验结果

种类	菌种名称	方法（平皿）	供试品组	阳性对照	试验组	回收率/%	阴性对照
需氧菌总数计数	金黄色葡萄球菌	1:100	0	64	51	80	–
	枯草芽孢杆菌		0	66	53	80	–
	铜绿假单胞菌		0	72	49	68	–
	白色念珠菌		0	59	52	88	–
	黑曲霉		0	37	31	84	–
霉菌和酵母菌总数计数	白色念珠菌	1:50	0	60	50	83	–
	黑曲霉		0	37	35	95	–

注：–表示液体澄清或平板无菌落生长。

八、二十五味松石丸微生物限度检查方法适用性确认试验

8.1　二十五味松石丸微生物限度检查方法适用性确认试验

二十五味松石丸微生物限度检查方法适用性确认试验结果见表8。

表8　二十五味松石丸微生物限度检查方法适用性确认试验结果

种类	菌种名称	方法（平皿）	供试品组	阳性对照	试验组	回收率/%	阴性对照
需氧菌总数计数	金黄色葡萄球菌	1:100	0	73	59	81	–
	枯草芽孢杆菌		0	69	53	77	–
	铜绿假单胞菌		0	77	59	77	–
	白色念珠菌		0	62	50	81	–
	黑曲霉		0	40	32	80	–
霉菌和酵母菌总数计数	白色念珠菌	1:50	0	63	44	70	–
	黑曲霉		0	42	35	83	–

注：–表示液体澄清或平板无菌落生长。

二十五味松石丸微生物限度检查方法适用性确认试验结果：

1.需氧菌总数

二十五味松石丸1：100供试液1 mL注皿进行试验，金黄色葡萄球菌、枯草芽孢杆菌、铜绿假单胞菌、白色念珠菌、黑曲霉回收率均在50%～200%之间，方法可行。

2.霉菌和酵母菌总数

二十五味松石丸1：50供试液1 mL注皿进行试验，白色念珠菌、黑曲霉回收率均在50%～200%之间，方法可行。

3.控制菌

大肠埃希菌、耐胆盐革兰阴性菌、沙门菌采用《中国药典·四部（2015年版）》第147—148页控制菌常规检查方法进行试验，可以检出试验菌。方法可行。

8.2　控制菌确认试验

控制菌确认试验结果见表9、10、11（略），检出目标菌。方法可行。

九、二十五味松石丸微生物限度检查方法

1.需氧菌总数

二十五味松石丸10 g加到灭菌的三角瓶中，加入pH7.0氯化钠-蛋白胨缓冲液100 mL，溶解、混匀，制成1：10供试液，取二十五味松石丸1：10供试液10倍稀释成1：100溶液，取溶液1 mL置于直径90 mm的无菌平皿中，注入20 mL温度不超过45 ℃熔化的胰酪大豆胨琼脂培养基，按《中国药典·四部（2015年版）》第144页平皿法进行试验。

2.霉菌和酵母菌总数

取二十五味松石丸1：50供试液1 mL置于直径90 mm的无菌平皿中，注入20 mL温度不超过45 ℃熔化的沙氏葡萄糖琼脂培养基，按《中国药典·四部（2015年版）》第144页平皿法进行试验。

3.控制菌

大肠埃希菌、耐胆盐革兰阴性菌和沙门菌按《中国药典·四部（2015年版）》控制菌常规检查方法进行试验。

二十五味余甘子丸微生物限度检查方法适用性

藏药名：久如尼埃日布

标准编号：WS3-BC-0146-95

【处方】

余甘子 75 g	巴夏嘎 50 g	甘青青兰 50 g
芫荽 15 g	兔耳草 50 g	渣驯膏 35 g
绿绒蒿 40 g	翼首草 40 g	红花 65 g
降香 100 g	藏茜草 60 g	木香马兜铃 30 g
紫草茸 50 g	石斛 50 g	藏紫草 75 g
力嘎都 30 g	小伞虎耳草 40 g	诃子 75 g
毛诃子 75 g	波棱瓜子 25 g	木香 40 g
藏木香 50 g	悬钩木 75 g	宽筋藤 75 g
沙棘膏 75 g	牛黄 10 g	

【制法】

以上二十六味，除渣驯膏、沙棘膏、牛黄外，其余粉碎成细粉，过筛。加入牛黄细粉，混匀。用渣驯膏、沙棘膏加适量水泛丸，干燥，即得。

二十五味余甘子丸为非灭菌的口服制剂，按照《中国药典·四部（2015年版）》方法进行微生物限度检查方法适用性试验。

一、试验材料

略。

二、菌悬液

略。

三、计数方法适用性预试验

预试验（1）结果见表1。

表1　二十五味余甘子丸微生物计数方法适用性试验结果

种类	菌种名称	供试品组	阳性对照	试验组	回收率/%	阴性对照
需氧菌总数计数	金黄色葡萄球菌	0	73	64	88	–
	铜绿假单胞菌	0	74	59	80	–
	枯草芽孢杆菌	0	57	44	77	–
	白色念珠菌	0	69	52	75	–
	黑曲霉	0	44	32	73	–
霉菌和酵母菌总数计数	白色念珠菌	0	70	55	79	–
	黑曲霉	0	43	38	88	–

注：–表示平板无菌落生长。

结果：计数中金黄色葡萄球菌、枯草芽孢杆菌、铜绿假单胞菌、白色念珠菌、黑曲霉回收率位于50%～200%间；方法可行。

四、控制菌检查方法适用性试验

4.1　大肠埃希菌检查方法适用性试验

大肠埃希菌检查方法适用性试验结果见表2。

表2　二十五味余甘子丸控制菌——大肠埃希菌检查方法适用性试验结果

培养基名称	阳性对照	试验组	阴性对照	供试品组
胰酪大豆胨液体培养基	+	+	–	–
麦康凯液体培养基	+	+	–	–
麦康凯琼脂平板	鲜桃红色,菌落中心呈深桃红色,圆形,扁平,边缘整齐,表面光滑,湿润	鲜桃红色,菌落中心呈深桃红色,圆形,扁平,边缘整齐,表面光滑,湿润	–	–
染色、镜检	革兰氏阴性、杆菌	革兰氏阴性、杆菌	–	–

注：1.+表示液体浑浊；–表示液体澄清或平板无菌落生长。

　　2.大肠埃希菌加菌量为82 cfu。

结果：采用《中国药典·四部（2015年版）》第148页大肠埃希菌常规检查方法进行试验，可以检出试验菌——大肠埃希菌。方法可行。

4.2　耐胆盐革兰阴性菌检查方法适用性试验

耐胆盐革兰阴性菌检查方法适用性试验结果见表3。

表3　二十五味余甘子丸控制菌——耐胆盐革兰阴性菌检查方法适用性试验结果

培养基名称	阴性对照	阳性对照（大肠埃希菌）	阳性对照（铜绿假单胞菌）	供试品组	试验组（大肠埃希菌）	试验组（铜绿假单胞菌）
胰酪大豆胨液体培养基	－	＋	＋	－	＋	＋
肠道菌增菌液体培养基	－	＋	＋	－	＋	＋
紫红胆盐葡萄糖琼脂培养基	－	紫红色菌落	无色菌落	－	紫红色菌落	无色菌落
溴化十六烷三甲胺琼脂培养基	－	－	浅绿色菌落	－	－	浅绿色菌落
伊红美蓝琼脂培养基	－	菌落中心呈暗蓝黑色，发金属光泽	无色菌落	－	菌落中心呈暗蓝黑色，发金属光泽	无色菌落

注：1.＋表示液体浑浊；－表示液体澄清或平板无菌落生长。

　　2.大肠埃希菌、铜绿假单胞菌加菌量分别为86 cfu和78 cfu。

结果：采用《中国药典·四部（2015年版）》第147页耐胆盐革兰阴性菌常规检查方法进行试验，可以检出试验菌——大肠埃希菌和铜绿假单胞菌。方法可行。

4.3　沙门菌检查方法适用性试验

沙门菌检查方法适用性试验结果见表4。

表4　二十五味余甘子丸控制菌——沙门菌检查方法适用性试验结果

培养基名称	供试品组	阳性对照	阴性对照	试验组
胰酪大豆胨液体培养基	－	＋	－	＋
RV沙门增菌液体培养基	－	＋	－	＋
木糖赖氨酸脱氧胆酸盐琼脂培养基	－	淡粉色，半透明，中心有黑色	－	淡粉色，半透明，中心有黑色
染色、镜检	—	革兰氏阴性、杆菌	—	革兰氏阴性、杆菌
沙门、志贺菌属琼脂培养基	—	淡红色，半透明	—	淡红色，半透明
TSI斜面	—	斜面黄色、底层黑色，产气	—	斜面黄色、底层黑色，产气

注：1.＋表示液体浑浊；－表示液体澄清或平板无菌落生长；—表示没有接种。

　　2.沙门菌加菌量为78 cfu。

结果：采用《中国药典·四部（2015年版）》第148页沙门菌常规检查方法进行试

验，可以检出试验菌——沙门菌。方法可行。

五、二十五味余甘子丸微生物限度检查方法适用性建立

5.1 菌悬液制备、菌悬液数量测定

同预试验方法。

5.2 需氧菌总数计数方法适用性试验

5.2.1 试验组

取二十五味余甘子丸 1∶10 供试液分别加到 5 个灭菌的三角瓶中，每瓶 10 mL，分别加入金黄色葡萄球菌、枯草芽孢杆菌、铜绿假单胞菌、白色念珠菌、黑曲霉 0.1 mL 菌悬液（含菌数小于 1000 cfu），制成每毫升二十五味余甘子丸 1∶10 供试液（含菌数小于 100 cfu），取含菌的样品溶液 1 mL（含菌数小于 100 cfu），置于直径 90 mm 的无菌平皿中，每个菌液注 2 个平皿，注入 20 mL 温度不超过 45 ℃熔化的胰酪大豆胨琼脂培养基，混匀，凝固，倒置培养。测定菌数。

5.2.2 阳性对照

用菌悬液替代试验样品溶液，进行试验，测定阳性对照菌数。

5.2.3 供试品组

取二十五味余甘子丸 1∶10 供试液 1 mL，置于直径 90 mm 的无菌平皿中，注 2 个平皿，注入 20 mL 温度不超过 45 ℃熔化的胰酪大豆胨琼脂培养基，混匀，凝固，倒置培养。测定供试品组菌数。

5.2.4 阴性对照

用同批配制、灭菌的胰酪大豆胨液体培养基 1 mL 替代样品，进行阴性对照菌数的测定。

需氧菌总数计数方法适用性试验结果见表 5。

5.3 霉菌和酵母菌总数计数方法适用性试验

5.3.1 试验组

取二十五味余甘子丸 1∶10 供试液分别加到 2 个灭菌的三角瓶中，每瓶 10 mL，分别加入白色念珠菌、黑曲霉的 0.1 mL 菌悬液（含菌数小于 1000 cfu），制成每毫升二十五味余甘子丸 1∶10 供试液（含菌数小于 100 cfu），取含菌的样品溶液 1 mL（含菌数小于 100 cfu），置于直径 90 mm 的无菌平皿中，每个菌液注 2 个平皿，注入 20 mL 温度不超过 45 ℃熔化的沙氏葡萄糖琼脂培养基，混匀，凝固，培养，测定菌数。

5.3.2 阳性对照

稀释后的白色念珠菌、黑曲霉菌悬液加到沙氏葡萄糖琼脂培养基中，混匀，凝固，培养，测定阳性对照菌数。

5.3.3 供试品组

用供试品替代试验组液体注皿，试验。

5.3.4 阴性对照

用同批配制、灭菌的稀释剂 1 mL 替代样品注皿，注入 20 mL 温度不超过 45 ℃熔化的沙氏葡萄糖琼脂培养基，混匀，凝固，培养，测定阴性对照菌数。

霉菌和酵母菌总数计数方法适用性试验结果见表5。

表5 二十五味余甘子丸微生物限度检查方法适用性试验结果

种类	菌种名称	方法（平皿）	供试品组	阳性对照	试验组	回收率/%	阴性对照
需氧菌总数计数	金黄色葡萄球菌	1：10	0	73	61	84	–
	枯草芽孢杆菌		0	64	49	77	–
	铜绿假单胞菌		0	77	58	75	–
	白色念珠菌		0	65	43	66	–
	黑曲霉		0	38	37	97	–
霉菌和酵母菌总数计数	白色念珠菌	1：10	0	66	51	77	–
	黑曲霉		0	37	32	86	–

注：–表示平板无菌落生长。

六、二十五味余甘子丸微生物限度检查方法适用性确认试验

6.1 二十五味余甘子丸微生物限度检查方法适用性确认试验

二十五味余甘子丸微生物限度检查方法适用性确认试验结果见表6。

表6 二十五味余甘子丸微生物限度检查方法适用性确认试验结果

种类	菌种名称	方法（平皿）	供试品组	阳性对照	试验组	回收率/%	阴性对照
需氧菌总数计数	金黄色葡萄球菌	1：10	0	68	58	85	–
	枯草芽孢杆菌		0	71	55	77	–
	铜绿假单胞菌		0	80	63	79	–
	白色念珠菌		0	74	56	76	–
	黑曲霉		0	50	41	82	–
霉菌和酵母菌总数计数	白色念珠菌	1：10	0	75	61	81	–
	黑曲霉		0	49	46	94	–

注：–表示平板无菌落生长。

二十五味余甘子丸微生物限度检查方法适用性确认试验结果：

1.需氧菌总数

二十五味余甘子丸1：10供试液1 mL注皿进行试验，金黄色葡萄球菌、枯草芽孢杆菌、铜绿假单胞菌、白色念珠菌、黑曲霉回收率均在50%～200%之间，方法可行。

2.霉菌和酵母菌总数

二十五味余甘子丸1：10供试液1 mL注皿进行试验，白色念珠菌、黑曲霉回收率均在50%～200%之间，方法可行。

3.控制菌

大肠埃希菌、耐胆盐革兰阴性菌、沙门菌采用《中国药典·四部（2015年版）》第147—148页控制菌常规检查方法进行试验，可以检出试验菌。方法可行。

6.2 控制菌确认试验

控制菌确认试验结果见表7、8、9（略），检出目标菌。方法可行。

七、二十五味余甘子丸微生物限度检查方法

1.需氧菌总数

二十五味余甘子丸10 g加到灭菌的三角瓶中，加入pH7.0氯化钠–蛋白胨缓冲液100 mL，溶解、混匀，制成1：10供试液，取1：10溶液1 mL，置于直径90 mm的无菌平皿中，注2个平皿，注入20 mL温度不超过45 ℃熔化的胰酪大豆胨琼脂培养基，按《中国药典·四部（2015年版）》第144页平皿法进行试验。

2.霉菌和酵母菌总数

取1：10溶液1 mL置于直径90 mm的无菌平皿中，注2个平皿，注入20 mL温度不超过45 ℃熔化的沙氏葡萄糖琼脂培养基，按《中国药典·四部（2015年版）》第144页平皿法进行试验。

3.控制菌

大肠埃希菌、耐胆盐革兰阴性菌和沙门菌按《中国药典·四部（2015年版）》控制菌常规检查方法进行试验。

二十五味獐牙菜散微生物限度检查方法适用性

藏药名：蒂达尼阿

标准编号：WS3-BC-0161-95

【处方】

印度獐牙菜 80 g	小伞虎耳草 40 g	花锚 30 g
红花 80 g	石灰华 60 g	肉豆蔻 20 g
草果 30 g	荜茇 30 g	葡萄 40 g
石榴子 70 g	小檗皮 80 g	渣驯膏 40 g
榜嘎 80 g	蚤缀 70 g	圆柏枝 40 g
巴夏嘎 60 g	兔耳草 60 g	丁香 30 g
木香 80 g	秦艽花 80 g	甘草 50 g
波棱瓜子 50 g		

【制法】

以上二十五味，粉碎成细粉，过筛，混匀，分装，即得。

二十五味獐牙菜散为非无菌的口服制剂，按照《中国药典·四部（2015年版）》方法进行微生物限度检查方法适用性试验。

一、试验材料

略。

二、菌悬液

略。

三、计数方法适用性预试验（1）

预试验（1）结果见表1。

表1　计数方法适用性预试验（1）结果

种类	菌种名称	供试品组	阳性对照	试验组	回收率/%	阴性对照
需氧菌总数计数	金黄色葡萄球菌	0	64	19	30	–
	铜绿假单胞菌	0	73	61	84	–
	白色念珠菌	0	69	0	0	–
	枯草芽孢杆菌	0	77	57	74	–
	黑曲霉	0	44	33	75	–
霉菌和酵母菌总数计数	白色念珠菌	0	76	0	0	–
	黑曲霉	0	43	37	86	–

注：–表示平板无菌落生长。

结果：计数中金黄色葡萄球菌、白色念珠菌回收率低于50%，铜绿假单胞菌、枯草杆菌、黑曲霉回收率位于50%～200%之间。方法不可行。

四、控制菌检查方法适用性试验

4.1 大肠埃希菌检查方法适用性试验

大肠埃希菌检查方法适用性试验结果见表2。

表2 二十五味獐牙菜散控制菌——大肠埃希菌检查方法适用性试验结果

培养基名称	阳性对照	试验组	阴性对照	供试品组
胰酪大豆胨液体培养基	+	+	–	–
麦康凯液体培养基	+	+	–	–
麦康凯琼脂平板	鲜桃红色,菌落中心呈深桃红色,圆形、扁平,边缘整齐,表面光滑,湿润	鲜桃红色,菌落中心呈深桃红色,圆形、扁平,边缘整齐,表面光滑,湿润	–	–
染色、镜检	革兰氏阴性、杆菌	革兰氏阴性、杆菌		

注：1.+表示液体浑浊；–表示液体澄清或平板无菌落生长。

2.大肠埃希菌加菌量为66 cfu。

结果：采用《中国药典·四部（2015年版）》第148页大肠埃希菌常规检查方法进行试验，可以检出试验菌——大肠埃希菌。方法可行。

4.2 耐胆盐革兰阴性菌检查方法适用性试验

耐胆盐革兰阴性菌检查方法适用性试验结果见表3。

表3 二十五味獐牙菜散控制菌——耐胆盐革兰阴性菌检查方法适用性试验结果

培养基名称	阴性对照	阳性对照（大肠埃希菌）	阳性对照（铜绿假单胞菌）	供试品组	试验组（大肠埃希菌）	试验组（铜绿假单胞菌）
胰酪大豆胨液体培养基	–	+	+	–	+	+
肠道菌增菌液体培养基	–	+	+	–	+	+
紫红胆盐葡萄糖琼脂培养基	–	紫红色菌落	无色菌落	–	紫红色菌落	无色菌落
溴化十六烷三甲胺琼脂培养基	–	–	浅绿色菌落	–	–	浅绿色菌落
伊红美蓝琼脂培养基	–	菌落中心呈暗蓝黑色,发金属光泽	无色菌落	–	菌落中心呈暗蓝黑色,发金属光泽	无色菌落

注：1.+表示液体浑浊；–表示液体澄清或平板无菌落生长。

2.大肠埃希菌、铜绿假单胞菌加菌量分别为66 cfu和81 cfu。

结果：采用《中国药典·四部（2015年版）》第147页耐胆盐革兰阴性菌常规检查方法进行试验，可以检出试验菌——大肠埃希菌和铜绿假单胞菌。方法可行。

4.3 沙门菌检查方法适用性试验

沙门菌检查方法适用性试验结果见表4-1。

表4-1 二十五味獐牙菜散控制菌——沙门菌检查方法适用性试验结果

培养基名称	供试品组	阳性对照	阴性对照	试验组
胰酪大豆胨液体培养基	–	+	–	–
RV 沙门增菌液体培养基	–	+	–	–
木糖赖氨酸脱氧胆酸盐琼脂培养基	–	淡粉色，半透明，中心有黑色	–	–
染色、镜检	—	革兰氏阴性、杆菌	—	—
沙门、志贺菌属琼脂培养基	—	淡红色，半透明	—	—
TSI斜面	—	斜面黄色、底层黑色，产气	—	—

注：1.+表示液体浑浊；–表示液体澄清或平板无菌落生长；—表示没有接种。

2.沙门菌加菌量为54 cfu。

结果：采用《中国药典·四部（2015年版）》第148页沙门菌常规检查方法进行试验，未检出试验菌——沙门菌，方法不可行。

4.3.1 试验组

取二十五味獐牙菜散10 g加到灭菌的三角瓶中，加入300 mL胰酪大豆胨液体培养基，加入沙门菌菌悬液1 mL（含菌数小于100 cfu），于30～35 ℃培养18～24 h，取上述培养物0.1 mL接种于10 mL RV沙门增菌液体培养基中，于30～35 ℃培养18～24 h，划线于木糖赖氨酸脱氧胆酸盐琼脂培养基平板，于30～35 ℃培养18～24 h，按《中国药典·四部（2015年版）》第147页《沙门菌检查项》进行试验。

4.3.2 阳性对照

将沙门菌菌悬液1 mL（含菌数小于100 cfu）加到300 mL胰酪大豆胨液体培养基中，按《中国药典·四部（2015年版）》第147页《沙门菌检查项》进行试验，同时注皿计沙门菌菌悬液的含菌数。

4.3.3 供试品组

取二十五味獐牙菜散10 g加到灭菌的三角瓶中，加入300 mL胰酪大豆胨液体培养基，按《中国药典·四部（2015年版）》第147页《沙门菌检查项》进行试验。

4.3.4 阴性对照

用同批配制、灭菌的300 mL胰酪大豆胨液体培养基，按《中国药典（2015年版）》要求进行检验。

沙门菌检查方法适用性试验结果见表4-2。

表4-2 二十五味獐牙菜散控制菌——沙门菌检查方法适用性试验结果

培养基名称	供试品组	阳性对照	阴性对照	试验组
胰酪大豆胨液体培养基	-	+	-	+
RV 沙门增菌液体培养基	-	+	-	+
木糖赖氨酸脱氧胆酸盐琼脂培养基	-	淡粉色,半透明,中心有黑色	-	淡粉色,半透明,中心有黑色
染色、镜检	—	革兰氏阴性、杆菌	—	革兰氏阴性、杆菌
沙门、志贺菌属琼脂培养基	—	淡红色,半透明	—	淡红色,半透明
TSI 斜面	—	斜面黄色、底层黑色,产气	—	斜面黄色、底层黑色,产气

注：1. +表示液体浑浊；-表示液体澄清或平板无菌落生长；—表示没有接种。

2. 沙门菌加菌量为78 cfu

结果：采用《中国药典·四部（2015年版）》第148页沙门菌培养基稀释方法进行试验，可以检出试验菌——沙门菌。方法可行。

五、计数方法适用性预试验（2）

5.1 试验组

取二十五味獐牙菜散1：10供试液，分别加到2个灭菌的三角瓶中，每瓶10 mL，分别加入金黄色葡萄球菌、白色念珠菌0.1 mL菌悬液（含菌数为500～1000 cfu），制成每毫升二十五味獐牙菜散1：10供试液（含菌数小于100 cfu），取含菌的样品溶液0.2 mL、0.5 mL，置于直径90 mm的无菌平皿中，每个菌液每个取样体积注2个平皿，注入20 mL温度不超过45 ℃熔化的胰酪大豆胨琼脂培养基，混匀，凝固，倒置培养。测定菌数。

5.2 阳性对照

加到样品中的金黄色葡萄球菌、白色念珠菌的菌悬液进行10倍稀释，取稀释后的菌悬液0.2 mL、0.5 mL注皿，加到胰酪大豆胨琼脂培养基中，混匀，凝固，倒置培养。测定阳性对照菌数。

5.3 供试品组

用供试液替代试验组液体注皿，试验。

5.4 阴性对照

用同批配制、灭菌的胰酪大豆胨液体培养基0.2 mL、0.5 mL替代样品注皿，注入20 mL温度不超过45 ℃熔化的胰酪大豆胨琼脂培养基、沙氏葡萄糖琼脂培养基，混匀，凝固，倒置培养。测定阴性对照菌数。

预试验（2）结果见表5。

表5 计数方法适用性预试验（2）结果

菌种名称	供试品组	注皿体积/mL	阳性对照	试验组	回收率/%	阴性对照
金黄色葡萄球菌	0	0.2	28	13	46	–
	0	0.5	72	20	28	–
白色念珠菌1	0	0.2	26	12	46	–
	0	0.5	67	17	25	–
白色念珠菌2	0	0.2	33	11	33	–
	0	0.5	75	13	17	–

注：1.–表示平板无菌落生长。

2.白色念珠菌1、2分别在胰酪大豆胨琼脂培养基和沙氏葡萄糖琼脂培养基上计数。

结果：计数中金黄色葡萄球菌、白色念珠菌回收率低于50%。方法不可行。

六、计数方法适用性预试验（3）

6.1 试验组

二十五味獐牙菜散1：10供试液10 mL加到100 mL pH7.0无菌氯化钠-蛋白胨缓冲液中，制成二十五味獐牙菜散1：100供试液，分别加到2个灭菌的三角瓶中，每瓶10 mL，分别加入金黄色葡萄球菌、白色念珠菌0.1 mL菌悬液（含菌数为500～1000 cfu），制成每毫升二十五味獐牙菜散1：100供试液（含菌数小于100 cfu），取含菌的样品溶液1 mL（含菌数为50～100 cfu），置于直径90 mm的无菌平皿中，每个菌液注2个平皿，注入20 mL温度不超过45 ℃熔化的胰酪大豆胨琼脂培养基，混匀，凝固，倒置培养。测定菌数。

6.2 阳性对照

用菌悬液替代试验样品溶液，进行试验，测定阳性对照菌数。

6.3 供试品组

取二十五味獐牙菜散1：100供试液1 mL，置于直径90 mm的无菌平皿中，注2个平皿，注入20 mL温度不超过45 ℃熔化的胰酪大豆胨琼脂培养基，混匀，凝固，倒置培养。测定供试品组菌数。

6.4 阴性对照

用同批配制、灭菌的胰酪大豆胨液体培养基1 mL替代样品，进行阴性对照菌数测定。

预试验（3）结果见表6。

表6 计数方法适用性预试验（3）结果

菌种名称	供试品组	阳性对照	试验组	回收率/%	阴性对照
金黄色葡萄球菌	0	56	44	79	–
白色念珠菌1	0	64	53	83	–
白色念珠菌2	0	65	55	85	–

注：1.–表示平板无菌落生长。

2.白色念珠菌1、2分别在胰酪大豆胨琼脂培养基和沙氏葡萄糖琼脂培养基上计数。

结果：计数中金黄色葡萄球菌、白色念珠菌回收率大于50%。方法可行。

七、二十五味獐牙菜散微生物限度检查方法适用性建立

7.1 菌悬液制备、菌悬液数量测定

同预试验方法。

7.2 需氧菌总数计数方法适用性试验

7.2.1 试验组

取二十五味獐牙菜散1：100供试液分别加到5个灭菌的三角瓶中，每瓶10 mL，分别加入金黄色葡萄球菌、枯草芽孢杆菌、铜绿假单胞菌、白色念珠菌、黑曲霉0.1 mL菌悬液（含菌数为500～1000 cfu），制成每毫升二十五味獐牙菜散1：100供试液（含菌数小于100 cfu），取含菌的样品溶液1 mL（含菌数为50～100 cfu），置于直径90 mm的无菌平皿中，每个菌液注2个平皿，注入20 mL温度不超过45 ℃熔化的胰酪大豆胨琼脂培养基，混匀，凝固，倒置培养。测定菌数。

7.2.2 阳性对照

用菌悬液替代试验样品溶液，进行试验，测定阳性对照菌数。

7.2.3 供试品组

取二十五味獐牙菜散1：100供试液1 mL，置于直径90 mm的无菌平皿中，注2个平皿，注入20 mL温度不超过45 ℃熔化的胰酪大豆胨琼脂培养基，混匀，凝固，倒置培养。测定供试品组菌数。

7.2.4 阴性对照

用同批配制、灭菌的胰酪大豆胨液体培养基1 mL替代样品，进行阴性对照菌数的测定。

需氧菌总数计数方法适用性试验结果见表7。

7.3 霉菌和酵母菌总数计数方法适用性试验

7.3.1 试验组

取二十五味獐牙菜散1：100供试液分别加到2个灭菌的三角瓶中，每瓶10 mL，分别加入白色念珠菌、黑曲霉的0.1 mL菌悬液（含菌数小于1000 cfu），制成每毫升二十五味獐牙菜散1：100供试液（含菌数小于100 cfu），取含菌的样品溶液1 mL（含菌数小于100 cfu），置于直径90 mm的无菌平皿中，每个菌液注2个平皿，注入20 mL温度不超过45 ℃熔化的沙氏葡萄糖琼脂培养基，混匀，凝固，培养，测定菌数。

7.3.2 阳性对照

稀释后的白色念珠菌、黑曲霉菌悬液加到沙氏葡萄糖琼脂培养基中，混匀，凝固，培养，测定阳性对照菌数。

7.3.3 供试品组

用供试品替代试验组液体注皿，试验。

7.3.4 阴性对照

用同批配制、灭菌的稀释剂1 mL替代样品注皿，注入20 mL温度不超过45 ℃熔化的沙氏葡萄糖琼脂培养基，混匀，凝固，培养，测定阴性对照菌数。

霉菌和酵母菌总数计数方法适用性试验结果见表7。

表7　二十五味獐牙菜散微生物限度检查方法适用性试验结果

种类	菌种名称	方法（平皿）	供试品组	阳性对照	试验组	回收率/%	阴性对照
需氧菌总数计数	金黄色葡萄球菌	1∶100	0	64	54	84	–
	枯草芽孢杆菌		0	66	50	76	–
	铜绿假单胞菌		0	72	57	79	–
	白色念珠菌		0	59	47	80	–
	黑曲霉		0	37	30	81	–
霉菌和酵母菌总数计数	白色念珠菌	1∶100	0	60	46	77	–
	黑曲霉		0	37	31	84	–

注：–表示平板无菌落生长。

八、二十五味獐牙菜散微生物限度检查方法适用性确认试验

8.1　二十五味獐牙菜散微生物限度检查方法适用性确认试验

二十五味獐牙菜散微生物限度检查方法适用性确认试验结果见表8。

表8　二十五味獐牙菜散微生物限度检查方法适用性确认试验结果

种类	菌种名称	方法（平皿）	供试品组	阳性对照	试验组	回收率/%	阴性对照
需氧菌总数计数	金黄色葡萄球菌	1∶100	0	73	62	85	–
	枯草芽孢杆菌		0	69	59	86	–
	铜绿假单胞菌		0	77	66	86	–
	白色念珠菌		0	62	58	94	–
	黑曲霉		0	40	34	85	–
霉菌和酵母菌总数计数	白色念珠菌	1∶100	0	63	49	78	–
	黑曲霉		0	42	30	71	–

注：–表示平板无菌落生长。

二十五味獐牙菜散微生物限度检查方法适用性确认试验结果：

1.需氧菌总数

二十五味獐牙菜散1∶100供试液1 mL注皿进行试验，金黄色葡萄球菌、枯草芽孢杆菌、铜绿假单胞菌、白色念珠菌、黑曲霉回收率均在50%～200%之间，方法可行。

2.霉菌和酵母菌总数

二十五味獐牙菜散1∶100供试液1 mL注皿进行试验，白色念珠菌、黑曲霉回收率均在50%～200%之间，方法可行。

3.控制菌

（1）大肠埃希菌、耐胆盐革兰阴性菌

采用《中国药典·四部（2015年版）》第147—148页常规检查方法进行试验，可以检出试验菌。方法可行。

（2）沙门菌

采用《中国药典·四部（2015年版）》培养基稀释方法进行试验，可以检出试验菌。方法可行。

8.2　控制菌确认试验

控制菌确认试验结果见表9、10、11（略），检出目标菌。方法可行。

九、微生物限度检查方法

1.需氧菌总数

二十五味獐牙菜散10 g加到灭菌的三角瓶中，加入pH7.0氯化钠–蛋白胨缓冲液100 mL，溶解、混匀，制成1∶10供试液，取二十五味獐牙菜散1∶10供试液，10倍稀释成1∶100溶液；取1∶100溶液1 mL，置于直径90 mm的无菌平皿中，注2个平皿，注入20 mL温度不超过45 ℃熔化的胰酪大豆胨琼脂培养基，按《中国药典·四部（2015年版）》第144页平皿法进行试验。

2.霉菌和酵母菌总数

取1∶100溶液1 mL置于直径90 mm的无菌平皿中，注入20 mL温度不超过45 ℃熔化的沙氏葡萄糖琼脂培养基，按《中国药典·四部（2015年版）》第144页平皿法进行试验。

3.控制菌

（1）大肠埃希菌和耐胆盐革兰阴性菌

按《中国药典·四部（2015年版）》控制菌常规检查方法进行试验。

（2）沙门菌

取二十五味獐牙菜散10 g加到灭菌的三角瓶中，加入300 mL胰酪大豆胨液体培养基，按《中国药典·四部（2015年版）》第147页《沙门菌检查项》进行试验。

二十五味珍珠丸微生物限度检查方法适用性

藏药名：木斗聂埃日布

标准编号：WS3-BC-0152-95

【处方】

珍珠 20 g	肉豆蔻 40 g	石灰华 100 g
草果 30 g	丁香 50 g	降香 100 g
豆蔻 40 g	诃子 130 g	檀香 50 g
余甘子 100 g	沉香 80 g	肉桂 40 g
毛诃子 100 g	螃蟹 50 g	木香 80 g
冬葵果 80 g	荜茇 40 g	短穗兔耳草 100 g
金礞石 40 g	牛黄 1 g	香旱芹 60 g
红花 20 g	黑种草子 30 g	麝香 1 g

【制法】

以上二十五味，除珍珠、牛黄、麝香外，其余粉碎成细粉，珍珠、牛黄、麝香分别研磨成细粉，与以上粉末合并过筛，混匀，用水泛丸，干燥，即得。

二十五味珍珠丸为非无菌的口服制剂，按照《中国药典·四部（2015年版）》，进行微生物限度方法适用性的研究。

一、试验材料

略。

二、菌悬液

略。

三、计数方法适用性预试验（1）

预试验（1）结果见表1。

表1　二十五味珍珠丸微生物计数方法适用性预试验（1）结果

种类	菌种名称	供试品组	阳性对照	试验组	回收率/%	阴性对照
需氧菌 总数计数	金黄色葡萄球菌	0	73	18	25	-
	铜绿假单胞菌	0	66	64	97	-
	枯草芽孢杆菌	0	51	18	35	-
	白色念珠菌	0	79	5	6	-
	黑曲霉	0	44	30	68	-
霉菌和酵母菌 总数计数	白色念珠菌	0	80	6	8	-
	黑曲霉	0	44	33	75	-

注：-表示液体澄清或平板无菌落生长。

结果：采用1∶10供试液平皿法，白色念珠菌、金黄色葡萄球菌、枯草芽孢杆菌回收率低于50%，铜绿假单胞菌、黑曲霉回收率高于50%。

四、控制菌检查方法适用性试验

4.1 大肠埃希菌检查方法适用性试验

大肠埃希菌检查方法适用性试验结果见表2-1。

表2-1 二十五味珍珠丸控制菌——大肠埃希菌检查方法适用性试验结果

培养基名称	阳性对照	试验组	阴性对照	供试品组
胰酪大豆胨液体培养基	+	–	–	–
麦康凯液体培养基	+	–	–	–
麦康凯琼脂平板	鲜桃红色,菌落中心呈深桃红色,圆形,扁平,边缘整齐,表面光滑,湿润	–	–	–
染色、镜检	革兰氏阴性、杆菌	–	–	–

注：1.+表示液体浑浊；–表示液体澄清或平板无菌落生长。

2.大肠埃希菌加入量为78 cfu。

结果：采用《中国药典·四部（2015年版）》第148页大肠埃希菌常规检查方法进行试验，未检出试验菌——大肠埃希菌，方法不可行。

4.1.1 试验组

取二十五味珍珠丸1∶10供试液10 mL加到灭菌的三角瓶中，加入大肠埃希菌菌悬液1 mL（含菌数小于100 cfu），加入300 mL胰酪大豆胨液体培养基，按《中国药典·四部（2015年版）》第147页《大肠埃希菌检查项》进行试验。

4.1.2 阳性对照

将大肠埃希菌菌悬液1 mL（含菌数小于100 cfu）加到300 mL胰酪大豆胨液体培养基中，按《中国药典（2015年版）》要求进行检验；同时测定铜绿假单胞菌菌悬液的含菌数。

4.1.3 供试品组

取二十五味珍珠丸1∶10供试液10 mL加到灭菌的三角瓶中，加入300 mL胰酪大豆胨液体培养基，按《中国药典（2015年版）》要求进行检验。

4.1.4 阴性对照

用同批配制、灭菌的300 mL胰酪大豆胨液体培养基，按《中国药典（2015年版）》要求进行检验。

大肠埃希菌检查方法适用性试验结果见表2-2。

表2-2　二十五味珍珠丸控制菌——大肠埃希菌检查方法适用性试验结果

培养基名称	阳性对照	试验组	阴性对照	供试品组
胰酪大豆胨液体培养基	+	+	−	−
麦康凯液体培养基	+	+	−	−
麦康凯琼脂平板	鲜桃红色,菌落中心呈深桃红色,圆形,扁平,边缘整齐,表面光滑,湿润	鲜桃红色,菌落中心呈深桃红色,圆形,扁平,边缘整齐,表面光滑,湿润	−	−
染色、镜检	革兰氏阴性、杆菌	革兰氏阴性、杆菌	−	−

注：1.+表示液体浑浊；−表示液体澄清或平板无菌落生长。

　　2.大肠埃希菌加入量为86 cfu。

结果：采用《中国药典·四部（2015年版）》第148页大肠埃希菌培养基稀释方法进行试验，可以检出试验菌——大肠埃希菌。方法可行。

4.2　耐胆盐革兰阴性菌检查方法适用性试验

耐胆盐革兰阴性菌检查方法适用性试验结果见表3-1。

表3-1　二十五味珍珠丸控制菌——耐胆盐革兰阴性菌检查方法适用性试验结果

培养基名称	阴性对照	阳性对照（大肠埃希菌）	阳性对照（铜绿假单胞菌）	供试品组	试验组（大肠埃希菌）	试验组（铜绿假单胞菌）
胰酪大豆胨液体培养基	−	+	+	−	−	−
肠道菌增菌液体培养基	−	+	+	−	−	−
紫红胆盐葡萄糖琼脂培养基	−	紫红色菌落	无色菌落	−	−	−
溴化十六烷三甲胺琼脂培养基	—	−	浅绿色菌落	—	—	—
伊红美蓝琼脂培养基	—	菌落中心呈暗蓝黑色,发金属光泽	—	—	—	—

注：1.+表示液体浑浊；−表示液体澄清或平板无菌落生长。

　　2.大肠埃希菌、铜绿假单胞菌加菌量分别为86 cfu和78 cfu。

　　3.—表示没有接种。

结果：采用《中国药典·四部（2015年版）》第147页耐胆盐革兰阴性菌常规检查

方法进行试验，未检出试验菌——大肠埃希菌和铜绿假单胞菌，方法不可行。

4.2.1　试验组

取二十五味珍珠丸10 g加到灭菌的三角瓶中，加入300 mL胰酪大豆胨液体培养基，制成供试液（1∶10），在20～25 ℃培养2 h（不增殖），分别取培养物10 mL，分别加到100 mL肠道菌增菌液体培养基中，一瓶加入大肠埃希菌菌悬液1 mL（含菌数不大于100 cfu），另一瓶加入铜绿假单胞菌菌悬液1 mL（含菌数不大于100 cfu），均置于30～35 ℃ 24～48 h，取每一瓶培养物接种于紫红胆盐葡萄糖琼脂培养基，30～35 ℃ 18～24 h。

4.2.2　阳性对照

将大肠埃希菌菌悬液1 mL、铜绿假单胞菌菌悬液1 mL分别加到300 mL胰酪大豆胨液体培养基中，按《中国药典（2015年版）》要求进行检验；同时注皿计大肠埃希菌菌悬液、铜绿假单胞菌菌悬液的菌数。

4.2.3　供试品组

取二十五味珍珠丸1∶10供试液10 mL加到灭菌的三角瓶中，加入300 mL胰酪大豆胨液体培养基，按《中国药典（2015年版）》要求进行检验。

4.2.4　阴性对照

用同批配制、灭菌的300 mL胰酪大豆胨液体培养基，按《中国药典（2015年版）》要求进行检验。

耐胆盐革兰阴性菌检查方法适用性试验结果见表3-2。

表3-2　二十五味珍珠丸控制菌——耐胆盐革兰阴性菌检查方法适用性试验结果

培养基名称	阴性对照	阳性对照（大肠埃希菌）	阳性对照（铜绿假单胞菌）	供试品组	试验组（大肠埃希菌）	试验组（铜绿假单胞菌）
胰酪大豆胨液体培养基	-	+	+	-	+	+
肠道菌增菌液体培养基	-	+	+	-	+	+
紫红胆盐葡萄糖琼脂培养基	-	紫红色菌落	无色菌落	-	紫红色菌落	
溴化十六烷三甲胺琼脂培养基	—	-	浅绿色菌落	—	-	浅绿色菌落
伊红美蓝琼脂培养基	—	菌落中心呈暗蓝黑色,发金属光泽	—	—	菌落中心呈暗蓝黑色,发金属光泽	—

注：1.+表示液体浑浊；-表示液体澄清或平板无菌落生长。

2.大肠埃希菌、铜绿假单胞菌加菌量分别为86 cfu和61 cfu。

3.—表示没有接种。

结果：采用《中国药典·四部（2015年版）》第147页耐胆盐革兰阴性菌培养基稀释方法进行试验，可以检出试验菌——大肠埃希菌和铜绿假单胞菌。方法可行。

4.3 沙门菌检查方法适用性试验

沙门菌检查方法适用性试验结果见表4-1。

表4-1 二十五味珍珠丸控制菌——沙门菌检查方法适用性试验结果

培养基名称	供试品组	阳性对照	阴性对照	试验组
胰酪大豆胨液体培养基	-	+	-	-
RV 沙门增菌液体培养基	-	+	-	-
木糖赖氨酸脱氧胆酸盐琼脂培养基	-	淡粉色,半透明,中心有黑色	-	-
染色、镜检	—	革兰氏阴性、杆菌	—	—
沙门、志贺菌属琼脂培养基	—	淡红色,半透明	—	—
TSI斜面	—	斜面黄色、底层黑色,产气	—	—

注：1.+表示液体浑浊；-表示液体澄清或平板无菌落生长；—表示没有接种。

2.沙门菌加菌量为82 cfu。

结果：采用《中国药典·四部（2015年版）》第148页沙门菌常规检查方法进行试验，未检出试验菌——沙门菌，方法不可行。

4.3.1 试验组

取二十五味珍珠丸10 g加到灭菌的三角瓶中，加入300 mL胰酪大豆胨液体培养基，加入沙门菌菌悬液1 mL（含菌数小于100 cfu），于30～35 ℃培养18～24 h，取上述培养物0.1 mL，接种于10 mL RV 沙门增菌液体培养基中，于30～35 ℃培养18～24 h，划线于木糖赖氨酸脱氧胆酸盐琼脂培养基平板，于30～35 ℃培养18～24 h，按《中国药典·四部（2015年版）》第147页《沙门菌检查项》进行试验。

4.3.2 阳性对照

将沙门菌菌悬液1 mL（含菌数小于100 cfu）加到300 mL胰酪大豆胨液体培养基中，按《中国药典·四部（2015年版）》第147页《沙门菌检查项》进行试验，同时注皿计沙门菌菌悬液的含菌数。

4.3.3 供试品组

取二十五味珍珠丸10 g，加到灭菌的三角瓶中，加入300 mL胰酪大豆胨液体培养基，按《中国药典·四部（2015年版）》第147页《沙门菌检查项》进行试验。

4.3.4 阴性对照

用同批配制、灭菌的300 mL胰酪大豆胨液体培养基，按《中国药典（2015年版）》要求进行检验。

沙门菌检查方法适用性试验结果见表4-2。

表4-2 二十五味珍珠丸控制菌——沙门菌检查方法适用性试验结果

培养基名称	供试品组	阳性对照	阴性对照	试验组
胰酪大豆胨液体培养基	-	+	-	+
RV沙门增菌液体培养基	-	+	-	+
木糖赖氨酸脱氧胆酸盐琼脂培养基	-	淡粉色,半透明,中心有黑色	-	淡粉色,半透明,中心有黑色
染色、镜检	——	革兰氏阴性、杆菌	——	革兰氏阴性、杆菌
沙门、志贺菌属琼脂培养基	——	淡红色,半透明	——	淡红色,半透明
TSI斜面	——	斜面黄色、底层黑色,产气	——	斜面黄色、底层黑色,产气

注:1.+表示液体浑浊;-表示液体澄清或平板无菌落生长;——表示没有接种。

2.沙门菌加菌量为55 cfu。

结果:采用《中国药典·四部(2015年版)》第148页沙门菌培养基稀释方法进行试验,可以检出试验菌——沙门菌。方法可行。

五、计数方法适用性预试验（2）

5.1 试验组

取二十五味珍珠丸1∶10供试液,分别加到3个灭菌的三角瓶中,每瓶10 mL,分别加入白色念珠菌、金黄色葡萄球菌、枯草芽孢杆菌0.1 mL菌悬液(含菌数小于1000 cfu),制成每毫升二十五味珍珠丸1∶10供试液(含菌数小于100 cfu),取含菌的样品溶液0.2 mL、0.5 mL,置于直径90 mm的无菌平皿中,每个菌液每个取样体积注2个平皿,注入20 mL温度不超过45 ℃熔化的胰酪大豆胨琼脂培养基,混匀,凝固,倒置培养。测定菌数。

5.2 阳性对照

加到样品中的白色念珠菌、金黄色葡萄球菌、枯草芽孢杆菌的菌悬液进行10倍稀释,取稀释后的菌悬液0.2 mL、0.5 mL注皿,加到胰酪大豆胨琼脂培养基中,混匀,凝固,倒置培养。测定阳性对照菌数。

5.3 供试品组

用供试液替代试验组液体注皿,试验。

5.4 阴性对照

用同批配制、灭菌的胰酪大豆胨液体培养基0.2 mL、0.5 mL替代样品注皿,注入20 mL温度不超过45 ℃熔化的胰酪大豆胨琼脂培养基、沙氏葡萄糖琼脂培养基,混匀,凝固,倒置培养。测定阴性对照菌数。

预试验（2）结果见表5。

表5 二十五味珍珠丸微生物计数方法适用性预试验（2）结果

菌种名称	供试品组	注皿体积/mL	阳性对照	试验组	回收率/%	阴性对照
金黄色葡萄球菌	0	0.2	35	22	63	–
	0	0.5	78	27	35	–
枯草芽孢杆菌	0	0.2	31	23	74	–
	0	0.5	76	22	29	–
白色念珠菌1	0	0.2	24	8	33	–
	0	0.5	66	17	26	–
白色念珠菌2	0	0.2	27	10	37	–
	0	0.5	75	15	20	–

注：1.–表示液体澄清或平板无菌落生长。

2.白色念珠菌1在胰酪大豆胨琼脂培养基上计数；白色念珠菌2在沙氏葡萄糖琼脂培养基上计数。

结果：采用1：10供试液0.2 mL注皿，金黄色葡萄球菌、枯草芽孢杆菌回收率高于50%，白色念珠菌回收率低于50%。方法不可行。

六、计数方法适用性预试验（3）

6.1 试验组

二十五味珍珠丸1：10供试液10 mL加到90 mL pH7.0无菌氯化钠-蛋白胨缓冲液中，制成二十五味珍珠丸1：100供试液，取10 mL加到灭菌的三角瓶中，加入白色念珠菌0.1 mL菌悬液（含菌数小于1000 cfu），制成每毫升二十五味珍珠丸1：100供试液（含菌数小于100 cfu），取含菌的样品溶液1 mL（含菌数小于100 cfu），置于直径90 mm的无菌平皿中，注2个平皿，注入20 mL温度不超过45 ℃熔化的胰酪大豆胨琼脂培养基，混匀，凝固，倒置培养。测定菌数。

6.2 阳性对照

用菌悬液替代试验样品溶液，进行试验，测定阳性对照菌数。

6.3 供试品组

取二十五味珍珠丸1：100供试液1 mL，置于直径90 mm的无菌平皿中，注2个平皿，注入20 mL温度不超过45 ℃熔化的胰酪大豆胨琼脂培养基，混匀，凝固，倒置培养。测定供试品组菌数。

6.4 阴性对照

用同批配制、灭菌的胰酪大豆胨液体培养基1 mL替代样品，进行阴性对照菌数测定。

预试验（3）结果见表6。

表6　二十五味珍珠丸微生物计数方法适用性预试验（3）结果

菌种名称	供试品组	阳性对照	试验组	回收率/%	阴性对照
白色念珠菌1	0	74	60	81	–
白色念珠菌2	0	76	61	80	–

注：1.–表示液体澄清或平板无菌落生长。

　　　2.白色念珠菌1在胰酪大豆胨琼脂培养基上计数；白色念珠菌2在沙氏葡萄糖琼脂培养基上计数。

结果：采用1∶100供试液平皿法，白色念珠菌回收率大于50%。方法可行。

七、二十五味珍珠丸微生物限度检查方法适用性建立

7.1　菌悬液制备、菌悬液数量测定

同预试验方法。

7.2　需氧菌总数计数方法适用性试验

7.2.1　试验组

取二十五味珍珠丸1∶100供试液分别加到5个灭菌的三角瓶中，每瓶10 mL，分别加入金黄色葡萄球菌、枯草芽孢杆菌、铜绿假单胞菌、白色念珠菌、黑曲霉0.1 mL菌悬液（含菌数小于1000 cfu），制成每毫升二十五味珍珠丸1∶100供试液（含菌数小于100 cfu），取含菌的样品溶液1 mL（含菌数小于100 cfu），注2个平皿，置于直径90 mm的无菌平皿中，每个菌液注2个平皿，注入20 mL温度不超过45 ℃熔化的胰酪大豆胨琼脂培养基，混匀，凝固，倒置培养。测定菌数。

7.2.2　阳性对照

用菌悬液替代试验样品溶液，进行试验，测定阳性对照菌数。

7.2.3　供试品组

取二十五味珍珠丸1∶100供试液1 mL，置于直径90 mm的无菌平皿中，注2个平皿，注入20 mL温度不超过45 ℃熔化的胰酪大豆胨琼脂培养基，混匀，凝固，倒置培养。测定供试品组菌数。

7.2.4　阴性对照

用同批配制、灭菌的胰酪大豆胨液体培养基1 mL替代样品，进行阴性对照菌数测定。

需氧菌总数计数方法适用性试验结果见表7。

7.3　霉菌和酵母菌总数计数方法适用性试验

7.3.1　试验组

取二十五味珍珠丸1∶100供试液分别加到2个灭菌的三角瓶中，每瓶10 mL，分别加入白色念珠菌、黑曲霉的0.1 mL菌悬液，制成每毫升二十五味珍珠丸1∶100供试液（含菌数小于100 cfu），取含菌的样品溶液1 mL（含菌数小于100 cfu），置于直径90 mm

的无菌平皿中，每个菌液注2个平皿，注入20 mL温度不超过45℃熔化的沙氏葡萄糖琼脂培养基，混匀，凝固，培养，测定菌数。

7.3.2 阳性对照

稀释后的白色念珠菌、黑曲霉菌悬液加到沙氏葡萄糖琼脂培养基中，混匀，凝固，培养，测定阳性对照菌数。

7.3.3 供试品组

用供试品替代试验组液体注皿，试验。

7.3.4 阴性对照

用同批配制、灭菌的稀释剂1 mL替代样品注皿，注入20 mL温度不超过45℃熔化的沙氏葡萄糖琼脂培养基，混匀，凝固，培养，测定阴性对照菌数。

霉菌和酵母菌总数计数方法适用性试验结果见表7。

表7 二十五味珍珠丸微生物限度检查方法适用性试验结果

种类	菌种名称	方法（平皿）	供试品组	阳性对照	试验组	回收率/%	阴性对照
需氧菌总数计数	金黄色葡萄球菌	1:100	0	78	53	68	-
	枯草芽孢杆菌		0	56	47	84	-
	铜绿假单胞菌		0	89	63	71	-
	白色念珠菌		0	64	48	75	-
	黑曲霉		0	47	30	64	-
霉菌和酵母菌总数计数	白色念珠菌	1:100	0	64	51	80	-
	黑曲霉		0	47	33	70	-

注：-表示液体澄清或平板无菌落生长。

八、二十五味珍珠丸微生物限度检查方法适用性确认试验

8.1 二十五味珍珠丸微生物限度检查方法适用性确认试验

二十五味珍珠丸微生物限度检查方法适用性确认试验结果见表8。

表8 二十五味珍珠丸微生物限度检查方法适用性确认试验结果

种类	菌种名称	方法（平皿）	供试品组	阳性对照	试验组	回收率/%	阴性对照
需氧菌总数计数	金黄色葡萄球菌	1:100	0	77	54	70	-
	枯草芽孢杆菌		0	81	59	73	-
	铜绿假单胞菌		0	88	69	78	-
	白色念珠菌		0	85	60	71	-
	黑曲霉		0	44	34	77	-
霉菌和酵母菌总数计数	白色念珠菌	1:100	0	85	63	74	-
	黑曲霉		0	45	37	82	-

注：-表示液体澄清或平板无菌落生长。

二十五味珍珠丸微生物限度检查方法适用性确认试验结果：

1.需氧菌总数

二十五味珍珠丸1：100供试液1 mL注皿进行试验，金黄色葡萄球菌、枯草芽孢杆菌、铜绿假单胞菌、白色念珠菌、黑曲霉回收率均在50%～200%之间，方法可行。

2.霉菌和酵母菌总数

二十五味珍珠丸1：100供试液1 mL注皿进行试验，白色念珠菌、黑曲霉回收率均在50%～200%之间，方法可行。

3.控制菌

大肠埃希菌、耐胆盐革兰阴性菌、沙门菌采用《中国药典·四部（2015年版）》培养基稀释方法进行试验，可以检出试验菌。方法可行。

8.2　控制菌确认试验

控制菌确认试验结果见表9、10、11（略），检出目标菌。方法可行。

九、二十五味珍珠丸微生物限度检查方法

1.需氧菌总数

二十五味珍珠丸10 g加到灭菌的三角瓶中，加入pH7.0氯化钠-蛋白胨缓冲液100 mL，混匀，制成1：10供试液，稀释成制成1：100供试液，取1 mL，分别置于直径90 mm的无菌平皿中，注2个平皿，注入20 mL温度不超过45℃熔化的胰酪大豆胨琼脂培养基，按《中国药典·四部（2015年版）》第144页平皿法进行试验。

2.霉菌和酵母菌总数

取二十五味珍珠丸1：100供试溶1 mL置于直径90 mm的无菌平皿中，注2个平皿，注入20 mL温度不超过45℃熔化的沙氏葡萄糖琼脂培养基，按《中国药典·四部（2015年版）》第144页平皿法进行试验。

3.控制菌

（1）大肠埃希菌

取1：10的供试液10 mL至300 mL胰酪大豆胨液体，按《中国药典·四部（2015年版）》第147页《大肠埃希菌检查》进行试验。

（2）耐胆盐革兰阴性菌

取二十五味珍珠丸10 g加到灭菌的三角瓶中，加入300 mL胰酪大豆胨液体培养基，制成供试液（1：10），在20～25℃培养　2 h（不增殖），进行10倍稀释成1：100、1：1000，分别取1：10、1：100、1：1000培养物1 mL，分别加到10 mL肠道菌增菌液体培养基中，均置于30～35℃24～48 h，取每一培养物接种在紫红胆盐葡萄糖琼脂培养基上，30～35℃18～24 h，紫红胆盐葡萄糖琼脂培养基上有菌落生长，为阳性，从《中国药典·四部（2015年版）》第147页表2查耐胆盐革兰阴性菌的可能菌数（N）。

（3）沙门菌

取二十五味珍珠丸10 g，加到灭菌的三角瓶中，加入300 mL胰酪大豆胨液体培养基，按《中国药典·四部（2015年版）》第147页《沙门菌检查》进行试验。

二十五味竺黄散微生物限度检查方法适用性

藏药名：居刚尼阿

标准编号：WS3-BC-0151-95

【处方】

天竺黄 100 g	红花 25 g	丁香 20 g
肉豆蔻 20 g	豆蔻 15 g	草果 15 g
甘草 50 g	葡萄 25 g	木香马兜铃 25 g
檀香 25 g	降香 40 g	诃子 40 g
毛诃子 40 g	余甘子（去核）50 g	香旱芹 25 g
木香 40 g	丛菔 50 g	力嘎都 40 g
兔耳草 40 g	卵瓣蚤缀 50 g	肉果草 75 g
沙棘膏 25 g	角蒿 40 g	牛尾蒿 25 g
牛黄 7.5 g		

【制法】

以上二十五味，除牛黄另研细粉外，其余共研成细粉，过筛，加入牛黄细粉，混匀，即得。

二十五味竺黄散为非无菌的口服制剂，按照《中国药典·四部（2015年版）》方法进行微生物限度检查方法适用性试验。

一、试验材料

略。

二、菌悬液

略。

三、计数方法适用性预试验（1）

预试验（1）结果见表1。

表1　计数方法适用性预试验（1）结果

种类	菌种名称	供试品组	阳性对照	试验组	回收率/%	阴性对照
需氧菌 总数计数	金黄色葡萄球菌	0	73	61	84	-
	铜绿假单胞菌	0	74	66	89	-
	枯草芽孢杆菌	0	57	14	25	-
	白色念珠菌	0	69	54	78	-
	黑曲霉	0	44	38	86	-
霉菌和酵母菌 总数计数	白色念珠菌	0	70	51	73	-
	黑曲霉	0	43	35	81	-

注：-表示液体澄清或平板无菌落生长。

结果：采用1：10供试液平皿法，金黄色葡萄球菌、白色念珠菌、铜绿假单胞菌、黑曲霉回收率高于50%，枯草芽孢杆菌回收率低于50%。方法不可行。

四、控制菌检查方法适用性试验

4.1　大肠埃希菌检查方法适用性试验

大肠埃希菌检查方法适用性试验结果见表2。

表2　二十五味竺黄散控制菌——大肠埃希菌检查方法适用性试验结果

培养基名称	阳性对照	试验组	阴性对照	供试品组
胰酪大豆胨液体 培养基	+	+	-	-
麦康凯液体培养基	+	+	-	-
麦康凯琼脂平板	鲜桃红色,菌落中心呈深桃红色,圆形,扁平,边缘整齐,表面光滑,湿润	鲜桃红色,菌落中心呈深桃红色,圆形,扁平,边缘整齐,表面光滑,湿润	-	-
染色、镜检	革兰氏阴性、杆菌	革兰氏阴性、杆菌	-	-

注：1.+表示液体浑浊；-表示液体澄清或平板无菌落生长。

2.本次试验加入大肠埃希菌78 cfu。

结果：采用《中国药典·四部（2015年版）》第148页大肠埃希菌的常规检查方法进行试验，可以检出试验菌——大肠埃希菌。方法可行。

4.2　耐胆盐革兰阴性菌检查方法适用性试验

耐胆盐革兰阴性菌检查方法适用性试验结果见表3。

表3 二十五味竺黄散控制菌——耐胆盐革兰阴性菌检查方法适用性试验结果

培养基名称	阴性对照	阳性对照（大肠埃希菌）	阳性对照（铜绿假单胞菌）	供试品组	试验组（大肠埃希菌）	试验组（铜绿假单胞菌）
胰酪大豆胨液体培养基	-	+	+	-	+	+
肠道菌增菌液体培养基	-	+	+	-	+	+
紫红胆盐葡萄糖琼脂培养基	-	紫红色菌落	无色菌落	-	紫红色菌落	无色菌落
溴化十六烷三甲胺琼脂培养基	—	-	浅绿色菌落	—	-	浅绿色菌落
伊红美蓝琼脂培养基	—	菌落中心呈暗蓝黑色，发金属光泽	—	—	菌落中心呈暗蓝黑色，发金属光泽	—

注：1.+表示液体浑浊；-表示液体澄清或平板无菌落生长。

2.大肠埃希菌、铜绿假单胞菌加菌量分别为86 cfu和78 cfu。

3.—表示没有接种。

结果：采用《中国药典·四部（2015年版）》第147页耐胆盐革兰阴性菌常规检查方法进行试验，可以检出试验菌——大肠埃希菌和铜绿假单胞菌。方法可行。

4.3 沙门菌检查方法适用性试验

沙门菌检查方法适用性试验结果见表4。

表4 二十五味竺黄散控制菌——沙门菌检查方法适用性试验结果

培养基名称	供试品组	阳性对照	阴性对照	试验组
胰酪大豆胨液体培养基	-	+	-	+
RV沙门增菌液体培养基	-	+	-	+
木糖赖氨酸脱氧胆酸盐琼脂培养基	-	淡粉色,半透明,中心有黑色	-	淡粉色,半透明,中心有黑色
染色、镜检	—	革兰氏阴性、杆菌	—	革兰氏阴性、杆菌
沙门、志贺菌属琼脂培养基	—	淡红色,半透明	—	淡红色,半透明
TSI斜面	—	斜面黄色、底层黑色,产气	—	斜面黄色、底层黑色,产气

注：1.+表示液体浑浊；-表示液体澄清或平板无菌落生长；—表示没有接种。

2.沙门菌加菌量为82 cfu。

结果：采用《中国药典·四部（2015年版）》第148页沙门菌常规检查方法进行试验，可以检出试验菌——沙门菌。方法可行。

五、计数方法适用性预试验（2）

5.1 试验组

取二十五味竺黄散1∶10供试液10 mL，加枯草芽孢杆菌0.1 mL菌悬液（含菌数小于1000 cfu），制成每毫升二十五味竺黄散1∶10供试液（含菌数小于100 cfu），取含菌的样品溶液0.2 mL、0.5 mL，置于直径90 mm的无菌平皿中，每个取样体积注2个平皿，注入20 mL温度不超过45 ℃熔化的胰酪大豆胨琼脂培养基，混匀，凝固，倒置培养。测定菌数。

5.2 阳性对照

加到样品中的枯草芽孢杆菌的菌悬液进行10倍稀释，取稀释后的菌悬液0.2 mL、0.5 mL注皿，加到胰酪大豆胨琼脂培养基中，混匀，凝固，倒置培养。测定阳性对照菌数。

5.3 供试品组

用供试液替代试验组液体注皿，试验。

5.4 阴性对照

用同批配制、灭菌的胰酪大豆胨液体培养基0.2 mL、0.5 mL mL替代样品注皿，注入20 mL温度不超过45 ℃熔化的胰酪大豆胨琼脂培养基、沙氏葡萄糖琼脂培养基，混匀，凝固，倒置培养。测定阴性对照菌数。

预试验（2）结果见表5。

表5 计数方法适用性预试验（2）结果

菌种名称	供试品组	注皿体积/mL	阳性对照	试验组	回收率/%	阴性对照
枯草芽孢杆菌	0	0.2	32	24	75	–
	0	0.5	71	22	31	–

注：–表示液体澄清或平板无菌落生长。

结果：采用1∶10供试液0.2 mL注皿，枯草芽孢杆菌回收率高于50%。方法可行。

六、二十五味竺黄散微生物限度检查方法适用性建立

6.1 菌悬液制备、菌悬液数量测定

同预试验方法。

6.2 需氧菌总数计数方法适用性试验

6.2.1 试验组

取二十五味竺黄散1∶50供试液分别加到5个灭菌的三角瓶中，每瓶10 mL，分别加入金黄色葡萄球菌、枯草芽孢杆菌、铜绿假单胞菌、白色念珠菌、黑曲霉0.1 mL菌悬液（含菌数小于1000 cfu），制成每毫升二十五味竺黄散1∶50供试液（含菌数小于100 cfu），取含菌的样品溶液1 mL（含菌数小于100 cfu），注2个平皿，置于直径90 mm的无菌平

皿中，每个菌液注2个平皿，注入20 mL温度不超过45 ℃熔化的胰酪大豆胨琼脂培养基，混匀，凝固，倒置培养。测定菌数。

6.2.2　阳性对照

用菌悬液替代试验样品溶液，进行试验，测定阳性对照菌数。

6.2.3　供试品组

取二十五味竺黄散1∶50供试液1 mL，置于直径90 mm的无菌平皿中，注2个平皿，注入20 mL温度不超过45 ℃熔化的胰酪大豆胨琼脂培养基，混匀，凝固，倒置培养。测定供试品组菌数。

6.2.4　阴性对照

用同批配制、灭菌的胰酪大豆胨液体培养基1 mL替代样品，进行阴性对照菌数测定。

需氧菌总数计数方法适用性试验结果见表6。

6.3　霉菌和酵母菌总数计数方法适用性试验

6.3.1　试验组

取二十五味竺黄散1∶10供试液分别加到2个灭菌的三角瓶中，每瓶10 mL，分别加入白色念珠菌、黑曲霉的0.1 mL菌悬液（含菌数小于1000 cfu），制成每毫升二十五味竺黄散1∶10供试液（含菌数小于100 cfu），取含菌的样品溶液1 mL（含菌数小于100 cfu），置于直径90 mm的无菌平皿中，每个菌液注2个平皿，注入20 mL温度不超过45 ℃熔化的沙氏葡萄糖琼脂培养基，混匀，凝固，培养，测定菌数。

6.3.2　阳性对照

稀释后的白色念珠菌、黑曲霉菌悬液加到沙氏葡萄糖琼脂培养基中，混匀，凝固，培养，测定阳性对照菌数。

6.3.3　供试品组

用供试品替代试验组液体注皿，试验。

6.3.4　阴性对照

用同批配制、灭菌的稀释剂1 mL替代样品注皿，注入20 mL温度不超过45 ℃熔化的沙氏葡萄糖琼脂培养基，混匀，凝固，培养，测定阴性对照菌数。

霉菌和酵母菌总数计数方法适用性试验结果见表6。

表6　二十五味竺黄散微生物限度检查方法适用性试验结果

种类	菌种名称	方法（平皿）	供试品组	阳性对照	试验组	回收率/%	阴性对照
需氧菌 总数计数	金黄色葡萄球菌	1∶50	0	73	59	81	—
	枯草芽孢杆菌		0	64	44	69	—
	铜绿假单胞菌		0	77	63	82	—
	白色念珠菌		0	65	50	77	—
	黑曲霉		0	38	32	84	—
霉菌和酵母菌 总数计数	白色念珠菌	1∶10	0	66	58	88	—
	黑曲霉		0	37	31	84	—

注：—表示液体澄清或平板无菌落生长。

七、二十五味竺黄散微生物限度检查方法适用性确认试验

7.1 二十五味竺黄散微生物限度检查方法适用性确认试验

二十五味竺黄散微生物限度检查方法适用性确认试验结果见表7。

表7 二十五味竺黄散微生物限度检查方法适用性确认试验结果

种类	菌种名称	方法（平皿）	供试品组	阳性对照	试验组	回收率/%	阴性对照
需氧菌总数计数	金黄色葡萄球菌	1:50	0	68	57	84	–
	枯草芽孢杆菌		0	71	51	72	–
	铜绿假单胞菌		0	80	70	88	–
	白色念珠菌		0	74	68	92	–
	黑曲霉		0	50	43	86	–
霉菌和酵母菌总数计数	白色念珠菌	1:10	0	75	58	77	–
	黑曲霉		0	49	41	84	–

注：–表示液体澄清或平板无菌落生长。

二十五味竺黄散微生物限度检查方法适用性确认试验结果：

1.需氧菌总数

二十五味竺黄散1:50供试液1 mL注皿进行试验，金黄色葡萄球菌、枯草芽孢杆菌、铜绿假单胞菌、白色念珠菌、黑曲霉回收率均在50%～200%之间，方法可行。

2.霉菌和酵母菌总数

二十五味竺黄散1:10供试液1 mL注皿进行试验，白色念珠菌、黑曲霉回收率均在50%～200%之间，方法可行。

3.控制菌

大肠埃希菌、耐胆盐革兰阴性菌、沙门菌采用《中国药典·四部（2015年版）》第147—148页控制菌常规检查方法进行试验，可以检出试验菌。方法可行。

7.2 控制菌确认试验

控制菌确认试验结果见表8、9、10（略），检出目标菌。方法可行。

八、二十五味竺黄散微生物限度检查方法

1.需氧菌总数

二十五味竺黄散10 g加到灭菌的三角瓶中，加入pH7.0氯化钠-蛋白胨缓冲液100 mL，溶解、混匀，制成1:10供试液，取二十五味竺黄散1:50供试液1 mL，置于直径90 mm的无菌平皿中，注入20 mL温度不超过45 ℃熔化的胰酪大豆胨琼脂培养基，按《中国药典·四部（2015年版）》第144页平皿法进行试验。

2.霉菌和酵母菌总数

取二十五味竺黄散1∶10供试溶1 mL置于直径90 mm的无菌平皿中，注入20 mL温度不超过45 ℃熔化的沙氏葡萄糖琼脂培养基，按《中国药典·四部（2015年版）》第144页平皿法进行试验。

3.控制菌

大肠埃希菌、耐胆盐革兰阴性菌和沙门菌按《中国药典·四部（2015年版）》控制菌常规检查方法进行试验。

肺热普清丸微生物限度检查方法适用性

藏药名：洛才更赛

标准编号：WS3-BC-0324-95

【处方】

天竺黄 100 g	红花 100 g	丁香 100 g
檀香 100 g	降香 100 g	力嘎都 100 g
麝香 6 g	安息香 50 g	铁棒锤（幼苗）10 g
诃子 50 g	木香 50 g	银朱 50 g
甘草 100 g	丛菔 50 g	

【制法】

以上十四味，除麝香、银朱另研细粉外，其余共研成细粉，过筛，加入麝香、银朱细粉，混匀，即得。

肺热普清丸为非灭菌的口服制剂，按照《中国药典·四部（2015年版）》方法进行微生物限度检查方法适用性试验。

一、试验材料

略。

二、菌悬液

略。

三、计数方法适用性预试验（1）

预试验（1）结果见表1。

表1　肺热普清丸微生物计数方法适用性预试验（1）结果

种类	菌种名称	供试品组	阳性对照	试验组	回收率/%	阴性对照
需氧菌总数计数	金黄色葡萄球菌	0	75	49	65	-
	铜绿假单胞菌	0	68	57	84	-
	枯草芽孢杆菌	0	48	14	29	-
	白色念珠菌	0	79	22	28	-
	黑曲霉	0	56	38	68	-
霉菌和酵母菌总数计数	白色念珠菌	0	79	22	28	-
	黑曲霉	0	56	40	71	-

注：-表示液体澄清或平板无菌落生长。

结果：采用1∶10供试液平皿法，白色念珠菌、枯草芽孢杆菌回收率低于50%，金黄色葡萄球菌、铜绿假单胞菌、黑曲霉回收率高于50%。方法不可行。

四、控制菌检查方法适用性试验

4.1 大肠埃希菌检查方法适用性试验

大肠埃希菌检查方法适用性试验结果见表2。

表2 肺热普清丸控制菌——大肠埃希菌检查方法适用性试验结果

培养基名称	阳性对照	试验组	阴性对照	供试品组
胰酪大豆胨液体培养基	+	+	−	−
麦康凯液体培养基	+	+	−	−
麦康凯琼脂平板	鲜桃红色,菌落中心呈深桃红色,圆形,扁平,边缘整齐,表面光滑,湿润	鲜桃红色,菌落中心呈深桃红色,圆形,扁平,边缘整齐,表面光滑,湿润		
染色、镜检	革兰氏阴性、杆菌	革兰氏阴性、杆菌		

注：1.+表示液体浑浊；−表示液体澄清或平板无菌落生长。

2.本次试验加入大肠埃希菌78 cfu。

结果：采用《中国药典·四部（2015年版）》第148页大肠埃希菌常规检查方法进行试验，可以检出试验菌——大肠埃希菌。方法可行。

4.2 耐胆盐革兰阴性菌检查方法适用性试验

耐胆盐革兰阴性菌检查方法适用性试验结果见表3。

表3 肺热普清丸控制菌——耐胆盐革兰阴性菌检查方法适用性试验结果

培养基名称	阴性对照	阳性对照(大肠埃希菌)	阳性对照(铜绿假单胞菌)	供试品组	试验组(大肠埃希菌)	试验组(铜绿假单胞菌)
胰酪大豆胨液体培养基	−	+	+	−	+	+
肠道菌增菌液体培养基	−	+	+	−	+	+
紫红胆盐葡萄糖琼脂培养基	−	紫红色菌落	无色菌落	−	紫红色菌落	无色菌落
溴化十六烷三甲胺琼脂培养基	—		浅绿色菌落	—		浅绿色菌落
伊红美蓝琼脂培养基	—	菌落中心呈暗蓝黑色,发金属光泽	—	—	菌落中心呈暗蓝黑色,发金属光泽	—

注：1.+表示液体浑浊；−表示液体澄清或平板无菌落生长。

2.大肠埃希菌、铜绿假单胞菌加菌量分别为86 cfu和78 cfu。

3.—表示没有接种。

结果：按《中国药典·四部（2015年版）》第147页耐胆盐革兰阴性菌常规检查方法进行试验，可以检出试验菌——大肠埃希菌和铜绿假单胞菌。方法可行。

4.3 沙门菌检查方法适用性试验

沙门菌检查方法适用性试验结果见表4。

表4 肺热普清丸控制菌——沙门菌检查方法适用性试验结果

培养基名称	供试品组	阳性对照	阴性对照	试验组
胰酪大豆胨液体培养基	-	+	-	+
RV沙门增菌液体培养基	-	+	-	+
木糖赖氨酸脱氧胆酸盐琼脂培养基	-	淡粉色,半透明,中心有黑色	-	淡粉色,半透明,中心有黑色
染色、镜检	—	革兰氏阴性、杆菌	—	革兰氏阴性、杆菌
沙门、志贺菌属琼脂培养基	—	淡红色,半透明	—	淡红色,半透明
TSI斜面	—	斜面黄色、底层黑色,产气	—	斜面黄色、底层黑色,产气

注：1.+表示液体浑浊；-表示液体澄清或平板无菌落生长；—表示没有接种。

2.沙门菌加菌量为82 cfu。

结果：采用《中国药典·四部（2015年版）》第148页沙门菌常规检查方法进行试验，可以检出试验菌——沙门菌。方法可行。

五、计数方法适用性预试验（2）

5.1 试验组

取肺热普清丸1∶10供试液，分别加到2个灭菌的三角瓶中，每瓶10 mL，分别加入白色念珠菌、枯草芽孢杆菌0.1 mL菌悬液（含菌数小于1000 cfu），制成每毫升肺热普清丸1∶10供试液（含菌数小于100 cfu），取含菌的样品溶液0.2 mL、0.5 mL，置于直径90 mm的无菌平皿中，每个菌液每个取样体积注2个平皿，注入20 mL温度不超过45℃熔化的胰酪大豆胨琼脂培养基，混匀，凝固，倒置培养。测定菌数。

5.2 阳性对照

加到样品中的白色念珠菌、枯草芽孢杆菌的菌悬液进行10倍稀释，取稀释后的菌悬液0.2 mL、0.5 mL注皿，加到胰酪大豆胨琼脂培养基中，混匀，凝固，倒置培养。测定阳性对照菌数。

5.3 供试品组

用供试液替代试验组液体0.2 mL、0.5 mL注皿，试验。

5.4 阴性对照

用同批配制、灭菌的胰酪大豆胨液体培养基0.2 mL、0.5 mL替代样品注皿，注入20 mL温度不超过45℃熔化的胰酪大豆胨琼脂培养基、沙氏葡萄糖琼脂培养基，混匀，凝固，倒置培养。测定阴性对照菌数。

预试验（2）结果见表5。

表5　肺热普清丸微生物计数方法适用性预试验（2）结果

菌种名称	供试品组	注皿体积/mL	阳性对照	试验组	回收率/%	阴性对照
枯草芽孢杆菌	0	0.2	34	11	32	–
	0	0.5	77	21	27	–
白色念珠菌1	0	0.2	33	24	73	–
	0	0.5	69	27	39	–
白色念珠菌2	0	0.2	31	22	71	–
	0	0.5	77	30	39	–

注：1.–表示液体澄清或平板无菌落生长。

2.白色念珠菌1在胰酪大豆胨琼脂培养基上计数；白色念珠菌2在沙氏葡萄糖琼脂培养基上计数。

结果：采用1∶10供试液0.2 mL注皿，白色念珠菌回收率高于50%，枯草芽孢杆菌回收率低于50%。方法不可行。

六、计数方法适用性预试验（3）

6.1　试验组

肺热普清丸1∶10供试液10 mL加到90 mL pH7.0无菌氯化钠–蛋白胨缓冲液中，制成肺热普清丸1∶100供试液，取10 mL加到灭菌的三角瓶中，加入枯草芽孢杆菌0.1 mL菌悬液（含菌数小于1000 cfu），制成每毫升肺热普清丸1∶100供试液（含菌数小于100 cfu），取含菌的样品溶液1 mL（含菌数小于100 cfu），置于直径90 mm的无菌平皿中，注2个平皿，注入20 mL温度不超过45 ℃熔化的胰酪大豆胨琼脂培养基，混匀，凝固，倒置培养。测定菌数。

6.2　阳性对照

用菌悬液替代试验样品溶液，进行试验，测定阳性对照菌数。

6.3　供试品组

取肺热普清丸1∶100供试液1 mL，置于直径90 mm的无菌平皿中，注2个平皿，注入20 mL温度不超过45 ℃熔化的胰酪大豆胨琼脂培养基，混匀，凝固，倒置培养。测定供试品组菌数。

6.4　阴性对照

用同批配制、灭菌的胰酪大豆胨液体培养基1 mL替代样品，进行阴性对照菌数测定。

预试验（3）结果见表6。

表6　肺热普清丸微生物计数方法适用性预试验（3）结果

菌种名称	供试品组	阳性对照	试验组	回收率/%	阴性对照
枯草芽孢杆菌	0	82	69	84	–

注：–表示平板无菌落生长。

结果：采用1：100供试液平皿法，枯草芽孢杆菌回收率大于50%。方法可行。

七、肺热普清丸微生物限度检查方法适用性建立

7.1 菌悬液制备、菌悬液数量测定

同预试验方法。

7.2 需氧菌总数计数方法适用性试验

7.2.1 试验组

取肺热普清丸1：100供试液分别加到5个灭菌的三角瓶中，每瓶10 mL，分别加入金黄色葡萄球菌、枯草芽孢杆菌、铜绿假单胞菌、白色念珠菌、黑曲霉0.1 mL菌悬液（含菌数小于1000 cfu），制成每毫升肺热普清丸1：100供试液（含菌数小于100 cfu），取含菌的样品溶液1 mL（含菌数小于100 cfu），置于直径90 mm的无菌平皿中，每个菌液注2个平皿，注入20 mL温度不超过45 ℃熔化的胰酪大豆胨琼脂培养基，混匀，凝固，倒置培养。测定菌数。

7.2.2 阳性对照

用菌悬液替代试验样品溶液，进行试验，测定阳性对照菌数。

7.2.3 供试品组

取肺热普清丸1：100供试液1 mL，置于直径90 mm的无菌平皿中，注2个平皿，注入20 mL温度不超过45 ℃熔化的胰酪大豆胨琼脂培养基，混匀，凝固，倒置培养。测定供试品组菌数。

7.2.4 阴性对照

用同批配制、灭菌的胰酪大豆胨液体培养基1 mL替代样品，进行阴性对照菌数测定。

需氧菌总数计数方法适用性试验结果见表7。

7.3 霉菌和酵母菌总数计数方法适用性试验

7.3.1 试验组

取肺热普清丸1：50供试液分别加到2个灭菌的三角瓶中，每瓶10 mL，分别加入白色念珠菌、黑曲霉的0.1 mL菌悬液（含菌数小于1000 cfu），制成每毫升肺热普清丸1：50供试液（含菌数小于100 cfu），取含菌的样品溶液1 mL（含菌数小于100 cfu），置于直径90 mm的无菌平皿中，每个菌液注2个平皿，注入20 mL温度不超过45 ℃熔化的沙氏葡萄糖琼脂培养基，混匀，凝固，培养，测定菌数。

7.3.2 阳性对照

稀释后的白色念珠菌、黑曲霉菌悬液加到沙氏葡萄糖琼脂培养基中，混匀，凝固，培养，测定阳性对照菌数。

7.3.3 供试品组

用供试品替代试验组液体注皿，试验。

7.3.4 阴性对照

用同批配制、灭菌的稀释剂1 mL替代样品注皿，注入20 mL温度不超过45 ℃熔化的沙氏葡萄糖琼脂培养基，混匀，凝固，培养，测定阴性对照菌数。

霉菌和酵母菌总数计数方法适用性试验结果见表7。

表7　肺热普清丸微生物限度检查方法适用性试验结果

种类	菌种名称	方法（平皿）	供试品组	阳性对照	试验组	回收率/%	阴性对照
需氧菌总数计数	金黄色葡萄球菌	1:100	0	78	57	73	–
	枯草芽孢杆菌		0	66	46	70	–
	铜绿假单胞菌		0	53	45	85	–
	白色念珠菌		0	65	46	71	–
	黑曲霉		0	49	39	80	–
霉菌和酵母菌总数计数	白色念珠菌	1:50	0	64	48	75	–
	黑曲霉		0	50	34	68	–

注：–表示平板无菌落生长。

八、肺热普清丸微生物限度检查方法适用性确认试验

8.1　肺热普清丸微生物限度检查方法适用性确认试验

肺热普清丸微生物限度检查方法适用性确认试验结果见表8。

表8　肺热普清丸微生物限度检查方法适用性确认试验结果

种类	菌种名称	方法（平皿）	供试品组	阳性对照	试验组	回收率/%	阴性对照
需氧菌总数计数	金黄色葡萄球菌	1:100	0	67	66	99	–
	枯草芽孢杆菌		0	58	42	72	–
	铜绿假单胞菌		0	77	61	79	–
	白色念珠菌		0	76	67	88	–
	黑曲霉		0	45	36	80	–
霉菌和酵母菌总数计数	白色念珠菌	1:50	0	77	66	86	–
	黑曲霉		0	45	40	89	–

注：–表示平板无菌落生长。

肺热普清丸微生物限度检查方法适用性确认试验结果：

1.需氧菌总数

肺热普清丸1∶100供试液1 mL注皿进行试验，金黄色葡萄球菌、枯草芽孢杆菌、铜绿假单胞菌、白色念珠菌、黑曲霉回收率均在50%～200%之间，方法可行。

2.霉菌和酵母菌总数

肺热普清丸1∶50供试液1 mL注皿进行试验，白色念珠菌、黑曲霉回收率均在50%～200%之间，方法可行。

3.控制菌

大肠埃希菌、耐胆盐革兰阴性菌、沙门菌采用《中国药典·四部（2015年版）》第147—148页控制菌常规检查方法进行试验，可以检出试验菌。方法可行。

8.2 控制菌确认试验

控制菌确认试验结果见表9、10、11（略），检出目标菌。方法可行。

九、肺热普清丸微生物限度检查方法

1.需氧菌总数

肺热普清丸10 g加到灭菌的三角瓶中，加入pH7.0氯化钠-蛋白胨缓冲液100 mL，溶解、混匀，制成1∶10供试液，10倍稀释成1∶100溶液，取肺热普清丸1∶100溶液1 mL置于直径90 mm的无菌平皿中，注2个平皿，注入20 mL温度不超过45 ℃熔化的胰酪大豆胨琼脂培养基，按《中国药典·四部（2015年版）》第144页平皿法进行试验。

2.霉菌和酵母菌总数

取肺热普清丸1∶50供试液1 mL，置于直径90 mm的无菌平皿中，注2个平皿，注入20 mL温度不超过45 ℃熔化的沙氏葡萄糖琼脂培养基，按《中国药典·四部（2015年版）》第144页平皿法进行试验。

3.控制菌

大肠埃希菌、耐胆盐革兰阴性菌和沙门菌按《中国药典·四部（2015年版）》控制菌常规检查方法进行试验。

风湿骨痛丸微生物限度检查方法适用性

藏药名：春布素交日布

标准编号：WS3-BC-0280-95

【处方】

诃子（去核）25 g 西红花 10 g 豆蔻 18.5 g

渣驯膏 10 g	獐牙菜 10 g	刀豆 10 g
山矾叶 10 g	藏茜草 10 g	紫草茸 10 g
刺柏 10 g	冰片 3 g	天竺黄 10 g
丁香 6.5 g	肉豆蔻 6 g	草果 8.5 g
沉香 5 g	檀香 9 g	降香 6.5 g
绿绒蒿 5.5 g	木棉花 6 g	木香 9 g
香旱芹 9 g	木香马兜铃 5 g	肉桂 9 g
螺厣 6.5 g	石斛 6.5 g	甘松 8 g
石花 14 g	花苜蓿 5 g	

【制法】

以上二十九味，除西红花、渣驯膏另研细粉外，其余共研成细粉，过筛，加西红花细粉，混匀，用渣驯膏加适量水泛丸，阴干，即得。

风湿骨痛丸为非无菌的口服制剂，按照《中国药典·四部（2015年版）》方法进行微生物限度检查方法适用性试验。

一、试验材料

略。

二、菌悬液

略。

三、计数方法适用性预试验（1）

预试验（1）结果见表1。

表1 风湿骨痛丸微生物计数方法适用性预试验（1）结果

种类	菌种名称	供试品组	阳性对照	试验组	回收率/%	阴性对照
需氧菌总数计数	金黄色葡萄球菌	0	63	47	75	–
	铜绿假单胞菌	0	74	58	78	–
	枯草芽孢杆菌	0	68	5	7	–
	白色念珠菌	0	77	25	32	–
	黑曲霉	0	42	33	79	–
霉菌和酵母菌总数计数	白色念珠菌	0	76	23	30	–
	黑曲霉	0	41	36	88	–

注：–表示液体澄清或平板无菌落生长。

结果：采用1∶10供试液平皿，白色念珠菌、枯草芽孢杆菌回收率低于50%，金黄色葡萄球菌、铜绿假单胞菌、黑曲霉回收率高于50%。方法不可行。

四、控制菌检查方法适用性试验

4.1 大肠埃希菌检查方法适用性试验

大肠埃希菌检查方法适用性试验结果见表2。

表2 风湿骨痛丸控制菌——大肠埃希菌检查方法适用性试验结果

培养基名称	阳性对照	试验组	阴性对照	供试品组
胰酪大豆胨液体培养基	+	+	–	–
麦康凯液体培养基	+	+	–	–
麦康凯琼脂平板	鲜桃红色,菌落中心呈深桃红色,圆形,扁平,边缘整齐,表面光滑,湿润	鲜桃红色,菌落中心呈深桃红色,圆形,扁平,边缘整齐,表面光滑,湿润	–	–
染色、镜检	革兰氏阴性、杆菌	革兰氏阴性、杆菌	–	–

注：1.+表示液体浑浊；–表示液体澄清或平板无菌落生长。

2.本次试验加入大肠埃希菌70 cfu。

结果：采用《中国药典·四部（2015年版）》第148页大肠埃希菌常规检查方法进行试验，可以检出试验菌——大肠埃希菌。方法可行。

4.2 耐胆盐革兰阴性菌检查方法适用性试验

耐胆盐革兰阴性菌检查方法适用性试验结果见表3。

表3 风湿骨痛丸控制菌——耐胆盐革兰阴性菌检查方法适用性试验结果

培养基名称	阴性对照	阳性对照(大肠埃希菌)	阳性对照(铜绿假单胞菌)	供试品组	试验组(大肠埃希菌)	试验组(铜绿假单胞菌)
胰酪大豆胨液体培养基	-	+	+	-	+	+
肠道菌增菌液体培养基	-	+	+	-	+	+
紫红胆盐葡萄糖琼脂培养基	-	紫红色菌落	无色菌落	-	紫红色菌落	无色菌落
溴化十六烷三甲胺琼脂培养基	—		浅绿色菌落	—	—	浅绿色菌落
伊红美蓝琼脂培养基	—	菌落中心呈暗蓝黑色,发金属光泽	—	—	菌落中心呈暗蓝黑色,发金属光泽	—

注：1.+表示液体浑浊；-表示液体澄清或平板无菌落生长。

2.大肠埃希菌、铜绿假单胞菌加菌量分别为86 cfu和78 cfu。

3.—表示没有接种。

结果：采用供试液（1∶10）按《中国药典·四部（2015年版）》第147页耐胆盐革兰阴性菌常规检查方法进行试验，可以检出试验菌——大肠埃希菌和铜绿假单胞菌。方法可行。

4.3 沙门菌检查方法适用性试验

沙门菌检查方法适用性试验结果见表4-1。

表4-1 风湿骨痛丸控制菌——沙门菌检查方法适用性试验结果

培养基名称	供试品组	阳性对照	阴性对照	试验组
胰酪大豆胨液体培养基	-	+	-	-
RV沙门增菌液体培养基	-	+	-	-
木糖赖氨酸脱氧胆酸盐琼脂培养基	-	淡粉色,半透明,中心有黑色	-	-
染色、镜检	—	革兰氏阴性、杆菌	—	—
沙门、志贺菌属琼脂培养基	—	淡红色,半透明	—	—
TSI斜面	—	斜面黄色、底层黑色,产气	—	—

注：1.+表示液体浑浊；-表示液体澄清或平板无菌落生长；—表示没有接种。

2.沙门菌加菌量为82 cfu。

结果：采用《中国药典·四部（2015年版）》第148页沙门菌常规检查方法进行试验，未检出试验菌——沙门菌，方法不可行。

4.3.1 试验组

取风湿骨痛丸10 g加到灭菌的三角瓶中，加入300 mL胰酪大豆胨液体培养基，加入沙门菌菌悬液1 mL（含菌数小于100 cfu）于30～35 ℃培养18～24 h，

取上述培养物0.1 mL接种于10 mL RV沙门增菌液体培养基中，于30～35 ℃培养18～24 h，划线于木糖赖氨酸脱氧胆酸盐琼脂培养基，于30～35 ℃培养18～24 h，按《中国药典·四部（2015年版）》第147页《沙门菌检查项》进行试验。

4.3.2 阳性对照

将沙门菌菌悬液1 mL（含菌数小于100 cfu）加到300 mL胰酪大豆胨液体培养基中，按《中国药典·四部（2015年版）》第147页《沙门菌检查项》进行试验，同时注皿计沙门菌菌悬液的含菌数。

4.3.3 供试品组

取风湿骨痛丸10 g加到灭菌的三角瓶中，加入300 mL胰酪大豆胨液体培养基，按《中国药典·四部（2015年版）》第147页《沙门菌检查项》进行试验。

4.3.4 阴性对照

用同批配制、灭菌的300 mL胰酪大豆胨液体培养基，按《中国药典（2015年版）》要求进行检验。

沙门菌检查方法适用性试验结果见表4-2。

表4-2 风湿骨痛丸控制菌——沙门菌检查方法适用性试验结果

培养基名称	供试品组	阳性对照	阴性对照	试验组
胰酪大豆胨液体培养基	-	+	-	+
RV沙门增菌液体培养基	-	+	-	+
木糖赖氨酸脱氧胆酸盐琼脂培养基	-	淡粉色,半透明,中心有黑色	-	淡粉色,半透明,中心有黑色
染色、镜检	—	革兰氏阴性、杆菌	—	革兰氏阴性、杆菌
沙门、志贺菌属琼脂培养基	-	淡红色,半透明	-	淡红色,半透明
TSI斜面	—	斜面黄色、底层黑色,产气	—	斜面黄色、底层黑色,产气

注：1.+表示液体浑浊；-表示液体澄清或平板无菌落生长；—表示没有接种。

　　2.沙门菌加菌量为61 cfu。

结果：采用《中国药典·四部（2015年版）》第148页沙门菌培养基稀释方法进行试验，可以检出试验菌——沙门菌。方法可行。

五、计数方法适用性预试验（2）

5.1 试验组

取风湿骨痛丸1∶10供试液，分别加到2个灭菌的三角瓶中，每瓶10 mL，分别加入

白色念珠菌、枯草芽孢杆菌0.1 mL菌悬液（含菌数小于1000 cfu），制成每毫升风湿骨痛丸1∶10供试液（含菌数小于100 cfu），取含菌的样品溶液0.2 mL、0.5 mL，置于直径90 mm的无菌平皿中，每个菌液每个取样体积注2个平皿，注入20 mL温度不超过45 ℃熔化的胰酪大豆胨琼脂培养基，混匀，凝固，倒置培养。测定菌数。

5.2 阳性对照

加到样品中的白色念珠菌、枯草芽孢杆菌的菌悬液进行10倍稀释，取稀释后的菌悬液0.2 mL、0.5 mL注皿，加到胰酪大豆胨琼脂培养基中，混匀，凝固，倒置培养。测定阳性对照菌数。

5.3 供试品组

用供试液替代试验组液体0.2 mL、0.5 mL注皿，试验。

5.4 阴性对照

用同批配制、灭菌的胰酪大豆胨液体培养基0.2 mL、0.5 mL替代样品注皿，注入20 mL温度不超过45 ℃熔化的胰酪大豆胨琼脂培养基、沙氏葡萄糖琼脂培养基，混匀，凝固，倒置培养。测定阴性对照菌数。

预试验（2）结果见表5。

表5　风湿骨痛丸微生物计数方法适用性预试验（2）结果

菌种名称	供试品组	注皿体积/mL	阳性对照	试验组	回收率/%	阴性对照
枯草芽孢杆菌	0	0.2	31	15	48	−
	0	0.5	77	15	19	−
白色念珠菌1	0	0.2	24	19	79	−
	0	0.5	66	23	35	−
白色念珠菌2	0	0.2	27	18	67	−
	0	0.5	71	25	35	−

注：1.−表示液体澄清或平板无菌落生长。

2.白色念珠菌1在胰酪大豆胨琼脂培养基上计数；白色念珠菌2在沙氏葡萄糖琼脂培养基上计数。

结果：采用1∶10供试液0.2 mL注皿，枯草芽孢杆菌回收率低于50%，白色念珠菌回收率高于50%。方法不可行。

六、计数方法适用性预试验（3）

6.1 试验组

风湿骨痛丸1∶10供试液10 mL加到90 mL pH7.0无菌氯化钠-蛋白胨缓冲液中，制成风湿骨痛丸1∶100供试液，取10 mL加到灭菌的三角瓶中，加入枯草芽孢杆菌0.1 mL菌悬液（含菌数小于1000 cfu），制成每毫升风湿骨痛丸1∶100供试液（含菌数小于100 cfu），取含菌的样品溶液 1 mL（含菌数小于 100 cfu），置于直径 90 mm 的无菌平皿中，注 2 个平皿，注入 20 mL 温度不超过 45 ℃ 熔化的胰酪大豆胨琼脂培养基，混匀，凝固，倒置培养。测定菌数。

6.2　阳性对照

用菌悬液替代试验样品溶液，进行试验，测定阳性对照菌数。

6.3　供试品组

取风湿骨痛丸 1∶100 供试液 1 mL，置于直径 90 mm 的无菌平皿中，注 2 个平皿，注入 20 mL 温度不超过 45 ℃ 熔化的胰酪大豆胨琼脂培养基，混匀，凝固，倒置培养。测定供试品组菌数。

6.4　阴性对照

用同批配制、灭菌的胰酪大豆胨液体培养基 1 mL 替代样品，进行阴性对照菌数的测定。

预试验（3）结果见表6。

表6　风湿骨痛丸微生物计数方法适用性预试验（3）结果

菌种名称	供试品组	阳性对照	试验组	回收率/%	阴性对照
枯草芽孢杆菌	0	63	43	68	−

注：−表示液体澄清或平板无菌落生长。

结果：采用 1∶100 供试液平皿法，枯草芽孢杆菌回收率大于 50%。方法可行。

七、风湿骨痛丸微生物限度检查方法适用性建立

7.1　菌悬液制备、菌悬液数量测定
同预试验方法。

7.2　需氧菌总数计数方法适用性试验

7.2.1　试验组

取风湿骨痛丸 1∶100 供试液分别加到 5 个灭菌的三角瓶中，每瓶 10 mL，分别加入金黄色葡萄球菌、枯草芽孢杆菌、铜绿假单胞菌、白色念珠菌、黑曲霉 0.1 mL 菌悬液（含菌数小于 1000 cfu），制成每毫升风湿骨痛丸 1∶100 供试液（含菌数小于 100 cfu），取含菌的样品溶液 1 mL（含菌数小于 100 cfu），置于直径 90 mm 的无菌平皿中，每个菌液注 2 个平皿，注入 20 mL 温度不超过 45 ℃ 熔化的胰酪大豆胨琼脂培养基，混匀，凝固，倒置培养。测定菌数。

7.2.2　阳性对照

用菌悬液替代试验样品溶液，进行试验，测定阳性对照菌数。

7.2.3　供试品组

取风湿骨痛丸 1∶100 供试液 1 mL，置于直径 90 mm 的无菌平皿中，注 2 个平皿，注入 20 mL 温度不超过 45 ℃ 熔化的胰酪大豆胨琼脂培养基，混匀，凝固，倒置培养。测定供试品组的菌数。

7.2.4 阴性对照

用同批配制、灭菌的胰酪大豆胨液体培养基1 mL替代样品，进行阴性对照菌数的测定。

需氧菌总数计数方法适用性试验结果见表7。

7.3 霉菌和酵母菌总数计数方法适用性试验

7.3.1 试验组

取风湿骨痛丸1∶50供试液分别加到2个灭菌的三角瓶中，每瓶10 mL，分别加入白色念珠菌、黑曲霉的0.1 mL菌悬液（含菌数小于1000 cfu），制成每毫升风湿骨痛丸1∶50供试液（含菌数小于100 cfu），取含菌的样品溶液1 mL（含菌数小于100 cfu），置于直径90 mm的无菌平皿中，每个菌液注2个平皿，注入20 mL温度不超过45 ℃熔化的沙氏葡萄糖琼脂培养基，混匀，凝固，培养，测定菌数。

7.3.2 阳性对照

稀释后的白色念珠菌、黑曲霉菌悬液加到沙氏葡萄糖琼脂培养基中，混匀，凝固，培养，测定阳性对照菌数。

7.3.3 供试品组

用供试品替代试验组液体注皿，试验。

7.3.4 阴性对照

用同批配制、灭菌的稀释剂1 mL替代样品注皿，注入20 mL温度不超过45 ℃熔化的沙氏葡萄糖琼脂培养基，混匀，凝固，培养，测定阴性对照菌数。

霉菌和酵母菌总数计数方法适用性试验结果见表7。

表7　风湿骨痛丸微生物限度检查方法适用性试验结果

种类	菌种名称	方法（平皿）	供试品组	阳性对照	试验组	回收率/%	阴性对照
需氧菌总数计数	金黄色葡萄球菌	1∶100	0	73	63	86	–
	枯草芽孢杆菌		0	71	41	58	–
	铜绿假单胞菌		0	64	45	70	–
	白色念珠菌		0	69	57	83	–
	黑曲霉		0	44	42	95	–
霉菌和酵母菌总数计数	白色念珠菌	1∶50	0	70	45	64	–
	黑曲霉		0	42	40	95	–

注：–表示液体澄清或平板无菌落生长。

八、风湿骨痛丸微生物限度检查方法适用性确认试验

8.1 风湿骨痛丸微生物限度检查方法适用性确认试验

风湿骨痛丸微生物限度检查方法适用性确认试验结果见表8。

表8 风风湿骨痛丸微生物限度检查方法适用性确认试验结果

种类	菌种名称	方法（平皿）	供试品组	阳性对照	试验组	回收率/%	阴性对照
需氧菌总数计数	金黄色葡萄球菌	1:100	0	69	61	88	-
	枯草芽孢杆菌		0	58	42	72	-
	铜绿假单胞菌		0	80	74	93	-
	白色念珠菌		0	63	57	90	-
	黑曲霉		0	42	35	83	-
霉菌和酵母菌总数计数	白色念珠菌	1:50	0	64	56	88	-
	黑曲霉		0	42	37	88	-

注：-表示液体澄清或平板无菌落生长。

风湿骨痛丸微生物限度检查方法适用性确认试验结果：

1.需氧菌总数

风湿骨痛丸1:100供试液1 mL注皿进行试验，金黄色葡萄球菌、枯草芽孢杆菌、铜绿假单胞菌、白色念珠菌、黑曲霉回收率均在50%～200%之间，方法可行。

2.霉菌和酵母菌总数

风湿骨痛丸1:50供试液1 mL注皿进行试验，白色念珠菌、黑曲霉回收率均在50%～200%之间，方法可行。

3.控制菌

（1）大肠埃希菌、耐胆盐革兰阴性菌

采用《中国药典·四部（2015年版）》第147—148页常规检查方法进行试验，可以检出试验菌，方法可行常规方法进行试验，可以检出试验菌。方法可行。

（2）沙门菌

采用《中国药典·四部（2015年版）》培养基稀释方法进行试验，可以检出试验菌。方法可行。

8.2 控制菌确认试验

控制菌确认试验结果见表9、10、11（略），检出目标菌。方法可行。

九、风湿骨痛丸微生物限度检查方法

1.需氧菌总数

风湿骨痛丸10 g加到灭菌的三角瓶中，加入pH7.0氯化钠-蛋白胨缓冲液100 mL，

溶解、混匀，制成1∶10供试液，取风湿骨痛丸1∶10供试液10倍稀释成1∶100溶液；取1∶100溶液1 mL置于直径90 mm的无菌平皿中，注2个平皿，注入20 mL温度不超过45 ℃熔化的胰酪大豆胨琼脂培养基，按《中国药典·四部（2015年版）》第144页平皿法进行试验。

2.霉菌和酵母菌总数

取风湿骨痛丸1∶50供试液1 mL，置于直径90 mm的无菌平皿中，注入20 mL温度不超过45 ℃熔化的沙氏葡萄糖琼脂培养基，按《中国药典·四部（2015年版）》第144页平皿法进行试验。

3.控制菌

（1）大肠埃希菌和耐胆盐革兰阴性菌

按《中国药典·四部（2015年版）》控制菌常规检查方法进行试验。

（2）沙门菌

取风湿骨痛丸10 g加到灭菌的三角瓶中，加入300 mL胰酪大豆胨液体培养基，按《中国药典·四部（2015年版）》第147页《沙门菌检查》进行试验。

风湿塞隆胶囊微生物限度检查方法适用性

【处方】

塞隆骨 3.2 g	诃子 36.3 g	红花 21.1 g
豆蔻 28.5 g	岩精膏 10.6 g	印度獐牙菜 10.6 g
刀豆 10.6 g	山矾叶 10.6 g	藏茜草 10.6 g
紫草茸 10.6 g	刺柏 10.6 g	冰片 3.2 g
天竺黄 10.6 g	丁香 4.2 g	肉豆蔻 6.3 g
草果 9.0 g	沉香 5.3 g	白檀香 9.5 g
紫檀香 6.1 g	绿绒蒿 6.1 g	木棉花 11.3 g
木香 9.5 g	香旱芹 9.5 g	木香马兜铃 5.3 g
肉桂 9.5 g	螺厣 6.1 g	石斛 6.1 g
甘松 8.2 g	石花 14.7 g	花苜蓿 5.3 g
毛诃子 5.3 g	余甘子 6.3 g	
制成 1000 粒		

【制法】

以上三十二味，粉碎成细粉，过筛，混匀，装入胶囊，即得。

风湿塞隆胶囊为非灭菌的中药口服制剂，按照《中国药典·四部（2015年版）》方法进行微生物限度检查方法适用性试验。

一、试验材料

略。

二、菌悬液

略。

三、计数方法适用性预试验（1）

预试验（1）结果见表1。

表1　计数方法适用性预试验（1）结果

种类	菌种名称	供试品组	阳性对照	试验组	回收率/%	阴性对照
需氧菌总数计数	金黄色葡萄球菌	0	83	15	18	–
	铜绿假单胞菌	0	75	16	21	–
	枯草芽孢杆菌	0	69	0	0	–
	白色念珠菌	0	78	9	12	–
	黑曲霉	0	42	30	71	–
霉菌和酵母菌总数计数	白色念珠菌	0	79	10	13	–
	黑曲霉	0	44	32	73	–

注：–表示平板无菌落生长。

结果：计数中铜绿假单胞菌、白色念珠菌、金黄色葡萄球菌、枯草芽孢杆菌回收率低于50%，黑曲霉回收率位于50%～200%间。方法不可行。

四、控制菌检查方法适用性试验

4.1　大肠埃希菌检查方法适用性试验

大肠埃希菌检查方法适用性试验结果见表2-1。

表2-1　风湿塞隆胶囊控制菌——大肠埃希菌检查方法适用性试验结果

培养基名称	阳性对照	试验组	阴性对照	供试品组
胰酪大豆胨液体培养基	+	–	–	–
麦康凯液体培养基	+	–	–	–
麦康凯琼脂平板	鲜桃红色,菌落中心呈深桃红色,圆形,扁平,边缘整齐,表面光滑,湿润	–	–	–
染色、镜检	革兰氏阴性、杆菌	–	–	–

注：1.+表示液体浑浊；–表示液体澄清或平板无菌落生长。

　　2.大肠埃希菌加菌量为66 cfu。

结果：采用《中国药典·四部（2015年版）》第148页大肠埃希菌常规检查方法进行试验，未检出试验菌——大肠埃希菌，方法不可行。

4.1.1　试验组

取风湿塞隆胶囊1∶10供试液10 mL加到灭菌的三角瓶中，加入大肠埃希菌菌悬液1 mL（含菌数小于100 cfu），加入300 mL胰酪大豆胨液体培养基，按《中国药典·四部（2015年版）》第147页《大肠埃希菌检查项》进行试验。

4.1.2　阳性对照

将大肠埃希菌菌悬液1 mL（含菌数小于100 cfu）加到300 mL胰酪大豆胨液体培养

基中，按《中国药典（2015年版）》要求进行检验；同时测定铜绿假单胞菌菌悬液的含菌数。

4.1.3　供试品组

取风湿塞隆胶囊1∶10供试液10 mL加到灭菌的三角瓶中，加入300 mL胰酪大豆胨液体培养基，按《中国药典（2015年版）》要求进行检验。

4.1.4　阴性对照

用同批配制、灭菌的300 mL胰酪大豆胨液体培养基，按《中国药典（2015年版）》要求进行检验。

大肠埃希菌检查方法适用性试验结果见表2-2。

表2-2　风湿塞隆胶囊控制菌——大肠埃希菌检查方法适用性试验结果

培养基名称	阳性对照	试验组	阴性对照	供试品组
胰酪大豆胨液体培养基	+	+	–	–
麦康凯液体培养基	+	+	–	–
麦康凯琼脂平板	鲜桃红色,菌落中心呈深桃红色,圆形,扁平,边缘整齐,表面光滑,湿润	鲜桃红色,菌落中心呈深桃红色,圆形,扁平,边缘整齐,表面光滑,湿润	–	–
染色、镜检	革兰氏阴性、杆菌	革兰氏阴性、杆菌	–	–

注：1.+表示液体浑浊；–表示液体澄清或平板无菌落生长。

2.大肠埃希菌加菌量84 cfu。

结果：采用《中国药典·四部（2015年版）》第148页大肠埃希菌培养基稀释方法进行试验，可以检出试验菌——大肠埃希菌。方法可行。

4.2　耐胆盐革兰阴性菌检查方法适用性试验

耐胆盐革兰阴性菌检查方法适用性试验结果见表3-1。

表3-1　风湿塞隆胶囊控制菌——耐胆盐革兰阴性菌检查方法适用性试验结果

培养基名称	阴性对照	阳性对照(大肠埃希菌)	阳性对照(铜绿假单胞菌)	供试品组	试验组(大肠埃希菌)	试验组(铜绿假单胞菌)
胰酪大豆胨液体培养基	–	+	+	–	–	–
肠道菌增菌液体培养基	–	+	+	–	–	–
紫红胆盐葡萄糖琼脂培养基	–	紫红色菌落	无色菌落	–	–	–
溴化十六烷三甲胺琼脂培养基	–	–	浅绿色菌落	–	–	–
伊红美蓝琼脂培养基	–	菌落中心呈暗蓝黑色,发金属光泽	无色菌落	–	–	–

注：1.+表示液体浑浊；–表示液体澄清或平板无菌落生长。

2.大肠埃希菌、铜绿假单胞加菌量分别为66 cfu和81 cfu。

结果：采用《中国药典·四部（2015年版）》第147页耐胆盐革兰阴性菌常规检查方法进行试验，未检出试验菌——大肠埃希菌和铜绿假单胞菌，方法不可行。

4.2.1 试验组

取风湿塞隆胶囊10 g加到灭菌的三角瓶中，加入300 mL胰酪大豆胨液体培养基，制成供试液（1∶10），在20～25 ℃培养2 h（不增殖），分别取培养物10 mL，分别加到100 mL肠道菌增菌液体培养基中，一瓶加入大肠埃希菌菌悬液1 mL（含菌数不大于100 cfu），另一瓶加入铜绿假单胞菌菌悬液1 mL（含菌数不大于100 cfu），均置于30～35 ℃ 24～48 h，取每一瓶培养物接种于紫红胆盐葡萄糖琼脂培养基上，30～35 ℃ 18～24 h。

4.2.2 阳性对照

将大肠埃希菌菌悬液1 mL、铜绿假单胞菌菌悬液1 mL分别加到300 mL胰酪大豆胨液体培养基中，按《中国药典（2015年版）》要求进行检验；同时注皿计大肠埃希菌菌悬液、铜绿假单胞菌菌悬液的菌数。

4.2.3 供试品组

取风湿塞隆胶囊1∶10供试液10 mL加到灭菌的三角瓶中，加入300 mL胰酪大豆胨液体培养基，按《中国药典（2015年版）》要求进行检验。

4.2.4 阴性对照

用同批配制、灭菌的300 mL胰酪大豆胨液体培养基，按《中国药典（2015年版）》要求进行检验。

耐胆盐革兰阴性菌检查方法适用性试验结果见表3-2。

表3-2 风湿塞隆胶囊控制菌——耐胆盐革兰阴性菌检查方法适用性试验结果

培养基名称	阴性对照	阳性对照（大肠埃希菌）	阳性对照（铜绿假单胞菌）	供试品组	试验组（大肠埃希菌）	试验组（铜绿假单胞菌）
胰酪大豆胨液体培养基	－	＋	＋	－	＋	＋
肠道菌增菌液体培养基	－	＋	＋	－	＋	＋
紫红胆盐葡萄糖琼脂培养基	－	紫红色菌落	无色菌落	－	紫红色菌落	无色菌落
溴化十六烷三甲胺琼脂培养基	－	－	浅绿色菌落	－	－	浅绿色菌落
伊红美蓝琼脂培养基	－	菌落中心呈暗蓝黑色，发金属光泽	无色菌落	－	菌落中心呈暗蓝黑色，发金属光泽	无色菌落

注：1.＋表示液体浑浊；－表示液体澄清或平板无菌落生长。

2.大肠埃希菌、铜绿假单胞菌加菌量分别为77 cfu和90 cfu。

结果：采用《中国药典·四部（2015年版）》第147页耐胆盐革兰阴性菌培养基稀释方法进行试验，可以检出试验菌——大肠埃希菌和铜绿假单胞菌。方法可行。

4.3 沙门菌检查方法适用性试验

沙门菌检查方法适用性试验结果见表4-1。

表4-1　风湿塞隆胶囊控制菌——沙门菌检查方法适用性试验结果

培养基名称	供试品组	阳性对照	阴性对照	试验组
胰酪大豆胨液体培养基	－	＋	－	－
RV沙门增菌液体培养基	－	＋	－	－
木糖赖氨酸脱氧胆酸盐琼脂培养基	－	淡粉色，半透明，中心有黑色	－	－
染色、镜检	——	革兰氏阴性、杆菌	——	——
沙门、志贺菌属琼脂培养基	——	淡红色，半透明	——	——
TSI斜面	——	斜面黄色、底层黑色，产气	——	——

注：1.＋表示液体浑浊；－表示液体澄清或平板无菌落生长；——表示没有接种。

2.沙门菌加菌量为54 cfu。

结果：采用《中国药典·四部（2015年版）》第148页沙门菌常规检查方法进行试验，未检出试验菌——沙门菌，方法不可行。

4.3.1 试验组

取风湿塞隆胶囊10 g加到灭菌的三角瓶中，加入300 mL胰酪大豆胨液体培养基，加入沙门菌菌悬液1 mL（含菌数小于100 cfu），于30～35 ℃培养18～24 h，取上述培养物0.1 mL，接种于10 mL RV沙门增菌液体培养基中，于30～35 ℃培养18～24 h，划线于木糖赖氨酸脱氧胆酸盐琼脂培养基平板，于30～35 ℃培养18～24 h，按《中国药典·四部（2015年版）》第147页《沙门菌检查项》进行试验。

4.3.2 阳性对照

将沙门菌菌悬液1 mL（含菌数小于100 cfu）加到300 mL胰酪大豆胨液体培养基中，按《中国药典·四部（2015年版）》第147页《沙门菌检查项》进行试验，同时注皿计沙门菌菌悬液的含菌数。

4.3.3 供试品组

取风湿塞隆胶囊10 g加到灭菌的三角瓶中，加入300 mL胰酪大豆胨液体培养基，按《中国药典·四部（2015年版）》第147页《沙门菌检查项》进行试验。

4.3.4 阴性对照

用同批配制、灭菌的300 mL胰酪大豆胨液体培养基，按《中国药典（2015年版）》

要求进行检验。沙门菌检查方法适用性试验结果见表4-2。

表4-2　风湿塞隆胶囊控制菌——沙门菌检查方法适用性试验结果

培养基名称	供试品组	阳性对照	阴性对照	试验组
胰酪大豆胨液体培养基	–	+	–	+
RV沙门增菌液体培养基	–	+	–	+
木糖赖氨酸脱氧胆酸盐琼脂培养基	–	淡粉色,半透明,中心有黑色	–	淡粉色,半透明,中心有黑色
染色、镜检	—	革兰氏阴性、杆菌	—	革兰氏阴性、杆菌
沙门、志贺菌属琼脂培养基	—	淡红色,半透明	—	淡红色,半透明
TSI斜面	—	斜面黄色、底层黑色,产气	—	斜面黄色、底层黑色,产气

注：1.+表示液体浑浊；–表示液体澄清或平板无菌落生长；—表示没有接种。

2.沙门菌加菌量为84 cfu。

结果：采用《中国药典·四部（2015年版）》第148页沙门菌培养基稀释方法进行试验，可以检出试验菌——沙门菌。方法可行。

五、计数方法适用性预试验（2）

5.1　试验组

取风湿塞隆胶囊1∶10供试液，分别加到4个灭菌的三角瓶中，每瓶10 mL，分别加入铜绿假单胞菌、白色念珠菌、金黄色葡萄球菌、枯草芽孢杆菌0.1 mL菌悬液（含菌数为500～1000 cfu），制成每毫升风湿塞隆胶囊1∶10供试液（含菌数小于100 cfu），取含菌的样品溶液0.2 mL、0.5 mL，置于直径90 mm的无菌平皿中，每个菌液每个取样体积注2个平皿，注入20 mL温度不超过45 ℃熔化的胰酪大豆胨琼脂培养基、沙氏葡萄糖琼脂培养基，混匀，凝固，倒置培养。测定菌数。

5.2　阳性对照

加到样品中的铜绿假单胞菌、白色念珠菌、金黄色葡萄球菌、枯草芽孢杆菌的菌悬液进行10倍稀释，取稀释后的菌悬液0.2 mL、0.5 mL注皿，加胰酪大豆胨琼脂培养基、沙氏葡萄糖琼脂培养基，混匀，凝固，倒置培养。测定阳性对照菌数。

5.3　供试品组

用供试液替代试验组液体0.2 mL、0.5 mL注皿，试验。

5.4　阴性对照

用同批配制、灭菌的胰酪大豆胨液体培养基1 mL替代样品注皿，注入20 mL温度不超过45 ℃熔化的胰酪大豆胨琼脂培养基、沙氏葡萄糖琼脂培养基，混匀，凝固，倒置培养。测定阴性对照菌数。

预试验（2）结果见表5。

表5　计数方法适用性预试验（2）结果

菌种名称	供试品组	注皿体积/mL	阳性对照	试验组	回收率/%	阴性对照
金黄色葡萄球菌	0	0.2	33	15	45	–
	0	0.5	77	19	25	–
铜绿假单胞菌	0	0.2	34	14	41	–
	0	0.5	76	25	33	–
枯草芽孢杆菌	0	0.2	32	8	25	–
	0	0.5	79	15	19	–
白色念珠菌1	0	0.2	25	12	48	–
	0	0.5	68	20	29	–
白色念珠菌2	0	0.2	27	10	37	–
	0	0.5	63	18	29	–

注：1.–表示液体澄清或平板无菌落生长。

2.白色念珠菌1在胰酪大豆胨琼脂培养基上计数；白色念珠菌2在沙氏葡萄糖琼脂培养基上计数。

结果：采用1∶10供试液0.2 mL注皿，铜绿假单胞菌、白色念珠菌、金黄色葡萄球菌、枯草芽孢杆菌回收率低于50%。方法不可行。

六、计数方法适用性预试验（3）

6.1　试验组

风湿塞隆胶囊1∶10供试液10 mL加到90 mL pH7.0无菌氯化钠-蛋白胨缓冲液中，制成风湿塞隆胶囊1∶100供试液，分别加到4个灭菌的三角瓶中，每瓶10 mL，分别加入铜绿假单胞菌、白色念珠菌、金黄色葡萄球菌、枯草芽孢杆菌0.1 mL菌悬液（含菌数为500～1000 cfu），制成每毫升风湿塞隆胶囊1∶100供试液（含菌数小于100 cfu），取含菌的样品溶液1 mL（含菌数为50～100 cfu），置于直径90 mm的无菌平皿中，每个菌液注2个平皿，注入20 mL温度不超过45 ℃熔化的胰酪大豆胨琼脂培养基，混匀，凝固，倒置培养。测定菌数。

6.2　阳性对照

用菌悬液替代试验样品溶液，进行试验，测定阳性对照菌数。

6.3　供试品组

取风湿塞隆胶囊1∶100供试液1 mL，置于直径90 mm的无菌平皿中，注2个平皿，注入20 mL温度不超过45 ℃熔化的胰酪大豆胨琼脂培养基，混匀，凝固，倒置培养。测定供试品组菌数。

6.4　阴性对照

用同批配制、灭菌的胰酪大豆胨液体培养基1 mL替代样品，进行阴性对照菌数的测定。

预试验（3）结果见表6。

表6　计数方法适用性预试验（3）结果

菌种名称	供试品组	阳性对照	试验组	回收率/%	阴性对照
金黄色葡萄球菌	0	54	44	81	–
铜绿假单胞菌	0	66	37	56	–
枯草芽孢杆菌	0	77	23	30	–
白色念珠菌1	0	76	55	72	–
白色念珠菌2	0	75	56	75	–

注：1.–表示液体澄清或平板无菌落生长。

　　2.白色念珠菌1在胰酪大豆胨琼脂培养基上计数；白色念珠菌2在沙氏葡萄糖琼脂培养基上计数.

结果：采用1∶100供试液1 mL注皿进行试验，铜绿假单胞菌、白色念珠菌、金黄色葡萄球菌回收率大于50%。枯草芽孢杆菌回收率小于50%。方法不可行。

七、计数方法适用性预试验（4）

7.1　试验组

风湿塞隆胶囊1∶100供试液10 mL加到90 mL pH7.0无菌氯化钠–蛋白胨缓冲液中，制成风湿塞隆胶囊1∶1000供试液，取10 mL加到灭菌的三角瓶中，加入枯草芽孢杆菌0.1 mL菌悬液（含菌数为500～1000 cfu），制成每毫升风湿塞隆胶囊1∶1000供试液（含菌数小于100 cfu），取含菌的样品溶液1 mL（含菌数为50～100 cfu），置于直径90 mm的无菌平皿中，注2个平皿，注入20 mL温度不超过45 ℃熔化的胰酪大豆胨琼脂培养基，混匀，凝固，倒置培养。测定菌数。

7.2　阳性对照

用菌悬液替代试验样品溶液，进行试验，测定阳性对照菌数。

7.3　供试品组

取风湿塞隆胶囊1∶1000供试液1 mL，置于直径90 mm的无菌平皿中，注2个平皿，注入20 mL温度不超过45 ℃熔化的胰酪大豆胨琼脂培养基，混匀，凝固，倒置培养。测定供试品组菌数。

7.4　阴性对照

用同批配制、灭菌的胰酪大豆胨液体培养基1 mL替代样品，进行阴性对照菌数的测定。

预试验（4）结果见表7。

表7　计数方法适用性预试验（4）结果

菌种名称	供试品组	阳性对照	试验组	回收率/%	阴性对照
枯草芽孢杆菌	0	79	65	82	–

注：–表示平板无菌落生长。

结果：采用1：1000供试液1 mL注皿进行试验，枯草芽孢杆菌回收率大于50%。方法可行。

八、风湿塞隆胶囊微生物限度检查方法适用性建立

8.1 菌悬液制备、菌悬液数量测定

同预试验方法。

8.2 需氧菌总数计数方法适用性试验

8.2.1 试验组

取风湿塞隆胶囊1：1000供试液分别加到5个灭菌的三角瓶中，每瓶10 mL，分别加入金黄色葡萄球菌、枯草芽孢杆菌、铜绿假单胞菌、白色念珠菌、黑曲霉0.1 mL菌悬液（含菌数为500～1000 cfu），制成每毫升风湿塞隆胶囊1：1000供试液（含菌数小于100 cfu），取含菌的样品溶液1 mL（含菌数为50～100 cfu），置于直径90 mm的无菌平皿中，每个菌液注2个平皿，注入20 mL温度不超过45 ℃熔化的胰酪大豆胨琼脂培养基，混匀，凝固，倒置培养。测定菌数。

8.2.2 阳性对照

用菌悬液替代试验样品溶液，进行试验，测定阳性对照菌数。

8.2.3 供试品组

取风湿塞隆胶囊1：1000供试液1 mL，置于直径90 mm的无菌平皿中，注2个平皿，注入20 mL温度不超过45 ℃熔化的胰酪大豆胨琼脂培养基，混匀，凝固，倒置培养。测定供试品组菌数。

8.2.4 阴性对照

用同批配制、灭菌的胰酪大豆胨液体培养基1 mL替代样品，进行阴性对照菌数的测定。

需氧菌总数计数方法适用性试验结果见表8。

8.3 霉菌和酵母菌总数计数方法适用性试验

8.3.1 试验组

取风湿塞隆胶囊1：100供试液分别加到2个灭菌的三角瓶中，每瓶10 mL，分别加入白色念珠菌、黑曲霉的0.1 mL菌悬液（含菌数小于1000 cfu），制成每毫升风湿塞隆胶囊1：100供试液（含菌数小于100 cfu），取含菌的样品溶液1 mL（含菌数小于100 cfu），置于直径90 mm的无菌平皿中，每个菌液注2个平皿，注入20 mL温度不超过45 ℃熔化的沙氏葡萄糖琼脂培养基，混匀，凝固，培养，测定菌数。

8.3.2 阳性对照

稀释后的白色念珠菌、黑曲霉菌悬液加到沙氏葡萄糖琼脂培养基中，混匀，凝固，培养，测定阳性对照菌数。

8.3.3 供试品组

用供试品替代试验组液体注皿，试验。

8.3.4 阴性对照

用同批配制、灭菌的稀释剂1 mL替代样品注皿，注入20 mL温度不超过45 ℃熔化的

沙氏葡萄糖琼脂培养基，混匀，凝固，培养，测定阴性对照菌数。

霉菌和酵母菌总数计数方法适用性试验结果见表8。

表8　风湿塞隆胶囊微生物限度检查方法适用性试验结果

种类	菌种名称	方法（平皿）	供试品组	阳性对照	试验组	回收率/%	阴性对照
需氧菌总数计数	金黄色葡萄球菌	1∶1000	0	68	57	84	–
	枯草芽孢杆菌		0	62	48	77	–
	铜绿假单胞菌		0	77	65	84	–
	白色念珠菌		0	66	59	89	–
	黑曲霉			43	41	95	
霉菌和酵母菌总数计数	白色念珠菌	1∶100	0	64	49	77	
	黑曲霉		0	44	38	86	

注：–表示平板无菌落生长。

九、风湿塞隆胶囊微生物限度检查方法适用性确认试验

9.1　风湿塞隆胶囊微生物限度检查方法适用性确认试验

风湿塞隆胶囊微生物限度检查方法适用性确认试验结果见表9。

表9　风湿塞隆胶囊微生物限度检查方法适用性确认试验结果

种类	菌种名称	方法（平皿）	供试品组	阳性对照	试验组	回收率/%	阴性对照
需氧菌总数计数	金黄色葡萄球菌	1∶1000	0	73	67	92	–
	枯草芽孢杆菌		0	71	49	69	–
	铜绿假单胞菌		0	64	51	80	–
	白色念珠菌		0	69	62	90	–
	黑曲霉		0	44	34	77	–
霉菌和酵母菌总数计数	白色念珠菌	1∶100	0	70	66	94	
	黑曲霉		0	42	36	86	

注：–表示平板无菌落生长。

风湿塞隆胶囊微生物限度检查方法适用性确认试验结果：

1.需氧菌总数

风湿塞隆胶囊1∶1000供试液1 mL注皿进行试验，金黄色葡萄球菌、枯草芽孢杆菌、铜绿假单胞菌、白色念珠菌、黑曲霉回收率均在50%～200%之间，方法可行。

2.霉菌和酵母菌总数

方风湿塞隆胶囊1:100供试液1 mL注皿进行试验，白色念珠菌、黑曲霉回收率均在50%～200%之间，方法可行。

3.控制菌

大肠埃希菌、耐胆盐革兰阴性菌、沙门菌采用《中国药典·四部（2015年版）》培养基稀释方法进行试验，可以检出试验菌。方法可行。

9.2　控制菌确认试验

控制菌确认试验结果见表10、11、12（略），检出目标菌。方法可行。

十、风湿塞隆胶囊微生物限度检查方法

1.需氧菌总数

风湿塞隆胶囊10 g加到灭菌的三角瓶中，加入pH7.0氯化钠-蛋白胨缓冲液100 mL，溶解、混匀，制成1:10供试液，取风湿塞隆胶囊1:10供试液10倍稀释成1:100、1:1000溶液；取1:1000溶液1 mL置于直径90 mm的无菌平皿中，注2个平皿，注入20 mL温度不超过45 ℃熔化的胰酪大豆胨琼脂培养基，按《中国药典·四部（2015年版）》第144页平皿法进行试验。

2.霉菌和酵母菌总数

取1:100溶液1 mL置于直径90 mm的无菌平皿中，注2个平皿，注入20 mL温度不超过45 ℃熔化的沙氏葡萄糖琼脂培养基，按《中国药典·四部（2015年版）》第144页平皿法进行试验。

3.控制菌

（1）大肠埃希菌

取1:10的供试液10 mL至300 mL胰酪大豆胨液体，按《中国药典·四部（2015年版）》第147页《大肠埃希菌》进行试验。

（2）耐胆盐革兰阴性菌

取风湿塞隆胶囊10 g加到灭菌的三角瓶中，加入300 mL胰酪大豆胨液体培养基，制成供试液（1:10），在20～25 ℃培养2 h（不增殖），进行10倍稀释成1:100、1:1000，分别取1:10、1:100、1:1000培养物1 mL，分别加到10 mL肠道菌增菌液体培养基中，均置于30～35 ℃24～48 h，取每一培养物接种于紫红胆盐葡萄糖琼脂培养基上，30～35 ℃18～24 h，紫红胆盐葡萄糖琼脂培养基上有菌落生长，为阳性，从《中国药典·四部（2015年版）》第147页表2查耐胆盐革兰阴性菌的可能菌数（N）。

（3）沙门菌

取风湿塞隆胶囊10 g加到灭菌的三角瓶中，加入300 mL胰酪大豆胨液体培养基，按《中国药典·四部（2015年版）》第147页《沙门菌检查》进行试验。

复方藤果痔疮栓微生物限度检查方法适用性

【处方】

酸藤果 114 g	荜茇 57 g	姜黄 57 g
碱花 57 g	大青盐 57 g	明胶 937.5 g
甘油 312.5 g		

制成 1000 粒

【制法】

以上五味药材，粉碎成细粉，加入明胶、甘油，加水适量，混匀，模压成型，即得。

复方藤果痔疮栓为非灭菌的外用制剂，按照《中国药典·四部（2015年版）》方法进行微生物限度检查方法适用性试验。

一、试验材料

略。

二、菌悬液

略。

三、计数方法适用性预试验（1）

结果见表1。

表1 计数方法适用性预试验（1）结果

种类	菌种名称	供试品组	阳性对照	试验组	回收率/%	阴性对照
需氧菌总数计数	金黄色葡萄球菌	0	77	17	22	–
	铜绿假单胞菌	0	65	17	26	–
	枯草芽孢杆菌	0	72	9	13	–
	白色念珠菌	0	80	20	25	–
	黑曲霉	0	43	15	35	–
霉菌和酵母菌总数计数	白色念珠菌	0	79	19	24	–
	黑曲霉	0	44	16	36	–

注：–表示平板无菌落生长。

结果：金黄色葡萄球菌、枯草芽孢杆菌、白色念珠菌、铜绿假单胞菌及黑曲霉回收率低于50%。方法不可行。

四、控制菌——金黄色葡萄球菌检查方法适用性试验

4.1 试验组

取复方藤果痔疮栓1∶10的供试液10 mL加到灭菌的三角瓶中，加入金黄色葡萄球菌菌悬液1 mL（含菌数小于100 cfu），加入90 mL胰酪大豆胨液体培养基，按《中国药典·四部（2015年版）》第147页《金黄色葡萄球菌检查项》进行试验。

4.2 阳性对照

将金黄色葡萄球菌菌悬液1 mL（含菌数小于100 cfu）加到100 mL胰酪大豆胨液体培养基中，按《中国药典（2015年版）》要求进行检验；同时测定金黄色葡萄球菌菌悬液的含菌数。

4.3 供试品组

取复方藤果痔疮栓1∶10的供试液10 mL加到灭菌的三角瓶中，加入90 mL胰酪大豆胨液体培养基，按《中国药典·四部（2015年版）》第147页《金黄色葡萄球菌检查项》进行试验。

4.4 阴性对照

用同批配制、灭菌的100 mL胰酪大豆胨液体培养基，按《中国药典（2015年版）》要求进行检验。

金黄色葡萄球菌检查方法适用性试验结果见表2。

表2 复方藤果痔疮栓控制菌——金黄色葡萄球菌检查方法适用性试验结果

培养基名称	阳性对照	试验组	供试品组	阴性对照
胰酪大豆胨液体培养基	+	–	–	–
甘露醇氯化钠培养基	金黄色，圆形，凸起、边缘整齐,外周有黄色环	–	–	–
染色、镜检	革兰氏阳性、球菌	–	–	–

注：1.+表示液体浑浊；–表示液体澄清或平板无菌落生长。

　　2.本次试验加入金黄色葡萄球菌85 cfu。

结果：采用《中国药典·四部（2015年版）》第148页金黄色葡萄球菌常规检查方法进行试验，未检出试验菌——金黄色葡萄球菌，方法不可行。

五、控制菌——铜绿假单胞菌查检方法适用性试验

5.1 试验组

取复方藤果痔疮栓1∶10的供试液10 mL加到灭菌的三角瓶中，加入铜绿假单胞菌菌悬液1 mL（含菌数小于100 cfu），加入100 mL胰酪大豆胨液体培养基，按《中国药典·四部（2015年版）》第147页《铜绿假单胞菌检查项》进行试验。

5.2 阳性对照

将铜绿假单胞菌菌悬液 1 mL（含菌数小于 100 cfu）加到 100 mL 胰酪大豆胨液体培养基中，按《中国药典（2015 年版）》要求进行检验；同时测定铜绿假单胞菌菌悬液的含菌数。

5.3 供试品组

取复方藤果痔疮栓 1∶10 的供试液 10 mL 加到灭菌的三角瓶中，加入 100 mL 胰酪大豆胨液体培养基，按《中国药典·四部（2015 年版）》第 147 页《铜绿假单胞菌检查项》进行试验。

5.4 阴性对照

用同批配制、灭菌的 100 mL 胰酪大豆胨液体培养基，按《中国药典（2015 年版）》要求进行检验。

铜绿假单胞菌检查方法适用性试验结果见表 3。

表3　复方藤果痔疮栓控制菌——铜绿假单胞菌检查方法适用性试验结果

培养基名称	阳性对照	试验组	供试品组	阴性对照
胰酪大豆胨液体培养基	+	-	-	-
溴化十六烷三甲胺	菌落扁平,表面湿润、灰白色,周围有蓝绿色素扩散	-	-	-
染色、镜检	革兰氏阴性、杆菌	-	-	-

注：1.+表示液体浑浊；-表示液体澄清或平板无菌落生长。

　　2.本次试验加入铜绿假单胞菌 78 cfu。

结果：采用《中国药典·四部（2015 年版）》第 148 页铜绿假单胞菌常规检查方法进行试验，未检出试验菌——铜绿假单胞菌，方法不可行。

六、计数方法适用性预试验（2）

6.1 试验组

取复方藤果痔疮栓 1∶10 供试液分别加到 5 个灭菌的三角瓶中，每瓶 10 mL，分别加入金黄色葡萄球菌、铜绿假单胞菌、白色念珠菌、枯草芽孢杆菌及黑曲霉 0.1 mL 菌悬液（含菌数小于 1000 cfu），制成每毫升复方藤果痔疮栓 1∶10 供试液（含菌数小于 100 cfu），取含菌的样品溶液 0.2 mL、0.5 mL，置于直径 90 mm 的无菌平皿中，每个菌液每个取样体积注 2 个平皿，注入 20 mL 温度不超过 45 ℃ 熔化的胰酪大豆胨琼脂培养基，混匀，凝固，倒置培养。测定菌数。

6.2 阳性对照

加到样品中的金黄色葡萄球菌、白色念珠菌、枯草芽孢杆菌的菌悬液进行 10 倍稀释，取稀释后的菌悬液 0.2 mL、0.5 mL 注皿，加到胰酪大豆胨琼脂培养基中，混匀，凝固，倒置培养。测定阳性对照菌数。

6.3 供试品组

同预试验法进行试验。

6.4 阴性对照

同预试验法进行试验。

计数方法适用性预试验（2）结果见表4。

表4 计数方法适用性预试验（2）结果

菌种名称	供试品组	注皿体积/mL	阳性对照	试验组	回收率/%	阴性对照
金黄色葡萄球菌	0	0.2	47	13	28	-
	0	0.5	64	22	34	-
枯草芽孢杆菌	0	0.2	39	7	18	-
	0	0.5	75	16	21	-
铜绿假单胞菌	0	0.2	34	15	44	-
	0	0.5	71	24	34	-
白色念珠菌1	0	0.2	28	9	32	-
	0	0.5	62	16	26	-
白色念珠菌2	0	0.2	28	10	36	-
	0	0.5	62	21	34	-
黑曲霉1	0	0.2	17	6	35	-
	0	0.5	47	11	23	-
黑曲霉2	0	0.2	13	4	31	-
	0	0.5	43	17	40	-

注：1.-表示平板无菌落生长。

2.白色念珠菌1在胰酪大豆胨琼脂培养基上计数；白色念珠菌2在沙氏葡萄糖琼脂培养基上计数。

3.黑曲霉1在胰酪大豆胨琼脂培养基上计数；黑曲霉2在沙氏葡萄糖琼脂培养基上计数。

结果：计数中金黄色葡萄球菌、铜绿假单胞菌、白色念珠菌、枯草芽孢杆菌及黑曲霉回收率低于50%。方法不可行。

七、计数方法适用性预试验（3）

7.1 试验组

取复方藤果痔疮栓1∶100的供试液分别加到5个灭菌的三角瓶中，每瓶10 mL，分别加入金黄色葡萄球菌、白色念珠菌、枯草芽孢杆菌0.1 mL菌悬液（含菌数小于1000 cfu），制成每毫升复方藤果痔疮栓1∶100的供试液（含菌数小于100 cfu），取含菌的样品溶液 1 mL（含菌数小于 100 cfu），置于直径 90 mm 的无菌平皿中，每个菌液注 2 个平皿，注入 20 mL 温度不超过 45 ℃熔化的胰酪大豆胨琼脂培养基，混匀，凝固，倒置培养。测定菌数。取含白色念珠菌、黑曲霉样品溶液 2 mL（含菌数小于 100 cfu），分别置于 2 个直径 90 mm 的无菌平皿中，注入 20 mL 温度不超过 45 ℃熔化的沙氏葡萄糖琼脂培养基，混匀，凝固，倒置培养。测定菌数。

7.2 阳性对照

加到样品中的金黄色葡萄球菌、枯草芽孢杆菌、铜绿假单胞菌、白色念珠菌、黑曲霉的菌悬液（含菌数小于 1000 cfu）进行 10 倍稀释，取稀释后的菌悬液 1 mL 注皿，金黄色葡萄球菌、枯草芽孢杆菌、铜绿假单胞菌的菌悬液加到胰酪大豆胨琼脂培养基中，白色念珠菌、黑曲霉的菌悬液加到沙氏葡萄糖琼脂培养基中，混匀，凝固，倒置培养，测定阳性对照菌数。

7.3 供试品组

用供试液替代试验组液体注皿，试验。

7.4 阴性对照

用同批配制、灭菌的胰酪大豆胨液体培养基 1 mL 替代样品注皿，注入 20 mL 温度不超过 45 ℃熔化的胰酪大豆胨琼脂培养基、沙氏葡萄糖琼脂培养基，混匀，凝固，倒置培养。测定阴性对照菌数。

计数方法适用性预试验（3）结果见表 5。

表 5　复方藤果痔疮栓微生物计数方法预试验（3）结果

菌种名称	供试品组	阳性对照	试验组	回收率/%	阴性对照
金黄色葡萄球菌	0	65	39	60	–
枯草芽孢杆菌	0	79	43	54	–
铜绿假单胞菌	0	56	35	63	–
白色念珠菌 1	0	84	51	61	–
白色念珠菌 2	0	56	34	61	–
黑曲霉 1	0	84	48	57	–
黑曲霉 1	0	56	35	63	–

注：1.–表示平板无菌落生长。

　　2.白色念珠菌 1 在胰酪大豆胨琼脂培养基上计数；白色念珠菌 2 在沙氏葡萄糖琼脂培养基上计数。

　　3.黑曲霉 1 在胰酪大豆胨琼脂培养基上计数；黑曲霉 2 在沙氏葡萄糖琼脂培养基上计数。

结果：计数中金黄色葡萄球菌、铜绿假单胞菌、白色念珠菌、枯草芽孢杆菌及黑曲霉回收率大于 50%。方法可行。

八、复方藤果痔疮栓微生物限度检查方法适用性建立

8.1 菌悬液制备、菌悬液数量测定

同预试验方法。

8.2 需氧菌总数计数方法适用性试验

8.2.1 试验组

取复方藤果痔疮栓 1∶100 的供试液分别加到 5 个灭菌的三角瓶中，每瓶 10 mL，分别加入金黄色葡萄球菌、白色念珠菌、枯草芽孢杆菌 0.1 mL 菌悬液（含菌数小于 1000 cfu），制成每毫升复方藤果痔疮栓 1∶100 的供试液（含菌数小于 100 cfu），取含菌的样品溶液 1 mL（含菌数小于 100 cfu），置于直径 90 mm 的无菌平皿中，每个菌液注 2 个平皿，注入 20 mL 温度不超过 45 ℃熔化的胰酪大豆胨琼脂培养基，混匀，凝固，倒置培养。测定菌数。取含白色念珠菌、黑曲霉样品溶液 2 mL（含菌数小于 100 cfu），分别置于 2 个直径 90 mm 的无菌平皿中，注入 20 mL 温度不超过 45 ℃熔化的沙氏葡萄糖琼脂培养基，混匀，凝固，倒置培养。测定菌数。

8.2.2 阳性对照

用菌悬液替代试验样品溶液试验，测定阳性对照菌数。

8.2.3 供试品组

取复方藤果痔疮栓 1∶100 的供试液，置于直径 90 mm 的无菌平皿中，每个平皿 1 mL，注入 20 mL 温度不超过 45 ℃熔化的胰酪大豆胨琼脂培养基，混匀，进行培养、计数。

8.2.4 阴性对照

用同批配制、灭菌的胰酪大豆胨液体培养基 1 mL 替代样品，进行培养、计数。

8.3 霉菌和酵母菌总数计数方法适用性试验

8.3.1 试验组

取复方藤果痔疮栓 1∶100 的供试液，分别加到 2 个灭菌的三角瓶中，每瓶 10 mL，分别加入白色念珠菌、黑曲霉的 0.1 mL 菌悬液（含菌数小于 10000 cfu），制成每毫升复方藤果痔疮栓 1∶100 的供试液（含菌数小于 100 cfu），置于直径 90 mm 的无菌平皿中，每个平皿 1 mL，注入 20 mL 温度不超过 45 ℃熔化的沙氏葡萄糖琼脂培养基，混匀，进行培养、计数。

8.3.2 阳性对照

稀释后的白色念珠菌、黑曲霉菌悬液加到沙氏葡萄糖琼脂培养基中，混匀，凝固，培养，测定阳性对照菌数。

8.3.3 供试品组

用供试品替代试验组液体注皿，试验。

8.3.4 阴性对照

用同批配制、灭菌的稀释剂 1 mL 替代样品注皿，注入 20 mL 温度不超过 45 ℃熔化的沙氏葡萄糖琼脂培养基，混匀，凝固，培养，测定阴性对照菌数。

复方藤果痔疮栓微生物限度检查方法适用性试验结果见表 6。

表6　复方藤果痔疮栓微生物限度检查方法适用性试验结果

种类	菌种名称	方法	供试品组	阳性对照	试验组	回收率/%	阴性对照
需氧菌总数计数	金黄色葡萄球菌	1:100	0	75	51	68	–
	枯草芽孢杆菌		0	89	53	60	–
	铜绿假单胞菌		0	75	62	83	–
	白色念珠菌		0	68	48	71	–
	黑曲霉		0	56	45	80	–
霉菌和酵母菌总数计数	白色念珠菌	1:100	0	68	54	79	–
	黑曲霉		0	56	46	82	–

注：–表示平板无菌落生长。

九、控制菌——金黄色葡萄球菌检查方法适用性试验

9.1　试验组

取复方藤果痔疮栓1∶10的供试液10 mL，加入金黄色葡萄球菌菌悬液1 mL（含菌数小于100 cfu），加入300 mL胰酪大豆胨液体培养基，按《中国药典·四部（2015年版）》第147页《金黄色葡萄球菌检查项》进行试验。

9.2　阳性对照

将金黄色葡萄球菌菌悬液1 mL（含菌数小于100 cfu）加到300 mL胰酪大豆胨液体培养基中，按《中国药典（2015年版）》要求进行检验；同时测定金黄色葡萄球菌菌悬液的含菌数。

9.3　供试品组

用供试品替代试验组液体注皿，试验。

9.4　阴性对照

用同批配制、灭菌的300 mL胰酪大豆胨液体培养基，按《中国药典（2015年版）》要求进行检验。

金黄色葡萄球菌检查方法适用性试验结果见表7。

表7　复方藤果痔疮栓控制菌——金黄色葡萄球菌检查方法适用性试验结果

培养基名称	阳性对照	试验组	供试品组	阴性对照
胰酪大豆胨液体培养基	+	+	–	–
甘露醇氯化钠培养基	金黄色，圆形，凸起、边缘整齐，外周有黄色环	金黄色，圆形，凸起、边缘整齐，外周有黄色环	–	–
染色、镜检	革兰氏阳性、球菌	革兰氏阳性、球菌	–	–

注：1.+表示液体浑浊；–表示液体澄清或平板无菌落生长。

　　2.本次试验加入金黄色葡萄球菌65 cfu。

结果：采用复方藤果痔疮栓1∶10的供试液10 mL，加入金黄色葡萄球菌菌悬液1 mL（含菌数小于100 cfu），加入300 mL胰酪大豆胨液体培养基，按《中国药典·四部（2015年版）》第147页《金黄色葡萄球菌检查项》进行试验。可以检出试验菌——金黄色葡萄球菌。方法可行。

十、控制菌——铜绿假单胞菌检查方法适用性试验

10.1　试验组

取复方藤果痔疮栓1∶10的供试液10 mL，加入铜绿假单胞菌菌悬液1 mL（含菌数小于100 cfu），加入300 mL胰酪大豆胨液体培养基，按《中国药典·四部（2015年版）》第147页《铜绿假单胞菌检查项》进行试验。

10.2　阳性对照

将铜绿假单胞菌菌悬液1 mL（含菌数小于100 cfu）加到300 mL胰酪大豆胨液体培养基中，按《中国药典（2015年版）》要求进行检验；同时测定铜绿假单胞菌菌悬液的含菌数。

10.3　供试品组

用供试品替代试验组液体注皿，试验。

10.4　阴性对照

用同批配制、灭菌的300 mL胰酪大豆胨液体培养基，按《中国药典（2015年版）》要求进行检验。

铜绿假单胞菌检查方法适用性试验结果见表8。

表8　复方藤果痔疮栓控制菌——铜绿假单胞菌检查方法适用性试验结果

培养基名称	阳性对照	试验组	供试品组	阴性对照
胰酪大豆胨液体培养基	+	+	−	−
溴化十六烷三甲胺	菌落扁平,表面湿润、灰白色,周围有蓝绿色素扩散	菌落扁平,表面湿润、灰白色,周围有蓝绿色素扩散	−	−
染色、镜检	革兰氏阴性、杆菌	革兰氏阴性、杆菌	−	−

注：1.+表示液体浑浊；−表示液体澄清或平板无菌落生长。

2.本次试验加入铜绿假单胞菌78 cfu。

结果：采用复方藤果痔疮栓1∶10的供试液10 mL，加入铜绿假单胞菌菌悬液1 mL（含菌数小于100 cfu），加入300 mL胰酪大豆胨液体培养基，按《中国药典·四部（2015年版）》第147页《铜绿假单胞菌检查项》进行试验，可以检出试验菌——铜绿假单胞菌。方法可行。

十一、复方藤果痔疮栓微生物限度检查方法适用性确认试验

复方藤果痔疮栓微生物限度检查方法适用性确认试验结果见表9。

表9 复方藤果痔疮栓微生物限度检查方法适用性确认试验结果

种类	菌种名称	方法	供试品组	阳性对照	试验组	回收率/%	阴性对照
需氧菌总数计数	金黄色葡萄球菌	1:100	0	75	49	65	-
	枯草芽孢杆菌		0	89	78	88	-
	铜绿假单胞菌		0	83	50	60	-
	白色念珠菌		0	81	61	76	-
	黑曲霉		0	76	47	62	-
霉菌和酵母菌总数计数	白色念珠菌	1:100	0	81	58	72	-
	黑曲霉		0	76	52	68	-

注：-表示平板无菌落生长。

控制菌确认试验结果见表10、11（略），检出目标菌。方法可行。

十二、复方藤果痔疮栓微生物限度检查方法

1.需氧菌总数

取复方藤果痔疮栓10 g加到灭菌的三角瓶中，加入pH7.0氯化钠-蛋白胨缓冲液100 mL，溶解、混匀，制成1:10供试液，稀释成1:100供试液，取1:100供试液1 mL，置于直径90 mm的无菌平皿中，注2个平皿，注入20 mL温度不超过45 ℃熔化的胰酪大豆胨琼脂培养基，按《中国药典·四部（2015年版）》第144页平皿法进行试验。

2.霉菌和酵母菌总数

取复方藤果痔疮栓取1:100供试液1 mL，置于直径90 mm的无菌平皿中，注2个平皿，注入20 mL温度不超过45 ℃熔化的沙氏葡萄糖琼脂培养基，按《中国药典·四部（2015年版）》第144页平皿法进行试验。

3.控制菌

（1）金黄色葡萄球菌

取复方藤果痔疮栓1:10的供试液10 mL加到300 mL胰酪大豆胨液体培养基中，按《中国药典·四部（2015年版）》第147页《金黄色葡萄球菌检查项》进行试验。

（2）铜绿假单胞菌

取复方藤果痔疮栓1:10的供试液10 mL加到300 mL胰酪大豆胨液体培养基中，按《中国药典·四部（2015年版）》第147页《铜绿假单胞菌检查项》进行试验。

寒喘丸微生物限度检查方法适用性

【处方】

清半夏 500 g	大枣（去核）400 g	麻黄 400 g
射干 300 g	细辛 300 g	款冬花 300 g
紫菀 300 g	五味子（酒制）300 g	干姜 200 g

【制法】

以上九味，粉碎成细粉，过筛，混匀，用水泛丸，干燥，即得。

寒喘丸为非无菌的口服制剂，按照《中国药典·四部（2015年版）》方法进行微生物限度检查方法适用性试验。

一、试验材料

略。

二、菌悬液

略。

三、计数方法适用性预试验（1）

预试验（1）结果见表1。

表1　寒喘丸微生物计数方法适用性预试验（1）结果

种类	菌种名称	供试品组	阳性对照	试验组	回收率/%	阴性对照
需氧菌 总数计数	金黄色葡萄球菌	0	81	31	38	-
	铜绿假单胞菌	0	72	59	82	-
	枯草芽孢杆菌	0	56	5	9	-
	白色念珠菌	0	80	18	23	-
	黑曲霉	0	42	33	79	-
霉菌和酵母菌 总数计数	白色念珠菌	0	80	14	18	-
	黑曲霉	0	42	36	86	-

注：-表示平板无菌落生长。

结果：采用1∶10供试液平皿法，金黄色葡萄球菌、枯草芽孢杆菌、白色念珠菌回收率低于50%，铜绿假单胞菌、黑曲霉回收率位于50%～200%间。方法不可行。

四、控制菌检查方法适用性试验

4.1 大肠埃希菌检查方法适用性试验

大肠埃希菌检查方法适用性试验结果见表2。

表2 寒喘丸控制菌——大肠埃希菌检查方法适用性试验结果

培养基名称	阳性对照	试验组	阴性对照	供试品组
胰酪大豆胨液体培养基	+	+	–	–
麦康凯液体培养基	+	+	–	–
麦康凯琼脂平板	鲜桃红色,菌落中心呈深桃红色,圆形,扁平,边缘整齐,表面光滑,湿润	鲜桃红色,菌落中心呈深桃红色,圆形,扁平,边缘整齐,表面光滑,湿润	–	–
染色、镜检	革兰氏阴性、杆菌	革兰氏阴性、杆菌	–	–

注:1.+表示液体浑浊;–表示液体澄清或平板无菌落生长。

2.大肠埃希菌加菌量为78 cfu。

结果:采用《中国药典·四部(2015年版)》第148页大肠埃希菌常规检查方法进行试验,可以检出试验菌——大肠埃希菌。方法可行。

4.2 耐胆盐革兰阴性菌检查方法适用性试验

耐胆盐革兰阴性菌检查方法适用性试验结果见表3。

表3 寒喘丸控制菌——耐胆盐革兰阴性菌检查方法适用性试验结果

培养基名称	阴性对照	阳性对照(大肠埃希菌)	阳性对照(铜绿假单胞菌)	供试品组	试验组(大肠埃希菌)	试验组(铜绿假单胞菌)
胰酪大豆胨液体培养基	–	+	+	–	+	+
肠道菌增菌液体培养基	–	+	+	–	+	+
紫红胆盐葡萄糖琼脂培养基	–	紫红色菌落	无色菌落	–	紫红色菌落	无色菌落
溴化十六烷三甲胺琼脂培养基	–	–	浅绿色菌落	–	–	浅绿色菌落
伊红美蓝琼脂培养基	–	菌落中心呈暗蓝黑色,发金属光泽	无色菌落	–	菌落中心呈暗蓝黑色,发金属光泽	无色菌落

注:1.+表示液体浑浊;–表示液体澄清或平板无菌落生长。

2.大肠埃希菌、铜绿假单胞菌加菌量分别为86 cfu和78 cfu。

结果：采用《中国药典·四部（2015年版）》第147页耐胆盐革兰阴性菌常规检查方法进行试验，可以检出试验菌——大肠埃希菌和铜绿假单胞菌。方法可行。

4.3 沙门菌检查方法适用性试验

沙门菌检查方法适用性试验结果见表4。

表4　寒喘丸控制菌——沙门菌检查方法适用性试验结果

培养基名称	供试品组	阳性对照	阴性对照	试验组
胰酪大豆胨液体培养基	–	+	–	+
RV沙门增菌液体培养基	–	+	–	+
木糖赖氨酸脱氧胆酸盐琼脂培养基	–	淡粉色，半透明，中心有黑色	–	淡粉色，半透明，中心有黑色
染色、镜检	——	革兰氏阴性、杆菌	——	革兰氏阴性、杆菌
沙门、志贺菌属琼脂培养基	——	淡红色，半透明	——	淡红色，半透明
TSI斜面	——	斜面黄色、底层黑色，产气	——	斜面黄色、底层黑色，产气

注：1. +表示液体浑浊；–表示液体澄清或平板无菌落生长；——表示没有接种。

2. 沙门菌加菌量为82 cfu。

结果：采用《中国药典·四部（2015年版）》第148页沙门菌常规检查方法进行试验，可以检出试验菌——沙门菌。方法可行。

五、计数方法适用性预试验（2）

5.1 试验组

取寒喘丸1∶10供试液，分别加到3个灭菌的三角瓶中，每瓶10 mL，分别加入金黄色葡萄球菌、枯草芽孢杆菌、白色念珠菌0.1 mL菌悬液（含菌数为500～1000 cfu），制成每毫升寒喘丸1∶10供试液（含菌数小于100 cfu），取含菌的样品溶液0.2 mL、0.5 mL，置于直径90 mm的无菌平皿中，每个菌液每个取样体积注2个平皿，注入20 mL温度不超过45 ℃熔化的胰酪大豆胨琼脂培养基，混匀，凝固，倒置培养。测定菌数。

5.2 阳性对照

加到样品中的金黄色葡萄球菌、枯草芽孢杆菌、白色念珠菌的菌悬液进行10倍稀释，取稀释后的菌悬液0.2 mL、0.5 mL注皿，加到胰酪大豆胨琼脂培养基中，混匀，凝固，倒置培养。测定阳性对照菌数。

5.3 供试品组

用供试液替代试验组液体0.2 mL、0.5 mL注皿，试验。

5.4 阴性对照

用同批配制、灭菌的胰酪大豆胨液体培养基0.2 mL、0.5 mL替代样品注皿，注入20 mL温度不超过45 ℃熔化的胰酪大豆胨琼脂培养基、沙氏葡萄糖琼脂培养基，混匀，凝固，倒置培养。测定阴性对照菌数。

预试验（2）结果见表5。

表5 寒喘丸微生物计数方法适用性预试验（2）结果

菌种名称	供试品组	注皿体积/mL	阳性对照	试验组	回收率/%	阴性对照
金黄色葡萄球菌	0	0.2	31	23	74	–
	0	0.5	77	43	56	–
枯草芽孢杆菌	0	0.2	28	11	39	–
	0	0.5	77	14	18	–
白色念珠菌1	0	0.2	31	20	65	–
	0	0.5	79	23	29	–
白色念珠菌2	0	0.2	29	21	72	–
	0	0.5	73	18	25	–

注：1.–表示液体澄清或平板无菌落生长。

2.白色念珠菌1在胰酪大豆胨琼脂培养基上计数；白色念珠菌2在沙氏葡萄糖琼脂培养基上计数。

结果：采用1∶10供试液0.2 mL注皿，金黄色葡萄球菌、白色念珠菌的回收率高于50%，枯草芽孢杆菌回收率低于50%。方法不可行。

六、需氧菌计数方法适用性预试验（3）

6.1 试验组

寒喘丸1∶10供试液10 mL加到90 mL pH7.0无菌氯化钠–蛋白胨缓冲液中，制成寒喘丸1∶100供试液，取10 mL加到灭菌的三角瓶中，再加入枯草芽孢杆菌0.1 mL菌悬液（含菌数为500～1000 cfu），制成每毫升寒喘丸1∶100供试液（含菌数小于100 cfu），取含菌的样品溶液1 mL（含菌数为50～100 cfu），置于直径90 mm的无菌平皿中，注2个平皿，注入20 mL温度不超过45 ℃熔化的胰酪大豆胨琼脂培养基，混匀，凝固，倒置培养。测定菌数。

6.2 阳性对照

用菌悬液替代试验样品溶液，进行试验，测定阳性对照菌数。

6.3 供试品组

取寒喘丸1∶100供试液1 mL，置于直径90 mm的无菌平皿中，注2个平皿，注入20 mL温度不超过45 ℃熔化的胰酪大豆胨琼脂培养基，混匀，凝固，倒置培养。测定供试品组菌数。

6.4 阴性对照

用同批配制、灭菌的胰酪大豆胨液体培养基1 mL替代样品，进行阴性对照菌数测定。

预试验（3）结果见表6。

表6　寒喘丸微生物计数方法适用性预试验（3）结果

菌种名称	供试品组	阳性对照	试验组	回收率/%	阴性对照
枯草芽孢杆菌	0	67	44	66	–

注：–表示平板无菌落生长。

结果：采用1∶100供试液平皿法，枯草芽孢杆菌回收率大于50%。方法可行。

七、寒喘丸微生物限度检查方法适用性建立

7.1　菌悬液制备、菌悬液数量测定

同预试验方法。

7.2　需氧菌总数计数方法适用性试验

7.2.1　试验组

取寒喘丸1∶100供试液分别加到5个灭菌的三角瓶中，每瓶10 mL，分别加入金黄色葡萄球菌、枯草芽孢杆菌、铜绿假单胞菌、白色念珠菌、黑曲霉0.1 mL菌悬液（含菌数为500～1000 cfu），制成每毫升寒喘丸1∶100供试液（含菌数小于100 cfu），取含菌的样品溶液1 mL（含菌数为50～100 cfu），置于直径90 mm的无菌平皿中，每个菌液注2个平皿，注入20 mL温度不超过45 ℃熔化的胰酪大豆胨琼脂培养基，混匀，凝固，倒置培养。测定菌数。

7.2.2　阳性对照

用菌悬液替代试验样品溶液，进行试验，测定阳性对照菌数。

7.2.3　供试品组

取寒喘丸1∶100供试液1 mL，置于直径90 mm的无菌平皿中，注2个平皿，注入20 mL温度不超过45 ℃熔化的胰酪大豆胨琼脂培养基，混匀，凝固，倒置培养。测定供试品组菌数。

7.2.4　阴性对照

用同批配制、灭菌的胰酪大豆胨液体培养基1 mL替代样品，进行阴性对照菌数测定。

需氧菌总数计数方法适用性试验结果见表7。

7.3　霉菌和酵母菌总数计数方法适用性试验

7.3.1　试验组

取寒喘丸1∶50供试液分别加到2个灭菌的三角瓶中，每瓶10 mL，分别加入白色念珠菌、黑曲霉的0.1 mL菌悬液（含菌数小于1000 cfu），制成每毫升寒喘丸1∶50供试液（含菌数小于100 cfu），取含菌的样品溶液1 mL（含菌数小于100 cfu），置于直径90 mm的无菌平皿中，注入20 mL温度不超过45 ℃熔化的沙氏葡萄糖琼脂培养基，混匀，凝固，培养，测定菌数。

7.3.2　阳性对照

稀释后的白色念珠菌、黑曲霉菌悬液加到沙氏葡萄糖琼脂培养基中，混匀，凝固，

培养，测定阳性对照菌数。

7.3.3 供试品组

用供试品替代试验组液体注皿，试验。

7.3.4 阴性对照

用同批配制、灭菌的稀释剂 1 mL 替代样品注皿，注入 20 mL 温度不超过 45 ℃熔化的沙氏葡萄糖琼脂培养基，混匀，凝固，培养，测定阴性对照菌数。

霉菌和酵母菌总数计数方法适用性试验结果见表7。

表7　寒喘丸微生物限度检查方法适用性试验结果

种类	菌种名称	方法（平皿）	供试品组	阳性对照	试验组	回收率/%	阴性对照
需氧菌总数计数	金黄色葡萄球菌	1:100	0	68	60	88	－
	枯草芽孢杆菌		0	65	61	94	－
	铜绿假单胞菌		0	77	59	77	－
	白色念珠菌		0	81	69	85	－
	黑曲霉		0	44	35	80	－
霉菌和酵母菌总数计数	白色念珠菌	1:50	0	80	76	95	－
	黑曲霉		0	43	38	88	－

注：－表示平板无菌落生长。

八、寒喘丸微生物限度检查方法适用性确认试验

8.1　寒喘丸微生物限度检查方法适用性确认试验

寒喘丸微生物限度检查方法适用性确认试验结果见表8。

表8　寒喘丸微生物限度检查方法适用性确认试验结果

种类	菌种名称	方法（平皿）	供试品组	阳性对照	试验组	回收率/%	阴性对照
需氧菌总数计数	金黄色葡萄球菌	1:100	0	69	56	81	－
	枯草芽孢杆菌		0	58	51	88	－
	铜绿假单胞菌		0	80	55	69	－
	白色念珠菌		0	63	56	89	－
	黑曲霉		0	42	32	76	－
霉菌和酵母菌总数计数	白色念珠菌	1:50	0	64	61	95	－
	黑曲霉		0	42	35	83	－

注：－表示平板无菌落生长。

寒喘丸微生物限度检查方法适用性确认试验结果：

1.需氧菌总数

寒喘丸1∶100供试液1 mL注皿进行试验，金黄色葡萄球菌、枯草芽孢杆菌、铜绿假单胞菌、白色念珠菌、黑曲霉回收率均在50%～200%之间，方法可行。

2.霉菌和酵母菌总数

寒喘丸1∶50供试液1 mL注皿进行试验，白色念珠菌、黑曲霉回收率均在50%～200%之间，方法可行。

3.控制菌

大肠埃希菌、耐胆盐革兰阴性菌、沙门菌采用《中国药典·四部（2015年版）》第147—148页控制菌常规检查方法进行试验，可以检出试验菌。方法可行。

8.2 控制菌确认试验

控制菌确认试验结果见表9、10、11（略），检出目标菌。方法可行。

九、寒喘丸微生物限度检查方法

1.需氧菌总数

寒喘丸10 g加到灭菌的三角瓶中，加入pH7.0氯化钠-蛋白胨缓冲液100 mL，溶解、混匀，制成1∶10供试液，取寒喘丸1∶10供试液10倍稀释成1∶100溶液；取1∶100溶液1 mL，置于直径90 mm的无菌平皿中，注2个平皿，注入20 mL温度不超过45 ℃熔化的胰酪大豆胨琼脂培养基，按《中国药典·四部（2015年版）》第144页平皿法进行试验。

2.霉菌和酵母菌总数

取寒喘丸1∶50供试液1 mL，置于直径90 mm的无菌平皿中，注入20 mL温度不超过45 ℃熔化的沙氏葡萄糖琼脂培养基，按《中国药典·四部（2015年版）》第144页平皿法进行试验。

3.控制菌

大肠埃希菌、耐胆盐革兰阴性菌和沙门菌按《中国药典·四部（2015年版）》控制菌常规检查方法进行试验。

红花如意丸微生物限度检查方法适用性

藏药名：苦空久松日布

【处方】

红花 150 g	丁香 40 g	牛黄 0.8 g
水牛角 20 g	银朱 20 g	降香 100 g
麝香 0.8 g	大托叶云实 50 g	榜嘎 100 g
木香 80 g	诃子 150 g	毛诃子 100 g
余甘子 120 g		

【制法】

以上十三味，除牛黄、水牛角、银朱、麝香分别另研细粉外，其余共研成细粉，过筛，加入牛黄、水牛角、银朱细粉，混匀，用麝香加适量水泛丸，阴干，即得。

红花如意丸为非灭菌的口服制剂，按照《中国药典·四部（2015年版）》方法进行微生物限度检查方法适用性试验。

一、试验材料

略。

二、菌悬液

略。

三、计数方法适用性预试验（1）

预试验（1）结果见表1。

表1　红花如意丸微生物计数方法适用性预试验（1）结果

种类	菌种名称	供试品组	阳性对照	试验组	回收率/%	阴性对照
需氧菌总数计数	金黄色葡萄球菌	0	81	15	19	–
	铜绿假单胞菌	0	72	60	83	–
	枯草芽孢杆菌	0	56	0	0	–
	白色念珠菌	0	84	0	0	–
	黑曲霉	0	42	33	79	–
霉菌和酵母菌总数计数	白色念珠菌	0	80	0	0	–
	黑曲霉	0	42	34	81	–

注：–表示平板无菌落生长。

结果：采用1：10供试液平皿法，金黄色葡萄球菌、枯草芽孢杆菌、白色念珠菌回收率低于50%，铜绿假单胞菌、黑曲霉回收率位于50%～200%间。方法不可行。

四、控制菌检查方法适用性试验

4.1 大肠埃希菌检查方法适用性试验

大肠埃希菌检查方法适用性试验结果见表2。

表2 红花如意丸控制菌——大肠埃希菌检查方法适用性试验结果

培养基名称	阳性对照	试验组	阴性对照	供试品组
胰酪大豆胨液体培养基	+	+	−	−
麦康凯液体培养基	+	+		
麦康凯琼脂平板	鲜桃红色,菌落中心呈深桃红色,圆形,扁平,边缘整齐,表面光滑,湿润	鲜桃红色,菌落中心呈深桃红色,圆形,扁平,边缘整齐,表面光滑,湿润		
染色、镜检	革兰氏阴性、杆菌	革兰氏阴性、杆菌		

注：1.+表示液体浑浊；−表示液体澄清或平板无菌落生长。

2.大肠埃希菌加菌量为78 cfu。

结果：采用《中国药典·四部（2015年版）》第148页大肠埃希菌常规检查方法进行试验，可以检出试验菌——大肠埃希菌。方法可行。

4.2 耐胆盐革兰阴性菌检查方法适用性试验

耐胆盐革兰阴性菌检查方法适用性试验结果见表3。

表3 红花如意丸控制菌——耐胆盐革兰阴性菌检查方法适用性试验结果

培养基名称	阴性对照	阳性对照(大肠埃希菌)	阳性对照(铜绿假单胞菌)	供试品组	试验组(大肠埃希菌)	试验组(铜绿假单胞菌)
胰酪大豆胨液体培养基	−	+	+	−	+	+
肠道菌增菌液体培养基	−	+	+	−	+	+
紫红胆盐葡萄糖琼脂培养基	−	紫红色菌落	无色菌落	−	紫红色菌落	无色菌落
溴化十六烷三甲胺琼脂培养基	−	−	浅绿色菌落	−	−	浅绿色菌落
伊红美蓝琼脂培养基	−	菌落中心呈暗蓝黑色,发金属光泽	无色菌落	−	菌落中心呈暗蓝黑色,发金属光泽	无色菌落

注：1.+表示液体浑浊；−表示液体澄清或平板无菌落生长。

2.大肠埃希菌、铜绿假单胞菌加菌量分别为86 cfu和78 cfu。

结果：采用《中国药典·四部（2015年版）》第147页耐胆盐革兰阴性菌常规检查方法进行试验，可以检出试验菌——大肠埃希菌和铜绿假单胞菌。方法可行。

4.3 沙门菌检查方法适用性试验

沙门菌检查方法适用性试验结果见表4-1。

表4-1 红花如意丸控制菌——沙门菌检查方法适用性试验结果

培养基名称	供试品组	阳性对照	阴性对照	试验组
胰酪大豆胨液体培养基	－	＋	－	－
RV沙门增菌液体培养基	－	＋	－	－
木糖赖氨酸脱氧胆酸盐琼脂培养基	－	淡粉色,半透明,中心有黑色		
染色、镜检	—	革兰氏阴性、杆菌		
沙门、志贺菌属琼脂培养基		淡红色,半透明		
TSI斜面	—	斜面黄色、底层黑色,产气		

注：1.＋表示液体浑浊；－表示液体澄清或平板无菌落生长；—表示没有接种。

2.沙门菌加菌量为82 cfu。

结果：采用《中国药典·四部（2015年版）》第148页沙门菌常规检查方法进行试验，未检出试验菌——沙门菌，方法不可行。

4.3.1 试验组

取红花如意丸10 g加到灭菌的三角瓶中，加入300 mL胰酪大豆胨液体培养基，加入沙门菌菌悬液1 mL（含菌数小于100 cfu），于30～35 ℃培养18～24 h，取上述培养物0.1 mL接种于10 mL RV沙门增菌液体培养基，于30～35 ℃培18～24 h，划线于木糖赖氨酸脱氧胆酸盐琼脂培养基平板，于30～35 ℃培养18～24 h，按《中国药典·四部（2015年版）》第147页《沙门菌检查项》进行试验。

4.3.2 阳性对照

将沙门菌菌悬液1 mL（含菌数小于100 cfu）加到300 mL胰酪大豆胨液体培养基，按《中国药典·四部（2015年版）》第147页《沙门菌检查项》进行试验，同时注皿计沙门菌菌悬液的含菌数。

4.3.3 供试品组

取红花如意丸10 g加到灭菌的三角瓶中，加入300 mL胰酪大豆胨液体培养基，按《中国药典·四部（2015年版）》第147页《沙门菌检查项》进行试验。

4.3.4 阴性对照

用同批配制、灭菌的300 mL胰酪大豆胨液体培养基，按《中国药典（2015年版）》要求进行检验。

沙门菌检查方法适用性试验结果见表4-2。

表4-2　红花如意丸控制菌——沙门菌检查方法适用性试验结果

培养基名称	供试品组	阳性对照	阴性对照	试验组
胰酪大豆胨液体培养基	–	+		+
RV沙门增菌液体培养基	–	+		+
木糖赖氨酸脱氧胆酸盐琼脂培养基	–	淡粉色,半透明,中心有黑色	–	淡粉色,半透明,中心有黑色
染色、镜检	—	革兰氏阴性、杆菌	—	革兰氏阴性、杆菌
沙门、志贺菌属琼脂培养基	–	淡红色,半透明	—	淡红色,半透明
TSI斜面	—	斜面黄色、底层黑色,产气	—	斜面黄色、底层黑色,产气

　　注：1.+表示液体浑浊；–表示液体澄清或平板无菌落生长；—表示没有接种。

　　　　2.沙门菌加菌量65 cfu。

　　结果：采用《中国药典·四部（2015年版）》第148页沙门菌培养基稀释方法进行试验，可以检出试验菌——沙门菌。方法可行。

五、计数方法适用性预试验（2）

5.1　试验组

　　取红花如意丸1∶10供试液，分别加到3个灭菌的三角瓶中，每瓶10 mL，分别加入金黄色葡萄球菌、枯草芽孢杆菌、白色念珠菌0.1 mL菌悬液（含菌数为500～1000 cfu），制成每毫升红花如意丸1∶10供试液（含菌数小于100 cfu），取含菌的样品溶液0.2 mL、0.5 mL，置于直径90 mm的无菌平皿中，每个菌液每个取样体积注2个平皿，注入20 mL温度不超过45 ℃熔化的胰酪大豆胨琼脂培养基，混匀，凝固，倒置培养。测定菌数。

5.2　阳性对照

　　加到样品中的金黄色葡萄球菌、枯草芽孢杆菌、白色念珠菌的菌悬液进行10倍稀释，取稀释后的菌悬液0.2 mL、0.5 mL注皿，加到胰酪大豆胨琼脂培养基中，混匀，凝固，倒置培养。测定阳性对照菌数。

5.3　供试品组

　　用供试液替代试验组液体0.2 mL、0.5 mL注皿，试验。

5.4　阴性对照

　　用同批配制、灭菌的胰酪大豆胨液体培养基0.2 mL、0.5 mL替代样品注皿，注入20 mL温度不超过45 ℃熔化的胰酪大豆胨琼脂培养基、沙氏葡萄糖琼脂培养基，混匀，凝固，倒置培养。测定阴性对照菌数。

　　预试验（2）结果见表5。

表5　红花如意丸微生物计数方法适用性预试验（2）结果

菌种名称	供试品组	注皿体积/mL	阳性对照	试验组	回收率/%	阴性对照
金黄色葡萄球菌	0	0.2	35	28	80	－
	0	0.5	82	35	44	－
枯草芽孢杆菌	0	0.2	30	0	0	－
	0	0.5	74	0	0	－
白色念珠菌1	0	0.2	28	3	11	－
	0	0.5	62	0	0	－
白色念珠菌2	0	0.2	28	2	7	－
	0	0.5	62	0	0	－

注：1.－表示液体澄清或平板无菌落生长。

　　2.白色念珠菌1在胰酪大豆胨琼脂培养基上计数；白色念珠菌2在沙氏葡萄糖琼脂培养基上计数。

结果：采用1∶10供试液0.2 mL注皿，金黄色葡萄球菌的回收率高于50%，白色念珠菌、枯草芽孢杆菌回收率低于50%。方法不可行。

六、计数方法适用性预试验（3）

6.1　试验组

红花如意丸1∶10供试液10 mL加到90 mL pH7.0无菌氯化钠-蛋白胨缓冲液中，制成红花如意丸1∶100供试液，分别取10 mL加到灭菌的三角瓶中再加入白色念珠菌、枯草芽孢杆菌0.1 mL菌悬液（含菌数为500~1000 cfu），制成每毫升红花如意丸1∶100供试液（含菌数小于100 cfu），取含菌的样品溶液1 mL及0.2 mL（含菌数为50~100 cfu），置于直径90 mm的无菌平皿中，每个菌液注2个平皿，注入20 mL温度不超过45 ℃熔化的胰酪大豆胨琼脂培养基，混匀，凝固，倒置培养。测定菌数。

6.2　阳性对照

用菌悬液替代试验样品溶液，进行试验，测定阳性对照菌数。

6.3　供试品组

取红花如意丸1∶100供试液1 mL及0.2 mL，置于直径90 mm的无菌平皿中，各注2个平皿，注入20 mL温度不超过45 ℃熔化的胰酪大豆胨琼脂培养基，混匀，凝固，倒置培养。测定供试品组菌数。

6.4　阴性对照

用同批配制、灭菌的胰酪大豆胨液体培养基1 mL替代样品，进行阴性对照菌数测定。

预试验（3）结果见表6。

表6　红花如意丸微生物计数方法适用性预试验（3）结果

菌种名称	注皿体积/mL	供试品组	阳性对照	试验组	回收率/%	阴性对照
白色念珠菌1	1	0	75	0	0	–
	0.2	0	20	1	5	–
白色念珠菌2	1	0	75	0	0	–
	0.2	0	20	0	0	–
枯草芽孢杆菌	1	0	70	0	0	–
	0.2	0	15	1	7	–

注：1.–表示平板无菌落生长。

2.白色念珠菌1在胰酪大豆胨琼脂培养基上计数；白色念珠菌2在沙氏葡萄糖琼脂培养基上计数。

结果：采用1∶100供试液平皿法，白色念珠菌及枯草芽孢杆菌回收率低于50%。方法不可行。

七、计数方法适用性预试验（4）

7.1　试验组

取红花如意丸1∶10的供试液2 mL，加入pH7.0氯化钠–蛋白胨缓冲液100 mL，混匀，进行薄膜过滤，用pH7.0无菌氯化钠–蛋白胨缓冲液冲洗，每膜300 mL，分别加入白色念珠菌、枯草芽孢杆菌0.1 mL菌悬液（含菌数小于1000 cfu），制成每毫升红花如意丸1∶10的供试液（含菌数小于100 cfu），过滤，取出滤膜，面朝上贴在胰酪大豆胨琼脂培养基上，培养、计数。

7.2　阳性对照

用菌悬液替代试验样品溶液，进行试验，测定阳性对照菌数。

7.3　供试品组

取红花如意丸1∶10的供试液2 mL加入pH7.0氯化钠–蛋白胨缓冲液100 mL，混匀，进行薄膜过滤，用pH7.0无菌氯化钠–蛋白胨缓冲液冲洗，每膜300 mL，取出滤膜，面朝上贴在胰酪大豆胨琼脂培养基上，培养、计数。

7.4　阴性对照

用同批配制、灭菌的胰酪大豆胨液体培养基1 mL替代样品，薄膜过滤后，取出滤膜，面朝在贴在胰酪大豆胨琼脂培养基上，进行培养、计数。

计数方法适用性预试验（4）结果见表7。

表7　红花如意丸微生物计数方法适用性预试验（4）结果

菌种名称	供试品组	阳性对照	试验组	回收率/%	阴性对照
枯草芽孢杆菌	0	75	57	76	–
白色念珠菌1	0	79	60	76	–
白色念珠菌2	0	79	57	72	–

注：1.–表示平板无菌落生长。

2.白色念珠菌1在胰酪大豆胨琼脂培养基上计数；白色念珠菌2在沙氏葡萄糖琼脂培养基上计数。

结果：采用薄膜法，白色念珠菌和枯草芽孢杆菌回收率大于50%。方法可行。

八、红花如意丸微生物限度检查方法适用性建立

8.1 菌悬液制备、菌悬液数量测定

同预试验方法。

8.2 需氧菌总数计数方法适用性试验

8.2.1 试验组

取红花如意丸1：10供试液2 mL，加入pH7.0氯化钠-蛋白胨缓冲液100 mL，混匀，制成1：10供试液，分别加到灭菌的三角瓶中，每瓶10 mL，加入pH7.0无菌氯化钠-蛋白胨缓冲液100 mL，进行薄膜过滤，用pH7.0无菌氯化钠-蛋白胨缓冲液冲洗，每膜300 mL，分别加入金黄色葡萄球菌、白色念珠菌、枯草芽孢杆菌、铜绿假单胞菌、黑曲霉0.1 mL菌悬液（含菌数小于1000 cfu），制成每毫升红花如意丸1：10供试液（含菌数小于100 cfu），取出滤膜，面朝上贴在胰酪大豆胨琼脂培养基上，培养、计数。

8.2.2 阳性对照

用菌悬液替代试验样品溶液，进行试验，测定阳性对照菌数。

8.2.3 供试品组

取红花如意丸1：10供试液2 mL，加入pH7.0氯化钠-蛋白胨缓冲液100 mL，混匀，制成1：10供试液，分别加到灭菌的三角瓶中，每瓶10 mL，加入pH7.0无菌氯化钠-蛋白胨缓冲液100 mL，进行薄膜过滤，用pH7.0无菌氯化钠-蛋白胨缓冲液冲洗，每膜300 mL，取出滤膜，面朝上贴在胰酪大豆胨琼脂培养基上，培养、计数。

8.2.4 阴性对照

用同批配制、灭菌的胰酪大豆胨液体培养基1 mL替代样品，过滤，进行阴性对照菌数的测定。

需氧菌总数计数方法适用性试验结果见表8。

8.3 霉菌和酵母菌总数计数方法适用性试验

8.3.1 试验组

取红花如意丸1：10供试液2 mL，加入pH7.0氯化钠-蛋白胨缓冲液100 mL，混匀，制成1：10供试液，分别加到灭菌的三角瓶中，每瓶10 mL，加入pH7.0无菌氯化钠-蛋白胨缓冲液100 mL，进行薄膜过滤，用pH7.0无菌氯化钠-蛋白胨缓冲液冲洗，每膜300 mL，分别加入白色念珠菌、黑曲霉0.1 mL菌悬液（含菌数小于1000 cfu），制成每毫升红花如意丸1：10供试液（含菌数小于100 cfu），取出滤膜，面朝上贴在沙氏葡萄糖琼脂培养基上，培养、计数。

8.3.2 阳性对照

稀释后的白色念珠菌、黑曲霉菌悬液加到沙氏葡萄糖琼脂培养基中，混匀，凝固，培养，测定阳性对照菌数。

8.3.3 供试品组

取红花如意丸1：10供试液2 mL，加入pH7.0氯化钠-蛋白胨缓冲液100 mL，混匀，制成1：10供试液，分别加到灭菌的三角瓶中，每瓶10 mL，加入pH7.0无菌氯化钠-蛋

白胨缓冲液100 mL，进行薄膜过滤，用pH7.0无菌氯化钠-蛋白胨缓冲液冲洗，每膜300 mL，取出滤膜，面朝上贴在沙氏葡萄糖琼脂培养基上，培养、计数。

8.3.4 阴性对照

用同批配制、灭菌的稀释剂1 mL替代样品过滤，测定阴性对照菌数。

霉菌和酵母菌总数计数方法适用性试验结果见表8。

表8 红花如意丸微生物限度检查方法适用性试验结果

种类	菌种名称	方法	供试品组	阳性对照	试验组	回收率/%	阴性对照
需氧菌总数计数	金黄色葡萄球菌	1:10（薄膜法）	0	78	61	78	–
	枯草芽孢杆菌		0	56	36	64	–
	铜绿假单胞菌		0	89	92	103	–
	白色念珠菌		0	64	50	78	–
	黑曲霉		0	47	36	77	–
霉菌和酵母菌总数计数	白色念珠菌	1:10（薄膜法）	0	64	41	63	–
	黑曲霉		0	47	40	85	–

注：–表示平板无菌落生长。

九、红花如意丸微生物限度检查方法适用性确认试验

9.1 红花如意丸微生物限度检查方法适用性确认试验

红花如意丸微生物限度检查方法适用性确认试验结果见表9。

表9 红花如意丸微生物限度检查方法适用性确认试验结果

种类	菌种名称	方法	供试品组	阳性对照	试验组	回收率/%	阴性对照
需氧菌总数计数	金黄色葡萄球菌	1:10（薄膜法）	0	92	70	76	–
	枯草芽孢杆菌		0	51	42	82	–
	铜绿假单胞菌		0	88	68	77	–
	白色念珠菌		0	85	57	67	–
	黑曲霉		0	56	45	80	–
霉菌和酵母菌总数计数	白色念珠菌	1:10（薄膜法）	0	85	60	71	–
	黑曲霉		0	56	39	70	–

注：–表示平板无菌落生长。

红花如意丸微生物限度检查方法适用性确认试验结果：

1.需氧菌总数

红花如意丸1:10供试液2 mL加入pH7.0氯化钠-蛋白胨缓冲液100 mL，混匀，制成1:10供试液，分别加到灭菌的三角瓶中，每瓶10 mL，加入pH7.0无菌氯化钠-蛋白

胨缓冲液 100 mL, 进行薄膜过滤, 用 pH7.0 无菌氯化钠-蛋白胨缓冲液冲洗, 每膜 300 mL, 分别加入金黄色葡萄球菌、铜绿假单胞菌、枯草芽孢杆菌、白色念珠菌、黑曲霉 0.1 mL 菌悬液 (含菌数小于 1000 cfu), 制成每毫升红花如意丸 1:10 供试液 (含菌数小于 100 cfu), 取出滤膜, 面朝上贴在胰酪大豆胨琼脂培养基上, 培养、计数。金黄色葡萄球菌、枯草芽孢杆菌、铜绿假单胞菌、白色念珠菌、黑曲霉回收率均在 50%～200% 之间, 方法可行。

2.霉菌和酵母菌总数

红花如意丸 1:10 供试液 2 mL 加入 pH7.0 氯化钠-蛋白胨缓冲液 100 mL, 混匀, 制成 1:10 供试液, 分别加到灭菌的三角瓶中, 每瓶 10 mL, 加入 pH7.0 无菌氯化钠-蛋白胨缓冲液 100 mL, 进行薄膜过滤, 用 pH7.0 无菌氯化钠-蛋白胨缓冲液冲洗, 每膜 300 mL, 分别加入白色念珠菌和黑曲霉 0.1 mL 菌悬液 (含菌数小于 10000 cfu), 制成每毫升红花如意丸 1:10 供试液 (含菌数小于 100 cfu), 取出滤膜, 面朝上贴在沙氏葡萄糖琼脂培养基上, 培养、计数。白色念珠菌和黑曲霉回收率均在 50%～200% 之间, 方法可行。

3.控制菌

(1) 大肠埃希菌、耐胆盐革兰阴性菌

采用《中国药典·四部 (2015 年版)》第 147—148 页常规检查方法进行试验, 可以检出试验菌。方法可行。

(2) 沙门菌

采用《中国药典·四部 (2015 年版)》培养基稀释方法进行试验, 可以检出试验菌。方法可行。

9.2 控制菌确认试验

控制菌确认试验结果见表 10、11、12 (略), 检出目标菌。方法可行。

十、红花如意丸微生物限度检查方法

1.需氧菌总数

红花如意丸 1:10 供试液 2 mL 加入 pH7.0 氯化钠-蛋白胨缓冲液 100 mL, 混匀, 制成 1:10 供试液, 分别加到灭菌的三角瓶中, 每瓶 10 mL, 加入 pH7.0 无菌氯化钠-蛋白胨缓冲液 100 mL, 进行薄膜过滤, 用 pH7.0 无菌氯化钠-蛋白胨缓冲液冲洗, 每膜 300 mL, 取出滤膜, 面朝上贴在胰酪大豆胨琼脂培养基上, 按《中国药典·四部 (2015 年版)》第 144 页平皿法进行试验。

2.霉菌和酵母菌总数

红花如意丸 1:10 供试液 2 mL 加入 pH7.0 氯化钠-蛋白胨缓冲液 100 mL, 混匀, 制成 1:10 供试液, 分别加到灭菌的三角瓶中, 每瓶 10 mL, 加入 pH7.0 无菌氯化钠-蛋白胨缓冲液 100 mL, 进行薄膜过滤, 用 pH7.0 无菌氯化钠-蛋白胨缓冲液冲洗, 每膜 300 mL, 取出滤膜, 面朝上贴在沙氏葡萄糖琼脂培养基上, 按《中国药典·四部 (2015 年版)》第 144 页平皿法进行试验。

3.控制菌

(1) 大肠埃希菌和耐胆盐革兰阴性菌

按《中国药典·四部 (2015 年版)》控制菌常规检查方法进行试验。

（2）沙门菌

取红花如意丸 10 g 加到灭菌的三角瓶中，加入 300 mL 胰酪大豆胨液体培养基，按《中国药典·四部（2015年版）》第 147 页《沙门菌检查项》进行试验。

红龙镇痛片微生物限度检查方法适用性

【处方】

龙骨 112.0 g	印度獐牙菜 67.0 g	红花 67.0 g
金腰草 14.0 g	川西小黄菊 67.0 g	铁棒锤 14.0 g
唐古特乌头 67.0 g	熊胆粉 6.6 g	泉华 13.5 g
波棱瓜子 13.5 g	马尿泡 13.5 g	石花 13.5 g
短穗兔耳草 67.0 g	安息香 13.0 g	珍珠母 35.0 g
淀粉 23 g	硬脂酸镁 3 g	

制成 1000 片

【制法】

以上十五味药材,红花、川西小黄菊、铁棒锤、唐古特乌头、波棱瓜子、金腰草,加水煎煮三次,第一次 2 小时,第二、三次各 1 小时,合并煎液,滤过,滤液浓缩至相对密度为 1.35～1.38(20 ℃)的稠膏;其余龙骨等九味粉碎成细粉,与稠膏混匀,干燥、粉碎、过筛,用稀乙醇制成颗粒,干燥,加入淀粉、硬脂酸镁,压片,即得。

红龙镇痛片为非无菌的口服制剂,按照《中国药典·四部(2015 年版)》方法进行微生物限度检查方法适用性试验。

一、试验材料

略。

二、菌悬液

略。

三、计数方法适用性预试验(1)

预试验(1)结果见表 1。

表 1 红龙镇痛片微生物计数方法适用性预试验(1)结果

种类	菌种名称	供试品组	阳性对照	试验组	回收率/%	阴性对照
需氧菌总数计数	金黄色葡萄球菌	0	75	47	63	–
	铜绿假单胞菌	0	68	54	79	–
	枯草芽孢杆菌	0	48	14	29	–
	白色念珠菌	0	79	21	27	–
	黑曲霉	0	56	37	66	–
霉菌和酵母菌总数计数	白色念珠菌	0	79	28	35	–
	黑曲霉	0	56	40	71	–

注:–表示液体澄清或平板无菌落生长。

结果：采用1∶10供试液平皿法，白色念珠菌、枯草芽孢杆菌回收率低于50%，金黄色葡萄球菌、铜绿假单胞菌、黑曲霉回收率高于50%。方法不可行。

四、控制菌检查方法适用性试验

4.1 大肠埃希菌检查方法适用性试验

大肠埃希菌检查方法适用性试验结果见表2。

表2 红龙镇痛片控制菌——大肠埃希菌检查方法适用性试验结果

培养基名称	阳性对照	试验组	阴性对照	供试品组
胰酪大豆胨液体培养基	+	+	−	−
麦康凯液体培养基	+	+	−	−
麦康凯琼脂平板	鲜桃红色,菌落中心呈深桃红色,圆形,扁平,边缘整齐,表面光滑,湿润	鲜桃红色,菌落中心呈深桃红色,圆形,扁平,边缘整齐,表面光滑,湿润	−	−
染色、镜检	革兰氏阴性、杆菌	革兰氏阴性、杆菌	−	−

注：1.+表示液体浑浊；−表示液体澄清或平板无菌落生长。

2.本次试验加入大肠埃希菌78 cfu。

结果：采用《中国药典·四部（2015年版）》第148页大肠埃希菌常规检查方法进行试验，可以检出试验菌——大肠埃希菌。方法可行。

4.2 耐胆盐革兰阴性菌检查方法适用性试验

耐胆盐革兰阴性菌检查方法适用性试验结果见表3。

表3 红龙镇痛片控制菌——耐胆盐革兰阴性菌检查方法适用性试验结果

培养基名称	阴性对照	阳性对照(大肠埃希菌)	阳性对照(铜绿假单胞菌)	供试品组	试验组(大肠埃希菌)	试验组(铜绿假单胞菌)
胰酪大豆胨液体培养基	−	+	+	−	+	+
肠道菌增菌液体培养基	−	+	+	−	+	+
紫红胆盐葡萄糖琼脂培养基	−	紫红色菌落	无色菌落	−	紫红色菌落	无色菌落
溴化十六烷三甲胺琼脂培养基	——	−	浅绿色菌落	——	−	浅绿色菌落
伊红美蓝琼脂培养基	——	菌落中心呈暗蓝黑色,发金属光泽	——	——	菌落中心呈暗蓝黑色,发金属光泽	——

注：1.+表示液体浑浊；−表示液体澄清或平板无菌落生长。

2.大肠埃希菌、铜绿假单胞菌加菌量分别为86 cfu和78 cfu。

3.——表示没有接种。

结果：采用供试液（1：10）按《中国药典·四部（2015年版）》第147页耐胆盐革兰阴性菌常规检查方法进行试验，可以检出试验菌——大肠埃希菌和铜绿假单胞菌。方法可行。

4.3 沙门菌检查方法适用性试验

沙门菌检查方法适用性试验结果见表4。

表4 红龙镇痛片控制菌——沙门菌检查方法适用性试验结果

培养基名称	供试品组	阳性对照	阴性对照	试验组
胰酪大豆胨液体培养基	–	+	–	+
RV沙门增菌液体培养基	–	+	–	+
木糖赖氨酸脱氧胆酸盐琼脂培养基	–	淡粉色,半透明,中心有黑色	–	淡粉色,半透明,中心有黑色
染色、镜检	—	革兰氏阴性、杆菌	—	革兰氏阴性、杆菌
沙门、志贺菌属琼脂培养基	—	淡红色,半透明	—	淡红色,半透明
TSI斜面	—	斜面黄色、底层黑色,产气	—	斜面黄色、底层黑色,产气

注：1.+表示液体浑浊；–表示液体澄清或平板无菌落生长。

2.沙门菌加菌量为82 cfu。

结果：采用《中国药典·四部（2015年版）》第148页沙门菌常规检查方法进行试验，可以检出试验菌——沙门菌。方法可行。

五、计数方法适用性预试验（2）

5.1 试验组

取红龙镇痛片1：10供试液，分别加到2个灭菌的三角瓶中，每瓶10 mL，分别加入白色念珠菌、枯草芽孢杆菌0.1 mL菌悬液（含菌数小于1000 cfu），制成每毫升红龙镇痛片1：10供试液（含菌数小于100 cfu），取含菌的样品溶液0.2 mL、0.5 mL，置于直径90 mm的无菌平皿中，每个菌液每个取样体积注2个平皿，注入20 mL温度不超过45 ℃熔化的胰酪大豆胨琼脂培养基，混匀，凝固，倒置培养。测定菌数。

5.2 阳性对照

加到样品中的白色念珠菌、枯草芽孢杆菌的菌悬液进行10倍稀释，取稀释后的菌悬液0.2 mL、0.5 mL注皿，加到胰酪大豆胨琼脂培养基中，混匀，凝固，倒置培养。测定阳性对照菌数。

5.3 供试品组

用供试液替代试验组液体0.2 mL、0.5 mL注皿，试验。

5.4 阴性对照

用同批配制、灭菌的胰酪大豆胨液体培养基0.2 mL、0.5 mL替代样品注皿，注入20 mL温度不超过45 ℃熔化的胰酪大豆胨琼脂培养基、沙氏葡萄糖琼脂培养基，混匀，凝固，

倒置培养。测定阴性对照菌数。

预试验（2）结果见表5。

表5　红龙镇痛片微生物计数方法适用性预试验（2）结果

菌种名称	供试品组	注皿体积/mL	阳性对照	试验组	回收率/%	阴性对照
枯草芽孢杆菌	0	0.2	34	13	38	–
	0	0.5	76	24	32	–
白色念珠菌1	0	0.2	32	22	69	
	0	0.5	69	27	39	
白色念珠菌2	0	0.2	32	25	78	
	0	0.5	68	31	46	

注：1.–表示液体澄清或平板无菌落生长。

2.白色念珠菌1在胰酪大豆胨琼脂培养基上计数；白色念珠菌2在沙氏葡萄糖琼脂培养基上计数。

结果：采用1∶10供试液0.2 mL注皿，白色念珠菌回收率高于50%，枯草芽孢杆菌回收率低于50%。方法不可行。

六、计数方法适用性预试验（3）

6.1　试验组

红龙镇痛片1∶10供试液10 mL加到90 mL pH7.0无菌氯化钠-蛋白胨缓冲液中，制成红龙镇痛片1∶100供试液，各取10 mL加到灭菌的三角瓶中，加入枯草芽孢杆菌0.1 mL菌悬液（含菌数小于1000 cfu），制成每毫升红龙镇痛片1∶10供试液（含菌数小于100 cfu），取含菌的样品溶液1 mL（含菌数小于100 cfu），置于直径90 mm的无菌平皿中，注2个平皿，注入20 mL温度不超过45 ℃熔化的胰酪大豆胨琼脂培养基，混匀，凝固，倒置培养。测定菌数。

6.2　阳性对照

用菌悬液替代试验样品溶液，进行试验，测定阳性对照菌数。

6.3　供试品组

取红龙镇痛片1∶100供试液1 mL，置于直径90 mm的无菌平皿中，注2个平皿，注入20 mL温度不超过45 ℃熔化的胰酪大豆胨琼脂培养基，混匀，凝固，倒置培养。测定供试品组菌数。

6.4　阴性对照

用同批配制、灭菌的胰酪大豆胨液体培养基1 mL替代样品，进行阴性对照菌数的测定。

预试验（3）结果见表6。

表6　红龙镇痛片微生物计数方法适用性预试验（3）结果

菌种名称	供试品组	阳性对照	试验组	回收率/%	阴性对照
枯草芽孢杆菌	0	64	42	66	–

注：–表示液体澄清或平板无菌落生长。

结果：采用1∶100供试液平皿法，枯草芽孢杆菌回收率大于50%。方法可行。

七、红龙镇痛片微生物限度检查方法适用性建立

7.1 菌悬液制备、菌悬液数量测定

同预试验方法。

7.2 需氧菌总数计数方法适用性试验

7.2.1 试验组

取红龙镇痛片1∶100供试液分别加到5个灭菌的三角瓶中，每瓶10 mL，分别加入金黄色葡萄球菌、枯草芽孢杆菌、铜绿假单胞菌、白色念珠菌、黑曲霉0.1 mL菌悬液（含菌数小于1000 cfu），制成每毫升红龙镇痛片1∶100供试液（含菌数小于100 cfu），取含菌的样品溶液1 mL（含菌数小于100 cfu），置于直径90 mm的无菌平皿中，每个菌液注2个平皿，注入20 mL温度不超过45 ℃熔化的胰酪大豆胨琼脂培养基，混匀，凝固，倒置培养。测定菌数。

7.2.2 阳性对照

用菌悬液替代试验样品溶液，进行试验，测定阳性对照菌数。

7.2.3 供试品组

取红龙镇痛片1∶100供试液1 mL，置于直径90 mm的无菌平皿中，注2个平皿，注入20 mL温度不超过45 ℃熔化的胰酪大豆胨琼脂培养基，混匀，凝固，倒置培养。测定供试品组菌数。

7.2.4 阴性对照

用同批配制、灭菌的胰酪大豆胨液体培养基1 mL替代样品，进行阴性对照菌数的测定。

需氧菌总数计数方法适用性试验结果见表7。

7.3 霉菌和酵母菌总数计数方法适用性试验

7.3.1 试验组

取红龙镇痛片1∶50供试液，分别加到2个灭菌的三角瓶中，每瓶10 mL，分别加入白色念珠菌、黑曲霉的0.1 mL菌悬液（含菌数小于1000 cfu），制成每毫升红龙镇痛片1∶50供试液（含菌数小于100 cfu），取含菌的样品溶液1 mL（含菌数小于100 cfu），置于直径90 mm的无菌平皿中，每个菌液注2个平皿，注入20 mL温度不超过45 ℃熔化的沙氏葡萄糖琼脂培养基，混匀，凝固，培养，测定菌数。

7.3.2 阳性对照

稀释后的白色念珠菌、黑曲霉菌悬液加到沙氏葡萄糖琼脂培养基中，混匀，凝固，培养，测定阳性对照菌数。

7.3.3 供试品组

用供试品替代试验组液体注皿，试验。

7.3.4 阴性对照

用同批配制、灭菌的稀释剂1 mL替代样品注皿，注入20 mL温度不超过45 ℃熔化的沙氏葡萄糖琼脂培养基，混匀，凝固，培养，测定阴性对照菌数。

霉菌和酵母菌总数计数方法适用性试验结果见表7。

表7　红龙镇痛片微生物限度检查方法适用性试验结果

种类	菌种名称	方法（平皿）	供试品组	阳性对照	试验组	回收率/%	阴性对照
需氧菌总数计数	金黄色葡萄球菌	1∶100	0	70	68	97	－
	枯草芽孢杆菌		0	60	51	85	－
	铜绿假单胞菌		0	75	47	63	－
	白色念珠菌		0	65	49	75	－
	黑曲霉		0	50	43	86	－
霉菌和酵母菌总数计数	白色念珠菌	1∶50	0	65	47	72	－
	黑曲霉		0	50	44	88	－

注：－表示液体澄清或平板无菌落生长。

八、红龙镇痛片微生物限度检查方法适用性确认试验

8.1　红龙镇痛片微生物限度检查方法适用性确认试验

红龙镇痛片微生物限度检查方法适用性确认试验结果见表8。

表8　红龙镇痛片微生物限度检查方法适用性确认试验结果

种类	菌种名称	方法（平皿）	供试品组	阳性对照	试验组	回收率/%	阴性对照
需氧菌总数计数	金黄色葡萄球菌	1∶100	0	72	66	92	－
	枯草芽孢杆菌		0	64	54	84	－
	铜绿假单胞菌		0	81	77	95	－
	白色念珠菌		0	77	54	70	－
	黑曲霉		0	43	37	86	－
霉菌和酵母菌总数计数	白色念珠菌	1∶50	0	76	64	84	－
	黑曲霉		0	43	39	91	－

注：－表示液体澄清或平板无菌落生长。

红龙镇痛片微生物限度检查方法适用性确认试验结果：

1.需氧菌总数

红龙镇痛片1∶100供试液1 mL注皿进行试验，金黄色葡萄球菌、枯草芽孢杆菌、铜绿假单胞菌、白色念珠菌、黑曲霉回收率均在50%～200%之间，方法可行。

2.霉菌和酵母菌总数

红龙镇痛片1∶50供试液1 mL注皿进行试验，白色念珠菌、黑曲霉回收率均在50%～200%之间，方法可行。

3.控制菌

大肠埃希菌、耐胆盐革兰阴性菌、沙门菌采用《中国药典·四部（2015年版）》第147—148页常规检查方法进行试验，可以检出试验菌。方法可行。

8.2　控制菌确认试验

控制菌确认试验结果见表9、10、11（略），检出目标菌。方法可行。

九、红龙镇痛片微生物限度检查方法

1.需氧菌总数

红龙镇痛片10 g加到灭菌的三角瓶中，加入pH7.0氯化钠-蛋白胨缓冲液100 mL，溶解、混匀，制成1∶10供试液，取红龙镇痛片1∶10供试液10倍稀释成1∶100溶液，取1 mL置于直径90 mm的无菌平皿中，注2个平皿，注入20 mL温度不超过45 ℃熔化的胰酪大豆胨琼脂培养基，按《中国药典·四部（2015年版）》第144页平皿法进行试验。

2.霉菌和酵母菌总数

取红龙镇痛片1∶50供试液1 mL，置于直径90 mm的无菌平皿中，注入20 mL温度不超过45 ℃熔化的沙氏葡萄糖琼脂培养基，按《中国药典·四部（2015年版）》第144页平皿法进行试验。

3.控制菌

大肠埃希菌、耐胆盐革兰阴性菌和沙门菌按《中国药典·四部（2015年版）》控制菌常规检查方法进行试验。

红丸药微生物限度检查方法适用性

【处方】

生草乌 400 g　　　　　　黑糖 300 g　　　　　　安息香 200 g

诃子（去核）200 g　　　　胭红 50 g

红丸药为非灭菌的口服制剂，按照《中国药典·四部（2015年版）》方法进行微生物限度检查方法适用性试验。

一、试验材料

略。

二、菌悬液

略。

三、计数方法适用性预试验（1）

预试验（1）结果见表1。

表1　红丸药微生物计数方法适用性预试验（1）结果

种类	菌种名称	供试品组	阳性对照	试验组	回收率/%	阴性对照
需氧菌总数计数	金黄色葡萄球菌	0	81	14	17	–
	铜绿假单胞菌	0	72	62	86	–
	枯草芽孢杆菌	0	55	21	38	–
	白色念珠菌	0	80	6	8	–
	黑曲霉	0	42	33	79	–
霉菌和酵母菌总数计数	白色念珠菌	0	82	7	9	–
	黑曲霉	0	42	37	88	–

注：–表示液体澄清或平板无菌落生长。

结果：采用1∶10供试液平皿法，白色念珠菌、金黄色葡萄球菌、枯草芽孢杆菌回收率低于50%，铜绿假单胞菌、黑曲霉回收率高于50%。方法不可行。

四、控制菌检查方法适用性试验

4.1　大肠埃希菌检查方法适用性试验

大肠埃希菌检查方法适用性试验结果见表2。

表2　红丸药控制菌——大肠埃希菌检查方法适用性试验结果

培养基名称	阳性对照	试验组	阴性对照	供试品组
胰酪大豆胨液体培养基	+	+	−	−
麦康凯液体培养基	+	+	−	−
麦康凯琼脂平板	鲜桃红色,菌落中心呈深桃红色,圆形,扁平,边缘整齐,表面光滑,湿润	鲜桃红色,菌落中心呈深桃红色,圆形,扁平,边缘整齐,表面光滑,湿润		−
染色、镜检	革兰氏阴性、杆菌	革兰氏阴性、杆菌	−	−

注：1.+表示液体浑浊；−表示液体澄清或平板无菌落生长。

2.本次试验加入大肠埃菌57 cfu。

结果：采用《中国药典·四部（2015年版）》第148页大肠埃希菌常规检查方法进行试验，可以检出试验菌——大肠埃希菌。方法可行。

4.2　耐胆盐革兰阴性菌检查方法适用性试验

耐胆盐革兰阴性菌检查方法适用性试验结果见表3。

表3　红丸药控制菌——耐胆盐革兰阴性菌检查方法适用性试验结果

培养基名称	阴性对照	阳性对照（大肠埃希菌）	阳性对照（铜绿假单胞菌）	供试品组	试验组（大肠埃希菌）	试验组（铜绿假单胞菌）
胰酪大豆胨液体培养基	−	+	+	−	+	+
肠道菌增菌液体培养基	−	+	+	−	+	+
紫红胆盐葡萄糖琼脂培养基	−	紫红色菌落	无色菌落	−	紫红色菌落	无色菌落
溴化十六烷三甲胺琼脂培养基	——	——	浅绿色菌落	——	——	浅绿色菌落
伊红美蓝琼脂培养基	——	菌落中心呈暗蓝黑色,发金属光泽	——	——	菌落中心呈暗蓝黑色,发金属光泽	——

注：1.+表示液体浑浊；−表示液体澄清或平板无菌落生长。

2.大肠埃希菌、铜绿假单胞菌加菌量分别为86 cfu和78 cfu。

3.—表示没有接种。

结果：采用《中国药典·四部（2015年版）》第147页耐胆盐革兰阴性菌常规检查方法进行试验，可以检出试验菌——大肠埃希菌和铜绿假单胞菌。方法可行。

4.3 沙门菌检查方法适用性试验

沙门菌检查方法适用性试验结果见表4。

表4 红丸药控制菌——沙门菌检查方法适用性试验结果

培养基名称	供试品组	阳性对照	阴性对照	试验组
胰酪大豆胨液体培养基	–	+	–	+
RV沙门增菌液体培养基	–	+	–	+
木糖赖氨酸脱氧胆酸盐琼脂培养基	–	淡粉色,半透明,中心有黑色	–	淡粉色,半透明,中心有黑色
染色、镜检	—	革兰氏阴性、杆菌	—	革兰氏阴性、杆菌
沙门、志贺菌属琼脂培养基	—	淡红色,半透明	—	淡红色,半透明
TSI斜面	—	斜面黄色、底层黑色,产气	—	斜面黄色、底层黑色,产气

注：1.+表示液体浑浊；–表示液体澄清或平板无菌落生长。

2.沙门菌加菌量为82 cfu。

结果：采用《中国药典·四部（2015年版）》第148页沙门菌常规检查方法进行试验，可以检出试验菌——沙门菌。方法可行。

五、计数方法适用性预试验（2）

5.1 试验组

取红丸药1∶10供试液，分别加到3个灭菌的三角瓶中，每瓶10 mL，分别加入白色念珠菌、金黄色葡萄球菌、枯草芽孢杆菌0.1 mL菌悬液（含菌数小于1000 cfu），制成每毫升红丸药1∶10供试液（含菌数小于100 cfu），取含菌的样品溶液0.2 mL、0.5 mL，置于直径90 mm的无菌平皿中，每个菌液每个取样体积注2个平皿，注入20 mL温度不超过45 ℃熔化的胰酪大豆胨琼脂培养基，混匀，凝固，倒置培养。测定菌数。

5.2 阳性对照

加到样品中的白色念珠菌、金黄色葡萄球菌、枯草芽孢杆菌的菌悬液进行10倍稀释，取稀释后的菌悬液0.2 mL、0.5 mL注皿，加到胰酪大豆胨琼脂培养基中，混匀，凝固，倒置培养。测定阳性对照菌数。

5.3 供试品组

用供试液替代试验组液体0.2 mL、0.5 mL注皿，试验。

5.4 阴性对照

用同批配制、灭菌的胰酪大豆胨液体培养基0.2 mL、0.5 mL替代样品注皿，注入20 mL温度不超过45 ℃熔化的胰酪大豆胨琼脂培养基、沙氏葡萄糖琼脂培养基，混匀，凝固，

倒置培养。测定阴性对照菌数。

预试验（2）结果见表5。

表5　红丸药微生物计数方法适用性预试验（2）结果

菌种名称	供试品组	注皿体积/mL	阳性对照	试验组	回收率/%	阴性对照
金黄色葡萄球菌	0	0.2	36	25	69	－
	0	0.5	82	28	34	－
枯草芽孢杆菌	0	0.2	32	21	66	－
	0	0.5	77	18	23	－
白色念珠菌1	0	0.2	22	10	45	－
	0	0.5	63	17	27	－
白色念珠菌2	0	0.2	28	10	36	－
	0	0.5	70	13	19	－

注：1.－表示液体澄清或平板无菌落生长。

　　2.白色念珠菌1在胰酪大豆胨琼脂培养基上计数；白色念珠菌2在沙氏葡萄糖琼脂培养基上计数。

结果：采用1：10供试液0.2 mL注皿，金黄色葡萄球菌、枯草芽孢杆菌回收率高于50%，白色念珠菌回收率低于50%。方法不可行。

六、计数方法适用性预试验（3）

6.1　试验组

红丸药1：10供试液10 mL加到90 mL pH7.0无菌氯化钠-蛋白胨缓冲液中，制成红丸药1：100供试液10 mL，加入白色念珠菌0.1 mL菌悬液（含菌数小于1000 cfu），制成每毫升红丸药1：100供试液（含菌数小于100 cfu），取含菌的样品溶液1 mL（含菌数小于100 cfu），置于直径90 mm的无菌平皿中，注2个平皿，注入20 mL温度不超过45 ℃熔化的胰酪大豆胨琼脂培养基，混匀，凝固，倒置培养。测定菌数。

6.2　阳性对照

用菌悬液替代试验样品溶液，进行试验，测定阳性对照菌数。

6.3　供试品组

取红丸药1：100供试液1 mL，置于直径90 mm的无菌平皿中，注2个平皿，注入20 mL温度不超过45 ℃熔化的胰酪大豆胨琼脂培养基，混匀，凝固，倒置培养。测定供试品组菌数。

6.4　阴性对照

用同批配制、灭菌的胰酪大豆胨液体培养基1 mL替代样品，进行阴性对照菌数测定。

预试验（3）结果见表6。

表6　红丸药微生物计数方法适用性预试验（3）结果

菌种名称	供试品组	阳性对照	试验组	回收率/%	阴性对照
白色念珠菌1	0	68	60	88	-
白色念珠菌2	0	67	57	85	-

注：1.-表示液体澄清或平板无菌落生长。

　　2.白色念珠菌1在胰酪大豆胨琼脂培养基上计数；白色念珠菌2在沙氏葡萄糖琼脂培养基上计数。

结果：采用1∶100供试液平皿法，白色念珠菌回收率大于50%。方法可行。

七、红丸药微生物限度检查方法适用性建立

7.1　菌悬液制备、菌悬液数量测定

同预试验方法。

7.2　需氧菌总数计数方法适用性试验

7.2.1　试验组

取红丸药1∶100供试液，分别加到5个灭菌的三角瓶中，每瓶10 mL，分别加入金黄色葡萄球菌、枯草芽孢杆菌、铜绿假单胞菌、白色念珠菌、黑曲霉0.1 mL菌悬液（含菌数小于1000 cfu），制成每毫升红丸药1∶100供试液（含菌数小于100 cfu），取含菌的样品溶液1 mL（含菌数小于100 cfu），注2个平皿，置于直径90 mm的无菌平皿中，每个菌液注2个平皿，注入20 mL温度不超过45 ℃熔化的胰酪大豆胨琼脂培养基，混匀，凝固，倒置培养。测定菌数。

7.2.2　阳性对照

用菌悬液替代试验样品溶液，进行试验，测定阳性对照菌数。

7.2.3　供试品组

取红丸药1∶100供试液1 mL，置于直径90 mm的无菌平皿中，注2个平皿，注入20 mL温度不超过45 ℃熔化的胰酪大豆胨琼脂培养基，混匀，凝固，倒置培养。测定供试品组菌数。

7.2.4　阴性对照

用同批配制、灭菌的胰酪大豆胨液体培养基1 mL替代样品，进行阴性对照菌数测定。

需氧菌总数计数方法适用性试验结果见表7。

7.3　霉菌和酵母菌总数计数方法适用性试验

7.3.1　试验组

取红丸药1∶100供试液，分别加到2个灭菌的三角瓶中，每瓶10 mL，分别加入白色念珠菌、黑曲霉的0.1 mL菌悬液（含菌数小于1000 cfu），制成每毫升红丸药1∶100

供试液（含菌数小于100 cfu），取含菌的样品溶液1 mL（含菌数小于100 cfu），置于直径90 mm的无菌平皿中，每个菌液注2个平皿，注入20 mL温度不超过45 ℃熔化的沙氏葡萄糖琼脂培养基，混匀，凝固，培养，测定菌数。

7.3.2 阳性对照

稀释后的白色念珠菌、黑曲霉菌悬液加到沙氏葡萄糖琼脂培养基中，混匀，凝固，培养，测定阳性对照菌数。

7.3.3 供试品组

用供试品替代试验组液体注皿，试验。

7.3.4 阴性对照

用同批配制、灭菌的稀释剂1 mL替代样品注皿，注入20 mL温度不超过45 ℃熔化的沙氏葡萄糖琼脂培养基，混匀，凝固，培养，测定阴性对照菌数。

霉菌和酵母菌总数计数方法适用性试验结果见表7。

表7 红丸药微生物限度检查方法适用性试验结果

种类	菌种名称	方法（平皿）	供试品组	阳性对照	试验组	回收率/%	阴性对照
需氧菌总数计数	金黄色葡萄球菌	1:100	0	76	60	79	–
	枯草芽孢杆菌		0	54	43	80	–
	铜绿假单胞菌		0	86	78	91	–
	白色念珠菌		0	68	55	81	–
	黑曲霉		0	44	39	89	–
霉菌和酵母菌总数计数	白色念珠菌	1:100	0	66	54	82	–
	黑曲霉		0	43	37	86	–

注：–表示液体澄清或平板无菌落生长。

八、红丸药微生物限度检查方法适用性确认试验

8.1 红丸药微生物限度检查方法适用性确认试验

红丸药微生物限度检查方法适用性确认试验结果见表8。

表8 红丸药微生物限度检查方法适用性确认试验结果

种类	菌种名称	方法（平皿）	供试品组	阳性对照	试验组	回收率/%	阴性对照
需氧菌总数计数	金黄色葡萄球菌	1:100	0	77	66	86	–
	枯草芽孢杆菌		0	82	65	79	–
	铜绿假单胞菌		0	66	58	88	–
	白色念珠菌		0	75	62	83	–
	黑曲霉		0	44	39	89	–
霉菌和酵母菌总数计数	白色念珠菌	1:100	0	76	53	70	–
	黑曲霉		0	44	41	93	–

注：–表示液体澄清或平板无菌落生长。

红丸药微生物限度检查方法适用性确认试验结果：

1.需氧菌总数

红丸药1∶100供试液1 mL注皿进行试验，金黄色葡萄球菌、枯草芽孢杆菌、铜绿假单胞菌、白色念珠菌、黑曲霉回收率均在50%～200%之间，方法可行。

2.霉菌和酵母菌总数

红丸药1∶100供试液1 mL注皿进行试验，白色念珠菌、黑曲霉回收率均在50%～200%之间，方法可行。

3.控制菌

大肠埃希菌、耐胆盐革兰阴性菌、沙门菌采用《中国药典·四部（2015年版）》第147—148页常规检查方法进行试验，可以检出试验菌。方法可行。

8.2　控制菌确认试验

控制菌确认试验结果见表9、10、11（略），检出目标菌。方法可行。

九、红丸药微生物限度检查方法

1.需氧菌总数

红丸药10 g加到灭菌的三角瓶中，加入pH7.0氯化钠-蛋白胨缓冲液100 mL，溶解、混匀，制成1∶10供试液，取红丸药1∶100供试液1 mL，置于直径90 mm的无菌平皿中，注2个平皿，注入20 mL温度不超过45 ℃熔化的胰酪大豆胨琼脂培养基，按《中国药典·四部（2015年版）》第144页平皿法进行试验。

2.霉菌和酵母菌总数

取红丸药1∶100供试溶1 mL，置于直径90 mm的无菌平皿中，注入20 mL温度不超过45 ℃熔化的沙氏葡萄糖琼脂培养基，按《中国药典·四部（2015年版）》第144页平皿法进行试验。

3.控制菌

大肠埃希菌、耐胆盐革兰阴性菌和沙门菌按《中国药典·四部（2015年版）》控制菌常规检查方法进行试验。

加味白药丸微生物限度检查方法适用性

【处方】

碱花 150 g 硼砂 80 g 藏木香 100 g

寒水石（制）100 g 光明盐 30 g 干姜 50 g

鹫粪 50 g

【制法】

以上七味，粉碎成细粉，过筛，混匀，即得。

加味白药丸为非灭菌的口服制剂，按照《中国药典·四部（2015年版）》方法进行微生物限度检查方法适用性试验。

一、试验材料

略。

二、菌悬液

略。

三、计数方法适用性预试验（1）

预试验（1）结果见表1。

表1 加味白药丸微生物计数方法适用性试验结果

种类	菌种名称	供试品组	阳性对照	试验组	回收率/%	阴性对照
需氧菌总数计数	金黄色葡萄球菌	0	77	8	10	–
	铜绿假单胞菌	0	67	54	81	–
	枯草芽孢杆菌	0	69	0	0	–
	白色念珠菌	0	61	18	30	–
	黑曲霉	0	42	32	76	–
霉菌和酵母菌总数计数	白色念珠菌	0	63	20	32	–
	黑曲霉	0	42	31	74	–

注：–表示液体澄清或平板无菌落生长。

结果：计数中白色念珠菌、金黄色葡萄球菌、枯草芽孢杆菌回收率低于50%，铜绿假单胞菌、黑曲霉回收率位于50%～200%间。方法不可行。

四、控制菌检查方法适用性试验

4.1 大肠埃希菌检查方法适用性试验

大肠埃希菌检查方法适用性试验结果见表2。

表2 加味白药丸控制菌——大肠埃希菌检查方法适用性试验结果

培养基名称	阳性对照	试验组	阴性对照	供试品组
胰酪大豆胨液体培养基	+	+	−	−
麦康凯液体培养基	+	+	−	−
麦康凯琼脂平板	鲜桃红色,菌落中心呈深桃红色,圆形,扁平,边缘整齐,表面光滑,湿润	鲜桃红色,菌落中心呈深桃红色,圆形,扁平,边缘整齐,表面光滑,湿润	−	−
染色、镜检	革兰氏阴性、杆菌	革兰氏阴性、杆菌	−	−

注：1.+表示液体浑浊；-表示液体澄清或平板无菌落生长。

2.本次试验加入大肠埃希菌78 cfu。

结果：采用《中国药典·四部（2015年版）》第148页大肠埃希菌常规检查方法进行试验，可以检出试验菌——大肠埃希菌。方法可行。

4.2 耐胆盐革兰阴性菌检查方法适用性试验

耐胆盐革兰阴性菌检查方法适用性试验结果见表3。

表3 加味白药丸控制菌——耐胆盐革兰阴性菌检查方法适用性试验结果

培养基名称	阴性对照	阳性对照（大肠埃希菌）	阳性对照（铜绿假单胞菌）	供试品组	试验组（大肠埃希菌）	试验组（铜绿假单胞菌）
胰酪大豆胨液体培养基	−	+	+	−	+	+
肠道菌增菌液体培养基	−	+	+	−	+	+
紫红胆盐葡萄糖琼脂培养基	−	紫红色菌落	无色菌落	−	紫红色菌落	无色菌落
溴化十六烷三甲胺琼脂培养基	—	−	浅绿色菌落	—	−	浅绿色菌落
伊红美蓝琼脂培养基	—	菌落中心呈暗蓝黑色,发金属光泽	—	—	菌落中心呈暗蓝黑色,发金属光泽	—

注：1.+表示液体浑浊；-表示液体澄清或平板无菌落生长。

2.大肠埃希菌、铜绿假单胞菌加菌量分别为86 cfu和78 cfu。

3.—表示没有接种。

结果：采用《中国药典·四部（2015年版）》第147页耐胆盐革兰阴性菌常规检查方法进行试验，可以检出试验菌——大肠埃希菌和铜绿假单胞菌。方法可行。

4.3　沙门菌检查方法适用性试验

沙门菌检查方法适用性试验结果见表4。

表4　加味白药丸控制菌——沙门菌检查方法适用性试验结果

培养基名称	供试品组	阳性对照	阴性对照	试验组
胰酪大豆胨液体培养基	–	+	–	+
RV沙门增菌液体培养基	–	+	–	+
木糖赖氨酸脱氧胆酸盐琼脂培养基	—	淡粉色，半透明，中心有黑色	—	淡粉色，半透明，中心有黑色
染色、镜检	—	革兰氏阴性、杆菌	—	革兰氏阴性、杆菌
沙门、志贺菌属琼脂培养基	—	淡红色，半透明	—	淡红色，半透明
TSI斜面	—	斜面黄色、底层黑色，产气	—	斜面黄色、底层黑色，产气

注：1.+表示液体浑浊；–表示液体澄清或平板无菌落生长；—表示没有接种。

2.沙门菌加菌量为82 cfu。

结果：采用《中国药典·四部（2015年版）》第148页沙门菌常规检查方法进行试验，可以检出试验菌——沙门菌。方法可行。

五、计数方法适用性预试验（2）

5.1　试验组

取加味白药丸1∶10供试液，分别加到3个灭菌的三角瓶中，每瓶10 mL，分别加入白色念珠菌、金黄色葡萄球菌、枯草芽孢杆菌0.1 mL菌悬液（含菌数小于1000 cfu），制成每毫升加味白药丸1∶10供试液（含菌数小于100 cfu），取含菌的样品溶液0.2 mL、0.5 mL，置于直径90 mm的无菌平皿中，每个菌液每个取样体积注2个平皿，注入20 mL温度不超过45 ℃熔化的胰酪大豆胨琼脂培养基，混匀，凝固，倒置培养。测定菌数。

5.2　阳性对照

加到样品中的金黄色葡萄球菌、枯草芽孢杆菌的菌悬液进行10倍稀释，取稀释后的菌悬液0.2 mL、0.5 mL注皿，加到胰酪大豆胨琼脂培养基中，混匀，凝固，倒置培养。测定阳性对照菌数。

5.3　供试品组

用供试液替代试验组液体注皿，试验。

5.4　阴性对照

用同批配制、灭菌的胰酪大豆胨液体培养基0.2 mL、0.5 mL替代样品注皿，注入20 mL温度不超过45 ℃熔化的胰酪大豆胨琼脂培养基、沙氏葡萄糖琼脂培养基，混匀，凝固，

倒置培养。测定阴性对照菌数。

预试验（2）结果见表5。

表5　加味白药丸微生物计数方法适用性试验结果

菌种名称	供试品组	注皿体积/mL	阳性对照	试验组	回收率/%	阴性对照
金黄色葡萄球菌	0	0.2	32	22	69	–
	0	0.5	77	25	32	–
枯草芽孢杆菌	0	0.2	29	9	31	–
	0	0.5	72	4	6	–
白色念珠菌1	0	0.2	26	18	69	–
	0	0.5	66	17	26	–
白色念珠菌2	0	0.2	25	19	76	–
	0	0.5	67	21	31	–

注：1.–表示液体澄清或平板无菌落生长。

2.白色念珠菌1在胰酪大豆胨琼脂培养基上计数；白色念珠菌2在沙氏葡萄糖琼脂培养基上计数。

结果：计数中枯草芽孢杆菌回收率低于50%；白色念珠菌、金黄色葡萄球菌0.2 mL注皿的回收率高于50%。方法不可行。

六、计数方法适用性预试验（3）

6.1　试验组

加味白药丸1∶10供试液10 mL加到90 mL pH7.0无菌氯化钠–蛋白胨缓冲液中，制成加味白药丸1∶100供试液，加味白药丸1∶100供试液10 mL加到灭菌的三角瓶中，加入枯草芽孢杆菌0.1 mL菌悬液（含菌数小于1000 cfu），制成每毫升加味白药丸1∶100供试液（含菌数小于100 cfu），取含菌的样品溶液1 mL（含菌数小于100 cfu），置于直径90 mm的无菌平皿中，注2个平皿，注入20 mL温度不超过45 ℃熔化的胰酪大豆胨琼脂培养基，混匀，凝固，倒置培养。测定菌数。

6.2　阳性对照

用菌悬液替代试验样品溶液，进行试验，测定阳性对照菌数。

6.3　供试品组

取加味白药丸1∶100供试液1 mL，置于直径90 mm的无菌平皿中，注2个平皿，注入20 mL温度不超过45 ℃熔化的胰酪大豆胨琼脂培养基，混匀，凝固，倒置培养。测定供试品组菌数。

6.4　阴性对照

用同批配制、灭菌的胰酪大豆胨液体培养基1 mL替代样品，进行阴性对照菌数测定。

预试验（3）结果见表6。

表6　加味白药丸微生物计数方法适用性试验结果

菌种名称	供试品组	阳性对照	试验组	回收率/%	阴性对照
枯草芽孢杆菌	0	68	52	76	–

注：–表示液体澄清或平板无菌落生长。

结果：计数中枯草芽孢杆菌回收率大于50%。方法可行。

七、加味白药丸微生物限度检查方法适用性建立

7.1　菌悬液制备、菌悬液数量测定

同预试验方法。

7.2　需氧菌总数计数方法适用性试验

7.2.1　试验组

取加味白药丸1∶100供试液分别加到5个灭菌的三角瓶中，每瓶10 mL，分别加入金黄色葡萄球菌、枯草芽孢杆菌、铜绿假单胞菌、白色念珠菌、黑曲霉0.1 mL菌悬液（含菌数小于1000 cfu），制成每毫升加味白药丸1∶100供试液（含菌数小于100 cfu），取含菌的样品溶液1 mL（含菌数小于100 cfu），置于直径90 mm的无菌平皿中，每个菌液注2个平皿，注入20 mL温度不超过45 ℃熔化的胰酪大豆胨琼脂培养基，混匀，凝固，倒置培养。测定菌数。

7.2.2　阳性对照

用菌悬液替代试验样品溶液，进行试验，测定阳性对照菌数。

7.2.3　供试品组

取加味白药丸1∶100供试液1 mL，置于直径90 mm的无菌平皿中，注2个平皿，注入20 mL温度不超过45 ℃熔化的胰酪大豆胨琼脂培养基，混匀，凝固，倒置培养。测定供试品组菌数。

7.2.4　阴性对照

用同批配制、灭菌的胰酪大豆胨液体培养基1 mL替代样品，进行阴性对照菌数测定。

需氧菌总数计数方法适用性试验结果见表7。

7.3　霉菌和酵母菌总数计数方法适用性试验

7.3.1　试验组

取加味白药丸1∶50供试液，分别加到2个灭菌的三角瓶中，每瓶10 mL，分别加入白色念珠菌、黑曲霉的0.1 mL菌悬液（含菌数小于1000 cfu），制成每毫升加味白药丸1∶50供试液（含菌数小于100 cfu），取含菌的样品溶液1 mL（含菌数小于100 cfu），置于直径90 mm的无菌平皿中，每个菌液注2个平皿，注入20 mL温度不超过45 ℃熔化的沙氏葡萄糖琼脂培养基，混匀，凝固，培养，测定菌数。

7.3.2　阳性对照

稀释后的白色念珠菌、黑曲霉菌悬液加到沙氏葡萄糖琼脂培养基中，混匀，凝固，

培养，测定阳性对照菌数。

7.3.3 供试品组

用供试品替代试验组液体注皿，试验。

7.3.4 阴性对照

用同批配制、灭菌的稀释剂1 mL替代样品注皿，注入20 mL温度不超过45 ℃熔化的沙氏葡萄糖琼脂培养基，混匀，凝固，培养，测定阴性对照菌数。

霉菌和酵母菌总数计数方法适用性试验结果见表7。

表7 加味白药丸微生物限度检查方法适用性试验结果

种类	菌种名称	方法（平皿）	供试品组	阳性对照	试验组	回收率/%	阴性对照
需氧菌总数计数	金黄色葡萄球菌	1:100	0	67	60	90	–
	枯草芽孢杆菌		0	66	55	83	–
	铜绿假单胞菌		0	80	77	96	–
	白色念珠菌		0	62	52	84	–
	黑曲霉		0	44	33	75	–
霉菌和酵母菌总数计数	白色念珠菌	1:50	0	63	46	73	–
	黑曲霉		0	42	36	86	–

注：–表示液体澄清或平板无菌落生长。

八、加味白药丸微生物限度检查方法适用性确认试验

8.1 加味白药丸微生物限度检查方法适用性确认试验

加味白药丸微生物限度检查方法适用性确认试验结果见表8。

表8 加味白药丸微生物限度检查方法适用性确认试验结果

种类	菌种名称	方法（平皿）	供试品组	阳性对照	试验组	回收率/%	阴性对照
需氧菌总数计数	金黄色葡萄球菌	1:100	0	77	62	81	–
	枯草芽孢杆菌		0	63	57	90	–
	铜绿假单胞菌		0	66	58	88	–
	白色念珠菌		0	76	61	80	–
	黑曲霉		0	43	37	86	–
霉菌和酵母菌总数计数	白色念珠菌	1:50	0	77	59	77	–
	黑曲霉		0	43	35	81	–

注：–表示液体澄清或平板无菌落生长。

加味白药丸微生物限度检查方法适用性确认试验结果：

1. 需氧菌总数

加味白药丸 1∶100 供试液 1 mL 注皿进行试验，金黄色葡萄球菌、枯草芽孢杆菌、铜绿假单胞菌、白色念珠菌、黑曲霉回收率均在 50%～200% 之间，方法可行。

2. 霉菌和酵母菌总数

加味白药丸 1∶50 供试液 1 mL 注皿进行试验，白色念珠菌、黑曲霉回收率均在 50%～200% 之间，方法可行。

3. 控制菌

大肠埃希菌、耐胆盐革兰阴性菌、沙门菌采用《中国药典·四部（2015年版）》第 147—148 页常规检查方法进行试验，可以检出试验菌。方法可行。

8.2　控制菌确认试验

控制菌确认试验结果见表9、10、11（略），检出目标菌。方法可行。

九、加味白药丸微生物限度检查方法

1. 需氧菌总数

加味白药丸 10 g 加到灭菌的三角瓶中，加入 pH7.0 氯化钠-蛋白胨缓冲液 100 mL，溶解、混匀，制成 1∶10 供试液，取加味白药丸 1∶10 供试液 10 倍稀释成 1∶100 溶液；取 1∶100 溶液 1 mL，置于直径 90 mm 的无菌平皿中，注 2 个平皿，注入 20 mL 温度不超过 45 ℃熔化的胰酪大豆胨琼脂培养基，按《中国药典·四部（2015年版）》第 144 页平皿法进行试验。

2. 霉菌和酵母菌总数

取加味白药丸 1∶50 供试液 1 mL，置于直径 90 mm 的无菌平皿中，注 2 个平皿，注入 20 mL 温度不超过 45 ℃熔化的沙氏葡萄糖琼脂培养基，按《中国药典·四部（2015年版）》第 144 页平皿法进行试验。

3. 控制菌

大肠埃希菌、耐胆盐革兰阴性菌和沙门菌按《中国药典·四部（2015年版）》控制菌常规检查方法进行试验。

洁白丸1微生物限度检查方法适用性

【处方】

诃子（煨）370 g	南寒水石 210 g	翼首草 85 g
五灵脂膏 178 g	土木香 26 g	石榴子 26 g
木瓜 26 g	沉香 19 g	丁香 20 g
石灰华 13 g	红花 6 g	肉豆蔻 13 g
草豆蔻 13 g	草果仁 13 g	波棱瓜子 13 g
虎耳草 13 g		

洁白丸为非灭菌的口服制剂，按照《中国药典·四部（2015年版）》方法进行微生物限度检查方法适用性试验。

一、试验材料

略。

二、菌悬液

略。

三、计数方法适用性预试验（1）

预试验（1）结果见表1。

表1　计数方法适用性预试验（1）结果

种类	菌种名称	供试品组	阳性对照	试验组	回收率/%	阴性对照
需氧菌 总数计数	金黄色葡萄球菌	0	81	18	22	–
	铜绿假单胞菌	0	72	64	89	–
	枯草芽孢杆菌	0	56	18	32	–
	白色念珠菌	0	80	5	6	–
	黑曲霉	0	42	30	71	–
霉菌和酵母菌 总数计数	白色念珠菌	0	80	6	8	–
	黑曲霉	0	42	27	79	–

注：–表示液体澄清或平板无菌落生长。

结果：采用1∶10供试液平皿法，白色念珠菌、金黄色葡萄球菌、枯草芽孢杆菌回收率低于50%，铜绿假单胞菌、黑曲霉回收率高于50%。方法不可行。

四、控制菌检查方法适用性试验

4.1 大肠埃希菌检查方法适用性试验

大肠埃希菌检查方法适用性试验结果见表2。

表2 洁白丸控制菌——大肠埃希菌检查方法适用性试验结果

培养基名称	阳性对照	试验组	阴性对照	供试品组
胰酪大豆胨液体培养基	+	+	–	–
麦康凯液体培养基	+	+	–	–
麦康凯琼脂平板	鲜桃红色,菌落中心呈深桃红色,圆形,扁平,边缘整齐,表面光滑,湿润	鲜桃红色,菌落中心呈深桃红色,圆形,扁平,边缘整齐,表面光滑,湿润	–	–
染色、镜检	革兰氏阴性、杆菌	革兰氏阴性、杆菌	–	–

注:1.+表示液体浑浊;–表示液体澄清或平板无菌落生长。

2.本次试验加入大肠埃希菌78 cfu。

结果:采用《中国药典·四部(2015年版)》第148页大肠埃希菌常规检查方法进行试验,可以检出试验菌——大肠埃希菌。方法可行。

4.2 耐胆盐革兰阴性菌检查方法适用性试验

耐胆盐革兰阴性菌检查方法适用性试验结果见表3。

表3 洁白丸控制菌——耐胆盐革兰阴性菌检查方法适用性试验结果

培养基名称	阴性对照	阳性对照(大肠埃希菌)	阳性对照(铜绿假单胞菌)	供试品组	试验组(大肠埃希菌)	试验组(铜绿假单胞菌)
胰酪大豆胨液体培养基	–	+	+	–	+	+
肠道菌增菌液体培养基	–	+	+	–	+	+
紫红胆盐葡萄糖琼脂培养基	–	紫红色菌落	无色菌落	–	紫红色菌落	无色菌落
溴化十六烷三甲胺琼脂培养基	—	–	浅绿色菌落	—		浅绿色菌落
伊红美蓝琼脂培养基	—	菌落中心呈暗蓝黑色,发金属光泽	–	—	菌落中心呈暗蓝黑色,发金属光泽	—

注:1.+表示液体浑浊;–表示液体澄清或平板无菌落生长。

2.大肠埃希菌、铜绿假单胞菌加菌量分别为86 cfu和78 cfu。

3.—表示没有接种。

结果：采用《中国药典·四部（2015年版）》第147页耐胆盐革兰阴性菌常规检查方法进行试验，可以检出试验菌——大肠埃希菌和铜绿假单胞菌。方法可行。

4.3　沙门菌检查方法适用性试验

沙门菌检查方法适用性试验结果见表4。

表4　洁白丸控制菌——沙门菌检查方法适用性试验结果

培养基名称	供试品组	阳性对照	阴性对照	试验组
胰酪大豆胨液体培养基	−	＋	−	＋
RV沙门增菌液体培养基	−	＋	−	＋
木糖赖氨酸脱氧胆酸盐琼脂培养基	—	淡粉色，半透明，中心有黑色	—	淡粉色，半透明，中心有黑色
染色、镜检	—	革兰氏阴性、杆菌	—	革兰氏阴性、杆菌
沙门、志贺菌属琼脂培养基	—	淡红色，半透明	—	淡红色，半透明
TSI斜面	—	斜面黄色、底层黑色，产气	—	斜面黄色、底层黑色，产气

注：1.＋表示液体浑浊；−表示液体澄清或平板无菌落生长；—表示没有接种。

　　2.沙门菌加菌量为82 cfu

结果：采用《中国药典·四部（2015年版）》第148页沙门菌常规检查方法进行试验，可以检出试验菌——沙门菌。方法可行。

五、计数方法适用性预试验（2）

5.1　试验组

取洁白丸1∶10供试液，分别加到3个灭菌的三角瓶中，每瓶10 mL，分别加入白色念珠菌、金黄色葡萄球菌、枯草芽孢杆菌0.1 mL菌悬液（含菌数小于1000 cfu），制成每毫升洁白丸1∶10供试液（含菌数小于100 cfu），取含菌的样品溶液0.2 mL、0.5 mL，置于直径90 mm的无菌平皿中，每个菌液每个取样体积注2个平皿，注入20 mL温度不超过45 ℃熔化的胰酪大豆胨琼脂培养基，混匀，凝固，倒置培养。测定菌数。

5.2　阳性对照

加到样品中的白色念珠菌、金黄色葡萄球菌、枯草芽孢杆菌的菌悬液进行10倍稀释，取稀释后的菌悬液1 mL注皿，加到胰酪大豆胨琼脂培养基中，混匀，凝固，倒置培养。测定阳性对照菌数。

5.3　供试品组

用供试液替代试验组液体注皿，试验。

5.4　阴性对照

用同批配制、灭菌的胰酪大豆胨液体培养基1 mL替代样品注皿，注入20 mL温度不

超过45℃熔化的胰酪大豆胨琼脂培养基、沙氏葡萄糖琼脂培养基，混匀，凝固，倒置培养。测定阴性对照菌数。

预试验（2）结果见表5。

表5 计数方法适用性预试验（2）结果

菌种名称	供试品组	注皿体积/mL	阳性对照	试验组	回收率/%	阴性对照
金黄色葡萄球菌	0	0.2	35	22	63	–
	0	0.5	82	27	33	–
枯草芽孢杆菌	0	0.2	30	18	60	–
	0	0.5	74	16	22	–
白色念珠菌1	0	0.2	28	12	43	–
	0	0.5	62	17	27	–
白色念珠菌2	0	0.2	28	10	36	–
	0	0.5	62	13	21	–

注：1.–表示液体澄清或平板无菌落生长。

2.白色念珠菌1在胰酪大豆胨琼脂培养基上计数；白色念珠菌2在沙氏葡萄糖琼脂培养基上计数。

结果：采用1∶10供试液0.2 mL注皿，金黄色葡萄球菌、枯草芽孢杆菌回收率高于50%，白色念珠菌回收率低于50%。方法不可行。

六、计数方法适用性预试验（3）

6.1 试验组

洁白丸1∶10供试液10 mL加到90 mL pH7.0无菌氯化钠-蛋白胨缓冲液中，制成洁白丸1∶100供试液10 mL，加入白色念珠菌0.1 mL菌悬液（含菌数小于1000 cfu），制成每毫升洁白丸1∶100供试液（含菌数小于100 cfu），取含菌的样品溶液1 mL（含菌数小于100 cfu），置于直径90 mm的无菌平皿中，注2个平皿，注入20 mL温度不超过45℃熔化的胰酪大豆胨琼脂培养基，混匀，凝固，倒置培养。测定菌数。

6.2 阳性对照

用菌悬液替代试验样品溶液，进行试验，测定阳性对照菌数。

6.3 供试品组

取洁白丸1∶100供试液1 mL，置于直径90 mm的无菌平皿中，注2个平皿，注入20 mL温度不超过45℃熔化的胰酪大豆胨琼脂培养基，混匀，凝固，倒置培养。测定供试品组菌数。

6.4 阴性对照

用同批配制、灭菌的胰酪大豆胨液体培养基1 mL替代样品，进行阴性对照菌数

测定。

预试验（3）结果见表6。

表6　计数方法适用性预试验（3）结果

菌种名称	供试品组	阳性对照	试验组	回收率/%	阴性对照
白色念珠菌1	0	75	53	71	-
白色念珠菌2	0	75	50	67	-

注：1.-表示液体澄清或平板无菌落生长。

2.白色念珠菌1在胰酪大豆胨琼脂培养基上计数；白色念珠菌2在沙氏葡萄糖琼脂培养基上计数。

结果：采用1∶100供试液平皿法，白色念珠菌回收率大于50%。方法可行。

七、洁白丸微生物限度检查方法适用性建立

7.1　菌悬液制备、菌悬液数量测定

同预试验方法。

7.2　需氧菌总数计数方法适用性试验

7.2.1　试验组

取洁白丸1∶100供试液分别加到5个灭菌的三角瓶中，每瓶10 mL，分别加入金黄色葡萄球菌、枯草芽孢杆菌、铜绿假单胞菌、白色念珠菌、黑曲霉0.1 mL菌悬液（含菌数小于1000 cfu），制成每毫升洁白丸1∶100供试液（含菌数小于100 cfu），取含菌的样品溶液1 mL（含菌数小于100 cfu），置于直径90 mm的无菌平皿中，每个菌液注2个平皿，注入20 mL温度不超过45℃熔化的胰酪大豆胨琼脂培养基，混匀，凝固，倒置培养。测定菌数。

7.2.2　阳性对照

用菌悬液替代试验样品溶液，进行试验，测定阳性对照菌数。

7.2.3　供试品组

取洁白丸1∶100供试液1 mL，置于直径90 mm的无菌平皿中，注2个平皿，注入20 mL温度不超过45℃熔化的胰酪大豆胨琼脂培养基，混匀，凝固，倒置培养。测定供试品组菌数。

7.2.4　阴性对照

用同批配制、灭菌的胰酪大豆胨液体培养基1 mL替代样品，进行阴性对照菌数的测定。

需氧菌总数计数方法适用性试验结果见表7。

7.3　霉菌和酵母菌总数计数方法适用性试验

7.3.1　试验组

取洁白丸1∶100供试液分别加到2个灭菌的三角瓶中，每瓶10 mL，分别加入白色念珠菌、黑曲霉的0.1 mL菌悬液（含菌数小于1000 cfu），制成每毫升洁白丸1∶100供

试液（含菌数小于100 cfu），取含菌的样品溶液1 mL（含菌数小于100 cfu），置于直径90 mm的无菌平皿中，每个菌液注2个平皿，注入20 mL温度不超过45 ℃熔化的沙氏葡萄糖琼脂培养基，混匀，凝固，培养，测定菌数。

7.3.2 阳性对照

稀释后的白色念珠菌、黑曲霉菌悬液加到沙氏葡萄糖琼脂培养基中，混匀，凝固，培养，测定阳性对照菌数。

7.3.3 供试品组

用供试品替代试验组液体注皿，试验。

7.3.4 阴性对照

用同批配制、灭菌的稀释剂1 mL替代样品注皿，注入20 mL温度不超过45 ℃熔化的沙氏葡萄糖琼脂培养基，混匀，凝固，培养，测定阴性对照菌数。

霉菌和酵母菌总数计数方法适用性试验结果见表7。

表7 洁白丸微生物限度检查方法适用性验结果

种类	菌种名称	方法（平皿）	供试品组	阳性对照	试验组	回收率/%	阴性对照
需氧菌总数计数	金黄色葡萄球菌	1:100	0	78	63	81	−
	枯草芽孢杆菌		0	56	41	73	−
	铜绿假单胞菌		0	89	80	90	−
	白色念珠菌		0	64	57	89	−
	黑曲霉		0	47	42	89	−
霉菌和酵母菌总数计数	白色念珠菌	1:100	0	64	45	70	−
	黑曲霉		0	47	42	89	−

注：−表示液体澄清或平板无菌落生长。

八、洁白丸微生物限度检查方法适用性确认试验

8.1 洁白丸微生物限度检查方法适用性确认试验

洁白丸微生物限度检查方法适用性确认试验结果见表8。

表8 洁白丸微生物限度检查方法适用性确认试验结果

种类	菌种名称	方法（平皿）	供试品组	阳性对照	试验组	回收率/%	阴性对照
需氧菌总数计数	金黄色葡萄球菌	1:100	0	92	70	76	−
	枯草芽孢杆菌		0	51	37	69	−
	铜绿假单胞菌		0	88	70	80	−
	白色念珠菌		0	85	66	78	−
	黑曲霉		0	56	48	86	−
霉菌和酵母菌总数计数	白色念珠菌	1:100	0	85	62	78	−
	黑曲霉		0	56	46	82	−

注：−表示液体澄清或平板无菌落生长。

洁白丸微生物限度检查方法适用性确认试验结果：

1.需氧菌总数

洁白丸1：100供试液1 mL注皿进行试验，金黄色葡萄球菌、枯草芽孢杆菌、铜绿假单胞菌、白色念珠菌、黑曲霉回收率均在50%～200%之间，方法可行。

2.霉菌和酵母菌总数

洁白丸1：100供试液1 mL注皿进行试验，白色念珠菌、黑曲霉回收率均在50%～200%之间，方法可行。

3.控制菌

大肠埃希菌、耐胆盐革兰阴性菌、沙门菌采用《中国药典·四部（2015年版）》第147—148页常规检查方法进行试验，可以检出试验菌。方法可行。

8.2 控制菌确认试验

控制菌确认试验结果见表9、10、11（略），检出目标菌。方法可行。

九、洁白丸微生物限度架次方法

1.需氧菌总数

洁白丸10 g加到灭菌的三角瓶中，加入pH7.0氯化钠-蛋白胨缓冲液100 mL，溶解、混匀，制成1：10供试液，取洁白丸1：100供试液1 mL，置于直径90 mm的无菌平皿中，注入20 mL温度不超过45 ℃熔化的胰酪大豆胨琼脂培养基，按《中国药典·四部（2015年版）》第144页平皿法进行试验。

2.霉菌和酵母菌总数

取洁白丸1：100供试溶1 mL置于直径90 mm的无菌平皿中，注入20 mL温度不超过45 ℃熔化的沙氏葡萄糖琼脂培养基，按《中国药典·四部（2015年版）》第144页平皿法进行试验。

3.控制菌

大肠埃希菌、耐胆盐革兰阴性菌和沙门菌按《中国药典·四部（2015年版）》控制菌常规检查方法进行试验。

洁白丸2微生物限度检查方法适用性

【处方】

诃子（煨）37 g	土木香2.6 g	石榴子2.6 g
木瓜2.6 g	沉香1 g	丁香2 g
石灰华1.3 g	寒水石（平制）21 g	红花0.6 g
草果仁1.3 g	翼首草8.5 g	肉豆蔻1 g
豆蔻1.3 g	渣驯膏17.8 g	蜂蜜（炼）37 g

洁白丸为非灭菌的口服制剂，按照《中国药典·四部（2015年版）》方法进行微生物限度检查方法适用性试验。

一、试验材料

略。

二、菌悬液

略。

三、计数方法适用性预试验（1）

预试验（1）结果见表1。

表1　计数方法适用性预试验（1）结果

种类	菌种名称	供试品组	阳性对照	试验组	回收率/%	阴性对照
需氧菌总数计数	金黄色葡萄球菌	0	81	15	19	–
	铜绿假单胞菌	0	72	68	94	–
	枯草芽孢杆菌	0	56	2	4	–
	白色念珠菌	0	80	26	32	–
	黑曲霉	0	42	37	88	–
霉菌和酵母菌总数计数	白色念珠菌	0	80	30	38	–
	黑曲霉	0	42	33	79	–

注：–表示液体澄清或平板无菌落生长。

结果：采用1∶10供试液平皿法，白色念珠菌、金黄色葡萄球菌、枯草芽孢杆菌回收率低于50%，铜绿假单胞菌、黑曲霉回收率高于50%。方法不可行。

四、控制菌检查方法适用性试验

4.1 大肠埃希菌检查方法适用性试验

大肠埃希菌检查方法适用性试验结果见表2。

表2 洁白丸控制菌——大肠埃希菌检查方法适用性试验结果

培养基名称	阳性对照	试验组	阴性对照	供试品组
胰酪大豆胨液体培养基	+	+	–	–
麦康凯液体培养基	+	+	–	–
麦康凯琼脂平板	鲜桃红色,菌落中心呈深桃红色,圆形,扁平,边缘整齐,表面光滑,湿润	鲜桃红色,菌落中心呈深桃红色,圆形,扁平,边缘整齐,表面光滑,湿润	–	–
染色、镜检	革兰氏阴性、杆菌	革兰氏阴性、杆菌	–	–

注:1.+表示液体浑浊;–表示液体澄清或平板无菌落生长。

2.本次试验加入大肠埃希菌78 cfu。

结果:采用《中国药典·四部(2015年版)》第148页大肠埃希菌常规检查方法进行试验,可以检出试验菌——大肠埃希菌。方法可行。

4.2 耐胆盐革兰阴性菌检查方法适用性试验

耐胆盐革兰阴性菌检查方法适用性试验结果见表3。

表3 洁白丸控制菌——耐胆盐革兰阴性菌检查方法适用性试验结果

培养基名称	阴性对照	阳性对照(大肠埃希菌)	阳性对照(铜绿假单胞菌)	供试品组	试验组(大肠埃希菌)	试验组(铜绿假单胞菌)
胰酪大豆胨液体培养基	–	+	+	–	+	+
肠道菌增菌液体培养基	–	+	+	–	+	+
紫红胆盐葡萄糖琼脂培养基	–	紫红色菌落	无色菌落	–	紫红色菌落	无色菌落
溴化十六烷三甲胺琼脂培养基	—	–	浅绿色菌落	—		浅绿色菌落
伊红美蓝琼脂培养基	—	菌落中心呈暗蓝黑色,发金属光泽		—	菌落中心呈暗蓝黑色,发金属光泽	

注:1.+表示液体浑浊;–表示液体澄清或平板无菌落生长。

2.大肠埃希菌、铜绿假单胞菌加菌量分别为86 cfu和78 cfu。

3.—表示没有接种。

结果：采用《中国药典·四部（2015年版）》第147页耐胆盐革兰阴性菌常规检查方法进行试验，可以检出试验菌——大肠埃希菌和铜绿假单胞菌。方法可行。

4.3 沙门菌检查方法适用性试验

沙门菌检查方法适用性试验结果见表4-1。

表4-1 洁白丸控制菌——沙门菌检查方法适用性试验结果

培养基名称	供试品组	阳性对照	阴性对照	试验组
胰酪大豆胨液体培养基	–	+	–	–
RV沙门增菌液体培养基	–	+	–	–
木糖赖氨酸脱氧胆酸盐琼脂培养基	–	淡粉色,半透明,中心有黑色	–	–
染色、镜检	——	革兰氏阴性、杆菌	——	——
沙门、志贺菌属琼脂培养基	——	淡红色,半透明	——	——
TSI斜面	——	斜面黄色、底层黑色,产气	——	——

注：1.+表示液体浑浊；–表示液体澄清或平板无菌落生长；——表示没有接种。

2.沙门菌加菌量为82 cfu。

结果：采用《中国药典·四部（2015年版）》第148页沙门菌常规检查方法进行试验，未检出试验菌——沙门菌，方法不可行。

4.3.1 试验组

取洁白丸10 g加到灭菌的三角瓶中，加入300 mL胰酪大豆胨液体培养基，加入沙门菌菌悬液1 mL（含菌数小于100 cfu），于30～35 ℃培养18～24 h，取上述培养物0.1 mL，接种于10 mL RV沙门增菌液体培养基中，于30～35 ℃培18～24 h，划线于木糖赖氨酸脱氧胆酸盐琼脂培养基平板，于30～35 ℃培养18～24 h，按《中国药典·四部（2015年版）》第147页《沙门菌检查项》进行试验。

4.3.2 阳性对照

将沙门菌菌悬液1 mL（含菌数小于100 cfu）加到300 mL胰酪大豆胨液体培养基中，按《中国药典·四部（2015年版）》第147页《沙门菌检查项》进行试验，同时注皿计沙门菌菌悬液的含菌数。

4.3.3 供试品组

取洁白丸10 g加到灭菌的三角瓶中，加入300 mL胰酪大豆胨液体培养基，按《中国药典·四部（2015年版）》第147页《沙门菌检查项》进行试验。

4.3.4 阴性对照

用同批配制、灭菌的300 mL胰酪大豆胨液体培养基，按《中国药典（2015年版）》要求进行检验。

沙门菌检查方法适用性试验结果见表4-2。

表4-2　洁白丸控制菌——沙门菌检查方法适用性试验结果

培养基名称	供试品组	阳性对照	阴性对照	试验组
胰酪大豆胨液体培养基	-	+	-	+
RV沙门增菌液体培养基	-	+	-	+
木糖赖氨酸脱氧胆酸盐琼脂培养基	-	淡粉色,半透明,中心有黑色	-	淡粉色,半透明,中心有黑色
染色、镜检	——	革兰氏阴性、杆菌	——	革兰氏阴性、杆菌
沙门、志贺菌属琼脂培养基	——	淡红色,半透明	——	淡红色,半透明
TSI斜面	——	斜面黄色、底层黑色,产气	——	斜面黄色、底层黑色,产气

注：1.+表示液体浑浊；-表示液体澄清或平板无菌落生长；——表示没有接种。

2.沙门菌加菌量为76 cfu。

结果：采用《中国药典·四部（2015年版）》第148页培养基稀释方法进行试验，可以检出试验菌——沙门菌。方法可行。

五、计数方法适用性预试验（2）

5.1　试验组

取洁白丸1：10供试液，分别加到3个灭菌的三角瓶中，每瓶10 mL，分别加入白色念珠菌、金黄色葡萄球菌、枯草芽孢杆菌0.1 mL菌悬液（含菌数小于1000 cfu），制成每毫升洁白丸1：10供试液（含菌数小于100 cfu），取含菌的样品溶液0.2 mL、0.5 mL，置于直径90 mm的无菌平皿中，每个菌液每个取样体积注2个平皿，注入20 mL温度不超过45 ℃熔化的胰酪大豆胨琼脂培养基，混匀，凝固，倒置培养。测定菌数。

5.2　阳性对照

加到样品中的白色念珠菌、金黄色葡萄球菌、枯草芽孢杆菌的菌悬液进行10倍稀释，取稀释后的菌悬液0.2 mL、0.5 mL注皿，加到胰酪大豆胨琼脂培养基中，混匀，凝固，倒置培养。测定阳性对照菌数。

5.3　供试品组

用供试液替代试验组液体0.2 mL、0.5 mL注皿，试验。

5.4　阴性对照

用同批配制、灭菌的胰酪大豆胨液体培养基0.2 mL、0.5 mL替代样品注皿，注入20 mL温度不超过45 ℃熔化的胰酪大豆胨琼脂培养基、沙氏葡萄糖琼脂培养基，混匀，凝固，倒置培养。测定阴性对照菌数。

预试验（2）结果见表5。

表5 计数方法适用性预试验（2）结果

菌种名称	供试品组	注皿体积/mL	阳性对照	试验组	回收率/%	阴性对照
金黄色葡萄球菌	0	0.2	35	22	63	–
	0	0.5	82	27	33	–
枯草芽孢杆菌	0	0.2	30	14	47	–
	0	0.5	74	16	22	–
白色念珠菌1	0	0.2	28	21	75	–
	0	0.5	62	25	40	–
白色念珠菌2	0	0.2	28	20	71	–
	0	0.5	62	27	44	–

注：1.–表示液体澄清或平板无菌落生长。

2.白色念珠菌1在胰酪大豆胨琼脂培养基上计数；白色念珠菌2在沙氏葡萄糖琼脂培养基上计数。

结果：采用1：10供试液0.2 mL注皿，金黄色葡萄球菌、白色念珠菌回收率高于50%，枯草芽孢杆菌回收率低于50%。方法不可行。

六、计数方法适用性预试验（3）

6.1 试验组

洁白丸1：10供试液10 mL加到90 mL pH7.0无菌氯化钠–蛋白胨缓冲液中，制成洁白丸1：100供试液，取10 mL加到灭菌的三角瓶中，加入枯草芽孢杆菌0.1 mL菌悬液（含菌数小于1000 cfu），制成每毫升洁白丸1：100供试液（含菌数小于100 cfu），取含菌的样品溶液1 mL（含菌数小于100 cfu），置于直径90 mm的无菌平皿中，注2个平皿，注入20 mL温度不超过45 ℃熔化的胰酪大豆胨琼脂培养基，混匀，凝固，倒置培养。测定菌数。

6.2 阳性对照

用菌悬液替代试验样品溶液，进行试验，测定阳性对照菌数。

6.3 供试品组

取洁白丸1：100供试液1 mL，置于直径90 mm的无菌平皿中，注2个平皿，注入20 mL温度不超过45 ℃熔化的胰酪大豆胨琼脂培养基，混匀，凝固，倒置培养。测定供试品组菌数。

6.4 阴性对照

用同批配制、灭菌的胰酪大豆胨液体培养基1 mL替代样品，进行阴性对照菌数

测定。

预试验（3）结果见表6。

表6　计数方法适用性预试验（3）结果

菌种名称	供试品组	阳性对照	试验组	回收率/%	阴性对照
枯草芽孢杆菌	0	75	58	77	–

注：–表示液体澄清或平板无菌落生长。

结果：采用1：100供试液平皿法，枯草芽孢杆菌回收率大于50%。方法可行。

七、洁白丸微生物限度检查方法适用性建立

7.1　菌悬液制备、菌悬液数量测定
同预试验方法。

7.2　需氧菌总数计数方法适用性试验

7.2.1　试验组

取洁白丸1：100供试液分别加到5个灭菌的三角瓶中，每瓶10 mL，分别加入金黄色葡萄球菌、枯草芽孢杆菌、铜绿假单胞菌、白色念珠菌、黑曲霉0.1 mL菌悬液（含菌数小于1000 cfu），制成每毫升洁白丸1：100供试液（含菌数小于100 cfu），取含菌的样品溶液1 mL（含菌数小于100 cfu），置于直径90 mm的无菌平皿中，每个菌液注2个平皿，注入20 mL温度不超过45 ℃熔化的胰酪大豆胨琼脂培养基，混匀，凝固，倒置培养。测定菌数。

7.2.2　阳性对照

用菌悬液替代试验样品溶液，进行试验，测定阳性对照菌数。

7.2.3　供试品组

取洁白丸1：100供试液1 mL，置于直径90 mm的无菌平皿中，注2个平皿，注入20 mL温度不超过45 ℃熔化的胰酪大豆胨琼脂培养基，混匀，凝固，倒置培养。测定供试品组菌数。

7.2.4　阴性对照

用同批配制、灭菌的胰酪大豆胨液体培养基1 mL替代样品，进行阴性对照菌数测定。

需氧菌总数计数方法适用性试验结果见表7。

7.3　霉菌和酵母菌总数计数方法适用性试验

7.3.1　试验组

取洁白丸1：50供试液，分别加到2个灭菌的三角瓶中，每瓶10 mL，分别加入白色念珠菌、黑曲霉的0.1 mL菌悬液（含菌数小于1000 cfu），制成每毫升洁白丸1：50供试液（含菌数小于100 cfu），取含菌的样品溶液1 mL（含菌数小于100 cfu），置于直径90 mm的无菌平皿中，注入20 mL温度不超过45 ℃熔化的沙氏葡萄糖琼脂培养基，混匀，凝固，培养，测定菌数。

7.3.2 阳性对照

稀释后的白色念珠菌、黑曲霉菌悬液 1 mL 加到沙氏葡萄糖琼脂培养基中，混匀，凝固，培养，测定阳性对照菌数。

7.3.3 供试品组

用供试品替代试验组液体 1 mL 注皿，试验。

7.3.4 阴性对照

用同批配制、灭菌的稀释剂 1 mL 替代样品注皿，注入 20 mL 温度不超过 45 ℃熔化的沙氏葡萄糖琼脂培养基，混匀，凝固，培养，测定阴性对照菌数。

霉菌和酵母菌总数计数方法适用性试验结果见表 7。

表 7　洁白丸微生物限度检查方法适用性试验结果

种类	菌种名称	方法（平皿）	供试品组	阳性对照	试验组	回收率/%	阴性对照
需氧菌总数计数	金黄色葡萄球菌	1:100	0	78	63	81	－
	枯草芽孢杆菌		0	56	41	73	－
	铜绿假单胞菌		0	89	80	90	－
	白色念珠菌		0	64	57	89	－
	黑曲霉		0	47	42	89	－
霉菌和酵母菌总数计数	白色念珠菌	1:50	0	64	45	70	－
	黑曲霉		0	47	42	89	－

注：－表示液体澄清或平板无菌落生长。

八、洁白丸微生物限度检查方法适用性确认试验

8.1　洁白丸微生物限度检查方法适用性确认试验

洁白丸微生物限度检查方法适用性确认试验结果见表 8。

表 8　洁白丸微生物限度检查方法适用性确认试验结果

种类	菌种名称	方法（平皿）	供试品组	阳性对照	试验组	回收率/%	阴性对照
需氧菌总数计数	金黄色葡萄球菌	1:100	0	92	70	76	－
	枯草芽孢杆菌		0	51	37	69	－
	铜绿假单胞菌		0	88	70	80	－
	白色念珠菌		0	85	66	78	－
	黑曲霉		0	56	48	86	－
霉菌和酵母菌总数计数	白色念珠菌	1:50	0	85	62	78	－
	黑曲霉		0	56	46	82	－

注：－表示液体澄清或平板无菌落生长。

洁白丸微生物限度检查方法适用性确认试验结果：

1.需氧菌总数

洁白丸1：100供试液1 mL注皿进行试验，金黄色葡萄球菌、枯草芽孢杆菌、铜绿假单胞菌、白色念珠菌、黑曲霉回收率均在50%～200%之间，方法可行。

2.霉菌和酵母菌总数

洁白丸1：50供试液1 mL注皿进行试验，白色念珠菌、黑曲霉回收率均在50%～200%之间，方法可行。

3.控制菌

（1）大肠埃希菌、耐胆盐革兰阴性菌

采用《中国药典·四部（2015年版）》第147—148页常规检查方法进行试验，可以检出试验菌。方法可行。

（2）沙门菌方法适用性试验

采用《中国药典·四部（2015年版）》培养基稀释方法进行试验，可以检出试验菌。方法可行。

8.2　控制菌确认试验

控制菌确认试验结果见表9、10、11（略），检出目标菌。方法可行。

九、洁白丸微生物限度检出方法

1.需氧菌总数

洁白丸10 g加到灭菌的三角瓶中，加入pH7.0氯化钠-蛋白胨缓冲液100 mL，溶解、混匀，制成1：10供试液，取洁白丸1：10供试液10倍稀释成1：100溶液；取1：100溶液1 mL置于直径90 mm的无菌平皿中，注2个平皿，注入20 mL温度不超过45 ℃熔化的胰酪大豆胨琼脂培养基，按《中国药典·四部（2015年版）》第144页平皿法进行试验。

2.霉菌和酵母菌总数

取洁白丸1：50供试液1 mL，置于直径90 mm的无菌平皿中，注入20 mL温度不超过45 ℃熔化的沙氏葡萄糖琼脂培养基，按《中国药典·四部（2015年版）》第144页平皿法进行试验。

3.控制菌

（1）大肠埃希菌和耐胆盐革兰阴性菌

按《中国药典·四部（2015年版）》控制菌常规检查方法进行试验。

（2）沙门菌

取洁白丸10 g加到灭菌的三角瓶中，加入300 mL胰酪大豆胨液体培养基，按《中国药典·四部（2015年版）》第147页《沙门菌检查项》进行试验。

洁白丸3微生物限度检查方法适用性

【处方】

诃子（煨）370 g	寒水石（平制）210 g	翼首草85 g
土木香26 g	五灵脂膏178 g	石榴子26 g
木瓜26 g	沉香19 g	丁香20 g
石灰华13 g	红花6 g	肉豆蔻13 g
草豆蔻13 g	草果仁13 g。	

【制法】

以上十四味，除五灵脂膏外，其余粉碎成细粉，过筛，混匀，用五灵脂膏加炼蜜370 g及适量水泛丸，干燥，打光，即得。

洁白丸为非灭菌的口服制剂，按照《中国药典·四部（2015年版）》方法进行微生物限度检查方法适用性试验。

一、试验材料

略。

二、菌悬液

略。

三、计数方法适用性预试验（1）

预试验（1）结果见表1。

表1 洁白丸微生物计数方法适用性预试验（1）结果

种类	菌种名称	供试品组	阳性对照	试验组	回收率/%	阴性对照
需氧菌总数计数	金黄色葡萄球菌	0	81	6	7	-
	铜绿假单胞菌	0	72	78	108	-
	枯草芽孢杆菌	0	56	0	0	-
	白色念珠菌	0	80	0	0	-
	黑曲霉	0	42	36	86	-
霉菌和酵母菌总数计数	白色念珠菌	0	80	0	0	-
	黑曲霉	0	42	32	76	-

注：-表示平板无菌落生长。

结果：采用1∶10供试液平皿法，金黄色葡萄球菌、枯草芽孢杆菌、白色念珠菌回收率低于50%，铜绿假单胞菌、黑曲霉回收率位于50%～200%间。方法不可行。

四、控制菌检查方法适用性试验

4.1 大肠埃希菌检查方法适用性试验

大肠埃希菌检查方法适用性试验结果见表2-1。

表2-1 洁白丸控制菌——大肠埃希菌检查方法适用性试验结果

培养基名称	阳性对照	试验组	阴性对照	供试品组
胰酪大豆胨液体培养基	+	-	-	-
麦康凯液体培养基	+	-	-	-
麦康凯琼脂平板	鲜桃红色,菌落中心呈深桃红色,圆形,扁平,边缘整齐,表面光滑,湿润	-	-	-
染色、镜检	革兰氏阴性、杆菌	-	-	-

注:1.+表示液体浑浊;-表示液体澄清或平板无菌落生长。

2.大肠埃希菌加菌量为78 cfu。

结果:采用《中国药典·四部(2015年版)》第148页大肠埃希菌常规检查方法进行试验,未检出试验菌——大肠埃希菌,方法不可行。

4.1.1 试验组

取洁白丸1:10供试液10 mL加到灭菌的三角瓶中,加入大肠埃希菌菌悬液1 mL(含菌数小于100 cfu),加入300 mL胰酪大豆胨液体培养基,按《中国药典·四部(2015年版)》第147页《大肠埃希菌检查项》进行试验。

4.1.2 阳性对照

将大肠埃希菌菌悬液1 mL(含菌数小于100 cfu)加到300 mL胰酪大豆胨液体培养基中,按《中国药典(2015年版)》要求进行检验;同时测定铜绿假单胞菌菌悬液的含菌数。

4.1.3 供试品组

取洁白丸1:10供试液10 mL加到灭菌的三角瓶中,加入300 mL胰酪大豆胨液体培养基,按《中国药典(2015年版)》要求进行检验。

4.1.4 阴性对照

用同批配制、灭菌的300 mL胰酪大豆胨液体培养基,按《中国药典(2015年版)》要求进行检验。

大肠埃希菌检查方法适用性试验结果见表2-2。

表2-2 洁白丸控制菌——大肠埃希菌检查方法适用性试验结果

培养基名称	阳性对照	试验组	阴性对照	供试品组
胰酪大豆胨液体培养基	+	+	-	-
麦康凯液体培养基	+	+	-	-
麦康凯琼脂平板	鲜桃红色,菌落中心呈深桃红色,圆形,扁平,边缘整齐,表面光滑,湿润	鲜桃红色,菌落中心呈深桃红色,圆形,扁平,边缘整齐,表面光滑,湿润	-	-
染色、镜检	革兰氏阴性、杆菌	革兰氏阴性、杆菌	-	-

注:1.+表示液体浑浊;-表示液体澄清或平板无菌落生长。

2.大肠埃希菌加菌量为92 cfu。

结果：采用《中国药典·四部（2015年版）》第148页大肠埃希菌培养基稀释方法进行试验，可以检出试验菌——大肠埃希菌。方法可行。

4.2 耐胆盐革兰阴性菌检查方法适用性试验

耐胆盐革兰阴性菌检查方法适用性试验结果见表3-1。

表3-1 洁白丸控制菌——耐胆盐革兰阴性菌检查方法适用性试验结果

培养基名称	阴性对照	阳性对照（大肠埃希菌）	阳性对照（铜绿假单胞菌）	供试品组	试验组（大肠埃希菌）	试验组（铜绿假单胞菌）
胰酪大豆胨液体培养基	-	+	+	-	-	+
肠道菌增菌液体培养基	-	+	+	-	-	+
紫红胆盐葡萄糖琼脂培养基	-	紫红色菌落	无色菌落	-		无色菌落
溴化十六烷三甲胺琼脂培养基	-	-	浅绿色菌落	-		浅绿色菌落
伊红美蓝琼脂培养基	-	菌落中心呈暗蓝黑色，发金属光泽	无色菌落	-		无色菌落

注：1.+表示液体浑浊；-表示液体澄清或平板无菌落生长。

2.大肠埃希菌、铜绿假单胞菌加菌量分别为86 cfu和78 cfu。

结果：采用《中国药典·四部（2015年版）》第147页耐胆盐革兰阴性菌常规检查方法进行试验，可以检出试验菌铜绿假单胞菌，未检出试验菌大肠埃希菌，方法不可行。

4.2.1 试验组

取洁白丸10 g加到灭菌的三角瓶中，加入300 mL胰酪大豆胨液体培养基，制成供试液（1∶10），在20～25 ℃培养2 h（不增殖），分别取培养物10 mL，分别加到100 mL肠道菌增菌液体培养基中，一瓶加入大肠埃希菌菌悬液1 mL（含菌数不大于100 cfu），另一瓶加入铜绿假单胞菌菌悬液1 mL（含菌数不大于100 cfu），均置于30～35 ℃ 24～48 h，取每一瓶培养物接种于紫红胆盐葡萄糖琼脂培养基上，30～35 ℃ 18～24 h。

4.2.2 阳性对照

将大肠埃希菌菌悬液1 mL、铜绿假单胞菌菌悬液1 mL分别加到300 mL胰酪大豆胨液体培养基中，按《中国药典（2015年版）》要求进行检验；同时注皿计大肠埃希菌菌悬液、铜绿假单胞菌菌悬液的含菌数。

4.2.3 供试品组

取洁白丸1∶10供试液10 mL加到灭菌的三角瓶中，加入300 mL胰酪大豆胨液体培养基，按《中国药典（2015年版）》要求进行检验。

4.2.4 阴性对照

用同批配制、灭菌的300 mL胰酪大豆胨液体培养基，按《中国药典（2015年版）》要求进行检验。

耐胆盐革兰阴性菌检查方法适用性试验结果见表3-2。

表3-2　洁白丸控制菌——耐胆盐革兰阴性菌检查方法适用性试验结果

培养基名称	阴性对照	阳性对照（大肠埃希菌）	阳性对照（铜绿假单胞菌）	供试品组	试验组（大肠埃希菌）	试验组（铜绿假单胞菌）
胰酪大豆胨液体培养基	−	+	+	−	+	+
肠道菌增菌液体培养基		+	+		+	+
紫红胆盐葡萄糖琼脂培养基	−	紫红色菌落	无色菌落	−	紫红色菌落	无色菌落
溴化十六烷三甲胺琼脂培养基	−	−	浅绿色菌落	−	−	浅绿色菌落
伊红美蓝琼脂培养基	−	菌落中心呈暗蓝黑色，发金属光泽	无色菌落	−	菌落中心呈暗蓝黑色，发金属光泽	无色菌落

注：1.+表示液体浑浊；−表示液体澄清或平板无菌落生长。

　　2.大肠埃希菌、铜绿假单胞菌加菌量分别为86 cfu和78 cfu。

结果：采用《中国药典·四部（2015年版）》第147页耐胆盐革兰阴性菌培养基稀释方法进行试验，可以检出试验菌——大肠埃希菌和铜绿假单胞菌。方法可行。

4.3　沙门菌检查方法适用性试验

沙门菌检查方法适用性试验结果见表4-1。

表4-1　洁白丸控制菌——沙门菌检查方法适用性试验结果

培养基名称	供试品组	阳性对照	阴性对照	试验组
胰酪大豆胨液体培养基	−	+	−	−
RV沙门增菌液体培养基	−	+	−	−
木糖赖氨酸脱氧胆酸盐琼脂培养基	−	淡粉色，半透明,中心有黑色	−	−
染色、镜检	—	革兰氏阴性、杆菌	—	—
沙门、志贺菌属琼脂培养基		淡红色，半透明		
TSI斜面	—	斜面黄色、底层黑色,产气	—	—

注：1.+表示液体浑浊；−表示液体澄清或平板无菌落生长；—表示没有接种。

　　2.沙门菌加菌量为82 cfu。

结果：采用《中国药典·四部（2015年版）》第148页沙门菌常规检查方法进行试验，未检出试验菌——沙门菌，方法不可行。

4.3.1　试验组

取洁白丸 10 g 加到灭菌的三角瓶中，加入 300 mL 胰酪大豆胨液体培养基，加入沙门菌菌悬液 1 mL（含菌数小于 100 cfu），于 30～35 ℃培养 18～24 h，取上述培养物 0.1 mL 接种于 10 mL RV 沙门增菌液体培养基中，于 30～35 ℃培养 18～24 h，划线于木糖赖氨酸脱氧胆酸盐琼脂培养基平板，于 30～35 ℃培养 18～24 h，按《中国药典·四部（2015 年版）》第 147 页《沙门菌检查项》进行试验。

4.3.2　阳性对照

将沙门菌菌悬液 1 mL（含菌数小于 100 cfu）加到 300 mL 胰酪大豆胨液体培养基中，按《中国药典·四部（2015 年版）》第 147 页《沙门菌检查项》进行试验，同时注皿计沙门菌菌悬液的含菌数。

4.3.3　供试品组

取洁白丸 10 g 加到灭菌的三角瓶中，加入 300 mL 胰酪大豆胨液体培养基，按《中国药典·四部（2015 年版）》第 147 页《沙门菌检查项》进行试验。

4.3.4　阴性对照

用同批配制、灭菌的 300 mL 胰酪大豆胨液体培养基，按《中国药典（2015 年版）》要求进行检验。

沙门菌检查方法适用性试验结果见表 4-2。

表 4-2　洁白丸控制菌——沙门菌检查方法适用性试验结果

培养基名称	供试品组	阳性对照	阴性对照	试验组
胰酪大豆胨液体培养基	-	+	-	+
RV 沙门增菌液体培养基	-	+	-	+
木糖赖氨酸脱氧胆酸盐琼脂培养基	-	淡粉色,半透明,中心有黑色	-	淡粉色,半透明,中心有黑色
染色、镜检	—	革兰氏阴性、杆菌	—	革兰氏阴性、杆菌
沙门、志贺菌属琼脂培养基	—	淡红色,半透明	—	淡红色,半透明
TSI 斜面	—	斜面黄色、底层黑色,产气	—	斜面黄色、底层黑色,产气

注：1.+表示液体浑浊；-表示液体澄清或平板无菌落生长；—表示没有接种。

2.沙门菌加菌量为 65 cfu。

结果：采用《中国药典·四部（2015 年版）》第 148 页沙门菌培养基稀释方法进行试验，可以检出试验菌——沙门菌。方法可行。

五、计数方法适用性预试验（2）

5.1　试验组

取洁白丸 1∶10 供试液，分别加到 3 个灭菌的三角瓶中，每瓶 10 mL，分别加入金黄色葡萄球菌、枯草芽孢杆菌、白色念珠菌 0.1 mL 菌悬液（含菌数为 500～1000 cfu），制成每毫升洁白丸1:10供试液（含菌数小于100 cfu），取含菌的样品溶液0.2 mL、0.5 mL，置于直径90 mm的无菌平皿中，每个菌液每个取样体积注2个平皿，注入20 mL温度不超过45 ℃熔化的胰酪大豆胨琼脂培养基和沙氏葡萄糖琼脂培养基，混匀，凝固，倒置培养。测定菌数。

5.2 阳性对照

加到样品中的金黄色葡萄球菌、枯草芽孢杆菌、白色念珠菌的菌悬液进行10倍稀释，取稀释后的菌悬液0.2 mL、0.5 mL注皿，加入胰酪大豆胨琼脂培养基和沙氏葡萄糖琼脂培养基，混匀，凝固，倒置培养。测定阳性对照菌数。

5.3 供试品组

用供试液替代试验组液体注皿，试验。

5.4 阴性对照

用同批配制、灭菌的胰酪大豆胨液体培养基0.2 mL、0.5 mL替代样品注皿，注入20 mL温度不超过45 ℃熔化的胰酪大豆胨琼脂培养基、沙氏葡萄糖琼脂培养基，混匀，凝固，倒置培养。测定阴性对照菌数。

预试验（2）结果见表5。

表5　洁白丸微生物计数方法适用性预试验（2）结果

菌种名称	供试品组	注皿体积/mL	阳性对照	试验组	回收率/%	阴性对照
金黄色葡萄球菌	0	0.2	35	26	74	–
	0	0.5	82	30	37	–
枯草芽孢杆菌	0	0.2	30	0	0	0
	0	0.5	74	0	0	0
白色念珠菌1	0	0.2	28	1	4	–
	0	0.5	62	0	0	–
白色念珠菌2	0	0.2	28	2	7	–
	0	0.5	62	0	0	–

注：1.–表示液体澄清或平板无菌落生长。

2.白色念珠菌1在胰酪大豆胨琼脂培养基上计数；白色念珠菌2在沙氏葡萄糖琼脂培养基上计数。

结果：采用1:10供试液0.2 mL注皿，金黄色葡萄球菌的回收率高于50%，白色念珠菌、枯草芽孢杆菌回收率低于50%。方法不可行。

六、计数方法适用性预试验（3）

6.1 试验组

洁白丸1:10供试液10 mL加到90 mL pH7.0无菌氯化钠-蛋白胨缓冲液中，制成洁白丸1:100供试液，分别取10 mL加到灭菌的三角瓶中，再加入白色念珠菌、枯草芽孢杆菌0.1 mL菌悬液（含菌数为500～1000 cfu），制成每毫升洁白丸1：100供试液（含菌数小于100 cfu），取含菌的样品溶液1 mL及0.2 mL（含菌数为50～100 cfu），置于直径90 mm的无菌平皿中，每个菌液注2个平皿，注入20 mL温度不超过45 ℃熔化的胰酪大豆胨琼脂培养基，混匀，凝固，倒置培养。测定菌数。

6.2 阳性对照

用菌悬液替代试验样品溶液，进行试验，测定阳性对照菌数。

6.3 供试品组

取洁白丸1：100供试液1 mL及0.2 mL，置于直径90 mm的无菌平皿中，各注2个平皿，注入20 mL温度不超过45 ℃熔化的胰酪大豆胨琼脂培养基，混匀，凝固，倒置培养。测定供试品组菌数。

6.4 阴性对照

用同批配制、灭菌的胰酪大豆胨液体培养基1 mL及0.2 mL替代样品，进行阴性对照菌数测定。

预试验（3）结果见表6。

表6 洁白丸微生物计数方法适用性预试验（3）结果

菌种名称	注皿体积/mL	供试品组	阳性对照	试验组	回收率/%	阴性对照
白色念珠菌1	1	0	75	17	23	－
	0.2	0	20	14	70	－
白色念珠菌2	1	0	75	15	20	－
	0.2	0	20	13	65	－
枯草芽孢杆菌	1	0	70	0	0	－
	0.2	0	15	1	7	－

注：1.－表示液体澄清或平板无菌落生长。

2.白色念珠菌1在胰酪大豆胨琼脂培养基上计数；白色念珠菌2在沙氏葡萄糖琼脂培养基上计数。

结果：采用1：100供试液0.2 mL平皿法，白色念珠菌回收率高于50%，枯草芽孢杆菌回收率低于50%。方法不可行。

七、计数方法适用性预试验（4）

7.1 试验组

取洁白丸1：10的供试液2 mL加入pH7.0氯化钠-蛋白胨缓冲液100 mL，混匀，进行薄膜过滤，用pH7.0无菌氯化钠-蛋白胨缓冲液冲洗，每膜300 mL，加入白色念珠菌、枯草芽孢杆菌0.1 mL菌悬液（含菌数小于1000 cfu），制成每毫升洁白丸1：10的供试液（含菌数小于100 cfu），过滤，取出滤膜，面朝上贴在胰酪大豆胨琼脂培养基上，培养、计数。

7.2 阳性对照

用菌悬液替代试验样品溶液，进行试验，测定阳性对照菌数。

7.3 供试品组

取洁白丸1∶10的供试液2 mL加入pH7.0氯化钠-蛋白胨缓冲液100 mL，混匀，进行薄膜过滤，用pH7.0无菌氯化钠-蛋白胨缓冲液冲洗，每膜300 mL，取出滤膜，面朝上贴在胰酪大豆胨琼脂培养基上，培养、计数。

7.4 阴性对照

用同批配制、灭菌的胰酪大豆胨液体培养基1 mL替代样品，薄膜过滤后，取出滤膜，面朝上贴在胰酪大豆胨琼脂培养基上，进行培养、计数。

计数方法适用性试验预试验（4）结果见表7。

表7　洁白丸微生物计数方法适用性预试验（4）结果

菌种名称	供试品组	阳性对照	试验组	回收率/%	阴性对照
枯草芽孢杆菌	0	75	62	83	–
白色念珠菌1	0	56	40	71	–
白色念珠菌2		56	38	68	–

注：1.–表示液体澄清或平板无菌落生长。

2.白色念珠菌1在胰酪大豆胨琼脂培养基上计数；白色念珠菌2在沙氏葡萄糖琼脂培养基上计数。

结果：采用薄膜法，白色念珠菌、枯草芽孢杆菌回收率大于50%。方法可行。

八、洁白丸微生物限度检查方法适用性建立

8.1 菌悬液制备、菌悬液数量测定

同预试验方法。

8.2 需氧菌总数计数方法适用性试验

8.2.1 试验组

分别取洁白丸1∶10供试液2 mL，加入pH7.0氯化钠-蛋白胨缓冲液100 mL，进行薄膜过滤，用pH7.0无菌氯化钠-蛋白胨缓冲液冲洗，每膜300 mL，分别加入金黄色葡萄球菌、白色念珠菌、枯草芽孢杆菌、铜绿假单胞菌、黑曲霉0.1 mL菌悬液（含菌数小于1000 cfu），制成每毫升洁白丸1∶10供试液（含菌数小于100 cfu），取出滤膜，面朝上贴在胰酪大豆胨琼脂培养基上，培养、计数。

8.2.2 阳性对照

用菌悬液替代试验样品溶液，进行试验，测定阳性对照菌数。

8.2.3 供试品组

取洁白丸1∶10供试液2 mL，加入pH7.0氯化钠-蛋白胨缓冲液100 mL，进行薄膜过滤，用pH7.0无菌氯化钠-蛋白胨缓冲液冲洗，每膜300 mL，取出滤膜，面朝上贴在胰酪大豆胨琼脂培养基上，培养、计数。

8.2.4 阴性对照

用同批配制、灭菌的胰酪大豆胨液体培养基1 mL替代样品，进行阴性对照菌数测定。

需氧菌总数计数方法适用性试验结果见表8。

8.3 霉菌和酵母菌总数计数方法适用性试验

8.3.1 试验组

取洁白丸1∶10供试液2 mL，加入pH7.0氯化钠–蛋白胨缓冲液100 mL，进行薄膜过滤，用pH7.0无菌氯化钠–蛋白胨缓冲液冲洗，每膜300 mL，分别加入白色念珠菌、黑曲霉的0.1 mL菌悬液（含菌数小于10000 cfu），制成每毫升洁白丸1∶10供试液（含菌数小于100 cfu），取出滤膜，面朝上贴在沙氏葡萄糖琼脂培养基上，培养、计数。

8.3.2 阳性对照

用菌悬液替代试验样品溶液，进行薄膜过滤试验，测定阳性对照菌数。

8.3.3 供试品组

取洁白丸1∶10供试液2 mL，加入pH7.0氯化钠–蛋白胨缓冲液100 mL，进行薄膜过滤，用pH7.0无菌氯化钠–蛋白胨缓冲液冲洗，每膜300 mL，取出滤膜，面朝上贴在沙氏葡萄糖琼脂培养基上，培养、计数。

8.3.4 阴性对照

用同批配制、灭菌的稀释剂2 mL替代样品同法试验，测定阴性对照菌数。

霉菌和酵母菌总数计数方法适用性试验结果见表8。

表8 洁白丸微生物限度检查方法适用性试验结果

种类	菌种名称	方法	供试品组	阳性对照	试验组	回收率/%	阴性对照
需氧菌总数计数	金黄色葡萄球菌	1∶10（薄膜法）	0	78	67	86	–
	枯草芽孢杆菌		0	56	43	77	–
	铜绿假单胞菌		0	89	87	98	–
	白色念珠菌		0	64	55	86	–
	黑曲霉		0	47	40	85	–
霉菌和酵母菌总数计数	白色念珠菌	1∶10（薄膜法）	0	64	48	75	–
	黑曲霉		0	47	49	104	–

注：–表示平板无菌落生长。

九、洁白丸微生物限度检查方法适用性确认试验

9.1 洁白丸微生物限度检查方法适用性确认试验

洁白丸微生物限度检查方法适用性确认试验结果见表9。

表9 洁白丸微生物限度检查方法适用性确认试验结果

种类	菌种名称	方法	供试品组	阳性对照	试验组	回收率/%	阴性对照
需氧菌总数计数	金黄色葡萄球菌	1:10（薄膜法）	0	92	78	85	-
	枯草芽孢杆菌		0	51	45	88	-
	铜绿假单胞菌		0	88	78	87	-
	白色念珠菌		0	85	62	73	-
	黑曲霉		0	56	46	82	-
霉菌和酵母菌总数计数	白色念珠菌	1:10（薄膜法）	0	85	68	80	-
	黑曲霉		0	56	46	82	-

注：-表示平板无菌落生长。

洁白丸微生物限度检查方法适用性确认试验结果：

1.需氧菌总数

洁白丸1:10供试液2 mL加入pH7.0氯化钠-蛋白胨缓冲液100 mL，进行薄膜过滤，用pH7.0无菌氯化钠-蛋白胨缓冲液冲洗，每膜300 mL，分别加入金黄色葡萄球菌、铜绿假单胞菌、枯草芽孢杆菌、白色念珠菌、黑曲霉0.1 mL菌悬液（含菌数小于1000 cfu），取出滤膜，面朝上贴在胰酪大豆胨琼脂培养基上，培养、计数。金黄色葡萄球菌、枯草芽孢杆菌、铜绿假单胞菌、白色念珠菌、黑曲霉回收率均在50%～200%之间，方法可行。

2.霉菌和酵母菌总数

洁白丸1:10供试液2 mL加入pH7.0氯化钠-蛋白胨缓冲液100 mL，进行薄膜过滤，用pH7.0无菌氯化钠-蛋白胨缓冲液冲洗，每膜300 mL，取出滤膜，面朝上贴在沙氏葡萄糖琼脂培养基上，培养、计数。白色念珠菌、黑曲霉回收率均在50%～200%之间，方法可行。

3.控制菌

大肠埃希菌、耐胆盐革兰阴性菌、沙门菌采用《中国药典·四部（2015年版）》第147—148页控制菌培养基稀释方法进行试验，可以检出试验菌。方法可行。

9.2 控制菌确认试验

控制菌确认试验结果见表10、11、12（略），检出目标菌。方法可行。

十、洁白丸微生物限度检查方法

1.需氧菌总数

取洁白丸1:10供试液2 mL，加入pH7.0氯化钠-蛋白胨缓冲液100 mL，进行薄膜过

滤，用 pH7.0 无菌氯化钠-蛋白胨缓冲液冲洗，每膜 300 mL，取出滤膜，面朝上贴在胰酪大豆胨琼脂培养基上，按《中国药典·四部（2015 年版）》第 144 页平皿法进行试验。

2. 霉菌和酵母菌总数

取洁白丸 1∶10 供试液 2 mL，加入 pH7.0 氯化钠-蛋白胨缓冲液 100 mL，进行薄膜过滤，用 pH7.0 无菌氯化钠-蛋白胨缓冲液冲洗，每膜 300 mL，取出滤膜，面朝上贴在沙氏葡萄糖琼脂培养基上，按《中国药典·四部（2015 年版）》第 144 页平皿法进行试验。

3. 控制菌

（1）大肠埃希菌

取 1∶10 的供试液 10 mL 至 300 mL 胰酪大豆胨液体培养基，按《中国药典·四部（2015 年版）》第 147 页《大肠埃希菌检查》进行试验。

（2）耐胆盐革兰阴性菌

取洁白丸 10 g 加到灭菌的三角瓶中，加入 300 mL 胰酪大豆胨液体培养基，制成供试液（1∶10），在 20～25 ℃培养 2 h（不增殖），进行 10 倍稀释成 1∶100、1∶1000，分别取 1∶10、1∶100、1∶1000 培养物 1 mL，分别加到 10 mL 肠道菌增菌液体培养基中，均置于 30～35 ℃ 24～48 h，取每一培养物接种于紫红胆盐葡萄糖琼脂培养基上，30～35 ℃ 18～24 h，紫红胆盐葡萄糖琼脂培养基上有菌落生长，为阳性，从《中国药典·四部（2015 年版）》第 147 页表 2 查耐胆盐革兰阴性菌的可能菌数（N）。

（3）沙门菌

取洁白丸 10 g 加到灭菌的三角瓶中，加入 300 mL 胰酪大豆胨液体培养基，按《中国药典·四部（2015 年版）》第 147 页《沙门菌检查》进行试验。

洁白丸4微生物限度检查方法适用性

藏药名：智托日嘎

标准编号：WS3-BC-0334-95

【处方】

寒水石 200 g	矮紫堇 120 g	诃子 180 g
兔耳草 120 g	木香 120 g	蜂蜜 50 g
渣驯膏 100 g		

【制法】

以上七味，除渣驯膏、蜂蜜外，其余粉碎成细粉，过筛，混匀，用渣驯膏、蜂蜜加适量水泛丸，干燥，即得。

洁白丸为非无菌的口服制剂，按照《中国药典·四部（2015年版）》方法进行微生物限度检查方法适用性试验。

一、试验材料

略。

二、菌悬液

略。

三、计数方法适用性预试验（1）

预试验（1）结果见表1。

表1 洁白丸微生物计数方法适用性预试验（1）结果

种类	菌种名称	供试品组	阳性对照	试验组	回收率/%	阴性对照
需氧菌 总数计数	金黄色葡萄球菌	0	81	18	22	－
	铜绿假单胞菌	0	72	64	89	－
	枯草芽孢杆菌	0	56	18	32	－
	白色念珠菌	0	80	5	6	－
	黑曲霉	0	42	30	71	－
霉菌和酵母菌 总数计数	白色念珠菌	0	80	6	8	－
	黑曲霉	0	42	27	79	－

注：-表示液体澄清或平板无菌落生长。

结果：采用 1 ∶ 10 供试液平皿法，白色念珠菌、金黄色葡萄球菌、枯草芽孢杆菌回收率低于 50%，铜绿假单胞菌、黑曲霉回收率高于 50%。方法不可行。

四、控制菌检查方法适用性试验

4.1 大肠埃希菌检查方法适用性试验

大肠埃希菌检查方法适用性试验结果见表 2。

表 2 洁白丸控制菌——大肠埃希菌检查方法适用性试验结果

培养基名称	阳性对照	试验组	阴性对照	供试品组
胰酪大豆胨液体培养基	+	+	−	−
麦康凯液体培养基	+	+	−	−
麦康凯琼脂平板	鲜桃红色，菌落中心呈深桃红色，圆形，扁平，边缘整齐，表面光滑，湿润	鲜桃红色，菌落中心呈深桃红色，圆形，扁平，边缘整齐，表面光滑，湿润	−	−
染色、镜检	革兰氏阴性、杆菌	革兰氏阴性、杆菌	−	−

注：1. + 表示液体浑浊；− 表示液体澄清或平板无菌落生长。

2. 本次试验加入大肠埃希菌 78 cfu。

结果：采用《中国药典·四部（2015 年版）》第 148 页大肠埃希菌常规检查方法进行试验，可以检出试验菌——大肠埃希菌。方法可行。

4.2 耐胆盐革兰阴性菌检查方法适用性试验

耐胆盐革兰阴性菌检查方法适用性试验结果见表 3。

表 3 洁白丸控制菌——耐胆盐革兰阴性菌检查方法适用性试验结果

培养基名称	阴性对照	阳性对照（大肠埃希菌）	阳性对照（铜绿假单胞菌）	供试品组	试验组（大肠埃希菌）	试验组（铜绿假单胞菌）
胰酪大豆胨液体培养基	−	+	+	−	+	+
肠道菌增菌液体培养基	−	+	+	−	+	+
紫红胆盐葡萄糖琼脂培养基	−	紫红色菌落	无色菌落	−	紫红色菌落	无色菌落
溴化十六烷三甲胺琼脂培养基	——	−	浅绿色菌落	——	−	浅绿色菌落
伊红美蓝琼脂培养基	——	菌落中心呈暗蓝黑色，发金属光泽	——	——	菌落中心呈暗蓝黑色，发金属光泽	——

注：1. + 表示液体浑浊；− 表示液体澄清或平板无菌落生长。

2. 大肠埃希菌、铜绿假单胞菌加菌量分别为 86 cfu 和 78 cfu。

3. —— 表示没有接种。

结果：采用《中国药典·四部（2015年版）》第147页耐胆盐革兰阴性菌常规检查方法进行试验，可以检出试验菌——大肠埃希菌和铜绿假单胞菌。方法可行。

4.3 沙门菌检查方法适用性试验

沙门菌检查方法适用性试验结果见表4。

表4 洁白丸控制菌——沙门菌检查方法适用性试验结果

培养基名称	供试品组	阳性对照	阴性对照	试验组
胰酪大豆胨液体培养基	–	+	–	+
RV沙门增菌液体培养基	–	+	–	+
木糖赖氨酸脱氧胆酸盐琼脂培养基	–	淡粉色,半透明,中心有黑色	–	淡粉色,半透明,中心有黑色
染色、镜检	—	革兰氏阴性、杆菌	—	革兰氏阴性、杆菌
沙门、志贺菌属琼脂培养基	—	淡红色,半透明	—	淡红色,半透明
TSI斜面	—	斜面黄色、底层黑色,产气	—	斜面黄色、底层黑色,产气

注：1.+表示液体浑浊；–表示液体澄清或平板无菌落生长；—表示没有接种。

2.沙门菌加菌量为82 cfu。

结果：采用《中国药典·四部（2015年版）》第148页沙门菌常规检查方法进行试验，可以检出试验菌——沙门菌。方法可行。

五、计数方法适用性预试验（2）

5.1 试验组

取洁白丸1:10供试液，分别加到3个灭菌的三角瓶中，每瓶10 mL，分别加入白色念珠菌、金黄色葡萄球菌、枯草芽孢杆菌0.1 mL菌悬液（含菌数小于1000 cfu），制成每毫升洁白丸1:10供试液（含菌数小于100 cfu），取含菌的样品溶液0.2 mL、0.5 mL，置于直径90 mm的无菌平皿中，每个菌液每个取样体积注2个平皿，注入20 mL温度不超过45 ℃熔化的胰酪大豆胨琼脂培养基，混匀，凝固，倒置培养。测定菌数。

5.2 阳性对照

加到样品中的白色念珠菌、金黄色葡萄球菌、枯草芽孢杆菌的菌悬液进行10倍稀释，取稀释后的菌悬液0.2 mL、0.5 mL注皿，加到胰酪大豆胨琼脂培养基中，混匀，凝固，倒置培养。测定阳性对照菌数。

5.3 供试品组

用供试液替代试验组液体0.2 mL、0.5 mL注皿，试验。

5.4 阴性对照

用同批配制、灭菌的胰酪大豆胨液体培养基0.2 mL、0.5 mL替代样品注皿，注入20 mL

温度不超过 45 ℃熔化的胰酪大豆胨琼脂培养基、沙氏葡萄糖琼脂培养基，混匀，凝固，倒置培养。测定阴性对照菌数。

预试验（2）结果见表 5。

表 5　洁白丸微生物计数方法适用性预试验（2）结果

菌种名称	供试品组	注皿体积/mL	阳性对照	试验组	回收率/%	阴性对照
金黄色葡萄球菌	0	0.2	35	22	63	–
	0	0.5	82	27	33	–
枯草芽孢杆菌	0	0.2	30	18	60	–
	0	0.5	74	16	22	–
白色念珠菌 1	0	0.2	28	12	43	–
	0	0.5	62	17	27	–
白色念珠菌 2	0	0.2	28	10	36	–
	0	0.5	62	13	21	–

注：1. – 表示液体澄清或平板无菌落生长。

2. 白色念珠菌 1 在胰酪大豆胨琼脂培养基上计数；白色念珠菌 2 在沙氏葡萄糖琼脂培养基上计数。

结果：采用 1∶10 供试液 0.2 mL 注皿，金黄色葡萄球菌、枯草芽孢杆菌回收率高于 50%，白色念珠菌回收率低于 50%。方法不可行。

六、计数方法适用性预试验（3）

6.1　试验组

洁白丸 1∶10 供试液 10 mL 加到 90 mL pH7.0 无菌氯化钠-蛋白胨缓冲液中，制成洁白丸 1∶100 供试液 10 mL，加入白色念珠菌 0.1 mL 菌悬液（含菌数小于 1000 cfu），制成每毫升洁白丸 1∶100 供试液（含菌数小于 100 cfu），取含菌的样品溶液 1 mL（含菌数小于 100 cfu），置于直径 90 mm 的无菌平皿中，注 2 个平皿，注入 20 mL 温度不超过 45 ℃熔化的胰酪大豆胨琼脂培养基和沙氏葡萄糖琼脂培养基，混匀，凝固，倒置培养。测定菌数。

6.2　阳性对照

用菌悬液替代试验样品溶液，进行试验，测定阳性对照菌数。

6.3　供试品组

取洁白丸 1∶100 供试液 1 mL，置于直径 90 mm 的无菌平皿中，注 2 个平皿，注入 20 mL 温度不超过 45 ℃熔化的胰酪大豆胨琼脂培养基和沙氏葡萄糖琼脂培养基，混匀，凝固，倒置培养。测定供试品组菌数。

6.4　阴性对照

用同批配制、灭菌的胰酪大豆胨液体培养基 1 mL 替代样品，进行阴性对照菌数测定。

预试验（3）结果见表6。

表6 洁白丸微生物计数方法适用性预试验（3）结果

菌种名称	供试品组	阳性对照	试验组	回收率/%	阴性对照
白色念珠菌1	0	75	53	71	–
白色念珠菌2	0	75	50	67	–

注：1.–表示液体澄清或平板无菌落生长。

　　2.白色念珠菌1在胰酪大豆胨琼脂培养基上计数；白色念珠菌2在沙氏葡萄糖琼脂培养基上计数。

结果：采用1：100供试液平皿法，白色念珠菌回收率大于50%。方法可行。

七、洁白丸微生物限度检查方法适用性建立

7.1 菌悬液制备、菌悬液数量测定

同预试验方法。

7.2 需氧菌总数计数方法适用性试验

7.2.1 试验组

取洁白丸1：100供试液，分别加到5个灭菌的三角瓶中，每瓶10 mL，分别加入金黄色葡萄球菌、枯草芽孢杆菌、铜绿假单胞菌、白色念珠菌、黑曲霉0.1 mL菌悬液（含菌数小于1000 cfu），制成每毫升洁白丸1：100供试液（含菌数小于100 cfu），取含菌的样品溶液1 mL（含菌数小于100 cfu），注2个平皿，置于直径90 mm的无菌平皿中，注入20 mL温度不超过45 ℃熔化的胰酪大豆胨琼脂培养基，混匀，凝固，倒置培养。测定菌数。

7.2.2 阳性对照

用菌悬液替代试验样品溶液，进行试验，测定阳性对照菌数。

7.2.3 供试品组

取洁白丸1：100供试液1 mL，置于直径90 mm的无菌平皿中，注2个平皿，注入20 mL温度不超过45 ℃熔化的胰酪大豆胨琼脂培养基，混匀，凝固，倒置培养。测定供试品组菌数。

7.2.4 阴性对照

用同批配制、灭菌的胰酪大豆胨液体培养基1 mL替代样品，进行阴性对照菌数测定。

需氧菌总数计数方法适用性试验结果见表7。

7.3 霉菌和酵母菌总数计数方法适用性试验

7.3.1 试验组

取洁白丸1：100供试液，分别加到2个灭菌的三角瓶中，每瓶10 mL，分别加入白色念珠菌、黑曲霉的0.1 mL菌悬液（含菌数小于1000 cfu），制成每毫升洁白丸1：100供试液（含菌数小于100 cfu），取含菌的样品溶液1 mL（含菌数小于100 cfu），置于直

径90 mm的无菌平皿中，注入20 mL温度不超过45 ℃熔化的沙氏葡萄糖琼脂培养基，混匀，凝固，培养，测定菌数。

7.3.2 阳性对照

稀释后的白色念珠菌、黑曲霉菌悬液加到沙氏葡萄糖琼脂培养基中，混匀，凝固，培养，测定阳性对照菌数。

7.3.3 供试品组

用供试品替代试验组液体注皿，试验。

7.3.4 阴性对照

用同批配制、灭菌的稀释剂1 mL替代样品注皿，注入20 mL温度不超过45 ℃熔化的沙氏葡萄糖琼脂培养基，混匀，凝固，培养，测定阴性对照菌数。

霉菌和酵母菌总数计数方法适用性试验结果见表7。

表7 洁白丸微生物限度检查方法适用性试验结果

种类	菌种名称	方法（平皿）	供试品组	阳性对照	试验组	回收率/%	阴性对照
需氧菌总数计数	金黄色葡萄球菌	1:100	0	78	69	88	–
	枯草芽孢杆菌		0	56	45	80	–
	铜绿假单胞菌		0	89	76	85	–
	白色念珠菌		0	64	55	86	–
	黑曲霉		0	47	43	91	–
霉菌和酵母菌总数计数	白色念珠菌	1:100	0	64	50	78	–
	黑曲霉		0	47	41	87	–

注：–表示液体澄清或平板无菌落生长。

八、洁白丸微生物限度检查方法适用性确认试验

8.1 洁白丸微生物限度检查方法适用性确认试验

洁白丸微生物限度检查方法适用性确认试验结果见表8。

表8 洁白丸微生物限度检查方法适用性确认试验结果

种类	菌种名称	方法（平皿）	供试品组	阳性对照	试验组	回收率/%	阴性对照
需氧菌总数计数	金黄色葡萄球菌	1:100	0	92	77	84	–
	枯草芽孢杆菌		0	51	39	76	–
	铜绿假单胞菌		0	88	71	81	–
	白色念珠菌		0	85	64	75	–
	黑曲霉		0	56	49	88	–
霉菌和酵母菌总数计数	白色念珠菌	1:100	0	85	60	71	–
	黑曲霉		0	56	44	79	–

注：–表示液体澄清或平板无菌落生长。

洁白丸微生物限度检查方法适用性确认试验结果：

1. 需氧菌总数

洁白丸1∶100供试液1 mL注皿进行试验，金黄色葡萄球菌、枯草芽孢杆菌、铜绿假单胞菌、白色念珠菌、黑曲霉回收率均在50%～200%之间，方法可行。

2. 霉菌和酵母菌总数

洁白丸1∶100供试液1 mL注皿进行试验，白色念珠菌、黑曲霉回收率均在50%～200%之间，方法可行。

3. 控制菌

大肠埃希菌、耐胆盐革兰阴性菌、沙门菌采用《中国药典·四部（2015年版）》第147—148页控制菌常规检查方法进行试验，可以检出试验菌。方法可行。

8.2 控制菌确认试验

控制菌确认试验结果见表9、10、11（略），检出目标菌。方法可行。

九、洁白丸微生物限度检查方法

1. 需氧菌总数

洁白丸10 g加到灭菌的三角瓶中，加入pH7.0氯化钠–蛋白胨缓冲液100 mL，溶解、混匀，制成1∶10供试液，取洁白丸1∶100供试液1 mL，置于直径90 mm的无菌平皿中，注入20 mL温度不超过45 ℃熔化的胰酪大豆胨琼脂培养基，按《中国药典·四部（2015年版）》第144页平皿法进行试验。

2. 霉菌和酵母菌总数

取洁白丸1∶100供试溶1 mL，置于直径90 mm的无菌平皿中，注入20 mL温度不超过45 ℃熔化的沙氏葡萄糖琼脂培养基，按《中国药典·四部（2015年版）》第144页平皿法进行试验。

3. 控制菌

大肠埃希菌、耐胆盐革兰阴性菌和沙门菌按《中国药典·四部（2015年版）》控制菌常规检查方法进行试验。

九味牛黄丸微生物限度检查方法适用性

藏药名：格旺古贝日布

标准编号：WS3-BC-0245-95

【处方】

红花 150 g	巴夏嘎 100 g	木香马兜铃 120 g
牛黄 1 g	渣驯膏 50 g	波棱瓜子 40 g
獐牙菜 150 g	绿绒蒿 150 g	木香 100 g

【制法】

以上九味，除渣驯膏、牛黄外，其余药粉碎成细粉，过筛，加入牛黄细粉，混匀，用渣驯膏加适量水泛丸，干燥即得。

九味牛黄丸为非无菌的口服制剂，按照《中国药典·四部（2015年版）》方法进行微生物限度检查方法适用性试验。

一、试验材料

略。

二、菌悬液

略。

三、计数方法适用性预试验（1）

预试验（1）结果见表1。

表1　九味牛黄丸微生物计数方法适用性预试验（1）结果

种类	菌种名称	供试品组	阳性对照	试验组	回收率/%	阴性对照
需氧菌总数计数	金黄色葡萄球菌	0	75	21	28	－
	铜绿假单胞菌	0	68	57	84	－
	枯草芽孢杆菌	0	48	6	13	－
	白色念珠菌	0	79	11	14	－
	黑曲霉	0	56	33	59	－
霉菌和酵母菌总数计数	白色念珠菌	0	79	19	24	－
	黑曲霉	0	56	37	66	－

注：-表示液体澄清或平板无菌落生长。

结果：采用1∶10供试液平皿法，白色念珠菌、金黄色葡萄球菌、枯草芽孢杆菌回收率低于50%，铜绿假单胞菌、黑曲霉回收率高于50%。方法不可行。

四、控制菌检查方法适用性试验

4.1 大肠埃希菌检查方法适用性试验

大肠埃希菌检查方法适用性试验结果见表2。

表2 九味牛黄丸控制菌——大肠埃希菌检查方法适用性试验结果

培养基名称	阳性对照	试验组	阴性对照	供试品组
胰酪大豆胨液体培养基	+	+	–	–
麦康凯液体培养基	+	+	–	–
麦康凯琼脂平板	鲜桃红色,菌落中心呈深桃红色,圆形,扁平,边缘整齐,表面光滑,湿润	鲜桃红色,菌落中心呈深桃红色,圆形,扁平,边缘整齐,表面光滑,湿润	–	–
染色、镜检	革兰氏阴性、杆菌	革兰氏阴性、杆菌	–	–

注：1.+表示液体浑浊；–表示液体澄清或平板无菌落生长。

2.本次试验加入大肠埃希菌78 cfu。

结果：采用《中国药典·四部（2015年版）》第148页大肠埃希菌常规检查方法进行试验，可以检出试验菌——大肠埃希菌。方法可行。

4.2 耐胆盐革兰阴性菌检查方法适用性试验

耐胆盐革兰阴性菌检查方法适用性试验结果见表3。

表3 九味牛黄丸控制菌——耐胆盐革兰阴性菌检查方法适用性试验结果

培养基名称	阴性对照	阳性对照(大肠埃希菌)	阳性对照(铜绿假单胞菌)	供试品组	试验组(大肠埃希菌)	试验组(铜绿假单胞菌)
胰酪大豆胨液体培养基	–	+	+	–	+	+
肠道菌增菌液体培养基	–	+	+	–	+	+
紫红胆盐葡萄糖琼脂培养基	–	紫红色菌落	无色菌落	–	紫红色菌落	无色菌落
溴化十六烷三甲胺琼脂培养基	—	–	浅绿色菌落	—	–	浅绿色菌落
伊红美蓝琼脂培养基	—	菌落中心呈暗蓝黑色,发金属光泽	—	—	菌落中心呈暗蓝黑色,发金属光泽	—

注：1.+表示液体浑浊；–表示液体澄清或平板无菌落生长。

2.大肠埃希菌、铜绿假单胞菌加菌量分别为86 cfu和78 cfu。

3.—表示没有接种。

结果：采用《中国药典·四部（2015年版）》第147页耐胆盐革兰阴性菌常规检查方法进行试验，可以检出试验菌——大肠埃希菌和铜绿假单胞菌。方法可行。

4.3 沙门菌检查方法适用性试验

沙门菌检查方法适用性试验结果见表4。

表4 九味牛黄丸控制菌——沙门菌检查方法适用性试验结果

培养基名称	供试品组	阳性对照	阴性对照	试验组
胰酪大豆胨液体培养基	–	+	–	+
RV 沙门增菌液体培养基	–	+	–	+
木糖赖氨酸脱氧胆酸盐琼脂培养基	—	淡粉色，半透明，中心有黑色	–	淡粉色，半透明，中心有黑色
染色、镜检	—	革兰氏阴性、杆菌	—	革兰氏阴性、杆菌
沙门、志贺菌属琼脂培养基	—	淡红色，半透明	—	淡红色，半透明
TSI斜面	—	斜面黄色、底层黑色，产气	—	斜面黄色、底层黑色，产气

注：1.+表示液体浑浊；–表示液体澄清或平板无菌落生长；—表示没有接种。

2.沙门菌加菌量为67 cfu。

结果：采用《中国药典·四部（2015年版）》第148页沙门菌常规检查方法进行试验，可以检出试验菌——沙门菌。方法可行。

五、计数方法适用性预试验（2）

5.1 试验组

取九味牛黄丸1：10供试液，分别加到3个灭菌的三角瓶中，每瓶10 mL，分别加入白色念珠菌、金黄色葡萄球菌、枯草芽孢杆菌0.1 mL菌悬液（含菌数小于1000 cfu），制成每毫升九味牛黄丸1：10供试液（含菌数小于100 cfu），取含菌的样品溶液0.2 mL、0.5 mL，置于直径90 mm的无菌平皿中，每个菌液每个取样体积注2个平皿，注入20 mL温度不超过45 ℃熔化的胰酪大豆胨琼脂培养基，混匀，凝固，倒置培养。测定菌数。

5.2 阳性对照

加到样品中的白色念珠菌、金黄色葡萄球菌、枯草芽孢杆菌的菌悬液进行10倍稀释，取稀释后的菌悬液0.2 mL、0.5 mL注皿，加到胰酪大豆胨琼脂培养基中，混匀，凝固，倒置培养。测定阳性对照菌数。

5.3 供试品组

用供试液替代试验组液体0.2 mL、0.5 mL注皿，试验。

5.4 阴性对照

用同批配制、灭菌的胰酪大豆胨液体培养基0.2 mL、0.5 mL替代样品注皿，注入20 mL温度不超过45 ℃熔化的胰酪大豆胨琼脂培养基、沙氏葡萄糖琼脂培养基，混匀，凝固，倒置培养。测定阴性对照菌数。

预试验（2）结果见表5。

表5　九味牛黄丸微生物计数方法适用性预试验（2）结果

菌种名称	供试品组	注皿体积/mL	阳性对照	试验组	回收率/%	阴性对照
金黄色葡萄球菌	0	0.2	38	25	66	–
	0	0.5	78	26	33	–
枯草芽孢杆菌	0	0.2	36	26	72	–
	0	0.5	70	19	27	–
白色念珠菌1	0	0.2	27	11	41	–
	0	0.5	63	22	35	–
白色念珠菌2	0	0.2	27	13	48	–
	0	0.5	63	21	33	–

注：1.–表示液体澄清或平板无菌落生长。

2.白色念珠菌1在胰酪大豆胨琼脂培养基上计数；白色念珠菌2在沙氏葡萄糖琼脂培养基上计数。

结果：采用1∶10供试液0.2 mL注皿，金黄色葡萄球菌、枯草芽孢杆菌回收率高于50%，白色念珠菌回收率低于50%。方法不可行。

六、计数方法适用性预试验（3）

6.1　试验组

九味牛黄丸1∶10供试液10 mL加到90 mL pH7.0无菌氯化钠–蛋白胨缓冲液中，制成九味牛黄丸1∶100供试液10 mL，加入白色念珠菌0.1 mL菌悬液（含菌数小于1000 cfu），制成每毫升九味牛黄丸1∶100供试液（含菌数小于100 cfu），取含菌的样品溶液1 mL（含菌数小于100 cfu），置于直径90 mm的无菌平皿中，注2个平皿，注入20 mL温度不超过45 ℃熔化的胰酪大豆胨琼脂培养基，混匀，凝固，倒置培养。测定菌数。

6.2　阳性对照

用菌悬液替代试验样品溶液，进行试验，测定阳性对照菌数。

6.3　供试品组

取九味牛黄丸1∶100供试液1 mL，置于直径90 mm的无菌平皿中，注2个平皿，注入20 mL温度不超过45 ℃熔化的胰酪大豆胨琼脂培养基，混匀，凝固，倒置培养。测定供试品组菌数。

6.4　阴性对照

用同批配制、灭菌的胰酪大豆胨液体培养基1 mL替代样品，进行阴性对照菌数测定。

预试验（3）结果见表6。

表6　九味牛黄丸微生物计数方法适用性预试验（3）结果

菌种名称	供试品组	阳性对照	试验组	回收率/%	阴性对照
白色念珠菌1	0	76	58	76	–
白色念珠菌2	0	77	61	79	–

注：1.–表示液体澄清或平板无菌落生长。

2.白色念珠菌1在胰酪大豆胨琼脂培养基上计数；白色念珠菌2在沙氏葡萄糖琼脂培养基上计数。

结果：采用1∶100供试液平皿法，白色念珠菌回收率大于50％。方法可行。

七、九味牛黄丸微生物限度检查方法适用性建立

7.1 菌悬液制备、菌悬液数量测定

同预试验方法。

7.2 需氧菌总数计数方法适用性试验

7.2.1 试验组

取九味牛黄丸1∶100供试液分别加到5个灭菌的三角瓶中，每瓶10 mL，分别加入金黄色葡萄球菌、枯草芽孢杆菌、铜绿假单胞菌、白色念珠菌、黑曲霉0.1 mL菌悬液（含菌数小于1000 cfu），制成每毫升九味牛黄丸1∶100供试液（含菌数小于100 cfu），取含菌的样品溶液1 mL（含菌数小于100 cfu），注2个平皿，置于直径90 mm的无菌平皿中，每个菌液注2个平皿，注入20 mL温度不超过45℃熔化的胰酪大豆胨琼脂培养基，混匀，凝固，倒置培养。测定菌数。

7.2.2 阳性对照

用菌悬液替代试验样品溶液，进行试验，测定阳性对照菌数。

7.2.3 供试品组

取九味牛黄丸1∶100供试液1 mL，置于直径90 mm的无菌平皿中，注2个平皿，注入20 mL温度不超过45℃熔化的胰酪大豆胨琼脂培养基，混匀，凝固，倒置培养。测定供试品组菌数。

7.2.4 阴性对照

用同批配制、灭菌的胰酪大豆胨液体培养基1 mL替代样品，进行阴性对照菌数测定。

需氧菌总数计数方法适用性试验结果见表7。

7.3 霉菌和酵母菌总数计数方法适用性试验

7.3.1 试验组

取九味牛黄丸1∶100供试液分别加到2个灭菌的三角瓶中，每瓶10 mL，分别加入白色念珠菌、黑曲霉的0.1 mL菌悬液（含菌数小于1000 cfu），制成每毫升九味牛黄丸1∶100供试液（含菌数小于100 cfu），取含菌的样品溶液1 mL（含菌数小于100 cfu），置于直径90 mm的无菌平皿中，每个菌液注2个平皿，注入20 mL温度不超过45℃熔化的沙氏葡萄糖琼脂培养基，混匀，凝固，培养，测定菌数。

7.3.2 阳性对照

稀释后的白色念珠菌、黑曲霉菌悬液加到沙氏葡萄糖琼脂培养基中，混匀，凝固，培养，测定阳性对照菌数。

7.3.3 供试品组

用供试品替代试验组液体注皿，试验。

7.3.4 阴性对照

用同批配制、灭菌的稀释剂1 mL替代样品注皿，注入20 mL温度不超过45℃熔化的沙氏葡萄糖琼脂培养基，混匀，凝固，培养，测定阴性对照菌数。

霉菌和酵母菌总数计数方法适用性试验结果见表7。

表7　九味牛黄丸微生物限度检查方法适用性试验结果

种类	菌种名称	方法（平皿）	供试品组	阳性对照	试验组	回收率/%	阴性对照
需氧菌总数计数	金黄色葡萄球菌	1:100	0	70	49	70	-
	枯草芽孢杆菌		0	60	51	85	-
	铜绿假单胞菌		0	75	66	88	-
	白色念珠菌		0	65	53	82	-
	黑曲霉		0	50	41	82	-
霉菌和酵母菌总数计数	白色念珠菌	1:100	0	65	55	85	-
	黑曲霉		0	50	48	96	-

注：-表示液体澄清或平板无菌落生长。

八、九味牛黄丸微生物限度检查方法适用性确认试验

8.1　九味牛黄丸微生物限度检查方法适用性确认试验

九味牛黄丸微生物限度检查方法适用性确认试验结果见表8。

表8　九味牛黄丸微生物限度检查方法适用性确认试验结果

种类	菌种名称	方法（平皿）	供试品组	阳性对照	试验组	回收率/%	阴性对照
需氧菌总数计数	金黄色葡萄球菌	1:100	0	76	66	87	-
	枯草芽孢杆菌		0	55	41	75	-
	铜绿假单胞菌		0	76	67	88	-
	白色念珠菌		0	83	63	76	-
	黑曲霉		0	45	41	91	-
霉菌和酵母菌总数计数	白色念珠菌	1:100	0	85	62	73	-
	黑曲霉		0	45	39	87	-

注：-表示液体澄清或平板无菌落生长。

九味牛黄丸微生物限度检查方法适用性确认试验结果：

1.需氧菌总数

九味牛黄丸1：100供试液01 mL注皿，金黄色葡萄球菌、枯草芽孢杆菌、铜绿假单胞菌、白色念珠菌、黑曲霉回收率均在50%～200%之间，方法可行。

2.霉菌和酵母菌总数

九味牛黄丸1：100供试液1 mL注皿进行试验，白色念珠菌、黑曲霉回收率均在50%～200%之间，方法可行。

3.控制菌

大肠埃希菌、耐胆盐革兰阴性菌、沙门菌采用《中国药典·四部（2015年版）》第147—148页常规检查方法进行试验，可以检出试验菌。方法可行。

8.2 控制菌确认试验

控制菌确认试验结果见表9、10、11（略），检出目标菌。方法可行。

九、九味牛黄丸微生物限度架次方法

1.需氧菌总数

九味牛黄丸10 g加到灭菌的三角瓶中，加入pH7.0氯化钠-蛋白胨缓冲液100 mL，溶解、混匀，制成1∶10供试液，取九味牛黄丸1∶100供试液1 mL，置于直径90 mm的无菌平皿中，注入20 mL温度不超过45 ℃熔化的胰酪大豆胨琼脂培养基，按《中国药典·四部（2015年版）》第144页平皿法进行试验。

2.霉菌和酵母菌总数

取九味牛黄丸1∶100供试溶1 mL，置于直径90 mm的无菌平皿中，注入20 mL温度不超过45 ℃熔化的沙氏葡萄糖琼脂培养基，按《中国药典·四部（2015年版）》第144页平皿法进行试验。

3.控制菌

大肠埃希菌、耐胆盐革兰阴性菌和沙门菌按《中国药典·四部（2015年版）》控制菌常规检查方法进行试验。

九味渣驯丸微生物限度检查方法适用性

藏药名：渣驯古巴日布

标准编号：WS3-BC-0249-95

【处方】

渣驯膏 315 g	麝香 0.5 g	红花 315 g
豆蔻 315 g	熊胆 1 g	榜嘎 315 g
异叶青兰 315 g	诃子（去核）315 g	力嘎都 315 g

【制法】

以上九味，除渣驯膏、麝香、熊胆另研细粉外，其余共研成细粉，过筛，加入麝香、熊胆细粉，混匀，用渣驯膏加适量水泛丸，阴干，即得。

九味渣驯丸为非无菌的口服制剂，按照《中国药典·四部（2015年版）》方法进行微生物限度检查方法适用性试验。

一、试验材料

略。

二、菌悬液

略。

三、计数方法适用性预试验（1）

预试验（1）结果见表1。

表1　九味渣驯丸微生物计数方法适用性预试验（1）结果

种类	菌种名称	供试品组	阳性对照	试验组	回收率/%	阴性对照
需氧菌总数计数	枯草芽孢杆菌	0	66	17	26	–
	铜绿假单胞菌	0	77	68	88	–
	白色念珠菌	0	65	0	0	–
	金黄色葡萄球菌	0	78	52	67	–
	黑曲霉	0	42	33	79	–
霉菌和酵母菌总数计数	白色念珠菌	0	80	0	0	–
	黑曲霉	0	42	32	76	–

注：–表示平板无菌落生长。

结果：计数中白色念珠菌、枯草芽孢杆菌回收率低于50%，铜绿假单胞菌、金黄色葡萄球菌、黑曲霉回收率位于50%～200%间。方法不可行。

四、控制菌检查方法适用性试验

4.1 大肠埃希菌检查方法适用性试验

大肠埃希菌检查方法适用性试验结果见表2。

表2 九味渣驯丸控制菌——大肠埃希菌检查方法适用性试验结果

培养基名称	阳性对照	试验组	阴性对照	供试品组
胰酪大豆胨液体培养基	+	+	–	–
麦康凯液体培养基	+	+	–	–
麦康凯琼脂平板	鲜桃红色,菌落中心呈深桃红色,圆形,扁平,边缘整齐,表面光滑,湿润	鲜桃红色,菌落中心呈深桃红色,圆形,扁平,边缘整齐,表面光滑,湿润	–	–
染色、镜检	革兰氏阴性、杆菌	革兰氏阴性、杆菌	–	–

注：1.+表示液体浑浊；–表示液体澄清或平板无菌落生长。

2.大肠埃希菌加菌量为66 cfu。

结果：采用《中国药典·四部（2015年版）》第148页大肠埃希菌常规检查方法进行试验，可以检出试验菌——大肠埃希菌。方法可行。

4.2 耐胆盐革兰阴性菌检查方法适用性试验

耐胆盐革兰阴性菌检查方法适用性试验结果见表3。

表3 九味渣驯丸控制菌——耐胆盐革兰阴性菌检查方法适用性试验结果

培养基名称	阴性对照	阳性对照（大肠埃希菌）	阳性对照（铜绿假单胞菌）	供试品组	试验组（大肠埃希菌）	试验组（铜绿假单胞菌）
胰酪大豆胨液体培养基	–	+	+	–	+	+
肠道菌增菌液体培养基	–	+	+	–	+	+
紫红胆盐葡萄糖琼脂培养基	–	紫红色菌落	无色菌落	–	紫红色菌落	无色菌落
溴化十六烷三甲胺琼脂培养基	–	–	浅绿色菌落	–	–	浅绿色菌落
伊红美蓝琼脂培养基	–	菌落中心呈暗蓝黑色,发金属光泽	无色菌落	–	菌落中心呈暗蓝黑色,发金属光泽	无色菌落

注：1.+表示液体浑浊；–表示液体澄清或平板无菌落生长。

2.大肠埃希菌、铜绿假单胞菌加菌量分别为66 cfu和81 cfu。

结果：采用《中国药典·四部（2015年版）》第147页耐胆盐革兰阴性菌常规检查方法进行试验，可以检出试验菌——大肠埃希菌和铜绿假单胞菌。方法可行。

4.3　沙门菌检查方法适用性试验

沙门菌检查方法适用性试验结果见表4。

表4　九味渣驯丸控制菌——沙门菌检查方法适用性试验结果

培养基名称	供试品组	阳性对照	阴性对照	试验组
胰酪大豆胨液体培养基	−	+	−	+
RV沙门增菌液体培养基	−	+	−	+
木糖赖氨酸脱氧胆酸盐琼脂培养基	−	淡粉色，半透明，中心有黑色	−	淡粉色，半透明，中心有黑色
染色、镜检	—	革兰氏阴性、杆菌	—	革兰氏阴性、杆菌
沙门、志贺菌属琼脂培养基	—	淡红色，半透明	—	淡红色，半透明
TSI斜面	—	斜面黄色、底层黑色，产气	—	斜面黄色、底层黑色，产气

注：1.+表示液体浑浊；−表示液体澄清或平板无菌落生长；—表示没有接种。

2.沙门菌加菌量为54 cfu。

结果：采用《中国药典·四部（2015年版）》第148页沙门菌常规检查方法进行试验，可以检出试验菌——沙门菌。方法可行。

五、计数方法适用性预试验（2）

5.1　试验组

取九味渣驯丸1∶10供试液，分别加到2个灭菌的三角瓶中，每瓶10 mL，分别加入白色念珠菌、枯草芽孢杆菌0.1 mL菌悬液（含菌数为500～1000 cfu），制成每毫升九味渣驯丸1∶10供试液（含菌数小于100 cfu），取含菌的样品溶液0.2 mL、0.5 mL，置于直径90 mm的无菌平皿中，每个菌液每个取样体积注2个平皿，注入20 mL温度不超过45 ℃熔化的胰酪大豆胨琼脂培养基，混匀，凝固，倒置培养。测定菌数。

5.2　阳性对照

加到样品中的白色念珠菌、枯草芽孢杆菌的菌悬液进行10倍稀释，取稀释后的菌悬液0.2 mL、0.5 mL注皿，加到胰酪大豆胨琼脂培养基中，混匀，凝固，倒置培养。测定阳性对照菌数。

5.3　供试品组

用供试液替代试验组液体0.2 mL、0.5 mL注皿，试验。

5.4　阴性对照

用同批配制、灭菌的胰酪大豆胨液体培养基0.2 mL、0.5 mL替代样品注皿，注入20 mL

温度不超过45℃熔化的胰酪大豆胨琼脂培养基、沙氏葡萄糖琼脂培养基，混匀，凝固，倒置培养。测定阴性对照菌数。

预试验（2）结果见表5。

表5　九味渣驯丸微生物计数方法适用性预试验（2）结果

菌种名称	供试品组	注皿体积/mL	阳性对照	试验组	回收率/%	阴性对照
白色念珠菌1	0	0.2	35	0	0	-
	0	0.5	82	0	0	-
白色念珠菌2	0	0.2	35	0	0	-
	0	0.5	82	0	0	-
枯草芽孢杆菌	0	0.2	30	11	37	-
	0	0.5	74	14	18	-

注：1.-表示液体澄清或平板无菌落生长。

2.白色念珠菌1在胰酪大豆胨琼脂培养基上计数；白色念珠菌2在沙氏葡萄糖琼脂培养基上计数。

结果：计数中白色念珠菌、枯草芽孢杆菌回收率低于50%。方法不可行。

六、计数方法适用性预试验（3）

6.1　试验组

九味渣驯丸1：10供试液10 mL加到90 mL pH7.0无菌氯化钠-蛋白胨缓冲液中，制成九味渣驯丸1：100供试液，分别加到2个灭菌的三角瓶中，每瓶10 mL，分别加入白色念珠菌、枯草芽孢杆菌0.1 mL菌悬液（含菌数为500～1000 cfu），制成每毫升九味渣驯丸1：100供试液（含菌数小于100 cfu），取含菌的样品溶液1 mL（含菌数为50～100 cfu），置于直径90 mm的无菌平皿中，每个菌液注2个平皿，注入20 mL温度不超过45℃熔化的胰酪大豆胨琼脂培养基，混匀，凝固，倒置培养。测定菌数。

6.2　阳性对照

用菌悬液替代试验样品溶液，进行试验，测定阳性对照菌数。

6.3　供试品组

取九味渣驯丸1：100供试液1 mL，置于直径90 mm的无菌平皿中，注2个平皿，注入20 mL温度不超过45℃熔化的胰酪大豆胨琼脂培养基，混匀，凝固，倒置培养。测定供试品组菌数。

6.4　阴性对照

用同批配制、灭菌的胰酪大豆胨液体培养基1 mL替代样品，进行阴性对照菌数测定。

预试验（3）结果见表6。

表6　九味渣驯丸微生物计数方法适用性预试验（3）结果

菌种名称	供试品组	阳性对照	试验组	回收率/%	阴性对照
白色念珠菌1	0	34	8	24	–
白色念珠菌2	0	34	8	24	–
枯草芽孢杆菌	0	77	59	77	–

注：1.–表示液体澄清或平板无菌落生长。

2.白色念珠菌1在胰酪大豆胨琼脂培养基上计数；白色念珠菌2在沙氏葡萄糖琼脂培养基上计数。

结果：计数中枯草芽孢杆菌回收率大于50%，白色念珠菌回收率小于50%，方法不可行。

七、计数方法适用性预试验（4）

7.1　试验组

取九味渣驯丸1∶10的供试液2 mL，加入 pH7.0氯化钠–蛋白胨缓冲液100 mL，混匀，进行薄膜过滤，用 pH7.0无菌氯化钠–蛋白胨缓冲液冲洗，每膜300 mL，加入白色念珠菌0.1 mL菌悬液（含菌数小于1000 cfu），制成每毫升九味渣驯丸1∶10的供试液（含菌数小于100 cfu），过滤，取出滤膜，面朝上贴在胰酪大豆胨琼脂培养基上，培养、计数。

7.2　阳性对照

用菌悬液替代试验样品溶液，进行试验，测定阳性对照菌数。

7.3　供试品组

取九味渣驯丸1∶10的供试液2 mL，加入 pH7.0氯化钠–蛋白胨缓冲液100 mL，混匀，进行薄膜过滤，用 pH7.0无菌氯化钠–蛋白胨缓冲液冲洗，每膜300 mL，取出滤膜，面朝上贴在胰酪大豆胨琼脂培养基上，培养、计数。

7.4　阴性对照

用同批配制、灭菌的胰酪大豆胨液体培养基1 mL替代样品，薄膜过滤后，取出滤膜，面朝上贴在胰酪大豆胨琼脂培养基上，进行培养、计数。

计数方法适用性试验预试验（4）结果见表7。

表7　九味渣驯丸微生物计数方法适用性预试验（4）结果

菌种名称	供试品组	阳性对照	试验组	回收率/%	阴性对照
白色念珠菌1	0	66	51	77	–
白色念珠菌2	0	65	49	75	–

注：1.–表示液体澄清或平板无菌落生长。

2.白色念珠菌1在胰酪大豆胨琼脂培养基上计数；白色念珠菌2在沙氏葡萄糖琼脂培养基上计数。

结果：采用薄膜法，白色念珠菌回收率大于50%。方法可行。

八、九味渣驯丸微生物限度检查方法适用性建立

8.1 菌悬液制备、菌悬液数量测定

同预试验方法。

8.2 需氧菌总数计数方法适用性试验

8.2.1 试验组

取九味渣驯丸1∶10供试液2 mL，加入pH7.0氯化钠-蛋白胨缓冲液100 mL，进行薄膜过滤，用pH7.0无菌氯化钠-蛋白胨缓冲液冲洗，每膜300 mL，分别加入金黄色葡萄球菌、白色念珠菌、枯草芽孢杆菌、铜绿假单胞菌、黑曲霉0.1 mL菌悬液（含菌数小于1000 cfu），制成每毫升九味渣驯丸1∶10供试液（含菌数小于100 cfu），取出滤膜，面朝上贴在胰酪大豆胨琼脂培养基上，培养、计数。

8.2.2 阳性对照

用菌悬液替代试验样品溶液，进行试验，测定阳性对照菌数。

8.2.3 供试品组

取九味渣驯丸1∶10供试液2 mL，加入pH7.0氯化钠-蛋白胨缓冲液100 mL，进行薄膜过滤，用pH7.0无菌氯化钠-蛋白胨缓冲液冲洗，每膜300 mL，取出滤膜，面朝上贴在胰酪大豆胨琼脂培养基上，培养、计数。

8.2.4 阴性对照

用同批配制、灭菌的胰酪大豆胨液体培养基1 mL替代样品，进行阴性对照菌数测定。

需氧菌总数计数方法适用性试验结果见表8。

8.3 霉菌和酵母菌总数计数方法适用性试验

8.3.1 试验组

取九味渣驯丸1∶10供试液2 mL，加入pH7.0氯化钠-蛋白胨缓冲液100 mL，进行薄膜过滤，用pH7.0无菌氯化钠-蛋白胨缓冲液冲洗，每膜300 mL，分别加入白色念珠菌、黑曲霉的0.1 mL菌悬液（含菌数小于10000 cfu），制成每毫升九味渣驯丸1∶10供试液（含菌数小于100 cfu），取出滤膜，面朝上贴在沙氏葡萄糖琼脂培养基上，培养、计数。

8.3.2 阳性对照

用菌悬液替代试验样品溶液，进行薄膜过滤试验，测定阳性对照菌数。

8.3.3 供试品组

取九味渣驯丸1∶10供试液2 mL，加入pH7.0氯化钠-蛋白胨缓冲液100 mL，进行薄膜过滤，用pH7.0无菌氯化钠-蛋白胨缓冲液冲洗，每膜300 mL，取出滤膜，面朝上贴在沙氏葡萄糖琼脂培养基上，培养、计数。

8.3.4 阴性对照

用同批配制、灭菌的稀释剂2 mL替代样品同法试验，测定阴性对照菌数。

霉菌和酵母菌总数计数方法适用性试验结果见表8。

表8 九味渣驯丸微生物限度检查方法适用性试验结果

种类	菌种名称	方法（平皿）	供试品组	阳性对照	试验组	回收率/%	阴性对照
需氧菌总数计数	金黄色葡萄球菌	1:10薄膜	0	66	55	83	–
	枯草芽孢杆菌		0	71	62	87	–
	铜绿假单胞菌		0	84	78	93	–
	白色念珠菌		0	68	57	84	–
	黑曲霉		0	44	37	84	–
霉菌和酵母菌总数计数	白色念珠菌	1:10薄膜	0	66	49	74	–
	黑曲霉		0	42	38	90	–

注：–表示平板无菌落生长。

九、九味渣驯丸微生物限度检查方法适用性确认试验

9.1 九味渣驯丸微生物限度检查方法适用性确认试验

九味渣驯丸微生物限度检查方法适用性确认试验结果见表9。

表9 九味渣驯丸微生物限度检查方法适用性确认试验结果

种类	菌种名称	方法（平皿）	供试品组	阳性对照	试验组	回收率/%	阴性对照
需氧菌总数计数	金黄色葡萄球菌	1:10薄膜	0	86	69	80	–
	枯草芽孢杆菌		0	53	44	83	–
	铜绿假单胞菌		0	77	65	84	–
	白色念珠菌		0	68	65	96	–
	黑曲霉		0	41	34	83	–
霉菌和酵母菌总数计数	白色念珠菌	1:10薄膜	0	66	57	86	–
	黑曲霉		0	41	38	93	–

注：–表示平板无菌落生长。

九味渣驯丸微生物限度检查方法适用性确认试验结果：

1.需氧菌总数

取九味渣驯丸1∶10供试液2 mL加入pH7.0氯化钠-蛋白胨缓冲液100 mL，进行薄膜过滤，用pH7.0无菌氯化钠-蛋白胨缓冲液冲洗，每膜300 mL，分别加入金黄色葡萄球菌、铜绿假单胞菌、枯草芽孢杆菌、白色念珠菌、黑曲霉0.1 mL菌悬液（含菌数小于1000 cfu），取出滤膜，面朝上贴在胰酪大豆胨琼脂培养基上，培养、计数。金黄色葡萄球菌、枯草芽孢杆菌、铜绿假单胞菌、白色念珠菌、黑曲霉回收率均在50%～200%之间，方法可行。

2.霉菌和酵母菌总数

取九味渣驯丸1∶10供试液2 mL，加入pH7.0氯化钠-蛋白胨缓冲液100 mL，进行薄膜过滤，用pH7.0无菌氯化钠-蛋白胨缓冲液冲洗，每膜300 mL，取出滤膜，面朝上贴在沙氏葡萄糖琼脂培养基上，培养、计数。白色念珠菌、黑曲霉回收率均在50%～200%之间，方法可行。

3.控制菌

大肠埃希菌、耐胆盐革兰阴性菌、沙门菌采用《中国药典·四部（2015年版）》第147—148页常规检查方法进行试验，可以检出试验菌。方法可行。

9.2　控制菌确认试验

控制菌确认试验结果见表9、10、11（略），检出目标菌。方法可行。

十、九味渣驯丸微生物限度检查方法

1.需氧菌总数

取九味渣驯丸1∶10供试液2 mL，加入pH7.0氯化钠-蛋白胨缓冲液100 mL，进行薄膜过滤，用pH7.0无菌氯化钠-蛋白胨缓冲液冲洗，每膜300 mL，取出滤膜，面朝上贴在胰酪大豆胨琼脂培养基上，按《中国药典·四部（2015年版）》第144页平皿法进行试验。

2.霉菌和酵母菌总数

取九味渣驯丸1∶10供试液2 mL加入pH7.0氯化钠-蛋白胨缓冲液100 mL，进行薄膜过滤，用pH7.0无菌氯化钠-蛋白胨缓冲液冲洗，每膜300 mL，取出滤膜，面朝上贴在沙氏葡萄糖琼脂培养基上，按《中国药典·四部（2015年版）》第144页平皿法进行试验。

3.控制菌

大肠埃希菌、耐胆盐革兰阴性菌和沙门菌按《中国药典·四部（2015年版）》控制菌常规检查方法进行试验。

九味獐牙菜丸微生物限度检查方法适用性

藏药名：蒂达古巴日布

标准编号：WS3-BC-0250-95

【处方】

獐牙菜 300 g	波棱瓜子 80 g	榜嘎 200 g
苦荬菜 240 g	小檗皮 160 g	兔耳草 200 g
角茴香 200 g	木香 200 g	金腰子 100 g

【制法】

以上九味，粉碎成细粉，过筛，混匀，加适量水泛丸，干燥，即得。

九味獐牙菜丸为非灭菌的口服制剂，按照《中国药典·四部（2015年版）》方法进行微生物限度检查方法适用性试验。

一、试验材料

略。

二、菌悬液

略。

三、计数方法适用性预试验（1）

预试验（1）结果见表1。

表1　九味獐牙菜丸微生物计数方法适用性预试验（1）结果

种类	菌种名称	供试品组	阳性对照	试验组	回收率/%	阴性对照
需氧菌总数计数	金黄色葡萄球菌	0	81	8	10	-
	铜绿假单胞菌	0	72	62	86	-
	枯草芽孢杆菌	0	56	0	0	-
	白色念珠菌	0	80	18	23	-
	黑曲霉	0	42	32	76	-
霉菌和酵母菌总数计数	白色念珠菌	0	80	20	25	-
	黑曲霉	0	42	37	88	-

注：-表示液体澄清或平板无菌落生长。

结果：计数中白色念珠菌、金黄色葡萄球菌、枯草芽孢杆菌回收率低于50%，铜绿假单胞菌、黑曲霉回收率位于50%～200%间。方法不可行。

四、控制菌检查方法适用性试验

4.1 大肠埃希菌检查方法适用性试验

大肠埃希菌检查方法适用性试验结果见表2。

表2 九味獐牙菜丸控制菌——大肠埃希菌检查方法适用性试验结果

培养基名称	阳性对照	试验组	阴性对照	供试品组
胰酪大豆胨液体培养基	+	+	–	–
麦康凯液体培养基	+	+	–	–
麦康凯琼脂平板	鲜桃红色,菌落中心呈深桃红色,圆形,扁平,边缘整齐,表面光滑,湿润	鲜桃红色,菌落中心呈深桃红色,圆形,扁平,边缘整齐,表面光滑,湿润	–	–
染色、镜检	革兰氏阴性、杆菌	革兰氏阴性、杆菌	–	–

注：1.+表示液体浑浊；–表示液体澄清或平板无菌落生长。

2.本次试验加入大肠埃希菌78 cfu。

结果：采用《中国药典·四部（2015年版）》第148页大肠埃希菌常规检查方法进行试验，可以检出试验菌——大肠埃希菌。方法可行。

4.2 耐胆盐革兰阴性菌检查方法适用性试验

耐胆盐革兰阴性菌检查方法适用性试验结果见表3。

表3 九味獐牙菜丸控制菌——耐胆盐革兰阴性菌检查方法适用性试验结果

培养基名称	阴性对照	阳性对照（大肠埃希菌）	阳性对照（铜绿假单胞菌）	供试品组	试验组（大肠埃希菌）	试验组（铜绿假单胞菌）
胰酪大豆胨液体培养基	–	+	+	–	+	+
肠道菌增菌液体培养基	–	+	+	–	+	+
紫红胆盐葡萄糖琼脂培养基	–	紫红色菌落	无色菌落	–	紫红色菌落	无色菌落
溴化十六烷三甲胺琼脂培养基	——	–	浅绿色菌落	——	–	浅绿色菌落
伊红美蓝琼脂培养基	——	菌落中心呈暗蓝黑色,发金属光泽	——	——	菌落中心呈暗蓝黑色,发金属光泽	——

注：1.+表示液体浑浊；–表示液体澄清或平板无菌落生长。

2.大肠埃希菌、铜绿假单胞菌加菌量分别为86 cfu和78 cfu。

3.—表示没有接种。

结果：采用《中国药典·四部（2015年版）》第147页耐胆盐革兰阴性菌常规检查方法进行试验，可以检出试验菌——大肠埃希菌和铜绿假单胞菌。方法可行。

4.3 沙门菌检查方法适用性试验

沙门菌检查方法适用性试验结果见表4。

表4 九味獐牙菜丸控制菌——沙门菌检查方法适用性试验结果

培养基名称	供试品组	阳性对照	阴性对照	试验组
胰酪大豆胨液体培养基	−	+	−	+
RV沙门增菌液体培养基	−	+	−	+
木糖赖氨酸脱氧胆酸盐琼脂培养基	−	淡粉色,半透明,中心有黑色	−	淡粉色,半透明,中心有黑色
染色、镜检	——	革兰氏阴性、杆菌	——	革兰氏阴性、杆菌
沙门、志贺菌属琼脂培养基	——	淡红色,半透明	——	淡红色,半透明
TSI斜面	——	斜面黄色、底层黑色,产气	——	斜面黄色、底层黑色,产气

注：1.+表示液体浑浊；−表示液体澄清或平板无菌落生长；—表示没有接种。

2.沙门菌加菌量为82 cfu。

结果：采用《中国药典·四部（2015年版）》第148页沙门菌常规检查方法进行试验，可以检出试验菌——沙门菌。方法可行。

五、计数方法适用性预试验（2）

5.1 试验组

取九味獐牙菜丸1∶10供试液，分别加到3个灭菌的三角瓶中，每瓶10 mL，分别加入白色念珠菌、金黄色葡萄球菌、枯草芽孢杆菌0.1 mL菌悬液（含菌数小于1000 cfu），制成每毫升九味獐牙菜丸1∶10供试液（含菌数小于100 cfu），取含菌的样品溶液0.2 mL、0.5 mL，置于直径90 mm的无菌平皿中，每个菌液每个取样体积注2个平皿，注入20 mL温度不超过45 ℃熔化的胰酪大豆胨琼脂培养基，混匀，凝固，倒置培养。测定菌数。

5.2 阳性对照

加到样品中的金黄色葡萄球菌、枯草芽孢杆菌的菌悬液进行10倍稀释，取稀释后的菌悬液0.2 mL、0.5 mL注皿，加到胰酪大豆胨琼脂培养基中，混匀，凝固，倒置培养。测定阳性对照菌数。

5.3 供试品组

用供试液替代试验组液体注皿，试验。

5.4 阴性对照

用同批配制、灭菌的胰酪大豆胨液体培养基0.2 mL、0.5 mL替代样品注皿，注入20 mL温度不超过45 ℃熔化的胰酪大豆胨琼脂培养基、沙氏葡萄糖琼脂培养基，混匀，凝固，倒置培养。测定阴性对照菌数。

预试验（2）结果见表5。

表5　九味獐牙菜丸微生物计数方法适用性预试验（2）结果

菌种名称	供试品组	注皿体积/mL	阳性对照	试验组	回收率/%	阴性对照
金黄色葡萄球菌	0	0.2	33	25	76	–
	0	0.5	75	22	29	–
枯草芽孢杆菌	0	0.2	26	8	31	–
	0	0.5	77	4	5	–
白色念珠菌1	0	0.2	31	19	61	–
	0	0.5	68	21	31	–
白色念珠菌2	0	0.2	29	17	59	–
	0	0.5	67	23	34	–

注：1.–表示液体澄清或平板无菌落生长。

2.白色念珠菌1在胰酪大豆胨琼脂培养基上计数；白色念珠菌2在沙氏葡萄糖琼脂培养基上计数。

结果：计数中枯草芽孢杆菌回收率低于50%，白色念珠菌、金黄色葡萄球菌0.2 mL注皿的回收率高于50%。方法不可行。

六、计数方法适用性预试验（3）

6.1 试验组

九味獐牙菜丸1：10供试液10 mL加到90 mL pH7.0无菌氯化钠–蛋白胨缓冲液中，制成九味獐牙菜丸1：100供试液，九味獐牙菜丸1：100供试液10 mL加到灭菌的三角瓶中，加入枯草芽孢杆菌0.1 mL菌悬液（含菌数小于1000 cfu），制成每毫升九味獐牙菜丸1：100供试液（含菌数小于100 cfu），取含菌的样品溶液1 mL（含菌数小于100 cfu），置于直径90 mm的无菌平皿中，注2个平皿，注入20 mL温度不超过45 ℃熔化的胰酪大豆胨琼脂培养基，混匀，凝固，倒置培养。测定菌数。

6.2 阳性对照

用菌悬液替代试验样品溶液，进行试验，测定阳性对照菌数。

6.3 供试品组

取九味獐牙菜丸1：100供试液1 mL，置于直径90 mm的无菌平皿中，注2个平皿，注入20 mL温度不超过45 ℃熔化的胰酪大豆胨琼脂培养基，混匀，凝固，倒置培养。测定供试品组菌数。

6.4 阴性对照

用同批配制、灭菌的胰酪大豆胨液体培养基1 mL替代样品，进行阴性对照菌数测定。

预试验（3）结果见表6。

表6 九味獐牙菜丸微生物计数方法适用性预试验（3）结果

菌种名称	供试品组	阳性对照	试验组	回收率/%	阴性对照
枯草芽孢杆菌	0	67	55	82	–

注：–表示液体澄清或平板无菌落生长。

结果：计数中枯草芽孢杆菌回收率大于50%。方法可行。

七、九味獐牙菜丸微生物限度检查方法适用性建立

7.1 菌悬液制备、菌悬液数量测定
同预试验方法。

7.2 需氧菌总数计数方法适用性试验

7.2.1 试验组

取九味獐牙菜丸1∶100供试液分别加到5个灭菌的三角瓶中，每瓶10 mL，分别加入金黄色葡萄球菌、枯草芽孢杆菌、铜绿假单胞菌、白色念珠菌、黑曲霉0.1 mL菌悬液（含菌数小于1000 cfu），制成每毫升九味獐牙菜丸1∶100供试液（含菌数小于100 cfu），取含菌的样品溶液1 mL（含菌数小于100 cfu），置于直径90 mm的无菌平皿中，每个菌液注2个平皿，注入20 mL温度不超过45 ℃熔化的胰酪大豆胨琼脂培养基，混匀，凝固，倒置培养。测定菌数。

7.2.2 阳性对照

用菌悬液替代试验样品溶液，进行试验，测定阳性对照菌数。

7.2.3 供试品组

取九味獐牙菜丸1∶100供试液1 mL，置于直径90 mm的无菌平皿中，注2个平皿，注入20 mL温度不超过45 ℃熔化的胰酪大豆胨琼脂培养基，混匀，凝固，倒置培养。测定供试品组菌数。

7.2.4 阴性对照

用同批配制、灭菌的胰酪大豆胨液体培养基1 mL替代样品，进行阴性对照菌数测定。

需氧菌总数计数方法适用性试验结果见表7。

7.3 霉菌和酵母菌总数计数方法适用性试验

7.3.1 试验组

取九味獐牙菜丸1∶50供试液分别加到2个灭菌的三角瓶中，每瓶10 mL，分别加入白色念珠菌、黑曲霉的0.1 mL菌悬液（含菌数小于1000 cfu），制成每毫升九味獐牙菜丸1∶50供试液（含菌数小于100 cfu），取含菌的样品溶液1 mL（含菌数小于100 cfu），置

于直径90 mm的无菌平皿中，每个菌液注2个平皿，注入20 mL温度不超过45 ℃熔化的沙氏葡萄糖琼脂培养基，混匀，凝固，培养，测定菌数。

7.3.2 阳性对照

稀释后的白色念珠菌、黑曲霉菌悬液加到沙氏葡萄糖琼脂培养基中，混匀，凝固，培养，测定阳性对照菌数。

7.3.3 供试品组

用供试品替代试验组液体注皿，试验。

7.3.4 阴性对照

用同批配制、灭菌的稀释剂1 mL替代样品注皿，注入20 mL温度不超过45 ℃熔化的沙氏葡萄糖琼脂培养基，混匀，凝固，培养，测定阴性对照菌数。

霉菌和酵母菌总数计数方法适用性试验结果见表7。

表7　九味獐牙菜丸微生物限度检查方法适用性试验结果

种类	菌种名称	方法（平皿）	供试品组	阳性对照	试验组	回收率/%	阴性对照
需氧菌总数计数	金黄色葡萄球菌	1:100	0	78	63	81	–
	枯草芽孢杆菌		0	56	48	86	–
	铜绿假单胞菌		0	89	77	87	–
	白色念珠菌		0	64	54	84	–
	黑曲霉		0	47	38	81	–
霉菌和酵母菌总数计数	白色念珠菌	1:50	0	64	44	69	–
	黑曲霉		0	47	35	74	–

注：–表示液体澄清或平板无菌落生长。

八、九味獐牙菜丸微生物限度检查方法适用性确认试验

8.1　九味獐牙菜丸微生物限度检查方法适用性确认试验

九味獐牙菜丸微生物限度检查方法适用性确认试验结果见表8。

表8　九味獐牙菜丸微生物限度检查方法适用性确认试验结果

种类	菌种名称	方法（平皿）	供试品组	阳性对照	试验组	回收率/%	阴性对照
需氧菌总数计数	金黄色葡萄球菌	1:100	0	92	80	87	–
	枯草芽孢杆菌		0	51	41	80	–
	铜绿假单胞菌		0	88	77	88	–
	白色念珠菌		0	85	63	74	–
	黑曲霉		0	56	44	79	–
霉菌和酵母菌总数计数	白色念珠菌	1:50	0	85	64	75	–
	黑曲霉		0	56	45	80	–

注：–表示液体澄清或平板无菌落生长。

九味獐牙菜丸微生物限度检查方法适用性确认试验结果：

1.需氧菌总数

九味獐牙菜丸1：100供试液1 mL注皿进行试验，金黄色葡萄球菌、枯草芽孢杆菌、铜绿假单胞菌、白色念珠菌、黑曲霉回收率均在50%～200%之间，方法可行。

2.霉菌和酵母菌总数

九味獐牙菜丸1：50供试液1 mL注皿进行试验，白色念珠菌、黑曲霉回收率均在50%～200%之间，方法可行。

3.控制菌

大肠埃希菌、耐胆盐革兰阴性菌、沙门菌采用《中国药典·四部（2015年版）》第147—148页常规检查方法进行试验，可以检出试验菌。方法可行。

8.2 控制菌确认试验

控制菌确认试验结果见表9、10、11（略），检出目标菌。方法可行。

九、九味獐牙菜丸微生物限度检查方法

1.需氧菌总数

九味獐牙菜丸10 g加到灭菌的三角瓶中，加入pH7.0氯化钠–蛋白胨缓冲液100 mL，溶解、混匀，制成1：10供试液，取九味獐牙菜丸1：10供试液10倍稀释成1：100溶液；取1：100溶液1 mL置于直径90 mm的无菌平皿中，注2个平皿，注入20 mL温度不超过45 ℃熔化的胰酪大豆胨琼脂培养基，按《中国药典·四部（2015年版）》第144页平皿法进行试验。

2.霉菌和酵母菌总数

取九味獐牙菜丸1：50供试液1 mL，置于直径90 mm的无菌平皿中，注2个平皿，注入20 mL温度不超过45 ℃熔化的沙氏葡萄糖琼脂培养基，按《中国药典·四部（2015年版）》第144页平皿法进行试验。

3.控制菌

大肠埃希菌、耐胆盐革兰阴性菌和沙门菌按《中国药典·四部（2015年版）》控制菌常规检查方法进行试验。

卡加降糖丸微生物限度检查方法适用性

卡加降糖丸为非灭菌的口服中药制剂，按照《中国药典·四部（2015年版）》方法进行微生物限度检查方法适用性试验。

一、试验材料

略。

二、菌悬液

略。

三、计数方法适用性预试验（1）

预试验（1）结果见表1。

表1　卡加降糖丸计数方法适用性预试验（1）结果

种类	菌种名称	供试品组	阳性对照	试验组	回收率/%	阴性对照
需氧菌总数计数	金黄色葡萄球菌	0	76	47	62	–
	枯草芽孢杆菌	0	77	75	97	–
	绿假单胞菌	0	83	23	28	–
	白色念珠菌	0	79	59	75	–
	黑曲霉	0	42	31	74	–
霉菌和酵母菌总数计数	白色念珠菌	0	80	55	69	–
	黑曲霉	0	42	36	86	–

注：–表示平板无菌落生长。

结果：需氧菌总数计数中铜绿假单胞菌回收率低于50%，金黄色葡萄球菌、枯草芽孢杆菌、白色念珠菌、黑曲霉回收率位于50%～200%间。方法不可行。

四、控制菌检查方法适用性试验

4.1　大肠埃希菌检查方法适用性试验

大肠埃希菌检查方法适用性试验结果见表2。

表2　卡加降糖丸控制菌——大肠埃希菌检查方法适用性试验结果

培养基名称	阳性对照	试验组	阴性对照	供试品组
胰酪大豆胨液体培养基	+	+	−	−
麦康凯液体培养基	+	+		
麦康凯琼脂平板	鲜桃红色,菌落中心呈深桃红色,圆形,扁平,边缘整齐,表面光滑,湿润	鲜桃红色,菌落中心呈深桃红色,圆形,扁平,边缘整齐,表面光滑,湿润	−	−
染色、镜检	革兰氏阴性、杆菌	革兰氏阴性、杆菌	−	−

注：1.+表示液体浑浊；−表示液体澄清或平板无菌落生长。

　　2.大肠埃希菌加菌量为62 cfu。

结果：采用《中国药典·四部（2015年版）》第148页大肠埃希菌常规检查方法进行试验，可以检出试验菌——大肠埃希菌。方法可行。

4.2　耐胆盐革兰阴性菌检查方法适用性试验

耐胆盐革兰阴性菌检查方法适用性试验结果见表3。

表3　卡加降糖丸控制菌——耐胆盐革兰阴性菌检查方法适用性试验结果

培养基名称	阴性对照	阳性对照（大肠埃希菌）	阳性对照（铜绿假单胞菌）	供试品组	试验组（大肠埃希菌）	试验组（铜绿假单胞菌）
胰酪大豆胨液体培养基	−	+	+	−	+	+
肠道菌增菌液体培养基	−	+	+	−	+	+
紫红胆盐葡萄糖琼脂培养基	−	紫红色菌落	无色菌落	−	紫红色菌落	无色菌落
溴化十六烷三甲胺琼脂培养基	−	−	浅绿色菌落	−	−	浅绿色菌落
伊红美蓝琼脂培养基	−	菌落中心呈暗蓝黑色,发金属光泽	无色菌落	−	菌落中心呈暗蓝黑色,发金属光泽	无色菌落

注：1.+表示液体浑浊；−表示液体澄清或平板无菌落生长。

　　2.大肠埃希菌、铜绿假单胞菌加菌量分别为66 cfu和81 cfu。

结果：采用《中国药典·四部（2015年版）》第147页耐胆盐革兰阴性菌常规检查方法进行试验，可以检出试验菌——大肠埃希菌和铜绿假单胞菌。方法可行。

4.3　沙门菌检查方法适用性试验

沙门菌检查方法适用性试验结果见表4。

表4　卡加降糖丸控制菌——沙门菌检查方法适用性试验结果

培养基名称	供试品组	阳性对照	阴性对照	试验组
胰酪大豆胨液体培养基	-	+	-	+
RV沙门增菌液体培养基	-	+	-	+
木糖赖氨酸脱氧胆酸盐琼脂培养基	-	淡粉色，半透明，中心有黑色	-	淡粉色，半透明，中心有黑色
染色、镜检	—	革兰氏阴性、杆菌	—	革兰氏阴性、杆菌
沙门、志贺菌属琼脂培养基	—	淡红色，半透明	—	淡红色，半透明
TSI斜面	—	斜面黄色、底层黑色，产气	—	斜面黄色、底层黑色，产气

注：1.+表示液体浑浊；-表示液体澄清或平板无菌落生长；—表示没有接种。

2.沙门菌加菌量为54 cfu。

结果：采用《中国药典·四部（2015年版）》第148页沙门菌常规检查方法进行试验，可以检出试验菌——沙门菌。方法可行。

五、计数方法适用性预试验（2）

5.1　试验组

取卡加降糖丸1:10供试液，加到灭菌的三角瓶中，加入铜绿假单胞菌0.1 mL菌悬液（含菌数为500～1000 cfu），制成每毫升卡加降糖丸1:10供试液（含菌数小于100 cfu），取含菌的样品溶液0.2 mL、0.5 mL，置于直径90 mm的无菌平皿中，每个取样体积注2个平皿，注入20 mL温度不超过45℃熔化的胰酪大豆胨琼脂培养基，混匀，凝固，倒置培养。测定菌数。

5.2　阳性对照

加到样品中的铜绿假单胞菌的菌悬液进行10倍稀释，取稀释后的菌悬液0.2 mL、0.5 mL注皿，加到胰酪大豆胨琼脂培养基中，混匀，凝固，倒置培养。测定阳性对照菌数。

5.3　供试品组

用供试液替代试验组液体注皿，试验。

5.4　阴性对照

用同批配制、灭菌的胰酪大豆胨液体培养基0.2 mL、0.5 mL替代样品注皿，注入20 mL温度不超过45℃熔化的胰酪大豆胨琼脂培养基、沙氏葡萄糖琼脂培养基，混匀，凝固，倒置培养。测定阴性对照菌数。

预试验（2）结果见表5。

表5　卡加降糖丸微生物计数方法适用性预试验（2）结果

菌种名称	供试品组	注皿体积/mL	阳性对照	试验组	回收率/%	阴性对照
铜绿假单胞菌	0	0.2	30	22	73	-
	0	0.5	74	30	41	-

注：-表示平板无菌落生长。

结果：采用1∶10供试液0.2 mL注皿，铜绿假单胞菌回收率高于50%。方法可行。

六、卡加降糖丸微生物限度检查方法适用性建立

6.1　菌悬液制备、菌悬液数量测定

测定同预试验方法。

6.2　需氧菌总数计数方法适用性试验

6.2.1　试验组

取卡加降糖丸1∶50供试液分别加到5个灭菌的三角瓶中，每瓶10 mL，分别加入金黄色葡萄球菌、枯草芽孢杆菌、铜绿假单胞菌、白色念珠菌、黑曲霉0.1 mL菌悬液（含菌数为500～1000 cfu），制成每毫升卡加降糖丸1∶10供试液（含菌数小于100 cfu），取含菌的样品溶液1 mL（含菌数为50～100 cfu），置于直径90 mm的无菌平皿中，每个菌液注2个平皿，注入20 mL温度不超过45 ℃熔化的胰酪大豆胨琼脂培养基，混匀，凝固，倒置培养。测定菌数。

6.2.2　阳性对照

用菌悬液替代试验样品溶液，进行试验，测定阳性对照菌数。

6.2.3　供试品组

取卡加降糖丸1∶50供试液1 mL，置于直径90 mm的无菌平皿中，注5个平皿，注入20 mL温度不超过45 ℃熔化的胰酪大豆胨琼脂培养基，混匀，凝固，倒置培养。测定供试品组菌数。

6.2.4　阴性对照

用同批配制、灭菌的胰酪大豆胨液体培养基1 mL替代样品，进行阴性对照菌数测定。

需氧菌总数计数方法适用性试验结果见表6。

6.3　霉菌和酵母菌总数计数方法适用性试验

6.3.1　试验组

取卡加降糖丸1∶10供试液，分别加到2个灭菌的三角瓶中，每瓶10 mL，分别加入白色念珠菌、黑曲霉的0.1 mL菌悬液（含菌数为500～1000 cfu），制成每毫升卡加降糖丸1∶10供试液（含菌数小于100 cfu），取含菌的样品溶液1 mL（含菌数为50～100 cfu），置于直径90 mm的无菌平皿中，每个菌液注2个平皿，注入20 mL温度不超过45 ℃熔化的沙氏葡萄糖琼脂培养基，混匀，凝固，培养，测定菌数。

6.3.2　阳性对照

稀释后的白色念珠菌、黑曲霉菌悬液加到沙氏葡萄糖琼脂培养基中，混匀，凝固，

培养，测定阳性对照菌数。

6.3.3 供试品组

用供试品替代试验组液体注皿，试验。

6.3.4 阴性对照

用同批配制、灭菌的稀释剂 1 mL 替代样品注皿，注入 20 mL 温度不超过 45 ℃熔化的沙氏葡萄糖琼脂培养基，混匀，凝固，培养，测定阴性对照菌数。

霉菌和酵母菌总数计数方法适用性试验结果见表6。

表6 卡加降糖丸微生物限度检查方法适用性试验结果

种类	菌种名称	方法（平皿）	供试品组	阳性对照	试验组	回收率/%	阴性对照
需氧菌总数计数	金黄色葡萄球菌	1:50	0	69	59	86	–
	枯草芽孢杆菌		0	64	56	88	–
	铜绿假单胞菌		0	78	62	79	–
	白色念珠菌		0	55	50	91	–
	黑曲霉		0	47	43	91	–
霉菌和酵母菌总数计数	白色念珠菌	1:10	0	55	49	89	–
	黑曲霉		0	47	40	85	–

注：–表示平板无菌落生长。

七、卡加降糖丸微生物限度检查方法适用性确认试验

7.1 卡加降糖丸微生物限度检查方法适用性确认试验

卡加降糖丸微生物限度检查方法适用性确认试验结果见表7。

表7 卡加降糖丸微生物限度检查方法适用性确认试验结果

种类	菌种名称	方法（平皿）	供试品组	阳性对照	试验组	回收率/%	阴性对照
需氧菌总数计数	金黄色葡萄球菌	1:50	0	86	77	90	–
	枯草芽孢杆菌		0	54	41	76	–
	铜绿假单胞菌		0	67	58	87	–
	白色念珠菌		0	71	60	85	–
	黑曲霉		0	43	44	102	–
霉菌和酵母菌总数计数	白色念珠菌	1:10	0	70	58	83	–
	黑曲霉		0	43	36	84	–

注：–表示平板无菌落生长。

卡加降糖丸微生物限度检查方法适用性确认试验结果：

1.需氧菌总数

卡加降糖丸1:50供试液1 mL注皿进行试验，金黄色葡萄球菌、枯草芽孢杆菌、铜绿假单胞菌、白色念珠菌、黑曲霉回收率均在50%～200%之间，方法可行。

2.霉菌和酵母菌总数

卡加降糖丸1:10供试液1 mL注皿进行试验，白色念珠菌、黑曲霉回收率均在50%～200%之间，方法可行。

3.控制菌

大肠埃希菌、耐胆盐革兰阴性菌、沙门菌采用《中国药典·四部（2015年版）》第147—148页控制菌常规检查方法进行试验，可以检出试验菌。方法可行。

7.2　控制菌确认试验

控制菌确认试验结果见表8.、9、10（略），检出目标菌。方法可行。

八、卡加降糖丸微生物限度检查方法

1.需氧菌总数

卡加降糖丸10 g加到灭菌的三角瓶中，加入pH7.0氯化钠-蛋白胨缓冲液100 mL，溶解、混匀，制成1:10供试液，取卡加降糖丸1:50供试液1 mL，置于直径90 mm的无菌平皿中，注入20 mL温度不超过45 ℃熔化的胰酪大豆胨琼脂培养基，按《中国药典·四部（2015年版）》第144页平皿法进行试验。

2.霉菌和酵母菌总数

取1:10溶液1 mL置于直径90 mm的无菌平皿中，注2个平皿，注入20 mL温度不超过45 ℃熔化的沙氏葡萄糖琼脂培养基，按《中国药典·四部（2015年版）》第144页平皿法进行试验。

3.控制菌

大肠埃希菌、耐胆盐革兰阴性菌和沙门菌按《中国药典·四部（2015年版）》控制菌常规检查方法进行试验。

克癣丸微生物限度检查方法适用性

克癣丸为非灭菌的中药口服制剂，按照《中国药典·四部（2015年版）》方法进行微生物限度检查方法适用性试验。

一、试验材料

略。

二、菌悬液

略。

三、计数方法适用性预试验（1）

预试验（1）结果见表1。

表1　计数方法适用性预试验（1）结果

种类	菌种名称	供试品组	阳性对照	试验组	回收率/%	阴性对照
需氧菌总数计数	金黄色葡萄球菌	0	74	15	20	–
	铜绿假单胞菌	0	69	59	86	–
	枯草芽孢杆菌	0	63	0	0	–
	白色念珠菌	0	81	57	70	–
	黑曲霉	0	42	40	95	–
霉菌和酵母菌总数计数	白色念珠菌	0	80	68	85	–
	黑曲霉	0	42	38	90	–

注：–表示平板无菌落生长。

结果：计数中金黄色葡萄球菌、枯草芽孢杆菌回收率低于50%。方法不可行。

四、控制菌检查方法适用性试验

4.1　大肠埃希菌检查方法适用性试验

大肠埃希菌检查方法适用性试验结果见表2。

表2 克癣丸控制菌——大肠埃希菌检查方法适用性试验结果

培养基名称	阳性对照	试验组	阴性对照	供试品组
胰酪大豆胨液体培养基	+	+	–	–
麦康凯液体培养基	+	+	–	–
麦康凯琼脂平板	鲜桃红色,菌落中心呈深桃红色,圆形,扁平,边缘整齐,表面光滑,湿润	鲜桃红色,菌落中心呈深桃红色,圆形,扁平,边缘整齐,表面光滑,湿润	–	–
染色、镜检	革兰氏阴性、杆菌	革兰氏阴性、杆菌	–	–

注:1.+表示液体浑浊;–表示液体澄清或平板无菌落生长。

2.大肠埃希菌加菌量为66 cfu。

结果:采用《中国药典·四部(2015年版)》第148页大肠埃希菌常规检查方法进行试验,可以检出试验菌——大肠埃希菌。方法可行。

4.2 耐胆盐革兰阴性菌检查方法适用性试验

耐胆盐革兰阴性菌检查方法适用性试验结果见表3。

表3 克癣丸控制菌——耐胆盐革兰阴性菌检查方法适用性试验结果

培养基名称	阴性对照	阳性对照(大肠埃希菌)	阳性对照(铜绿假单胞菌)	供试品组	试验组(大肠埃希菌)	试验组(铜绿假单胞菌)
胰酪大豆胨液体培养基	–	+	+	–	+	+
肠道菌增菌液体培养基	–	+	+	–	+	+
紫红胆盐葡萄糖琼脂培养基	–	紫红色菌落	无色菌落	–	紫红色菌落	无色菌落
溴化十六烷三甲胺琼脂培养基	–	–	浅绿色菌落	–	–	浅绿色菌落
伊红美蓝琼脂培养基	–	菌落中心呈暗蓝黑色,发金属光泽	无色菌落	–	菌落中心呈暗蓝黑色,发金属光泽	无色菌落

注:1.+表示液体浑浊;–表示液体澄清或平板无菌落生长。

2.大肠埃希菌、铜绿假单胞菌加菌量分别为66 cfu和81 cfu。

结果:采用《中国药典·四部(2015年版)》第147页耐胆盐革兰阴性菌常规检查方法进行试验,可以检出试验菌——大肠埃希菌和铜绿假单胞菌。方法可行。

4.3 沙门菌检查方法适用性试验

沙门菌检查方法适用性试验结果见表4。

表4 克癣丸控制菌——沙门菌检查方法适用性试验结果

培养基名称	供试品组	阳性对照	阴性对照	试验组
胰酪大豆胨液体培养基	–	+	–	+
RV沙门增菌液体培养基	–	+	–	+
木糖赖氨酸脱氧胆酸盐琼脂培养基	–	淡粉色,半透明,中心有黑色	–	淡粉色,半透明,中心有黑色
染色、镜检	—	革兰氏阴性、杆菌	—	革兰氏阴性、杆菌
沙门、志贺菌属琼脂培养基		淡红色,半透明		淡红色,半透明
TSI斜面	—	斜面黄色、底层黑色,产气	—	斜面黄色、底层黑色,产气

注:1.+表示液体浑浊;–表示液体澄清或平板无菌落生长;—表示没有接种。

2.沙门菌加菌量为54 cfu。

结果:采用《中国药典·四部(2015年版)》第148页沙门菌常规检查方法进行试验,可以检出试验菌——沙门菌。方法可行。

五、计数方法适用性预试验(2)

5.1 试验组

取克癣丸1:10供试液,分别加到2个灭菌的三角瓶中,每瓶10 mL,分别加入金黄色葡萄球菌、枯草芽孢杆菌0.1 mL菌悬液(含菌数为500~1000 cfu),制成每毫升克癣丸1:10供试液(含菌数小于100 cfu),取含菌的样品溶液0.2 mL、0.5 mL,置于直径90 mm的无菌平皿中,每个菌液每个取样体积注2个平皿,注入20 mL温度不超过45 ℃熔化的胰酪大豆胨琼脂培养基,混匀,凝固,倒置培养。测定菌数。

5.2 阳性对照

加到样品中的金黄色葡萄球菌、枯草芽孢杆菌的菌悬液进行10倍稀释,取稀释后的菌悬液0.2 mL、0.5 mL注皿,加到胰酪大豆胨琼脂培养基中,混匀,凝固,倒置培养。测定阳性对照菌数。

5.3 供试品组

供试液替代试验组液体0.2 mL、0.5 mL注皿,试验。

5.4 阴性对照

用同批配制、灭菌的胰酪大豆胨液体培养基0.2 mL、0.5 mL替代样品注皿,注入20 mL温度不超过45 ℃熔化的胰酪大豆胨琼脂培养基、沙氏葡萄糖琼脂培养基,混匀,凝固,倒置培养。测定阴性对照菌数。

预试验（2）结果见表5。

表5　计数方法适用性预试验（2）结果

菌种名称	供试品组	注皿体积/mL	阳性对照	试验组	回收率/%	阴性对照
金黄色葡萄球菌	0	0.2	33	14	42	–
	0	0.5	78	21	27	–
枯草芽孢杆菌	0	0.2	27	6	22	–
	0	0.5	68	4	6	–

注：–表示平板无菌落生长。

结果：计数中金黄色葡萄球菌、枯草芽孢杆菌回收率低于50%。方法不可行。

六、计数方法适用性预试验（3）

6.1　试验组

克癣丸1∶10供试液10 mL加到90 mL pH7.0无菌氯化钠–蛋白胨缓冲液中，制成克癣丸1∶100供试液，分别加到2个灭菌的三角瓶中，每瓶10 mL，分别加入金黄色葡萄球菌、枯草芽孢杆菌0.1 mL菌悬液（含菌数为500～1000 cfu），制成每毫升克癣丸1∶100供试液（含菌数小于100 cfu），取含菌的样品溶液1 mL（含菌数为50～100 cfu），置于直径90 mm的无菌平皿中，每个菌液注2个平皿，注入20 mL温度不超过45 ℃熔化的胰酪大豆胨琼脂培养基，混匀，凝固，倒置培养。测定菌数。

6.2　阳性对照

用菌悬液替代试验样品溶液，进行试验，测定阳性对照菌数。

6.3　供试品组

取克癣丸1∶100供试液1 mL，置于直径90 mm的无菌平皿中，注2个平皿，注入20 mL温度不超过45 ℃熔化的胰酪大豆胨琼脂培养基，混匀，凝固，倒置培养。测定供试品组菌数。

6.4　阴性对照

用同批配制、灭菌的胰酪大豆胨液体培养基1 mL替代样品，进行阴性对照菌数测定。

预试验（3）结果见表6。

表6　计数方法适用性预试验（3）结果

菌种名称	供试品组	阳性对照	试验组	回收率/%	阴性对照
金黄色葡萄球菌	0	68	59	87	–
枯草芽孢杆菌	0	73	47	64	–

注：–表示平板无菌落生长。

结果：计数中枯草芽孢杆菌和金黄色葡萄球菌回收率大于50%。方法可行。

七、克癣丸微生物限度检查方法适用性建立

7.1 菌悬液制备、菌悬液数量测定

同预试验方法。

7.2 需氧菌总数计数方法适用性试验

7.2.1 试验组

取克癣丸1：100供试液分别加到5个灭菌的三角瓶中，每瓶10 mL，分别加入金黄色葡萄球菌、枯草芽孢杆菌、铜绿假单胞菌、白色念珠菌、黑曲霉0.1 mL菌悬液（含菌数为500～1000 cfu），制成每毫升克癣丸1：100供试液（含菌数小于100 cfu），取含菌的样品溶液1 mL（含菌数为50～100 cfu），置于直径90 mm的无菌平皿中，每个菌液注2个平皿，注入20 mL温度不超过45 ℃熔化的胰酪大豆胨琼脂培养基，混匀，凝固，倒置培养。测定菌数。

7.2.2 阳性对照

用菌悬液替代试验样品溶液，进行试验，测定阳性对照菌数。

7.2.3 供试品组

取克癣丸1：100供试液1 mL，置于直径90 mm的无菌平皿中，注2个平皿，注入20 mL温度不超过45 ℃熔化的胰酪大豆胨琼脂培养基，混匀，凝固，倒置培养。测定供试品组菌数。

7.2.4 阴性对照

用同批配制、灭菌的胰酪大豆胨液体培养基1 mL替代样品，进行阴性对照菌数测定。

需氧菌总数计数方法适用性试验结果见表7。

7.3 霉菌和酵母菌总数计数方法适用性试验

7.3.1 试验组

取克癣丸1：10供试液分别加到2个灭菌的三角瓶中，每瓶10 mL，分别加入白色念珠菌、黑曲霉的0.1 mL菌悬液（含菌数小于1000 cfu），制成每毫升克癣丸1：10供试液（含菌数小于100 cfu），取含菌的样品溶液1 mL（含菌数小于100 cfu），置于直径90 mm的无菌平皿中，每个菌液注2个平皿，注入20 mL温度不超过45 ℃熔化的沙氏葡萄糖琼脂培养基，混匀，凝固，培养，测定菌数。

7.3.2 阳性对照

稀释后的白色念珠菌、黑曲霉菌悬液加到沙氏葡萄糖琼脂培养基中，混匀，凝固，培养，测定阳性对照菌数。

7.3.3 供试品组

供试品替代试验组液体注皿，试验。

7.3.4 阴性对照

用同批配制、灭菌的稀释剂1 mL替代样品注皿，注入20 mL温度不超过45 ℃熔化的沙氏葡萄糖琼脂培养基，混匀，凝固，培养，测定阴性对照菌数。

霉菌和酵母菌总数计数方法适用性试验结果见表7。

表7　克癣丸微生物限度检查方法适用性试验结果

种类	菌种名称	方法（平皿）	供试品组	阳性对照	试验组	回收率/%	阴性对照
需氧菌总数计数	金黄色葡萄球菌	1：100	0	66	55	83	–
	枯草芽孢杆菌		0	70	49	70	–
	铜绿假单胞菌		0	85	78	92	–
	白色念珠菌		0	67	55	82	–
	黑曲霉		0	46	33	72	–
霉菌和酵母菌总数计数	白色念珠菌	1：10	0	65	51	78	–
	黑曲霉		0	47	34	72	–

注：–表示平板无菌落生长。

八、克癣丸微生物限度检查方法适用性确认试验

8.1　克癣丸微生物限度检查方法适用性确认试验

克癣丸微生物限度检查方法适用性确认试验结果见表8。

表8　克癣丸微生物限度检查方法适用性确认试验结果

种类	菌种名称	方法（平皿）	供试品组	阳性对照	试验组	回收率/%	阴性对照
需氧菌总数计数	金黄色葡萄球菌	1：100	0	75	80	107	–
	枯草芽孢杆菌		0	60	43	72	–
	铜绿假单胞菌		0	83	77	93	–
	白色念珠菌		0	57	58	102	–
	黑曲霉		0	40	32	80	–
霉菌和酵母菌总数计数	白色念珠菌	1：10	0	60	51	85	–
	黑曲霉		0	41	33	80	–

注：–表示平板无菌落生长。

克癣丸微生物限度检查方法适用性确认试验结果：

1.需氧菌总数

克癣丸1：100供试液1 mL注皿进行试验，金黄色葡萄球菌、枯草芽孢杆菌、铜绿假单胞菌、白色念珠菌、黑曲霉回收率均在50%～200%之间，方法可行。

2.霉菌和酵母菌总数

克癣丸1：10供试液1 mL注皿进行试验，白色念珠菌、黑曲霉回收率均在50%～200%之间，方法可行。

3.控制菌

大肠埃希菌、耐胆盐革兰阴性菌、沙门菌采用《中国药典·四部（2015年版）》第147—148页常规检查方法进行试验，可以检出试验菌。方法可行。

8.2 控制菌确认试验

控制菌确认试验结果见表9、10、11（略），检出目标菌。方法可行。

九、克癣丸微生物限度检查方法

1.需氧菌总数

克癣丸10 g加到灭菌的三角瓶中，加入pH7.0氯化钠-蛋白胨缓冲液100 mL，溶解、混匀，制成1∶10供试液，取克癣丸1∶10供试液10倍稀释成1∶100，取溶液1 mL置于直径90 mm的无菌平皿中，注2个平皿，注入20 mL温度不超过45℃熔化的胰酪大豆胨琼脂培养基，按《中国药典·四部（2015年版）》第144页平皿法进行试验。

2.霉菌和酵母菌总数

取1∶10溶液1 mL置于直径90 mm的无菌平皿中，注2个平皿，注入20 mL温度不超过45℃熔化的沙氏葡萄糖琼脂培养基，按《中国药典·四部（2015年版）》第144页平皿法进行试验。

3.控制菌

大肠埃希菌、耐胆盐革兰阴性菌和沙门菌按《中国药典·四部（2015年版）》控制菌常规检查方法进行试验。

利宝丸微生物限度检查方法适用性

藏药名：攀希闹吾交哇

【处方】

石灰华 50 g	红花 50 g	丁香 50 g
肉豆蔻 50 g	草豆蔻 50 g	草果 50 g
柯子 50 g	毛柯子 50 g	决明子 50 g
乳香 50 g	余甘子 50 g	文寇木膏 30 g
熊胆 3 g	朱砂 38 g	甘草 50 g
兔耳草 50 g	麝香 2.5 g	榜嘎 30 g
曼钦 25 g	力嘎都 50 g	长松萝 50 g
黄葵子 50 g	肉果草 50 g	

【制法】

以上二十三味，除熊胆、麝香、文寇木膏外，其余粉碎成细粉，过筛，混匀，加入熊胆、麝香粉串研，混匀，用文寇木膏加适量水泛丸，干燥，即得。

利宝丸为非灭菌的口服制剂，按照《中国药典·四部（2015年版）》方法进行微生物限度检查方法适用性试验。

一、试验材料

略。

二、菌悬液

略。

三、计数方法适用性预试验（1）

预试验（1）结果见表1。

表1　计数方法适用性预试验（1）结果

种类	菌种名称	供试品组	阳性对照	试验组	回收率/%	阴性对照
需氧菌 总数计数	金黄色葡萄球菌	0	75	53	71	–
	铜绿假单胞菌	0	68	61	90	–
	枯草芽孢杆菌	0	48	12	25	–
	白色念珠菌	0	79	14	18	–
	黑曲霉	0	56	41	73	–
霉菌和酵母菌 总数计数	白色念珠菌	0	79	17	22	–
	黑曲霉	0	56	44	79	–

注：-表示液体澄清或平板无菌落生长。

结果：采用1：10供试液注皿，白色念珠菌、枯草芽孢杆菌回收率低于50%，金黄色葡萄球菌、铜绿假单胞菌、黑曲霉回收率高于50%。方法不可行。

四、控制菌检查方法适用性试验

4.1 大肠埃希菌检查方法适用性试验

大肠埃希菌检查方法适用性试验结果见表2。

表2 利宝丸控制菌——大肠埃希菌检查方法适用性试验结果

培养基名称	阳性对照	试验组	阴性对照	供试品组
胰酪大豆胨液体培养基	+	+	-	-
麦康凯液体培养基	+	+	-	-
麦康凯琼脂平板	鲜桃红色,菌落中心呈深桃红色,圆形,扁平,边缘整齐,表面光滑,湿润	鲜桃红色,菌落中心呈深桃红色,圆形,扁平,边缘整齐,表面光滑,湿润		
染色、镜检	革兰氏阴性、杆菌	革兰氏阴性、杆菌		

注：1.+表示液体浑浊；-表示液体澄清或平板无菌落生长。

2.本次试验加入大肠埃希菌78 cfu。

结果：采用《中国药典·四部（2015年版）》第148页大肠埃希菌常规检查方法进行试验，可以检出试验菌——大肠埃希菌。方法可行。

4.2 耐胆盐革兰阴性菌检查方法适用性试验

耐胆盐革兰阴性菌检查方法适用性试验结果见表3。

表3 利宝丸控制菌——耐胆盐革兰阴性菌检查方法适用性试验结果

培养基名称	阴性对照	阳性对照（大肠埃希菌）	阳性对照（铜绿假单胞菌）	供试品组	试验组（大肠埃希菌）	试验组（铜绿假单胞菌）
胰酪大豆胨液体培养基	-	+	+	-	+	+
肠道菌增菌液体培养基	-	+	+	-	+	+
紫红胆盐葡萄糖琼脂培养基	-	紫红色菌落	无色菌落	-	紫红色菌落	无色菌落
溴化十六烷三甲胺琼脂培养基	—	-	浅绿色菌落	—	-	浅绿色菌落
伊红美蓝琼脂培养基	—	菌落中心呈暗蓝黑色,发金属光泽	—	—	菌落中心呈暗蓝黑色,发金属光泽	—

注：1.+表示液体浑浊；-表示液体澄清或平板无菌落生长。

2.大肠埃希菌、铜绿假单胞菌加菌量分别为86 cfu和78 cfu。

3.—表示没有接种。

结果：采用供试液（1：10）按《中国药典·四部（2015年版）》第147页耐胆盐革兰阴性菌常规检查方法进行试验，可以检出试验菌——大肠埃希菌和铜绿假单胞菌。方法可行。

4.3　沙门菌检查方法适用性试验

沙门菌检查方法适用性试验结果见表4。

表4　利宝丸控制菌——沙门菌检查方法适用性试验结果

培养基名称	供试品组	阳性对照	阴性对照	试验组
胰酪大豆胨液体培养基	-	+	-	+
RV沙门增菌液体培养基	-	+	-	+
木糖赖氨酸脱氧胆酸盐琼脂培养基	—	淡粉色，半透明，中心有黑色	—	淡粉色，半透明，中心有黑色
染色、镜检	—	革兰氏阴性、杆菌	—	革兰氏阴性、杆菌
沙门、志贺菌属琼脂培养基	—	淡红色，半透明	—	淡红色，半透明
TSI斜面	—	斜面黄色、底层黑色，产气	—	斜面黄色、底层黑色，产气

注：1.+表示液体浑浊；-表示液体澄清或平板无菌落生长；—表示没有接种。
　　2.沙门菌加菌量为82 cfu。

结果：采用《中国药典·四部（2015年版）》第148页沙门菌常规检查方法进行试验，可以检出试验菌——沙门菌。方法可行。

五、计数方法适用性预试验（2）

5.1　试验组

取利宝丸1：10供试液，分别加到2个灭菌的三角瓶中，每瓶10 mL，分别加入白色念珠菌、枯草芽孢杆菌0.1 mL菌悬液（含菌数小于1000 cfu），制成每毫升利宝丸1：10供试液（含菌数小于100 cfu），取含菌的样品溶液0.2 mL、0.5 mL，置于直径90 mm的无菌平皿中，每个菌液每个取样体积注2个平皿，注入20 mL温度不超过45 ℃熔化的胰酪大豆胨琼脂培养基，混匀，凝固，倒置培养。测定菌数。

5.2　阳性对照

加到样品中的白色念珠菌、枯草芽孢杆菌的菌悬液进行10倍稀释，取稀释后的菌悬液0.2 mL、0.5 mL注皿，加到胰酪大豆胨琼脂培养基中，混匀，凝固，倒置培养。测定阳性对照菌数。

5.3　供试品组

用供试液替代试验组液体0.2 mL、0.5 mL注皿，试验。

5.4　阴性对照

用同批配制、灭菌的胰酪大豆胨液体培养基0.2 mL、0.5 mL替代样品注皿，注入20 mL温度不超过45 ℃熔化的胰酪大豆胨琼脂培养基、沙氏葡萄糖琼脂培养基，混匀，凝固，倒置培养。测定阴性对照菌数。

预试验（2）结果见表5。

表5　利宝丸微生物计数方法适用性预试验（2）结果

菌种名称	供试品组	注皿体积/mL	阳性对照	试验组	回收率/%	阴性对照
枯草芽孢杆菌	0	0.2	50	15	30	–
	0	0.5	76	17	22	–
白色念珠菌1	0	0.2	34	24	71	–
	0	0.5	68	21	31	–
白色念珠菌2	0	0.2	34	23	68	–
	0	0.5	68	23	34	–

注：1.–表示液体澄清或平板无菌落生长。

　　2.白色念珠菌1在胰酪大豆胨琼脂培养基上计数；白色念珠菌2在沙氏葡萄糖琼脂培养基上计数。

结果：采用1∶10供试液0.2 mL注皿，白色念珠菌回收率高于50%，枯草芽孢杆菌回收率低于50%。方法不可行。

六、计数方法适用性预试验（3）

6.1　试验组

利宝丸1∶10供试液10 mL加到90 mL pH7.0无菌氯化钠-蛋白胨缓冲液中，制成利宝丸1∶100供试液，各取10 mL加到灭菌的三角瓶中，加入枯草芽孢杆菌0.1 mL菌悬液（含菌数小于1000 cfu），制成每毫升利宝丸1∶10供试液（含菌数小于100 cfu），取含菌的样品溶液1 mL（含菌数小于100 cfu），置于直径90 mm的无菌平皿中，注2个平皿，注入20 mL温度不超过45 ℃熔化的胰酪大豆胨琼脂培养基，混匀，凝固，倒置培养。测定菌数。

6.2　阳性对照

用菌悬液替代试验样品溶液，进行试验，测定阳性对照菌数。

6.3　供试品组

取利宝丸1∶100供试液1 mL，置于直径90 mm的无菌平皿中，注2个平皿，注入20 mL温度不超过45 ℃熔化的胰酪大豆胨琼脂培养基，混匀，凝固，倒置培养。测定供试品组菌数。

6.4　阴性对照

用同批配制、灭菌的胰酪大豆胨液体培养基1 mL替代样品，进行阴性对照菌数测定。

预试验（3）结果见表6。

表6　利宝丸微生物计数方法适用性预试验（3）结果

菌种名称	供试品组	阳性对照	试验组	回收率/%	阴性对照
枯草芽孢杆菌	0	68	51	75	–

注：–表示液体澄清或平板无菌落生长。

结果：采用1：100供试液的平皿法，枯草芽孢杆菌回收率大于50%。方法可行。

七、利宝丸微生物限度检查方法适用性建立

7.1 菌悬液制备、菌悬液数量测定

同预试验方法。

7.2 需氧菌总数计数方法适用性试验

7.2.1 试验组

取利宝丸1：100供试液分别加到5个灭菌的三角瓶中，每瓶10 mL，分别加入金黄色葡萄球菌、枯草芽孢杆菌、铜绿假单胞菌、白色念珠菌、黑曲霉0.1 mL菌悬液（含菌数小于1000 cfu），制成每毫升利宝丸1：100供试液（含菌数小于100 cfu），取含菌的样品溶液1 mL（含菌数小于100 cfu），置于直径90 mm的无菌平皿中，每个菌液注2个平皿，注入20 mL温度不超过45 ℃熔化的胰酪大豆胨琼脂培养基，混匀，凝固，倒置培养。测定菌数。

7.2.2 阳性对照

用菌悬液替代试验样品溶液，进行试验，测定阳性对照菌数。

7.2.3 供试品组

取利宝丸1：100供试液1 mL，置于直径90 mm的无菌平皿中，注2个平皿，注入20 mL温度不超过45 ℃熔化的胰酪大豆胨琼脂培养基，混匀，凝固，倒置培养。测定供试品组菌数。

7.2.4 阴性对照

用同批配制、灭菌的胰酪大豆胨液体培养基1 mL替代样品，进行阴性对照菌数测定。

需氧菌总数计数方法适用性试验结果见表7。

7.3 霉菌和酵母菌总数计数方法适用性试验

7.3.1 试验组

取利宝丸1：50供试液分别加到2个灭菌的三角瓶中，每瓶10 mL，分别加入白色念珠菌、黑曲霉的0.1 mL菌悬液（含菌数小于1000 cfu），制成每毫升利宝丸1：50供试液（含菌数小于100 cfu），取含菌的样品溶液1 mL（含菌数小于100 cfu），置于直径90 mm的无菌平皿中，注入20 mL温度不超过45 ℃熔化的沙氏葡萄糖琼脂培养基，混匀，凝固，培养，测定菌数。

7.3.2 阳性对照

稀释后的白色念珠菌、黑曲霉菌悬液加到沙氏葡萄糖琼脂培养基中，混匀，凝固，培养，测定阳性对照菌数。

7.3.3 供试品组

用供试品替代试验组液体注皿，试验。

7.3.4 阴性对照

用同批配制、灭菌的稀释剂1 mL替代样品注皿，注入20 mL温度不超过45 ℃熔化的沙氏葡萄糖琼脂培养基，混匀，凝固，培养，测定阴性对照菌数。

霉菌和酵母菌总数计数方法适用性试验结果见表7。

表7　利宝丸微生物限度检查方法适用性试验结果

种类	菌种名称	方法（平皿）	供试品组	阳性对照	试验组	回收率/%	阴性对照
需氧菌总数计数	金黄色葡萄球菌	1:100	0	69	58	84	–
	枯草芽孢杆菌		0	63	49	78	–
	铜绿假单胞菌		0	77	68	88	–
	白色念珠菌		0	78	52	67	–
	黑曲霉		0	41	37	90	–
霉菌和酵母菌总数计数	白色念珠菌	1:50	0	76	44	58	–
	黑曲霉		0	43	38	88	–

注：–表示液体澄清或平板无菌落生长。

八、利宝丸微生物限度检查方法适用性确认试验

8.1　利宝丸微生物限度检查方法适用性确认试验

利宝丸微生物限度检查方法适用性确认试验结果见表8。

表8　利宝丸微生物限度检查方法适用性确认试验结果

种类	菌种名称	方法（平皿）	供试品组	阳性对照	试验组	回收率/%	阴性对照
需氧菌总数计数	金黄色葡萄球菌	1:100	0	73	60	82	–
	枯草芽孢杆菌		0	66	49	74	–
	铜绿假单胞菌		0	80	71	89	–
	白色念珠菌		0	63	60	95	–
	黑曲霉		0	44	33	75	–
霉菌和酵母菌总数计数	白色念珠菌	1:50	0	65	57	88	–
	黑曲霉		0	44	36	82	–

注：–表示液体澄清或平板无菌落生长。

利宝丸微生物限度检查方法适用性确认试验结果：

1.需氧菌总数

利宝丸1:100供试液1 mL注皿进行试验，金黄色葡萄球菌、枯草芽孢杆菌、铜绿假单胞菌、白色念珠菌、黑曲霉回收率均在50%～200%之间，方法可行。

2.霉菌和酵母菌总数

利宝丸1:50供试液1 mL注皿进行试验，白色念珠菌、黑曲霉回收率均在50%～200%之间，方法可行。

3.控制菌

大肠埃希菌、耐胆盐革兰阴性菌、沙门菌采用《中国药典·四部（2015年版）》第147—148页常规检查方法进行试验，可以检出试验菌。方法可行。

8.2　控制菌确认试验

控制菌确认试验结果见表9、10、11（略），检出目标菌。方法可行。

九、利宝丸微生物限度检查方法

1.需氧菌总数

利宝丸10 g加到灭菌的三角瓶中，加入pH7.0氯化钠−蛋白胨缓冲液100 mL，溶解、混匀，制成1∶10供试液，取利宝丸1∶10供试液10倍稀释成1∶100溶液1 mL，置于直径90 mm的无菌平皿中，注2个平皿，注入20 mL温度不超过45 ℃熔化的胰酪大豆胨琼脂培养基，按《中国药典·四部（2015年版）》第144页平皿法进行试验。

2.霉菌和酵母菌总数

取利宝丸1∶50供试液1 mL，置于直径90 mm的无菌平皿中，注入20 mL温度不超过45 ℃熔化的沙氏葡萄糖琼脂培养基，按《中国药典·四部（2015年版）》第144页平皿法进行试验。

3.控制菌

大肠埃希菌、耐胆盐革兰阴性菌和沙门菌按《中国药典·四部（2015年版）》控制菌常规检查方法进行试验。

流感丸微生物限度检查方法适用性

藏药名：罗君日布

标准编号：WS3-BC-0327-95

【处方】

诃子　150 g	亚大黄 100 g	木香 50 g
獐牙菜 100 g	藏木香　20 g	垂头菊 130 g
丁香 20 g	镰形棘豆 80 g	酸藤果 50 g
角茴香 100 g	阿魏 8 g	榜嘎 100 g
大戟膏 50 g	草乌 50 g	安息香 60 g
藏菖蒲 80 g	龙骨 50 g	麝香 1 g
宽筋藤 100 g	牛黄 1 g	豆蔻 20 g

【制法】

以上二十一味，除麝香、牛黄外，其余粉碎成细粉，与牛黄、麝香配研，过筛，混匀，用水泛丸，干燥，即得。

流感丸为非无菌的口服制剂，按照《中国药典·四部（2015年版）》方法进行微生物限度检查方法适用性试验。

一、试验材料

略。

二、菌悬液

略。

三、计数方法适用性预试验（1）

预试验（1）结果见表1。

表1　流感丸微生物计数方法适用性预试验（1）结果

种类	菌种名称	供试品组	阳性对照	试验组	回收率/%	阴性对照
需氧菌总数计数	金黄色葡萄球菌	0	77	48	62	－
	铜绿假单胞菌	0	72	57	79	－
	白色念珠菌	0	70	0	0	－
	枯草芽孢杆菌	0	77	55	71	－
	黑曲霉	0	42	34	81	－
霉菌和酵母菌总数计数	白色念珠菌	0	75	0	0	－
	黑曲霉	0	42	33	79	－

注：-表示平板无菌落生长。

结果：计数中白色念珠菌回收率低于50%。方法不可行。

四、控制菌检查方法适用性试验

4.1 大肠埃希菌检查方法适用性试验

大肠埃希菌检查方法适用性试验结果见表2。

表2 流感丸控制菌——大肠埃希菌检查方法适用性试验结果

培养基名称	阳性对照	试验组	阴性对照	供试品组
胰酪大豆胨液体培养基	+	+	−	−
麦康凯液体培养基	+	+	−	−
麦康凯琼脂平板	鲜桃红色,菌落中心呈深桃红色,圆形,扁平,边缘整齐,表面光滑,湿润	鲜桃红色,菌落中心呈深桃红色,圆形,扁平,边缘整齐,表面光滑,湿润	−	−
染色、镜检	革兰氏阴性、杆菌	革兰氏阴性、杆菌	−	−

注：1.+表示液体浑浊；−表示液体澄清或平板无菌落生长。

2.大肠埃希菌加菌量为66 cfu。

结果：采用《中国药典·四部（2015年版）》第148页大肠埃希菌常规检查方法进行试验，可以检出试验菌——大肠埃希菌。方法可行。

4.2 耐胆盐革兰阴性菌检查方法适用性试验

耐胆盐革兰阴性菌检查方法适用性试验结果见表3。

表3 流感丸控制菌——耐胆盐革兰阴性菌检查方法适用性试验结果

培养基名称	阴性对照	阳性对照（大肠埃希菌）	阳性对照（铜绿假单胞菌）	供试品组	试验组（大肠埃希菌）	试验组（铜绿假单胞菌）
胰酪大豆胨液体培养基	−	+	+	−	+	+
肠道菌增菌液体培养基	−	+	+	−	+	+
紫红胆盐葡萄糖琼脂培养基	−	紫红色菌落	无色菌落	−	紫红色菌落	无色菌落
溴化十六烷三甲胺琼脂培养基	−	−	浅绿色菌落	−	−	浅绿色菌落
伊红美蓝琼脂培养基	−	菌落中心呈暗蓝黑色,发金属光泽	无色菌落	−	菌落中心呈暗蓝黑色,发金属光泽	无色菌落

注：1.+表示液体浑浊；−表示液体澄清或平板无菌落生长。

2.大肠埃希菌、铜绿假单胞菌加菌量分别为66 cfu和81 cfu。

结果：采用《中国药典·四部（2015年版）》第147页耐胆盐革兰阴性菌常规检查方法进行试验，可以检出试验菌——大肠埃希菌和铜绿假单胞菌。方法可行。

4.3 沙门菌检查方法适用性试验

沙门菌检查方法适用性试验结果见表4。

表4 流感丸控制菌——沙门菌检查方法适用性试验结果

培养基名称	供试品组	阳性对照	阴性对照	试验组
胰酪大豆胨液体培养基	−	+	−	+
RV沙门增菌液体培养基	−	+	−	+
木糖赖氨酸脱氧胆酸盐琼脂培养基	−	淡粉色，半透明，中心有黑色	−	淡粉色，半透明，中心有黑色
染色、镜检	——	革兰氏阴性、杆菌	——	革兰氏阴性、杆菌
沙门、志贺菌属琼脂培养基	——	淡红色，半透明	——	淡红色，半透明
TSI斜面	——	斜面黄色、底层黑色，产气	——	斜面黄色、底层黑色，产气

注：1.+表示液体浑浊；−表示液体澄清或平板无菌落生长；——表示没有接种。
　　2.沙门菌加菌量为54 cfu。

结果：采用《中国药典·四部（2015年版）》第148页沙门菌常规检查方法进行试验，可以检出试验菌——沙门菌。方法可行。

五、计数方法适用性预试验（2）

5.1 试验组

取流感丸1∶10供试液10 mL加到灭菌的三角瓶中，加入白色念珠菌0.1 mL菌悬液（含菌数为500～1000 cfu），制成每毫升流感丸1∶10供试液（含菌数小于100 cfu），取含菌的样品溶液0.2 mL、0.5 mL，置于直径90 mm的无菌平皿中，每个取样体积注2个平皿，注入20 mL温度不超过45℃熔化的胰酪大豆胨琼脂培养基，混匀，凝固，倒置培养。测定菌数。

5.2 阳性对照

加到样品中的白色念珠菌的菌悬液进行10倍稀释，取稀释后的菌悬液0.2 mL、0.5 mL注皿，加到胰酪大豆胨琼脂培养基中，混匀，凝固，倒置培养。测定阳性对照菌数。

5.3 供试品组

用供试液替代试验组液体0.2 mL、0.5 mL注皿，试验。

5.4 阴性对照

用同批配制、灭菌的胰酪大豆胨液体培养基0.2 mL、0.5 mL替代样品注皿，注入20 mL温度不超过45℃熔化的胰酪大豆胨琼脂培养基、沙氏葡萄糖琼脂培养基，混匀，凝固，倒置培养。测定阴性对照菌数。

预试验（2）结果见表5。

表5 流感丸微生物计数方法适用性预试验（2）结果

菌种名称	供试品组	注皿体积/mL	阳性对照	试验组	回收率/%	阴性对照
白色念珠菌1	0	0.2	27	12	44	-
	0	0.5	73	26	36	-
白色念珠菌2	0	0.2	34	15	44	-
	0	0.5	80	27	34	-

注：1.-表示平板无菌落生长。

2.白色念珠菌1、2分别在胰酪大豆胨琼脂培养基上、沙氏葡萄糖琼脂培养基上计数。

结果：计数中白色念珠菌回收率低于50%。方法不可行。

六、计数方法适用性预试验（3）

6.1 试验组

流感丸1∶10供试液10 mL加到90 mL pH7.0无菌氯化钠-蛋白胨缓冲液中，制成流感丸1∶100供试液，取10 mL到灭菌的三角瓶中，加入白色念珠菌0.1 mL菌悬液（含菌数为500～1000 cfu），制成每毫升流感丸1∶100供试液（含菌数小于100 cfu），取含菌的样品溶液1 mL（含菌数为50～100 cfu），置于直径90 mm的无菌平皿中，注2个平皿，注入20 mL温度不超过45 ℃熔化的胰酪大豆胨琼脂培养基，混匀，凝固，倒置培养。测定菌数。

6.2 阳性对照

用菌悬液替代试验样品溶液，进行试验，测定阳性对照菌数。

6.3 供试品组

取流感丸1∶100供试液1 mL，置于直径90 mm的无菌平皿中，注2个平皿，注入20 mL温度不超过45 ℃熔化的胰酪大豆胨琼脂培养基，混匀，凝固，倒置培养。测定供试品组的菌数。

6.4 阴性对照

用同批配制、灭菌的胰酪大豆胨液体培养基1 mL替代样品，进行阴性对照菌数的测定。

预试验（3）结果见表6。

表6 流感丸微生物计数方法适用性预试验（3）结果

菌种名称	供试品组	阳性对照	试验组	回收率/%	阴性对照
白色念珠菌	0	64	47	73	-

注：-表示平板无菌落生长；白色念珠菌在胰酪大豆胨琼脂培养基上计数。

结果：计数中白色念珠菌回收率大于50%。方法可行。

七、流感丸微生物限度检查方法适用性建立

7.1 菌悬液制备、菌悬液数量测定

同预试验方法。

7.2 需氧菌总数计数方法适用性试验

7.2.1 试验组

取流感丸 1∶100 供试液分别加到 5 个灭菌的三角瓶中，每瓶 10 mL，分别加入金黄色葡萄球菌、枯草芽孢杆菌、铜绿假单胞菌、白色念珠菌、黑曲霉 0.1 mL 菌悬液（含菌数为 500～1000 cfu），制成每毫升流感丸 1∶100 供试液（含菌数小于 100 cfu），取含菌的样品溶液 1 mL（含菌数为 50～100 cfu），置于直径 90 mm 的无菌平皿中，每个菌液注 2 个平皿，注入 20 mL 温度不超过 45 ℃熔化的胰酪大豆胨琼脂培养基，混匀，凝固，倒置培养。测定菌数。

7.2.2 阳性对照

用菌悬液替代试验样品溶液，进行试验，测定阳性对照菌数。

7.2.3 供试品组

取流感丸 1∶100 供试液 1 mL，置于直径 90 mm 的无菌平皿中，注 2 个平皿，注入 20 mL 温度不超过 45 ℃熔化的胰酪大豆胨琼脂培养基，混匀，凝固，倒置培养。测定供试品组菌数。

7.2.4 阴性对照

用同批配制、灭菌的胰酪大豆胨液体培养基 1 mL 替代样品，进行阴性对照菌数测定。

需氧菌总数计数方法适用性试验结果见表 7。

7.3 霉菌和酵母菌总数计数方法适用性试验

7.3.1 试验组

取流感丸 1∶100 供试液分别加到 2 个灭菌的三角瓶中，每瓶 10 mL，分别加入白色念珠菌、黑曲霉的 0.1 mL 菌悬液（含菌数为 500～1000 cfu），制成每毫升流感丸 1∶100 供试液（含菌数小于 100 cfu），取含菌的样品溶液 1 mL（含菌数为 50～100 cfu），置于直径 90 mm 的无菌平皿中，每个菌液注 2 个平皿，注入 20 mL 温度不超过 45 ℃熔化的沙氏葡萄糖琼脂培养基，混匀，凝固，培养，测定菌数。

7.3.2 阳性对照

稀释后的白色念珠菌、黑曲霉菌悬液加到沙氏葡萄糖琼脂培养基中，混匀，凝固，培养，测定阳性对照菌数。

7.3.3 供试品组

供试品替代试验组液体注皿，试验。

7.3.4 阴性对照

用同批配制、灭菌的稀释剂 1 mL 替代样品注皿，注入 20 mL 温度不超过 45 ℃熔化的沙氏葡萄糖琼脂培养基，混匀，凝固，培养，测定阴性对照菌数。

霉菌和酵母菌总数计数方法适用性试验结果见表 7。

表7 流感丸微生物限度检查方法适用性试验结果

种类	菌种名称	方法（平皿）	供试品组	阳性对照	试验组	回收率/%	阴性对照
需氧菌总数计数	金黄色葡萄球菌	1∶100	0	67	66	99	–
	枯草芽孢杆菌		0	72	52	72	–
	铜绿假单胞菌		0	84	85	101	–
	白色念珠菌		0	79	55	70	–
	黑曲霉		0	37	31	84	–
霉菌和酵母菌总数计数	白色念珠菌	1∶100	0	79	58	73	–
	黑曲霉		0	36	33	92	–

注：–表示平板无菌落生长。

八、流感丸微生物限度检查方法适用性确认试验

8.1 流感丸微生物限度检查方法适用性确认试验

流感丸微生物限度检查方法适用性确认试验结果见表8。

表8 流感丸微生物限度检查方法适用性确认试验结果

种类	菌种名称	方法（平皿）	供试品组	阳性对照	试验组	回收率/%	阴性对照
需氧菌总数计数	金黄色葡萄球菌	1∶100	0	85	79	93	–
	枯草芽孢杆菌		0	59	38	64	–
	铜绿假单胞菌		0	76	71	93	–
	白色念珠菌		0	73	64	88	–
	黑曲霉		0	51	49	96	–
霉菌和酵母菌总数计数	白色念珠菌	1∶100	0	72	64	89	–
	黑曲霉		0	50	40	80	–

注：–表示平板无菌落生长。

流感丸微生物限度检查方法适用性确认试验结果：

1.需氧菌总数

流感丸1∶100供试液1 mL注皿进行试验，金黄色葡萄球菌、枯草芽孢杆菌、铜绿假单胞菌、白色念珠菌、黑曲霉回收率均在50%～200%之间，方法可行。

2.霉菌和酵母菌总数

流感丸1∶100供试液1 mL注皿进行试验，白色念珠菌、黑曲霉回收率均在50%～200%之间，方法可行。

3.控制菌

大肠埃希菌、耐胆盐革兰阴性菌、沙门菌采用《中国药典·四部（2015年版）》第

147—148页常规检查方法进行试验，可以检出试验菌。方法可行。

8.2　控制菌确认试验

控制菌确认试验结果见表9、10、11（略），检出目标菌。方法可行。

九、流感丸微生物限度检查方法

1.需氧菌总数

流感丸10 g加到灭菌的三角瓶中，加入pH7.0氯化钠-蛋白胨缓冲液100 mL，溶解、混匀，制成1∶10供试液，取流感丸1∶10供试液10倍稀释成1∶100溶液；取1∶100溶液1 mL置于直径90 mm的无菌平皿中，注2个平皿，注入20 mL温度不超过45 ℃熔化的胰酪大豆胨琼脂培养基，按《中国药典·四部（2015年版）》第144页平皿法进行试验。

2.霉菌和酵母菌总数

取1∶100溶液1 mL置于直径90 mm的无菌平皿中，注入20 mL温度不超过45 ℃熔化的沙氏葡萄糖琼脂培养基，按《中国药典·四部（2015年版）》第144页平皿法进行试验。

3.控制菌

大肠埃希菌、耐胆盐革兰阴性菌和沙门菌按《中国药典·四部（2015年版）》控制菌常规检查方法进行试验。

六味安消散微生物限度检查方法适用性

藏药名：西切周巴日布

标准编号：WS3-BC-0289-95

【处方】

藏木香 35 g	干姜 60 g	诃子 95 g
大黄 120 g	寒水石 150 g	碱花 180 g

【制法】

以上六味粉碎成细粉，过筛，混匀，干燥即得。

六味安消散为非无菌的口服制剂，按照《中国药典·四部（2015年版）》方法进行微生物限度检查方法适用性试验。

一、试验材料

略。

二、菌悬液

略。

三、计数方法适用性预试验（1）

预试验（1）结果见表1。

表1　六味安消散微生物计数方法适用性预试验（1）结果

种类	菌种名称	供试品组	阳性对照	试验组	回收率/%	阴性对照
需氧菌总数计数	金黄色葡萄球菌	0	87	8	9	-
	铜绿假单胞菌	0	77	57	74	-
	枯草芽孢杆菌	0	68	0	0	-
	白色念珠菌	0	71	18	25	-
	黑曲霉	0	42	33	79	-
霉菌和酵母菌总数计数	白色念珠菌	0	73	20	27	-
	黑曲霉	0	42	37	88	-

注：-表示液体澄清或平板无菌落生长。

结果：计数中白色念珠菌、金黄色葡萄球菌、枯草芽孢杆菌回收率低于50%。方法不可行。

四、控制菌检查方法适用性试验

4.1 大肠埃希菌检查方法适用性试验

大肠埃希菌检查方法适用性试验结果见表2。

表2 六味安消散控制菌——大肠埃希菌检查方法适用性试验结果

培养基名称	阳性对照	试验组	阴性对照	供试品组
胰酪大豆胨液体培养基	+	+	－	－
麦康凯液体培养基	+	+	－	－
麦康凯琼脂平板	鲜桃红色,菌落中心呈深桃红色,圆形,扁平,边缘整齐,表面光滑,湿润	鲜桃红色,菌落中心呈深桃红色,圆形,扁平,边缘整齐,表面光滑,湿润		
染色、镜检	革兰氏阴性、杆菌	革兰氏阴性、杆菌	－	－

注：1.+表示液体浑浊；－表示液体澄清或平板无菌落生长。

2.本次试验加入大肠埃希菌78 cfu。

结果：采用《中国药典·四部（2015年版）》第148页大肠埃希菌常规检查方法进行试验，可以检出试验菌——大肠埃希菌。方法可行。

4.2 耐胆盐革兰阴性菌检查方法适用性试验

耐胆盐革兰阴性菌检查方法适用性试验结果见表3。

表3 六味安消散控制菌——耐胆盐革兰阴性菌检查方法适用性试验结果

培养基名称	阴性对照	阳性对照（大肠埃希菌）	阳性对照（铜绿假单胞菌）	供试品组	试验组（大肠埃希菌）	试验组（铜绿假单胞菌）
胰酪大豆胨液体培养基	－	+	+	－	+	+
肠道菌增菌液体培养基	－	+	+	－	+	+
紫红胆盐葡萄糖琼脂培养基	－	紫红色菌落	无色菌落	－	紫红色菌落	无色菌落
溴化十六烷三甲胺琼脂培养基	——	－	浅绿色菌落	——	——	浅绿色菌落
伊红美蓝琼脂培养基	——	菌落中心呈暗蓝黑色,发金属光泽	——	——	菌落中心呈暗蓝黑色,发金属光泽	——

注：1.+表示液体浑浊；－表示液体澄清或平板无菌落生长。

2.大肠埃希菌、铜绿假单胞菌加菌量分别为86 cfu和78 cfu。

3.—表示没有接种。

结果：采用《中国药典·四部（2015年版）》第147页耐胆盐革兰阴性菌常规检查方法进行试验，可以检出试验菌——大肠埃希菌和铜绿假单胞菌。方法可行。

4.3 沙门菌检查方法适用性试验

沙门菌检查方法适用性试验结果见表4-1。

表4-1 六味安消散控制菌——沙门菌检查方法适用性试验结果

培养基名称	供试品组	阳性对照	阴性对照	试验组
胰酪大豆胨液体培养基	－	＋	－	－
RV沙门增菌液体培养基	－	＋	－	－
木糖赖氨酸脱氧胆酸盐琼脂培养基	－	淡粉色，半透明，中心有黑色	－	－
染色、镜检	—	革兰氏阴性、杆菌	—	—
沙门、志贺菌属琼脂培养基	—	淡红色，半透明	—	—
TSI斜面	—	斜面黄色、底层黑色，产气	—	—

注：1.＋表示液体浑浊；－表示液体澄清或平板无菌落生长；—表示没有接种。

2.沙门菌加菌量为55 cfu。

结果：采用《中国药典·四部（2015年版）》第148页沙门菌常规检查方法进行试验，未检出试验菌——沙门菌，方法不可行。

4.3.1 试验组

取六味安消散10 g加到灭菌的三角瓶中，加入300 mL胰酪大豆胨液体培养基，加入沙门菌菌悬液1 mL（含菌数小于100 cfu），于30～35 ℃培养18～24 h，取上述培养物0.1 mL接种于10 mL RV沙门增菌液体培养基中，于30～35 ℃培18～24 h，划线于木糖赖氨酸脱氧胆酸盐琼脂培养基平板，于30～35 ℃培养18～24 h，按《中国药典·四部（2015年版）》第147页《沙门菌检查项》进行试验。

4.3.2 阳性对照

将沙门菌菌悬液1 mL（含菌数小于100 cfu）加到300 mL胰酪大豆胨液体培养基中，按《中国药典·四部（2015年版）》第147页《沙门菌检查项》进行试验，同时注皿计沙门菌菌悬液的含菌数。

4.3.3 供试品组

取六味安消散10 g，加到灭菌的三角瓶中，加入300 mL胰酪大豆胨液体培养基，按《中国药典·四部（2015年版）》第147页《沙门菌检查项》进行试验。

4.3.4 阴性对照

用同批配制、灭菌的300 mL胰酪大豆胨液体培养基，按《中国药典（2015年版）》要求进行检验。沙门菌检查方法适用性试验结果见表4-2。

表4-2　六味安消散控制菌——沙门菌检查方法适用性试验结果

培养基名称	供试品组	阳性对照	阴性对照	试验组
胰酪大豆胨液体培养基	-	+	-	+
RV沙门增菌液体培养基	-	+	-	+
木糖赖氨酸脱氧胆酸盐琼脂培养基	-	淡粉色,半透明,中心有黑色	-	淡粉色,半透明,中心有黑色
染色、镜检	—	革兰氏阴性、杆菌	—	革兰氏阴性、杆菌
沙门、志贺菌属琼脂培养基	—	淡红色,半透明	—	淡红色,半透明
TSI斜面	—	斜面黄色、底层黑色,产气	—	斜面黄色、底层黑色,产气

注：1.+表示液体浑浊；-表示液体澄清或平板无菌落生长；—表示没有接种。

　　2.沙门菌加菌量为55 cfu。

结果：采用《中国药典·四部（2015年版）》第148页沙门菌培养基稀释方法进行试验，可以检出试验菌——沙门菌。方法可行。

五、计数方法适用性预试验（2）

5.1　试验组

取六味安消散1∶10供试液，分别加到3个灭菌的三角瓶中，每瓶10 mL，分别加入白色念珠菌、金黄色葡萄球菌、枯草芽孢杆菌0.1 mL菌悬液（含菌数小于10000 cfu），制成每毫升六味安消散1∶10供试液（含菌数小于100 cfu），取含菌的样品溶液0.2 mL、0.5 mL，置于直径90 mm的无菌平皿中，每个菌液每个取样体积注2个平皿，注入20 mL温度不超过45 ℃熔化的胰酪大豆胨琼脂培养基，混匀，凝固，倒置培养。测定菌数。

5.2　阳性对照

加到样品中的金黄色葡萄球菌、枯草芽孢杆菌的菌悬液进行10倍稀释，取稀释后的菌悬液0.2 mL、0.5 mL注皿，加到胰酪大豆胨琼脂培养基中，混匀，凝固，倒置培养。测定阳性对照菌数。

5.3　供试品组

用供试液替代试验组液体0.2 mL、0.5 mL注皿，试验。

5.4　阴性对照

用同批配制、灭菌的胰酪大豆胨液体培养基0.2 mL、0.5 mL替代样品注皿，注入20 mL温度不超过45 ℃熔化的胰酪大豆胨琼脂培养基、沙氏葡萄糖琼脂培养基，混匀，凝固，倒置培养。测定阴性对照菌数。

预试验（2）结果见表5。

表5 六味安消散微生物计数方法适用性预试验（2）结果

菌种名称	供试品组	注皿体积/mL	阳性对照	试验组	回收率/%	阴性对照
金黄色葡萄球菌	0	0.2	31	21	68	－
	0	0.5	84	25	30	－
枯草芽孢杆菌	0	0.2	33	8	24	－
	0	0.5	79	4	5	－
白色念珠菌1	0	0.2	24	19	79	－
	0	0.5	66	14	21	－
白色念珠菌2	0	0.2	25	15	60	－
	0	0.5	71	16	23	－

注：1.－表示液体澄清或平板无菌落生长。

2.白色念珠菌1在胰酪大豆胨琼脂培养基上计数；白色念珠菌2在沙氏葡萄糖琼脂培养基上计数。

结果：计数中枯草芽孢杆菌回收率低于50%。方法不可行。

六、计数方法适用性预试验（3）

6.1 试验组

六味安消散1：10供试液10 mL加到90 mL pH7.0无菌氯化钠-蛋白胨缓冲液中，制成六味安消散1：100供试液，取六味安消散1：100供试液10 mL加到灭菌的三角瓶中，加入枯草芽孢杆菌0.1 mL菌悬液（含菌数小于1000 cfu），制成每毫升六味安消散1：100供试液（含菌数小于100 cfu），取含菌的样品溶液1 mL（含菌数小于100 cfu），置于直径90 mm的无菌平皿中，注2个平皿，注入20 mL温度不超过45 ℃熔化的胰酪大豆胨琼脂培养基，混匀，凝固，倒置培养。测定菌数。

6.2 阳性对照

用菌悬液替代试验样品溶液，进行试验，测定阳性对照菌数。

6.3 供试品组

取六味安消散1：100供试液1 mL，置于直径90 mm的无菌平皿中，注2个平皿，注入20 mL温度不超过45 ℃熔化的胰酪大豆胨琼脂培养基，混匀，凝固，倒置培养。测定供试品组菌数。

6.4 阴性对照

用同批配制、灭菌的胰酪大豆胨液体培养基1 mL替代样品，进行阴性对照菌数测定。

预试验（3）结果见表6。

表6　六味安消散微生物计数方法适用性预试验（3）结果

菌种名称	供试品组	阳性对照	试验组	回收率/%	阴性对照
枯草芽孢杆菌	0	65	53	82	−

注：−表示液体澄清或平板无菌落生长。

结果：计数中枯草芽孢杆菌回收率大于50%。方法可行。

七、六味安消散微生物限度检查方法适用性建立

7.1　菌悬液制备、菌悬液数量测定

同预试验方法。

7.2　需氧菌总数计数方法适用性试验

7.2.1　试验组

取六味安消散1∶100供试液分别加到5个灭菌的三角瓶中，每瓶10 mL，分别加入金黄色葡萄球菌、枯草芽孢杆菌、铜绿假单胞菌、白色念珠菌、黑曲霉0.1 mL菌悬液（含菌数小于1000 cfu），制成每毫升六味安消散1∶100供试液（含菌数小于100 cfu），取含菌的样品溶液1 mL（含菌数小于100 cfu），置于直径90 mm的无菌平皿中，每个菌液注2个平皿，注入20 mL温度不超过45 ℃熔化的胰酪大豆胨琼脂培养基，混匀，凝固，倒置培养。测定菌数。

7.2.2　阳性对照

用菌悬液替代试验样品溶液，进行试验，测定阳性对照菌数。

7.2.3　供试品组

取六味安消散1∶100供试液1 mL，置于直径90 mm的无菌平皿中，注2个平皿，注入20 mL温度不超过45 ℃熔化的胰酪大豆胨琼脂培养基，混匀，凝固，倒置培养。测定供试品组菌数。

7.2.4　阴性对照

用同批配制、灭菌的胰酪大豆胨液体培养基1 mL替代样品，进行阴性对照菌数测定。

需氧菌总数计数方法适用性试验结果见表7。

7.3　霉菌和酵母菌总数计数方法适用性试验

7.3.1　试验组

取六味安消散1∶50供试液分别加到2个灭菌的三角瓶中，每瓶10 mL，分别加入白色念珠菌、黑曲霉的0.1 mL菌悬液（含菌数小于1000 cfu），制成每毫升六味安消散1∶50供试液（含菌数小于100 cfu），取含菌的样品溶液1 mL（含菌数小于100 cfu），置于直径90 mm的无菌平皿中，注入20 mL温度不超过45 ℃熔化的沙氏葡萄糖琼脂培养基，混匀，凝固，培养，测定菌数。

7.3.2　阳性对照

稀释后的白色念珠菌、黑曲霉菌悬液加到沙氏葡萄糖琼脂培养基中，混匀，凝固，培养，测定阳性对照菌数。

7.3.3　供试品组

用供试品替代试验组液体注皿，试验。

7.3.4　阴性对照

用同批配制、灭菌的稀释剂 0.2 mL 替代样品注皿，注入 20 mL 温度不超过 45 ℃熔化的沙氏葡萄糖琼脂培养基，混匀，凝固，培养，测定阴性对照菌数。

霉菌和酵母菌总数计数方法适用性试验结果见表7。

表7　六味安消散微生物限度检查方法适用性试验结果

种类	菌种名称	方法（平皿）	供试品组	阳性对照	试验组	回收率/%	阴性对照
需氧菌总数计数	金黄色葡萄球菌	1:100	0	83	67	81	–
	枯草芽孢杆菌		0	65	57	88	–
	铜绿假单胞菌		0	74	61	82	–
	白色念珠菌		0	66	50	76	–
	黑曲霉		0	46	33	72	–
霉菌和酵母菌总数计数	白色念珠菌	1:50	0	64	48	75	–
	黑曲霉		0	46	37	80	–

注：–表示液体澄清或平板无菌落生长。

八、六味安消散微生物限度检查方法适用性确认试验

8.1　六味安消散微生物限度检查方法适用性确认试验

六味安消散微生物限度检查方法适用性确认试验结果见表8。

表8　六味安消散微生物限度检查方法适用性确认试验结果

种类	菌种名称	方法（平皿）	供试品组	阳性对照	试验组	回收率/%	阴性对照
需氧菌总数计数	金黄色葡萄球菌	1:100	0	86	69	80	–
	枯草芽孢杆菌		0	58	44	76	–
	铜绿假单胞菌		0	74	76	103	–
	白色念珠菌		0	82	66	80	–
	黑曲霉		0	44	35	80	–
霉菌和酵母菌总数计数	白色念珠菌	1:50	0	85	54	64	–
	黑曲霉		0	43	34	79	–

注：–表示液体澄清或平板无菌落生长。

六味安消散微生物限度检查方法适用性确认试验结果：

1.需氧菌总数

六味安消散1∶100供试液1 mL注皿进行试验,金黄色葡萄球菌、枯草芽孢杆菌、铜绿假单胞菌、白色念珠菌、黑曲霉回收率均在50%～200%之间,方法可行。

2.霉菌和酵母菌总数

六味安消散1∶50供试液1 mL注皿进行试验,白色念珠菌、黑曲霉回收率均在50%～200%之间,方法可行。

3.控制菌

(1)大肠埃希菌、耐胆盐革兰阴性菌

采用《中国药典·四部(2015年版)》第147—148页常规检查方法进行试验,可以检出试验菌。方法可行。

(2)沙门菌

采用《中国药典·四部(2015年版)》培养基稀释方法进行试验,可以检出试验菌。方法可行。

8.2　控制菌确认试验

控制菌确认试验结果见表9、10、11(略),检出目标菌。方法可行。

九、六味安消散微生物限度检出方法

1.需氧菌总数

取六味安消散10 g加到灭菌的三角瓶中,加入pH7.0氯化钠-蛋白胨缓冲液100 mL,溶解、混匀,制成1∶10供试液,取六味安消散1∶10供试液10倍稀释成1∶100溶液;取1∶100溶液1 mL置于直径90 mm的无菌平皿中,注2个平皿,注入20 mL温度不超过45 ℃熔化的胰酪大豆胨琼脂培养基,按《中国药典·四部(2015年版)》第144页平皿法进行试验。

2.霉菌和酵母菌总数

取六味安消散1∶50供试液1 mL,置于直径90 mm的无菌平皿中,注入20 mL温度不超过45 ℃熔化的沙氏葡萄糖琼脂培养基,按《中国药典·四部(2015年版)》第144页平皿法进行试验。

3.控制菌

(1)大肠埃希菌和耐胆盐革兰阴性菌

按《中国药典·四部(2015年版)》控制菌常规检查方法进行试验。

(2)沙门菌

取六味安消散10 g加到灭菌的三角瓶中,加入300 mL胰酪大豆胨液体培养基,按《中国药典·四部(2015年版)》第147页《沙门菌检查》进行试验。

六味丁香丸微生物限度检查方法适用性

藏药名：里西周巴日布

标准编号：WS3-BC-0281-95

【处方】

| 丁香 50 g | 藏木香 100 g | 石灰华 200 g |
| 甘草 100 g | 白花龙胆 200 g | 诃子 300 g |

【制法】

以上六味，粉碎成细粉，过筛，混匀，水泛丸干燥，即得。

六味丁香丸为非无菌的口服制剂，按照《中国药典·四部（2015年版）》方法进行微生物限度检查方法适用性试验。

一、试验材料

略。

二、菌悬液

略。

三、计数方法适用性预试验（1）

预试验（1）结果见表1。

表1 六味丁香丸微生物计数方法适用性预试验（1）结果

种类	菌种名称	供试品组	阳性对照	试验组	回收率/%	阴性对照
需氧菌总数计数	金黄色葡萄球菌	0	79	14	18	－
	铜绿假单胞菌	0	68	60	88	－
	枯草芽孢杆菌	0	55	5	9	－
	白色念珠菌	0	86	27	31	－
	黑曲霉	0	44	37	84	－
霉菌和酵母菌总数计数	白色念珠菌	0	87	33	38	－
	黑曲霉	0	43	35	81	－

注：－表示液体澄清或平板无菌落生长。

结果：计数中白色念珠菌、金黄色葡萄球菌、枯草芽孢杆菌回收率低于50%。方法不可行。

四、控制菌检查方法适用性试验

4.1 大肠埃希菌检查方法适用性试验

大肠埃希菌检查方法适用性试验结果见表2-1。

表2-1 六味丁香丸控制菌——大肠埃希菌检查方法适用性试验结果

培养基名称	阳性对照	试验组	阴性对照	供试品组
胰酪大豆胨液体培养基	+	–	–	–
麦康凯液体培养基	+	–	–	–
麦康凯琼脂平板	鲜桃红色,菌落中心呈深桃红色,圆形,扁平,边缘整齐,表面光滑,湿润	–	–	–
染色、镜检	革兰氏阴性、杆菌	–	–	–

注：1.+表示液体浑浊；–表示液体澄清或平板无菌落生长。

　　2.本次试验加入大肠埃希菌78 cfu。

结果：采用《中国药典·四部（2015年版）》第148页大肠埃希菌常规检查方法进行试验，未检出试验菌——大肠埃希菌，方法不可行。

4.1.1 试验组

取六味丁香丸1∶10供试液10 mL加到灭菌的三角瓶中，加入大肠埃希菌菌悬液1 mL（含菌数小于100 cfu），加入300 mL胰酪大豆胨液体培养基，按《中国药典·四部（2015年版）》第147页《大肠埃希菌检查项》进行试验。

4.1.2 阳性对照

将大肠埃希菌菌悬液1 mL（含菌数小于100 cfu）加到300 mL胰酪大豆胨液体培养基中，按《中国药典（2015年版）》要求进行检验；同时测定铜绿假单胞菌菌悬液的含菌数。

4.1.3 供试品组

取六味丁香丸1∶10供试液10 mL加到灭菌的三角瓶中，加入300 mL胰酪大豆胨液体培养基，按《中国药典（2015年版）》要求进行检验。

4.1.4 阴性对照

用同批配制、灭菌的300 mL胰酪大豆胨液体培养基，按《中国药典（2015年版）》要求进行检验。

大肠埃希菌检查方法适用性试验结果见表2-2。

表2-2 六味丁香丸控制菌——大肠埃希菌检查方法适用性试验结果

培养基名称	阳性对照	试验组	阴性对照	供试品组
胰酪大豆胨液体培养基	+	+	–	–
麦康凯液体培养基	+	+	–	–
麦康凯琼脂平板	鲜桃红色,菌落中心呈深桃红色,圆形,扁平,边缘整齐,表面光滑,湿润	鲜桃红色,菌落中心呈深桃红色,圆形,扁平,边缘整齐,表面光滑,湿润	–	–
染色、镜检	革兰氏阴性、杆菌	革兰氏阴性、杆菌	–	–

注：1.+表示液体浑浊；–表示液体澄清或平板无菌落生长。

　　2.本次试验加入大肠埃希菌78 cfu。

结果：采用《中国药典·四部（2015年版）》第148页大肠埃希菌培养基方法进行试验，可以检出试验菌——大肠埃希菌。方法可行。

4.2 耐胆盐革兰阴性菌检查方法适用性试验

耐胆盐革兰阴性菌检查方法适用性试验结果见表3。

表3 六味丁香丸控制菌——耐胆盐革兰阴性菌检查方法适用性试验结果

培养基名称	阴性对照	阳性对照（大肠埃希菌）	阳性对照（铜绿假单胞菌）	供试品组	试验组（大肠埃希菌）	试验组（铜绿假单胞菌）
胰酪大豆胨液体培养基	–	+	+	–	+	+
肠道菌增菌液体培养基	–	+	+	–	+	+
紫红胆盐葡萄糖琼脂培养基	–	紫红色菌落	无色菌落	–	紫红色菌落	无色菌落
溴化十六烷三甲胺琼脂培养基	—		浅绿色菌落	—	–	浅绿色菌落
伊红美蓝琼脂培养基	—	菌落中心呈暗蓝黑色，发金属光泽	—	—	菌落中心呈暗蓝黑色，发金属光泽	—

注：1.+表示液体浑浊；–表示液体澄清或平板无菌落生长。

2.大肠埃希菌、铜绿假单胞菌加菌量分别为86 cfu和78 cfu。

3.—表示没有接种。

结果：采用《中国药典·四部（2015年版）》第147页耐胆盐革兰阴性菌常规检查方法进行试验，可以检出试验菌——大肠埃希菌和铜绿假单胞菌。方法可行。

4.3 沙门菌检查方法适用性试验

沙门菌检查方法适用性试验结果见表4-1。

表4-1 六味丁香丸控制菌——沙门菌检查方法适用性试验结果

培养基名称	供试品组	阳性对照	阴性对照	试验组
胰酪大豆胨液体培养基	–	+	–	–
RV沙门增菌液体培养基	–	+	–	–
木糖赖氨酸脱氧胆酸盐琼脂培养基	–	淡粉色,半透明,中心有黑色	–	–
染色、镜检	—	革兰氏阴性、杆菌	—	—
沙门、志贺菌属琼脂培养基	–	淡红色,半透明	–	–
TSI斜面	—	斜面黄色、底层黑色,产气	—	—

注：1.+表示液体浑浊；–表示液体澄清或平板无菌落生长；—表示没有接种。

2.沙门菌加菌量为63 cfu。

结果：采用《中国药典·四部（2015年版）》第148页沙门菌常规检查方法进行试验，未检出试验菌——沙门菌，方法不可行。

4.3.1 试验组

取六味丁香丸10 g加到灭菌的三角瓶中，加入300 mL胰酪大豆胨液体培养基，加入沙门菌菌悬液1 mL（含菌数小于100 cfu），于30～35 ℃培养18～24 h，取上述培养物0.1 mL接种于10 mL RV沙门增菌液体培养基中，于30～35 ℃培18～24 h，划线于木糖赖氨酸脱氧胆酸盐琼脂培养基平板，于30～35 ℃培养18～24 h，按《中国药典·四部（2015年版）》第147页《沙门菌检查项》进行试验。

4.3.2 阳性对照

将沙门菌菌悬液1 mL（含菌数小于100 cfu）加到300 mL胰酪大豆胨液体培养基中，按《中国药典·四部（2015年版）》第147页《沙门菌检查项》进行试验，同时注皿计沙门菌菌悬液的含菌数。

4.3.3 供试品组

取六味丁香丸10 g加到灭菌的三角瓶中，加入300 mL胰酪大豆胨液体培养基，按《中国药典·四部（2015年版）》第147页《沙门菌检查项》进行试验。

4.3.4 阴性对照

用同批配制、灭菌的300 mL胰酪大豆胨液体培养基，按《中国药典（2015年版）》要求进行检验。

沙门菌检查方法适用性试验结果4-2。

表4-2　六味丁香丸控制菌——沙门菌检查方法适用性试验结果

培养基名称	供试品组	阳性对照	阴性对照	试验组
胰酪大豆胨液体培养基	－	＋	－	＋
RV沙门增菌液体培养基	－	＋	－	＋
木糖赖氨酸脱氧胆酸盐琼脂培养基	－	—	—	－
染色、镜检	—	革兰氏阴性、杆菌	—	革兰氏阴性、杆菌
沙门、志贺菌属琼脂培养基	—	淡红色,半透明	—	淡红色,半透明
TSI斜面	—	斜面黄色、底层黑色,产气	—	斜面黄色、底层黑色,产气

注：1.＋表示液体浑浊；－表示液体澄清或平板无菌落生长；—表示没有接种。

　　2.沙门菌加菌量为75 cfu。

结果：采用《中国药典·四部（2015年版）》第148页沙门菌培养基稀释方法进行试验，可以检出试验菌——沙门菌。方法可行。

五、计数方法适用性预试验（2）

5.1 试验组

取六味丁香丸1：10供试液，分别加到3个灭菌的三角瓶中，每瓶10 mL，分别加入白色念珠菌、金黄色葡萄球菌、枯草芽孢杆菌0.1 mL菌悬液（含菌数小于1000 cfu），制成每毫升六味丁香丸1：10供试液（含菌数小于100 cfu），取含菌的样品溶液0.2 mL、0.5 mL，置于直径90 mm的无菌平皿中，每个菌液每个取样体积注2个平皿，注入20 mL温度不超过45 ℃熔化的胰酪大豆胨琼脂培养基，混匀，凝固，倒置培养。测定菌数。

5.2 阳性对照

加到样品中的金黄色葡萄球菌、枯草芽孢杆菌的菌悬液进行10倍稀释，取稀释后的菌悬液0.2 mL、0.5 mL注皿，加到胰酪大豆胨琼脂培养基中，混匀，凝固，倒置培养。测定阳性对照菌数。

5.3 供试品组

用供试液替代试验组液体0.2 mL、0.5 mL注皿，试验。

5.4 阴性对照

用同批配制、灭菌的胰酪大豆胨液体培养基1 mL替代样品注皿，注入20 mL温度不超过45 ℃熔化的胰酪大豆胨琼脂培养基、沙氏葡萄糖琼脂培养基，混匀，凝固，倒置培养。测定阴性对照菌数。

预试验（2）结果见表5。

表5　六味丁香丸微生物计数方法适用性预试验（2）结果

菌种名称	供试品组	注皿体积/mL	阳性对照	试验组	回收率/%	阴性对照
金黄色葡萄球菌	0	0.2	29	13	45	－
	0	0.5	85	24	28	－
枯草芽孢杆菌	0	0.2	33	14	42	－
	0	0.5	81	16	20	－
白色念珠菌1	0	0.2	26	16	62	－
	0	0.5	71	25	35	－
白色念珠菌2	0	0.2	25	22	88	－
	0	0.5	65	25	38	－

注：1.－表示液体澄清或平板无菌落生长。

　　　2.白色念珠菌1在胰酪大豆胨琼脂培养基上计数；白色念珠菌2在沙氏葡萄糖琼脂培养基上计数。

结果：计数中金黄色葡萄球菌、枯草芽孢杆菌回收率低于50%，白色念珠菌0.2 mL注皿的回收率高于50%。方法不可行。

六、计数方法适用性预试验（3）

6.1　试验组

六味丁香丸 1∶10 供试液 10 mL 加到 90 mL pH7.0 无菌氯化钠–蛋白胨缓冲液中，制成六味丁香丸 1∶100 供试液，取 1∶100 供试液分别加到 2 个灭菌的三角瓶中，每瓶 10 mL，分别加入金黄色葡萄球菌、枯草芽孢杆菌 0.1 mL 菌悬液（含菌数小于 1000 cfu），制成每毫升六味丁香丸 1∶100 供试液（含菌数小于 100 cfu），取含菌的样品溶液 1 mL（含菌数小于 100 cfu），置于直径 90 mm 的无菌平皿中，每个菌液注 2 个平皿，注入 20 mL 温度不超过 45 ℃熔化的胰酪大豆胨琼脂培养基，混匀，凝固，倒置培养。测定菌数。

6.2　阳性对照

用菌悬液替代试验样品溶液，进行试验，测定阳性对照菌数。

6.3　供试品组

取六味丁香丸 1∶100 供试液 1 mL，置于直径 90 mm 的无菌平皿中，注 2 个平皿，注入 20 mL 温度不超过 45 ℃熔化的胰酪大豆胨琼脂培养基，混匀，凝固，倒置培养。测定供试品组菌数。

6.4　阴性对照

用同批配制、灭菌的胰酪大豆胨液体培养基 1 mL 替代样品，进行阴性对照菌数测定。

预试验（3）结果见表 6。

表 6　六味丁香丸微生物计数方法适用性预试验（3）结果

菌种名称	供试品组	阳性对照	试验组	回收率/%	阴性对照
金黄色葡萄球菌	0	48	39	81	–
枯草芽孢杆菌	0	64	52	81	–

注：–表示液体澄清或平板无菌落生长。

结果：计数中金黄色葡萄球菌、枯草芽孢杆菌回收率大于 50%。方法可行。

七、六味丁香丸微生物限度检查方法适用性建立

7.1　菌悬液制备、菌悬液数量测定

同预试验方法。

7.2　需氧菌总数计数方法适用性试验

7.2.1　试验组

取六味丁香丸 1∶100 供试液分别加到 5 个灭菌的三角瓶中，每瓶 10 mL，分别加入金黄色葡萄球菌、枯草芽孢杆菌、铜绿假单胞菌、白色念珠菌、黑曲霉 0.1 mL 菌悬液（含菌数小于 1000 cfu），制成每毫升六味丁香丸 1∶100 供试液（含菌数小于 100 cfu），取含菌的样品溶液 1 mL（含菌数小于 100 cfu），置于直径 90 mm 的无菌平皿中，每个菌液注 2 个平皿，注入 20 mL 温度不超过 45 ℃熔化的胰酪大豆胨琼脂培养基，混匀，凝固，倒置培养。测定菌数。

7.2.2 阳性对照

用菌悬液替代试验样品溶液，进行试验，测定阳性对照菌数。

7.2.3 供试品组

取六味丁香丸1：100供试液1 mL，置于直径90 mm的无菌平皿中，注2个平皿，注入20 mL温度不超过45 ℃熔化的胰酪大豆胨琼脂培养基，混匀，凝固，倒置培养。测定供试品组菌数。

7.2.4 阴性对照

用同批配制、灭菌的胰酪大豆胨液体培养基1 mL替代样品，进行阴性对照菌数测定。

需氧菌总数计数方法适用性试验结果见表7。

7.3 霉菌和酵母菌总数计数方法适用性试验

7.3.1 试验组

取六味丁香丸1：50供试液分别加到2个灭菌的三角瓶中，每瓶10 mL，分别加入白色念珠菌、黑曲霉的0.1 mL菌悬液（含菌数小于10000 cfu），制成每毫升六味丁香丸1：50供试液（含菌数小于100 cfu），取含菌的样品溶液1 mL（含菌数小于100 cfu），置于直径90 mm的无菌平皿中，注入20 mL温度不超过45 ℃熔化的沙氏葡萄糖琼脂培养基，混匀，凝固，培养，测定菌数。

7.3.2 阳性对照

稀释后的白色念珠菌、黑曲霉菌悬液加到沙氏葡萄糖琼脂培养基中，混匀，凝固，培养，测定阳性对照菌数。

7.3.3 供试品组

用供试品替代试验组液体1 mL注皿，试验。

7.3.4 阴性对照

用同批配制、灭菌的稀释剂1 mL替代样品1 mL注皿，注入20 mL温度不超过45 ℃熔化的沙氏葡萄糖琼脂培养基，混匀，凝固，培养，测定阴性对照菌数。

霉菌和酵母菌总数计数方法适用性试验结果见表7。

表7　六味丁香丸微生物限度检查方法适用性试验结果

种类	菌种名称	方法（平皿）	供试品组	阳性对照	试验组	回收率/%	阴性对照
需氧菌总数计数	金黄色葡萄球菌	1：100	0	69	59	86	－
	枯草芽孢杆菌		0	73	54	74	－
	铜绿假单胞菌		0	75	65	87	－
	白色念珠菌		0	69	54	78	－
	黑曲霉		0	44	36	82	－
霉菌和酵母菌总数计数	白色念珠菌	1：50	0	65	51	78	－
	黑曲霉		0	45	38	84	－

注：－表示液体澄清或平板无菌落生长。

八、六味丁香丸微生物限度检查方法适用性确认试验

8.1 六味丁香丸微生物限度检查方法适用性确认试验

六味丁香丸微生物限度检查方法适用性确认试验结果见表8。

表8 六味丁香丸微生物限度检查方法适用性确认试验结果

种类	菌种名称	方法（平皿）	供试品组	阳性对照	试验组	回收率/%	阴性对照
需氧菌总数计数	金黄色葡萄球菌	1:100	0	77	68	88	–
	枯草芽孢杆菌		0	53	43	81	–
	铜绿假单胞菌		0	86	71	83	–
	白色念珠菌		0	76	64	84	–
	黑曲霉		0	45	40	89	–
霉菌和酵母菌总数计数	白色念珠菌	1:50	0	77	54	70	–
	黑曲霉		0	44	37	84	–

注：–表示液体澄清或平板无菌落生长。

六味丁香丸微生物限度检查方法适用性确认试验结果：

1.需氧菌总数

六味丁香丸1:100供试液1 mL注皿进行试验，金黄色葡萄球菌、枯草芽孢杆菌、铜绿假单胞菌、白色念珠菌、黑曲霉回收率均在50%～200%之间，方法可行。

2.霉菌和酵母菌总数

六味丁香丸1:50供试液1 mL注皿进行试验，白色念珠菌、黑曲霉回收率均在50%～200%之间，方法可行。

3.控制菌

（1）耐胆盐革兰阴性菌

采用《中国药典·四部（2015年版）》第147—148页常规检查方法进行试验，可以检出试验菌。方法可行。

（2）大肠埃希菌、沙门菌

采用《中国药典·四部（2015年版）》第148页培养基稀释方法进行试验，可以检出试验菌。方法可行。

8.2 控制菌确认试验

控制菌确认试验结果见表9、10、11（略），检出目标菌。方法可行。

九、六味丁香丸微生物限度检查方法

1.需氧菌总数

六味丁香丸10 g加到灭菌的三角瓶中，加入pH7.0氯化钠-蛋白胨缓冲液100 mL，溶解、混匀，制成1:10供试液，取六味丁香丸1:10供试液10倍稀释成1:100溶液；取1:100溶液1 mL置于直径90 mm的无菌平皿中，注2个平皿，注入20 mL温度不超过

45 ℃熔化的胰酪大豆胨琼脂培养基，按《中国药典·四部（2015年版）》第144页平皿法进行试验。

2.霉菌和酵母菌总数

取六味丁香丸1：50供试液1 mL，置于直径90 mm的无菌平皿中，注入20 mL温度不超过45 ℃熔化的沙氏葡萄糖琼脂培养基，按《中国药典·四部（2015年版）》第144页平皿法进行试验。

3.控制菌

（1）大肠埃希菌

取1：10的供试液10 mL至300 mL胰酪大豆胨液体培养基按《中国药典·四部（2015年版）》第147页《大肠埃希菌》进行试验。

（2）耐胆盐革兰阴性菌

取六味丁香丸10 g加到灭菌的三角瓶中，加入100 mL胰酪大豆胨液体培养基，制成供试液（1：10），在20～25 ℃培养 2 h（不增殖），进行10倍稀释成1：100、1：1000，分别取1：10、1：100、1：1000培养物1 mL，分别加到10 mL肠道菌增菌液体培养基中，均置于30～35 ℃24～48 h，取每一培养物接种于紫红胆盐葡萄糖琼脂培养基上，30～35 ℃18～24 h，紫红胆盐葡萄糖琼脂培养基上有菌落生长，为阳性，从《中国药典·四部（2015年版）》第147页表2查耐胆盐革兰阴性菌的可能菌数（N）。

（3）沙门菌

取六味丁香丸10 g加到灭菌的三角瓶中，加入300 mL胰酪大豆胨液体培养基，按《中国药典·四部（2015年版）》第147页《沙门菌检查》进行试验。

六味锦鸡儿汤散微生物限度检查方法适用性

藏药名：佐毛周汤

标准编号：WS3-BC-0292-95

【处方】

鬼箭锦鸡儿200 g	藏木香200 g	草果100 g
豆蔻100 g	槟榔100 g	高良姜100 g

【制法】

以上六味，粉碎成粗粉，过筛，混匀，即得。

六味锦鸡儿汤散为非灭菌的口服制剂，按照《中国药典·四部（2015年版）》方法进行微生物限度检查方法适用性试验。

一、试验材料

略。

二、菌悬液

略。

三、计数方法适用性预试验（1）

预试验（1）结果见表1。

表1　计数方法适用性预试验（1）结果

种类	菌种名称	供试品组	阳性对照	试验组	回收率/%	阴性对照
需氧菌总数计数	金黄色葡萄球菌	0	77	43	56	－
	铜绿假单胞菌	0	68	56	82	－
	枯草芽孢杆菌	0	66	0	0	－
	白色念珠菌	0	81	20	25	－
	黑曲霉	0	42	34	81	－
霉菌和酵母菌总数计数	白色念珠菌	0	80	21	26	－
	黑曲霉	0	42	33	79	－

注：-表示液体澄清或平板无菌落生长。

结果：采用1∶10供试液平皿法，白色念珠菌、枯草芽孢杆菌回收率低于50%，金黄色葡萄球菌、铜绿假单胞菌、黑曲霉回收率高于50%。方法不可行。

四、控制菌检查方法适用性试验

4.1 大肠埃希菌检查方法适用性试验

大肠埃希菌检查方法适用性试验结果见表2。

表2 六味锦鸡儿汤散控制菌——大肠埃希菌检查方法适用性试验结果

培养基名称	阳性对照	试验组	阴性对照	供试品组
胰酪大豆胨液体培养基	+	+	-	-
麦康凯液体培养基	+	+	-	-
麦康凯琼脂平板	鲜桃红色,菌落中心呈深桃红色,圆形,扁平,边缘整齐,表面光滑,湿润	鲜桃红色,菌落中心呈深桃红色,圆形,扁平,边缘整齐,表面光滑,湿润	-	
染色、镜检	革兰氏阴性、杆菌	革兰氏阴性、杆菌		-

注：1.+表示液体浑浊；-表示液体澄清或平板无菌落生长。

2.本次试验加入大肠埃希菌78 cfu。

结果：采用《中国药典·四部（2015年版）》第148页大肠埃希菌常规检查方法进行试验，可以检出试验菌——大肠埃希菌。方法可行。

4.2 耐胆盐革兰阴性菌检查方法适用性试验

耐胆盐革兰阴性菌检查方法适用性试验结果见表3。

表3 六味锦鸡儿汤散控制菌——耐胆盐革兰阴性菌检查方法适用性试验结果

培养基名称	阴性对照	阳性对照（大肠埃希菌）	阳性对照（铜绿假单胞菌）	供试品组	试验组（大肠埃希菌）	试验组（铜绿假单胞菌）
胰酪大豆胨液体培养基	-	+	+	-	+	+
肠道菌增菌液体培养基	-	+	+	-	+	+
紫红胆盐葡萄糖琼脂培养基	-	紫红色菌落	无色菌落	-	紫红色菌落	无色菌落
溴化十六烷三甲胺琼脂培养基	——	-	浅绿色菌落	——	-	浅绿色菌落
伊红美蓝琼脂培养基	——	菌落中心呈暗蓝黑色,发金属光泽	-	——	菌落中心呈暗蓝黑色,发金属光泽	-

注：1.+表示液体浑浊；-表示液体澄清或平板无菌落生长。

2.大肠埃希菌、铜绿假单胞菌加菌量分别为86 cfu和78 cfu。

3.—表示没有接种。

结果：采用供试液（1∶10）按《中国药典·四部（2015年版）》第147页耐胆盐革兰阴性菌常规检查方法进行试验，可以检出试验菌——大肠埃希菌和铜绿假单胞菌。方法可行。

4.3 沙门菌检查方法适用性试验

沙门菌检查方法适用性试验结果见表4。

表4 六味锦鸡儿汤散控制菌——沙门菌检查方法适用性试验结果

培养基名称	供试品组	阳性对照	阴性对照	试验组
胰酪大豆胨液体培养基	–	+	–	+
RV 沙门增菌液体培养基	–	+	–	+
木糖赖氨酸脱氧胆酸盐琼脂培养基	—	淡粉色，半透明，中心有黑色	—	淡粉色，半透明，中心有黑色
染色、镜检	—	革兰氏阴性、杆菌	—	革兰氏阴性、杆菌
沙门、志贺菌属琼脂培养基	—	淡红色，半透明	—	淡红色，半透明
TSI斜面	—	斜面黄色、底层黑色，产气	—	斜面黄色、底层黑色，产气

注：1.+表示液体浑浊；–表示液体澄清或平板无菌落生长；—表示没有接种。

2.沙门菌加菌量为88 cfu。

结果：采用《中国药典·四部（2015年版）》第148页沙门菌常规检查方法进行试验，可以检出试验菌——沙门菌。方法可行。

五、计数方法适用性预试验（2）

5.1 试验组

取六味锦鸡儿汤散1∶10供试液，分别加到2个灭菌的三角瓶中，每瓶10 mL，分别加入白色念珠菌、枯草芽孢杆菌0.1 mL菌悬液（含菌数小于10000 cfu），制成每毫升六味锦鸡儿汤散1∶10供试液（含菌数小于100 cfu），取含菌的样品溶液0.2 mL、0.5 mL，置于直径90 mm的无菌平皿中，每个菌液每个取样体积注2个平皿，注入20 mL温度不超过45 ℃熔化的胰酪大豆胨琼脂培养基，混匀，凝固，倒置培养。测定菌数。

5.2 阳性对照

加到样品中的白色念珠菌、枯草芽孢杆菌的菌悬液进行10倍稀释，取稀释后的菌悬液0.2 mL、0.5 mL注皿，加到胰酪大豆胨琼脂培养基中，混匀，凝固，倒置培养。测定阳性对照菌数。

5.3 供试品组

用供试液替代试验组液体0.2 mL、0.5 mL注皿，试验。

5.4 阴性对照

用同批配制、灭菌的胰酪大豆胨液体培养基0.2 mL、0.5 mL替代样品注皿，注入20 mL温度不超过45 ℃熔化的胰酪大豆胨琼脂培养基、沙氏葡萄糖琼脂培养基，混匀，凝固，

倒置培养。测定阴性对照菌数。

预试验（2）结果见表5。

表5　六味锦鸡儿汤散微生物计数方法适用性预试验（2）结果

菌种名称	供试品组	注皿体积/mL	阳性对照	试验组	回收率/%	阴性对照
枯草芽孢杆菌	0	0.2	33	3	9	-
	0	0.5	77	0	0	-
白色念珠菌1	0	0.2	23	16	70	-
	0	0.5	62	25	40	-
白色念珠菌2	0	0.2	24	18	75	-
	0	0.5	64	27	42	-

注：1.-表示液体澄清或平板无菌落生长。

　　2.白色念珠菌1在胰酪大豆胨琼脂培养基上计数；白色念珠菌2在沙氏葡萄糖琼脂培养基上计数。

结果：采用1∶10供试液0.2 mL注皿，白色念珠菌回收率高于50%，枯草芽孢杆菌回收率低于50%。方法不可行。

六、计数方法适用性预试验（3）

6.1　试验组

取六味锦鸡儿汤散1∶10供试液10 mL加到90 mL pH7.0无菌氯化钠-蛋白胨缓冲液中，制成六味锦鸡儿汤散1∶100、1∶1000供试液，各取10 mL加到灭菌的三角瓶中，加入枯草芽孢杆菌0.1 mL菌悬液（含菌数小于1000 cfu），制成每毫升六味锦鸡儿汤散1∶100、1∶1000供试液（含菌数小于100 cfu），取含菌的样品溶液1 mL（含菌数小于100 cfu），置于直径90 mm的无菌平皿中，每个稀释级注2个平皿，注入20 mL温度不超过45 ℃熔化的胰酪大豆胨琼脂培养基，混匀，凝固，倒置培养。测定菌数。

6.2　阳性对照

用菌悬液替代试验样品溶液，进行试验，测定阳性对照菌数。

6.3　供试品组

取六味锦鸡儿汤散1∶100、1∶1000供试液1 mL，置于直径90 mm的无菌平皿中，每个稀释级注2个平皿，注入20 mL温度不超过45 ℃熔化的胰酪大豆胨琼脂培养基，混匀，凝固，倒置培养。测定供试品组菌数。

6.4　阴性对照

用同批配制、灭菌的胰酪大豆胨液体培养基1 mL替代样品，进行阴性对照菌数测定。

预试验（3）结果见表6。

表6　六味锦鸡儿汤散微生物计数方法适用性预试验（3）结果

菌种名称	稀释级	供试品组	阳性对照	试验组	回收率/%	阴性对照
枯草芽孢杆菌	1∶100	0	64	25	39	-
	1∶1000	0	64	47	73	-

注：-表示液体澄清或平板无菌落生长。

结果：采用1∶1000供试液平皿法，枯草芽孢杆菌回收率大于50%。方法可行。

七、六味锦鸡儿汤散微生物限度检查方法适用性建立

7.1 菌悬液制备、菌悬液数量测定

同预试验方法。

7.2 需氧菌总数计数方法适用性试验

7.2.1 试验组

取六味锦鸡儿汤散1∶1000供试液分别加到5个灭菌的三角瓶中，每瓶10 mL，分别加入金黄色葡萄球菌、枯草芽孢杆菌、铜绿假单胞菌、白色念珠菌、黑曲霉0.1 mL菌悬液（含菌数小于1000 cfu），制成每毫升六味锦鸡儿汤散1∶1000供试液（含菌数小于100 cfu），取含菌的样品溶液1 mL（含菌数小于100 cfu），置于直径90 mm的无菌平皿中，每个菌液注2个平皿，注入20 mL温度不超过45 ℃熔化的胰酪大豆胨琼脂培养基，混匀，凝固，倒置培养。测定菌数。

7.2.2 阳性对照

用菌悬液替代试验样品溶液，进行试验，测定阳性对照菌数。

7.2.3 供试品组

取六味锦鸡儿汤散1∶1000供试液1 mL，置于直径90 mm的无菌平皿中，注2个平皿，注入20 mL温度不超过45 ℃熔化的胰酪大豆胨琼脂培养基，混匀，凝固，倒置培养。测定供试品组菌数。

7.2.4 阴性对照

用同批配制、灭菌的胰酪大豆胨液体培养基1 mL替代样品，进行阴性对照菌数测定。

需氧菌总数计数方法适用性试验结果见表7。

7.3 霉菌和酵母菌总数计数方法适用性试验

7.3.1 试验组

取六味锦鸡儿汤散1∶50供试液分别加到2个灭菌的三角瓶中，每瓶10 mL，分别加入白色念珠菌、黑曲霉的0.1 mL菌悬液（含菌数小于1000 cfu），制成每毫升六味锦鸡儿汤散1∶50供试液（含菌数小于100 cfu），取含菌的样品溶液1 mL（含菌数小于100 cfu），置于直径90 mm的无菌平皿中注入20 mL温度不超过45 ℃熔化的沙氏葡萄糖琼脂培养基，混匀，凝固，培养，测定菌数。

7.3.2 阳性对照

稀释后的白色念珠菌、黑曲霉菌悬液加到沙氏葡萄糖琼脂培养基中，混匀，凝固，培养，测定阳性对照菌数。

7.3.3 供试品组

用供试品替代试验组液体注皿，试验。

7.3.4 阴性对照

用同批配制、灭菌的稀释剂1 mL替代样品注皿，注入20 mL温度不超过45 ℃熔化的沙氏葡萄糖琼脂培养基，混匀，凝固，培养，测定阴性对照菌数。

霉菌和酵母菌总数计数方法适用性试验结果见表7。

表7 六味锦鸡儿汤散微生物限度检查方法适用性试验结果

种类	菌种名称	方法（平皿）	供试品组	阳性对照	试验组	回收率/%	阴性对照
需氧菌总数计数	金黄色葡萄球菌	1∶1000	0	64	55	86	–
	枯草芽孢杆菌		0	56	40	71	–
	铜绿假单胞菌		0	79	66	84	–
	白色念珠菌		0	66	55	83	–
	黑曲霉		0	47	39	83	–
霉菌和酵母菌总数计数	白色念珠菌	1∶50	0	64	42	66	
	黑曲霉		0	47	40	85	

注：–表示液体澄清或平板无菌落生长。

八、六味锦鸡儿汤散微生物限度检查方法适用性确认试验

8.1 六味锦鸡儿汤散微生物限度检查方法适用性确认试验

六味锦鸡儿汤散微生物限度检查方法适用性确认试验结果见表8。

表8 六味锦鸡儿汤散微生物限度检查方法适用性确认试验结果

种类	菌种名称	方法（平皿）	供试品组	阳性对照	试验组	回收率/%	阴性对照
需氧菌总数计数	金黄色葡萄球菌	1∶1000	0	77	66	86	–
	枯草芽孢杆菌		0	64	49	77	–
	铜绿假单胞菌		0	79	65	82	–
	白色念珠菌		0	81	59	73	–
	黑曲霉		0	47	41	87	–
霉菌和酵母菌总数计数	白色念珠菌	1∶50	0	83	64	77	
	黑曲霉		0	47	38	81	

注：–表示液体澄清或平板无菌落生长。

六味锦鸡儿汤散微生物限度检查方法适用性确认试验结果：

1.需氧菌总数

六味锦鸡儿汤散1∶1000供试液1 mL注皿进行试验，金黄色葡萄球菌、枯草芽孢杆菌、铜绿假单胞菌、白色念珠菌、黑曲霉回收率均在50%～200%之间，方法可行。

2.霉菌和酵母菌总数

六味锦鸡儿汤散1∶50供试液1 mL注皿进行试验，白色念珠菌、黑曲霉回收率均在50%～200%之间，方法可行。

3.控制菌

大肠埃希菌、耐胆盐革兰阴性菌、沙门菌采用《中国药典·四部（2015年版）》第

147—148页常规检查方法进行试验，可以检出试验菌。方法可行。

8.2 控制菌确认试验

控制菌确认试验结果见表9、10、11（略），检出目标菌。方法可行。

九、六味锦鸡儿汤散微生物限度检出方法

1.需氧菌总数

取六味锦鸡儿汤散10g加到灭菌的三角瓶中，加入pH7.0氯化钠-蛋白胨缓冲液100 mL，溶解、混匀，制成1：10供试液，取六味锦鸡儿汤散1：10供试液10倍稀释成1：100、1：1000溶液；取1：1000溶液1 mL置于直径90 mm的无菌平皿中，注入20 mL温度不超过45 ℃熔化的胰酪大豆胨琼脂培养基，按《中国药典·四部（2015年版）》第144页平皿法进行试验。

2.霉菌和酵母菌总数

取六味锦鸡儿汤散1：50供试液1 mL，置于直径90 mm的无菌平皿中，注入20 mL温度不超过45 ℃熔化的沙氏葡萄糖琼脂培养基，按《中国药典·四部（2015年版）》第144页平皿法进行试验。

3.控制菌

大肠埃希菌、耐胆盐革兰阴性菌和沙门菌按《中国药典·四部（2015年版）》控制菌常规检查方法进行试验。

六味明目丸微生物限度检查方法适用性

【处方】

铁粉（制）132.0 g   小檗皮 132.0 g   葛缕子 132.0 g

诃子 66.5 g   毛诃子 66.5 g   余甘子 66.5 g

制成1000丸

【制法】

以上六味，粉碎成细粉，过筛，混匀，用水泛丸，干燥，即得。

六味明目丸为非灭菌的口服制剂，按照《中国药典·四部（2015年版）》方法进行微生物限度检查方法适用性试验。

一、试验材料

略。

二、菌悬液

略。

三、计数方法适用性预试验（1）

预试验（1）结果见表1。

表1　六味明目丸微生物计数方法适用性预试验（1）结果

种类	菌种名称	供试品组	阳性对照	试验组	回收率/%	阴性对照
需氧菌总数计数	金黄色葡萄球菌	0	64	14	22	–
	铜绿假单胞菌	0	62	45	73	–
	枯草芽孢杆菌	0	53	10	19	–
	白色念珠菌	0	59	50	85	–
	黑曲霉	0	46	34	74	–
霉菌和酵母菌总数计数	白色念珠菌	0	61	48	79	–
	黑曲霉	0	48	32	67	–

注：–表示平板无菌落生长。

结果：计数中金黄色葡萄球菌、枯草芽孢杆菌回收率低于50%。方法不可行。

四、控制菌检查方法适用性试验

4.1 大肠埃希菌检查方法适用性试验

大肠埃希菌检查方法适用性试验结果见表2。

表2 六味明目丸控制菌——大肠埃希菌检查方法适用性试验结果

培养基名称	阳性对照	试验组	阴性对照	供试品组
胰酪大豆胨液体培养基	+	+	–	–
麦康凯液体培养基	+	+	–	–
麦康凯琼脂平板	鲜桃红色,菌落中心呈深桃红色,圆形,扁平,边缘整齐,表面光滑,湿润	鲜桃红色,菌落中心呈深桃红色,圆形,扁平,边缘整齐,表面光滑,湿润	–	–
染色、镜检	革兰氏阴性、杆菌	革兰氏阴性、杆菌	–	–

注:1.+表示液体浑浊;–表示液体澄清或平板无菌落生长。

2.大肠埃希菌加菌量为54 cfu。

结果:采用《中国药典·四部(2015年版)》第148页大肠埃希菌常规检查方法进行试验,可以检出试验菌——大肠埃希菌。方法可行。

4.2 耐胆盐革兰阴性菌检查方法适用性试验

耐胆盐革兰阴性菌检查方法适用性试验结果见表3。

表3 六味明目丸控制菌——耐胆盐革兰阴性菌检查方法适用性试验结果

培养基名称	阴性对照	阳性对照(大肠埃希菌)	阳性对照(铜绿假单胞菌)	供试品组	试验组(大肠埃希菌)	试验组(铜绿假单胞菌)
胰酪大豆胨液体培养基	–	+	+	–	+	+
肠道菌增菌液体培养基	–	+	+	–	+	+
紫红胆盐葡萄糖琼脂培养基	–	紫红色菌落	无色菌落	–	紫红色菌落	无色菌落
溴化十六烷三甲胺琼脂培养基	–	–	浅绿色菌落	–	–	浅绿色菌落
伊红美蓝琼脂培养基	–	菌落中心呈暗蓝黑色,发金属光泽	无色菌落	–	菌落中心呈暗蓝黑色,发金属光泽	无色菌落

注:1.+表示液体浑浊;–表示液体澄清或平板无菌落生长。

2.大肠埃希菌、铜绿假单胞菌加菌量分别为57 cfu和73 cfu。

结果：采用《中国药典·四部（2015年版）》第147页耐胆盐革兰阴性菌常规检查方法进行试验，可以检出试验菌——大肠埃希菌和铜绿假单胞菌。方法可行。

4.3 沙门菌检查方法适用性试验

沙门菌检查方法适用性试验结果见表4。

表4 六味明目丸控制菌——沙门菌检查方法适用性试验结果

培养基名称	供试品组	阳性对照	阴性对照	试验组
胰酪大豆胨液体培养基	-	+	-	+
RV沙门增菌液体培养基	-	+	-	+
木糖赖氨酸脱氧胆酸盐琼脂培养基	-	淡粉色，半透明，中心有黑色	-	淡粉色，半透明，中心有黑色
染色、镜检	—	革兰氏阴性、杆菌	—	革兰氏阴性、杆菌
沙门、志贺菌属琼脂培养基	-	淡红色，半透明	-	淡红色，半透明
TSI斜面	—	斜面黄色、底层黑色，产气	—	斜面黄色、底层黑色，产气

注：1.+表示液体浑浊；-表示液体澄清或平板无菌落生长；—表示没有接种。

2.沙门菌加菌量为57 cfu。

结果：采用《中国药典·四部（2015年版）》第148页沙门菌常规检查方法进行试验，可以检出试验菌——沙门菌。方法可行。

五、计数方法适用性预试验（2）

5.1 试验组

取六味明目丸1∶10供试液，分别加到2个灭菌的三角瓶中，每瓶10 mL，分别加入金黄色葡萄球菌、枯草芽孢杆菌0.1 mL菌悬液（含菌数为500～1000 cfu），制成每毫升六味明目丸1∶10供试液（含菌数小于100 cfu），取含菌的样品溶液0.2 mL、0.5 mL，置于直径90 mm的无菌平皿中，每个菌液每个取样体积注2个平皿，注入20 mL温度不超过45℃熔化的胰酪大豆胨琼脂培养基，混匀，凝固，倒置培养。测定菌数。

5.2 阳性对照

加到样品中的金黄色葡萄球菌、枯草芽孢杆菌的菌悬液进行10倍稀释，取稀释后的菌悬液0.2 mL、0.5 mL注皿，加到胰酪大豆胨琼脂培养基中，混匀，凝固，倒置培养。测定阳性对照菌数。

5.3 供试品组

用供试液替代试验组液体0.2 mL、0.5 mL注皿，试验。

5.4 阴性对照

用同批配制、灭菌的胰酪大豆胨液体培养基0.2 mL、0.5 mL替代样品注皿，注入20 mL温度不超过45℃熔化的胰酪大豆胨琼脂培养基、沙氏葡萄糖琼脂培养基，混匀，凝固，倒置培养。测定阴性对照菌数。

预试验（2）结果见表5。

表5 六味明目丸微生物计数方法适用性预试验（2）结果

菌种名称	供试品组	注皿体积/mL	阳性对照	试验组	回收率/%	阴性对照
金黄色葡萄球菌	0	0.2	36	17	47	–
	0	0.5	83	26	31	–
枯草芽孢杆菌	0	0.2	33	16	48	–
	0	0.5	79	21	27	–

注：–表示平板无菌落生长。

结果：计数中金黄色葡萄球菌、枯草芽孢杆菌回收率低于50%。方法不可行。

六、计数方法适用性预试验（3）

6.1 试验组

六味明目丸1∶10供试液10 mL加到90 mL pH7.0无菌氯化钠–蛋白胨缓冲液中，制成六味明目丸1∶100供试液，分别加到2个灭菌的三角瓶中，每瓶10 mL，分别加入金黄色葡萄球菌、枯草芽孢杆菌0.1 mL菌悬液（含菌数为500～1000 cfu），制成每毫升六味明目丸1∶100供试液（含菌数小于100 cfu），取含菌的样品溶液1 mL（含菌数为50～100 cfu），置于直径90 mm的无菌平皿中，每个菌液注2个平皿，注入20 mL温度不超过45 ℃熔化的胰酪大豆胨琼脂培养基，混匀，凝固，倒置培养。测定菌数。

6.2 阳性对照

用菌悬液替代试验样品溶液，进行试验，测定阳性对照菌数。

6.3 供试品组

取六味明目丸1∶100供试液1 mL，置于直径90 mm的无菌平皿中，注2个平皿，注入20 mL温度不超过45 ℃熔化的胰酪大豆胨琼脂培养基，混匀，凝固，倒置培养。测定供试品组菌数。

6.4 阴性对照

用同批配制、灭菌的胰酪大豆胨液体培养基1 mL替代样品，进行阴性对照菌数测定。

预试验（3）结果见表6。

表6 六味明目丸微生物计数方法适用性预试验（3）结果

菌种名称	供试品组	阳性对照	试验组	回收率/%	阴性对照
金黄色葡萄球菌	0	65	51	78	–
枯草芽孢杆菌	0	78	55	71	–

注：–表示平板无菌落生长。

结果：计数中金黄色葡萄球菌、枯草芽孢杆菌回收率大于50%。方法可行。

七、六味明目丸微生物限度检查方法适用性建立

7.1 菌悬液制备、菌悬液数量测定

同预试验方法。

7.2 需氧菌总数计数方法适用性试验

7.2.1 试验组

取六味明目丸1∶100供试液分别加到5个灭菌的三角瓶中，每瓶10 mL，分别加入金黄色葡萄球菌、枯草芽孢杆菌、铜绿假单胞菌、白色念珠菌、黑曲霉0.1 mL菌悬液（含菌数为500～1000 cfu），制成每毫升六味明目丸1∶100供试液（含菌数小于100 cfu），取含菌的样品溶液1 mL（含菌数为50～100 cfu），置于直径90 mm的无菌平皿中，每个菌液注2个平皿，注入20 mL温度不超过45 ℃熔化的胰酪大豆胨琼脂培养基，混匀，凝固，倒置培养。测定菌数。

7.2.2 阳性对照

用菌悬液替代试验样品溶液，进行试验，测定阳性对照菌数。

7.2.3 供试品组

取六味明目丸1∶100供试液1 mL，置于直径90 mm的无菌平皿中，注2个平皿，注入20 mL温度不超过45 ℃熔化的胰酪大豆胨琼脂培养基，混匀，凝固，倒置培养。测定供试品组菌数。

7.2.4 阴性对照

用同批配制、灭菌的胰酪大豆胨液体培养基1 mL替代样品，进行阴性对照菌数测定。

需氧菌总数计数方法适用性试验结果见表7。

7.3 霉菌和酵母菌总数计数方法适用性试验

7.3.1 试验组

取六味明目丸1∶10供试液分别加到2个灭菌的三角瓶中，每瓶10 mL，分别加入白色念珠菌、黑曲霉的0.1 mL菌悬液（含菌数小于1000 cfu），制成每毫升六味明目丸1∶10供试液（含菌数小于100 cfu），取含菌的样品溶液1 mL（含菌数小于100 cfu），置于直径90 mm的无菌平皿中，每个菌液注2个平皿，注入20 mL温度不超过45 ℃熔化的沙氏葡萄糖琼脂培养基，混匀，凝固，培养，测定菌数。

7.3.2 阳性对照

稀释后的白色念珠菌、黑曲霉菌悬液加到沙氏葡萄糖琼脂培养基中，混匀，凝固，培养，测定阳性对照菌数。

7.3.3 供试品组

用供试品替代试验组液体注皿，试验。

7.3.4 阴性对照

用同批配制、灭菌的稀释剂1 mL替代样品注皿，注入20 mL温度不超过45 ℃熔化的沙氏葡萄糖琼脂培养基，混匀，凝固，培养，测定阴性对照菌数。

霉菌和酵母菌总数计数方法适用性试验结果见表7。

表7　六味明目丸微生物限度检查方法适用性试验结果

种类	菌种名称	方法（平皿）	供试品组	阳性对照	试验组	回收率/%	阴性对照
需氧菌总数计数	金黄色葡萄球菌	1:100	0	57	44	77	–
	枯草芽孢杆菌		0	52	45	87	–
	铜绿假单胞菌		0	77	67	87	–
	白色念珠菌		0	65	54	83	–
	黑曲霉		0	42	36	86	–
霉菌和酵母菌总数计数	白色念珠菌	1:10	0	67	48	72	–
	黑曲霉		0	45	32	71	–

注：–表示平板无菌落生长。

八、六味明目丸微生物限度检查方法适用性确认试验

8.1　六味明目丸微生物限度检查方法适用性确认试验

六味明目丸微生物限度检查方法适用性确认试验结果见表8。

表8　六味明目丸微生物限度检查方法适用性确认试验结果

种类	菌种名称	方法（平皿）	供试品组	阳性对照	试验组	回收率/%	阴性对照
需氧菌总数计数	金黄色葡萄球菌	1:100	0	68	43	63	–
	枯草芽孢杆菌		0	62	49	79	–
	铜绿假单胞菌		0	83	66	80	–
	白色念珠菌		0	77	55	71	–
	黑曲霉		0	46	41	89	–
霉菌和酵母菌总数计数	白色念珠菌	1:10	0	72	64	89	–
	黑曲霉		0	43	39	91	–

注：–表示平板无菌落生长。

六味明目丸微生物限度检查方法适用性确认试验结果：

1.需氧菌总数

六味明目丸1:100供试液1 mL注皿进行试验，金黄色葡萄球菌、枯草芽孢杆菌、铜绿假单胞菌、白色念珠菌、黑曲霉回收率均在50%～200%之间，方法可行。

2.霉菌和酵母菌总数

六味明目丸1:10供试液1 mL注皿进行试验，白色念珠菌、黑曲霉回收率均在50%

～200%之间，方法可行。

3.控制菌

大肠埃希菌、耐胆盐革兰阴性菌、沙门菌采用《中国药典·四部（2015年版）》第147—148页常规检查方法进行试验，可以检出试验菌。方法可行。

8.2　控制菌确认试验

控制菌确认试验结果见表9、10、11（略），检出目标菌。方法可行。

九、六味明目丸微生物限度检查方法

1.需氧菌总数

六味明目丸10 g加到灭菌的三角瓶中，加入pH7.0氯化钠–蛋白胨缓冲液100 mL，溶解、混匀，制成1∶10供试液，取六味明目丸1∶10供试液10倍稀释成1∶100溶液；取1∶100溶液1 mL置于直径90 mm的无菌平皿中，注2个平皿，注入20 mL温度不超过45 ℃熔化的胰酪大豆胨琼脂培养基，按《中国药典·四部（2015年版）》第144页平皿法进行试验。

2.霉菌和酵母菌总数

取1∶10溶液1 mL置于直径90 mm的无菌平皿中，注入20 mL温度不超过45 ℃熔化的沙氏葡萄糖琼脂培养基，按《中国药典·四部（2015年版）》第144页平皿法进行试验。

3.控制菌

大肠埃希菌、耐胆盐革兰阴性菌和沙门菌按《中国药典·四部（2015年版）》控制菌常规检查方法进行试验。

六味木香丸微生物限度检查方法适用性

藏药名：如达周贝日布

标准编号：WS3-BC-0283-95

【处方】

| 木香 200 g | 巴夏嘎 360 g | 余甘子 500 g |
| 豆蔻 80 g | 石榴子 400 g | 荜茇 100 g |

【制法】

以上六味，粉碎成细粉，过筛，混匀，用水泛丸，干燥，即得。

六味木香丸为非无菌的口服制剂，按照《中国药典·四部（2015年版）》方法进行微生物限度检查方法适用性试验。

一、试验材料

略。

二、菌悬液

略。

三、计数方法适用性预试验

预试验（1）结果见表1。

表1　六味木香丸微生物计数方法适用性预试验（1）结果

种类	菌种名称	供试品组	阳性对照	试验组	回收率/%	阴性对照
需氧菌总数计数	金黄色葡萄球菌	0	68	54	79	-
	铜绿假单胞菌	0	77	66	86	-
	枯草芽孢杆菌	0	54	45	83	-
	白色念珠菌	0	77	58	75	-
	黑曲霉	0	42	34	81	-
霉菌和酵母菌总数计数	白色念珠菌	0	79	56	71	-
	黑曲霉	0	43	32	74	-

注：-表示平板无菌落生长。

结果：计数中金黄色葡萄球菌、枯草芽孢杆菌、铜绿假单胞菌、白色念珠菌、黑曲霉回收率位于50%～200%间；方法可行。

四、控制菌检查方法适用性试验

4.1 大肠埃希菌检查方法适用性试验

大肠埃希菌检查方法适用性试验结果见表2。

表2 六味木香丸控制菌——大肠埃希菌检查方法适用性试验结果

培养基名称	阳性对照	试验组	阴性对照	供试品组
胰酪大豆胨液体培养基	+	+	–	–
麦康凯液体培养基	+	+	–	–
麦康凯琼脂平板	鲜桃红色,菌落中心呈深桃红色,圆形,扁平,边缘整齐,表面光滑,湿润	鲜桃红色,菌落中心呈深桃红色,圆形,扁平,边缘整齐,表面光滑,湿润	–	–
染色、镜检	革兰氏阴性、杆菌	革兰氏阴性、杆菌	–	–

注：1.+表示液体浑浊；–表示液体澄清或平板无菌落生长。

2.大肠埃希菌加菌量为82 cfu。

结果：采用《中国药典·四部（2015年版）》第148页大肠埃希菌常规检查方法进行试验，可以检出试验菌——大肠埃希菌。方法可行。

4.2 耐胆盐革兰阴性菌检查方法适用性试验

耐胆盐革兰阴性菌检查方法适用性试验结果见表3。

表3 六味木香丸控制菌——耐胆盐革兰阴性菌检查方法适用性试验结果

培养基名称	阴性对照	阳性对照（大肠埃希菌）	阳性对照（铜绿假单胞菌）	供试品组	试验组（大肠埃希菌）	试验组（铜绿假单胞菌）
胰酪大豆胨液体培养基	–	+	+	–	+	+
肠道菌增菌液体培养基	–	+	+	–	+	+
紫红胆盐葡萄糖琼脂培养基	–	紫红色菌落	无色菌落	–	紫红色菌落	无色菌落
溴化十六烷三甲胺琼脂培养基	–	–	浅绿色菌落	–	–	浅绿色菌落
伊红美蓝琼脂培养基	–	菌落中心呈暗蓝黑色,发金属光泽	无色菌落	–	菌落中心呈暗蓝黑色,发金属光泽	无色菌落

注：1.+表示液体浑浊；–表示液体澄清或平板无菌落生长。

2.大肠埃希菌、铜绿假单胞菌加菌量分别为86 cfu和78 cfu。

结果：采用《中国药典·四部（2015年版）》第147页耐胆盐革兰阴性菌常规检查方法进行试验，可以检出试验菌——大肠埃希菌和铜绿假单胞菌。方法可行。

4.3 沙门菌检查方法适用性试验

沙门菌检查方法适用性试验结果见表4。

表4 六味木香丸控制菌——沙门菌检查方法适用性试验结果

培养基名称	供试品组	阳性对照	阴性对照	试验组
胰酪大豆胨液体培养基	–	+	–	+
RV沙门增菌液体培养基	–	+	–	+
木糖赖氨酸脱氧胆酸盐琼脂培养基	–	淡粉色，半透明，中心有黑色	–	淡粉色，半透明，中心有黑色
染色、镜检	—	革兰氏阴性、杆菌	—	革兰氏阴性、杆菌
沙门、志贺菌属琼脂培养基	—	淡红色，半透明	—	淡红色，半透明
TSI斜面	—	斜面黄色、底层黑色，产气	—	斜面黄色、底层黑色，产气

注：1.+表示液体浑浊；–表示液体澄清或平板无菌落生长；—表示没有接种。

2.沙门菌加菌量为78 cfu。

结果：采用《中国药典·四部（2015年版）》第148页沙门菌常规检查方法进行试验，可以检出试验菌——沙门菌。方法可行。

五、六味木香丸微生物限度检查方法适用性建立

5.1 菌悬液制备、菌悬液数量测定

同预试验方法。

5.2 需氧菌总数计数方法适用性试验

5.2.1 试验组

取六味木香丸1∶10供试液分别加到5个灭菌的三角瓶中，每瓶10 mL，分别加入金黄色葡萄球菌、枯草芽孢杆菌、铜绿假单胞菌、白色念珠菌、黑曲霉0.1 mL菌悬液（含菌数小于1000 cfu），制成每毫升六味木香丸1∶10供试液（含菌数小于100 cfu），取含菌的样品溶液1 mL（含菌数小于100 cfu），置于直径90 mm的无菌平皿中，每个菌液注2个平皿，注入20 mL温度不超过45 ℃熔化的胰酪大豆胨琼脂培养基，混匀，凝固，倒置培养。测定菌数。

5.2.2 阳性对照

用菌悬液替代试验样品溶液，进行试验，测定阳性对照菌数。

5.2.3 供试品组

取六味木香丸1∶10供试液1 mL，置于直径90 mm的无菌平皿中，注2个平皿，注入

20 mL温度不超过45 ℃熔化的胰酪大豆胨琼脂培养基，混匀，凝固，倒置培养。测定供试品组菌数。

5.2.4 阴性对照

用同批配制、灭菌的胰酪大豆胨液体培养基1 mL替代样品，进行阴性对照菌数的测定。

需氧菌总数计数方法适用性试验结果见表5。

5.3 霉菌和酵母菌总数计数方法适用性试验

5.3.1 试验组

取六味木香丸1∶10供试液分别加到2个灭菌的三角瓶中，每瓶10 mL，分别加入白色念珠菌、黑曲霉的0.1 mL菌悬液（含菌数小于1000 cfu），制成每毫升六味木香丸1∶10供试液（含菌数小于100 cfu），取含菌的样品溶液1 mL（含菌数小于100 cfu），置于直径90 mm的无菌平皿中，每个菌液注2个平皿，注入20 mL温度不超过45 ℃熔化的沙氏葡萄糖琼脂培养基，混匀，凝固，培养，测定菌数。

5.3.2 阳性对照

稀释后的白色念珠菌、黑曲霉菌悬液加到沙氏葡萄糖琼脂培养基中，混匀，凝固，培养，测定阳性对照菌数。

5.3.3 供试品组

用供试品替代试验组液体注皿，试验。

5.3.4 阴性对照

用同批配制、灭菌的稀释剂1 mL替代样品注皿，注入20 mL温度不超过45 ℃熔化的沙氏葡萄糖琼脂培养基，混匀，凝固，培养，测定阴性对照菌数。

霉菌和酵母菌总数计数方法适用性试验结果见表5。

表5 六味木香丸微生物限度检查方法适用性试验结果

种类	菌种名称	方法（平皿）	供试品组	阳性对照	试验组	回收率/%	阴性对照
需氧菌总数计数	金黄色葡萄球菌	1∶10	0	66	57	86	–
	枯草芽孢杆菌		0	59	42	71	–
	铜绿假单胞菌		0	78	64	82	–
	白色念珠菌		0	63	49	78	–
	黑曲霉		0	43	36	84	–
霉菌和酵母菌总数计数	白色念珠菌	1∶10	0	66	52	79	–
	黑曲霉		0	44	39	89	–

注：–表示平板无菌落生长。

六、六味木香丸微生物限度检查方法适用性确认试验

6.1 六味木香丸微生物限度检查方法适用性确认试验

六味木香丸微生物限度检查方法适用性确认试验结果见表6。

表6 六味木香丸微生物限度检查方法适用性确认试验结果

种类	菌种名称	方法（平皿）	供试品组	阳性对照	试验组	回收率/%	阴性对照
需氧菌总数计数	金黄色葡萄球菌	1:10	0	83	66	80	-
	枯草芽孢杆菌		0	74	57	77	-
	铜绿假单胞菌		0	69	51	74	-
	白色念珠菌		0	77	58	75	-
	黑曲霉		0	41	33	80	-
霉菌和酵母菌总数计数	白色念珠菌	1:10	0	75	61	81	-
	黑曲霉		0	44	35	80	-

注：-表示平板无菌落生长。

六味木香丸微生物限度检查方法适用性确认试验结果：

1.需氧菌总数

六味木香丸1：10供试液1 mL注皿进行试验，金黄色葡萄球菌、枯草芽孢杆菌、铜绿假单胞菌、白色念珠菌、黑曲霉回收率均在50%～200%之间，方法可行。

2.霉菌和酵母菌总数

六味木香丸1：10供试液1 mL注皿进行试验，白色念珠菌、黑曲霉回收率均在50%～200%之间，方法可行。

3.控制菌

大肠埃希菌、耐胆盐革兰阴性菌、沙门菌采用《中国药典·四部（2015年版）》第147—148页常规检查方法进行试验，可以检出试验菌。方法可行。

6.2 控制菌确认试验

控制菌确认试验结果见表7、8、9（略），检出目标菌。方法可行。

七、六味木香丸微生物限度检查方法

1.需氧菌总数

六味木香丸10 g加到灭菌的三角瓶中，加入pH7.0氯化钠-蛋白胨缓冲液100 mL，溶解、混匀，制成1：10供试液，取1：10溶液1 mL置于直径90 mm的无菌平皿中，注2个平皿，注入20 mL温度不超过45℃熔化的胰酪大豆胨琼脂培养基，按《中国药典·四部（2015年版）》第144页平皿法进行试验。

2.霉菌和酵母菌总数

取1:10溶液1 mL，置于直径90 mm的无菌平皿中，注入20 mL温度不超过45 ℃熔化的沙氏葡萄糖琼脂培养基，按《中国药典·四部（2015年版）》第144页平皿法进行试验。

3.控制菌

大肠埃希菌、耐胆盐革兰阴性菌和沙门菌按《中国药典·四部（2015年版）》控制菌常规检查方法进行试验。

六味能消片微生物限度检查方法适用性

六味能消片为非灭菌的口服制剂，按照《中国药典·四部（2015年版）》方法进行微生物限度检查方法适用性试验。

一、试验材料

略。

二、菌悬液

略。

三、计数方法适用性预试验（1）

预试验（1）结果见表1。

表1　六味能消片微生物计数方法适用性预试验（1）结果

种类	菌种名称	供试品组	阳性对照	试验组	回收率/%	阴性对照
需氧菌总数计数	金黄色葡萄球菌	0	67	6	9	–
	铜绿假单胞菌	0	72	57	79	–
	枯草芽孢杆菌	0	58	0	0	–
	白色念珠菌	0	68	0	0	–
	黑曲霉	0	42	34	81	–
霉菌和酵母菌总数计数	白色念珠菌	0	67	0	0	–
	黑曲霉	0	42	33	79	–

注：–表示平板无菌落生长。

结果：采用1∶10供试液平皿法，金黄色葡萄球菌、枯草芽孢杆菌、白色念珠菌回收率低于50%，铜绿假单胞菌、黑曲霉回收率位于50%～200%间。方法不可行。

四、控制菌检查方法适用性试验

4.1　大肠埃希菌检查方法适用性试验

大肠埃希菌检查方法适用性试验结果见表2。

表2 六味能消片控制菌——大肠埃希菌检查方法适用性试验结果

培养基名称	阳性对照	试验组	阴性对照	供试品组
胰酪大豆胨液体培养基	+	+	–	–
麦康凯液体培养基	+	+	–	–
麦康凯琼脂平板	鲜桃红色,菌落中心呈深桃红色,圆形,扁平,边缘整齐,表面光滑,湿润	鲜桃红色,菌落中心呈深桃红色,圆形,扁平,边缘整齐,表面光滑,湿润	–	–
染色、镜检	革兰氏阴性、杆菌	革兰氏阴性、杆菌	–	–

注：1.+表示液体浑浊；–表示液体澄清或平板无菌落生长。

2.大肠埃希菌加菌量为78 cfu。

结果：采用《中国药典·四部（2015年版）》第148页大肠埃希菌常规检查方法进行试验，可以检出试验菌——大肠埃希菌。方法可行。

4.2 耐胆盐革兰阴性菌检查方法适用性试验

耐胆盐革兰阴性菌检查方法适用性试验结果见表3。

表3 六味能消片控制菌——耐胆盐革兰阴性菌检查方法适用性试验结果

培养基名称	阴性对照	阳性对照（大肠埃希菌）	阳性对照（铜绿假单胞菌）	供试品组	试验组（大肠埃希菌）	试验组（铜绿假单胞菌）
胰酪大豆胨液体培养基	–	+	+	–	+	+
肠道菌增菌液体培养基	–	+	+	–	+	+
紫红胆盐葡萄糖琼脂培养基	–	紫红色菌落	无色菌落	–	紫红色菌落	无色菌落
溴化十六烷三甲胺琼脂培养基	–	–	浅绿色菌落	–	–	浅绿色菌落
伊红美蓝琼脂培养基	–	菌落中心呈暗蓝黑色,发金属光泽	无色菌落	–	菌落中心呈暗蓝黑色,发金属光泽	无色菌落

注：1.+表示液体浑浊；–表示液体澄清或平板无菌落生长。

2.大肠埃希菌、铜绿假单胞菌加菌量分别为86 cfu和78 cfu。

结果：采用《中国药典·四部（2015年版）》第147页耐胆盐革兰阴性菌常规检查方法进行试验，可以检出试验菌——大肠埃希菌和铜绿假单胞菌。方法可行。

4.3 沙门菌检查方法适用性试验

沙门菌检查方法适用性试验结果见表4。

表4 六味能消片控制菌——沙门菌检查方法适用性试验结果

培养基名称	供试品组	阳性对照	阴性对照	试验组
胰酪大豆胨液体培养基	−	+	−	+
RV沙门增菌液体培养基	−	+	−	+
木糖赖氨酸脱氧胆酸盐琼脂培养基	−	淡粉色,半透明,中心有黑色	−	淡粉色,半透明,中心有黑色
染色、镜检	—	革兰氏阴性、杆菌	—	革兰氏阴性、杆菌
沙门、志贺菌属琼脂培养基	—	淡红色,半透明	—	淡红色,半透明
TSI斜面	—	斜面黄色、底层黑色,产气	—	斜面黄色、底层黑色,产气

注:1.+表示液体浑浊;−表示液体澄清或平板无菌落生长;—表示没有接种。

2.沙门菌加菌量为82 cfu。

结果:采用《中国药典·四部(2015年版)》第148页沙门菌常规检查方法进行试验,可以检出试验菌——沙门菌。方法可行。

五、计数方法适用性预试验(2)

5.1 试验组

取六味能消片1:10供试液,分别加到3个灭菌的三角瓶中,每瓶10 mL,分别加入金黄色葡萄球菌、枯草芽孢杆菌、白色念珠菌0.1 mL菌悬液(含菌数为500~1000 cfu),制成每毫升六味能消片1:10供试液(含菌数小于100 cfu),取含菌的样品溶液0.2 mL、0.5 mL,置于直径90 mm的无菌平皿中,每个菌液每个取样体积注2个平皿,注入20 mL温度不超过45 ℃熔化的胰酪大豆胨琼脂培养基,混匀,凝固,倒置培养。测定菌数。

5.2 阳性对照

加到样品中的金黄色葡萄球菌、枯草芽孢杆菌、白色念珠菌的菌悬液进行10倍稀释,取稀释后的菌悬液0.2 mL、0.5 mL注皿,加到胰酪大豆胨琼脂培养基中,混匀,凝固,倒置培养。测定阳性对照菌数。

5.3 供试品组

用供试液替代试验组液体0.2 mL、0.5 mL注皿,试验。

5.4 阴性对照

用同批配制、灭菌的胰酪大豆胨液体培养基0.2 mL、0.5 mL替代样品注皿,注入20 mL温度不超过45 ℃熔化的胰酪大豆胨琼脂培养基、沙氏葡萄糖琼脂培养基,混匀,凝固,倒置培养。测定阴性对照菌数。

预试验（2）结果见表5。

表5　六味能消片微生物计数方法适用性预试验（2）结果

菌种名称	供试品组	注皿体积/mL	阳性对照	试验组	回收率/%	阴性对照
金黄色葡萄球菌	0	0.2	29	23	79	-
	0	0.5	78	32	41	-
枯草芽孢杆菌	0	0.2	31	0	0	-
	0	0.5	81	0	0	-
白色念珠菌1	0	0.2	24	1	4	-
	0	0.5	66	0	0	-
白色念珠菌2	0	0.2	23	2	9	-
	0	0.5	65	0	0	-

注：1.-表示液体澄清或平板无菌落生长。

2.白色念珠菌1在胰酪大豆胨琼脂培养基上计数；白色念珠菌2在沙氏葡萄糖琼脂培养基上计数。

结果：采用1：10供试液0.2 mL注皿，金黄色葡萄球菌的回收率高于50%，白色念珠菌、枯草芽孢杆菌回收率低于50%。方法不可行。

六、计数方法适用性预试验（3）

6.1　试验组

六味能消片1：10供试液10 mL加到90 mL pH7.0无菌氯化钠–蛋白胨缓冲液中，制成六味能消片1：100供试液，分别取10 mL加到灭菌的三角瓶中再加入白色念珠菌、枯草芽孢杆菌0.1 mL菌悬液（含菌数为500～1000 cfu），制成每毫升六味能消片1：100供试液（含菌数小于100 cfu），取含菌的样品溶液1 mL（含菌数为50～100 cfu），置于直径90 mm的无菌平皿中，每个菌液注2个平皿，注入20 mL温度不超过45 ℃熔化的胰酪大豆胨琼脂培养基，混匀，凝固，倒置培养。测定菌数。

6.2　阳性对照

用菌悬液替代试验样品溶液，进行试验，测定阳性对照菌数。

6.3　供试品组

取六味能消片1：100供试液1 mL及0.2 mL，置于直径90 mm的无菌平皿中，各注2个平皿，注入20 mL温度不超过45 ℃熔化的胰酪大豆胨琼脂培养基，混匀，凝固，倒置培养。测定供试品组菌数。

6.4　阴性对照

用同批配制、灭菌的胰酪大豆胨液体培养基1 mL替代样品，进行阴性对照菌数测定。

预试验（3）结果见表6。

表6　六味能消片微生物计数方法适用性预试验（3）结果

菌种名称	注皿体积/mL	供试品组	阳性对照	试验组	回收率/%	阴性对照
白色念珠菌1	1	0	69	33	48	–
	0.2	0	21	15	71	–
白色念珠菌2	1	0	77	23	30	–
	0.2	0	23	18	78	–
枯草芽孢杆菌	1	0	76	0	0	–
	0.2	0	23	1	4	–

注：–表示平板无菌落生长。

结果：采用1：100供试液0.2 mL的平皿法，白色念珠菌回收率高于50%，枯草芽孢杆菌回收率低于50%。方法不可行。

七、计数方法适用性预试验（4）

7.1　试验组

取六味能消片1：10的供试液2 mL，加入pH7.0氯化钠–蛋白胨缓冲液100 mL，混匀，进行薄膜过滤，用pH7.0无菌氯化钠–蛋白胨缓冲液冲洗，每膜100 mL，加入枯草芽孢杆菌0.1 mL菌悬液（含菌数小于1000 cfu），制成每毫升六味能消片1：10的供试液（含菌数小于100 cfu），过滤，取出滤膜，面朝上贴在胰酪大豆胨琼脂培养基上，培养、计数。

7.2　阳性对照

用菌悬液替代试验样品溶液，进行试验，测定阳性对照菌数。

7.3　供试品组

取六味能消片1：10的供试液2 mL加入pH7.0氯化钠–蛋白胨缓冲液100 mL，混匀，进行薄膜过滤，用pH7.0无菌氯化钠–蛋白胨缓冲液冲洗，每膜100 mL，取出滤膜，面朝上贴在胰酪大豆胨琼脂培养基上，培养、计数。

7.4　阴性对照

用同批配制、灭菌的胰酪大豆胨液体培养基1 mL替代样品，薄膜过滤后，取出滤膜，面朝上贴在胰酪大豆胨琼脂培养基上，进行培养、计数。

需氧菌总数计数方法适用性试验预试验（4）结果见表7。

表7　六味能消片微生物计数方法适用性预试验（4）结果

菌种名称	供试品组	阳性对照	试验组	回收率/%	阴性对照
枯草芽孢杆菌	0	65	48	74	–

注：–表示平板无菌落生长。

结果：采用薄膜法，枯草芽孢杆菌回收率大于50%。方法可行。

八、六味能消片微生物限度检查方法适用性建立

8.1 菌悬液制备、菌悬液数量测定

同预试验方法。

8.2 需氧菌总数计数方法适用性试验

8.2.1 试验组

取六味能消片1：10供试液2 mL，加入pH7.0氯化钠-蛋白胨缓冲液100 mL，混匀，制成1：10供试液，分别加到灭菌的三角瓶中，每瓶10 mL，加到pH7.0无菌氯化钠-蛋白胨缓冲液100 mL，进行薄膜过滤，用pH7.0无菌氯化钠-蛋白胨缓冲液冲洗，每膜100 mL，分别加入金黄色葡萄球菌、白色念珠菌、枯草芽孢杆菌、铜绿假单胞菌、黑曲霉0.1 mL菌悬液（含菌数小于1000 cfu），制成每毫升六味能消片1：10供试液（含菌数小于100 cfu），取出滤膜，面朝上贴在胰酪大豆胨琼脂培养基上，培养、计数。

8.2.2 阳性对照

用菌悬液替代试验样品溶液，进行试验，测定阳性对照菌数。

8.2.3 供试品组

取六味能消片1：10供试液2 mL，加入pH7.0氯化钠-蛋白胨缓冲液100 mL，混匀，制成1：10供试液，分别加到灭菌的三角瓶中，每瓶10 mL，加入pH7.0无菌氯化钠-蛋白胨缓冲液100 mL，进行薄膜过滤，用pH7.0无菌氯化钠-蛋白胨缓冲液冲洗，每膜100 mL，取出滤膜，面朝上贴在胰酪大豆胨琼脂培养基上，培养、计数。

8.2.4 阴性对照

用同批配制、灭菌的胰酪大豆胨液体培养基1 mL替代样品，进行阴性对照菌数测定。

需氧菌总数计数方法适用性试验结果见表8。

8.3 霉菌和酵母菌总数计数方法适用性试验

8.3.1 试验组

取六味能消片1：10供试液2 mL加入pH7.0氯化钠-蛋白胨缓冲液100 mL，混匀，制成1：10供试液，分别加到灭菌的三角瓶中，每瓶10 mL，加入pH7.0无菌氯化钠-蛋白胨缓冲液100 mL，进行薄膜过滤，用pH7.0无菌氯化钠-蛋白胨缓冲液冲洗，每膜100 mL，分别加入白色念珠菌、黑曲霉0.1 mL菌悬液（含菌数小于1000 cfu），制成每毫升六味能消片1：10供试液（含菌数小于100 cfu），取出滤膜，面朝上贴在沙氏葡萄糖琼脂培养基上，培养、计数。

8.3.2 阳性对照

稀释后的白色念珠菌、黑曲霉菌悬液加到沙氏葡萄糖琼脂培养基中，混匀，凝固，培养，测定阳性对照菌数。

8.3.3 供试品组

取六味能消片1：10供试液2 mL，加入pH7.0氯化钠-蛋白胨缓冲液100 mL，混匀，制成1：10供试液，分别加到灭菌的三角瓶中，每瓶10 mL，加入pH7.0无菌氯化钠-蛋

白胨缓冲液100 mL，进行薄膜过滤，用pH7.0无菌氯化钠–蛋白胨缓冲液冲洗，每膜100 mL，取出滤膜，面朝上贴在沙氏葡萄糖琼脂培养基上，培养、计数。

8.3.4 阴性对照

用同批配制、灭菌的稀释剂1 mL替代样品注皿，注入20 mL温度不超过45 ℃熔化的沙氏葡萄糖琼脂培养基，混匀，凝固，培养，测定阴性对照菌数。

霉菌和酵母菌总数计数方法适用性试验结果见表8。

表8 六味能消片微生物限度检查方法适用性试验结果

种类	菌种名称	方法	供试品组	阳性对照	试验组	回收率/%	阴性对照
需氧菌总数计数	金黄色葡萄球菌	1∶10薄膜	0	79	66	84	–
	枯草芽孢杆菌		0	68	43	63	–
	铜绿假单胞菌		0	77	59	77	–
	白色念珠菌		0	63	48	76	–
	黑曲霉		0	45	37	82	–
霉菌和酵母菌总数计数	白色念珠菌	1∶10薄膜	0	64	48	75	–
	黑曲霉		0	47	39	83	–

注：–表示平板无菌落生长。

九、六味能消片微生物限度检查方法适用性确认试验

9.1 味能消片微生物限度检查方法适用性确认试验

味能消片微生物限度检查方法适用性确认试验结果见表9。

表9 味能消片微生物限度检查方法适用性确认试验结果

种类	菌种名称	方法	供试品组	阳性对照	试验组	回收率/%	阴性对照
需氧菌总数计数	金黄色葡萄球菌	1∶10薄膜	0	72	58	81	–
	枯草芽孢杆菌		0	58	43	74	–
	铜绿假单胞菌		0	82	72	88	–
	白色念珠菌		0	79	62	78	–
	黑曲霉		0	43	37	86	–
霉菌和酵母菌总数计数	白色念珠菌	1∶10薄膜	0	81	64	79	–
	黑曲霉		0	44	39	89	–

注：–表示平板无菌落生长。

六味能消片微生物限度检查方法适用性确认试验结果：

1.需氧菌总数

六味能消片1∶10供试液2 mL加入pH7.0氯化钠–蛋白胨缓冲液100 mL，混匀，制成1∶10供试液，分别加到灭菌的三角瓶中，每瓶10 mL，加入pH7.0无菌氯化钠–蛋白胨缓冲液100 mL，进行薄膜过滤，用pH7.0无菌氯化钠–蛋白胨缓冲液冲洗，每膜100 mL，

分别加入金黄色葡萄球菌、铜绿假单胞菌、枯草芽孢杆菌、白色念珠菌、黑曲霉0.1 mL菌悬液（含菌数小于1000 cfu），制成每毫升六味能消片1∶10供试液（含菌数小于100 cfu），取出滤膜，面朝上贴在胰酪大豆胨琼脂培养基上，培养、计数。金黄色葡萄球菌、枯草芽孢杆菌、铜绿假单胞菌、白色念珠菌、黑曲霉回收率均在50%～200%之间，方法可行。

2.霉菌和酵母菌总数

六味能消片1∶10供试液2 mL加入pH7.0氯化钠-蛋白胨缓冲液100 mL，混匀，制成1∶10供试液，分别加到灭菌的三角瓶中，每瓶10 mL，加入pH7.0无菌氯化钠-蛋白胨缓冲液100 mL，进行薄膜过滤，用pH7.0无菌氯化钠-蛋白胨缓冲液冲洗，每膜100 mL，分别加入白色念珠菌、黑曲霉0.1 mL菌悬液（含菌数小于1000 cfu），制成每毫升六味能消片1∶10供试液含菌数小于100 cfu，取出滤膜，面朝上贴在沙氏葡萄糖琼脂培养基上，培养、计数。白色念珠菌、黑曲霉回收率均在50%～200%之间，方法可行。

3.控制菌

大肠埃希菌、耐胆盐革兰阴性菌、沙门菌采用《中国药典·四部（2015年版）》第147—148页常规检查方法进行试验，可以检出试验菌。方法可行。

9.2　控制菌确认试验

控制菌确认试验结果见表10、11、12（略），检出目标菌。方法可行。

十、六味能消片微生物限度检查方法

1.需氧菌总数

六味能消片1∶10供试液2 mL加入pH7.0氯化钠-蛋白胨缓冲液100 mL，混匀，制成1∶10供试液，分别加到灭菌的三角瓶中，每瓶10 mL，加入pH7.0无菌氯化钠-蛋白胨缓冲液100 mL，进行薄膜过滤，用pH7.0无菌氯化钠-蛋白胨缓冲液冲洗，每膜100 mL，取出滤膜，面朝上贴在胰酪大豆胨琼脂培养基上，按《中国药典·四部（2015年版）》第144页平皿法进行试验。

2.霉菌和酵母菌总数

六味能消片1∶10供试液2 mL加入pH7.0氯化钠-蛋白胨缓冲液100 mL，混匀，制成1∶10供试液，分别加到灭菌的三角瓶中，每瓶10 mL，加入pH7.0无菌氯化钠-蛋白胨缓冲液100 mL，进行薄膜过滤，用pH7.0无菌氯化钠-蛋白胨缓冲液冲洗，每膜100 mL，取出滤膜，面朝上贴在沙氏葡萄糖琼脂培养基上，按《中国药典·四部（2015年版）》第144页平皿法进行试验。

3.控制菌

大肠埃希菌、耐胆盐革兰阴性菌和沙门菌按《中国药典·四部（2015年版）》控制菌常规检查方法进行试验。

六味能消丸微生物限度检查方法适用性

藏药名：西切周巴日布

标准编号：WS3-BC-0289-95

【处方】

藏木香 35 g   干姜 60 g   诃子 95 g

大黄 120 g   寒水石 150 g   碱花 180 g

【制法】

以上六味粉碎成细粉，过筛，混匀，用水泛丸，干燥即得。

六味能消丸为非灭菌的口服制剂，按照《中国药典·四部（2015年版）》方法进行微生物限度检查方法适用性试验。

一、试验材料

略。

二、菌悬液

略。

三、计数方法适用性预试验（1）

预试验（1）结果见表1。

表1　计数方法适用性预试验（1）结果

种类	菌种名称	供试品组	阳性对照	试验组	回收率/%	阴性对照
需氧菌总数计数	金黄色葡萄球菌	0	76	7	9	–
	铜绿假单胞菌	0	70	62	89	–
	枯草芽孢杆菌	0	53	0	0	–
	白色念珠菌	0	59	18	31	–
	黑曲霉	0	42	37	88	–
霉菌和酵母菌总数计数	白色念珠菌	0	60	17	28	–
	黑曲霉	0	42	34	81	–

注：–表示液体澄清或平板无菌落生长。

结果：计数中白色念珠菌、金黄色葡萄球菌、枯草芽孢杆菌回收率低于50%，铜绿假单胞菌、黑曲霉回收率位于50%～200%间。方法不可行。

四、控制菌检查方法适用性试验

4.1 大肠埃希菌检查方法适用性试验

大肠埃希菌检查方法适用性试验结果见表2。

表2 六味能消丸控制菌——大肠埃希菌检查方法适用性试验结果

培养基名称	阳性对照	试验组	阴性对照	供试品组
胰酪大豆胨液体培养基	+	+	–	–
麦康凯液体培养基	+	+	–	–
麦康凯琼脂平板	鲜桃红色,菌落中心呈深桃红色,圆形,扁平,边缘整齐,表面光滑,湿润	鲜桃红色,菌落中心呈深桃红色,圆形,扁平,边缘整齐,表面光滑,湿润	–	–
染色、镜检	革兰氏阴性、杆菌	革兰氏阴性、杆菌	–	–

注:1.+表示液体浑浊;–表示液体澄清或平板无菌落生长。

2.本次试验加入大肠埃希菌78 cfu。

结果:采用《中国药典·四部(2015年版)》第148页大肠埃希菌常规检查方法进行试验,可以检出试验菌——大肠埃希菌。方法可行。

4.2 耐胆盐革兰阴性菌检查方法适用性试验

耐胆盐革兰阴性菌检查方法适用性试验结果见表3。

表3 六味能消丸控制菌——耐胆盐革兰阴性菌检查方法适用性试验结果

培养基名称	阴性对照	阳性对照（大肠埃希菌）	阳性对照（铜绿假单胞菌）	供试品组	试验组（大肠埃希菌）	试验组（铜绿假单胞菌）
胰酪大豆胨液体培养基	–	+	+	–	+	+
肠道菌增菌液体培养基	–	+	+	–	+	+
紫红胆盐葡萄糖琼脂培养基	–	紫红色菌落	无色菌落	–	紫红色菌落	无色菌落
溴化十六烷三甲胺琼脂培养基	—	–	浅绿色菌落	—	–	浅绿色菌落
伊红美蓝琼脂培养基	—	菌落中心呈暗蓝黑色,发金属光泽	—	—	菌落中心呈暗蓝黑色,发金属光泽	—

注:1.+表示液体浑浊;–表示液体澄清或平板无菌落生长。

2.大肠埃希菌、铜绿假单胞菌加菌量分别为86 cfu和78 cfu。

3.—表示没有接种。

结果：采用《中国药典·四部（2015年版）》第147页耐胆盐革兰阴性菌常规检查方法进行试验，可以检出试验菌——大肠埃希菌和铜绿假单胞菌。方法可行。

4.3　沙门菌检查方法适用性试验

沙门菌检查方法适用性试验结果见表4。

表4　六味能消丸控制菌——沙门菌检查方法适用性试验结果

培养基名称	供试品组	阳性对照	阴性对照	试验组
胰酪大豆胨液体培养基	−	＋	−	＋
RV沙门增菌液体培养基	−	＋	−	＋
木糖赖氨酸脱氧胆酸盐琼脂培养基		淡粉色,半透明,中心有黑色		淡粉色,半透明,中心有黑色
染色、镜检	——	革兰氏阴性、杆菌	——	革兰氏阴性、杆菌
沙门、志贺菌属琼脂培养基	——	淡红色,半透明	——	淡红色,半透明
TSI斜面	——	斜面黄色、底层黑色,产气	——	斜面黄色、底层黑色,产气

注：1.＋表示液体浑浊；−表示液体澄清或平板无菌落生长；——表示没有接种。

2.沙门菌加菌量为82 cfu。

结果：采用《中国药典·四部（2015年版）》第148页沙门菌常规检查方法进行试验，可以检出试验菌——沙门菌。方法可行。

五、计数方法适用性预试验（2）

5.1　试验组

取六味能消丸1∶10供试液，分别加到3个灭菌的三角瓶中，每瓶10 mL，分别加入白色念珠菌、金黄色葡萄球菌、枯草芽孢杆菌0.1 mL菌悬液（含菌数小于1000 cfu），制成每毫升六味能消丸1∶10供试液（含菌数小于100 cfu），取含菌的样品溶液0.2 mL、0.5 mL，置于直径90 mm的无菌平皿中，每个菌液每个取样体积注2个平皿，注入20 mL温度不超过45 ℃熔化的胰酪大豆胨琼脂培养基，混匀，凝固，倒置培养。测定菌数。

5.2　阳性对照

加到样品中的金黄色葡萄球菌、枯草芽孢杆菌的菌悬液进行10倍稀释，取稀释后的菌悬液0.2 mL、0.5 mL注皿，加到胰酪大豆胨琼脂培养基中，混匀，凝固，倒置培养。测定阳性对照菌数。

5.3　供试品组

用供试液替代试验组液体0.2 mL、0.5 mL注皿，试验。

5.4　阴性对照

用同批配制、灭菌的胰酪大豆胨液体培养基0.2 mL、0.5 mL替代样品注皿，注入20 mL温度不超过45 ℃熔化的胰酪大豆胨琼脂培养基、沙氏葡萄糖琼脂培养基，混匀，凝固，

倒置培养。测定阴性对照菌数。

预试验（2）结果见表5。

表5　六味能消丸微生物计数方法适用性预试验（2）结果

菌种名称	供试品组	注皿体积/mL	阳性对照	试验组	回收率/%	阴性对照
金黄色葡萄球菌	0	0.2	28	21	75	–
	0	0.5	80	23	29	–
枯草芽孢杆菌	0	0.2	21	8	38	–
	0	0.5	77	4	5	–
白色念珠菌1	0	0.2	28	19	68	–
	0	0.5	82	14	17	–
白色念珠菌2	0	0.2	28	18	64	–
	0	0.5	69	16	23	–

注：1.–表示液体澄清或平板无菌落生长。

2.白色念珠菌1在胰酪大豆胨琼脂培养基上计数；白色念珠菌2在沙氏葡萄糖琼脂培养基上计数。

结果：计数中枯草芽孢杆菌回收率低于50%，白色念珠菌、金黄色葡萄球菌0.2 mL注皿的回收率高于50%。方法不可行。

六、计数方法适用性预试验（3）

6.1　试验组

六味能消丸1∶10供试液10 mL加到90 mL pH7.0无菌氯化钠-蛋白胨缓冲液中，制成六味能消丸1∶100供试液，取六味能消丸1∶100供试液10 mL加到灭菌的三角瓶中，加入枯草芽孢杆菌0.1 mL菌悬液（含菌数小于1000 cfu），制成每毫升六味能消丸1∶100供试液（含菌数小于100 cfu），取含菌的样品溶液1 mL（含菌数小于100 cfu），置于直径90 mm的无菌平皿中，注2个平皿，注入20 mL温度不超过45 ℃熔化的胰酪大豆胨琼脂培养基，混匀，凝固，倒置培养。测定菌数。

6.2　阳性对照

用菌悬液替代试验样品溶液，进行试验，测定阳性对照菌数。

6.3　供试品组

取六味能消丸1∶100供试液1 mL，置于直径90 mm的无菌平皿中，注2个平皿，注入20 mL温度不超过45 ℃熔化的胰酪大豆胨琼脂培养基，混匀，凝固，倒置培养。测定供试品组菌数。

6.4　阴性对照

用同批配制、灭菌的胰酪大豆胨液体培养基1 mL替代样品，进行阴性对照菌数

测定。

预试验（3）结果见表6。

表6　六味能消丸微生物计数方法适用性预试验（3）结果

菌种名称	供试品组	阳性对照	试验组	回收率/%	阴性对照
枯草芽孢杆菌	0	83	59	71	-

注：-表示液体澄清或平板无菌落生长。

结果：计数中枯草芽孢杆菌回收率大于50%。方法可行。

七、六味能消丸微生物限度检查方法适用性建立

7.1　菌悬液制备、菌悬液数量测定

同预试验方法。

7.2　需氧菌总数计数方法适用性试验

7.2.1　试验组

取六味能消丸1:100供试液分别加到5个灭菌的三角瓶中，每瓶10 mL，分别加入金黄色葡萄球菌、枯草芽孢杆菌、铜绿假单胞菌、白色念珠菌、黑曲霉0.1 mL菌悬液（含菌数小于1000 cfu），制成每毫升六味能消丸1:100供试液（含菌数小于100 cfu），取含菌的样品溶液1 mL（含菌数小于100 cfu），置于直径90 mm的无菌平皿中，每个菌液注2个平皿，注入20 mL温度不超过45 ℃熔化的胰酪大豆胨琼脂培养基，混匀，凝固，倒置培养。测定菌数。

7.2.2　阳性对照

用菌悬液替代试验样品溶液，进行试验，测定阳性对照菌数。

7.2.3　供试品组

取六味能消丸1:100供试液1 mL，置于直径90 mm的无菌平皿中，注2个平皿，注入20 mL温度不超过45 ℃熔化的胰酪大豆胨琼脂培养基，混匀，凝固，倒置培养。测定供试品组菌数。

7.2.4　阴性对照

用同批配制、灭菌的胰酪大豆胨液体培养基1 mL替代样品，进行阴性对照菌数测定。

需氧菌总数计数方法适用性试验结果见表7。

7.3　霉菌和酵母菌总数计数方法适用性试验

7.3.1　试验组

取六味能消丸1:50供试液分别加到2个灭菌的三角瓶中，每瓶10 mL，分别加入白色念珠菌、黑曲霉的0.1 mL菌悬液（含菌数小于1000 cfu），制成每毫升六味能消丸1:50供试液（含菌数小于100 cfu），取含菌的样品溶液1 mL（含菌数小于100 cfu），置于直径90 mm的无菌平皿中，注入20 mL温度不超过45 ℃熔化的沙氏葡萄糖琼脂培养基，混匀，凝固，培养，测定菌数。

7.3.2 阳性对照

稀释后的白色念珠菌、黑曲霉菌悬液加到沙氏葡萄糖琼脂培养基中，混匀，凝固，培养，测定阳性对照菌数。

7.3.3 供试品组

用供试品替代试验组液体注皿，试验。

7.3.4 阴性对照

用同批配制、灭菌的稀释剂 1 mL 替代样品注皿，注入 20 mL 温度不超过 45 ℃熔化的沙氏葡萄糖琼脂培养基，混匀，凝固，培养，测定阴性对照菌数。

霉菌和酵母菌总数计数方法适用性试验结果见表7。

表7 六味能消丸微生物限度检查方法适用性试验结果

种类	菌种名称	方法（平皿）	供试品组	阳性对照	试验组	回收率/%	阴性对照
需氧菌总数计数	金黄色葡萄球菌	1:100	0	62	55	89	–
	枯草芽孢杆菌		0	78	68	87	–
	铜绿假单胞菌		0	74	62	84	–
	白色念珠菌		0	82	59	72	–
	黑曲霉		0	46	39	85	–
霉菌和酵母菌总数计数	白色念珠菌	1:50	0	80	68	85	–
	黑曲霉		0	45	41	91	–

注：–表示液体澄清或平板无菌落生长。

八、六味能消丸微生物限度检查方法适用性确认试验

8.1 六味能消丸微生物限度检查方法适用性确认试验

六味能消丸微生物限度检查方法适用性确认试验结果见表8。

表8 六味能消丸微生物限度检查方法适用性确认试验结果

种类	菌种名称	方法（平皿）	供试品组	阳性对照	试验组	回收率/%	阴性对照
需氧菌总数计数	金黄色葡萄球菌	1:100	0	85	79	93	–
	枯草芽孢杆菌		0	57	44	77	–
	铜绿假单胞菌		0	76	66	87	–
	白色念珠菌		0	55	44	80	–
	黑曲霉		0	41	41	100	–
霉菌和酵母菌总数计数	白色念珠菌	1:50	0	57	48	84	–
	黑曲霉		0	41	37	90	–

注：–表示液体澄清或平板无菌落生长。

六味能消丸微生物限度检查方法适用性确认试验结果：

1.需氧菌总数

六味能消丸1：100供试液1 mL注皿进行试验，金黄色葡萄球菌、枯草芽孢杆菌、铜绿假单胞菌、白色念珠菌、黑曲霉回收率均在50%～200%之间，方法可行。

2.霉菌和酵母菌总数

六味能消丸1：50供试液1 mL注皿进行试验，白色念珠菌、黑曲霉回收率均在50%～200%之间，方法可行。

3.控制菌

大肠埃希菌、耐胆盐革兰阴性菌、沙门菌采用《中国药典·四部（2015年版）》第147—148页控制菌常规检查方法进行试验，可以检出试验菌。方法可行。

8.2　控制菌确认试验

控制菌确认试验结果见表9、10、11（略），检出目标菌。方法可行。

九、六味能消丸微生物限度检查方法

1.需氧菌总数

六味能消丸10 g加到灭菌的三角瓶中，加入pH7.0氯化钠-蛋白胨缓冲液100 mL，溶解、混匀，制成1：10供试液，取六味能消丸1：10供试液10倍稀释成1：100溶液；取1：100溶液1 mL置于直径90 mm的无菌平皿中，注2个平皿，注入20 mL温度不超过45 ℃熔化的胰酪大豆胨琼脂培养基，按《中国药典·四部（2015年版）》第144页平皿法进行试验。

2.霉菌和酵母菌总数

取六味能消丸1：50供试液1 mL，置于直径90 mm的无菌平皿中，注2个平皿，注入20 mL温度不超过45 ℃熔化的沙氏葡萄糖琼脂培养基，按《中国药典·四部（2015年版）》第144页平皿法进行试验。

3.控制菌

大肠埃希菌、耐胆盐革兰阴性菌和沙门菌按《中国药典·四部（2015年版）》控制菌常规检查方法进行试验。

娘肖登巴丸微生物限度检查方法适用性

娘肖登巴丸为非灭菌的口服制剂，按照《中国药典·四部（2015年版）》方法进行微生物限度检查方法适用性试验。

一、试验材料

略。

二、菌悬液

略。

三、计数方法适用性预试验（1）

预试验（1）结果见表1。

表1　娘肖登巴丸微生物计数方法适用性预试验（1）结果

种类	菌种名称	供试品组	阳性对照	试验组	回收率/%	阴性对照
需氧菌 总数计数	金黄色葡萄球菌	0	77	17	22	–
	铜绿假单胞菌	0	52	48	92	–
	枯草芽孢杆菌	0	51	10	20	–
	白色念珠菌	0	74	56	76	–
	黑曲霉	0	48	34	71	–
霉菌和酵母菌 总数计数	白色念珠菌	0	74	55	74	–
	黑曲霉	0	48	32	67	–

注：–表示平板无菌落生长。

结果：计数中金黄色葡萄球菌、枯草芽孢杆菌回收率低于50%，铜绿假单胞菌、白色念珠菌、黑曲霉回收率位于50%～200%间；方法不可行。

四、控制菌检查方法适用性试验

4.1　大肠埃希菌检查方法适用性试验

大肠埃希菌检查方法适用性试验结果见表2。

表2　娘肖登巴丸控制菌——大肠埃希菌检查方法适用性试验结果

培养基名称	阳性对照	试验组	阴性对照	供试品组
胰酪大豆胨液体培养基	＋	＋	－	－
麦康凯液体培养基	＋	＋	－	－
麦康凯琼脂平板	鲜桃红色,菌落中心呈深桃红色,圆形,扁平,边缘整齐,表面光滑,湿润	鲜桃红色,菌落中心呈深桃红色,圆形,扁平,边缘整齐,表面光滑,湿润	－	－
染色、镜检	革兰氏阴性、杆菌	革兰氏阴性、杆菌	－	－

注：1.＋表示液体浑浊；－表示液体澄清或平板无菌落生长。

2.大肠埃希菌加菌量为54 cfu。

结果：采用《中国药典·四部（2015年版）》第148页大肠埃希菌常规检查方法进行试验，可以检出试验菌——大肠埃希菌。方法可行。

4.2　耐胆盐革兰阴性菌检查方法适用性试验

耐胆盐革兰阴性菌检查方法适用性试验结果见表3。

表3　娘肖登巴丸控制菌——耐胆盐革兰阴性菌检查方法适用性试验结果

培养基名称	阴性对照	阳性对照(大肠埃希菌)	阳性对照(铜绿假单胞菌)	供试品组	试验组(大肠埃希菌)	试验组(铜绿假单胞菌)
胰酪大豆胨液体培养基	－	＋	＋	－	＋	＋
肠道菌增菌液体培养基	－	＋	＋	－	＋	＋
紫红胆盐葡萄糖琼脂培养基	－	紫红色菌落	无色菌落	－	紫红色菌落	无色菌落
溴化十六烷三甲胺琼脂培养基	－		浅绿色菌落	－		浅绿色菌落
伊红美蓝琼脂培养基	－	菌落中心呈暗蓝黑色,发金属光泽	无色菌落	－	菌落中心呈暗蓝黑色,发金属光泽	无色菌落

注：1.＋表示液体浑浊；－表示液体澄清或平板无菌落生长。

2.大肠埃希菌、铜绿假单胞菌加菌量分别为57 cfu和73 cfu。

结果：采用《中国药典·四部（2015年版）》第147页耐胆盐革兰阴性菌常规检查方法进行试验，可以检出试验菌——大肠埃希菌和铜绿假单胞菌。方法可行。

4.3　沙门菌检查方法适用性试验

沙门菌检查方法适用性试验结果见表4。

表4　娘肖登巴丸控制菌——沙门菌检查方法适用性试验结果

培养基名称	供试品组	阳性对照	阴性对照	试验组
胰酪大豆胨液体培养基	-	+	-	+
RV沙门增菌液体培养基	-	+	-	+
木糖赖氨酸脱氧胆酸盐琼脂培养基	—	淡粉色,半透明,中心有黑色	—	淡粉色,半透明,中心有黑色
染色、镜检	—	革兰氏阴性、杆菌	—	革兰氏阴性、杆菌
沙门、志贺菌属琼脂培养基	—	淡红色,半透明	—	淡红色,半透明
TSI斜面	—	斜面黄色、底层黑色,产气	—	斜面黄色、底层黑色,产气

注：1. +表示液体浑浊；–表示液体澄清或平板无菌落生长；—表示没有接种。

2. 沙门菌加菌量为57 cfu。

结果：采用《中国药典·四部（2015年版）》第148页沙门菌常规检查方法进行试验，可以检出试验菌——沙门菌。方法可行。

五、计数方法适用性预试验（2）

5.1　试验组

取娘肖登巴丸1∶10供试液，分别加到2个灭菌的三角瓶中，每瓶10 mL，分别加入金黄色葡萄球菌、枯草芽孢杆菌0.1 mL菌悬液（含菌数为500～1000 cfu），制成每毫升娘肖登巴丸1∶10供试液（含菌数小于100 cfu），取含菌的样品溶液0.2 mL、0.5 mL，置于直径90 mm的无菌平皿中，每个菌液每个取样体积注2个平皿，注入20 mL温度不超过45 ℃熔化的胰酪大豆胨琼脂培养基，混匀，凝固，倒置培养。测定菌数。

5.2　阳性对照

加到样品中的金黄色葡萄球菌、枯草芽孢杆菌的菌悬液进行10倍稀释，取稀释后的菌悬液0.2 mL、0.5 mL注皿，加到胰酪大豆胨琼脂培养基中，混匀，凝固，倒置培养。测定阳性对照菌数。

5.3　供试品组

用供试液替代试验组液体注皿，试验。

5.4　阴性对照

用同批配制、灭菌的胰酪大豆胨液体培养基0.2 mL、0.5 mL替代样品注皿，注入20 mL温度不超过45 ℃熔化的胰酪大豆胨琼脂培养基、沙氏葡萄糖琼脂培养基，混匀，凝固，倒置培养。测定阴性对照菌数。

预试验（2）结果见表5。

表5　娘肖登巴丸微生物计数方法适用性预试验（2）结果

菌种名称	供试品组	注皿体积/mL	阳性对照	试验组	回收率/%	阴性对照
金黄色葡萄球菌	0	0.2	37	16	43	–
	0	0.5	78	31	40	–
枯草芽孢杆菌	0	0.2	33	15	45	–
	0	0.5	74	22	30	–

注：–表示平板无菌落生长。

结果：计数中金黄色葡萄球菌、枯草芽孢杆菌回收率低于50%。方法不可行。

六、计数方法适用性预试验（3）

6.1　试验组

娘肖登巴丸1：10供试液10 mL加到90 mL pH7.0无菌氯化钠-蛋白胨缓冲液中，制成娘肖登巴丸1：100供试液，分别加到2个灭菌的三角瓶中，每瓶10 mL，分别加入金黄色葡萄球菌、枯草芽孢杆菌0.1 mL菌悬液（含菌数为500～1000 cfu），制成每毫升娘肖登巴丸1：100供试液（含菌数小于100 cfu），取含菌的样品溶液1 mL（含菌数为50～100 cfu），置于直径90 mm的无菌平皿中，每个菌液注2个平皿，注入20 mL温度不超过45 ℃熔化的胰酪大豆胨琼脂培养基，混匀，凝固，倒置培养。测定菌数。

6.2　阳性对照

用菌悬液替代试验样品溶液，进行试验，测定阳性对照菌数。

6.3　供试品组

取娘肖登巴丸1：100供试液1 mL，置于直径90 mm的无菌平皿中，注2个平皿，注入20 mL温度不超过45 ℃熔化的胰酪大豆胨琼脂培养基，混匀，凝固，倒置培养。测定供试品组菌数。

6.4　阴性对照

用同批配制、灭菌的胰酪大豆胨液体培养基1 mL替代样品，进行阴性对照菌数测定。

预试验（3）结果见表6。

表6　娘肖登巴丸微生物计数方法适用性预试验（3）结果

菌种名称	供试品组	阳性对照	试验组	回收率/%	阴性对照
金黄色葡萄球菌	0	66	47	71	–
枯草芽孢杆菌	0	71	53	75	–

注：–表示平板无菌落生长。

结果：计数中金黄色葡萄球菌、枯草芽孢杆菌回收率大于50%。方法可行。

七、娘肖登巴丸微生物限度检查方法适用性建立

7.1 菌悬液制备、菌悬液数量测定
同预试验方法。

7.2 需氧菌总数计数方法适用性试验

7.2.1 试验组
取娘肖登巴丸 1∶100 供试液分别加到 5 个灭菌的三角瓶中，每瓶 10 mL，分别加入金黄色葡萄球菌、枯草芽孢杆菌、铜绿假单胞菌、白色念珠菌、黑曲霉 0.1 mL 菌悬液（含菌数为 500～1000 cfu），制成每毫升娘肖登巴丸 1∶100 供试液（含菌数小于 100 cfu），取含菌的样品溶液 1 mL（含菌数为 50～100 cfu），置于直径 90 mm 的无菌平皿中，每个菌液注 2 个平皿，注入 20 mL 温度不超过 45 ℃熔化的胰酪大豆胨琼脂培养基，混匀，凝固，倒置培养。测定菌数。

7.2.2 阳性对照
用菌悬液替代试验样品溶液，进行试验，测定阳性对照菌数。

7.2.3 供试品组
取娘肖登巴丸 1∶100 供试液 1 mL，置于直径 90 mm 的无菌平皿中，注 2 个平皿，注入 20 mL 温度不超过 45 ℃熔化的胰酪大豆胨琼脂培养基，混匀，凝固，倒置培养。测定供试品组菌数。

7.2.4 阴性对照
用同批配制、灭菌的胰酪大豆胨液体培养基 1 mL 替代样品，进行阴性对照菌数测定。

需氧菌总数计数方法适用性试验结果见表7。

7.3 霉菌和酵母菌总数计数方法适用性试验

7.3.1 试验组
取娘肖登巴丸 1∶10 供试液分别加到 2 个灭菌的三角瓶中，每瓶 10 mL，分别加入白色念珠菌、黑曲霉的 0.1 mL 菌悬液（含菌数小于 1000 cfu），制成每毫升娘肖登巴丸 1∶10 供试液（含菌数小于 100 cfu），取含菌的样品溶液 1 mL（含菌数小于 100 cfu），置于直径 90 mm 的无菌平皿中，每个菌液注 2 个平皿，注入 20 mL 温度不超过 45 ℃熔化的沙氏葡萄糖琼脂培养基，混匀，凝固，培养，测定菌数。

7.3.2 阳性对照
稀释后的白色念珠菌、黑曲霉菌悬液加到沙氏葡萄糖琼脂培养基中，混匀，凝固，培养，测定阳性对照菌数。

7.3.3 供试品组
用供试品替代试验组液体注皿，试验。

7.3.4 阴性对照
用同批配制、灭菌的稀释剂 1 mL 替代样品注皿，注入 20 mL 温度不超过 45 ℃熔化的沙氏葡萄糖琼脂培养基，混匀，凝固，培养，测定阴性对照菌数。

霉菌和酵母菌总数计数方法适用性试验结果见表7。

表7　娘肖登巴丸微生物限度检查方法适用性试验结果

种类	菌种名称	方法（平皿）	供试品组	阳性对照	试验组	回收率/%	阴性对照
需氧菌总数计数	金黄色葡萄球菌	1:100	0	62	49	79	–
	枯草芽孢杆菌		0	44	36	82	–
	铜绿假单胞菌		0	58	48	83	–
	白色念珠菌		0	61	51	84	–
	黑曲霉		0	37	30	81	–
霉菌和酵母菌总数计数	白色念珠菌	1:10	0	60	44	73	–
	黑曲霉		0	38	32	84	–

注：–表示平板无菌落生长。

八、娘肖登巴丸微生物限度检查方法适用性确认试验

8.1　娘肖登巴丸微生物限度检查方法适用性确认试验

娘肖登巴丸微生物限度检查方法适用性确认试验结果见表8。

表8　娘肖登巴丸微生物限度检查方法适用性确认试验结果

种类	菌种名称	方法（平皿）	供试品组	阳性对照	试验组	回收率/%	阴性对照
需氧菌总数计数	金黄色葡萄球菌	1:100	0	68	55	81	–
	枯草芽孢杆菌		0	73	68	93	–
	铜绿假单胞菌		0	69	58	84	–
	白色念珠菌		0	77	61	79	–
	黑曲霉		0	42	40	95	–
霉菌和酵母菌总数计数	白色念珠菌	1:10	0	75	58	77	–
	黑曲霉		0	42	36	86	–

注：–表示平板无菌落生长。

娘肖登巴丸微生物限度检查方法适用性确认试验结果：

1.需氧菌总数

娘肖登巴丸1：100供试液1 mL注皿进行试验，金黄色葡萄球菌、枯草芽孢杆菌、铜绿假单胞菌、白色念珠菌、黑曲霉回收率均在50%～200%之间，方法可行。

2.霉菌和酵母菌总数

娘肖登巴丸1：10供试液1 mL注皿进行试验，白色念珠菌、黑曲霉回收率均在50%～200%之间，方法可行。

3.控制菌

大肠埃希菌、耐胆盐革兰阴性菌、沙门菌采用《中国药典·四部（2015年版）》第147—148页常规检查方法进行试验，可以检出试验菌。方法可行。

8.2　控制菌确认试验

控制菌确认试验结果见表9、10、11（略），检出目标菌。方法可行。

九、娘肖登巴丸微生物限度检查方法

1.需氧菌总数

娘肖登巴丸10 g加到灭菌的三角瓶中，加入pH7.0氯化钠–蛋白胨缓冲液100 mL，溶解、混匀，制成1∶10供试液，取娘肖登巴丸1∶10供试液10倍稀释成1∶100溶液；取1∶100溶液1 mL置于直径90 mm的无菌平皿中，注2个平皿，注入20 mL温度不超过45 ℃熔化的胰酪大豆胨琼脂培养基，按《中国药典·四部（2015年版）》第144页平皿法进行试验。

2.霉菌和酵母菌总数

取1∶10溶液1 mL置于直径90 mm的无菌平皿中，注2个平皿，注入20 mL温度不超过45 ℃熔化的沙氏葡萄糖琼脂培养基，按《中国药典·四部（2015年版）》第144页平皿法进行试验。

3.控制菌

大肠埃希菌、耐胆盐革兰阴性菌和沙门菌按《中国药典·四部（2015年版）》控制菌常规检查方法进行试验。

破格救心颗粒微生物限度检查方法适用性

破格救心颗粒为非灭菌的口服制剂，按照《中国药典·四部（2015年版）》方法进行微生物限度检查方法适用性试验。

一、试验材料

略。

二、菌悬液

略。

三、预试验（1）

预试验（1）结果见表1。

表1　计数方法适用性预试验（1）结果

种类	菌种名称	供试品组	阳性对照	试验组	回收率/%	阴性对照
需氧菌总数计数	金黄色葡萄球菌	0	58	6	10	-
	铜绿假单胞菌	0	77	57	74	-
	枯草芽孢杆菌	0	62	3	5	-
	白色念珠菌	0	83	9	11	-
	黑曲霉	0	43	35	81	-
霉菌和酵母菌总数计数	白色念珠菌	0	85	10	12	-
	黑曲霉	0	43	37	86	-

注：-表示平板无菌落生长。

结果：计数中铜绿假单胞菌和黑曲霉回收率位于50%～200%间，枯草芽孢杆菌、金黄色葡萄球菌、白色念珠菌回收率低于50%。方法不可行。

四、大肠埃希菌检查方法适用性试验

大肠埃希菌检查方法适用性试验结果见表2。

表2 破格救心颗粒控制菌——大肠埃希菌检查方法适用性试验结果

培养基名称	阳性对照	试验组	供试品组	阴性对照
胰酪大豆胨液体培养基	+	+	−	−
麦康凯液体培养基	+	⏉		−
麦康凯琼脂平板	鲜桃红色,菌落中心呈深桃红色,圆形,扁平,边缘整齐,表面光滑,湿润	鲜桃红色,菌落中心呈深桃红色,圆形,扁平,边缘整齐,表面光滑,湿润	−	−
染色、镜检	革兰氏阴性、杆菌	革兰氏阴性、杆菌		−

注:1.+表示液体浑浊;−表示液体澄清或平板无菌落生长。

2.大肠埃希菌加菌量为78 cfu。

结果:采用《中国药典·四部(2015年版)》第148页大肠埃希菌检查常规检查方法进行试验,可以检出试验菌——大肠埃希菌。方法可行。

五、预试验(2)

5.1 试验组

取破格救心颗粒1:10供试液10 mL加到灭菌的三角瓶中,加入枯草芽孢杆菌、金黄色葡萄球菌、白色念珠菌的0.1 mL菌悬液(含菌数为500~1000 cfu),制成每毫升破格救心颗粒1:10供试液(含菌数小于100 cfu),取含菌的样品溶液0.2 mL、0.5 mL,置于直径90 mm的无菌平皿中,每个菌液每个取样体积注2个平皿,注入20 mL温度不超过45 ℃熔化的胰酪大豆胨琼脂培养基、沙氏葡萄糖琼脂培养基,混匀,凝固,倒置培养。测定菌数。

5.2 阳性对照

加到样品中的枯草芽孢杆菌、金黄色葡萄球菌、白色念珠菌进行10倍稀释,取稀释后的菌悬液0.2 mL、0.5 mL注皿,加胰酪大豆胨琼脂培养基、沙氏葡萄糖琼脂培养基,混匀,凝固,倒置培养。测定阳性对照菌数。

5.3 供试品组

用供试品替代试验组液体注皿,试验。

5.4 阴性对照

用同批配制、灭菌的100 mL胰酪大豆胨液体培养基,按《中国药典·四部(2015年版)》进行试验。

预试验(2)结果见表3。

表3　计数方法适用性预试验（2）结果

菌种名称	供试品组	注皿体积/mL	阳性对照	试验组	回收率/%	阴性对照
金黄色葡萄球菌	0	0.2	33	21	64	-
	0	0.5	79	15	19	-
枯草芽孢杆菌	0	0.2	31	12	39	-
	0	0.5	69	17	25	-
白色念珠菌1	0	0.2	24	16	67	-
	0	0.5	66	18	27	-
白色念珠菌2	0	0.2	23	18	78	-
	0	0.5	67	24	36	-

注：1.–表示平板无菌落生长。

　　2.白色念珠菌1在胰酪大豆胨琼脂培养基上计数；白色念珠菌2在沙氏葡萄糖琼脂培养基上计数。

结果：计数中金黄色葡萄球菌、白色念珠菌回收率高于50%，枯草芽孢杆菌回收率低于50%。方法不可行。

六、预试验（3）

6.1　试验组

破格救心颗粒1∶10供试液10 mL加到90 mL pH7.0无菌氯化钠–蛋白胨缓冲液中，制成破格救心颗粒1∶100供试液，取1∶100供试液10 mL加到灭菌的三角瓶中，加入枯草芽孢杆菌0.1 mL菌悬液（含菌数为500～1000 cfu），制成每毫升破格救心颗粒1∶100供试液（含菌数小于100 cfu），取含菌的样品溶液1 mL（含菌数为50～100 cfu），置于直径90 mm的无菌平皿中，2个平皿，注入20 mL温度不超过45 ℃熔化的胰酪大豆胨琼脂培养基，混匀，凝固，倒置培养。测定菌数。

6.2　阳性对照

用枯草芽孢杆菌菌悬液替代试验样品溶液，进行试验，测定阳性对照菌数。

6.3　供试品组

取破格救心颗粒1∶100供试液1 mL，置于直径90 mm的无菌平皿中，注2个平皿，注入20 mL温度不超过45 ℃熔化的胰酪大豆胨琼脂培养基，混匀，凝固，倒置培养。测定供试品组菌数。

6.4　阴性对照

用同批配制、灭菌的胰酪大豆胨液体培养基1 mL替代样品，进行阴性对照菌数的测定。

预试验（3）结果见表4。

表4　计数方法适用性预试验（3）结果

菌种名称	供试品组	阳性对照	试验组	回收率/%	阴性对照
枯草芽孢杆菌	0	72	60	83	–

注：–表示平板无菌落生长。

结果：计数中枯草芽孢杆菌回收率大于50%。方法可行。

七、破格救心颗粒微生物限度检查方法适用性建立

7.1　菌悬液制备、菌悬液数量测定

同预试验方法。

7.2　需氧菌总数计数方法适用性试验

7.2.1　试验组

取破格救心颗粒1∶100供试液分别加到5个灭菌的三角瓶中，每瓶10 mL，分别加入金黄色葡萄球菌、枯草芽孢杆菌、铜绿假单胞菌、白色念珠菌、黑曲霉0.1 mL菌悬液（含菌数为500～1000 cfu），制成每毫升破格救心颗粒1∶100供试液（含菌数小于100 cfu），取含菌的样品溶液1 mL（含菌数为50～100 cfu），置于直径90 mm的无菌平皿中，每个菌液注2个平皿，注入20 mL温度不超过45 ℃熔化的胰酪大豆胨琼脂培养基，混匀，凝固，倒置培养。测定菌数。

7.2.2　阳性对照

用菌悬液替代试验样品溶液，进行试验，测定阳性对照菌数。

7.2.3　供试品组

取破格救心颗粒1∶100供试液1 mL，置于直径90 mm的无菌平皿中，注2个平皿，注入20 mL温度不超过45 ℃熔化的胰酪大豆胨琼脂培养基，混匀，凝固，倒置培养。测定供试品组的菌数。

7.2.4　阴性对照

用同批配制、灭菌的胰酪大豆胨液体培养基1 mL替代样品，进行阴性对照菌数的测定。

需氧菌总数计数方法适用试验结果见表7。

7.3　霉菌和酵母菌总数计数方法适用性试验

7.3.1　试验组

取破格救心颗粒1∶50供试液分别加到2个灭菌的三角瓶中，每瓶10 mL，分别加入白色念珠菌、黑曲霉的0.1 mL菌悬液（含菌数为500～1000 cfu），制成每毫升破格救心颗粒1∶50供试液（含菌数小于100 cfu），取含菌的样品溶液1 mL（含菌数为50～100 cfu），置于直径90 mm的无菌平皿中，每个菌液注2个平皿，注入20 mL温度不超过45 ℃熔化的沙氏葡萄糖琼脂培养基，混匀，凝固，培养，测定菌数。

7.3.2　阳性对照

稀释后的白色念珠菌、黑曲霉菌悬液加到沙氏葡萄糖琼脂培养基中，混匀，凝固，

培养，测定阳性对照菌数。

7.3.3 供试品组

用供试品替代试验组液体注皿，试验。

7.3.4 阴性对照

用同批配制、灭菌的稀释剂 1 mL 替代样品注皿，注入 20 mL 温度不超过 45 ℃ 熔化的沙氏葡萄糖琼脂培养基，混匀，凝固，培养，测定阴性对照菌数。

霉菌和酵母菌总数计数方法适用性试验结果见表5。

表5 破格救心颗粒微生物限度检查方法适用性试验结果

种类	菌种名称	方法（平皿）	供试品组	阳性对照	试验组	回收率/%	阴性对照
需氧菌总数计数	金黄色葡萄球菌	1：100	0	77	62	81	–
	枯草芽孢杆菌		0	79	66	84	–
	铜绿假单胞菌		0	75	61	81	–
	白色念珠菌		0	68	55	81	–
	黑曲霉		0	44	40	91	–
霉菌和酵母菌总数计数	白色念珠菌	1：50	0	68	49	72	–
	黑曲霉		0	44	39	89	–

注：–表示平板无菌落生长。

八、破格救心颗粒微生物限度检查方法学适用性确认试验

破格救心颗粒微生物限度检查方法学适用性确认试验结果见表6。

表6 破格救心颗粒微生物限度检查方法学适用性确认试验结果

种类	菌种名称	方法（平皿）	供试品组	阳性对照	试验组	回收率/%	阴性对照
需氧菌总数计数	金黄色葡萄球菌	1：100	0	67	58	87	–
	枯草芽孢杆菌		0	71	58	82	–
	铜绿假单胞菌		0	81	64	79	–
	白色念珠菌		0	75	53	71	–
	黑曲霉		0	46	41	89	–
霉菌和酵母菌总数计数	白色念珠菌	1：50	0	75	60	80	–
	黑曲霉		0	46	39	85	–

注：–表示平板无菌落生长。

控制菌确认试验结果见表7（略），检出目标菌。方法可行。

九、破格救心颗粒微生物限度检查方法

1.需氧菌总数

破格救心颗粒10 g加到灭菌的三角瓶中，加入pH7.0氯化钠-蛋白胨缓冲液100 mL，溶解、混匀，制成1∶10供试液，取破格救心颗粒1∶10供试液10倍稀释成1∶100；取1∶100溶液1 mL置于直径90 mm的无菌平皿中，注2个平皿，注入20 mL温度不超过45 ℃熔化的胰酪大豆胨琼脂培养基，按《中国药典·四部（2015年版）》第144页平皿法进行试验。

2.霉菌和酵母菌总数

取1∶50溶液1 mL置于直径90 mm的无菌平皿中，注2个平皿，注入20 mL温度不超过45 ℃熔化的沙氏葡萄糖琼脂培养基，按《中国药典·四部（2015年版）》第144页平皿法进行试验。

3.大肠埃希菌

取1∶10的供试液10 mL至胰酪大豆胨液体按《中国药典·四部（2015年版）》第147页《大肠埃希菌》进行试验。

七十味珍珠丸微生物限度检查方法适用性

本品系藏族验方。为由珍珠、檀香、降香、九眼石、西红花、牛黄、麝香等药味加工制成的丸剂。

七十味珍珠丸为非无菌的口服制剂，按照《中国药典·四部（2015年版）》方法进行微生物限度检查方法适用性试验。

一、试验材料

略。

二、菌悬液

略。

三、计数方法适用性预试验（1）

预试验（1）结果见表1。

表1 七十味珍珠丸微生物计数方法适用性预试验（1）结果

种类	菌种名称	供试品组	阳性对照	试验组	回收率/%	阴性对照
需氧菌总数计数	金黄色葡萄球菌	0	79	45	57	–
	铜绿假单胞菌	0	67	53	79	–
	枯草芽孢杆菌	0	75	0	0	–
	白色念珠菌	0	78	20	26	–
	黑曲霉	0	42	36	86	–
霉菌和酵母菌总数计数	白色念珠菌	0	79	21	27	–
	黑曲霉	0	42	33	79	

注：–表示液体澄清或平板无菌落生长。

结果：采用1∶10供试液平皿白色念珠菌、枯草芽孢杆菌回收率低于50%，金黄色葡萄球菌、铜绿假单胞菌、黑曲霉回收率高于50%。方法不可行。

四、控制菌检查方法适用性试验

4.1 大肠埃希菌检查方法适用性试验

大肠埃希菌检查方法适用性试验结果见表2。

表2　七十味珍珠丸控制菌——大肠埃希菌检查方法适用性试验结果

培养基名称	阳性对照	试验组	阴性对照	供试品组
胰酪大豆胨液体培养基	+	+	−	−
麦康凯液体培养基	+	+	−	−
麦康凯琼脂平板	鲜桃红色,菌落中心呈深桃红色,圆形,扁平,边缘整齐,表面光滑,湿润	鲜桃红色,菌落中心呈深桃红色,圆形,扁平,边缘整齐,表面光滑,湿润	−	−
染色、镜检	革兰氏阴性、杆菌	革兰氏阴性、杆菌	−	−

注：1.+表示液体浑浊；−表示液体澄清或平板无菌落生长。

2.本次试验加入大肠埃希菌78 cfu。

结果：采用《中国药典·四部（2015年版）》第148页大肠埃希菌常规检查方法进行试验，可以检出试验菌——大肠埃希菌。方法可行。

4.2　耐胆盐革兰阴性菌检查方法适用性试验

耐胆盐革兰阴性菌检查方法适用性试验结果见表3。

表3　七十味珍珠丸控制菌——耐胆盐革兰阴性菌检查方法适用性试验结果

培养基名称	阴性对照	阳性对照(大肠埃希菌)	阳性对照(铜绿假单胞菌)	供试品组	试验组(大肠埃希菌)	试验组(铜绿假单胞菌)
胰酪大豆胨液体培养基	−	+	+	−	+	+
肠道菌增菌液体培养基	−	+	+	−	+	+
紫红胆盐葡萄糖琼脂培养基	−	紫红色菌落	无色菌落	−	紫红色菌落	无色菌落
溴化十六烷三甲胺琼脂培养基	—	−	浅绿色菌落	—	−	浅绿色菌落
伊红美蓝琼脂培养基	—	菌落中心呈暗蓝黑色,发金属光泽	—	—	菌落中心呈暗蓝黑色,发金属光泽	—

注：1.+表示液体浑浊；−表示液体澄清或平板无菌落生长。

2.大肠埃希菌、铜绿假单胞菌加菌量分别为86 cfu和78 cfu。

3.—表示没有接种。

结果：采用供试液（1∶10）按《中国药典·四部（2015年版）》第147页耐胆盐革兰阴性菌常规检查方法进行试验，可以检出试验菌——大肠埃希菌和铜绿假单胞菌。方法可行。

4.3　沙门菌检查方法适用性试验

沙门菌检查方法适用性试验结果见表4-1。

表 4-1　七十味珍珠丸控制菌——沙门菌检查方法适用性试验结果

培养基名称	供试品组	阳性对照	阴性对照	试验组
胰酪大豆胨液体培养基	-	+	-	-
RV 沙门增菌液体培养基	-	+	-	-
木糖赖氨酸脱氧胆酸盐琼脂培养基	-	淡粉色,半透明,中心有黑色	-	-
染色、镜检	—	革兰氏阴性、杆菌	—	—
沙门、志贺菌属琼脂培养基	—	淡红色,半透明	—	—
TSI 斜面	—	斜面黄色、底层黑色,产气	—	—

注：1.+表示液体浑浊；-表示液体澄清或平板无菌落生长；—表示没有接种。

　　2.沙门菌加菌量为 82 cfu。

结果：采用《中国药典·四部（2015年版）》第148页沙门菌常规检查方法进行试验，未检出试验菌——沙门菌，方法不可行。

4.3.1　试验组

取七十味珍珠丸 10 g 加到灭菌的三角瓶中，加入 300 mL 胰酪大豆胨液体培养基，加入沙门菌菌悬液 1 mL（含菌数小于 100 cfu），于 30～35 ℃培养 18～24 h，取上述培养物 0.1 mL 接种于 10 mL RV 沙门增菌液体培养基中，于 30～35 ℃培 18～24 h，划线于木糖赖氨酸脱氧胆酸盐琼脂培养基平板，于 30～35 ℃培养 18～24 h，按《中国药典·四部（2015年版）》第147页《沙门菌检查项》进行试验。

4.3.2　阳性对照

将沙门菌菌悬液 1 mL（含菌数小于 100 cfu）加到 300 mL 胰酪大豆胨液体培养基中，按《中国药典·四部（2015年版）》第147页《沙门菌检查项》进行试验，同时注皿计沙门菌菌悬液的含菌数。

4.3.3　供试品组

取七十味珍珠丸 10 g 加到灭菌的三角瓶中，加入 300 mL 胰酪大豆胨液体培养基，按《中国药典·四部（2015年版）》第147页《沙门菌检查项》进行试验。

4.3.4　阴性对照

用同批配制、灭菌的 300 mL 胰酪大豆胨液体培养基，按《中国药典（2015年版）》要求进行检验。

沙门菌检查方法适用性试验结果见表4-1。

表 4-1　七十味珍珠丸控制菌——沙门菌检查方法适用性试验结果

培养基名称	供试品组	阳性对照	阴性对照	试验组
胰酪大豆胨液体培养基	-	+	-	+
RV 沙门增菌液体培养基	-	+	-	+
木糖赖氨酸脱氧胆酸盐琼脂培养基	-	淡粉色,半透明,中心有黑色	-	淡粉色,半透明,中心有黑色
染色、镜检	—	革兰氏阴性、杆菌	—	革兰氏阴性、杆菌
沙门、志贺菌属琼脂培养基	—	淡红色,半透明	—	淡红色,半透明
TSI 斜面	—	斜面黄色、底层黑色,产气	—	斜面黄色、底层黑色,产气

注：1.+表示液体浑浊；-表示液体澄清或平板无菌落生长；—表示没有接种。

　　2.沙门菌加菌量为 68 cfu。

结果：采用《中国药典·四部（2015年版）》第148页沙门菌培养基稀释方法进行试验，可以检出试验菌——沙门菌。方法可行。

五、计数方法适用性预试验（2）

5.1 试验组

取七十味珍珠丸1∶10供试液，分别加到2个灭菌的三角瓶中，每瓶10 mL，分别加入白色念珠菌、枯草芽孢杆菌0.1 mL菌悬液（含菌数小于1000 cfu），制成每毫升七十味珍珠丸1∶10供试液（含菌数小于100 cfu），取含菌的样品溶液0.2 mL、0.5 mL，置于直径90 mm的无菌平皿中，每个菌液每个取样体积注2个平皿，注入20 mL温度不超过45 ℃熔化的胰酪大豆胨琼脂培养基，混匀，凝固，倒置培养。测定菌数。

5.2 阳性对照

加到样品中的白色念珠菌、枯草芽孢杆菌的菌悬液进行10倍稀释，取稀释后的菌悬液0.2 mL、0.5 mL注皿，加到胰酪大豆胨琼脂培养基中，混匀，凝固，倒置培养。测定阳性对照菌数。

5.3 供试品组

用供试液替代试验组液体0.2 mL、0.5 mL注皿，试验。

5.4 阴性对照

用同批配制、灭菌的胰酪大豆胨液体培养基0.2 mL、0.5 mL替代样品注皿，注入20 mL温度不超过45 ℃熔化的胰酪大豆胨琼脂培养基、沙氏葡萄糖琼脂培养基，混匀，凝固，倒置培养。测定阴性对照菌数。

预试验（2）结果见表5。

表5　七十味珍珠丸微生物计数方法适用性预试验（2）结果

菌种名称	供试品组	注皿体积/mL	阳性对照	试验组	回收率/%	阴性对照
枯草芽孢杆菌	0	0.2	32	3	9	–
	0	0.5	77	0	0	–
白色念珠菌1	0	0.2	26	21	81	–
	0	0.5	62	23	37	–
白色念珠菌2	0	0.2	28	22	79	–
	0	0.5	61	27	44	–

注：1.–表示液体澄清或平板无菌落生长。

2.白色念珠菌1在胰酪大豆胨琼脂培养基上计数；白色念珠菌2在沙氏葡萄糖琼脂培养基上计数。

结果：采用1∶10供试液0.2 mL注皿，白色念珠菌回收率高于50%，枯草芽孢杆菌回收率低于50%。方法不可行。

六、计数方法适用性预试验（3）

6.1 试验组

七十味珍珠丸1:10供试液10 mL加到90 mL pH7.0无菌氯化钠-蛋白胨缓冲液中，制成七十味珍珠丸1:100、1:1000供试液，各取10 mL加到灭菌的三角瓶中，加入枯草芽孢杆菌0.1 mL菌悬液（含菌数小于1000 cfu），制成每毫升七十味珍珠丸1:10供试液（含菌数小于100 cfu），取含菌的样品溶液1 mL（含菌数小于100 cfu），置于直径90 mm的无菌平皿中，每个稀释级注2个平皿，注入20 mL温度不超过45 ℃熔化的胰酪大豆胨琼脂培养基，混匀，凝固，倒置培养。测定菌数。

6.2 阳性对照

用菌悬液替代试验样品溶液，进行试验，测定阳性对照菌数。

6.3 供试品组

取七十味珍珠丸1:100、1:1000供试液1 mL，置于直径90 mm的无菌平皿中，每个稀释级注2个平皿，注入20 mL温度不超过45 ℃熔化的胰酪大豆胨琼脂培养基，混匀，凝固，倒置培养。测定供试品组菌数。

6.4 阴性对照

用同批配制、灭菌的胰酪大豆胨液体培养基1 mL替代样品，进行阴性对照菌数测定。预试验（3）结果见表6。

表6 七十味珍珠丸微生物计数方法适用性预试验（3）结果

菌种名称	稀释级	供试品组	阳性对照	试验组	回收率/%	阴性对照
枯草芽孢杆菌	1:100	0	67	28	42	-
	1:1000	0	67	50	75	-

注：-表示液体澄清或平板无菌落生长。

结果：采用1:1000供试液平皿法，枯草芽孢杆菌回收率大于50%。方法可行。

七、七十味珍珠丸微生物限度检查方法适用性建立

7.1 菌悬液制备、菌悬液数量测定

同预试验方法。

7.2 需氧菌总数计数方法适用性试验

7.2.1 试验组

取七十味珍珠丸1:1000供试液分别加到5个灭菌的三角瓶中，每瓶10 mL，分别加入金黄色葡萄球菌、枯草芽孢杆菌、铜绿假单胞菌、白色念珠菌、黑曲霉0.1 mL菌悬液（含菌数小于1000 cfu），制成每毫升七十味珍珠丸1:1000供试液（含菌数小于100 cfu），取含菌的样品溶液1 mL（含菌数小于100 cfu），置于直径90 mm的无菌平皿中，每个菌液注2个平皿，注入20 mL温度不超过45 ℃熔化的胰酪大豆胨琼脂培养基，混匀，凝固，

倒置培养。测定菌数。

7.2.2 阳性对照

用菌悬液替代试验样品溶液，进行试验，测定阳性对照菌数。

7.2.3 供试品组

取七十味珍珠丸1∶1000供试液1 mL，置于直径90 mm的无菌平皿中，注2个平皿，注入20 mL温度不超过45 ℃熔化的胰酪大豆胨琼脂培养基，混匀，凝固，倒置培养。测定供试品组菌数。

7.2.4 阴性对照

用同批配制、灭菌的胰酪大豆胨液体培养基1 mL替代样品，进行阴性对照菌数的测定。

需氧菌总数计数方法适用性试验结果见表7。

7.3 霉菌和酵母菌总数计数方法适用性试验

7.3.1 试验组

取七十味珍珠丸1∶50供试液分别加到2个灭菌的三角瓶中，每瓶10 mL，分别加入白色念珠菌、黑曲霉的0.1 mL菌悬液（含菌数小于1000 cfu），制成每毫升七十味珍珠丸1∶50供试液（含菌数小于100 cfu），取含菌的样品溶液1 mL（含菌数小于100 cfu），置于直径90 mm的无菌平皿中，注入20 mL温度不超过45 ℃熔化的沙氏葡萄糖琼脂培养基，混匀，凝固，培养，测定菌数。

7.3.2 阳性对照

稀释后的白色念珠菌、黑曲霉菌悬液加到沙氏葡萄糖琼脂培养基中，混匀，凝固，培养，测定阳性对照菌数。

7.3.3 供试品组

用供试品替代试验组液体注皿，试验。

7.3.4 阴性对照

用同批配制、灭菌的稀释剂1 mL替代样品注皿，注入20 mL温度不超过45 ℃熔化的沙氏葡萄糖琼脂培养基，混匀，凝固，培养，测定阴性对照菌数。

霉菌和酵母菌总数计数方法适用性试验结果见表7。

表7 七十味珍珠丸微生物限度检查方法适用性试验结果

种类	菌种名称	方法（平皿）	供试品组	阳性对照	试验组	回收率/%	阴性对照
需氧菌总数计数	金黄色葡萄球菌	1∶1000	0	77	63	82	−
	枯草芽孢杆菌		0	85	56	66	−
	铜绿假单胞菌		0	89	76	85	−
	白色念珠菌		0	64	51	80	−
	黑曲霉		0	47	36	77	−
霉菌和酵母菌总数计数	白色念珠菌	1∶50	0	64	45	70	−
	黑曲霉		0	47	40	85	−

注：−表示液体澄清或平板无菌落生长。

八、七十味珍珠丸微生物限度检查方法适用性确认试验

8.1 七十味珍珠丸微生物限度检查方法适用性确认试验

七十味珍珠丸微生物限度检查方法适用性确认试验结果见表8。

表8 七十味珍珠丸微生物限度检查方法适用性确认试验结果

种类	菌种名称	方法（平皿）	供试品组	阳性对照	试验组	回收率/%	阴性对照
需氧菌总数计数	金黄色葡萄球菌	1:1000	0	67	55	82	–
	枯草芽孢杆菌		0	61	44	72	–
	铜绿假单胞菌		0	73	58	79	–
	白色念珠菌		0	66	58	88	–
	黑曲霉		0	42	36	86	–
霉菌和酵母菌总数计数	白色念珠菌	1:50	0	67	56	84	–
	黑曲霉		0	41	35	85	–

注：–表示液体澄清或平板无菌落生长。

七十味珍珠丸微生物限度检查方法适用性确认试验结果：

1.需氧菌总数

七十味珍珠丸1∶1000供试液1 mL注皿进行试验，金黄色葡萄球菌、枯草芽孢杆菌、铜绿假单胞菌、白色念珠菌、黑曲霉回收率均在50%～200%之间，方法可行。

2.霉菌和酵母菌总数

七十味珍珠丸1∶50供试液1 mL注皿进行试验，白色念珠菌、黑曲霉回收率均在50%～200%之间，方法可行。

3.控制菌

（1）大肠埃希菌、耐胆盐革兰阴性菌

采用《中国药典·四部（2015年版）》第147—148页常规检查方法进行试验，可以检出试验菌。方法可行。

（2）沙门菌

采用《中国药典·四部（2015年版）》第148页培养基稀释方法进行试验，可以检出试验菌。方法可行。

8.2 控制菌确认试验

控制菌确认试验结果见表9、10、11（略），检出目标菌。方法可行。

九、七十味珍珠丸微生物限度检查方法

1.需氧菌总数

七十味珍珠丸10 g加到灭菌的三角瓶中，加入pH7.0氯化钠-蛋白胨缓冲液100 mL，溶解、混匀，制成1∶10供试液，取七十味珍珠丸1∶10供试液10倍稀释成1∶100、1∶1000溶液；取1∶1000溶液1 mL置于直径90 mm的无菌平皿中，注2个平皿，注入

20 mL温度不超过45℃熔化的胰酪大豆胨琼脂培养基，按《中国药典·四部（2015年版）》第144页平皿法进行试验。

2.霉菌和酵母菌总数取七十味珍珠丸1∶50供试液1 mL，置于直径90 mm的无菌平皿中，注入20 mL温度不超过45℃熔化的沙氏葡萄糖琼脂培养基，按《中国药典·四部（2015年版）》第144页平皿法进行试验。

3.控制菌

（1）大肠埃希菌和耐胆盐革兰阴性菌

按《中国药典·四部（2015年版）》控制菌常规检查方法进行试验。

（2）沙门菌

取七十味珍珠丸10 g加到灭菌的三角瓶中，加入300 mL胰酪大豆胨液体培养基，按《中国药典·四部（2015年版）》第147页《沙门菌检查》进行试验。

七味槟榔胶囊微生物限度检查方法适用性

藏药名：苦又屯觉

标准编号：WS3-BC-0224-95

【处方】

槟榔 300 g	硇砂 75 g	山奈 150 g
石榴子 150 g	肉桂 150 g	豆蔻 150 g
荜茇 150 g		

【制法】

以上七味，粉碎成细粉，过筛，混匀，即得。

七味槟榔胶囊为非灭菌的口服制剂，按照《中国药典·四部（2015年版）》方法进行微生物限度检查方法适用性试验。

一、试验材料

略。

二、菌悬液

略。

三、计数方法适用性预试验

预试验（1）结果见表1。

表1 七味槟榔胶囊微生物计数方法适用性预试验（1）结果

种类	菌种名称	供试品组	阳性对照	试验组	回收率/%	阴性对照
需氧菌 总数计数	金黄色葡萄球菌	0	77	68	88	-
	铜绿假单胞菌	0	68	57	84	-
	枯草芽孢杆菌	0	53	43	81	-
	白色念珠菌	0	76	55	72	-
	黑曲霉	0	40	35	88	-
霉菌和酵母菌 总数计数	白色念珠菌	0	77	54	70	-
	黑曲霉	0	42	37	88	-

注：-表示平板无菌落生长。

结果：计数中金黄色葡萄球菌、枯草芽孢杆菌、铜绿假单胞菌、白色念珠菌、黑曲霉回收率位于50%～200%间；方法可行。

四、控制菌检查方法适用性试验

4.1 大肠埃希菌检查方法适用性试验

大肠埃希菌检查方法适用性试验结果见表2。

表2 七味槟榔胶囊控制菌——大肠埃希菌检查方法适用性试验结果

培养基名称	阳性对照	试验组	阴性对照	供试品组
胰酪大豆胨液体培养基	+	+	–	–
麦康凯液体培养基	+	+	–	–
麦康凯琼脂平板	鲜桃红色,菌落中心呈深桃红色,圆形,扁平,边缘整齐,表面光滑,湿润	鲜桃红色,菌落中心呈深桃红色,圆形,扁平,边缘整齐,表面光滑,湿润	–	–
染色、镜检	革兰氏阴性、杆菌	革兰氏阴性、杆菌	–	–

注：1.+表示液体浑浊；–表示液体澄清或平板无菌落生长。

2.大肠埃希菌加菌量82 cfu。

结果：采用《中国药典·四部（2015年版）》第148页大肠埃希菌常规检查方法进行试验，可以检出试验菌——大肠埃希菌。方法可行。

4.2 耐胆盐革兰阴性菌检查方法适用性试验

耐胆盐革兰阴性菌检查方法适用性试验结果见表3。

表3 七味槟榔胶囊控制菌——耐胆盐革兰阴性菌检查方法适用性试验结果

培养基名称	阴性对照	阳性对照（大肠埃希菌）	阳性对照（铜绿假单胞菌）	供试品组	试验组（大肠埃希菌）	试验组（铜绿假单胞菌）
胰酪大豆胨液体培养基	–	+	+	–	+	+
肠道菌增菌液体培养基	–	+	+	–	+	+
紫红胆盐葡萄糖琼脂培养基	–	紫红色菌落	无色菌落	–	紫红色菌落	无色菌落
溴化十六烷三甲胺琼脂培养基	–		浅绿色菌落	–	–	浅绿色菌落
伊红美蓝琼脂培养基	–	菌落中心呈暗蓝黑色,发金属光泽	无色菌落	–	菌落中心呈暗蓝黑色,发金属光泽	无色菌落

注：1.+表示液体浑浊；–表示液体澄清或平板无菌落生长。

2.大肠埃希菌、铜绿假单胞菌加菌量分别为86 cfu和78 cfu。

结果：采用《中国药典·四部（2015年版）》第147页耐胆盐革兰阴性菌常规检查方法进行试验，可以检出试验菌——大肠埃希菌和铜绿假单胞菌。方法可行。

4.3 沙门菌检查方法适用性试验

沙门菌检查方法适用性试验结果见表4。

表4 七味槟榔胶囊控制菌——沙门菌检查方法适用性试验结果

培养基名称	供试品组	阳性对照	阴性对照	试验组
胰酪大豆胨液体培养基	－	＋	－	＋
RV沙门增菌液体培养基	－	＋	－	＋
木糖赖氨酸脱氧胆酸盐琼脂培养基	－	淡粉色，半透明，中心有黑色	－	淡粉色，半透明，中心有黑色
染色、镜检	—	革兰氏阴性、杆菌	—	革兰氏阴性、杆菌
沙门、志贺菌属琼脂培养基	—	淡红色，半透明	—	淡红色，半透明
TSI斜面	—	斜面黄色、底层黑色，产气	—	斜面黄色、底层黑色，产气

注：1.＋表示液体浑浊；－表示液体澄清或平板无菌落生长；—表示没有接种。

2.沙门菌加菌量为78 cfu。

结果：采用《中国药典·四部（2015年版）》第148页沙门菌常规检查方法进行试验，可以检出试验菌——沙门菌。方法可行。

五、七味槟榔胶囊微生物限度检查方法适用性建立

5.1 菌悬液制备、菌悬液数量测定

同预试验方法。

5.2 需氧菌总数计数方法适用性试验

5.2.1 试验组

取七味槟榔胶囊1∶10供试液分别加到5个灭菌的三角瓶中，每瓶10 mL，分别加入金黄色葡萄球菌、枯草芽孢杆菌、铜绿假单胞菌、白色念珠菌、黑曲霉0.1 mL菌悬液（含菌数小于1000 cfu），制成每毫升七味槟榔胶囊1∶10供试液（含菌数小于100 cfu），取含菌的样品溶液1 mL（含菌数小于100 cfu），置于直径90 mm的无菌平皿中，每个菌液注2个平皿，注入20 mL温度不超过45 ℃熔化的胰酪大豆胨琼脂培养基，混匀，凝固，倒置培养。测定菌数。

5.2.2 阳性对照

用菌悬液替代试验样品溶液，进行试验，测定阳性对照菌数。

5.2.3 供试品组

取七味槟榔胶囊1∶10供试液1 mL，置于直径90 mm的无菌平皿中，注2个平皿，

注入20 mL温度不超过45 ℃熔化的胰酪大豆胨琼脂培养基，混匀，凝固，倒置培养。测定供试品组菌数。

5.2.4 阴性对照

用同批配制、灭菌的胰酪大豆胨液体培养基1 mL替代样品，进行阴性对照菌数测定。

需氧菌总数计数方法适用性试验结果见表5。

5.3 霉菌和酵母菌总数计数方法适用性试验

5.3.1 试验组

取七味槟榔胶囊1∶10供试液分别加到2个灭菌的三角瓶中，每瓶10 mL，分别加入白色念珠菌、黑曲霉的0.1 mL菌悬液（含菌数小于1000 cfu），制成每毫升七味槟榔胶囊1∶10供试液（含菌数小于100 cfu），取含菌的样品溶液1 mL（含菌数小于100 cfu），置于直径90 mm的无菌平皿中，每个菌液注2个平皿，注入20 mL温度不超过45 ℃熔化的沙氏葡萄糖琼脂培养基，混匀，凝固，培养，测定菌数。

5.3.2 阳性对照

稀释后的白色念珠菌、黑曲霉菌悬液加到沙氏葡萄糖琼脂培养基中，混匀，凝固，培养，测定阳性对照菌数。

5.3.3 供试品组

供试品替代试验组液体注皿，试验。

5.3.4 阴性对照

用同批配制、灭菌的稀释剂1 mL替代样品注皿，注入20 mL温度不超过45 ℃熔化的沙氏葡萄糖琼脂培养基，混匀，凝固，培养，测定阴性对照菌数。

霉菌和酵母菌总数计数方法适用性试验结果见表5。

表5 七味槟榔胶囊微生物限度检查方法适用性试验结果

种类	菌种名称	方法（平皿）	供试品组	阳性对照	试验组	回收率/%	阴性对照
需氧菌总数计数	金黄色葡萄球菌	1∶10	0	70	66	94	−
	枯草芽孢杆菌		0	52	43	83	−
	铜绿假单胞菌		0	78	64	82	−
	白色念珠菌		0	66	51	77	−
	黑曲霉		0	44	38	86	−
霉菌和酵母菌总数计数	白色念珠菌	1∶10	0	65	48	74	−
	黑曲霉		0	44	36	82	−

注：−表示平板无菌落生长。

六、七味槟榔胶囊微生物限度检查方法适用性确认试验

6.1 七味槟榔胶囊微生物限度检查方法适用性确认试验

七味槟榔胶囊微生物限度检查方法适用性确认试验结果见表6。

表6 七味槟榔胶囊微生物限度检查方法适用性确认试验结果

种类	菌种名称	方法（平皿）	供试品组	阳性对照	试验组	回收率/%	阴性对照
需氧菌总数计数	金黄色葡萄球菌	1:10	0	77	54	70	-
	枯草芽孢杆菌		0	74	62	84	-
	铜绿假单胞菌		0	80	58	73	-
	白色念珠菌		0	72	52	72	-
	黑曲霉		0	46	34	74	-
霉菌和酵母菌总数计数	白色念珠菌	1:10	0	74	61	82	-
	黑曲霉		0	44	37	84	-

注：-表示平板无菌落生长。

七味槟榔胶囊微生物限度检查方法适用性确认试验结果：

1.需氧菌总数

七味槟榔胶囊1：10供试液1 mL注皿进行试验，金黄色葡萄球菌、枯草芽孢杆菌、铜绿假单胞菌、白色念珠菌、黑曲霉回收率均在50%～200%之间，方法可行。

2.霉菌和酵母菌总数

七味槟榔胶囊1：10供试液1 mL注皿进行试验，白色念珠菌、黑曲霉回收率均在50%～200%之间，方法可行。

3.控制菌

大肠埃希菌、耐胆盐革兰阴性菌、沙门菌采用《中国药典·四部（2015年版）》第147—148页常规检查方法进行试验，可以检出试验菌。方法可行。

6.2 控制菌确认试验

控制菌确认试验结果见表7、8、9（略），检出目标菌。方法可行。

七、七味槟榔胶囊微生物限度检查方法

1.需氧菌总数

七味槟榔胶囊10 g加到灭菌的三角瓶中，加入pH7.0氯化钠-蛋白胨缓冲液100 mL，溶解、混匀，制成1：10供试液，取1：10溶液1 mL置于直径90 mm的无菌平皿中，注2个平皿，注入20 mL温度不超过45 ℃熔化的胰酪大豆胨琼脂培养基，按《中国药典·四部（2015年版）》第144页平皿法进行试验。

2.霉菌和酵母菌总数

取 1：10 溶液 1 mL 置于直径 90 mm 的无菌平皿中，注 2 个平皿，注入 20 mL 温度不超过 45 ℃熔化的沙氏葡萄糖琼脂培养基，按《中国药典·四部（2015年版）》第 144 页平皿法进行试验。

3.控制菌

大肠埃希菌、耐胆盐革兰阴性菌和沙门菌按《中国药典·四部（2015年版）》控制菌常规检查方法进行试验。

七味地骨胶囊微生物限度检查方法适用性

　　七味地骨胶囊为非灭菌的口服制剂，按照《中国药典·四部（2015年版）》方法进行微生物限度检查方法适用性试验。

一、试验材料

　　略。

二、菌悬液

　　略。

三、计数方法适用性预试验（1）

　　预试验（1）结果见表1。

表1　计数方法适用性预试验（1）结果

种类	菌种名称	供试品组	阳性对照	试验组	回收率/%	阴性对照
需氧菌 总数计数	金黄色葡萄球菌	0	68	15	22	−
	铜绿假单胞菌	0	53	47	89	−
	枯草芽孢杆菌	0	44	26	59	−
	白色念珠菌	0	77	55	71	−
	黑曲霉	0	42	34	81	−
霉菌和酵母菌 总数计数	白色念珠菌	0	74	51	69	−
	黑曲霉	0	43	32	74	−

　　注：−表示平板无菌落生长。

　　结果：计数中金黄色葡萄球菌回收率低于50%。方法不可行。

四、控制菌检查方法适用性试验

4.1　大肠埃希菌检查方法适用性试验

　　大肠埃希菌检查方法适用性试验结果见表2。

表2 七味地骨胶囊控制菌——大肠埃希菌检查方法适用性试验结果

培养基名称	阳性对照	试验组	阴性对照	供试品组
胰酪大豆胨液体培养基	+	+	–	–
麦康凯液体培养基	+	+	–	–
麦康凯琼脂平板	鲜桃红色,菌落中心呈深桃红色,圆形,扁平,边缘整齐,表面光滑,湿润	鲜桃红色,菌落中心呈深桃红色,圆形,扁平,边缘整齐,表面光滑,湿润	–	–
染色、镜检	革兰氏阴性、杆菌	革兰氏阴性、杆菌	–	–

注:1.+表示液体浑浊;–表示液体澄清或平板无菌落生长。

2.大肠埃希菌加菌量为54 cfu。

结果:采用《中国药典·四部(2015年版)》第148页大肠埃希菌常规检查方法进行试验,可以检出试验菌——大肠埃希菌。方法可行。

4.2 耐胆盐革兰阴性菌检查方法适用性试验

耐胆盐革兰阴性菌检查方法适用性试验结果见表3。

表3 七味地骨胶囊控制菌——耐胆盐革兰阴性菌检查方法适用性试验结果

培养基名称	阴性对照	阳性对照(大肠埃希菌)	阳性对照(铜绿假单胞菌)	供试品组	试验组(大肠埃希菌)	试验组(铜绿假单胞菌)
胰酪大豆胨液体培养基	–	+	+	–	+	+
肠道菌增菌液体培养基	–	+	+	–	+	+
紫红胆盐葡萄糖琼脂培养基	–	紫红色菌落	无色菌落	–	紫红色菌落	无色菌落
溴化十六烷三甲胺琼脂培养基	–	–	浅绿色菌落	–	–	浅绿色菌落
伊红美蓝琼脂培养基	–	菌落中心呈暗蓝黑色,发金属光泽	无色菌落	–	菌落中心呈暗蓝黑色,发金属光泽	无色菌落

注:1.+表示液体浑浊;–表示液体澄清或平板无菌落生长。

2.大肠埃希菌、铜绿假单胞菌加菌量分别为57 cfu和73 cfu。

结果:采用《中国药典·四部(2015年版)》第147页耐胆盐革兰阴性菌常规检查方法进行试验,可以检出试验菌——大肠埃希菌和铜绿假单胞菌。方法可行。

4.3 沙门菌检查方法适用性试验

沙门菌检查方法适用性试验结果见表4。

表4　七味地骨胶囊控制菌——沙门菌检查方法适用性试验结果

培养基名称	供试品组	阳性对照	阴性对照	试验组
胰酪大豆胨液体培养基	−	+	−	+
RV 沙门增菌液体培养基	−	+	−	+
木糖赖氨酸脱氧胆酸盐琼脂培养基	−	淡粉色,半透明,中心有黑色	−	淡粉色,半透明,中心有黑色
染色、镜检	—	革兰氏阴性、杆菌	—	革兰氏阴性、杆菌
沙门、志贺菌属琼脂培养基	—	淡红色,半透明	—	淡红色,半透明
TSI斜面	—	斜面黄色、底层黑色,产气	—	斜面黄色、底层黑色,产气

注：1.+表示液体浑浊；−表示液体澄清或平板无菌落生长；—表示没有接种。

2.沙门菌加菌量为57 cfu。

结果：采用《中国药典·四部（2015年版）》第148页沙门菌常规检查方法进行试验，可以检出试验菌——沙门菌。方法可行。

五、计数方法适用性预试验（2）

5.1　试验组

取七味地骨胶囊1∶10供试液10 mL加到灭菌的三角瓶中，加入金黄色葡萄球菌0.1 mL菌悬液（含菌数为5000～10000 cfu），制成每毫升七味地骨胶囊1∶10供试液（含菌数小于100 cfu），取含菌的样品溶液0.2 mL、0.5 mL，置于直径90 mm的无菌平皿中，每个菌液每个取样体积注2个平皿，注入20 mL温度不超过45 ℃熔化的胰酪大豆胨琼脂培养基，混匀，凝固，倒置培养。测定菌数。

5.2　阳性对照

加到样品中的金黄色葡萄球菌的菌悬液进行10倍稀释，取稀释后的菌悬液0.2 mL、0.5 mL注皿，加到胰酪大豆胨琼脂培养基中，混匀，凝固，倒置培养。测定阳性对照菌数。

5.3　供试品组

用供试液替代试验组液体0.2 mL、0.5 mL注皿，试验。

5.4　阴性对照

用用同批配制、灭菌的胰酪大豆胨液体培养基0.2 mL、0.5 mL替代样品注皿，注入20 mL温度不超过45 ℃熔化的胰酪大豆胨琼脂培养基、沙氏葡萄糖琼脂培养基，混匀，凝固，倒置培养。测定阴性对照菌数。

预试验（2）结果见表5。

表5 七味地骨胶囊微生物计数方法适用性预试验（2）结果

菌种名称	供试品组	注皿体积/mL	阳性对照	试验组	回收率/%	阴性对照
金黄色葡萄球菌	0	0.2	42	17	40	–
	0	0.5	91	25	27	–

注：–表示平板无菌落生长。

结果：计数中金黄色葡萄球菌回收率低于50%。方法不可行。

六、计数方法适用性预试验（3）

6.1 试验组

七味地骨胶囊1∶10供试液10 mL加到90 mL pH7.0无菌氯化钠–蛋白胨缓冲液中，制成七味地骨胶囊1∶100供试液，取1∶100供试液10 mL加到灭菌的三角瓶中，加入金黄色葡萄球菌0.1 mL菌悬液（含菌数为500～1000 cfu），制成每毫升七味地骨胶囊1∶100供试液（含菌数小于100 cfu），取含菌的样品溶液1 mL（含菌数为50～100 cfu），置于直径90 mm的无菌平皿中，注2个平皿，注入20 mL温度不超过45 ℃熔化的胰酪大豆胨琼脂培养基，混匀，凝固，倒置培养。测定菌数。

6.2 阳性对照

用菌悬液替代试验样品溶液，进行试验，测定阳性对照菌数。

6.3 供试品组

取七味地骨胶囊1∶100供试液1 mL，置于直径90 mm的无菌平皿中，注2个平皿，注入20 mL温度不超过45 ℃熔化的胰酪大豆胨琼脂培养基，混匀，凝固，倒置培养。测定供试品组菌数。

6.4 阴性对照

用同批配制、灭菌的胰酪大豆胨液体培养基1 mL替代样品，进行阴性对照菌数的测定。

预试验（3）结果见表6。

表6 计数方法适用性预试验（3）结果

菌种名称	供试品组	阳性对照	试验组	回收率/%	阴性对照
金黄色葡萄球菌	0	67	45	67	–

注：–表示平板无菌落生长。

结果：金黄色葡萄球菌回收率大于50%。方法可行。

七、七味地骨胶囊微生物限度检查方法适用性建立

7.1 菌悬液制备、菌悬液数量测定

同预试验方法。

7.2 需氧菌总数计数方法适用性试验

7.2.1 试验组

取七味地骨胶囊1∶100供试液分别加到5个灭菌的三角瓶中，每瓶10 mL，分别加入金黄色葡萄球菌、枯草芽孢杆菌、铜绿假单胞菌、白色念珠菌、黑曲霉0.1 mL菌悬液（含菌数为500～1000 cfu），制成每毫升七味地骨胶囊1∶100供试液（含菌数小于100 cfu），取含菌的样品溶液1 mL（含菌数为50～100 cfu），置于直径90 mm的无菌平皿中，每个菌液注2个平皿，注入20 mL温度不超过45 ℃熔化的胰酪大豆胨琼脂培养基，混匀，凝固，倒置培养。测定菌数。

7.2.2 阳性对照

用菌悬液替代试验样品溶液，进行试验，测定阳性对照菌数。

7.2.3 供试品组

取七味地骨胶囊1∶100供试液1 mL，置于直径90 mm的无菌平皿中，注2个平皿，注入20 mL温度不超过45 ℃熔化的胰酪大豆胨琼脂培养基，混匀，凝固，倒置培养。测定供试品组菌数。

7.2.4 阴性对照

用同批配制、灭菌的胰酪大豆胨液体培养基1 mL替代样品，进行阴性对照菌数测定。

需氧菌总数计数方法适用性试验结果见表7。

7.3 霉菌和酵母菌总数计数方法适用性试验

7.3.1 试验组

取七味地骨胶囊1∶10供试液分别加到2个灭菌的三角瓶中，每瓶10 mL，分别加入白色念珠菌、黑曲霉的0.1 mL菌悬液（含菌数小于1000 cfu），制成每毫升七味地骨胶囊1∶10供试液（含菌数小于100 cfu），取含菌的样品溶液1 mL（含菌数小于100 cfu），置于直径90 mm的无菌平皿中，每个菌液注2个平皿，注入20 mL温度不超过45 ℃熔化的沙氏葡萄糖琼脂培养基，混匀，凝固，培养，测定菌数。

7.3.2 阳性对照

稀释后的白色念珠菌、黑曲霉菌悬液加到沙氏葡萄糖琼脂培养基中，混匀，凝固，培养，测定阳性对照菌数。

7.3.3 供试品组

用供试品替代试验组液体注皿，试验。

7.3.4 阴性对照

用同批配制、灭菌的稀释剂1 mL替代样品注皿，注入20 mL温度不超过45 ℃熔化的沙氏葡萄糖琼脂培养基，混匀，凝固，培养，测定阴性对照菌数。

霉菌和酵母菌总数计数方法适用性试验结果见表7。

表7　七味地骨胶囊微生物限度检查方法适用性试验结果

种类	菌种名称	方法（平皿）	供试品组	阳性对照	试验组	回收率/%	阴性对照
需氧菌总数计数	金黄色葡萄球菌	1:100	0	66	40	61	–
	枯草芽孢杆菌		0	47	39	83	–
	铜绿假单胞菌		0	53	43	81	–
	白色念珠菌		0	71	54	76	–
	黑曲霉		0	39	31	79	–
霉菌和酵母菌总数计数	白色念珠菌	1:10	0	70	61	87	–
	黑曲霉		0	40	33	83	–

注：–表示平板无菌落生长。

八、七味地骨胶囊微生物限度检查方法适用性确认试验

8.1　七味地骨胶囊微生物限度检查方法适用性确认试验

七味地骨胶囊微生物限度检查方法适用性确认试验结果见表8。

表8　七味地骨胶囊微生物限度检查方法适用性确认试验结果

种类	菌种名称	方法（平皿）	供试品组	阳性对照	试验组	回收率/%	阴性对照
需氧菌总数计数	金黄色葡萄球菌	1:100	0	74	51	69	–
	枯草芽孢杆菌		0	62	59	95	–
	铜绿假单胞菌		0	74	52	70	–
	白色念珠菌		0	68	54	79	–
	黑曲霉		0	42	36	86	–
霉菌和酵母菌总数计数	白色念珠菌	1:10	0	66	56	85	–
	黑曲霉		0	42	35	83	–

注：–表示平板无菌落生长。

七味地骨胶囊微生物限度检查方法适用性确认试验结果：

1.需氧菌总数

七味地骨胶囊1：100供试液1 mL注皿进行试验，金黄色葡萄球菌、枯草芽孢杆菌、铜绿假单胞菌、白色念珠菌、黑曲霉回收率均在50%～200%之间，方法可行。

2.霉菌和酵母菌总数

七味地骨胶囊1：10供试液1 mL注皿进行试验，白色念珠菌、黑曲霉回收率均在50%～200%之间，方法可行。

3.控制菌

大肠埃希菌、耐胆盐革兰阴性菌、沙门菌采用《中国药典·四部（2015年版）》第147—148页常规检查方法进行试验，可以检出试验菌。方法可行。

8.2　控制菌确认试验

控制菌确认试验结果见表9、10、11（略），检出目标菌。方法可行。

九、七味地骨胶囊微生物限度检查方法

1.需氧菌总数

取七味地骨胶囊10 g加到灭菌的三角瓶中，加入pH7.0氯化钠-蛋白胨缓冲液100 mL，溶解、混匀，制成1∶10供试液，取七味地骨胶囊1∶10供试液10倍稀释成1∶100溶液；取1∶100溶液1 mL置于直径90 mm的无菌平皿中，注2个平皿，注入20 mL温度不超过45 ℃熔化的胰酪大豆胨琼脂培养基，按《中国药典·四部（2015年版）》第144页平皿法进行试验。

2.霉菌和酵母菌总数

取1∶10溶液1 mL置于直径90 mm的无菌平皿中，注2个平皿，注入20 mL温度不超过45 ℃熔化的沙氏葡萄糖琼脂培养基，按《中国药典·四部（2015年版）》第144页平皿法进行试验。

3.控制菌

大肠埃希菌、耐胆盐革兰阴性菌和沙门菌按《中国药典·四部（2015年版）》控制菌常规检查方法进行试验。

七味诃子散微生物限度检查方法适用性

藏药名：阿如屯巴

标准编号：WS3-BC-0220-95

【处方】

诃子（去核）100 g	波棱瓜子 50 g	木棉花 50 g
草果 50 g	丁香 50 g	甘松 50 g
荜茇 50 g		

【制法】

以上七味，粉碎成细粉，过筛，混匀，即得。

七味诃子散为非灭菌的中药口服制剂，按照《中国药典·四部（2015年版）》方法进行微生物限度检查方法适用性试验。

一、试验材料

略。

二、菌悬液

略。

三、计数方法适用性预试验（1）

预试验（1）结果见表1。

表1　计数方法适用性预试验（1）结果

种类	菌种名称	供试品组	阳性对照	试验组	回收率/%	阴性对照
需氧菌总数计数	金黄色葡萄球菌	0	65	19	29	-
	铜绿假单胞菌	0	71	64	90	-
	枯草芽孢杆菌	0	66	0	0	-
	白色念珠菌	0	82	55	67	-
	黑曲霉	0	42	32	76	-
霉菌和酵母菌总数计数	白色念珠菌	0	80	49	61	-
	黑曲霉	0	42	37	88	-

注：-表示平板无菌落生长。

结果：计数中金黄色葡萄球菌、枯草芽孢杆菌回收率低于50%，铜绿假单胞菌、白色念珠菌、黑曲霉回收率位于50%～200%间；方法不可行。

四、控制菌检查方法适用性试验

4.1 大肠埃希菌检查方法适用性试验

大肠埃希菌检查方法适用性试验结果见表2。

表2 七味诃子散控制菌——大肠埃希菌检查方法适用性试验结果

培养基名称	阳性对照	试验组	阴性对照	供试品组
胰酪大豆胨液体培养基	+	+	-	-
麦康凯液体培养基	+	+	-	-
麦康凯琼脂平板	鲜桃红色,菌落中心呈深桃红色,圆形,扁平,边缘整齐,表面光滑,湿润	鲜桃红色,菌落中心呈深桃红色,圆形,扁平,边缘整齐,表面光滑,湿润	-	-
染色、镜检	革兰氏阴性、杆菌	革兰氏阴性、杆菌	-	-

注：1.+表示液体浑浊；-表示液体澄清或平板无菌落生长。

2.大肠埃希菌加菌量为66 cfu。

结果：采用《中国药典·四部（2015年版）》第148页大肠埃希菌常规检查方法进行试验，可以检出试验菌——大肠埃希菌。方法可行。

4.2 耐胆盐革兰阴性菌检查方法适用性试验

耐胆盐革兰阴性菌检查方法适用性试验结果见表3。

表3 七味诃子散控制菌——耐胆盐革兰阴性菌检查方法适用性试验结果

培养基名称	阴性对照	阳性对照（大肠埃希菌）	阳性对照（铜绿假单胞菌）	供试品组	试验组（大肠埃希菌）	试验组（铜绿假单胞菌）
胰酪大豆胨液体培养基	-	+	+	-	+	+
肠道菌增菌液体培养基	-	+	+	-	+	+
紫红胆盐葡萄糖琼脂培养基	-	紫红色菌落	无色菌落	-	紫红色菌落	无色菌落
溴化十六烷三甲胺琼脂培养基	-	-	浅绿色菌落	-	-	浅绿色菌落
伊红美蓝琼脂培养基	-	菌落中心呈暗蓝黑色,发金属光泽	无色菌落	-	菌落中心呈暗蓝黑色,发金属光泽	无色菌落

注：1.+表示液体浑浊；-表示液体澄清或平板无菌落生长。

2.大肠埃希菌、铜绿假单胞菌加菌量分别为66 cfu和81 cfu。

结果：采用《中国药典·四部（2015年版）》第147页耐胆盐革兰阴性菌常规检查方法进行试验，可以检出试验菌——大肠埃希菌和铜绿假单胞菌。方法可行。

4.3 沙门菌检查方法适用性试验

沙门菌检查方法适用性试验结果见表4。

表4 七味诃子散控制菌——沙门菌检查方法适用性试验结果

培养基名称	供试品组	阳性对照	阴性对照	试验组
胰酪大豆胨液体培养基	−	+	−	+
RV沙门增菌液体培养基	−	+	−	+
木糖赖氨酸脱氧胆酸盐琼脂培养基		淡粉色，半透明，中心有黑色	−	淡粉色，半透明，中心有黑色
染色、镜检	—	革兰氏阴性、杆菌	—	革兰氏阴性、杆菌
沙门、志贺菌属琼脂培养基	—	淡红色，半透明	—	淡红色，半透明
TSI斜面	—	斜面黄色、底层黑色，产气	—	斜面黄色、底层黑色，产气

注：1.+表示液体浑浊；−表示液体澄清或平板无菌落生长；—表示没有接种。

2.沙门菌加菌量为54 cfu。

结果：采用《中国药典·四部（2015年版）》第148页沙门菌常规检查方法进行试验，可以检出试验菌——沙门菌。方法可行。

五、计数方法适用性预试验（2）

5.1 试验组

取七味诃子散1∶10供试液，分别加到2个灭菌的三角瓶中，每瓶10 mL，分别加入金黄色葡萄球菌、枯草芽孢杆菌0.1 mL菌悬液（含菌数为500～1000 cfu），制成每毫升七味诃子散1∶10供试液（含菌数小于100 cfu），取含菌的样品溶液0.2 mL、0.5 mL，置于直径90 mm的无菌平皿中，每个菌液每个取样体积注2个平皿，注入20 mL温度不超过45 ℃熔化的胰酪大豆胨琼脂培养基，混匀，凝固，倒置培养。测定菌数。

5.2 阳性对照

加到样品中的金黄色葡萄球菌、枯草芽孢杆菌的菌悬液进行10倍稀释，取稀释后的菌悬液0.2 mL、0.5 mL注皿，加到胰酪大豆胨琼脂培养基中，混匀，凝固，倒置培养。测定阳性对照菌数。

5.3 供试品组

用供试液替代试验组液体0.2 mL、0.5 mL注皿，试验。

5.4 阴性对照

用同批配制、灭菌的胰酪大豆胨液体培养基0.2 mL、0.5 mL替代样品注皿，注入20 mL温度不超过45 ℃熔化的胰酪大豆胨琼脂培养基、沙氏葡萄糖琼脂培养基，混匀，凝固，

倒置培养。测定阴性对照菌数。

预试验（2）结果见表5。

表5　七味诃子散微生物计数方法适用性预试验（2）结果

菌种名称	供试品组	注皿体积/mL	阳性对照	试验组	回收率/%	阴性对照
金黄色葡萄球菌	0	0.2	36	17	47	–
	0	0.5	85	19	22	–
枯草芽孢杆菌	0	0.2	34	12	35	–
	0	0.5	79	10	13	–

注：–表示平板无菌落生长。

结果：计数中金黄色葡萄球菌、枯草芽孢杆菌回收率低于50%。方法不可行。

六、计数方法适用性预试验（3）

6.1　试验组

七味诃子散1:10供试液10 mL加到90 mL pH7.0无菌氯化钠-蛋白胨缓冲液中，制成七味诃子散1:100供试液，分别加到2个灭菌的三角瓶中，每瓶10 mL，分别加入金黄色葡萄球菌、枯草芽孢杆菌0.1 mL菌悬液（含菌数为500~1000 cfu），制成每毫升七味诃子散1:100供试液（含菌数小于100 cfu），取含菌的样品溶液1 mL（含菌数为50~100 cfu），置于直径90 mm的无菌平皿中，每个菌液注2个平皿，注入20 mL温度不超过45 ℃熔化的胰酪大豆胨琼脂培养基，混匀，凝固，倒置培养。测定菌数。

6.2　阳性对照

用菌悬液替代试验样品溶液，进行试验，测定阳性对照菌数。

6.3　供试品组

取七味诃子散1:100供试液1 mL，置于直径90 mm的无菌平皿中，注2个平皿，注入20 mL温度不超过45 ℃熔化的胰酪大豆胨琼脂培养基，混匀，凝固，倒置培养。测定供试品组菌数。

6.4　阴性对照

用同批配制、灭菌的胰酪大豆胨液体培养基1 mL替代样品，进行阴性对照菌数测定。

预试验（3）结果见表6。

表6　七味诃子散微生物计数方法适用性预试验（3）结果

菌种名称	供试品组	阳性对照	试验组	回收率/%	阴性对照
金黄色葡萄球菌	0	68	44	65	–
枯草芽孢杆菌	0	79	51	65	–

注：–表示平板无菌落生长。

结果：计数中金黄色葡萄球菌、枯草芽孢杆菌回收率大于50%。方法可行。

七、七味诃子散微生物限度检查方法适用性建立

7.1 菌悬液制备、菌悬液数量测定

同预试验方法。

7.2 需氧菌总数计数方法适用性试验

7.2.1 试验组

取七味诃子散1：100供试液分别加到5个灭菌的三角瓶中，每瓶10 mL，分别加入金黄色葡萄球菌、枯草芽孢杆菌、铜绿假单胞菌、白色念珠菌、黑曲霉0.1 mL菌悬液（含菌数为500～1000 cfu），制成每毫升七味诃子散1：100供试液（含菌数小于100 cfu），取含菌的样品溶液1 mL（含菌数为50～100 cfu），置于直径90 mm的无菌平皿中，每个菌液注2个平皿，注入20 mL温度不超过45 ℃熔化的胰酪大豆胨琼脂培养基，混匀，凝固，倒置培养。测定菌数。

7.2.2 阳性对照

用菌悬液替代试验样品溶液，进行试验，测定阳性对照菌数。

7.2.3 供试品组

取七味诃子散1：100供试液1 mL，置于直径90 mm的无菌平皿中，注2个平皿，注入20 mL温度不超过45 ℃熔化的胰酪大豆胨琼脂培养基，混匀，凝固，倒置培养。测定供试品组菌数。

7.2.4 阴性对照

用同批配制、灭菌的胰酪大豆胨液体培养基1 mL替代样品，进行阴性对照菌数测定。

需氧菌总数计数方法适用性试验结果见表7。

7.3 霉菌和酵母菌总数计数方法适用性试验

7.3.1 试验组

取七味诃子散1：10供试液分别加到2个灭菌的三角瓶中，每瓶10 mL，分别加入白色念珠菌、黑曲霉的0.1 mL菌悬液（含菌数小于1000 cfu），制成每毫升七味诃子散1：10供试液（含菌数小于100 cfu），取含菌的样品溶液1 mL（含菌数小于100 cfu），置于直径90 mm的无菌平皿中，每个菌液注2个平皿，注入20 mL温度不超过45 ℃熔化的沙氏葡萄糖琼脂培养基，混匀，凝固，培养，测定菌数。

7.3.2 阳性对照

稀释后的白色念珠菌、黑曲霉菌悬液加到沙氏葡萄糖琼脂培养基中，混匀，凝固，培养，测定阳性对照菌数。

7.3.3 供试品组

用供试品替代试验组液体注皿，试验。

7.3.4 阴性对照

用同批配制、灭菌的稀释剂1 mL替代样品注皿，注入20 mL温度不超过45 ℃熔化的沙氏葡萄糖琼脂培养基，混匀，凝固，培养，测定阴性对照菌数。

霉菌和酵母菌总数计数方法适用性试验结果见表7。

表7　七味诃子散微生物限度检查方法适用性试验结果

种类	菌种名称	方法（平皿）	供试品组	阳性对照	试验组	回收率/%	阴性对照
需氧菌总数计数	金黄色葡萄球菌	1∶100	0	75	57	76	−
	枯草芽孢杆菌		0	58	48	83	−
	铜绿假单胞菌		0	82	76	93	−
	白色念珠菌		0	66	54	82	−
	黑曲霉		0	41	35	85	−
霉菌和酵母菌总数计数	白色念珠菌	1∶10	0	69	51	74	−
	黑曲霉		0	42	37	88	−

注：−表示平板无菌落生长。

八、七味诃子散微生物限度检查方法适用性确认试验

8.1　七味诃子散微生物限度检查方法适用性确认试验

七味诃子散微生物限度检查方法适用性确认试验结果见表8。

表8　七味诃子散微生物限度检查方法适用性确认试验结果

种类	菌种名称	方法（平皿）	供试品组	阳性对照	试验组	回收率/%	阴性对照
需氧菌总数计数	金黄色葡萄球菌	1∶100	0	79	51	65	−
	枯草芽孢杆菌		0	54	42	78	−
	铜绿假单胞菌		0	69	47	68	−
	白色念珠菌		0	75	65	87	−
	黑曲霉		0	43	36	84	−
霉菌和酵母菌总数计数	白色念珠菌	1∶10	0	77	53	69	−
	黑曲霉		0	43	38	88	−

注：−表示平板无菌落生长。

七味诃子散微生物限度检查方法适用性确认试验结果：

1.需氧菌总数

七味诃子散1∶100供试液1 mL注皿进行试验，金黄色葡萄球菌、枯草芽孢杆菌、铜绿假单胞菌、白色念珠菌、黑曲霉回收率均在50%～200%之间，方法可行。

2.霉菌和酵母菌总数

七味诃子散1∶10供试液1 mL注皿进行试验，白色念珠菌、黑曲霉回收率均在50%

～200%之间，方法可行。

3.控制菌

大肠埃希菌、耐胆盐革兰阴性菌、沙门菌采用《中国药典·四部（2015年版）》第147—148页常规检查方法进行试验，可以检出试验菌。方法可行。

8.2 控制菌确认试验

控制菌确认试验结果见表9、10、11（略），检出目标菌。方法可行。

九、七味诃子散微生物限度检查方法

1.需氧菌总数

七味诃子散10 g加到灭菌的三角瓶中，加入pH7.0氯化钠-蛋白胨缓冲液100 mL，溶解、混匀，制成1∶10供试液，取七味诃子散1∶10供试液10倍稀释成1∶100溶液；取1∶100溶液1 mL置于直径90 mm的无菌平皿中，注2个平皿，注入20 mL温度不超过45 ℃熔化的胰酪大豆胨琼脂培养基，按《中国药典·四部（2015年版）》第144页平皿法进行试验。

2.霉菌和酵母菌总数

取1∶10溶液1 mL置于直径90 mm的无菌平皿中，注2个平皿，注入20 mL温度不超过45 ℃熔化的沙氏葡萄糖琼脂培养基，按《中国药典·四部（2015年版）》第144页平皿法进行试验。

3.控制菌

大肠埃希菌、耐胆盐革兰阴性菌和沙门菌按《中国药典·四部（2015年版）》控制菌常规检查方法进行试验。

七味宽筋藤汤散微生物限度检查方法适用性

藏药名：勒哲屯汤

标准编号：WS3-BC-0223-95

【处方】

宽筋藤 30 g　　　　　　诃子 25 g　　　　　　毛诃子 25 g

余甘子 25 g　　　　　　獐牙菜 25 g　　　　　　巴夏嘎 25 g

力嘎都 25 g

【制法】

以上七味，粉碎成粗粉，过筛，混匀，即得。

七味宽筋藤汤散为非灭菌的口服制剂，按照《中国药典·四部（2015年版）》方法进行微生物限度检查方法适用性试验。

一、试验材料

略。

二、菌悬液

略。

三、计数方法适用性预试验（1）

预试验（1）结果见表1。

表1　七味宽筋藤汤散微生物计数方法适用性预试验（1）结果

种类	菌种名称	供试品组	阳性对照	试验组	回收率/%	阴性对照
需氧菌总数计数	金黄色葡萄球菌	0	74	21	28	－
	铜绿假单胞菌	0	68	54	79	－
	枯草芽孢杆菌	0	55	4	7	－
	白色念珠菌	0	79	21	27	－
	黑曲霉	0	42	33	79	－
霉菌和酵母菌总数计数	白色念珠菌	0	80	15	19	－
	黑曲霉	0	42	36	86	－

注：-表示平板无菌落生长。

结果：采用1：10供试液平皿法，金黄色葡萄球菌、枯草芽孢杆菌、白色念珠菌回收率低于50%，铜绿假单胞菌、黑曲霉回收率位于50%～200%间。方法不可行。

四、控制菌检查方法适用性试验

4.1 大肠埃希菌检查方法适用性试验

大肠埃希菌检查方法适用性试验结果见表2。

表2 七味宽筋藤汤散控制菌——大肠埃希菌检查方法适用性试验结果

培养基名称	阳性对照	试验组	阴性对照	供试品组
胰酪大豆胨液体培养基	+	+	－	－
麦康凯液体培养基	+	+	－	－
麦康凯琼脂平板	鲜桃红色,菌落中心呈深桃红色,圆形,扁平,边缘整齐,表面光滑,湿润	鲜桃红色,菌落中心呈深桃红色,圆形,扁平,边缘整齐,表面光滑,湿润	－	－
染色、镜检	革兰氏阴性、杆菌	革兰氏阴性、杆菌		

注：1.+表示液体浑浊；－表示液体澄清或平板无菌落生长。

2.大肠埃希菌加菌量为78 cfu。

结果：采用《中国药典·四部（2015年版）》第148页大肠埃希菌常规检查方法进行试验，可以检出试验菌——大肠埃希菌。方法可行。

4.2 耐胆盐革兰阴性菌检查方法适用性试验

耐胆盐革兰阴性菌检查方法适用性试验结果见表3。

表3 七味宽筋藤汤散控制菌——耐胆盐革兰阴性菌检查方法适用性试验结果

培养基名称	阴性对照	阳性对照（大肠埃希菌）	阳性对照（铜绿假单胞菌）	供试品组	试验组（大肠埃希菌）	试验组（铜绿假单胞菌）
胰酪大豆胨液体培养基	－	+	+	－	+	+
肠道菌增菌液体培养基	－	+	+	－	+	+
紫红胆盐葡萄糖琼脂培养基	－	紫红色菌落	无色菌落	－	紫红色菌落	无色菌落
溴化十六烷三甲胺琼脂培养基	－	－	浅绿色菌落	－	－	浅绿色菌落
伊红美蓝琼脂培养基	－	菌落中心呈暗蓝黑色,发金属光泽	无色菌落	－	菌落中心呈暗蓝黑色,发金属光泽	无色菌落

注：1.+表示液体浑浊；－表示液体澄清或平板无菌落生长。

2.大肠埃希菌、铜绿假单胞菌加菌量分别为86 cfu和78 cfu。

结果：采用《中国药典·四部（2015年版）》第147页耐胆盐革兰阴性菌常规检查

方法进行试验，可以检出试验菌——大肠埃希菌和铜绿假单胞菌。方法可行。

4.3 沙门菌检查方法适用性试验

沙门菌检查方法适用性试验结果见表4。

表4 七味宽筋藤汤散控制菌——沙门菌检查方法适用性试验结果

培养基名称	供试品组	阳性对照	阴性对照	试验组
胰酪大豆胨液体培养基	–	+	–	+
RV 沙门增菌液体培养基	–	+	–	+
木糖赖氨酸脱氧胆酸盐琼脂培养基	–	淡粉色，半透明，中心有黑色	–	淡粉色，半透明，中心有黑色
染色、镜检	—	革兰氏阴性、杆菌	—	革兰氏阴性、杆菌
沙门、志贺菌属琼脂培养基	—	淡红色，半透明	—	淡红色，半透明
TSI斜面	—	斜面黄色、底层黑色，产气	—	斜面黄色、底层黑色，产气

注：1.+表示液体浑浊；–表示液体澄清或平板无菌落生长；—表示没有接种。

2.沙门菌加菌量为82 cfu。

结果：采用《中国药典·四部（2015年版）》第148页沙门菌常规检查方法进行试验，可以检出试验菌——沙门菌。方法可行。

五、计数方法适用性预试验（2）

5.1 试验组

取七味宽筋藤汤散1∶10供试液，分别加到3个灭菌的三角瓶中，每瓶10 mL，分别加入金黄色葡萄球菌、枯草芽孢杆菌、白色念珠菌0.1 mL菌悬液（含菌数为500～1000 cfu），制成每毫升七味宽筋藤汤散1∶10供试液（含菌数小于100 cfu），取含菌的样品溶液0.2 mL、0.5 mL，置于直径90 mm的无菌平皿中，每个菌液每个取样体积注2个平皿，注入20 mL温度不超过45 ℃熔化的胰酪大豆胨琼脂培养基，混匀，凝固，倒置培养。测定菌数。

5.2 阳性对照

加到样品中的金黄色葡萄球菌、枯草芽孢杆菌、白色念珠菌的菌悬液进行10倍稀释，取稀释后的菌悬液0.2 mL、0.5 mL注皿，加到胰酪大豆胨琼脂培养基中，混匀，凝固，倒置培养。测定阳性对照菌数。

5.3 供试品组

用供试液替代试验组液体0.2 mL、0.5 mL注皿，试验。

5.4 阴性对照

用同批配制、灭菌的胰酪大豆胨液体培养基0.2 mL、0.5 mL替代样品注皿，注入20 mL温度不超过45 ℃熔化的胰酪大豆胨琼脂培养基、沙氏葡萄糖琼脂培养基，混匀，凝固，倒置培养。测定阴性对照菌数。

预试验（2）结果见表5。

表5　七味宽筋藤汤散微生物计数方法适用性预试验（2）结果

菌种名称	供试品组	注皿体积/mL	阳性对照	试验组	回收率/%	阴性对照
金黄色葡萄球菌	0	0.2	33	25	76	－
	0	0.5	78	36	46	－
枯草芽孢杆菌	0	0.2	32	14	44	－
	0	0.5	79	14	18	－
白色念珠菌1	0	0.2	31	23	74	－
	0	0.5	68	23	34	－
白色念珠菌2	0	0.2	27	17	63	－
	0	0.5	67	18	27	－

注：1.－表示液体澄清或平板无菌落生长。

2.白色念珠菌1在胰酪大豆胨琼脂培养基上计数；白色念珠菌2在沙氏葡萄糖琼脂培养基上计数。

结果：采用1∶10供试液0.2 mL注皿，金黄色葡萄球菌、白色念珠菌的回收率高于50%，枯草芽孢杆菌回收率低于50%。方法不可行。

六、计数方法适用性预试验（3）

6.1　试验组

七味宽筋藤汤散1∶10供试液10 mL加到90 mL pH7.0无菌氯化钠-蛋白胨缓冲液中，制成七味宽筋藤汤散1∶100供试液，取10 mL供试液加到灭菌的三角瓶中，加入枯草芽孢杆菌0.1 mL菌悬液（含菌数为500～1000 cfu），制成每毫升七味宽筋藤汤散1∶100供试液（含菌数小于100 cfu），取含菌的样品溶液1 mL（含菌数为50～100 cfu），置于直径90 mm的无菌平皿中，注2个平皿，注入20 mL温度不超过45 ℃熔化的胰酪大豆胨琼脂培养基，混匀，凝固，倒置培养。测定菌数。

6.2　阳性对照

用菌悬液替代试验样品溶液，进行试验，测定阳性对照菌数。

6.3　供试品组

取七味宽筋藤汤散1∶100供试液1 mL，置于直径90 mm的无菌平皿中，注2个平皿，注入20 mL温度不超过45 ℃熔化的胰酪大豆胨琼脂培养基，混匀，凝固，倒置培养。测定供试品组菌数。

6.4　阴性对照

用同批配制、灭菌的胰酪大豆胨液体培养基1 mL替代样品，进行阴性对照菌数测定。

预试验（3）结果见表6。

表6 七味宽筋藤汤散微生物计数方法适用性预试验（3）结果

菌种名称	供试品组	阳性对照	试验组	回收率/%	阴性对照
枯草芽孢杆菌	0	82	69	84	–

注：–表示无菌落生长。

结果：采用1∶100供试液平皿法，枯草芽孢杆菌回收率大于50%。方法可行。

七、七味宽筋藤汤散微生物限度检查方法适用性建立

7.1 菌悬液制备、菌悬液数量测定

同预试验方法。

7.2 需氧菌总数计数方法适用性试验

7.2.1 试验组

取七味宽筋藤汤散1∶100供试液分别加到5个灭菌的三角瓶中，每瓶10 mL，分别加入金黄色葡萄球菌、枯草芽孢杆菌、铜绿假单胞菌、白色念珠菌、黑曲霉0.1 mL菌悬液（含菌数为500～1000 cfu），制成每毫升七味宽筋藤汤散1∶100供试液（含菌数小于100 cfu），取含菌的样品溶液1 mL（含菌数为50～100 cfu），置于直径90 mm的无菌平皿中，每个菌液注2个平皿，注入20 mL温度不超过45 ℃熔化的胰酪大豆胨琼脂培养基，混匀，凝固，倒置培养。测定菌数。

7.2.2 阳性对照

用菌悬液替代试验样品溶液，进行试验，测定阳性对照菌数。

7.2.3 供试品组

取七味宽筋藤汤散1∶100供试液1 mL，置于直径90 mm的无菌平皿中，注2个平皿，注入20 mL温度不超过45 ℃熔化的胰酪大豆胨琼脂培养基，混匀，凝固，倒置培养。测定供试品组菌数。

7.2.4 阴性对照

用同批配制、灭菌的胰酪大豆胨液体培养基1 mL替代样品，进行阴性对照菌数测定。

需氧菌总数计数方法适用性试验结果见表7。

7.3 霉菌和酵母菌总数计数方法适用性试验

7.3.1 试验组

取七味宽筋藤汤散1∶50供试液分别加到2个灭菌的三角瓶中，每瓶10 mL，分别加入白色念珠菌、黑曲霉的0.1 mL菌悬液（含菌数小于1000 cfu），制成每毫升七味宽筋藤汤散1∶50供试液（含菌数小于100 cfu），取含菌的样品溶液1 mL（含菌数小于100 cfu），置于直径90 mm的无菌平皿中，每个菌液注2个平皿，注入20 mL温度不超过45 ℃熔化的沙氏葡萄糖琼脂培养基，混匀，凝固，培养，测定菌数。

7.3.2 阳性对照

稀释后的白色念珠菌、黑曲霉菌悬液加到沙氏葡萄糖琼脂培养基中，混匀，凝固，培养，测定阳性对照菌数。

7.3.3 供试品组

供试品替代试验组液体注皿，试验。

7.3.4 阴性对照

用同批配制、灭菌的稀释剂 1 mL 替代样品注皿，注入 20 mL 温度不超过 45 ℃熔化的沙氏葡萄糖琼脂培养基，混匀，凝固，培养，测定阴性对照菌数。

霉菌和酵母菌总数计数方法适用性试验结果见表7。

表7　七味宽筋藤汤散微生物限度检查方法适用性试验结果

种类	菌种名称	方法（平皿）	供试品组	阳性对照	试验组	回收率/%	阴性对照
需氧菌总数计数	金黄色葡萄球菌	1:100	0	81	66	81	−
	枯草芽孢杆菌		0	66	51	77	−
	铜绿假单胞菌		0	69	55	80	−
	白色念珠菌		0	77	59	77	−
	黑曲霉		0	44	38	86	−
霉菌和酵母菌总数计数	白色念珠菌	1:50	0	76	54	71	−
	黑曲霉		0	45	37	82	−

注：−表示平板无菌落生长。

八、七味宽筋藤汤散微生物限度检查方法适用性确认试验

8.1 七味宽筋藤汤散微生物限度检查方法适用性确认试验

七味宽筋藤汤散微生物限度检查方法适用性确认试验结果见表8。

表8　七味宽筋藤汤散微生物限度检查方法适用性确认试验结果

种类	菌种名称	方法（平皿）	供试品组	阳性对照	试验组	回收率/%	阴性对照
需氧菌总数计数	金黄色葡萄球菌	1:100	0	79	58	73	−
	枯草芽孢杆菌		0	65	52	80	−
	铜绿假单胞菌		0	77	63	82	−
	白色念珠菌		0	74	57	77	−
	黑曲霉		0	38	32	84	−
霉菌和酵母菌总数计数	白色念珠菌	1:50	0	75	59	79	−
	黑曲霉		0	38	31	82	−

注：−表示平板无菌落生长。

七味宽筋藤汤散微生物限度检查方法适用性确认试验结果：

1.需氧菌总数

七味宽筋藤汤散 1∶100 供试液 1 mL 注皿进行试验，金黄色葡萄球菌、枯草芽孢杆菌、铜绿假单胞菌、白色念珠菌、黑曲霉回收率均在 50%～200% 之间，方法可行。

2.霉菌和酵母菌总数

七味宽筋藤汤散 1∶50 供试液 1 mL 注皿进行试验，白色念珠菌、黑曲霉回收率均在 50%～200% 之间，方法可行。

3.控制菌

大肠埃希菌、耐胆盐革兰阴性菌、沙门菌采用《中国药典·四部（2015年版）》第 147—148 页常规检查方法进行试验，可以检出试验菌。方法可行。

8.2　控制菌确认试验

控制菌确认试验结果见表 9、10、11（略），检出目标菌。方法可行。

九、七味宽筋藤汤散微生物限度检查方法

1.需氧菌总数

七味宽筋藤汤散 10 g 加到灭菌的三角瓶中，加入 pH7.0 氯化钠-蛋白胨缓冲液 100 mL，溶解、混匀，制成 1∶10 供试液，取七味宽筋藤汤散 1∶10 供试液 10 倍稀释成 1∶100；取 1∶100 溶液 1 mL 置于直径 90 mm 的无菌平皿中，注 2 个平皿，注入 20 mL 温度不超过 45 ℃熔化的胰酪大豆胨琼脂培养基，按《中国药典·四部（2015年版）》第 144 页平皿法进行试验。

2.霉菌和酵母菌总数

取七味宽筋藤汤散 1∶50 供试液 1 mL，置于直径 90 mm 的无菌平皿中，注 2 个平皿，注入 20 mL 温度不超过 45 ℃熔化的沙氏葡萄糖琼脂培养基，按《中国药典·四部（2015年版）》第 144 页平皿法进行试验。

3.控制菌

大肠埃希菌、耐胆盐革兰阴性菌和沙门菌按《中国药典·四部（2015年版）》控制菌常规检查方法进行试验。

七味松石丸微生物限度检查方法适用性

七味松石丸为非灭菌的中药口服制剂，按照《中国药典·四部（2015年版）》方法进行微生物限度检查方法适用性试验。

一、试验材料

略。

二、菌悬液

略。

三、计数方法适用性预试验

预试验（1）结果见表1。

表1　计数方法适用性预试验（1）结果

种类	菌种名称	供试品组	阳性对照	试验组	回收率/%	阴性对照
需氧菌总数计数	金黄色葡萄球菌	0	68	55	81	–
	铜绿假单胞菌	0	71	62	87	–
	枯草芽孢杆菌	0	49	43	88	–
	白色念珠菌	0	55	42	76	–
	黑曲霉	0	41	33	80	–
霉菌和酵母菌总数计数	白色念珠菌	0	60	47	78	–
	黑曲霉	0	42	36	86	–

注：–表示平板无菌落生长。

结果：计数中金黄色葡萄球菌、枯草芽孢杆菌、铜绿假单胞菌、白色念珠菌、黑曲霉回收率位于50%～200%间；方法可行。

四、控制菌检查方法适用性试验

4.1　大肠埃希菌检查方法适用性试验

大肠埃希菌检查方法适用性试验结果见表2。

表2　七味松石丸控制菌——大肠埃希菌检查方法适用性试验结果

培养基名称	阳性对照	试验组	阴性对照	供试品组
胰酪大豆胨液体培养基	+	+	–	–
麦康凯液体培养基	+	+	–	–
麦康凯琼脂平板	鲜桃红色,菌落中心呈深桃红色,圆形,扁平,边缘整齐,表面光滑,湿润	鲜桃红色,菌落中心呈深桃红色,圆形,扁平,边缘整齐,表面光滑,湿润	–	–
染色、镜检	革兰氏阴性、杆菌	革兰氏阴性、杆菌	–	–

注：1.+表示液体浑浊；–表示液体澄清或平板无菌落生长。

　　2.大肠埃希菌加菌量为78 cfu。

结果：采用《中国药典·四部（2015年版）》第148页大肠埃希菌常规检查方法进行试验，可以检出试验菌——大肠埃希菌。方法可行。

4.2　耐胆盐革兰阴性菌检查方法适用性试验

耐胆盐革兰阴性菌检查方法适用性试验结果见表3。

表3　七味松石丸控制菌——耐胆盐革兰阴性菌检查方法适用性试验结果

培养基名称	阴性对照	阳性对照（大肠埃希菌）	阳性对照（铜绿假单胞菌）	供试品组	试验组（大肠埃希菌）	试验组（铜绿假单胞菌）
胰酪大豆胨液体培养基	–	+	+	–	+	+
肠道菌增菌液体培养基	–	+	+	–	+	+
紫红胆盐葡萄糖琼脂培养基	–	紫红色菌落	无色菌落	–	紫红色菌落	无色菌落
溴化十六烷三甲胺琼脂培养基	–	–	浅绿色菌落	–	–	浅绿色菌落
伊红美蓝琼脂培养基	–	菌落中心呈暗蓝黑色,发金属光泽	无色菌落	–	菌落中心呈暗蓝黑色,发金属光泽	无色菌落

注：1.+表示液体浑浊；–表示液体澄清或平板无菌落生长。

　　2.大肠埃希菌、铜绿假单胞菌加菌量分别为86 cfu和62 cfu。

结果：采用《中国药典·四部（2015年版）》第147页耐胆盐革兰阴性菌常规检查方法进行试验，可以检出试验菌——大肠埃希菌和铜绿假单胞菌。方法可行。

4.3　沙门菌检查方法适用性试验

沙门菌检查方法适用性试验结果见表4。

表4 七味松石丸控制菌——沙门菌检查方法适用性试验结果

培养基名称	供试品组	阳性对照	阴性对照	试验组
胰酪大豆胨液体培养基	-	+	-	+
RV 沙门增菌液体培养基	-	+	-	+
木糖赖氨酸脱氧胆酸盐琼脂培养基		淡粉色,半透明,中心有黑色	-	淡粉色,半透明,中心有黑色
染色、镜检	——	革兰氏阴性、杆菌	——	革兰氏阴性、杆菌
沙门、志贺菌属琼脂培养基		淡红色,半透明		淡红色,半透明
TSI 斜面	——	斜面黄色、底层黑色,产气	——	斜面黄色、底层黑色,产气

注:1.+表示液体浑浊;-表示液体澄清或平板无菌落生长;——表示没有接种。

2.沙门菌加菌量为82 cfu。

结果:采用《中国药典·四部(2015年版)》第148页沙门菌常规检查方法进行试验,可以检出试验菌——沙门菌。方法可行。

五、七味松石丸微生物限度检查方法适用性建立

5.1 菌悬液制备、菌悬液数量测定

同预试验方法。

5.2 需氧菌总数计数方法适用性试验

5.2.1 试验组

取七味松石丸1:10供试液分别加到5个灭菌的三角瓶中,每瓶10 mL,分别加入金黄色葡萄球菌、枯草芽孢杆菌、铜绿假单胞菌、白色念珠菌、黑曲霉0.1 mL菌悬液(含菌数小于1000 cfu),制成每毫升七味松石丸1:10供试液(含菌数小于100 cfu),取含菌的样品溶液1 mL(含菌数小于100 cfu),置于直径90 mm的无菌平皿中,每个菌液注2个平皿,注入20 mL温度不超过45 ℃熔化的胰酪大豆胨琼脂培养基,混匀,凝固,倒置培养。测定菌数。

5.2.2 阳性对照

用菌悬液替代试验样品溶液,进行试验,测定阳性对照菌数。

5.2.3 供试品组

取七味松石丸1:10供试液1 mL,置于直径90 mm的无菌平皿中,注2个平皿,注入20 mL温度不超过45 ℃熔化的胰酪大豆胨琼脂培养基,混匀,凝固,倒置培养。测定供试品组菌数。

5.2.4 阴性对照

用同批配制、灭菌的胰酪大豆胨液体培养基1 mL替代样品,进行阴性对照菌数测定。

需氧菌总数计数方法适用性试验结果见表5。

5.3 霉菌和酵母菌总数计数方法适用性试验

5.3.1 试验组

取七味松石丸1∶10供试液分别加到2个灭菌的三角瓶中，每瓶10 mL，分别加入白色念珠菌、黑曲霉的0.1 mL菌悬液（含菌数小于1000 cfu），制成每毫升七味松石丸1∶10供试液（含菌数小于100 cfu），取含菌的样品溶液1 mL（含菌数小于100 cfu），置于直径90 mm的无菌平皿中，每个菌液注2个平皿，注入20 mL温度不超过45 ℃熔化的沙氏葡萄糖琼脂培养基，混匀，凝固，培养，测定菌数。

5.3.2 阳性对照

稀释后的白色念珠菌、黑曲霉菌悬液加到沙氏葡萄糖琼脂培养基中，混匀，凝固，培养，测定阳性对照菌数。

5.3.3 供试品组

供试品替代试验组液体注皿，试验。

5.3.4 阴性对照

用同批配制、灭菌的稀释剂1 mL替代样品注皿，注入20 mL温度不超过45 ℃熔化的沙氏葡萄糖琼脂培养基，混匀，凝固，培养，测定阴性对照菌数。

霉菌和酵母菌总数计数方法适用性试验结果见表5。

表5 七味松石丸微生物限度检查方法适用性试验结果

种类	菌种名称	方法（平皿）	供试品组	阳性对照	试验组	回收率/%	阴性对照
需氧菌总数计数	金黄色葡萄球菌	1∶10	0	70	43	61	–
	枯草芽孢杆菌		0	51	40	78	–
	铜绿假单胞菌		0	82	66	80	–
	白色念珠菌		0	53	44	83	–
	黑曲霉		0	52	46	88	–
霉菌和酵母菌总数计数	白色念珠菌	1∶10	0	53	41	77	–
	黑曲霉		0	51	41	80	–

注：–表示平板无菌落生长。

六、七味松石丸微生物限度检查方法适用性确认试验

6.1 七味松石丸微生物限度检查方法适用性确认试验

七味松石丸微生物限度检查方法适用性确认试验结果见表6。

表6 七味松石丸微生物限度检查方法适用性确认试验结果

种类	菌种名称	方法（平皿）	供试品组	阳性对照	试验组	回收率/%	阴性对照
需氧菌总数计数	金黄色葡萄球菌	1∶10	0	73	54	74	–
	枯草芽孢杆菌		0	71	58	82	–
	铜绿假单胞菌		0	64	53	83	–
	白色念珠菌		0	69	59	86	–
	黑曲霉		0	44	36	82	–
霉菌和酵母菌总数计数	白色念珠菌	1∶10	0	70	54	77	–
	黑曲霉		0	42	34	81	–

注：–表示平板无菌落生长。

七味松石丸微生物限度检查方法适用性确认试验结果：

1.需氧菌总数

七味松石丸1∶10供试液1 mL注皿进行试验，金黄色葡萄球菌、枯草芽孢杆菌、铜绿假单胞菌、白色念珠菌、黑曲霉回收率均在50%～200%之间，方法可行。

2.霉菌和酵母菌总数

七味松石丸1∶10供试液1 mL注皿进行试验，白色念珠菌、黑曲霉回收率均在50%～200%之间，方法可行。

3.控制菌

大肠埃希菌、耐胆盐革兰阴性菌、沙门菌采用《中国药典·四部（2015年版）》第147—148页常规检查方法进行试验，可以检出试验菌。方法可行。

6.2 控制菌确认试验

控制菌确认试验结果见表7、8、9（略），检出目标菌。方法可行。

七、七味松石丸微生物限度检查方法

1.需氧菌总数

七味松石丸10 g加到灭菌的三角瓶中，加入pH7.0氯化钠−蛋白胨缓冲液100 mL，溶解、混匀，制成1∶10供试液，取1∶10溶液1 mL置于直径90 mm的无菌平皿中，注2个平皿，注入20 mL温度不超过45 ℃熔化的胰酪大豆胨琼脂培养基，按《中国药典·四部（2015年版）》第144页平皿法进行试验。

2.霉菌和酵母菌总数

取1∶10溶液1 mL置于直径90 mm的无菌平皿中，注2个平皿，注入20 mL温度不超过45 ℃熔化的沙氏葡萄糖琼脂培养基，按《中国药典·四部（2015年版）》第144页平皿法进行试验。

3.控制菌

大肠埃希菌、耐胆盐革兰阴性菌和沙门菌按《中国药典·四部（2015年版）》控制菌常规检查方法进行试验。

七味熊胆丸微生物限度检查方法适用性

【处方】

熊胆 2 g   止泻木子 25 g   榜嘎 120 g

矮紫堇 100 g   香附 100 g   波棱瓜子 50 g

木香马兜铃 100 g

【制法】

以上七味，除熊胆另研细粉外，其余共研成细粉，过筛，加入熊胆细粉，混匀，用水泛丸，即得。

七味熊胆丸为非灭菌的口服制剂，按照《中国药典·四部（2015年版）》方法进行微生物限度检查方法适用性试验。

一、试验材料

略。

二、菌悬液

略。

三、计数方法适用性预试验（1）

预试验（1）结果见表1。

表1　计数方法适用性预试验（1）结果

种类	菌种名称	供试品组	阳性对照	试验组	回收率/%	阴性对照
需氧菌 总数计数	金黄色葡萄球菌	0	68	0	0	–
	铜绿假单胞菌	0	82	56	68	–
	枯草芽孢杆菌	0	69	0	0	–
	白色念珠菌	0	88	55	63	–
	黑曲霉	0	42	5	12	–
霉菌和酵母菌 总数计数	白色念珠菌	0	87	59	68	–
	黑曲霉	0	42	7	17	–

注：–表示平板无菌落生长。

结果：采用1∶10供试液平皿法，金黄色葡萄球菌、枯草芽孢杆菌、黑曲霉回收率低于50%，白色念珠菌、铜绿假单胞菌回收率位于50%～200%间。方法不可行。

四、控制菌检查方法适用性试验

4.1 大肠埃希菌检查方法适用性试验

大肠埃希菌检查方法适用性试验结果见表2-1。

表2-1 七味熊胆丸控制菌——大肠埃希菌检查方法适用性试验结果

培养基名称	阳性对照	试验组	阴性对照	供试品组
胰酪大豆胨液体培养基	+	－	－	－
麦康凯液体培养基	+	－	－	－
麦康凯琼脂平板	鲜桃红色,菌落中心呈深桃红色,圆形,扁平,边缘整齐,表面光滑,湿润	－	－	－
染色、镜检	革兰氏阴性、杆菌	－	－	－

注：1.+表示液体浑浊；－表示液体澄清或平板无菌落生长。

2.大肠埃希菌加菌量为78 cfu。

结果：采用《中国药典·四部（2015年版）》第148页大肠埃希菌常规检查方法进行试验，未检出试验菌——大肠埃希菌，方法不可行。

4.1.1 试验组

取七味熊胆丸1∶10供试液10 mL加到灭菌的三角瓶中，加入大肠埃希菌菌悬液1 mL（含菌数小于100 cfu），加入300 mL胰酪大豆胨液体培养基，按《中国药典·四部（2015年版）》第147页《大肠埃希菌检查项》进行试验。

4.1.2 阳性对照

将大肠埃希菌菌悬液1 mL（含菌数小于100 cfu）加到300 mL胰酪大豆胨液体培养基，按《中国药典（2015年版）》要求进行检验；同时测定铜绿假单胞菌菌悬液的含菌数。

4.1.3 供试品组

取七味熊胆丸1∶10供试液10 mL加到灭菌的三角瓶中，加入300 mL胰酪大豆胨液体培养基，按《中国药典（2015年版）》要求进行检验。

4.1.4 阴性对照

用同批配制、灭菌的300 mL胰酪大豆胨液体培养基，按《中国药典（2015年版）》要求进行检验。

大肠埃希菌检查方法适用性试验结果见表2-2。

表2-2　七味熊胆丸控制菌——大肠埃希菌检查方法适用性试验结果

培养基名称	阳性对照	试验组	阴性对照	供试品组
胰酪大豆胨液体培养基	+	+	-	-
麦康凯液体培养基	+	+	-	-
麦康凯琼脂平板	鲜桃红色,菌落中心呈深桃红色,圆形,扁平,边缘整齐,表面光滑,湿润	鲜桃红色,菌落中心呈深桃红色,圆形,扁平,边缘整齐,表面光滑,湿润	-	-
染色、镜检	革兰氏阴性、杆菌	革兰氏阴性、杆菌	-	-

注：1.+表示液体浑浊；-表示液体澄清或平板无菌落生长。

　　2.大肠埃希菌加菌量为63 cfu。

结果：采用《中国药典·四部（2015年版）》148页大肠埃希菌培养基稀释方法进行试验，可以检出试验菌——大肠埃希菌。方法可行。

4.2　耐胆盐革兰阴性菌检查方法适用性试验

耐胆盐革兰阴性菌检查方法适用性试验结果见表3。

表3　七味熊胆丸控制菌——耐胆盐革兰阴性菌检查方法适用性试验结果

培养基名称	阴性对照	阳性对照(大肠埃希菌)	阳性对照(铜绿假单胞菌)	供试品组	试验组(大肠埃希菌)	试验组(铜绿假单胞菌)
胰酪大豆胨液体培养基	-	+	+	-	+	+
肠道菌增菌液体培养基	-	+	+	-	+	+
紫红胆盐葡萄糖琼脂培养基	-	紫红色菌落	无色菌落	-	紫红色菌落	无色菌落
溴化十六烷三甲胺琼脂培养基	-	-	浅绿色菌落	-	-	浅绿色菌落
伊红美蓝琼脂培养基	-	菌落中心呈暗蓝黑色,发金属光泽	无色菌落	-	菌落中心呈暗蓝黑色,发金属光泽	无色菌落

注：1.+表示液体浑浊；-表示液体澄清或平板无菌落生长。

　　2.大肠埃希菌、铜绿假单胞菌加菌量分别为86 cfu和78 cfu。

结果：采用《中国药典·四部（2015年版）》第147页耐胆盐革兰阴性菌常规检查方法进行试验，可以检出试验菌——大肠埃希菌和铜绿假单胞菌。方法可行。

4.3　沙门菌检查方法适用性试验

沙门菌检查方法适用性试验结果见表4-1。

表4-1　七味熊胆丸控制菌——沙门菌检查方法适用性试验结果

培养基名称	供试品组	阳性对照	阴性对照	试验组
胰酪大豆胨液体培养基	–	+	–	–
RV沙门增菌液体培养基	–	+	–	–
木糖赖氨酸脱氧胆酸盐琼脂培养基	–	淡粉色,半透明,中心有黑色	–	–
染色、镜检	—	革兰氏阴性、杆菌	—	—
沙门、志贺菌属琼脂培养基	—	淡红色,半透明	—	—
TSI斜面	—	斜面黄色、底层黑色,产气	—	—

注：1.+表示液体浑浊；–表示液体澄清或平板无菌落生长；—表示没有接种。

　　2.沙门菌加菌量为82 cfu。

结果：采用《中国药典·四部（2015年版）》第148页沙门菌常规检查方法进行试验，未检出试验菌——沙门菌，方法不可行。

4.3.1　试验组

取七味熊胆丸10 g加到灭菌的三角瓶中，加入300 mL胰酪大豆胨液体培养基，加入沙门菌菌悬液1 mL（含菌数小于100 cfu），于30～35 ℃培养18～24 h，取上述培养物0.1 mL接种于10 mL RV沙门增菌液体培养基中，于30～35 ℃培养18～24 h，划线于木糖赖氨酸脱氧胆酸盐琼脂培养基平板，于30～35 ℃培养18～24 h，按《中国药典·四部（2015年版）》第147页《沙门菌检查项》进行试验。

4.3.2　阳性对照

将沙门菌菌悬液1 mL（含菌数小于100 cfu）加到300 mL胰酪大豆胨液体培养基中，按《中国药典·四部（2015年版）》第147页《沙门菌检查项》进行试验，同时注皿计沙门菌菌悬液的含菌数。

4.3.3　供试品组

取七味熊胆丸10 g加到灭菌的三角瓶中，加入300 mL胰酪大豆胨液体培养基，按《中国药典·四部（2015年版）》第147页《沙门菌检查项》进行试验。

4.3.4　阴性对照

用同批配制、灭菌的300 mL胰酪大豆胨液体培养基，按《中国药典（2015年版）》要求进行检验。

沙门菌检查方法适用性试验结果4-2。

表4-2　七味熊胆丸控制菌——沙门菌检查方法适用性试验结果

培养基名称	供试品组	阳性对照	阴性对照	试验组
胰酪大豆胨液体培养基	–	+	–	+
RV沙门增菌液体培养基	–	+	–	+
木糖赖氨酸脱氧胆酸盐琼脂培养基	–	淡粉色,半透明,中心有黑色	–	淡粉色,半透明,中心有黑色
染色、镜检	—	革兰氏阴性、杆菌	—	革兰氏阴性、杆菌
沙门、志贺菌属琼脂培养基	—	淡红色,半透明	—	淡红色,半透明
TSI斜面	—	斜面黄色、底层黑色,产气	—	斜面黄色、底层黑色,产气

注：1.+表示液体浑浊；–表示液体澄清或平板无菌落生长；—表示没有接种。

　　2.沙门菌加菌量为60 cfu。

结果：采用《中国药典·四部（2015年版）》148页沙门菌培养基稀释方法进行试验，可以检出试验菌——沙门菌。方法可行。

五、计数方法适用性预试验（2）

5.1 试验组

取七味熊胆丸1∶10供试液，分别加到3个灭菌的三角瓶中，每瓶10 mL，分别加入金黄色葡萄球菌、枯草芽孢杆菌、黑曲霉0.1 mL菌悬液（含菌数为500～1000 cfu），制成每毫升七味熊胆丸1∶10供试液（含菌数小于100 cfu），取含菌的样品溶液0.2 mL、0.5 mL，置于直径90 mm的无菌平皿中，每个菌液每个取样体积注2个平皿，注入20 mL温度不超过45 ℃熔化的胰酪大豆胨琼脂培养基，混匀，凝固，倒置培养。测定菌数。

5.2 阳性对照

加到样品中的金黄色葡萄球菌、枯草芽孢杆菌、黑曲霉的菌悬液进行10倍稀释，取稀释后的菌悬液0.2 mL、0.5 mL注皿，加到胰酪大豆胨琼脂培养基中，混匀，凝固，倒置培养。测定阳性对照菌数。

5.3 供试品组

用供试液替代试验组液体0.2 mL、0.5 mL注皿，试验。

5.4 阴性对照

用同批配制、灭菌的胰酪大豆胨液体培养基0.2 mL、0.5 mL替代样品注皿，注入20 mL温度不超过45 ℃熔化的胰酪大豆胨琼脂培养基、沙氏葡萄糖琼脂培养基，混匀，凝固，倒置培养。测定阴性对照菌数。

预试验（2）结果见表5。

表5 七味熊胆丸微生物计数方法适用性预试验（2）结果

菌种名称	供试品对照	注皿体积/mL	阳性对照	试验组	回收率/%	阴性对照
金黄色葡萄球菌	0	0.2	33	1	3	–
	0	0.5	79	0	0	–
枯草芽孢杆菌	0	0.2	32	3	9	–
	0	0.5	80	7	9	–
黑曲霉1	0	0.2	26	18	69	–
	0	0.5	54	21	39	–
黑曲霉2	0	0.2	23	16	70	–
	0	0.5	55	16	29	–

注：1.–表示液体澄清或平板无菌落生长。

2.黑曲霉1在胰酪大豆胨琼脂培养基上计数；黑曲霉2在沙氏葡萄糖琼脂培养基上计数。

结果：采用1∶10供试液0.2 mL注皿，黑曲霉的回收率高于50%，金黄色葡萄球菌、枯草芽孢杆菌回收率低于50%。方法不可行。

六、计数方法适用性预试验（3）

6.1　试验组

七味熊胆丸 1：10 供试液 10 mL 加到 90 mL pH7.0 无菌氯化钠-蛋白胨缓冲液中，制成七味熊胆丸 1：100 供试液，分别取 10 mL 加到灭菌的三角瓶中再加入金黄色葡萄球菌、枯草芽孢杆菌 0.1 mL 菌悬液（含菌数为 500～1000 cfu），制成每毫升七味熊胆丸 1：100 供试液（含菌数小于 100 cfu），取含菌的样品溶液 1 mL（含菌数为 50～100 cfu），置于直径 90 mm 的无菌平皿中，每个菌液注 2 个平皿，注入 20 mL 温度不超过 45 ℃熔化的胰酪大豆胨琼脂培养基，混匀，凝固，倒置培养。测定菌数。

6.2　阳性对照

用菌悬液替代试验样品溶液，进行试验，测定阳性对照菌数。

6.3　供试品组

取七味熊胆丸 1：100 供试液 1 mL，置于直径 90 mm 的无菌平皿中，各注 2 个平皿，注入 20 mL 温度不超过 45 ℃熔化的胰酪大豆胨琼脂培养基，混匀，凝固，倒置培养。测定供试品组菌数。

6.4　阴性对照

用同批配制、灭菌的胰酪大豆胨液体培养基 1 mL 替代样品，进行阴性对照菌数测定。

预试验（3）结果见表6。

表6　计数方法适用性预试验（3）结果

菌种名称	注皿体积/mL	供试品组	阳性对照	试验组	回收率/%	阴性对照
金黄色葡萄球菌	1	0	75	10	13	
枯草芽孢杆菌	1	0	70	43	61	

注：–表示平板无菌落生长。

结果：采用 1：100 供试液平皿法，枯草芽孢杆菌回收率大于 50%，金黄色葡萄球菌回收率低于 50%。方法不可行。

七、计数方法适用性预试验（4）

7.1　试验组

取七味熊胆丸 1：10 的供试液 2 mL 加入 pH7.0 氯化钠-蛋白胨缓冲液 100 mL，混匀，进行薄膜过滤，用 pH7.0 无菌氯化钠-蛋白胨缓冲液冲洗，每膜 100 mL，加入金黄色葡萄球菌 0.1 mL 菌悬液（含菌数小于 1000 cfu），制成每毫升七味熊胆丸 1：10 的供试液含菌数小于 100 cfu，过滤，取出滤膜，面朝上贴在胰酪大豆胨琼脂培养基上，培养、计数。

7.2　阳性对照

用菌悬液替代试验样品溶液，进行试验，测定阳性对照菌数。

7.3 供试品组

取七味熊胆丸 1：10 的供试液 2 mL，加入 pH7.0 氯化钠-蛋白胨缓冲液 100 mL，混匀，进行薄膜过滤，用 pH7.0 无菌氯化钠-蛋白胨缓冲液冲洗，每膜 100 mL，取出滤膜，面朝上贴在胰酪大豆胨琼脂培养基上，培养、计数。

7.4 阴性对照

用同批配制、灭菌的胰酪大豆胨液体培养基 1 mL 替代样品，薄膜过滤后，取出滤膜，面朝上贴在胰酪大豆胨琼脂培养基上，进行培养、计数。

计数方法适用性试验预试验（4）结果见表7。

表7 计数方法适用性预试验（4）结果

菌种名称	供试品组	阳性对照	试验组	回收率/%	阴性对照
金黄色葡萄球菌	0	68	53	78	–

注：–表示平板无菌落生长。

结果：采用薄膜法，金黄色葡萄球菌回收率大于50%。方法可行。

八、七味熊胆丸微生物限度检查方法适用性建立

8.1 菌悬液制备、菌悬液数量测定

同预试验方法。

8.2 需氧菌总数计数方法适用性试验

8.2.1 试验组

分别取七味熊胆丸 1：10 供试液 2 mL，加入 pH7.0 氯化钠-蛋白胨缓冲液 100 mL，进行薄膜过滤，用 pH7.0 无菌氯化钠-蛋白胨缓冲液冲洗，每膜 100 mL，分别加入金黄色葡萄球菌、白色念珠菌、枯草芽孢杆菌、铜绿假单胞菌、黑曲霉的 0.1 mL 菌悬液（含菌数小于 1000 cfu），制成每毫升七味熊胆丸 1：10 供试液（含菌数小于 100 cfu），取出滤膜，面朝上贴在胰酪大豆胨琼脂培养基上，培养、计数。

8.2.2 阳性对照

用菌悬液替代试验样品溶液，进行试验，测定阳性对照菌数。

8.2.3 供试品组

取七味熊胆丸 1：10 供试液 2 mL，加入 pH7.0 氯化钠-蛋白胨缓冲液 100 mL，进行薄膜过滤，用 pH7.0 无菌氯化钠-蛋白胨缓冲液冲洗，每膜 100 mL，取出滤膜，面朝上贴在胰酪大豆胨琼脂培养基上，培养、计数。

8.2.4 阴性对照

用同批配制、灭菌的胰酪大豆胨液体培养基 1 mL 替代样品，进行阴性对照菌数测定。

需氧菌总数计数方法适用性试验结果见表8。

8.3 霉菌和酵母菌总数计数方法适用性试验

8.3.1 试验组

取七味熊胆丸 1：50 供试液分别加到 2 个灭菌的三角瓶中，每瓶 10 mL，分别加入白

色念珠菌、黑曲霉的0.1 mL菌悬液（含菌数小于1000 cfu），制成每毫升七味熊胆丸1：50供试液（含菌数小于100 cfu），取含菌的样品溶液1 mL（含菌数小于100 cfu），置于直径90 mm的无菌平皿中，每个菌液注2个平皿，注入20 mL温度不超过45 ℃熔化的沙氏葡萄糖琼脂培养基，混匀，凝固，培养，测定菌数。

8.3.2　阳性对照

稀释后的白色念珠菌、黑曲霉菌悬液加到沙氏葡萄糖琼脂培养基中，混匀，凝固，培养，测定阳性对照菌数。

8.3.3　供试品组

用供试品替代试验组液体注皿，试验。

8.3.4　阴性对照

用同批配制、灭菌的稀释剂1 mL替代样品注皿，注入20 mL温度不超过45 ℃熔化的沙氏葡萄糖琼脂培养基，混匀，凝固，培养，测定阴性对照菌数。

霉菌和酵母菌总数计数方法适用性试验结果见表8。

表8　七味熊胆丸微生物限度检查方法适用性试验结果

种类	菌种名称	方法	供试品组	阳性对照	试验组	回收率/%	阴性对照
需氧菌总数计数	金黄色葡萄球菌	1：10（薄膜法）	0	69	54	78	－
	枯草芽孢杆菌		0	58	45	78	－
	铜绿假单胞菌		0	80	57	71	－
	白色念珠菌		0	63	60	95	－
	黑曲霉		0	42	38	90	－
霉菌和酵母菌总数计数	白色念珠菌	1：50	0	64	54	84	－
	黑曲霉		0	42	33	79	－

注：－表示平板无菌落生长。

九、七味熊胆丸微生物限度检查方法适用性确认试验

9.1　七味熊胆丸微生物限度检查方法适用性确认试验

七味熊胆丸微生物限度检查方法适用性确认试验结果见表9。

表9　七味熊胆丸微生物限度检查方法适用性确认试验结果

种类	菌种名称	方法	供试品组	阳性对照	试验组	回收率/%	阴性对照
需氧菌总数计数	金黄色葡萄球菌	1：10（薄膜法）	0	73	57	78	－
	枯草芽孢杆菌		0	71	51	72	－
	铜绿假单胞菌		0	64	60	94	－
	白色念珠菌		0	69	57	83	－
	黑曲霉		0	44	33	75	－
霉菌和酵母菌总数计数	白色念珠菌	1：50	0	70	49	70	－
	黑曲霉		0	42	36	86	－

注：－表示平板无菌落生长。

七味熊胆丸微生物限度检查方法适用性确认试验结果：

1.需氧菌总数

取七味熊胆丸1：10供试液2 mL，加入pH7.0氯化钠-蛋白胨缓冲液100 mL，混匀，制成1：10供试液，分别加到灭菌的三角瓶中，每瓶10 mL，加入pH7.0无菌氯化钠-蛋白胨缓冲液100 mL，进行薄膜过滤，用pH7.0无菌氯化钠-蛋白胨缓冲液冲洗，每膜100 mL，分别加入金黄色葡萄球菌、铜绿假单胞菌、枯草芽孢杆菌、白色念珠菌、黑曲霉的0.1 mL菌悬液（含菌数小于1000 cfu），制成每毫升七味熊胆丸1：10供试液（含菌数小于100 cfu），取出滤膜，面朝上贴在胰酪大豆胨琼脂培养基上，培养、计数。金黄色葡萄球菌、枯草芽孢杆菌、铜绿假单胞菌、白色念珠菌、黑曲霉回收率均在50%～200%之间，方法可行。

2.霉菌和酵母菌总数

七味熊胆丸1：50供试液1 mL注皿进行试验，白色念珠菌、黑曲霉回收率均在50%～200%之间，方法可行。

3.控制菌

（1）耐胆盐革兰阴性菌

采用《中国药典·四部（2015年版）》第147—148页常规检查方法进行试验，可以检出试验菌。方法可行。

（2）大肠埃希菌、沙门菌

方采用《中国药典·四部（2015年版）》第148页培养基稀释方法进行试验，可以检出试验菌。方法可行。

9.2 控制菌确认试验

控制菌确认试验结果见表10、11、12（略），检出目标菌。方法可行。

十、七味熊胆丸微生物限度检查方法

1.需氧菌总数

取七味熊胆丸1：10供试液2 mL，加入pH7.0氯化钠-蛋白胨缓冲液100 mL，进行薄膜过滤，用pH7.0无菌氯化钠-蛋白胨缓冲液冲洗，每膜100 mL，取出滤膜，面朝上贴在胰酪大豆胨琼脂培养基上，按《中国药典·四部（2015年版）》第144页平皿法进行试验。

2.霉菌和酵母菌总数

取1：50供试液1 mL，置于直径90 mm的无菌平皿中，注2个平皿，注入20 mL温度不超过45 ℃熔化的沙氏葡萄糖琼脂培养基，按《中国药典·四部（2015年版）》第144页平皿法进行试验。

3.控制菌

（1）大肠埃希菌

取1：10的供试液10 mL，加到300 mL胰酪大豆胨液体培养基中，按《中国药典·四部（2015年版）》第147页《大肠埃希菌》进行试验。

（2）耐胆盐革兰阴性菌

取七味熊胆丸10 g加到灭菌的三角瓶中，加入100 mL胰酪大豆胨液体培养基，制成供试液（1∶10），在20～25 ℃培养2 h（不增殖），进行10倍稀释成1∶100、1∶1000，分别取1∶10、1∶100、1∶1000培养物1 mL，分别加到10 mL肠道菌增菌液体培养基中，均置于30～35 ℃ 24～48 h，取每一培养物接种于紫红胆盐葡萄糖琼脂培养基上，30～35 ℃ 18～24 h，紫红胆盐葡萄糖琼脂培养基上有菌落生长，为阳性，从《中国药典·四部（2015年版）》第147页表2查耐胆盐革兰阴性菌的可能菌数（N）。

（3）沙门菌

取七味熊胆丸10 g加到灭菌的三角瓶中，加入300 mL胰酪大豆胨液体培养基，按《中国药典·四部（2015年版）》第147页《沙门菌检查》进行试验。

七珍汤散微生物限度检查方法适用性

藏药名：努布屯汤

标准编号：WS3-BC-0227-95

【处方】

藏木香70 g   悬钩木225 g   宽筋藤125 g

干姜50 g   诃子90 g 毛   诃子50 g

余甘子100 g

【制法】

以上七味，粉碎成粗粉，过筛，混匀，即得。

七珍汤散为非灭菌的中药口服制剂，按照《中国药典·四部（2015年版）》方法进行微生物限度检查方法适用性试验。

一、试验材料

略。

二、菌悬液

略。

三、计数方法适用性预试验（1）

预试验（1）结果见表1。

表1 计数方法适用性预试验（1）结果

种类	菌种名称	供试品组	阳性对照	试验组	回收率/%	阴性对照
需氧菌总数计数	金黄色葡萄球菌	0	78	15	19	-
	铜绿假单胞菌	0	85	74	87	-
	枯草芽孢杆菌	0	66	0	0	-
	白色念珠菌	0	69	56	81	-
	黑曲霉	0	42	33	79	-
霉菌和酵母菌总数计数	白色念珠菌	0	70	53	76	-
	黑曲霉	0	42	34	81	-

注：-表示平板无菌落生长。

结果：计数中金黄色葡萄球菌、枯草芽孢杆菌回收率低于50%，铜绿假单胞菌、白色念珠菌、黑曲霉回收率位于50%～200%间；方法不可行。

四、控制菌检查方法适用性试验

4.1 大肠埃希菌检查方法适用性试验

大肠埃希菌检查方法适用性试验结果见表2。

表2 七珍汤散控制菌——大肠埃希菌检查方法适用性试验结果

培养基名称	阳性对照	试验组	阴性对照	供试品组
胰酪大豆胨液体培养基	+	+	−	−
麦康凯液体培养基	+	+	−	−
麦康凯琼脂平板	鲜桃红色,菌落中心呈深桃红色,圆形,扁平,边缘整齐,表面光滑,湿润	鲜桃红色,菌落中心呈深桃红色,圆形,扁平,边缘整齐,表面光滑,湿润	−	−
染色、镜检	革兰氏阴性、杆菌	革兰氏阴性、杆菌	−	−

注：1.+表示液体浑浊；−表示液体澄清或平板无菌落生长。

2.大肠埃希菌加菌量为66 cfu。

结果：采用《中国药典·四部（2015年版）》第148页大肠埃希菌常规检查方法进行试验，可以检出试验菌——大肠埃希菌。方法可行。

4.2 耐胆盐革兰阴性菌检查方法适用性试验

耐胆盐革兰阴性菌检查方法适用性试验结果见表3。

表3 七珍汤散控制菌——耐胆盐革兰阴性菌检查方法适用性试验结果

培养基名称	阴性对照	阳性对照（大肠埃希菌）	阳性对照（铜绿假单胞菌）	供试品组	试验组（大肠埃希菌）	试验组（铜绿假单胞菌）
胰酪大豆胨液体培养基	−	+	+	−	+	+
肠道菌增菌液体培养基	−	+	+		+	+
紫红胆盐葡萄糖琼脂培养基	−	紫红色菌落	无色菌落	−	紫红色菌落	无色菌落
溴化十六烷三甲胺琼脂培养基	−	−	浅绿色菌落	−	−	浅绿色菌落
伊红美蓝琼脂培养基	−	菌落中心呈暗蓝黑色,发金属光泽	无色菌落	−	菌落中心呈暗蓝黑色,发金属光泽	无色菌落

注：1.+表示液体浑浊；−表示液体澄清或平板无菌落生长。

2.大肠埃希菌、铜绿假单胞菌加菌量分别为66 cfu和81 cfu。

结果：采用《中国药典·四部（2015年版）》第147页耐胆盐革兰阴性菌常规检查

方法进行试验，可以检出试验菌——大肠埃希菌和铜绿假单胞菌。方法可行。

4.3 沙门菌检查方法适用性试验

沙门菌检查方法适用性试验结果见表4。

表4 七珍汤散控制菌——沙门菌检查方法适用性试验结果

培养基名称	供试品组	阳性对照	阴性对照	试验组
胰酪大豆胨液体培养基	−	+	−	+
RV 沙门增菌液体培养基	−	+	−	+
木糖赖氨酸脱氧胆酸盐琼脂培养基	—	淡粉色,半透明,中心有黑色	—	淡粉色,半透明,中心有黑色
染色、镜检	—	革兰氏阴性、杆菌	—	革兰氏阴性、杆菌
沙门、志贺菌属琼脂培养基	—	淡红色,半透明	—	淡红色,半透明
TSI斜面	—	斜面黄色、底层黑色,产气	—	斜面黄色、底层黑色,产气

注：1.+表示液体浑浊；–表示液体澄清或平板无菌落生长；—表示没有接种。

2.沙门菌加菌量为54 cfu。

结果：采用《中国药典·四部（2015年版）》第148页沙门菌常规检查方法进行试验，可以检出试验菌——沙门菌。方法可行。

五、计数方法适用性预试验（2）

5.1 试验组

取七珍汤散1∶10供试液，分别加到2个灭菌的三角瓶中，每瓶10 mL，分别加入金黄色葡萄球菌、枯草芽孢杆菌0.1 mL菌悬液（含菌数为500～1000 cfu），制成每毫升七珍汤散1∶10供试液（含菌数小于100 cfu），取含菌的样品溶液0.2 mL、0.5 mL，置于直径90 mm的无菌平皿中，每个菌液每个取样体积注2个平皿，注入20 mL温度不超过45 ℃熔化的胰酪大豆胨琼脂培养基，混匀，凝固，倒置培养。测定菌数。

5.2 阳性对照

加到样品中的金黄色葡萄球菌、枯草芽孢杆菌的菌悬液进行10倍稀释，取稀释后的菌悬液0.2 mL、0.5 mL注皿，加到胰酪大豆胨琼脂培养基中，混匀，凝固，倒置培养。测定阳性对照菌数。

5.3 供试品组

用供试液替代试验组液体0.2 mL、0.5 mL注皿，试验。

5.4 阴性对照

用同批配制、灭菌的胰酪大豆胨液体培养基0.2 mL、0.5 mL替代样品注皿，注入20 mL温度不超过45 ℃熔化的胰酪大豆胨琼脂培养基、沙氏葡萄糖琼脂培养基，混匀，凝固，

倒置培养。测定阴性对照菌数。预试验（2）结果见表5。

表5 七珍汤散微生物计数方法适用性预试验（2）结果

菌种名称	供试品组	注皿体积/mL	阳性对照	试验组	回收率/%	阴性对照
金黄色葡萄球菌	0	0.2	33	14	42	–
	0	0.5	78	23	29	–
枯草芽孢杆菌	0	0.2	30	7	23	–
	0	0.5	81	7	9	–

注：–表示平板无菌落生长。

结果：计数中金黄色葡萄球菌、枯草芽孢杆菌回收率低于50%。方法不可行。

六、计数方法适用性预试验（3）

6.1 试验组

七珍汤散1：10供试液10 mL加到90 mL pH7.0无菌氯化钠-蛋白胨缓冲液中，制成七珍汤散1：100供试液，分别加到2个灭菌的三角瓶中，每瓶10 mL，分别加入金黄色葡萄球菌、枯草芽孢杆菌0.1 mL菌悬液（含菌数为500～1000 cfu），制成每毫升七珍汤散1：100供试液（含菌数小于100 cfu），取含菌的样品溶液1 mL（含菌数为50～100 cfu），置于直径90 mm的无菌平皿中，每个菌液注2个平皿，注入20 mL温度不超过45 ℃熔化的胰酪大豆胨琼脂培养基，混匀，凝固，倒置培养。测定菌数。

6.2 阳性对照

用菌悬液替代试验样品溶液，进行试验，测定阳性对照菌数。

6.3 供试品组

取七珍汤散1：100供试液1 mL，置于直径90 mm的无菌平皿中，注2个平皿，注入20 mL温度不超过45 ℃熔化的胰酪大豆胨琼脂培养基，混匀，凝固，倒置培养。测定供试品组菌数。

6.4 阴性对照

用同批配制、灭菌的胰酪大豆胨液体培养基1 mL替代样品，进行阴性对照菌数测定。

预试验（3）结果见表6。

表6 七珍汤散微生物计数方法适用性预试验（3）结果

菌种名称	供试品组	阳性对照	试验组	回收率/%	阴性对照
金黄色葡萄球菌	0	53	39	74	–
枯草芽孢杆菌	0	64	42	66	–

注：–表示平板无菌落生长。

结果：计数中枯草芽孢杆菌和金黄色葡萄球菌回收率大于50%。方法可行。

七、七珍汤散微生物限度检查方法适用性建立

7.1 菌悬液制备、菌悬液数量测定

同预试验方法。

7.2 需氧菌总数计数方法适用性试验

7.2.1 试验组

取七珍汤散1:100供试液分别加到5个灭菌的三角瓶中,每瓶10 mL,分别加入金黄色葡萄球菌、枯草芽孢杆菌、铜绿假单胞菌、白色念珠菌、黑曲霉的0.1 mL菌悬液(含菌数为500~1000 cfu),制成每毫升七珍汤散1:100供试液(含菌数小于100 cfu),取含菌的样品溶液1 mL(含菌数为50~100 cfu),置于直径90 mm的无菌平皿中,每个菌液注2个平皿,注入20 mL温度不超过45 ℃熔化的胰酪大豆胨琼脂培养基,混匀,凝固,倒置培养。测定菌数。

7.2.2 阳性对照

用菌悬液替代试验样品溶液,进行试验,测定阳性对照菌数。

7.2.3 供试品组

取七珍汤散1:100供试液1 mL,置于直径90 mm的无菌平皿中,注2个平皿,注入20 mL温度不超过45 ℃熔化的胰酪大豆胨琼脂培养基,混匀,凝固,倒置培养。测定供试品组菌数。

7.2.4 阴性对照

用同批配制、灭菌的胰酪大豆胨液体培养基1 mL替代样品,进行阴性对照菌数测定。

需氧菌总数计数方法适用性试验结果见表7。

7.3 霉菌和酵母菌总数计数方法适用性试验

7.3.1 试验组

取七珍汤散1:10供试液分别加到2个灭菌的三角瓶中,每瓶10 mL,分别加入白色念珠菌、黑曲霉的0. mL菌悬液(含菌数小于1000 cfu),制成每毫升七珍汤散1:10供试液(含菌数小于100 cfu),取含菌的样品溶液1 mL(含菌数小于100 cfu),置于直径90 mm的无菌平皿中,每个菌液注2个平皿,注入20 mL温度不超过45 ℃熔化的沙氏葡萄糖琼脂培养基,混匀,凝固,培养,测定菌数。

7.3.2 阳性对照

稀释后的白色念珠菌、黑曲霉菌悬液加到沙氏葡萄糖琼脂培养基中,混匀,凝固,培养,测定阳性对照菌数。

7.3.3 供试品组

用供试品替代试验组液体注皿,试验。

7.3.4 阴性对照

用同批配制、灭菌的稀释剂1 mL替代样品注皿,注入20 mL温度不超过45 ℃熔化的沙氏葡萄糖琼脂培养基,混匀,凝固,培养,测定阴性对照菌数。

霉菌和酵母菌总数计数方法适用性试验结果见表7。

表7　七珍汤散微生物限度检查方法适用性试验结果

种类	菌种名称	方法（平皿）	供试品组	阳性对照	试验组	回收率/%	阴性对照
需氧菌总数计数	金黄色葡萄球菌	1:100	0	69	55	80	–
	枯草芽孢杆菌		0	58	45	78	–
	铜绿假单胞菌		0	80	66	83	–
	白色念珠菌		0	63	51	81	–
	黑曲霉		0	42	36	86	–
霉菌和酵母菌总数计数	白色念珠菌	1:10	0	64	54	84	–
	黑曲霉		0	42	36	86	–

注：–表示平板无菌落生长。

八、七珍汤散微生物限度检查方法适用性确认试验

8.1　七珍汤散微生物限度检查方法适用性确认试验

七珍汤散微生物限度检查方法适用性确认试验结果见表8。

表8　七珍汤散微生物限度检查方法适用性确认试验结果

种类	菌种名称	方法（平皿）	供试品组	阳性对照	试验组	回收率/%	阴性对照
需氧菌总数计数	金黄色葡萄球菌	1:100	0	73	57	78	–
	枯草芽孢杆菌		0	71	53	75	–
	铜绿假单胞菌		0	64	53	83	–
	白色念珠菌		0	69	55	80	–
	黑曲霉		0	44	35	80	–
霉菌和酵母菌总数计数	白色念珠菌	1:10	0	70	52	74	–
	黑曲霉		0	42	33	79	–

注：–表示平板无菌落生长。

七珍汤散微生物限度检查方法适用性确认试验结果：

1.需氧菌总数

七珍汤散1：100供试液1 mL注皿进行试验，金黄色葡萄球菌、枯草芽孢杆菌、铜绿假单胞菌、白色念珠菌、黑曲霉回收率均在50%～200%之间，方法可行。

2.霉菌和酵母菌总数

七珍汤散1：10供试液1 mL注皿进行试验，白色念珠菌、黑曲霉回收率均在50%～200%之间，方法可行。

3.控制菌

大肠埃希菌、耐胆盐革兰阴性菌、沙门菌采用《中国药典·四部（2015年版）》第147—148页常规检查方法进行试验，可以检出试验菌。方法可行。

8.2 控制菌确认试验

控制菌确认试验结果见表9、10、11（略），检出目标菌。方法可行。

九、七珍汤散微生物限度检查方法

1.需氧菌总数

七珍汤散10 g加到灭菌的三角瓶中，加入pH7.0氯化钠-蛋白胨缓冲液100 mL，溶解、混匀，制成1∶10供试液，取七珍汤散1∶10供试液10倍稀释成1∶100，取溶液1 mL置于直径90 mm的无菌平皿中，注2个平皿，注入20 mL温度不超过45 ℃熔化的胰酪大豆胨琼脂培养基，按《中国药典·四部（2015年版）》第144页平皿法进行试验。

2.霉菌和酵母菌总数

取1∶10溶液1 mL置于直径90 mm的无菌平皿中，注2个平皿，注入20 mL温度不超过45 ℃熔化的沙氏葡萄糖琼脂培养基，按《中国药典·四部（2015年版）》第144页平皿法进行试验。

3.控制菌

大肠埃希菌、耐胆盐革兰阴性菌和沙门菌按《中国药典·四部（2015年版）》控制菌常规检查方法进行试验。

强阳保肾丸微生物限度检查方法适用性

藏药名：桑哇古觉日布

标准编号：WS3-BC-0317-95

【处方】

牛睾丸 100 g	马睾丸 100 g	羊睾丸 100 g
鹿鞭 100 g	驴鞭 100 g	手参 150 g
黄精 150 g	枸杞 200 g	甘草 200 g

【制法】

以上九味，先将牛睾丸、马睾丸、羊睾丸、手参用犏牛奶煮熟阴干，鹿鞭、驴鞭与煮后阴干的牛睾丸、马睾丸、羊睾丸、手参同切成小块，用砂石炒黄，弃去砂石，加入黄精、枸杞、甘草研成细粉，过筛，混匀，每 100 g 粉末加 100 g 炼蜜制成大蜜丸，即得。

强阳保肾丸为非灭菌的口服制剂，按照《中国药典·四部（2015年版）》方法进行微生物限度检查方法适用性试验。

一、试验材料

略。

二、菌悬液

略。

三、计数方法适用性预试验（1）

预试验（1）结果见表1。

表1　强阳保肾丸微生物计数方法适用性预试验（1）结果

种类	菌种名称	供试品组	阳性对照	试验组	回收率/%	阴性对照
需氧菌 总数计数	金黄色葡萄球菌	0	85	0	0	-
	铜绿假单胞菌	0	74	58	78	-
	枯草芽孢杆菌	0	56	0	0	-
	白色念珠菌	0	61	10	16	-
	黑曲霉	0	41	33	80	-
霉菌和酵母菌 总数计数	白色念珠菌	0	60	13	22	-
	黑曲霉	0	42	32	76	-

注：-表示平板无菌落生长。

结果：采用1∶10供试液平皿法，金黄色葡萄球菌、枯草芽孢杆菌、白色念珠菌回收率低于50%，铜绿假单胞菌、黑曲霉回收率位于50%～200%间。方法不可行。

四、控制菌检查方法适用性试验

4.1 大肠埃希菌检查方法适用性试验

大肠埃希菌检查方法适用性试验结果见表2。

表2 强阳保肾丸控制菌——大肠埃希菌检查方法适用性试验结果

培养基名称	阳性对照	试验组	阴性对照	供试品组
胰酪大豆胨液体培养基	+	+	-	-
麦康凯液体培养基	+	+	-	-
麦康凯琼脂平板	鲜桃红色,菌落中心呈深桃红色,圆形,扁平,边缘整齐,表面光滑,湿润	鲜桃红色,菌落中心呈深桃红色,圆形,扁平,边缘整齐,表面光滑,湿润	-	-
染色、镜检	革兰氏阴性、杆菌	革兰氏阴性、杆菌	-	-

注：1.+表示液体浑浊；-表示液体澄清或平板无菌落生长。

2.大肠埃希菌加菌量为78 cfu。

结果：采用《中国药典·四部（2015年版）》第148页大肠埃希菌常规检查方法进行试验，可以检出试验菌——大肠埃希菌。方法可行。

4.2 耐胆盐革兰阴性菌检查方法适用性试验

耐胆盐革兰阴性菌检查方法适用性试验结果见表3。

表3 强阳保肾丸控制菌——耐胆盐革兰阴性菌检查方法适用性试验结果

培养基名称	阴性对照	阳性对照（大肠埃希菌）	阳性对照（铜绿假单胞菌）	供试品组	试验组（大肠埃希菌）	试验组（铜绿假单胞菌）
胰酪大豆胨液体培养基	-	+	+	-	+	+
肠道菌增菌液体培养基	-	+	+	-	+	+
紫红胆盐葡萄糖琼脂培养基	-	紫红色菌落	无色菌落	-	紫红色菌落	无色菌落
溴化十六烷三甲胺琼脂培养基	-	-	浅绿色菌落	-	-	浅绿色菌落
伊红美蓝琼脂培养基	-	菌落中心呈暗蓝黑色,发金属光泽	无色菌落	-	菌落中心呈暗蓝黑色,发金属光泽	无色菌落

注：1.+表示液体浑浊；-表示液体澄清或平板无菌落生长。

2.大肠埃希菌、铜绿假单胞菌加菌量分别为86 cfu和78 cfu。

结果：采用《中国药典·四部（2015年版）》第147页耐胆盐革兰阴性菌常规检查方法进行试验，可以检出试验菌——大肠埃希菌和铜绿假单胞菌。方法可行。

4.3 沙门菌检查方法适用性试验

沙门菌检查方法适用性试验结果见表4。

表4 强阳保肾丸物控制菌——沙门菌检查方法适用性试验结果

培养基名称	供试品组	阳性对照	阴性对照	试验组
胰酪大豆胨液体培养基	−	+	−	+
RV沙门增菌液体培养基	−	+		+
木糖赖氨酸脱氧胆酸盐琼脂培养基	−	淡粉色,半透明,中心有黑色		淡粉色,半透明,中心有黑色
染色、镜检	—	革兰氏阴性、杆菌	—	革兰氏阴性、杆菌
沙门、志贺菌属琼脂培养基	—	淡红色,半透明	—	淡红色,半透明
TSI斜面	—	斜面黄色、底层黑色,产气	—	斜面黄色、底层黑色,产气

注：1.+表示液体浑浊；−表示液体澄清或平板无菌落生长；—表示没有接种。

2.沙门菌加菌量为82 cfu。

结果：采用《中国药典·四部（2015年版）》第148页沙门菌常规检查方法进行试验，可以检出试验菌——沙门菌。方法可行。

五、计数方法适用性预试验（2）

5.1 试验组

取强阳保肾丸1∶10供试液，分别加到3个灭菌的三角瓶中，每瓶10 mL，分别加入金黄色葡萄球菌、枯草芽孢杆菌、白色念珠菌0.1 mL菌悬液（含菌数为500~1000 cfu），制成每毫升强阳保肾丸1∶10供试液（含菌数小于100 cfu），取含菌的样品溶液0.2 mL、0.5 mL，置于直径90 mm的无菌平皿中，每个菌液每个取样体积注2个平皿，注入20 mL温度不超过45 ℃熔化的胰酪大豆胨琼脂培养基，混匀，凝固，倒置培养。测定菌数。

5.2 阳性对照

加到样品中的金黄色葡萄球菌、枯草芽孢杆菌、白色念珠菌的菌悬液进行10倍稀释，取稀释后的菌悬液0.2 mL、0.5 mL注皿，加到胰酪大豆胨琼脂培养基中，混匀，凝固，倒置培养。测定阳性对照菌数。

5.3 供试品组

用供试液替代试验组液体注皿，试验。

5.4 阴性对照

用同批配制、灭菌的胰酪大豆胨液体培养基0.2 mL、0.5 mL替代样品注皿，注入20 mL温度不超过45 ℃熔化的胰酪大豆胨琼脂培养基、沙氏葡萄糖琼脂培养基，混匀，凝固，倒置培养。测定阴性对照菌数。

预试验（2）结果见表5。

表5 强阳保肾丸微生物计数方法适用性预试验（2）结果

菌种名称	供试品组	注皿体积/mL	阳性对照	试验组	回收率/%	阴性对照
金黄色葡萄球菌	0	0.2	33	15	45	–
	0	0.5	83	14	17	–
枯草芽孢杆菌	0	0.2	31	0	0	–
	0	0.5	77	0	0	–
白色念珠菌1	0	0.2	21	15	71	–
	0	0.5	67	24	36	–
白色念珠菌2	0	0.2	24	16	67	–
	0	0.5	71	21	30	–

注：1.–表示液体澄清或平板无菌落生长。

2.白色念珠菌1在胰酪大豆胨琼脂培养基上计数；白色念珠菌2在沙氏葡萄糖琼脂培养基上计数。

结果：采用1：10供试液0.2 mL注皿，白色念珠菌的回收率高于50%，金黄色葡萄球菌、枯草芽孢杆菌回收率低于50%。方法不可行。

六、计数方法适用性预试验（3）

6.1 试验组

强阳保肾丸1：10供试液10 mL加到90 mL pH7.0无菌氯化钠–蛋白胨缓冲液中，制成强阳保肾丸1：100供试液，分别取10 mL加到灭菌的三角瓶中，再加入金黄色葡萄球菌、枯草芽孢杆菌0.1 mL菌悬液（含菌数为500～1000 cfu），制成每毫升强阳保肾丸1：100供试液（含菌数小于100 cfu），取含菌的样品溶液1 mL（含菌数为50～100 cfu），置于直径90 mm的无菌平皿中，每个菌液注2个平皿，注入20 mL温度不超过45 ℃熔化的胰酪大豆胨琼脂培养基，混匀，凝固，倒置培养。测定菌数。

6.2 阳性对照

用菌悬液替代试验样品溶液，进行试验，测定阳性对照菌数。

6.3 供试品组

取强阳保肾丸1：100供试液1 mL及0.2 mL置于直径90 mm的无菌平皿中，各注2个平皿，注入20 mL温度不超过45 ℃熔化的胰酪大豆胨琼脂培养基，混匀，凝固，倒置培养。测定供试品组菌数。

6.4 阴性对照

用同批配制、灭菌的胰酪大豆胨液体培养基1 mL替代样品，进行阴性对照菌数测定。

预试验（3）结果见表6。

表6　强阳保肾丸微生物计数方法适用性预试验（3）结果

菌种名称	注皿体积/mL	供试品组	阳性对照	试验组	回收率/%	阴性对照
金黄色葡萄球菌	1	0	73	49	67	–
枯草芽孢杆菌	1	0	72	0	0	–
	0.2	0	17	0	0	–

注：–表示平板无菌落生长。

结果：采用1∶100供试液平皿法，金黄色葡萄球菌回收率大于50%，枯草芽孢杆菌回收率低于50%。方法不可行。

七、计数方法适用性预试验（4）

7.1　试验组

取强阳保肾丸1∶10的供试液2 mL，加入pH7.0氯化钠-蛋白胨缓冲液200 mL，混匀，进行薄膜过滤，用pH7.0无菌氯化钠-蛋白胨缓冲液冲洗，每膜300 mL，加入枯草芽孢杆菌0.1 mL菌悬液（含菌数小于1000 cfu），制成每毫升强阳保肾丸1∶10的供试液（含菌数小于100 cfu），过滤，取出滤膜，面朝上贴在胰酪大豆胨琼脂培养基上，培养、计数。

7.2　阳性对照

用菌悬液替代试验样品溶液，进行试验，测定阳性对照菌数。

7.3　供试品组

取强阳保肾丸1∶10的供试液2 mL，加入pH7.0氯化钠-蛋白胨缓冲液100 mL，混匀，进行薄膜过滤，用pH7.0无菌氯化钠-蛋白胨缓冲液冲洗，每膜300 mL，取出滤膜，面朝上贴在胰酪大豆胨琼脂培养基上，培养、计数。

7.4　阴性对照

用同批配制、灭菌的胰酪大豆胨液体培养基1 mL替代样品，薄膜过滤后，取出滤膜，面朝上贴在胰酪大豆胨琼脂培养基上，进行培养、计数。

需氧菌总数计数方法适用性试验预试验（4）结果见表7。

表7　强阳保肾丸微生物计数方法适用性预试验（4）结果

菌种名称	供试品组	阳性对照	试验组	回收率/%	阴性对照
枯草芽孢杆菌	0	69	54	78	–

注：–表示平板无菌落生长。

结果：采用薄膜法，枯草芽孢杆菌回收率大于50%。方法可行。

八、强阳保肾丸微生物限度检查方法适用性建立

8.1 菌悬液制备、菌悬液数量测定

同预试验方法。

8.2 需氧菌总数计数方法适用性试验

8.2.1 试验组

分别取强阳保肾丸1:10供试液2 mL，加入pH7.0氯化钠-蛋白胨缓冲液100 mL，进行薄膜过滤，用pH7.0无菌氯化钠-蛋白胨缓冲液冲洗，每膜300 mL，分别加入金黄色葡萄球菌、白色念珠菌、枯草芽孢杆菌、铜绿假单胞菌、黑曲霉0.1 mL菌悬液（含菌数小于1000 cfu），制成每毫升强阳保肾丸1:10供试液（含菌数小于100 cfu），取出滤膜，面朝上贴在胰酪大豆胨琼脂培养基上，培养、计数。

8.2.2 阳性对照

用菌悬液替代试验样品溶液，进行试验，测定阳性对照菌数。

8.2.3 供试品组

取强阳保肾丸1:10供试液2 mL，加入pH7.0氯化钠-蛋白胨缓冲液100 mL，进行薄膜过滤，用pH7.0无菌氯化钠-蛋白胨缓冲液冲洗，每膜300 mL，取出滤膜，面朝上贴在胰酪大豆胨琼脂培养基上，培养、计数。

8.2.4 阴性对照

用同批配制、灭菌的胰酪大豆胨液体培养基1 mL替代样品，进行阴性对照菌数测定。

需氧菌总数计数方法适用性试验结果见表8。

8.3 霉菌和酵母菌总数计数方法适用性试验

8.3.1 试验组

取强阳保肾丸1:50供试液分别加到2个灭菌的三角瓶中，每瓶10 mL，分别加入白色念珠菌、黑曲霉的0.1 mL菌悬液（含菌数小于1000 cfu），制成每毫升强阳保肾丸1:10供试液（含菌数小于100 cfu），取含菌的样品溶液1 mL（含菌数小于100 cfu），置于直径90 mm的无菌平皿中，注入20 mL温度不超过45℃熔化的沙氏葡萄糖琼脂培养基，混匀，凝固，培养，测菌数。

8.3.2 阳性对照

稀释后的白色念珠菌、黑曲霉菌悬液加到沙氏葡萄糖琼脂培养基中，混匀，凝固，培养，测定阳性对照菌数。

8.3.3 供试品组

用供试品替代试验组液体注皿，试验。

8.3.4 阴性对照

用同批配制、灭菌的稀释剂1 mL替代样品注皿，注入20 mL温度不超过45℃熔化的沙氏葡萄糖琼脂培养基，混匀，凝固，培养，测定阴性对照菌数。

霉菌和酵母菌总数计数方法适用性试验结果见表8。

表8 强阳保肾丸微生物限度检查方法适用性试验结果

种类	菌种名称	方法	供试品组	阳性对照	试验组	回收率/%	阴性对照
需氧菌总数计数	金黄色葡萄球菌	1:10（薄膜法）	0	63	52	83	–
	枯草芽孢杆菌		0	71	53	75	–
	铜绿假单胞菌		0	83	58	70	–
	白色念珠菌		0	53	42	79	–
	黑曲霉		0	50	43	86	–
霉菌和酵母菌总数计数	白色念珠菌	1:50	0	55	41	75	–
	黑曲霉		0	47	38	81	–

注：–表示平板无菌落生长。

九、强阳保肾丸微生物限度检查方法适用性确认试验

9.1 强阳保肾丸微生物限度检查方法适用性确认试验

强阳保肾丸微生物限度检查方法适用性确认试验结果见表9。

表9 强阳保肾丸微生物限度检查方法适用性确认试验结果

种类	菌种名称	方法	供试品组	阳性对照	试验组	回收率/%	阴性对照
需氧菌总数计数	金黄色葡萄球菌	1:10（薄膜法）	0	66	52	79	–
	枯草芽孢杆菌		0	59	47	80	–
	铜绿假单胞菌		0	77	69	90	–
	白色念珠菌		0	69	58	84	–
	黑曲霉		0	44	41	93	–
霉菌和酵母菌总数计数	白色念珠菌	1:50	0	71	55	77	–
	黑曲霉		0	46	36	78	–

注：–表示平板无菌落生长。

强阳保肾丸微生物限度检查方法适用性确认试验结果：

1.需氧菌总数

取强阳保肾丸1:10供试液2 mL，加入pH7.0氯化钠-蛋白胨缓冲液100 mL，混匀，制成1:10供试液，分别加到灭菌的三角瓶中，每瓶10 mL，加入pH7.0无菌氯化钠-蛋白胨缓冲液100 mL，进行薄膜过滤，用pH7.0无菌氯化钠-蛋白胨缓冲液冲洗，每膜300 mL，分别加入金黄色葡萄球菌、铜绿假单胞菌、枯草芽孢杆菌、白色念珠菌、黑曲霉0.1 mL菌悬液（含菌数小于1000 cfu），制成每毫升强阳保肾丸1:10供试液（含菌数小于100 cfu），取出滤膜，面朝上贴在胰酪大豆胨琼脂培养基上，培养、计数。金黄色葡萄球菌、枯草芽孢杆菌、铜绿假单胞菌、白色念珠菌、黑曲霉回收率均在50%～200%之间，方法可行。

2.霉菌和酵母菌总数

强阳保肾丸 1：50 供试液 1 mL 注皿进行试验，白色念珠菌、黑曲霉回收率均在 50%～200% 之间，方法可行。

3.控制菌

大肠埃希菌、耐胆盐革兰阴性菌、沙门菌采用《中国药典·四部（2015 年版）》第 147—148 页常规检查方法进行试验，可以检出试验菌。方法可行。

9.2 控制菌确认试验

控制菌确认试验结果见表 10、11、12（略），检出目标菌。方法可行。

十、强阳保肾丸微生物限度检查方法

1.需氧菌总数

取强阳保肾丸 1：10 供试液 2 mL，加入 pH7.0 氯化钠-蛋白胨缓冲液 100 mL，进行薄膜过滤，用 pH7.0 无菌氯化钠-蛋白胨缓冲液冲洗，每膜 300 mL，取出滤膜，面朝上贴在胰酪大豆胨琼脂培养基上，按《中国药典·四部（2015 年版）》第 144 页平皿法进行试验。

2.霉菌和酵母菌总数

取强阳保肾丸 1：50 供试液 1 mL，置于直径 90 mm 的无菌平皿中，注入 20 mL 温度不超过 45 ℃熔化的沙氏葡萄糖琼脂培养基，按《中国药典·四部（2015 年版）》第 144 页平皿法进行试验。

3.控制菌

大肠埃希菌、耐胆盐革兰阴性菌和沙门菌按《中国药典·四部（2015 年版）》控制菌常规检查方法进行试验。

秦皮接骨胶囊微生物限度检查方法适用性

【处方】

秦皮 113.0 g 川西小黄菊 80.0 g 龙骨 57.0 g

川贝母 80.0 g 制成1000粒

【制法】

以上四味，粉碎成细粉，混匀，装入胶囊，即得。

秦皮接骨胶囊为非灭菌的口服制剂，按照《中国药典·四部（2015年版）》方法进行微生物限度检查方法适用性试验。

一、试验材料

略。

二、菌悬液

略。

三、计数方法适用性预试验

预试验（1）结果见表1。

表1　计数方法适用性预试验（1）结果

种类	菌种名称	供试品组	阳性对照	试验组	回收率/%	阴性对照
需氧菌总数计数	金黄色葡萄球菌	0	76	58	76	–
	铜绿假单胞菌	0	64	55	86	–
	枯草芽孢杆菌	0	78	63	81	–
	白色念珠菌	0	53	48	91	–
	黑曲霉	0	39	30	77	–
霉菌和酵母菌总数计数	白色念珠菌	0	55	47	85	–
	黑曲霉	0	40	31	78	–

注：–表示平板无菌落生长。

结果：计数中金黄色葡萄球菌、枯草芽孢杆菌、铜绿假单胞菌、白色念珠菌、黑曲霉回收率位于50%～200%间；方法可行。

四、控制菌检查方法适用性试验

4.1 大肠埃希菌检查方法适用性试验

大肠埃希菌检查方法适用性试验结果见表2。

表2 秦皮接骨胶囊控制菌——大肠埃希菌检查方法适用性试验结果

培养基名称	阳性对照	试验组	阴性对照	供试品组
胰酪大豆胨液体培养基	+	+	−	−
麦康凯液体培养基	+	+	−	−
麦康凯琼脂平板	鲜桃红色,菌落中心呈深桃红色,圆形,扁平,边缘整齐,表面光滑,湿润	鲜桃红色,菌落中心呈深桃红色,圆形,扁平,边缘整齐,表面光滑,湿润	−	−
染色、镜检	革兰氏阴性、杆菌	革兰氏阴性、杆菌	−	−

注：1.+表示液体浑浊；−表示液体澄清或平板无菌落生长。

2.大肠埃希菌加菌量为82 cfu。

结果：采用《中国药典·四部（2015年版）》第148页大肠埃希菌常规检查方法进行试验，可以检出试验菌——大肠埃希菌。方法可行。

4.2 耐胆盐革兰阴性菌检查方法适用性试验

耐胆盐革兰阴性菌检查方法适用性试验结果见表3。

表3 秦皮接骨胶囊控制菌——耐胆盐革兰阴性菌检查方法适用性试验结果

培养基名称	阴性对照	阳性对照(大肠埃希菌)	阳性对照(铜绿假单胞菌)	供试品组	试验组(大肠埃希菌)	试验组(铜绿假单胞菌)
胰酪大豆胨液体培养基	−	+	+	−	+	+
肠道菌增菌液体培养基	−	+	+	−	+	+
紫红胆盐葡萄糖琼脂培养基	−	紫红色菌落	无色菌落	−	紫红色菌落	无色菌落
溴化十六烷三甲胺琼脂培养基	−	−	浅绿色菌落	−	−	浅绿色菌落
伊红美蓝琼脂培养基	−	菌落中心呈暗蓝黑色,发金属光泽	无色菌落	−	菌落中心呈暗蓝黑色,发金属光泽	无色菌落

注：1.+表示液体浑浊；−表示液体澄清或平板无菌落生长。

2.大肠埃希菌、铜绿假单胞菌加菌量分别为86 cfu和78 cfu。

结果：采用《中国药典·四部（2015年版）》第147页耐胆盐革兰阴性菌常规检查方法进行试验，可以检出试验菌——大肠埃希菌和铜绿假单胞菌。方法可行。

4.3 沙门菌检查方法适用性试验

沙门菌检查方法适用性试验结果见表4。

表4 秦皮接骨胶囊控制菌——沙门菌检查方法适用性试验结果

培养基名称	供试品组	阳性对照	阴性对照	试验组
胰酪大豆胨液体培养基	−	+	−	+
RV沙门增菌液体培养基	−	+	−	+
木糖赖氨酸脱氧胆酸盐琼脂培养基	—	淡粉色,半透明,中心有黑色	—	淡粉色,半透明,中心有黑色
染色、镜检	—	革兰氏阴性、杆菌	—	革兰氏阴性、杆菌
沙门、志贺菌属琼脂培养基	—	淡红色,半透明	—	淡红色,半透明
TSI斜面	—	斜面黄色、底层黑色,产气	—	斜面黄色、底层黑色,产气

注:1.+表示液体浑浊;−表示液体澄清或平板无菌落生长;—表示没有接种。

2.沙门菌加菌量为78 cfu。

结果:采用《中国药典·四部(2015年版)》第148页沙门菌常规检查方法进行试验,可以检出试验菌——沙门菌。方法可行。

五、秦皮接骨胶囊微生物限度检查方法适用性建立

5.1 菌悬液制备、菌悬液数量测

同预试验方法。

5.2 需氧菌总数计数方法适用性试验

5.2.1 试验组

取秦皮接骨胶囊1∶10供试液分别加到5个灭菌的三角瓶中,每瓶10 mL,分别加入金黄色葡萄球菌、枯草芽孢杆菌、铜绿假单胞菌、白色念珠菌、黑曲霉0.1 mL菌悬液(含菌数小于1000 cfu),制成每毫升秦皮接骨胶囊1∶10供试液(含菌数小于100 cfu),取含菌的样品溶液1 mL(含菌数小于100 cfu),置于直径90 mm的无菌平皿中,每个菌液注2个平皿,注入20 mL温度不超过45 ℃熔化的胰酪大豆胨琼脂培养基,混匀,凝固,倒置培养。测定菌数。

5.2.2 阳性对照

用菌悬液替代试验样品溶液,进行试验,测定阳性对照菌数。

5.2.3 供试品组

取秦皮接骨胶囊1∶10供试液1 mL,置于直径90 mm的无菌平皿中,注2个平皿,注入20 mL温度不超过45 ℃熔化的胰酪大豆胨琼脂培养基,混匀,凝固,倒置培养。测定供试品组菌数。

5.2.4 阴性对照

用同批配制、灭菌的胰酪大豆胨液体培养基1 mL替代样品,进行阴性对照菌数测定。

需氧菌总数计数方法适用性试验结果见表5。

5.3 霉菌和酵母菌总数计数方法适用性试验

5.3.1 试验组

取秦皮接骨胶囊 1 : 10 供试液分别加到 2 个灭菌的三角瓶中，每瓶 10 mL，分别加入白色念珠菌、黑曲霉的 0.1 mL 菌悬液（含菌数小于 1000 cfu），制成每毫升秦皮接骨胶囊 1 : 10 供试液（含菌数小于 100 cfu），取含菌的样品溶液 1 mL（含菌数小于 100 cfu），置于直径 90 mm 的无菌平皿中，每个菌液注 2 个平皿，注入 20 mL 温度不超过 45 ℃ 熔化的沙氏葡萄糖琼脂培养基，混匀，凝固，培养，测定菌数。

5.3.2 阳性对照

稀释后的白色念珠菌、黑曲霉菌悬液加到沙氏葡萄糖琼脂培养基中，混匀，凝固，培养，测定阳性对照菌数。

5.3.3 供试品组

供试品替代试验组液体注皿，试验。

5.3.4 阴性对照

用同批配制、灭菌的稀释剂 1 mL 替代样品注皿，注入 20 mL 温度不超过 45 ℃ 熔化的沙氏葡萄糖琼脂培养基，混匀，凝固，培养，测定阴性对照菌数。

霉菌和酵母菌总数计数方法适用性试验结果见表5。

表5　秦皮接骨胶囊微生物限度检查方法适用性试验结果

种类	菌种名称	方法（平皿）	供试品组	阳性对照	试验组	回收率/%	阴性对照
需氧菌总数计数	金黄色葡萄球菌	1:10	0	69	57	83	–
	枯草芽孢杆菌		0	58	47	81	–
	铜绿假单胞菌		0	80	68	85	–
	白色念珠菌		0	63	42	67	–
	黑曲霉		0	42	39	93	–
霉菌和酵母菌总数计数	白色念珠菌	1:10	0	64	42	66	–
	黑曲霉		0	42	37	88	–

注：–表示平板无菌落生长。

六、秦皮接骨胶囊微生物限度检查方法适用性确认试验

6.1 秦皮接骨胶囊微生物限度检查方法适用性确认试验

秦皮接骨胶囊微生物限度检查方法适用性确认试验结果见表6。

表6　秦皮接骨胶囊微生物限度检查方法适用性确认试验结果

种类	菌种名称	方法（平皿）	供试品组	阳性对照	试验组	回收率/%	阴性对照
需氧菌总数计数	金黄色葡萄球菌	1:10	0	73	60	82	–
	枯草芽孢杆菌		0	71	58	82	–
	铜绿假单胞菌		0	64	44	69	–
	白色念珠菌		0	69	60	87	–
	黑曲霉		0	44	38	86	–
霉菌和酵母菌总数计数	白色念珠菌	1:10	0	70	57	81	–
	黑曲霉		0	42	38	90	–

注：–表示平板无菌落生长。

秦皮接骨胶囊微生物限度检查方法适用性确认试验结果：

1.需氧菌总数

秦皮接骨胶囊1：10供试液1 mL注皿进行试验，金黄色葡萄球菌、枯草芽孢杆菌、铜绿假单胞菌、白色念珠菌、黑曲霉回收率均在50%～200%之间，方法可行。

2.霉菌和酵母菌总数

秦皮接骨胶囊1：10供试液1 mL注皿进行试验，白色念珠菌、黑曲霉回收率均在50%～200%之间，方法可行。

3.控制菌

大肠埃希菌、耐胆盐革兰阴性菌、沙门菌采用《中国药典·四部（2015年版）》第147—148页常规检查方法进行试验，可以检出试验菌。方法可行。

6.2 控制菌确认试验

控制菌确认试验结果见表7、8、9（略），检出目标菌。方法可行。

七、秦皮接骨胶囊微生物限度检查方法

1.需氧菌总数

秦皮接骨胶囊10 g加到灭菌的三角瓶中，加入pH7.0氯化钠−蛋白胨缓冲液100 mL，溶解、混匀，制成1：10供试液，取1：10溶液1 mL置于直径90 mm的无菌平皿中，注2个平皿，注入20 mL温度不超过45 ℃熔化的胰酪大豆胨琼脂培养基，按《中国药典·四部（2015年版）》第144页平皿法进行试验。

2.霉菌和酵母菌总数

取1：10溶液1 mL置于直径90 mm的无菌平皿中，注入20 mL温度不超过45 ℃熔化的沙氏葡萄糖琼脂培养基，按《中国药典·四部（2015年版）》第144页平皿法进行试验。

3.控制菌

大肠埃希菌、耐胆盐革兰阴性菌和沙门菌按《中国药典·四部（2015年版）》控制菌常规检查方法进行试验。

青鹏膏剂微生物限度检查方法适用性

藏药名：秀巴恰琼恩保

标准编号：WS3-BC-0319-95

【处方】

镰形棘豆100 g	亚大黄50 g	铁棒锤75 g
诃子100 g	毛诃子100 g	余甘子100 g
安息香35 g	宽筋藤150 g	麝香25 g

【制法】

以上九味，除麝香另研细粉外，其余共研成细粉，过筛，加入麝香细粉，混匀，用8岁童尿、猪油或陈酥油调成软膏，即得。

青鹏膏剂为非无菌的外用制剂，按照《中国药典·四部（2015年版）》方法进行微生物限度检查方法适用性试验。

一、试验材料

略。

二、菌悬液

略。

三、计数方法适用性预试验

3.1 试验组

取青鹏膏剂5 g加到灭菌的三角瓶中，加入5 mL灭菌吐温-80，加入pH7.0氯化钠-蛋白胨缓冲液100 mL，置于45℃水浴中，溶解，用匀浆仪混匀3 min，制成1∶20供试液，将供试液分别加到5个灭菌的三角瓶中，每瓶10 mL，分别加入金黄色葡萄球菌、枯草芽孢杆菌、铜绿假单胞菌、白色念珠菌、黑曲霉的0.1 mL菌悬液（含菌数小于1000 cfu），制成每毫升青鹏膏剂1∶20供试液（含菌数小于100 cfu），取含菌的样品溶液1 mL（含菌数小于100 cfu），置于直径90 mm的无菌平皿中，每个菌液注2个平皿，注入20 mL温度不超过45℃熔化的胰酪大豆胨琼脂培养基，混匀，凝固，倒置培养。测定菌数。取含白色念珠菌、黑曲霉样品溶液2 mL（含菌数小于100 cfu），分别置于2个直径90 mm的无菌平皿中，注入20 mL温度不超过45℃熔化的沙氏葡萄糖琼脂培养基，混匀，凝固，倒置培养。测定菌数。

3.2 阳性对照

加到样品中的金黄色葡萄球菌、枯草芽孢杆菌、铜绿假单胞菌、白色念珠菌、黑曲霉的菌悬液（含菌数小于1000 cfu）进行10倍稀释，取稀释后的菌悬液1 mL注皿，金黄色葡萄球菌、枯草芽孢杆菌、铜绿假单胞菌的菌悬液加到胰酪大豆胨琼脂培养基中，白色念珠菌、黑曲霉的菌悬液加到沙氏葡萄糖琼脂培养基中，混匀，凝固，倒置培养。测定阳性对照菌数。

3.3 供试品组

供试品替代试验组液体注皿，试验。

3.4 阴性对照

用同批配制、灭菌的胰酪大豆胨液体培养基1 mL替代样品注皿，注入20 mL温度不超过45 ℃熔化的胰酪大豆胨琼脂培养基、沙氏葡萄糖琼脂培养基，混匀，凝固，倒置培养。测定阴性对照菌数。

计数方法适用性试验预试验结果见表1。

表1 青鹏膏剂微生物计数方法适用性预试验结果

种类	菌种名称	供试品组	阳性对照	试验组	回收率/%	阴性对照
需氧菌总数计数	金黄色葡萄球菌	0	81	56	69	–
	铜绿假单胞菌	0	72	61	85	–
	枯草芽孢杆菌	0	56	39	70	–
	白色念珠菌	0	80	65	81	–
	黑曲霉	0	42	33	79	–
霉菌和酵母菌总数计数	白色念珠菌	0	80	51	64	–
	黑曲霉	0	42	38	90	–

注：–表示平板无菌落生长。

结果：计数中金黄色葡萄球菌、枯草芽孢杆菌、铜绿假单胞菌、白色念珠菌、黑曲霉回收率位于50%～200%间。方法可行。

四、控制菌——铜绿假单胞菌检查方法适用性试验

4.1 试验组

取青鹏膏剂1∶20的供试液20 mL，加入100 mL胰酪大豆胨液体培养基到灭菌的三角瓶中，加入铜绿假单胞菌菌悬液1 mL（含菌数小于100 cfu），按《中国药典·四部（2015年版）》第147页《铜绿假单胞菌检查项》进行试验。

4.2 阳性对照

将铜绿假单胞菌菌悬液1 mL（含菌数小于100 cfu）加到100 mL胰酪大豆胨液体培养基中，按《中国药典（2015年版）》要求进行检验；同时测定铜绿假单胞菌菌悬液的含菌数。

4.3 供试品组

取青鹏膏剂1∶20的供试液20 mL，加入100 mL胰酪大豆胨液体培养基到灭菌的三角瓶中，按《中国药典·四部（2015年版）》第147页《铜绿假单胞菌检查项》进行试验。

4.4 阴性对照

用同批配制、灭菌的100 mL胰酪大豆胨液体培养基，按《中国药典（2015年版）》

要求进行检验。

铜绿假单胞菌检查方法适用性试验结果2。

表2　青鹏膏剂控制菌——铜绿假单胞菌检查方法适用性试验结果

培养基名称	阳性对照	试验组	供试品组	阴性对照
胰酪大豆胨液体培养基	+	+	-	-
溴化十六烷三甲胺	菌落扁平,表面湿润,灰白色,周围有蓝绿色素扩散	菌落扁平,表面湿润,灰白色,周围有蓝绿色素扩散	-	-
染色、镜检	革兰氏阴性、杆菌	革兰氏阴性、杆菌	-	-

注：1.-表示液体澄清或平板无菌落生长。

2.本次试验加入铜绿假单胞菌78 cfu。

结果：采用《中国药典·四部（2015年版）》第148页铜绿假单胞菌常规检查方法进行试验，可以检出试验菌——铜绿假单胞菌。方法可行。

五、控制菌——金黄色葡萄球菌检查方法适用性试验

5.1　试验组

取青鹏膏剂1：20的供试液20 mL，加入100 mL胰酪大豆胨液体培养基到灭菌的三角瓶中，加入金黄色葡萄球菌菌悬液1 mL（含菌数小于100 cfu），按《中国药典·四部（2015年版）》第147页《金黄色葡萄球菌检查项》进行试验。

5.2　阳性对照

将金黄色葡萄球菌菌悬液1 mL（含菌数小于100 cfu）加到100 mL胰酪大豆胨液体培养基中，按《中国药典（2015年版）》要求进行检验；同时测定金黄色葡萄球菌菌悬液的含菌数。

5.3　供试品组

取青鹏膏剂1：20的供试液20 mL，加入100 mL胰酪大豆胨液体培养基到灭菌的三角瓶中，按《中国药典·四部（2015年版）》第147页《金黄色葡萄球菌检查项》进行试验。

5.4　阴性对照

用同批配制、灭菌的100 mL胰酪大豆胨液体培养基，按《中国药典（2015年版）》要求进行检验。

金黄色葡萄球菌检查方法适用性试验结果见表3。

表3　青鹏膏剂控制菌——金黄色葡萄球菌检查方法适用性试验结果

培养基名称	阳性对照	试验组	供试品组	阴性对照
胰酪大豆胨液体培养基	+	+	-	-
甘露醇氯化钠培养基	金黄色,圆形,凸起、边缘整齐,外周有黄色环	金黄色,圆形,凸起、边缘整齐,外周有黄色环	-	-
染色、镜检	革兰氏阳性、球菌	革兰氏阳性、球菌	-	-

注：1.-表示液体澄清或平板无菌落生长。

2.本次试验加入金黄色葡萄球菌65 cfu。

结果：采用《中国药典·四部（2015年版）》第148页金黄色葡萄球菌常规检查方法进行试验，可以检出试验菌——金黄色葡萄球菌。方法可行。

六、青鹏膏剂微生物限度检查方法适用性建立

6.1 菌悬液制备、菌悬液数量测定

同预试验方法。

6.2 需氧菌总数计数方法适用性试验

6.2.1 试验组

取青鹏膏剂1∶20供试液分别加到5个灭菌的三角瓶中，每瓶10 mL，分别加入金黄色葡萄球菌、枯草芽孢杆菌、铜绿假单胞菌、白色念珠菌、黑曲霉0.1 mL菌悬液（含菌数小于10000 cfu），制成每毫升青鹏膏剂1∶20供试液（含菌数小于100 cfu），取含菌的样品溶液1 mL（含菌数小于100 cfu），置于直径90 mm的无菌平皿中，每个菌液注2个平皿，注入20 mL温度不超过45 ℃熔化的胰酪大豆胨琼脂培养基，混匀，凝固，培养，测定菌数。

6.2.2 阳性对照

用菌悬液替代试验样品溶液，进行试验，测定阳性对照菌数。

6.2.3 供试品组

取青鹏膏剂1∶20供试液1 mL，置于直径90 mm的无菌平皿中，注2个平皿，注入20 mL温度不超过45 ℃熔化的胰酪大豆胨琼脂培养基，混匀，凝固，培养，测定菌数。

6.2.4 阴性对照

用同批灭菌的pH7.0氯化钠—蛋白胨缓冲液1 mL替代样品溶液，注2个平皿，注入20 mL温度不超过45 ℃熔化的胰酪大豆胨琼脂培养基，混匀，凝固，培养，测定菌数。

需氧菌总数计数方法适用性试验结果见表3。

6.3 霉菌和酵母菌总数计数方法适用性试验

6.3.1 试验组

取青鹏膏剂1∶20供试液分别加到2个灭菌的三角瓶中，每瓶10 mL，分别加入白色念珠菌、黑曲霉的0.1 mL菌悬液（含菌数小于1000 cfu），制成每毫升青鹏膏剂1∶20供试液（含菌数小于100 cfu），取含菌的样品溶液1 mL（含菌数小于100 cfu），置于直径90 mm的无菌平皿中，每个菌液注2个平皿，注入20 mL温度不超过45 ℃熔化的沙氏葡萄糖琼脂培养基，混匀，凝固，培养，测定菌数。

6.3.2 阳性对照

稀释后的白色念珠菌、黑曲霉菌悬液加到沙氏葡萄糖琼脂培养基中，混匀，凝固，培养，测定阳性对照菌数。

6.3.3 供试品组

用供试品替代试验组液体注皿，试验。

6.3.4 阴性对照

用同批灭菌的pH7.0氯化钠–蛋白胨缓冲液1 mL替代样品注皿，注入20 mL温度不超过45 ℃熔化的沙氏葡萄糖琼脂培养基，混匀，凝固，培养，测定阴性对照菌数。

霉菌和酵母菌总数计数方法适用性试验结果见表4。

表4 青鹏膏剂微生物限度检查方法适用性试验结果

种类	菌种名称	方法（平皿）	供试品组	阳性对照	试验组	回收率/%	阴性对照
需氧菌总数计数	金黄色葡萄球菌	1:20	0	76	52	68	–
	枯草芽孢杆菌		0	53	41	77	–
	铜绿假单胞菌		0	55	47	85	–
	白色念珠菌		0	61	51	84	–
	黑曲霉		0	44	36	82	–
霉菌和酵母菌总数计数	白色念珠菌	1:20	0	60	44	73	–
	黑曲霉		0	45	32	71	–

注：–表示平板无菌落生长。

七、青鹏膏剂微生物限度检查方法适用性确认试验

7.1 青鹏膏剂微生物限度检查方法适用性确认试验

青鹏膏剂微生物限度检查方法适用性确认试验结果见表5。

表5 青鹏膏剂微生物限度检查方法适用性确认试验结果

种类	菌种名称	方法（平皿）	供试品组	阳性对照	试验组	回收率/%	阴性对照
需氧菌总数计数	金黄色葡萄球菌	1:20	0	78	64	82	–
	枯草芽孢杆菌		0	56	39	70	–
	铜绿假单胞菌		0	88	69	78	–
	白色念珠菌		0	82	62	76	–
	黑曲霉		0	41	35	85	–
霉菌和酵母菌总数计数	白色念珠菌	1:20	0	82	69	84	–
	黑曲霉		0	42	39	93	–

注：–表示液体澄清或平板无菌落生长。

青鹏膏剂微生物限度检查方法适用性确认试验结果：

1.需氧菌总数

取青鹏膏剂1:20供试液1 mL注皿进行试验，金黄色葡萄球菌、枯草芽孢杆菌、铜绿假单胞菌、白色念珠菌、黑曲霉回收率试验，回收率均在50%～200%之间。

2.霉菌和酵母菌总数

取青鹏膏剂1:20供试液1 mL注皿进行试验，白色念珠菌、黑曲霉回收率试验，回收率均在50%～200%之间。

3.控制菌

铜绿假单胞菌、金黄色葡萄球菌采用《中国药典·四部（2015年版）》控制菌常规检查方法进行试验，可以检出试验菌——铜绿假单胞菌、金黄色葡萄球菌。方法可行。

7.2 控制菌确实试验

控制菌确实试验结果见表6、7（略），检出目标菌。方法可行。

八、青鹏膏剂微生物限度检查方法

1.需氧菌总数

取青鹏膏剂5 g加到灭菌的三角瓶中，加入5 mL灭菌吐温-80，加入pH7.0氯化钠-蛋白胨缓冲液100 mL，置于45 ℃水浴中，溶解，用匀浆仪混匀3 min，制成1∶20供试液，取青鹏膏剂1∶20供试液1 mL注皿进行试验，注入20 mL温度不超过45 ℃熔化的胰酪大豆胨琼脂培养基，混匀，凝固，培养，测定菌数。按《中国药典·四部（2015年版）》第144页平皿法进行试验。

2.霉菌和酵母菌总数

取青鹏膏剂1∶20供试液1 mL注皿进行试验，注入20 mL温度不超过45 ℃熔化的沙氏葡萄糖琼脂培养基，混匀，凝固，培养，测定菌数。按《中国药典·四部（2015年版）》第144页平皿法进行试验。

3.控制菌

（1）金黄色葡萄球菌

取青鹏膏剂1∶20的供试液20 mL，加入100 mL胰酪大豆胨液体培养基到灭菌的三角瓶中，按《中国药典·四部（2015年版）》第147页《金黄色葡萄球菌检查项》进行试验。

（2）铜绿假单胞菌

取青鹏膏剂1∶20的供试液20 mL，加入100 mL胰酪大豆胨液体培养基到灭菌的三角瓶中，按《中国药典·四部（2015年版）》第147页《铜绿假单胞菌检查项》进行试验。

青鹏疼痛软膏微生物限度检查方法适用性

青鹏疼痛软膏为非灭菌的外用制剂，按照《中国药典·四部（2015年版）》方法进行微生物限度检查方法适用性试验。

一、试验材料

略。

二、菌悬液

略。

三、计数方法适用性预试验（1）

3.1　试验组

取青鹏疼痛软膏10 g，加入pH7.0蛋白胨氯化钠缓冲液100 mL，在40 ℃水浴中保温10 min，匀质成1∶10的供试液，分别加到5个灭菌的三角瓶中，每瓶10 mL，分别加入金黄色葡萄球菌、枯草芽孢杆菌、铜绿假单胞菌、白色念珠菌、黑曲霉的0.1 mL菌悬液（含菌数小于10000 cfu），制成每毫升青鹏疼痛软膏1∶10的供试液（含菌数小于100 cfu），取含菌的样品溶液1 mL（含菌数小于100 cfu），置于直径90 mm的无菌平皿中，每个菌液注2个平皿，注入20 mL温度不超过45 ℃熔化的胰酪大豆胨琼脂培养基，混匀，凝固，倒置培养。测定菌数。取含白色念珠菌、黑曲霉样品溶液2 mL（含菌数为50～100 cfu），分别置于2个直径90 mm的无菌平皿中，注入20 mL温度不超过45 ℃熔化的沙氏葡萄糖琼脂培养基，混匀，凝固，倒置培养。测定菌数。

3.2　阳性对照

加到样品中的金黄色葡萄球菌、枯草芽孢杆菌、铜绿假单胞菌、白色念珠菌、黑曲霉的菌悬液（含菌数小于1000 cfu）进行10倍稀释，取稀释后的菌悬液1 mL注皿，金黄色葡萄球菌、枯草芽孢杆菌、铜绿假单胞菌的菌悬液加到胰酪大豆胨琼脂培养基中，白色念珠菌、黑曲霉的菌悬液加到沙氏葡萄糖琼脂培养基中，混匀，凝固，倒置培养，测定阳性对照菌数。

3.3　供试品组

供试品替代试验组液体注皿，试验。

3.4　阴性对照

用同批配制、灭菌的胰酪大豆胨液体培养基1 mL替代样品注皿，注入20 mL温度不超过45 ℃熔化的胰酪大豆胨琼脂培养基、沙氏葡萄糖琼脂培养基，混匀，凝固，倒置培养。测定阴性对照菌数。

计数方法适用性试验预试验（1）结果见表1。

表1　计数方法适用性预试验（1）结果

种类	菌种名称	供试品组	阳性对照	试验组	回收率/%	阴性对照
需氧菌总数计数	金黄色葡萄球菌	0	76	8	11	–
	铜绿假单胞菌	0	56	15	27	–
	枯草芽孢杆菌	0	67	41	61	–
	白色念珠菌	0	74	12	16	–
	黑曲霉	0	48	31	65	–
霉菌和酵母菌总数计数	白色念珠菌	0	74	13	18	–
	黑曲霉	0	48	37	77	–

注：–表示平板无菌落生长。

结果：白色念珠菌、铜绿假单胞菌、金黄色葡萄球菌回收率低于50%，枯草芽孢杆菌和黑曲霉回收率高于50%。方法不可行。

四、控制菌——金黄色葡萄球菌检查方法适用性试验

4.1　试验组

取青鹏疼痛软膏1∶10的供试液10 mL加到灭菌的三角瓶中，加入金黄色葡萄球菌菌悬液1 mL（含菌数小于100 cfu），加入90 mL胰酪大豆胨液体培养基，按《中国药典·四部（2015年版）》第147页《金黄色葡萄球菌检查项》进行试验。

4.2　阳性对照

将金黄色葡萄球菌菌悬液1 mL（含菌数小于100 cfu）加到100 mL胰酪大豆胨液体培养基中，按《中国药典（2015年版）》要求进行检验；同时测定金黄色葡萄球菌菌悬液的含菌数。

4.3　供试品组

取青鹏疼痛软膏1∶10的供试液10 mL加到灭菌的三角瓶中，加入90 mL胰酪大豆胨液体培养基，按《中国药典·四部（2015年版）》第147页《金黄色葡萄球菌检查项》进行试验。

4.4　阴性对照

用同批配制、灭菌的100 mL胰酪大豆胨液体培养基，按《中国药典（2015年版）》要求进行检验。

金黄色葡萄球菌检查方法适用性试验结果见表2。

表2　青鹏疼痛软膏控制菌——金黄色葡萄球菌检查方法适用性试验结果

培养基名称	阳性对照	试验组	供试品组	阴性对照
胰酪大豆胨液体培养基	+	–	–	–
甘露醇氯化钠培养基	金黄色，圆形，凸起、边缘整齐,外周有黄色环	–	–	–
染色、镜检	革兰氏阳性、球菌	–	–	–

注：1.+表示液体浑浊；–表示液体澄清或平板无菌落生长。

2.本次试验加入金黄色葡萄球菌85 cfu。

结果：采用《中国药典·四部（2015年版）》第148页金黄色葡萄球菌常规检查方法进行试验，未检出试验菌——金黄色葡萄球菌，方法不可行。

五、控制菌——铜绿假单胞菌检查方法适用性试验

5.1 试验组

取青鹏疼痛软膏1∶10的供试液10 mL加到灭菌的三角瓶中，加入铜绿假单胞菌菌悬液1 mL（含菌数小于100 cfu），加入100 mL胰酪大豆胨液体培养基，按《中国药典·四部（2015年版）》第147页《铜绿假单胞菌检查项》进行试验。

5.2 阳性对照

将铜绿假单胞菌菌悬液1 mL（含菌数小于100 cfu）加到100 mL胰酪大豆胨液体培养基中，按《中国药典（2015年版）》要求进行检验；同时测定铜绿假单胞菌菌悬液的含菌数。

5.3 供试品组

取青鹏疼痛软膏1∶10的供试液10 mL加到灭菌的三角瓶中，加入100 mL胰酪大豆胨液体培养基，按《中国药典·四部（2015年版）》第147页《铜绿假单胞菌检查项》进行试验。

5.4 阴性对照

用同批配制、灭菌的100 mL胰酪大豆胨液体培养基，按《中国药典（2015年版）》要求进行检验。

铜绿假单胞菌检查方法适用性试验结果见表3。

表3 青鹏疼痛软膏控制菌——铜绿假单胞菌检查方法适用性试验结果

培养基名称	阳性对照	试验组	供试品组	阴性对照
胰酪大豆胨液体培养基	+	–	–	–
溴化十六烷三甲胺	菌落扁平、表面湿润、灰白色，周围有蓝绿色素扩散	–	–	–
染色、镜检	革兰氏阴性、杆菌	–	–	–

注：1.+表示液体浑浊；–表示液体澄清或平板无菌落生长。

2.本次试验加入铜绿假单胞菌78 cfu。

结果：采用《中国药典·四部（2015年版）》第148页铜绿假单胞菌常规检查方法进行试验，未检出试验菌——铜绿假单胞菌，方法不可行。

六、计数方法适用性预试验（2）

6.1 试验组

取青鹏疼痛软膏1∶10的供试液分别加到3个灭菌的三角瓶中，每瓶10 mL，分别加入白色念珠菌、金黄色葡萄球菌、铜绿假单胞菌0.1 mL菌悬液（含菌数小于1000 cfu），制成每毫升青鹏疼痛软膏1∶10的供试液（含菌数小于100 cfu），取含菌的样品溶液

0.2 mL、0.5 mL，置于直径90 mm的无菌平皿中，每个菌液每个取样体积注2个平皿，注入20 mL温度不超过45℃熔化的胰酪大豆胨琼脂培养基，混匀，凝固，倒置培养。测定菌数。

6.2 阳性对照

加到样品中的白色念珠菌、铜绿假单胞菌、金黄色葡萄球菌的菌悬液进行10倍稀释，取稀释后的菌悬液0.2 mL、0.5 mL注皿，加到胰酪大豆胨琼脂培养基中，混匀，凝固，倒置培养。测定阳性对照菌数。

6.3 供试品组

同预试验（1）方法进行试验。

6.4 阴性对照

同预试验（1）方法进行试验。

计数方法适用性预试验（2）结果见表4。

表4 计数方法适用性预试验（2）结果

菌种名称	供试品组	注皿体积/mL	阳性对照	试验组	回收率/%	阴性对照
金黄色葡萄球菌	0	0.2	26	9	35	－
	0	0.5	72	10	14	－
铜绿假单胞菌	0	0.2	20	13	65	－
	0	0.5	58	15	26	－
白色念珠菌1	0	0.2	34	14	41	－
	0	0.5	63	19	30	－
白色念珠菌2	0	0.2	33	16	48	－
	0	0.5	62	18	29	－

注：1.－表示平板无菌落生长。

2.白色念珠菌1在胰酪大豆胨琼脂培养基上计数；白色念珠菌2在沙氏葡萄糖琼脂培养基上计数。

结果：采用1∶10的供试液0.2 mL注皿，铜绿假单胞菌回收率高于50%；白色念珠菌、金黄色葡萄球菌回收率低于50%。方法不可行。

七、计数方法适用性预试验（3）

7.1 试验组

取青鹏疼痛软膏1∶100的供试液分别加到2个灭菌的三角瓶中，每瓶10 mL，分别加入金黄色葡萄球菌、白色念珠菌0.1 mL菌悬液（含菌数小于1000 cfu），制成每毫升青鹏疼痛软膏1∶100的供试液（含菌数小于100 cfu），取含菌的样品溶液1 mL，置于直径90 mm的无菌平皿中，每个取样体积注2个平皿，注入20 mL温度不超过45℃熔化的胰酪大豆胨琼脂培养基，混匀，凝固，倒置培养。测定菌数。

7.2 阳性对照

加到样品中的白色念珠菌、金黄色葡萄球菌的菌悬液进行10倍稀释，取稀释后的菌悬液1 mL注皿，加到胰酪大豆胨琼脂培养基中，混匀，凝固，倒置培养。测定阳性对照菌数。

7.3 供试品组

同预试验（1）方法进行试验。

7.4 阴性对照

同预试验（1）方法进行试验。

计数方法适用性预试验（3）结果见表5。

表5 计数方法适用性预试验（3）结果

菌种名称	供试品组	阳性对照	试验组	回收率/%	阴性对照
金黄色葡萄球菌	0	44	29	66	–
白色念珠菌1	0	56	34	61	–
白色念珠菌2	0	55	37	67	–

注：1.–表示平板无菌落生长。

2.白色念珠菌1在胰酪大豆胨琼脂培养基上计数；白色念珠菌2在沙氏葡萄糖琼脂培养基上计数。

结果：采用1∶100的供试液1 mL注皿进行试验，白色念珠菌和金黄色葡萄球菌回收率高于50%。方法可行。

八、控制菌——铜绿假单胞菌检查方法适用性试验

8.1 试验组

取青鹏疼痛软膏1∶10的供试液10 mL加到300 mL胰酪大豆胨液体培养基中，加入铜绿假单胞菌菌悬液1 mL（含菌数小于100 cfu），按《中国药典·四部（2015年版）》第147页《铜绿假单胞菌检查项》进行试验。

8.2 阳性对照

将铜绿假单胞菌菌悬液1 mL（含菌数小于100 cfu）加到300 mL胰酪大豆胨液体培养基中，按《中国药典（2015年版）》要求进行检验；同时测定铜绿假单胞菌菌悬液的含菌数。

8.3 供试品组

取1∶10的供试液10 mL加到300 mL胰酪大豆胨液体培养基中，按《中国药典·四部（2015年版）》第147页《铜绿假单胞菌检查项》进行试验。

8.4 阴性对照

用同批配制、灭菌的100 mL胰酪大豆胨液体培养基，按《中国药典（2015年版）》要求进行检验。

铜绿假单胞菌检查方法适用性试验结果见表6。

表6 青鹏疼痛软膏控制菌——铜绿假单胞菌检查方法适用性试验结果

培养基名称	阳性对照	试验组	供试品组	阴性对照
胰酪大豆胨液体培养基	+	+	–	–
溴化十六烷三甲胺	菌落扁平,表面湿润、灰白色,周围有蓝绿色素扩散	菌落扁平,表面湿润、灰白色,周围有蓝绿色素扩散	–	–
染色、镜检	革兰氏阴性、杆菌	革兰氏阴性、杆菌	–	–

注:1.+表示液体浑浊;–表示液体澄清或平板无菌落生长。

2.本次试验加入铜绿假单胞菌65 cfu。

结果:采用1∶10的供试液10 mL加到300 mL胰酪大豆胨液体培养基中,加入铜绿假单胞菌菌悬液1 mL(含菌数小于100 cfu),按《中国药典·四部(2015年版)》第147页《铜绿假单胞菌检查项》进行试验。可以检出试验菌——铜绿假单胞菌。方法可行。

九、控制菌——金黄色葡萄球菌检查方法适用性试验

9.1 试验组

取青鹏疼痛软膏1∶10的供试液10 mL加到300 mL胰酪大豆胨液体培养基中,加入金黄色葡萄球菌菌悬液1 mL(含菌数小于100 cfu),按《中国药典·四部(2015年版)》第147页《金黄色葡萄球菌检查项》进行试验。

9.2 阳性对照

将金黄色葡萄球菌菌悬液1 mL(含菌数小于100 cfu)加到100 mL胰酪大豆胨液体培养基中,按《中国药典(2015年版)》要求进行检验;同时测定金黄色葡萄球菌菌悬液的含菌数。

9.3 供试品组

取1∶10的供试液10 mL加到300 mL胰酪大豆胨液体培养基中,按《中国药典·四部(2015年版)》第147页《金黄色葡萄球菌检查项》进行试验。

9.4 阴性对照

用同批配制、灭菌的100 mL胰酪大豆胨液体培养基,按《中国药典(2015年版)》要求进行检验。

金黄色葡萄球菌检查方法适用性试验结果见表7。

表7 青鹏疼痛软膏控制菌——金黄色葡萄球菌检查方法适用性试验结果

培养基名称	阳性对照	试验组	供试品组	阴性对照
胰酪大豆胨液体培养基	+	+	–	–
溴化十六烷三甲胺	菌落扁平,表面湿润、灰白色,周围有蓝绿色素扩散	菌落扁平,表面湿润、灰白色,周围有蓝绿色素扩散	–	–
染色、镜检	革兰氏阴性、杆菌	革兰氏阴性、杆菌	–	–

注:1.+表示液体浑浊;–表示液体澄清或平板无菌落生长。

2.本次试验加入金黄色葡萄球菌73 cfu。

结果：采用 1：10 的供试液 10 mL 加到 300 mL 胰酪大豆胨液体培养基中，加入金黄色葡萄球菌菌悬液 1 mL（含菌数小于 100 cfu），按《中国药典·四部（2015 年版）》第 147 页《金黄色葡萄球菌检查项》进行试验，可以检出试验菌——金黄色葡萄球菌。方法可行。

十、青鹏疼痛软膏微生物限度检查方法适用性建立

10.1 菌悬液制备、菌悬液数量测定

同预试验方法。

10.2 需氧菌总数计数方法适用性试验

10.2.1 试验组

取青鹏疼痛软膏 1：100 的供试液分别加到 5 个灭菌的三角瓶中，每瓶 10 mL，分别加入白色念珠菌、金黄色葡萄球菌、枯草芽孢杆菌、铜绿假单胞菌、白色念珠菌、黑曲霉 0.1 mL 菌悬液（含菌数小于 1000 cfu），制成每毫升青鹏疼痛软膏 1：100 的供试液（含菌数小于 100 cfu），分别取 1 mL 注皿，每个菌 2 个平皿，加到胰酪大豆胨琼脂培养基中，培养、计数。

10.2.2 阳性对照

用菌悬液替代试验样品溶液，测定阳性对照菌数。

10.2.3 供试品组

取 1：100 的供试液 1 mL 注皿进行试验，计数。

10.2.4 阴性对照

用同批配制、灭菌的胰酪大豆胨液体培养基 1 mL 替代样品，计数。

10.3 霉菌和酵母菌总数计数方法适用性试验

10.3.1 试验组

取 1：100 的供试液分别加到 2 个灭菌的三角瓶中，每瓶 10 mL，分别加入白色念珠菌、黑曲霉的 0.1 mL 菌悬液（含菌数小于 10000 cfu），制成每毫升青鹏疼痛软膏 1：100 的供试液（含菌数小于 100 cfu），分别取 1 mL 注皿，每个菌 2 个平皿，加到沙氏葡萄糖琼脂培养基中，培养、计数。

10.3.2 阳性对照

稀释后的白色念珠菌、黑曲霉菌悬液加到沙氏葡萄糖琼脂培养基中，混匀，凝固，培养，测定阳性对照菌数。

10.3.3 供试品组

用供试品替代试验组液体注皿，试验。

10.3.4 阴性对照

用同批配制、灭菌的胰酪大豆胨液体培养基 1 mL 替代样品，沙氏葡萄糖琼脂培养基计数。

计数方法适用性试验结果见表 8。

表8 青鹏疼痛软膏微生物限度检查方法适用性试验结果

种类	菌种名称	方法	供试品组	阳性对照	试验组	回收率/%	阴性对照
需氧菌总数计数	金黄色葡萄球菌	1：100	0	78	57	73	–
	枯草芽孢杆菌		0	56	47	84	–
	铜绿假单胞菌		0	89	68	76	–
	白色念珠菌		0	64	44	69	–
	黑曲霉		0	47	38	81	–
霉菌和酵母菌总数计数	白色念珠菌	1：100	0	64	45	70	–
	黑曲霉		0	47	35	74	–

注：–表示平板无菌落生长。

十一、青鹏疼痛软膏微生物限度检查方法适用性确认试验

青鹏疼痛软膏微生物限度检查方法适用性确认试验

青鹏疼痛软膏微生物限度检查方法适用性确认试验结果见表9。

表9 青鹏疼痛软膏微生物限度检查方法适用性确认试验结果

种类	菌种名称	方法	供试品组	阳性对照	试验组	回收率/%	阴性对照
需氧菌总数计数	金黄色葡萄球菌	1：100	0	92	66	72	–
	枯草芽孢杆菌		0	51	38	75	–
	铜绿假单胞菌		0	88	53	60	–
	白色念珠菌		0	85	66	78	–
	黑曲霉		0	56	47	84	–
霉菌和酵母菌总数计数	白色念珠菌	1：100	0	85	65	76	–
	黑曲霉		0	56	43	77	–

注：–表示平板无菌落生长。

控制菌确认试验结果见表10、11（略），检出目标菌。方法可行。

十二、青鹏疼痛软膏微生物限度检查方法

1.需氧菌总数

取青鹏疼痛软膏10 g，加pH7.0蛋白胨氯化钠缓冲液100 mL，在40 ℃水浴中保温10 min，匀质成1：10的供试液，稀释成1：100的供试液，分别取1 mL注2个平皿，按《中国药典·四部（2015年版）》第144页进行试验。

2.霉菌和酵母菌总数

取1：100的供试液1 mL注2个平皿，按《中国药典·四部（2015年版）》第144页

进行试验。

3.控制菌

（1）金黄色葡萄球菌

取1∶10的供试液10 mL加到300 mL胰酪大豆胨液体培养基中，按《中国药典·四部（2015年版）》第147页《金黄色葡萄球菌检查项》进行试验。

（2）铜绿假单胞菌

取1∶10的供试液10 mL加到300 mL胰酪大豆胨液体培养基中，按《中国药典·四部（2015年版）》第147页《铜绿假单胞菌检查项》进行试验。

驱虫丸微生物限度检查方法适用性

藏药名：其美森赛日布

标准编号：WS3-BC-0318-95

【处方】

铁棒锤 5 g	诃子 25 g	藏菖蒲 15 g
木香 10 g	麝香 5 g	酸藤果 120 g

【制法】

以上六味，除麝香另研细粉外，其余共研成细粉，过筛，加入麝香细粉，混匀，加适量水泛丸，干燥，即得。

驱虫丸为非灭菌的口服制剂，按照《中国药典·四部（2015年版）》方法进行微生物限度检查方法适用性试验。

一、试验材料

略。

二、菌悬液

略。

三、计数方法适用性预试验（1）

预试验（1）结果见表1。

表1　驱虫丸微生物计数方法适用性预试验（1）结果

种类	菌种名称	供试品组	阳性对照	试验组	回收率/%	阴性对照
需氧菌 总数计数	金黄色葡萄球菌	0	75	54	72	－
	铜绿假单胞菌	0	68	54	79	－
	枯草芽孢杆菌	0	48	11	23	－
	白色念珠菌	0	79	21	27	－
	黑曲霉	0	56	38	68	－
霉菌和酵母菌 总数计数	白色念珠菌	0	79	25	32	－
	黑曲霉	0	56	39	70	－

注：-表示液体澄清或平板无菌落生长。

结果：采用1∶10供试液平皿白色念珠菌、枯草芽孢杆菌回收率低于50%，金黄色葡萄球菌、铜绿假单胞菌、黑曲霉回收率高于50%。方法不可行。

四、控制菌检查方法适用性试验

4.1 大肠埃希菌检查方法适用性试验

大肠埃希菌检查方法适用性试验结果见表2。

表2 驱虫丸控制菌——大肠埃希菌检查方法适用性试验结果

培养基名称	阳性对照	试验组	阴性对照	供试品组
胰酪大豆胨液体培养基	+	+	–	–
麦康凯液体培养基	+	+	–	–
麦康凯琼脂平板	鲜桃红色,菌落中心呈深桃红色,圆形,扁平,边缘整齐,表面光滑,湿润	鲜桃红色,菌落中心呈深桃红色,圆形,扁平,边缘整齐,表面光滑,湿润	–	–
染色、镜检	革兰氏阴性、杆菌	革兰氏阴性、杆菌	–	–

注:1.+表示液体浑浊;–表示液体澄清或平板无菌落生长。

2.本次试验加入大肠埃希菌78 cfu。

结果:采用《中国药典·四部(2015年版)》第148页大肠埃希菌常规检查方法进行试验,可以检出试验菌——大肠埃希菌。方法可行。

4.2 耐胆盐革兰阴性菌检查方法适用性试验

耐胆盐革兰阴性菌检查方法适用性试验结果见表3。

表3 驱虫丸控制菌——耐胆盐革兰阴性菌检查方法适用性试验结果

培养基名称	阴性对照	阳性对照(大肠埃希菌)	阳性对照(铜绿假单胞菌)	供试品组	试验组(大肠埃希菌)	试验组(铜绿假单胞菌)
胰酪大豆胨液体培养基	–	+	+	–	+	+
肠道菌增菌液体培养基	–	+	+	–	+	+
紫红胆盐葡萄糖琼脂培养基	–	紫红色菌落	无色菌落	–	紫红色菌落	无色菌落
溴化十六烷三甲胺琼脂培养基	——	–	浅绿色菌落	——	–	浅绿色菌落
伊红美蓝琼脂培养基	——	菌落中心呈暗蓝黑色,发金属光泽	——	——	菌落中心呈暗蓝黑色,发金属光泽	——

注:1.+表示液体浑浊;–表示液体澄清或平板无菌落生长。

2.大肠埃希菌、铜绿假单胞菌加菌量分别为86 cfu和78 cfu。

3.—表示没有接种。

结果:采用供试液(1:10)按《中国药典·四部(2015年版)》第147页耐胆盐

革兰阴性菌常规检查方法进行试验，可以检出试验菌——大肠埃希菌和铜绿假单胞菌。方法可行。

4.3 沙门菌检查方法适用性试验

沙门菌检查方法适用性试验结果见表4。

表4 驱虫丸控制菌——沙门菌检查方法适用性试验结果

培养基名称	供试品组	阳性对照	阴性对照	试验组
胰酪大豆胨液体培养基	-	+	-	+
RV沙门增菌液体培养基	-	+	-	+
木糖赖氨酸脱氧胆酸盐琼脂培养基	—	淡粉色，半透明，中心有黑色	—	淡粉色，半透明，中心有黑色
染色、镜检	—	革兰氏阴性、杆菌	—	革兰氏阴性、杆菌
沙门、志贺菌属琼脂培养基	—	淡红色，半透明	—	淡红色，半透明
TSI斜面	—	斜面黄色、底层黑色，产气	—	斜面黄色、底层黑色，产气

注：1.+表示液体浑浊；-表示液体澄清或平板无菌落生长；—表示没有接种。

2.沙门菌加菌量为82 cfu。

结果：采用《中国药典·四部（2015年版）》第148页沙门菌常规检查方法进行试验，可以检出试验菌——沙门菌。方法可行。

五、计数方法适用性预试验（2）

5.1 试验组

取驱虫丸1∶10供试液，分别加到2个灭菌的三角瓶中，每瓶10 mL，分别加入白色念珠菌、枯草芽孢杆菌0.1 mL菌悬液（含菌数小于1000 cfu），制成每毫升驱虫丸1∶10供试液（含菌数小于100 cfu），取含菌的样品溶液0.2 mL、0.5 mL，置于直径90 mm的无菌平皿中，每个菌液每个取样体积注2个平皿，注入20 mL温度不超过45℃熔化的胰酪大豆胨琼脂培养基，混匀，凝固，倒置培养。测定菌数。

5.2 阳性对照

加到样品中的白色念珠菌、枯草芽孢杆菌的菌悬液进行10倍稀释，取稀释后的菌悬液0.2 mL、0.5 mL注皿，加到胰酪大豆胨琼脂培养基中，混匀，凝固，倒置培养。测定阳性对照菌数。

5.3 供试品组

用供试液替代试验组液体0.2 mL、0.5 mL注皿，试验。

5.4 阴性对照

用同批配制、灭菌的胰酪大豆胨液体培养基0.2 mL、0.5 mL替代样品注皿，注入20 mL

温度不超过45℃熔化的胰酪大豆胨琼脂培养基、沙氏葡萄糖琼脂培养基，混匀，凝固，倒置培养。测定阴性对照菌数。

预试验（2）结果见表5。

表5 驱虫丸微生物计数方法适用性预试验（2）结果

菌种名称	供试品组	注皿体积/mL	阳性对照	试验组	回收率/%	阴性对照
枯草芽孢杆菌	0	0.2	50	18	36	－
	0	0.5	76	19	25	－
白色念珠菌1	0	0.2	34	28	82	－
	0	0.5	68	26	38	－
白色念珠菌2	0	0.2	34	27	79	－
	0	0.5	68	22	32	－

注：1.－表示液体澄清或平板无菌落生长。

2.白色念珠菌1在胰酪大豆胨琼脂培养基上计数；白色念珠菌2在沙氏葡萄糖琼脂培养基上计数。

结果：采用1∶10供试液0.2 mL注皿，白色念珠菌回收率高于50%，枯草芽孢杆菌回收率低于50%。方法不可行。

六、计数方法适用性预试验（3）

6.1 试验组

驱虫丸1∶10供试液10 mL加到90 mL pH7.0无菌氯化钠-蛋白胨缓冲液中，制成驱虫丸1∶100供试液，取10 mL加到灭菌的三角瓶中，加入枯草芽孢杆菌0.1 mL菌悬液（含菌数小于1000 cfu），制成每毫升驱虫丸1∶100供试液（含菌数小于100 cfu），取含菌的样品溶液1 mL（含菌数小于100 cfu），置于直径90 mm的无菌平皿中，注2个平皿，注入20 mL温度不超过45℃熔化的胰酪大豆胨琼脂培养基，混匀，凝固，倒置培养。测定菌数。

6.2 阳性对照

用菌悬液替代试验样品溶液，进行试验，测定阳性对照菌数。

6.3 供试品组

取驱虫丸1∶100供试液1 mL，置于直径90 mm的无菌平皿中，每个稀释级注2个平皿，注入20 mL温度不超过45℃熔化的胰酪大豆胨琼脂培养基，混匀，凝固，倒置培养。测定供试品组菌数。

6.4 阴性对照

用同批配制、灭菌的胰酪大豆胨液体培养基1 mL替代样品，进行阴性对照菌数测定。

预试验（3）结果见表6。

表6 驱虫丸微生物计数方法适用性预试验（3）结果

菌种名称	供试品组	阳性对照	试验组	回收率/%	阴性对照
枯草芽孢杆菌	0	63	46	73	–

注：–表示平板无菌落生长。

结果：采用1∶100供试液平皿法，枯草芽孢杆菌回收率大于50%。方法可行。

七、驱虫丸微生物限度检查方法适用性建立

7.1 菌悬液制备、菌悬液数量测定

同预试验方法。

7.2 需氧菌总数计数方法适用性试验

7.2.1 试验组

取驱虫丸1∶100供试液分别加到5个灭菌的三角瓶中，每瓶10 mL，分别加入金黄色葡萄球菌、枯草芽孢杆菌、铜绿假单胞菌、白色念珠菌、黑曲霉0.1 mL菌悬液（含菌数小于1000 cfu），制成每毫升驱虫丸1∶100供试液（含菌数小于100 cfu），取含菌的样品溶液1 mL（含菌数小于100 cfu），置于直径90 mm的无菌平皿中，每个菌液注2个平皿，注入20 mL温度不超过45 ℃熔化的胰酪大豆胨琼脂培养基，混匀，凝固，倒置培养。测定菌数。

7.2.2 阳性对照

用菌悬液替代试验样品溶液，进行试验，测定阳性对照菌数。

7.2.3 供试品组

取驱虫丸1∶100供试液1 mL，置于直径90 mm的无菌平皿中，注2个平皿，注入20 mL温度不超过45 ℃熔化的胰酪大豆胨琼脂培养基，混匀，凝固，倒置培养。测定供试品组菌数。

7.2.4 阴性对照

用同批配制、灭菌的胰酪大豆胨液体培养基1 mL替代样品，进行阴性对照菌数测定。

需氧菌总数计数方法适用性试验结果见表7。

7.3 霉菌和酵母菌总数计数方法适用性试验

7.3.1 试验组

取驱虫丸1∶50供试液分别加到2个灭菌的三角瓶中，每瓶10 mL，分别加入白色念珠菌、黑曲霉的0.1 mL菌悬液（含菌数小于1000 cfu），制成每毫升驱虫丸1∶50供试液（含菌数小于100 cfu），取含菌的样品溶液1 mL（含菌数小于100 cfu），置于直径90 mm的无菌平皿中，每个菌液注2个平皿，注入20 mL温度不超过45 ℃熔化的沙氏葡萄糖琼脂培养基，混匀，凝固，培养，测定菌数。

7.3.2 阳性对照

稀释后的白色念珠菌、黑曲霉菌悬液加到沙氏葡萄糖琼脂培养基中，混匀，凝固，培养，测定阳性对照菌数。

7.3.3 供试品组

用供试品替代试验组液体注皿，试验。

7.3.4 阴性对照

用同批配制、灭菌的稀释剂 1 mL 替代样品注皿，注入 20 mL 温度不超过 45 ℃熔化的沙氏葡萄糖琼脂培养基，混匀，凝固，培养，测定阴性对照菌数。

霉菌和酵母菌总数计数方法适用性试验结果见表7。

表7　虫丸微生物限度检查方法适用性试验结果

种类	菌种名称	方法（平皿）	供试品组	阳性对照	试验组	回收率/%	阴性对照
需氧菌总数计数	金黄色葡萄球菌	1:100	0	70	63	90	–
	枯草芽孢杆菌		0	60	45	75	–
	铜绿假单胞菌		0	75	66	88	–
	白色念珠菌		0	65	50	77	–
	黑曲霉		0	50	44	88	–
霉菌和酵母菌总数计数	白色念珠菌	1:50	0	61	42	69	–
	黑曲霉		0	50	37	74	–

注：–表示平板无菌落生长。

八、驱虫丸微生物限度检查方法适用性确认试验

8.1 驱虫丸微生物限度检查方法适用性确认试验

驱虫丸微生物限度检查方法适用性确认试验结果见表8。

表8　驱虫丸微生物限度检查方法适用性确认试验结果

种类	菌种名称	方法（平皿）	供试品组	阳性对照	试验组	回收率/%	阴性对照
需氧菌总数计数	金黄色葡萄球菌	1:100	0	72	57	79	–
	枯草芽孢杆菌		0	64	46	72	–
	铜绿假单胞菌		0	81	70	86	–
	白色念珠菌		0	86	67	78	–
	黑曲霉		0	56	44	79	–
霉菌和酵母菌总数计数	白色念珠菌	1:50	0	85	68	80	–
	黑曲霉		0	56	47	84	–

注：–表示平板无菌落生长。

驱虫丸微生物限度检查方法适用性确认试验结果：

1.需氧菌总数

驱虫丸 1：100 供试液 1 mL 注皿进行试验，金黄色葡萄球菌、枯草芽孢杆菌、铜绿

假单胞菌、白色念珠菌、黑曲霉回收率均在50%～200%之间，方法可行。

2.霉菌和酵母菌总数

驱虫丸1∶50供试液1 mL注皿进行试验，白色念珠菌、黑曲霉回收率均在50%～200%之间，方法可行。

3.控制菌

大肠埃希菌、耐胆盐革兰阴性菌、沙门菌采用《中国药典·四部（2015年版）》第147—148页常规检查方法进行试验，可以检出试验菌。方法可行。

8.2 控制菌确认试验

控制菌确认试验结果见表9、10、11（略），检出目标菌。方法可行。

九、驱虫丸微生物限度检查方法

1.需氧菌总数

驱虫丸10 g加到灭菌的三角瓶中，加入pH7.0氯化钠-蛋白胨缓冲液100 mL，溶解、混匀，制成1∶10供试液，10倍稀释成1∶100溶液，取驱虫丸1∶100溶液1 mL置于直径90 mm的无菌平皿中，注2个平皿，注入20 mL温度不超过45 ℃熔化的胰酪大豆胨琼脂培养基，按《中国药典·四部（2015年版）》第144页平皿法进行试验。

2.霉菌和酵母菌总数

取驱虫丸1∶50供试液1 mL，置于直径90 mm的无菌平皿中，注2个平皿，注入20 mL温度不超过45 ℃熔化的沙氏葡萄糖琼脂培养基，按《中国药典·四部（2015年版）》第144页平皿法进行试验。

3.控制菌

大肠埃希菌、耐胆盐革兰阴性菌和沙门菌按《中国药典·四部（2015年版）》控制菌常规检查方法进行试验。

仁青常觉微生物限度检查方法适用性

【处方】

珍珠、朱砂、檀香、降香、沉香、诃子、牛黄、麝香、西红花等

【制法】

本品系藏族验方，是由珍珠、朱砂、檀香、降香、沉香、诃子、牛黄、麝香、西红花等药味加工制成的丸剂。

仁青常觉为非无菌的口服制剂，按照《中国药典·四部（2015年版）》方法进行微生物限度检查方法适用性试验。

一、试验材料

略。

二、菌悬液

略。

三、计数方法适用性预试验（1）

预试验（1）结果见表1。

表1　仁青常觉微生物计数方法适用性预试验（1）结果

种类	菌种名称	供试品组	阳性对照	试验组	回收率/%	阴性对照
需氧菌总数计数	金黄色葡萄球菌	0	81	51	63	–
	铜绿假单胞菌	0	72	61	85	–
	枯草芽孢杆菌	0	56	0	0	–
	白色念珠菌	0	80	66	83	–
	黑曲霉	0	42	33	79	–
霉菌和酵母菌总数计数	白色念珠菌	0	80	69	86	–
	黑曲霉	0	42	38	90	–

注：–表示平板无菌落生长。

结果：计数中枯草芽孢杆菌回收率低于50%。方法不可行。

四、控制菌检查方法适用性试验

4.1　大肠埃希菌检查方法适用性试验

大肠埃希菌检查方法适用性试验结果见表2。

表2 仁青常觉控制菌——大肠埃希菌检查方法适用性试验结果

培养基名称	阳性对照	试验组	阴性对照	供试品组
胰酪大豆胨液体培养基	+	+	–	–
麦康凯液体培养基	+	+	–	–
麦康凯琼脂平板	鲜桃红色,菌落中心呈深桃红色,圆形,扁平,边缘整齐,表面光滑,湿润	鲜桃红色,菌落中心呈深桃红色,圆形,扁平,边缘整齐,表面光滑,湿润	–	–
染色、镜检	革兰氏阴性、杆菌	革兰氏阴性、杆菌	–	–

注：1.+表示液体浑浊；–表示液体澄清或平板无菌落生长。

2.大肠埃希菌加菌量为67 cfu。

结果：采用《中国药典·四部（2015年版）》第148页大肠埃希菌常规检查方法进行试验，可以检出试验菌——大肠埃希菌。方法可行。

4.2 耐胆盐革兰阴性菌检查方法适用性试验

耐胆盐革兰阴性菌检查方法适用性试验结果见表3。

表3 仁青常觉控制菌——耐胆盐革兰阴性菌检查方法适用性试验结果

培养基名称	阴性对照	阳性对照（大肠埃希菌）	阳性对照（铜绿假单胞菌）	供试品组	试验组（大肠埃希菌）	试验组（铜绿假单胞菌）
胰酪大豆胨液体培养基	–	+	+	–	+	+
肠道菌增菌液体培养基	–	+	+	–	+	+
紫红胆盐葡萄糖琼脂培养基	–	紫红色菌落	无色菌落	–	紫红色菌落	无色菌落
溴化十六烷三甲胺琼脂培养基	–		浅绿色菌落	–		浅绿色菌落
伊红美蓝琼脂培养基	–	菌落中心呈暗蓝黑色,发金属光泽	无色菌落	–	菌落中心呈暗蓝黑色,发金属光泽	无色菌落

注：1.+表示液体浑浊；–表示液体澄清或平板无菌落生长。

2.大肠埃希菌、铜绿假单胞菌加菌量分别为49 cfu和58 cfu。

结果：采用《中国药典·四部（2015年版）》第147页耐胆盐革兰阴性菌常规检查方法进行试验，可以检出试验菌——大肠埃希菌和铜绿假单胞菌。方法可行。

4.3 沙门菌检查方法适用性试验

沙门菌检查方法适用性试验结果见表4。

表4 仁青常觉控制菌——沙门菌检查方法适用性试验结果

培养基名称	供试品组	阳性对照	阴性对照	试验组
胰酪大豆胨液体培养基	-	+	-	+
RV 沙门增菌液体培养基	-	+	-	+
木糖赖氨酸脱氧胆酸盐琼脂培养基	-	淡粉色,半透明,中心有黑色	-	淡粉色,半透明,中心有黑色
染色、镜检	——	革兰氏阴性、杆菌	——	革兰氏阴性、杆菌
沙门、志贺菌属琼脂培养基	——	淡红色,半透明	——	淡红色,半透明
TSI斜面	——	斜面黄色、底层黑色,产气	——	斜面黄色、底层黑色,产气

注：1.+表示液体浑浊；-表示液体澄清或平板无菌落生长；——表示没有接种。

2.沙门菌加菌量为88 cfu。

结果：采用《中国药典·四部（2015年版）》第148页沙门菌常规检查方法进行试验，可以检出试验菌——沙门菌。方法可行。

五、计数方法适用性预试验（2）

5.1 试验组

取仁青常觉1∶10供试液10 mL加到2个灭菌的三角瓶中，加入枯草芽孢杆菌0.1 mL菌悬液（含菌数小于1000 cfu），制成每毫升仁青常觉1∶10供试液（含菌数小于100 cfu），取含菌的样品溶液0.2 mL、0.5 mL，置于直径90 mm的无菌平皿中，每个取样体积注2个平皿，注入20 mL温度不超过45 ℃熔化的胰酪大豆胨琼脂培养基，混匀，凝固，倒置培养。测定菌数。

5.2 阳性对照

加到样品中的枯草芽孢杆菌的菌悬液进行10倍稀释，取稀释后的菌悬液0.2 mL、0.5 mL注皿，加到胰酪大豆胨琼脂培养基中，混匀，凝固，倒置培养。测定阳性对照菌数。

5.3 供试品组

供试液替代试验组液体0.2 mL、0.5 mL注皿，试验。

5.4 阴性对照

用同批配制、灭菌的胰酪大豆胨液体培养基1 mL替代样品注皿，注入20 mL温度不超过45 ℃熔化的胰酪大豆胨琼脂培养基、沙氏葡萄糖琼脂培养基，混匀，凝固，倒置培养。测定阴性对照菌数。

预试验（2）结果见表5。

表5　仁青常觉微生物计数方法适用性预试验（2）结果

菌种名称	供试品组	注皿体积/mL	阳性对照	试验组	回收率/%	阴性对照
枯草芽孢杆菌	0	0.2	30	9	30	–
	0	0.5	74	6	8	–

注：–表示平板无菌落生长。

结果：计数中枯草芽孢杆菌回收率低于50%。方法不可行。

六、计数方法适用性预试验（3）

6.1　试验组

仁青常觉1∶10供试液10 mL加到灭菌的三角瓶中，加入90 mL pH7.0无菌氯化钠-蛋白胨缓冲液成1∶100供试液，加入枯草芽孢杆菌0.1 mL菌悬液（含菌数小于1000 cfu），制成每毫升仁青常觉1∶100供试液（含菌数小于100 cfu），取含菌的样品溶液1 mL（含菌数小于100 cfu），置于直径90 mm的无菌平皿中，注2个平皿，注入20 mL温度不超过45 ℃熔化的胰酪大豆胨琼脂培养基，混匀，凝固，倒置培养。测定菌数。

6.2　阳性对照

用菌悬液替代试验样品溶液，进行试验，测定阳性对照菌数。

6.3　供试品组

取仁青常觉1∶100供试液1 mL，置于直径90 mm的无菌平皿中，注2个平皿，注入20 mL温度不超过45 ℃熔化的胰酪大豆胨琼脂培养基，混匀，凝固，倒置培养。测定供试品组菌数。

6.4　阴性对照

用同批配制、灭菌的胰酪大豆胨液体培养基1 mL替代样品，进行阴性对照菌数测定。

预试验（3）结果见表6。

表6　仁青常觉微生物计数方法适用性预试验（3）结果

菌种名称	供试品组	阳性对照	试验组	回收率/%	阴性对照
枯草芽孢杆菌	0	83	61	73	–

注：–表示平板无菌落生长。

结果：计数中枯草芽孢杆菌回收率大于50%。方法可行。

七、仁青常觉微生物限度检查方法适用性建立

7.1　菌悬液制备、菌悬液数量测定

同预试验方法。

7.2 需氧菌总数计数方法适用性试验

7.2.1 试验组

取仁青常觉1:100供试液分别加到5个灭菌的三角瓶中，每瓶10 mL，分别加入金黄色葡萄球菌、枯草芽孢杆菌、铜绿假单胞菌、白色念珠菌、黑曲霉0.1 mL菌悬液（含菌数小于1000 cfu），制成每毫升仁青常觉1:100供试液（含菌数小于100 cfu），取含菌的样品溶液1 mL（含菌数小于100 cfu），置于直径90 mm的无菌平皿中，每个菌液注2个平皿，注入20 mL温度不超过45℃熔化的胰酪大豆胨琼脂培养基，混匀，凝固，倒置培养。测定菌数。

7.2.2 阳性对照

用菌悬液替代试验样品溶液，进行试验，测定阳性对照菌数。

7.2.3 供试品组

取仁青常觉1:100供试液1 mL，置于直径90 mm的无菌平皿中，注2个平皿，注入20 mL温度不超过45℃熔化的胰酪大豆胨琼脂培养基，混匀，凝固，倒置培养。测定供试品组菌数。

7.2.4 阴性对照

用同批配制、灭菌的胰酪大豆胨液体培养基1 mL替代样品，进行阴性对照菌数测定。

需氧菌总数计数方法适用性试验结果见表7。

7.3 霉菌和酵母菌总数计数方法适用性试验

7.3.1 试验组

取仁青常觉1:10供试液分别加到2个灭菌的三角瓶中，每瓶10 mL，分别加入白色念珠菌、黑曲霉的0.1 mL菌悬液（含菌数小于1000 cfu），制成每毫升仁青常觉1:10供试液（含菌数小于100 cfu），取含菌的样品溶液1 mL（含菌数小于100 cfu），置于直径90 mm的无菌平皿中，每个菌液注2个平皿，注入20 mL温度不超过45℃熔化的沙氏葡萄糖琼脂培养基，混匀，凝固，培养，测定菌数。

7.3.2 阳性对照

稀释后的白色念珠菌、黑曲霉菌悬液加到沙氏葡萄糖琼脂培养基中，混匀，凝固，培养，测定阳性对照菌数。

7.3.3 供试品组

用供试品替代试验组液体注皿，试验。

7.3.4 阴性对照

用同批配制、灭菌的稀释剂1 mL替代样品注皿，注入20 mL温度不超过45℃熔化的沙氏葡萄糖琼脂培养基，混匀，凝固，培养，测定阴性对照菌数。

霉菌和酵母菌总数计数方法适用性试验结果见表7。

表7 仁青常觉微生物限度检查方法适用性试验结果

种类	菌种名称	方法（平皿）	供试品组	阳性对照	试验组	回收率/%	阴性对照
需氧菌总数计数	金黄色葡萄球菌	1：100	0	78	63	81	–
	枯草芽孢杆菌		0	56	39	70	–
	铜绿假单胞菌		0	89	77	87	–
	白色念珠菌		0	64	48	75	–
	黑曲霉		0	47	48	102	–
霉菌和酵母菌总数计数	白色念珠菌	1：10	0	64	55	86	–
	黑曲霉		0	47	39	83	–

注：–表示平板无菌落生长。

八、仁青常觉微生物限度检查方法适用性确认试验

8.1 仁青常觉微生物限度检查方法适用性确认试验

仁青常觉微生物限度检查方法适用性确认试验结果见表8。

表8 仁青常觉微生物限度检查方法适用性确认试验结果

种类	菌种名称	方法（平皿）	供试品组	阳性对照	试验组	回收率/%	阴性对照
需氧菌总数计数	金黄色葡萄球菌	1：100	0	92	69	75	–
	枯草芽孢杆菌		0	51	33	65	–
	铜绿假单胞菌		0	88	69	78	–
	白色念珠菌		0	85	61	72	–
	黑曲霉		0	56	39	70	–
霉菌和酵母菌总数计数	白色念珠菌	1：10	0	85	66	78	–
	黑曲霉		0	56	40	71	–

注：–表示平板无菌落生长。

仁青常觉微生物限度检查方法适用性确认试验结果：

1.需氧菌总数

仁青常觉1：100供试液1 mL注皿进行试验，金黄色葡萄球菌、枯草芽孢杆菌、铜绿假单胞菌、白色念珠菌、黑曲霉回收率均在50%～200%之间，方法可行。

2.霉菌和酵母菌总数

仁青常觉1：10供试液1 mL注皿进行试验，白色念珠菌、黑曲霉回收率均在50%～200%之间，方法可行。

3.控制菌

大肠埃希菌、耐胆盐革兰阴性菌、沙门菌采用《中国药典·四部（2015年版）》第147—148页常规检查方法进行试验，可以检出试验菌。方法可行。

8.2　控制菌确认试验

控制菌确认试验结果见表9、10、11（略），检出目标菌。方法可行。

九、仁青常觉微生物限度检查方法

1.需氧菌总数

仁青常觉10 g加到灭菌的三角瓶中，加入pH7.0氯化钠−蛋白胨缓冲液100 mL，溶解、混匀，制成1∶10供试液，取仁青常觉1∶10供试液10倍稀释成1∶100溶液；取1∶100溶液1 mL置于直径90 mm的无菌平皿中，注2个平皿，注入20 mL温度不超过45 ℃熔化的胰酪大豆胨琼脂培养基，按《中国药典·四部（2015年版）》第144页平皿法进行试验。

2.霉菌和酵母菌总数

取1∶10溶液1 mL置于直径90 mm的无菌平皿中，注2个平皿，注入20 mL温度不超过45 ℃熔化的沙氏葡萄糖琼脂培养基，按《中国药典·四部（2015年版）》第144页平皿法进行试验。

3.控制菌

大肠埃希菌、耐胆盐革兰阴性菌和沙门菌按《中国药典·四部（2015年版）》控制菌常规检查方法进行试验。

仁青芒觉微生物限度检查方法适用性

【处方】

唐古特乌头 40 g	瓦伟 35 g	豆蔻 35 g
马钱子 30 g	人工麝香 3 g	西红花 20 g
人工牛黄 7 g	珍珠 10 g	珊瑚 30 g
熊胆粉 3 g	肉豆蔻 35 g	丁香 35 g
红花 35 g	草果 35 g	木香 45 g
铁粉 250 g（制）	诃子 50 g	毛诃子 40 g
余甘子 40 g	大托叶云实 30 g	渣驯膏 50 g
珍珠母 30 g	松耳石 30 g	水牛角 20 g
水獭粪 30 g	蔓菁膏 10 g	冬葵果 40 g
木棉花 30 g	波棱瓜子 35 g	杧果核 30 g
蒲桃 30 g	止泻木子 40 g	乌奴龙胆 40 g
檀香 40 g	骨碎补 45 g	紫檀香 40 g
甘青青兰 40 g	青金石 30 g	石莲花 40 g
金腰草 40 g	塞北紫堇 35 个	獐牙菜 35 g
石灰华 35 g	水柏枝 30 个	星状凤毛菊 60 g
鱼骨 60 g	商陆 40 g	重齿叶缘凤毛菊 60 g

【制法】

以上四十八味，除人工麝香、熊胆粉、西红花、水牛角、人工牛黄另研细粉外，其余共研细粉，加入人工麝香、熊胆粉、西红花、水牛角、人工牛黄细粉串研，过筛（120目）混匀，用水泛丸，低温干燥，即得。

仁青芒觉为非无菌的口服制剂，按照《中国药典·四部（2015年版）》方法进行微生物限度检查方法适用性试验。

一、试验材料

略。

二、菌悬液

略。

三、计数方法适用性预试验（1）

预试验（1）结果见表1。

表1 仁青芒觉微生物计数方法适用性预试验（1）结果

种类	菌种名称	供试品组	阳性对照	试验组	回收率/%	阴性对照
需氧菌总数计数	金黄色葡萄球菌	0	81	17	21	–
	铜绿假单胞菌	0	72	63	88	–
	枯草芽孢杆菌	0	56	4	7	–
	白色念珠菌	0	80	23	29	–
	黑曲霉	0	42	35	83	–
霉菌和酵母菌总数计数	白色念珠菌	0	80	31	39	–
	黑曲霉	0	42	30	71	–

注：-表示液体澄清或平板无菌落生长。

结果：计数中白色念珠菌、金黄色葡萄球菌、枯草芽孢杆菌回收率低于50%，铜绿假单胞菌、黑曲霉回收率位于50%～200%间。方法不可行。

四、控制菌检查方法适用性试验

4.1 大肠埃希菌检查方法适用性试验

大肠埃希菌检查方法适用性试验结果见表2。

表2 仁青芒觉控制菌——大肠埃希菌检查方法适用性试验结果

培养基名称	阳性对照	试验组	阴性对照	供试品组
胰酪大豆胨液体培养基	+	+	–	–
麦康凯液体培养基	+	+	–	–
麦康凯琼脂平板	鲜桃红色,菌落中心呈深桃红色,圆形,扁平,边缘整齐,表面光滑,湿润	鲜桃红色,菌落中心呈深桃红色,圆形,扁平,边缘整齐,表面光滑,湿润	–	–
染色、镜检	革兰氏阴性、杆菌	革兰氏阴性、杆菌	–	–

注：1.-表示液体澄清或平板无菌落生长。

2.本次试验加入大肠埃希菌78 cfu。

结果：采用《中国药典·四部（2015年版）》第148页大肠埃希菌常规检查方法进行试验，可以检出试验菌——大肠埃希菌。方法可行。

4.2 耐胆盐革兰阴性菌检查方法适用性试验

耐胆盐革兰阴性菌检查方法适用性试验结果见表3。

表3 仁青芒觉控制菌——耐胆盐革兰阴性菌检查方法适用性试验结果

培养基名称	阴性对照	阳性对照（大肠埃希菌）	阳性对照（铜绿假单胞菌）	供试品组	试验组（大肠埃希菌）	试验组（铜绿假单胞菌）
胰酪大豆胨液体培养基	-	+	+	-	+	+
肠道菌增菌液体培养基	-	+	+	-	+	+
紫红胆盐葡萄糖琼脂培养基	-	紫红色菌落	无色菌落	-	紫红色菌落	无色菌落
溴化十六烷三甲胺琼脂培养基	-	-	浅绿色菌落	-	-	浅绿色菌落
伊红美蓝琼脂培养基	—	菌落中心呈暗蓝黑色，发金属光泽	—	—	菌落中心呈暗蓝黑色，发金属光泽	—

注：1.+表示液体浑浊；-表示液体澄清或平板无菌落生长。

2.大肠埃希菌、铜绿假单胞菌加菌量分别为86 cfu和78 cfu。

3.—表示没有接种。

结果：采用《中国药典·四部（2015年版）》第147页耐胆盐革兰阴性菌常规检查方法进行试验，可以检出试验菌——大肠埃希菌和铜绿假单胞菌。方法可行。

4.3 沙门菌检查方法适用性试验

沙门菌检查方法适用性试验结果见表4。

表4 仁青芒觉控制菌——沙门菌检查方法适用性试验结果

培养基名称	供试品组	阳性对照	阴性对照	试验组
胰酪大豆胨液体培养基	-	+	-	+
RV沙门增菌液体培养基	-	+	-	+
木糖赖氨酸脱氧胆酸盐琼脂培养基	-	淡粉色，半透明,中心有黑色	-	淡粉色，半透明,中心有黑色
染色、镜检	—	革兰氏阴性、杆菌	—	革兰氏阴性、杆菌
沙门、志贺菌属琼脂培养基	—	淡红色，半透明	—	淡红色，半透明
TSI斜面	—	斜面黄色、底层黑色,产气	—	斜面黄色、底层黑色,产气

注：1.+表示液体浑浊；-表示液体澄清或平板无菌落生长。

2.沙门菌加菌量为82 cfu。

结果：采用《中国药典·四部（2015年版）》第148页沙门菌常规检查方法进行试

验，可以检出试验菌——沙门菌。方法可行。

五、计数方法适用性预试验（2）

5.1　试验组

取仁青芒觉1∶10供试液，分别加到3个灭菌的三角瓶中，每瓶10 mL，分别加入白色念珠菌、金黄色葡萄球菌、枯草芽孢杆菌0.1 mL菌悬液（含菌数小于1000 cfu），制成每毫升仁青芒觉1∶10供试液（含菌数小于100 cfu），取含菌的样品溶液0.2 mL、0.5 mL，置于直径90 mm的无菌平皿中，每个菌液每个取样体积注2个平皿，注入20 mL温度不超过45 ℃熔化的胰酪大豆胨琼脂培养基，混匀，凝固，倒置培养。测定菌数。

5.2　阳性对照

加到样品中的金黄色葡萄球菌、枯草芽孢杆菌的菌悬液进行10倍稀释，取稀释后的菌悬液0.2 mL、0.5 mL注皿，加到胰酪大豆胨琼脂培养基中，混匀，凝固，倒置培养。测定阳性对照菌数。

5.3　供试品组

用供试液替代试验组液体0.2 mL、0.5 mL注皿，试验。

5.4　阴性对照

用同批配制、灭菌的胰酪大豆胨液体培养基0.2 mL、0.5 mL替代样品注皿，注入20 mL温度不超过45 ℃熔化的胰酪大豆胨琼脂培养基、沙氏葡萄糖琼脂培养基，混匀，凝固，倒置培养。测定阴性对照菌数。

预试验（2）结果见表5。

表5　仁青芒觉微生物计数方法适用性预试验（2）结果

菌种名称	供试品组	注皿体积/mL	阳性对照	试验组	回收率/%	阴性对照
金黄色葡萄球菌	0	0.2	35	25	71	–
	0	0.5	82	21	26	–
枯草芽孢杆菌	0	0.2	30	12	40	–
	0	0.5	74	24	32	–
白色念珠菌1	0	0.2	28	24	86	–
	0	0.5	62	26	42	–
白色念珠菌2	0	0.2	28	21	75	–
	0	0.5	62	23	37	–

注：1.–表示液体澄清或平板无菌落生长。

2.白色念珠菌1在胰酪大豆胨琼脂培养基上计数；白色念珠菌2在沙氏葡萄糖琼脂培养基上计数。

结果：计数中枯草芽孢杆菌回收率低于50%，白色念珠菌、金黄色葡萄球菌0.2 mL注皿的回收率高于50%。方法不可行。

六、计数方法适用性预试验（3）

6.1 试验组

仁青芒觉1∶10供试液10 mL加到90 mL pH7.0无菌氯化钠-蛋白胨缓冲液中，制成仁青芒觉1∶100供试液，取仁青芒觉1∶100供试液10 mL加到灭菌的三角瓶中，加入枯草芽孢杆菌0.1 mL菌悬液（含菌数小于1000 cfu），制成每毫升仁青芒觉1∶100供试液（含菌数小于100 cfu），取含菌的样品溶液1 mL（含菌数小于100 cfu），置于直径90 mm的无菌平皿中，注2个平皿，注入20 mL温度不超过45 ℃熔化的胰酪大豆胨琼脂培养基，混匀，凝固，倒置培养。测定菌数。

6.2 阳性对照

用菌悬液替代试验样品溶液，进行试验，测定阳性对照菌数。

6.3 供试品组

取仁青芒觉1∶100供试液1 mL，置于直径90 mm的无菌平皿中，注2个平皿，注入20 mL温度不超过45 ℃熔化的胰酪大豆胨琼脂培养基，混匀，凝固，倒置培养。测定供试品组菌数。

6.4 阴性对照

用同批配制、灭菌的胰酪大豆胨液体培养基1 mL替代样品，进行阴性对照菌数测定。

预试验（3）结果见表6。

表6 仁青芒觉微生物计数方法适用性预试验（3）结果

菌种名称	供试品组	阳性对照	试验组	回收率/%	阴性对照
枯草芽孢杆菌	0	64	49	77	−

注：−表示液体澄清或平板无菌落生长。

结果：计数中枯草芽孢杆菌回收率大于50%。方法可行。

七、仁青芒觉微生物限度检查方法适用性建立

7.1 菌悬液制备、菌悬液数量测定

同预试验方法。

7.2 需氧菌总数计数方法适用性试验

7.2.1 试验组

取仁青芒觉1∶100供试液分别加到5个灭菌的三角瓶中，每瓶10 mL，分别加入金黄色葡萄球菌、枯草芽孢杆菌、铜绿假单胞菌、白色念珠菌、黑曲霉0.1 mL菌悬液（含菌数小于1000 cfu），制成每毫升仁青芒觉1∶100供试液（含菌数小于100 cfu），取含菌的样品溶液1 mL（含菌数小于100 cfu），置于直径90 mm的无菌平皿中，注2个平皿，

注入20 mL温度不超过45 ℃熔化的胰酪大豆胨琼脂培养基，混匀，凝固，倒置培养。测定菌数。

7.2.2 阳性对照

用菌悬液替代试验样品溶液，进行试验，测定阳性对照菌数。

7.2.3 供试品组

取仁青芒觉1∶100供试液1 mL，置于直径90 mm的无菌平皿中，注2个平皿，注入20 mL温度不超过45 ℃熔化的胰酪大豆胨琼脂培养基，混匀，凝固，倒置培养。测定供试品组菌数。

7.2.4 阴性对照

用同批配制、灭菌的胰酪大豆胨液体培养基1 mL替代样品，进行阴性对照菌数测定。

需氧菌总数计数方法适用性试验结果见表7。

7.3 霉菌和酵母菌总数计数方法适用性试验

7.3.1 试验组

取仁青芒觉1∶50供试液分别加到2个灭菌的三角瓶中，每瓶10 mL，分别加入白色念珠菌、黑曲霉的0.1 mL菌悬液（含菌数小于10000fu），制成每毫升仁青芒觉1∶50供试液（含菌数小于100 cfu），取含菌的样品溶液1 mL（含菌数小于100 cfu），置于直径90 mm的无菌平皿中，注入20 mL温度不超过45 ℃熔化的沙氏葡萄糖琼脂培养基，混匀，凝固，培养，测定菌数。

7.3.2 阳性对照

稀释后的白色念珠菌、黑曲霉菌悬液加到沙氏葡萄糖琼脂培养基中，混匀，凝固，培养，测定阳性对照菌数。

7.3.3 供试品组

供试品替代试验组液体注皿，试验。

7.3.4 阴性对照

用同批配制、灭菌的稀释剂1 mL替代样品注皿，注入20 mL温度不超过45 ℃熔化的沙氏葡萄糖琼脂培养基，混匀，凝固，培养，测定阴性对照菌数。

霉菌和酵母菌总数计数方法适用性试验结果见表7。

表7 仁青芒觉微生物限度检查方法适用性试验结果

种类	菌种名称	方法（平皿）	供试品组	阳性对照	试验组	回收率/%	阴性对照
需氧菌总数计数	金黄色葡萄球菌	1∶100	0	78	66	85	-
	枯草芽孢杆菌		0	56	42	75	-
	铜绿假单胞菌		0	89	77	87	-
	白色念珠菌		0	64	52	81	-
	黑曲霉		0	47	39	83	-
霉菌和酵母菌总数计数	白色念珠菌	1∶50	0	64	48	75	-
	黑曲霉		0	47	45	96	-

注：-表示液体澄清或平板无菌落生长。

八、仁青芒觉微生物限度检查方法适用性确认试验

8.1 仁青芒觉微生物限度检查方法适用性确认试验

仁青芒觉微生物限度检查方法适用性确认试验结果见表8。

表8 仁青芒觉微生物限度检查方法适用性确认试验结果

种类	菌种名称	方法（平皿）	供试品组	阳性对照	试验组	回收率/%	阴性对照
需氧菌总数计数	金黄色葡萄球菌	1：100	0	92	75	82	−
	枯草芽孢杆菌		0	51	40	78	−
	铜绿假单胞菌		0	88	72	82	−
	白色念珠菌		0	85	59	69	−
	黑曲霉		0	56	51	91	−
霉菌和酵母菌总数计数	白色念珠菌	1：50	0	85	60	71	−
	黑曲霉		0	56	48	86	−

注：−表示液体澄清或平板无菌落生长。

仁青芒觉微生物限度检查方法适用性确认试验结果：

1.需氧菌总数

仁青芒觉1：100供试液1 mL注皿进行试验，金黄色葡萄球菌、枯草芽孢杆菌、铜绿假单胞菌、白色念珠菌、黑曲霉回收率均在50%～200%之间，方法可行。

2.霉菌和酵母菌总数

仁青芒觉1：50供试液1 mL注皿进行试验，白色念珠菌、黑曲霉回收率均在50%～200%之间，方法可行。

3.控制菌

大肠埃希菌、耐胆盐革兰阴性菌、沙门菌采用《中国药典·四部（2015年版）》第147—148页常规检查方法进行试验，可以检出试验菌。方法可行。

8.2 控制菌确认试验

控制菌确认试验结果见表9、10、11（略），检出目标菌。方法可行。

九、仁青芒觉微生物限度检查方法

1.需氧菌总数

仁青芒觉10 g加到灭菌的三角瓶中，加入pH7.0氯化钠−蛋白胨缓冲液100 mL，溶解、混匀，制成1：10供试液，取仁青芒觉1：10供试液10倍稀释成1：100溶液；取1：100溶液1 mL置于直径90 mm的无菌平皿中，注2个平皿，注入20 mL温度不超过45 ℃熔化的胰酪大豆胨琼脂培养基，按《中国药典·四部（2015年版）》第144页平皿法进行试验。

2.霉菌和酵母菌总数

取仁青芒觉1∶50供试液1 mL，置于直径90 mm的无菌平皿中，注入20 mL温度不超过45℃熔化的沙氏葡萄糖琼脂培养基，按《中国药典·四部（2015年版）》第144页平皿法进行试验。

3.控制菌

大肠埃希菌、耐胆盐革兰阴性菌和沙门菌按《中国药典·四部（2015年版）》控制菌常规检查方法进行试验。

如意珍宝丸微生物限度检查方法适用性

藏药名：桑培努布日布

标准编号：WS3-BC-0314-95

【处方】

珍珠母 100 g	沉香 100 g	石灰华 100 g
金礞石 30 g	红花 100 g	螃蟹 50 g
丁香 40 g	毛诃子（核）100 g	肉豆蔻 40 g
豆蔻 40 g	余甘子 130 g	草果 30 g
香旱芹 40 g	檀香 80 g	黑种草子 40 g
降香 330 g	荜茇 30 g	诃子 130 g
高良姜 80 g	甘草膏 40 g	肉桂 50 g
乳香 60 g	木香 80 g	决明子 60 g
水牛角 40 g	黄葵子 50 g	短穗兔耳草 150 g
藏木香 80 g	麝香 2 g	牛黄 2 g

【制法】

以上三十味，除牛黄、水牛角、麝香、甘草膏外，其余粉碎成细粉，加入牛黄、麝香、水牛角细粉，过筛，混匀，用甘草膏加适量水泛丸，干燥，即得。

如意珍宝丸为非无菌的口服制剂，按照《中国药典·四部（2015年版）》方法进行微生物限度检查方法适用性试验。

一、试验材料

略。

二、菌悬液

略。

三、计数方法适用性预试验（1）

预试验（1）结果见表1。

表1 如意珍宝丸微生物计数方法适用性预试验（1）结果

种类	菌种名称	供试品组	阳性对照	试验组	回收率/%	阴性对照
需氧菌总数计数	金黄色葡萄球菌	0	81	2	2	–
	铜绿假单胞菌	0	72	59	82	–
	枯草芽孢杆菌	0	56	0	0	–
	白色念珠菌	0	80	0	0	–
	黑曲霉	0	44	36	82	–
霉菌和酵母菌总数计数	白色念珠菌	0	83	0	0	–
	黑曲霉	0	42	31	74	–

注：–表示无菌落生长。

结果：采用1∶10供试液平皿法，金黄色葡萄球菌、枯草芽孢杆菌、白色念珠菌回收率低于50%，铜绿假单胞菌、黑曲霉回收率位于50%～200%间。方法不可行。

四、控制菌检查方法适用性试验

4.1 大肠埃希菌检查方法适用性试验

大肠埃希菌检查方法适用性试验结果见表2-1。

表2-1 如意珍宝丸控制菌——大肠埃希菌检查方法适用性试验结果

培养基名称	阳性对照	试验组	阴性对照	供试品组
胰酪大豆胨液体培养基	+	–	–	–
麦康凯液体培养基	+	–	–	–
麦康凯琼脂平板	鲜桃红色,菌落中心呈深桃红色,圆形,扁平,边缘整齐,表面光滑,湿润	–	–	–
染色、镜检	革兰氏阴性、杆菌	–	–	–

注：1.+表示液体浑浊；–表示液体澄清或平板无菌落生长。

2.大肠埃希菌加菌量为78 cfu。

结果：采用《中国药典·四部（2015年版）》第148页大肠埃希菌常规检查方法进行试验，未检出试验菌——大肠埃希菌，方法不可行。

4.1.1 试验组

取如意珍宝丸1∶10供试液10 mL加到灭菌的三角瓶中，加入大肠埃希菌菌悬液1 mL（含菌数小于100 cfu），加入300 mL胰酪大豆胨液体培养基，按《中国药典·四部（2015年版）》第147页《大肠埃希菌检查项》进行试验。

4.1.2 阳性对照

将大肠埃希菌菌悬液1 mL（含菌数小于100 cfu）加到300 mL胰酪大豆胨液体培养基中，按《中国药典（2015年版）》要求进行检验；同时测定铜绿假单胞菌菌悬液的含菌数。

4.1.3 供试品组

取如意珍宝丸1：10供试液10 mL加到灭菌的三角瓶中，加入300 mL胰酪大豆胨液体培养基，按《中国药典（2015年版）》要求进行检验。

4.1.4 阴性对照

用同批配制、灭菌的300 mL胰酪大豆胨液体培养基，按《中国药典（2015年版）》要求进行检验。

大肠埃希菌检查方法适用性试验结果见表2-2。

表2-2 如意珍宝丸控制菌——大肠埃希菌检查方法适用性试验结果

培养基名称	阳性对照	试验组	阴性对照	供试品组
胰酪大豆胨液体培养基	+	+	−	−
麦康凯液体培养基	+	+	−	−
麦康凯琼脂平板	鲜桃红色,菌落中心呈深桃红色,圆形,扁平,边缘整齐,表面光滑,湿润	鲜桃红色,菌落中心呈深桃红色,圆形,扁平,边缘整齐,表面光滑,湿润	−	−
染色、镜检	革兰氏阴性、杆菌	革兰氏阴性、杆菌	−	−

注：1.+表示液体浑浊；−表示液体澄清或平板无菌落生长。

2.大肠埃希菌加菌量为78 cfu。

结果：采用《中国药典·四部（2015年版）》148页大肠埃希菌培养基稀释方法进行试验，可以检出试验菌——大肠埃希菌。方法可行。

4.2 耐胆盐革兰阴性菌检查方法适用性试验

耐胆盐革兰阴性菌检查方法适用性试验结果见表3。

表3 如意珍宝丸控制菌——耐胆盐革兰阴性菌检查方法适用性试验结果

培养基名称	阴性对照	阳性对照（大肠埃希菌）	阳性对照（铜绿假单胞菌）	供试品组	试验组（大肠埃希菌）	试验组（铜绿假单胞菌）
胰酪大豆胨液体培养基	−	+	+	−	+	+
肠道菌增菌液体培养基	−	+	+	−	+	+
紫红胆盐葡萄糖琼脂培养基	−	紫红色菌落	无色菌落	−	紫红色菌落	无色菌落
溴化十六烷三甲胺琼脂培养基	−	−	浅绿色菌落	−	−	浅绿色菌落
伊红美蓝琼脂培养基	−	菌落中心呈暗蓝黑色,发金属光泽	无色菌落	−	菌落中心呈暗蓝黑色,发金属光泽	无色菌落

注：1.+表示液体浑浊；−表示液体澄清或平板无菌落生长。

2.大肠埃希菌、铜绿假单胞菌加菌量分别为86 cfu和78 cfu。

结果：采用《中国药典·四部（2015年版）》第147页耐胆盐革兰阴性菌常规检查方法进行试验，可以检出试验菌——大肠埃希菌和铜绿假单胞菌。方法可行。

4.3 沙门菌检查方法适用性试验

沙门菌检查方法适用性试验结果见表4。

表4 如意珍宝丸控制菌——沙门菌检查方法适用性试验结果

培养基名称	供试品组	阳性对照	阴性对照	试验组
胰酪大豆胨液体培养基	–	+	–	+
RV沙门增菌液体培养基	–	+	–	+
木糖赖氨酸脱氧胆酸盐琼脂培养基	—	淡粉色，半透明，中心有黑色	—	淡粉色，半透明，中心有黑色
染色、镜检	—	革兰氏阴性、杆菌	—	革兰氏阴性、杆菌
沙门、志贺菌属琼脂培养基	—	淡红色，半透明	—	淡红色，半透明
TSI斜面	—	斜面黄色、底层黑色，产气	—	斜面黄色、底层黑色，产气

注：1.+表示液体浑浊；–表示液体澄清或平板无菌落生长；—表示没有接种。
2.沙门菌加菌量为82 cfu。

结果：采用《中国药典·四部（2015年版）》第148页沙门菌常规检查方法进行试验，可以检出试验菌——沙门菌。方法可行。

五、计数方法适用性预试验（2）

5.1 试验组

取如意珍宝丸1∶10供试液，分别加到3个灭菌的三角瓶中，每瓶10 mL，分别加入金黄色葡萄球菌、枯草芽孢杆菌、白色念珠菌0.1 mL菌悬液（含菌数为500～1000 cfu），制成每毫升如意珍宝丸1∶10供试液（含菌数小于100 cfu），取含菌的样品溶液0.2 mL、0.5 mL，置于直径90 mm的无菌平皿中，每个菌液每个取样体积注2个平皿，注入20 mL温度不超过45 ℃熔化的胰酪大豆胨琼脂培养基，混匀，凝固，倒置培养。测定菌数。

5.2 阳性对照

加到样品中的金黄色葡萄球菌、枯草芽孢杆菌、白色念珠菌的菌悬液进行10倍稀释，取稀释后的菌悬液0.2 mL、0.5 mL注皿，加到胰酪大豆胨琼脂培养基中，混匀，凝固，倒置培养。测定阳性对照菌数。

5.3 供试品组

用供试液替代试验组液体0.2 mL、0.5 mL注皿，试验。

5.4 阴性对照

用同批配制、灭菌的胰酪大豆胨液体培养基0.2 mL、0.5 mL替代样品注皿，注入20 mL温度不超过45 ℃熔化的胰酪大豆胨琼脂培养基、沙氏葡萄糖琼脂培养基，混匀，凝固，倒置培养。测定阴性对照菌数。

预试验（2）结果见表5。

表5　如意珍宝微生物丸计数方法适用性预试验（2）结果

菌种名称	供试品组	注皿体积/mL	阳性对照	试验组	回收率/%	阴性对照
金黄色葡萄球菌	0	0.2	35	25	71	–
	0	0.5	85	35	41	–
枯草芽孢杆菌	0	0.2	30	0	0	–
	0	0.5	74	0	0	–
白色念珠菌1	0	0.2	28	2	7	–
	0	0.5	62	0	0	–
白色念珠菌2	0	0.2	28	3	11	–
	0	0.5	62	0	0	–

注：1.–表示液体澄清或平板无菌落生长。

　　2.白色念珠菌1在胰酪大豆胨琼脂培养基上计数；白色念珠菌2在沙氏葡萄糖琼脂培养基上计数。

结果：采用1∶10供试液0.2 mL注皿，金黄色葡萄球菌的回收率高于50%，白色念珠菌、枯草芽孢杆菌回收率低于50%。方法不可行。

六、计数方法适用性预试验（3）

6.1　试验组

如意珍宝丸1∶10供试液10 mL加到90 mL pH7.0无菌氯化钠–蛋白胨缓冲液中，制成如意珍宝丸1∶100供试液，分别取10 mL加到灭菌的三角瓶中，再加入白色念珠菌、枯草芽孢杆菌0.1 mL菌悬液（含菌数为500～1000 cfu），制成每毫升如意珍宝丸1∶100供试液（含菌数小于100 cfu），取含菌的样品溶液1 mL（含菌数为50～100 cfu），置于直径90 mm的无菌平皿中，每个菌液注2个平皿，注入20 mL温度不超过45 ℃熔化的胰酪大豆胨琼脂培养基，混匀，凝固，倒置培养。测定菌数。

6.2　阳性对照

用菌悬液替代试验样品溶液，进行试验，测定阳性对照菌数。

6.3　供试品组

取如意珍宝丸1∶100供试液1 mL及0.2 mL，置于直径90 mm的无菌平皿中，各注2个平皿，注入20 mL温度不超过45 ℃熔化的胰酪大豆胨琼脂培养基，混匀，凝固，倒置培养。测定供试品组菌数。

6.4　阴性对照

用同批配制、灭菌的胰酪大豆胨液体培养基1 mL替代样品，进行阴性对照菌数测定。

预试验（3）结果见表6。

表6　如意珍宝丸微生物计数方法适用性预试验（3）结果

菌种名称	注皿体积/mL	供试品组	阳性对照	试验组	回收率/%	阴性对照
白色念珠菌	1	0	78	18	23	–
	0.2	0	20	14	70	–
白色念珠菌	1	0	75	23	31	–
	0.2	0	20	14	70	–
枯草芽孢杆菌	1	0	70	0	0	–
	0.2	0	15	2	13	–

注：–表示平板无菌落生长。

结果：采用1∶100供试液平皿法，白色念珠菌回收率高于50%，枯草芽孢杆菌回收率低于50%。方法不可行。

七、计数方法适用性预试验（4）

7.1　试验组

取如意珍宝丸1∶10的供试液2 mL，加入pH7.0氯化钠-蛋白胨缓冲液100 mL，混匀，进行薄膜过滤，用pH7.0无菌氯化钠-蛋白胨缓冲液冲洗，每膜300 mL，加入枯草芽孢杆菌0.1 mL菌悬液（含菌数小于1000 cfu），制成每毫升如意珍宝丸1∶10的供试液（含菌数小于100 cfu），过滤，取出滤膜，面朝上贴在胰酪大豆胨琼脂培养基上，培养、计数。

7.2　阳性对照

用菌悬液替代试验样品溶液，进行薄膜，测定阳性对照菌数。

7.3　供试品组

取如意珍宝丸1∶10的供试液2 mL，加入pH7.0氯化钠-蛋白胨缓冲液100 mL，混匀，进行薄膜过滤，用pH7.0无菌氯化钠-蛋白胨缓冲液冲洗，每膜300 mL，取出滤膜，面朝上贴在胰酪大豆胨琼脂培养基上，培养、计数。

7.4　阴性对照

用同批配制、灭菌的胰酪大豆胨液体培养基1 mL替代样品，薄膜过滤后，取出滤膜，面朝上贴在胰酪大豆胨琼脂培养基上，进行培养、计数。

需氧菌总数计数方法适用性试验预试验（4）结果见表7。

表7　如意珍宝丸微生物计数方法适用性预试验（4）结果

菌种名称	供试品组	阳性对照	试验组	回收率/%	阴性对照
枯草芽孢杆菌	0	59	43	73	–

注：–表示平板无菌落生长。

结果：采用薄膜法，枯草芽孢杆菌回收率大于50%。方法可行。

八、如意珍宝丸微生物限度检查方法适用性建立

8.1 菌悬液制备、菌悬液数量测定

同预试验方法。

8.2 需氧菌总数计数方法适用性试验

8.2.1 试验组

取如意珍宝丸1∶10供试液2 mL，加入pH7.0氯化钠-蛋白胨缓冲液100 mL，混匀，制成1∶10供试液，分别加到灭菌的三角瓶中，每瓶10 mL，加入pH7.0无菌氯化钠-蛋白胨缓冲液100 mL，进行薄膜过滤，用pH7.0无菌氯化钠-蛋白胨缓冲液冲洗，每膜300 mL，分别加入金黄色葡萄球菌、白色念珠菌、枯草芽孢杆菌、铜绿假单胞菌、黑曲霉0.1 mL菌悬液（含菌数小于10000 cfu），制成每毫升如意珍宝丸1∶10供试液（含菌数小于100 cfu），取出滤膜，面朝上贴在胰酪大豆胨琼脂培养基上，培养、计数。

8.2.2 阳性对照

用菌悬液替代试验样品溶液，进行试验，测定阳性对照菌数。

8.2.3 供试品组

取如意珍宝丸1∶10供试液2 mL，加入pH7.0氯化钠-蛋白胨缓冲液100 mL，混匀，制成1∶10供试液，分别加到灭菌的三角瓶中，每瓶10 mL，加入pH7.0无菌氯化钠-蛋白胨缓冲液100 mL，进行薄膜过滤，用pH7.0无菌氯化钠-蛋白胨缓冲液冲洗，每膜300 mL，取出滤膜，面朝上贴在胰酪大豆胨琼脂培养基上，培养、计数。

8.2.4 阴性对照

用同批配制、灭菌的胰酪大豆胨液体培养基1 mL替代样品，进行阴性对照菌数测定。

需氧菌总数计数方法适用性试验结果见表8。

8.3 霉菌和酵母菌总数计数方法适用性试验

8.3.1 试验组

取如意珍宝丸1∶10供试液2 mL，加入pH7.0氯化钠-蛋白胨缓冲液100 mL，进行薄膜过滤，用pH7.0无菌氯化钠-蛋白胨缓冲液冲洗，每膜300 mL，分别加入白色念珠菌、黑曲霉的0.1 mL菌悬液（含菌数小于10000 cfu），制成每毫升洁白丸1∶10供试液（含菌数小于100 cfu），取出滤膜，面朝上贴在沙氏葡萄糖琼脂培养基上，培养、计数。

8.3.2 阳性对照

用菌悬液替代试验样品溶液，进行薄膜过滤试验，测定阳性对照菌数。

8.3.3 供试品组

取如意珍宝丸1∶10供试液2 mL，加入pH7.0氯化钠-蛋白胨缓冲液100 mL，进行薄膜过滤，用pH7.0无菌氯化钠-蛋白胨缓冲液冲洗，每膜300 mL，取出滤膜，面朝上贴在沙氏葡萄糖琼脂培养基上，培养、计数。

8.3.4 阴性对照

用同批配制、灭菌的稀释剂2 mL替代样品同法试验，测定阴性对照菌数。

霉菌和酵母菌总数计数方法适用性试验结果见表8。

表8　如意珍宝丸微生物限度检查方法适用性试验结果

种类	菌种名称	方法	供试品组	阳性对照	试验组	回收率/%	阴性对照
需氧菌总数计数	金黄色葡萄球菌	1:10（薄膜法）	0	78	64	82	–
	枯草芽孢杆菌		0	56	40	71	–
	铜绿假单胞菌		0	89	84	94	–
	白色念珠菌		0	64	52	81	–
	黑曲霉		0	47	40	85	–
霉菌和酵母菌总数计数	白色念珠菌	1:10（薄膜法）	0	64	51	80	–
	黑曲霉		0	47	41	87	–

注：–表示平板无菌落生长。

九、如意珍宝丸微生物限度检查方法适用性确认试验

9.1　如意珍宝丸微生物限度检查方法适用性确认试验

如意珍宝丸微生物限度检查方法适用性确认试验结果见表9。

表9　如意珍宝丸微生物限度检查方法适用性确认试验结果

种类	菌种名称	方法	供试品组	阳性对照	试验组	回收率/%	阴性对照
需氧菌总数计数	金黄色葡萄球菌	1:10（薄膜法）	0	92	78	85	–
	枯草芽孢杆菌		0	51	39	76	–
	铜绿假单胞菌		0	88	68	77	–
	白色念珠菌		0	85	71	84	–
	黑曲霉		0	56	43	77	–
霉菌和酵母菌总数计数	白色念珠菌	1:10（薄膜法）	0	85	66	78	–
	黑曲霉		0	56	49	88	–

注：–表示平板无菌落生长。

如意珍宝丸微生物限度检查方法适用性确认试验结果：

1.需氧菌总数

取如意珍宝丸1:10供试液2 mL，加入pH7.0氯化钠-蛋白胨缓冲液100 mL，混匀，制成1:10供试液，分别加到灭菌的三角瓶中，每瓶10 mL，加入pH7.0无菌氯化钠-蛋白胨缓冲液100 mL，进行薄膜过滤，用pH7.0无菌氯化钠-蛋白胨缓冲液冲洗，每膜300 mL，分别加入金黄色葡萄球菌、铜绿假单胞菌、枯草芽孢杆菌、白色念珠菌、黑曲霉0.1 mL菌悬液（含菌数小于1000 cfu），制成每毫升如意珍宝丸1:10供试液（含菌数小于100 cfu），取出滤膜，面朝上贴在胰酪大豆胨琼脂培养基上，培养、计数。金黄色葡萄球菌、枯草芽孢杆菌、铜绿假单胞菌、白色念珠菌、黑曲霉回收率均在50%～200%之

间，方法可行。

2.霉菌和酵母菌总数

取如意珍宝丸1∶10供试液2 mL，加入pH7.0氯化钠–蛋白胨缓冲液100 mL，进行薄膜过滤，用pH7.0无菌氯化钠–蛋白胨缓冲液冲洗，每膜300 mL，取出滤膜，面朝上贴在沙氏葡萄糖琼脂培养基上，培养、计数。白色念珠菌、黑曲霉回收率均在50%～200%之间，方法可行。

3.控制菌

（1）耐胆盐革兰阴性菌、沙门菌

采用《中国药典·四部（2015年版）》第147—148页常规检查方法进行试验，可以检出试验菌。方法可行。

（2）大肠埃希菌

采用《中国药典·四部（2015年版）》第148页培养基稀释方法进行试验，可以检出试验菌。方法可行。

9.2 控制菌确认试验

控制菌确认试验结果见表10、11、12（略），检出目标菌。方法可行。

十、如意珍宝丸微生物限度检查方法

1.需氧菌总数

取如意珍宝丸1∶10供试液2 mL，加入pH7.0氯化钠–蛋白胨缓冲液100 mL，混匀，制成1∶10供试液，分别加到灭菌的三角瓶中，每瓶10 mL，加入pH7.0无菌氯化钠–蛋白胨缓冲液100 mL，进行薄膜过滤，用pH7.0无菌氯化钠–蛋白胨缓冲液冲洗，每膜300 mL，取出滤膜，面朝上贴在胰酪大豆胨琼脂培养基上，按《中国药典·四部（2015年版）》第144页平皿法进行试验。

2.霉菌和酵母菌总数

取如意珍宝丸1∶10供试液2 mL，加入pH7.0氯化钠–蛋白胨缓冲液100 mL，进行薄膜过滤，用pH7.0无菌氯化钠–蛋白胨缓冲液冲洗，每膜300 mL，取出滤膜，面朝上贴在沙氏葡萄糖琼脂培养基上，按《中国药典·四部（2015年版）》第144页平皿法进行试验。

3.控制菌

（1）大肠埃希菌

取1∶10的供试液10 mL，加到300 mL胰酪大豆胨液体培养基中，按《中国药典·四部（2015年版）》第147页《大肠埃希菌》进行试验。

（2）耐胆盐革兰阴性菌和沙门菌

按《中国药典·四部（2015年版）》控制菌常规检查方法进行试验。

萨热十三味鹏鸟丸微生物限度检查方法适用性

藏药名：萨热恰琼久松日布

标准编号：WS3-BC-0330-95

【处方】

麝香7.5 g	木香500 g	藏菖蒲65 g
铁棒锤50 g	诃子100 g	珊瑚40 g
珍珠25 g	丁香20 g	肉豆蔻75.5 g
沉香50 g	磁石25 g	甘草膏40 g
禹粮石250 g		

【制法】

以上十三味，除麝香、珊瑚、珍珠、甘草膏外，其余共研成细粉，过筛。加入珊瑚、珍珠细粉，混匀。用麝香、甘草膏加适量水泛丸，再用银珠包衣，阴干，即得。

萨热十三味鹏鸟丸为非灭菌的口服制剂，按照《中国药典·四部（2015年版）》方法进行微生物限度检查方法适用性试验。

一、试验材料

略。

二、菌悬液

略。

三、计数方法适用性预试验（1）

预试验（1）结果见表1。

表1 计数方法适用性预试验（1）结果

种类	菌种名称	供试品组	阳性对照	试验组	回收率/%	阴性对照
需氧菌总数计数	金黄色葡萄球菌	0	75	21	28	-
	铜绿假单胞菌	0	68	54	79	-
	枯草芽孢杆菌	0	48	9	19	-
	白色念珠菌	0	79	46	58	-
	黑曲霉	0	56	47	84	-
霉菌和酵母菌总数计数	白色念珠菌	0	79	44	56	-
	黑曲霉	0	56	49	88	-

注：-表示液体澄清或平板无菌落生长。

结果：采用1：10供试液平皿法，金黄色葡萄球菌、枯草芽孢杆菌回收率低于50%，白色念珠菌、铜绿假单胞菌、黑曲霉回收率高于50%。方法不可行。

四、控制菌检查方法适用性试验

4.1 大肠埃希菌检查方法适用性试验

大肠埃希菌检查方法适用性试验结果见表2。

表2 萨热十三味鹏鸟丸控制菌——大肠埃希菌检查方法适用性试验结果

培养基名称	阳性对照	试验组	阴性对照	供试品组
胰酪大豆胨液体培养基	+	+	–	–
麦康凯液体培养基	+	+	–	–
麦康凯琼脂平板	鲜桃红色,菌落中心呈深桃红色,圆形,扁平,边缘整齐,表面光滑,湿润	鲜桃红色,菌落中心呈深桃红色,圆形,扁平,边缘整齐,表面光滑,湿润	–	–
染色、镜检	革兰氏阴性、杆菌	革兰氏阴性、杆菌	–	–

注：1.+表示液体浑浊；–表示液体澄清或平板无菌落生长。

2.本次试验加入大肠埃希菌78 cfu。

结果：采用《中国药典·四部（2015年版）》第148页大肠埃希菌常规检查方法进行试验，可以检出试验菌——大肠埃希菌。方法可行。

4.2 耐胆盐革兰阴性菌检查方法适用性试验

耐胆盐革兰阴性菌检查方法适用性试验结果见表3。

表3 萨热十三味鹏鸟丸控制菌——耐胆盐革兰阴性菌检查方法适用性试验结果

培养基名称	阴性对照	阳性对照(大肠埃希菌)	阳性对照(铜绿假单胞菌)	供试品组	试验组(大肠埃希菌)	试验组(铜绿假单胞菌)
胰酪大豆胨液体培养基	–	+	+	–	+	+
肠道菌增菌液体培养基	–	+	+	–	+	+
紫红胆盐葡萄糖琼脂培养基	–	紫红色菌落	无色菌落	–	紫红色菌落	无色菌落
溴化十六烷三甲胺琼脂培养基	——	–	浅绿色菌落	——	–	浅绿色菌落
伊红美蓝琼脂培养基	——	菌落中心呈暗蓝黑色,发金属光泽	——	——	菌落中心呈暗蓝黑色,发金属光泽	——

注：1.+表示液体浑浊；–表示液体澄清或平板无菌落生长。

2.大肠埃希菌、铜绿假单胞菌加菌量分别为86 cfu和78 cfu。

3.—表示没有接种。

结果：采用《中国药典·四部（2015年版）》第147页耐胆盐革兰阴性菌常规检查方法进行试验，可以检出试验菌——大肠埃希菌和铜绿假单胞菌。方法可行。

4.3 沙门菌检查方法适用性试验

沙门菌检查方法适用性试验结果见表4。

表4 萨热十三味鹏鸟丸控制菌——沙门菌检查方法适用性试验结果

培养基名称	供试品组	阳性对照	阴性对照	试验组
胰酪大豆胨液体培养基	–	+	–	+
RV沙门增菌液体培养基	–	+	–	+
木糖赖氨酸脱氧胆酸盐琼脂培养基	–	淡粉色，半透明，中心有黑色	–	淡粉色，半透明，中心有黑色
染色、镜检	—	革兰氏阴性、杆菌	—	革兰氏阴性、杆菌
沙门、志贺菌属琼脂培养基	—	淡红色，半透明	—	淡红色，半透明
TSI斜面	—	斜面黄色、底层黑色，产气	—	斜面黄色、底层黑色，产气

注：1.+表示液体浑浊；–表示液体澄清或平板无菌落生长；—表示没有接种。

2.沙门菌加菌量为85 cfu。

结果：采用《中国药典·四部（2015年版）》第148页沙门菌常规检查方法进行试验，可以检出试验菌——沙门菌。方法可行。

五、计数方法适用性预试验（2）

5.1 试验组

取萨热十三味鹏鸟丸1：10供试液，分别加到2个灭菌的三角瓶中，每瓶10 mL，分别加入金黄色葡萄球菌、枯草芽孢杆菌0.1 mL菌悬液（含菌数小于1000 cfu），制成每毫升萨热十三味鹏鸟丸1：10供试液（含菌数小于100 cfu），取含菌的样品溶液0.2 mL、0.5 mL，置于直径90 mm的无菌平皿中，每个菌液每个取样体积注2个平皿，注入20 mL温度不超过45 ℃熔化的胰酪大豆胨琼脂培养基，混匀，凝固，倒置培养。测定菌数。

5.2 阳性对照

加到样品中的金黄色葡萄球菌、枯草芽孢杆菌的菌悬液进行10倍稀释，取稀释后的菌悬液0.2 mL、0.5 mL注皿，加到胰酪大豆胨琼脂培养基中，混匀，凝固，倒置培养。测定阳性对照菌数。

5.3 供试品组

用供试液替代试验组液体0.2 mL、0.5 mL注皿，试验。

5.4 阴性对照

用同批配制、灭菌的胰酪大豆胨液体培养基0.2 mL、0.5 mL替代样品注皿，注入20 mL温度不超过45 ℃熔化的胰酪大豆胨琼脂培养基、沙氏葡萄糖琼脂培养基，混匀，凝固，倒置培养。测定阴性对照菌数。

预试验（2）结果见表5。

表5　萨热十三味鹏鸟丸微生物计数方法适用性预试验（2）结果

菌种名称	供试品组	注皿体积/mL	阳性对照	试验组	回收率/%	阴性对照
金黄色葡萄球菌	0	0.2	36	27	75	−
	0	0.5	66	32	48	−
枯草芽孢杆菌	0	0.2	24	16	67	−
	0	0.5	54	19	35	−

注：−表示液体澄清或平板无菌落生长。

结果：采用1∶10供试液0.2 mL注皿，金黄色葡萄球菌、枯草芽孢杆菌回收率高于50%。方法可行。

六、萨热十三味鹏鸟丸微生物限度检查方法适用性建立

6.1　菌悬液制备、菌悬液数量测定

同预试验方法。

6.2　需氧菌总数计数方法适用性试验

6.2.1　试验组

取萨热十三味鹏鸟丸1∶50供试液分别加到5个灭菌的三角瓶中，每瓶10 mL，分别加入金黄色葡萄球菌、枯草芽孢杆菌、铜绿假单胞菌、白色念珠菌、黑曲霉0.1 mL菌悬液（含菌数小于1000 cfu），制成每毫升萨热十三味鹏鸟丸1∶50供试液（含菌数小于100 cfu），取含菌的样品溶液1 mL（含菌数小于100 cfu），注2个平皿，置于直径90 mm的无菌平皿中，每个菌液注2个平皿，注入20 mL温度不超过45 ℃熔化的胰酪大豆胨琼脂培养基，混匀，凝固，倒置培养。测定菌数。

6.2.2　阳性对照

用菌悬液替代试验样品溶液，进行试验，测定阳性对照菌数。

6.2.3　供试品组

取萨热十三味鹏鸟丸1∶50供试液1 mL，置于直径90 mm的无菌平皿中，注2个平皿，注入20 mL温度不超过45 ℃熔化的胰酪大豆胨琼脂培养基，混匀，凝固，倒置培养。测定供试品组菌数。

6.2.4　阴性对照

用同批配制、灭菌的胰酪大豆胨液体培养基1 mL替代样品，进行阴性对照菌数测定。

需氧菌总数计数方法适用性试验结果见表6。

6.3　霉菌和酵母菌总数计数方法适用性试验

6.3.1　试验组

取萨热十三味鹏鸟丸1∶10供试液分别加到2个灭菌的三角瓶中，每瓶10 mL，分别加入白色念珠菌、黑曲霉的0.1 mL菌悬液（含菌数小于1000 cfu），制成每毫升萨热十三味鹏鸟丸1∶10供试液（含菌数小于100 cfu），取含菌的样品溶液1 mL（含菌数小于100 cfu），置于直径90 mm的无菌平皿中，每个菌液注2个平皿，注入20 mL温度不超过

45 ℃熔化的沙氏葡萄糖琼脂培养基，混匀，凝固，培养，测定菌数。

6.3.2 阳性对照

稀释后的白色念珠菌、黑曲霉菌悬液加到沙氏葡萄糖琼脂培养基中，混匀，凝固，培养，测定阳性对照菌数。

6.3.3 供试品组

用供试品替代试验组液体注皿，试验。

6.3.4 阴性对照

用同批配制、灭菌的稀释剂1 mL替代样品注皿，注入20 mL温度不超过45 ℃熔化的沙氏葡萄糖琼脂培养基，混匀，凝固，培养，测定阴性对照菌数。

霉菌和酵母菌总数计数方法适用性试验结果见表6。

表6　萨热十三味鹏鸟丸微生物限度检查方法适用性试验结果

种类	菌种名称	方法（平皿）	供试品组	阳性对照	试验组	回收率/%	阴性对照
需氧菌总数计数	金黄色葡萄球菌	1:50	0	70	61	87	-
	枯草芽孢杆菌		0	60	41	68	-
	铜绿假单胞菌		0	75	54	72	-
	白色念珠菌		0	65	58	89	-
	黑曲霉		0	50	39	78	-
霉菌和酵母菌总数计数	白色念珠菌	1:10	0	65	53	82	-
	黑曲霉		0	50	37	74	-

注：-表示液体澄清或平板无菌落生长。

七、萨热十三味鹏鸟丸微生物限度检查方法适用性确认试验

7.1 萨热十三味鹏鸟丸微生物限度检查方法适用性确认试验

萨热十三味鹏鸟丸微生物限度检查方法适用性确认试验结果见表7。

表7　萨热十三味鹏鸟丸微生物限度检查方法适用性确认试验结果

种类	菌种名称	方法（平皿）	供试品组	阳性对照	试验组	回收率/%	阴性对照
需氧菌总数计数	金黄色葡萄球菌	1:50	0	72	58	81	-
	枯草芽孢杆菌		0	64	47	73	-
	铜绿假单胞菌		0	81	66	81	-
	白色念珠菌		0	86	65	76	-
	黑曲霉		0	56	42	75	-
霉菌和酵母菌总数计数	白色念珠菌	1:10	0	85	59	69	-
	黑曲霉		0	56	44	79	-

注：-表示液体澄清或平板无菌落生长。

萨热十三味鹏鸟丸微生物限度检查方法适用性确认试验结果：

1.需氧菌总数

萨热十三味鹏鸟丸1∶50供试液1 mL注皿进行试验，金黄色葡萄球菌、枯草芽孢杆菌、铜绿假单胞菌、白色念珠菌、黑曲霉回收率均在50%～200%之间，方法可行。

2.霉菌和酵母菌总数

萨热十三味鹏鸟丸1∶10供试液1 mL注皿进行试验，白色念珠菌、黑曲霉回收率均在50%～200%之间，方法可行。

3.控制菌

大肠埃希菌、耐胆盐革兰阴性菌、沙门菌采用《中国药典·四部（2015年版）》第147—148页常规检查方法进行试验，可以检出试验菌。方法可行。

7.2　控制菌确认试验

控制菌确认试验结果见表8、9、10（略），检出目标菌。方法可行。

八、萨热十三味鹏鸟丸微生物限度检查方法

1.需氧菌总数

萨热十三味鹏鸟丸10 g加到灭菌的三角瓶中，加入pH7.0氯化钠-蛋白胨缓冲液100 mL，溶解、混匀，制成1∶10供试液，取萨热十三味鹏鸟丸1∶50供试液1 mL，置于直径90 mm的无菌平皿中，注2个平皿，注入20 mL温度不超过45 ℃熔化的胰酪大豆胨琼脂培养基，按《中国药典·四部（2015年版）》第144页平皿法进行试验。

2.霉菌和酵母菌总数

取萨热十三味鹏鸟丸1∶10供试溶1 mL，置于直径90 mm的无菌平皿中，注入20 mL温度不超过45 ℃熔化的沙氏葡萄糖琼脂培养基，按《中国药典·四部（2015年版）》第144页平皿法进行试验。

3.控制菌

大肠埃希菌、耐胆盐革兰阴性菌和沙门菌按《中国药典·四部（2015年版）》控制菌常规检查方法进行试验。

三臣散微生物限度检查方法适用性

藏药名：伦保松觉

标准编号：WS3-BC-0253-95

【处方】

天竺黄 225 g   红花 75 g   牛黄 0.5 g

【制法】

以上三味，分别粉碎成细粉，过筛，混匀，即得。

三臣散为非灭菌的口服制剂，按照《中国药典·四部（2015年版）》方法进行微生物限度检查方法适用性试验。

一、试验材料

略。

二、菌悬液

略。

三、计数方法适用性预试验

预试验（1）结果见表1。

表1　计数方法适用性预试验（1）结果

种类	菌种名称	供试品组	阳性对照	试验组	回收率/%	阴性对照
需氧菌总数计数	金黄色葡萄球菌	0	81	59	73	–
	铜绿假单胞菌	0	72	61	85	–
	枯草芽孢杆菌	0	56	40	71	–
	白色念珠菌	0	80	60	75	–
	黑曲霉	0	42	36	86	–
霉菌和酵母菌总数计数	白色念珠菌	0	80	52	65	–
	黑曲霉	0	45	44	98	–

注：–表示平板无菌落生长。

结果：计数中金黄色葡萄球菌、枯草芽孢杆菌、铜绿假单胞菌、白色念珠菌、黑曲霉回收率位于50%～200%间。方法可行。

四、控制菌检查方法适用性试验

4.1 大肠埃希菌检查方法适用性试验

大肠埃希菌检查方法适用性试验结果见表2。

表2 三臣散控制菌——大肠埃希菌检查方法适用性试验结果

培养基名称	阳性对照	试验组	阴性对照	供试品组
胰酪大豆胨液体培养基	+	+	–	–
麦康凯液体培养基	+	+	–	–
麦康凯琼脂平板	鲜桃红色,菌落中心呈深桃红色,圆形,扁平,边缘整齐,表面光滑,湿润	鲜桃红色,菌落中心呈深桃红色,圆形,扁平,边缘整齐,表面光滑,湿润	–	–
染色、镜检	革兰氏阴性、杆菌	革兰氏阴性、杆菌	–	–

注:1.+表示液体浑浊;–表示液体澄清或平板无菌落生长。

2.大肠埃希菌加菌量为82 cfu。

结果:采用《中国药典·四部(2015年版)》第148页大肠埃希菌常规检查方法进行试验,可以检出试验菌——大肠埃希菌。方法可行。

4.2 耐胆盐革兰阴性菌检查方法适用性试验

耐胆盐革兰阴性菌检查方法适用性试验结果见表3。

表3 三臣散控制菌——耐胆盐革兰阴性菌检查方法适用性试验结果

培养基名称	阴性对照	阳性对照(大肠埃希菌)	阳性对照(铜绿假单胞菌)	供试品组	试验组(大肠埃希菌)	试验组(铜绿假单胞菌)
胰酪大豆胨液体培养基	–	+	+	–	+	+
肠道菌增菌液体培养基	–	+	+	–	+	+
紫红胆盐葡萄糖琼脂培养基	–	紫红色菌落	无色菌落	–	紫红色菌落	无色菌落
溴化十六烷三甲胺琼脂培养基	–	–	浅绿色菌落	–	–	浅绿色菌落
伊红美蓝琼脂培养基	–	菌落中心呈暗蓝黑色,发金属光泽	无色菌落	–	菌落中心呈暗蓝黑色,发金属光泽	无色菌落

注:1.+表示液体浑浊;–表示液体澄清或平板无菌落生长。

2.大肠埃希菌、铜绿假单胞菌加菌量分别为86 cfu和78 cfu。

结果：采用《中国药典·四部（2015年版）》第147页耐胆盐革兰阴性菌常规检查方法进行试验，可以检出试验菌——大肠埃希菌和铜绿假单胞菌。方法可行。

4.3 沙门菌检查方法适用性试验

沙门菌检查方法适用性试验结果见表4。

表4 三臣散控制菌——沙门菌方法适用性试验结果

培养基名称	供试品组	阳性对照	阴性对照	试验组
胰酪大豆胨液体培养基	-	+	-	+
RV沙门增菌液体培养基	-	+	-	+
木糖赖氨酸脱氧胆酸盐琼脂培养基	-	淡粉色，半透明，中心有黑色	-	淡粉色，半透明，中心有黑色
染色、镜检	—	革兰氏阴性、杆菌	—	革兰氏阴性、杆菌
沙门、志贺菌属琼脂培养基	—	淡红色，半透明	—	淡红色，半透明
TSI斜面	—	斜面黄色、底层黑色，产气	—	斜面黄色、底层黑色，产气

注：1.+表示液体浑浊；-表示液体澄清或平板无菌落生长；—表示没有接种。

2.沙门菌加菌量为62 cfu。

结果：采用《中国药典·四部（2015年版）》第148页沙门菌常规检查方法进行试验，可以检出试验菌——沙门菌。方法可行。

五、三臣散微生物限度检查方法适用性建立

5.1 菌悬液制备、菌悬液数量测定

同预试验方法。

5.2 需氧菌总数计数方法适用性试验

5.2.1 试验组

取三臣散1∶10供试液分别加到5个灭菌的三角瓶中，每瓶10 mL，分别加入金黄色葡萄球菌、枯草芽孢杆菌、铜绿假单胞菌、白色念珠菌、黑曲霉0.1 mL菌悬液（含菌数小于1000 cfu），制成每毫升三臣散1∶10供试液（含菌数小于100 cfu），取含菌的样品溶液1 mL（含菌数小于100 cfu），置于直径90 mm的无菌平皿中，每个菌液注2个平皿，注入20 mL温度不超过45 ℃熔化的胰酪大豆胨琼脂培养基，混匀，凝固，倒置培养。测定菌数。

5.2.2 阳性对照

用菌悬液替代试验样品溶液，进行试验，测定阳性对照菌数。

5.2.3 供试品组

取三臣散1∶10供试液1 mL，置于直径90 mm的无菌平皿中，注2个平皿，注入20 mL温度不超过45 ℃熔化的胰酪大豆胨琼脂培养基，混匀，凝固，倒置培养。测定供试品组

菌数。

5.2.4 阴性对照

用同批配制、灭菌的胰酪大豆胨液体培养基1 mL替代样品，进行阴性对照菌数测定。

需氧菌总数计数方法适用性试验结果见表5。

5.3 霉菌和酵母菌总数计数方法适用性试验

5.3.1 试验组

取三臣散1∶10供试液分别加到2个灭菌的三角瓶中，每瓶10 mL，分别加入白色念珠菌、黑曲霉的0.1 mL菌悬液（含菌数小于1000 cfu），制成每毫升三臣散1∶10供试液液（含菌数小于100 cfu），取含菌的样品溶液1 mL（含菌数小于100 cfu），置于直径90 mm的无菌平皿中，每个菌液注2个平皿，注入20 mL温度不超过45 ℃熔化的沙氏葡萄糖琼脂培养基，混匀，凝固，培养，测定菌数。

5.3.2 阳性对照

稀释后的白色念珠菌、黑曲霉菌悬液加到沙氏葡萄糖琼脂培养基中，混匀，凝固，培养，测定阳性对照菌数。

5.3.3 供试品组

用供试品替代试验组液体注皿，试验。

5.3.4 阴性对照

用同批配制、灭菌的稀释剂1 mL替代样品注皿，注入20 mL温度不超过45 ℃熔化的沙氏葡萄糖琼脂培养基，混匀，凝固，培养，测定阴性对照菌数。

霉菌和酵母菌总数计数方法适用性试验结果见表5。

表5 三臣散微生物限度检查方法适用性试验结果

种类	菌种名称	方法（平皿）	供试品组	阳性对照	试验组	回收率/%	阴性对照
需氧菌总数计数	金黄色葡萄球菌	1∶10	0	70	49	70	–
	枯草芽孢杆菌		0	51	35	69	–
	铜绿假单胞菌		0	82	70	85	–
	白色念珠菌		0	51	44	86	–
	黑曲霉		0	45	35	78	–
霉菌和酵母菌总数计数	白色念珠菌	1∶10	0	53	48	91	–
	黑曲霉		0	44	39	89	–

注：–表示平板无菌落生长。

六、三臣散微生物限度检查方法适用性确认试验

6.1 三臣散微生物限度检查方法适用性确认试验

三臣散微生物限度检查方法适用性确认试验结果见表6。

表6 三臣散微生物限度检查方法适用性确认试验结果

种类	菌种名称	方法（平皿）	供试品组	阳性对照	试验组	回收率/%	阴性对照
需氧菌总数计数	金黄色葡萄球菌	1:10	0	74	68	92	–
	枯草芽孢杆菌		0	59	33	56	–
	铜绿假单胞菌		0	72	74	103	–
	白色念珠菌		0	66	51	77	–
	黑曲霉		0	46	38	83	–
霉菌和酵母菌总数计数	白色念珠菌	1:10	0	69	46	67	
	黑曲霉		0	44	33	75	

注：–表示平板无菌落生长。

三臣散微生物限度检查方法适用性确认试验结果：

1.需氧菌总数

三臣散1：10供试液1 mL注皿进行试验，金黄色葡萄球菌、枯草芽孢杆菌、铜绿假单胞菌、白色念珠菌、黑曲霉回收率均在50%～200%之间，方法可行。

2.霉菌和酵母菌

总数三臣散1：10供试液1 mL注皿进行试验，白色念珠菌、黑曲霉回收率均在50%～200%之间，方法可行。

3.控制菌

大肠埃希菌、耐胆盐革兰阴性菌、沙门菌采用《中国药典·四部（2015年版）》第147—148页控制菌常规检查方法进行试验，可以检出试验菌。方法可行。

6.2 控制菌确认试验

控制菌确认试验结果见表7、8、9（略），检出目标菌。方法可行。

七、三臣散微生物限度检出方法

1.需氧菌总数

取三臣散10 g加到灭菌的三角瓶中，加入pH7.0氯化钠–蛋白胨缓冲液100 mL，溶解、混匀，制成1：10供试液，取1 mL置于直径90 mm的无菌平皿中，注2个平皿，注入20 mL温度不超过45 ℃熔化的胰酪大豆胨琼脂培养基，按《中国药典·四部（2015年版）》第144页平皿法进行试验。

2.霉菌和酵母菌总数

取1：10溶液1 mL置于直径90 mm的无菌平皿中，注2个平皿，注入20 mL温度不

超过45℃熔化的沙氏葡萄糖琼脂培养基，按《中国药典·四部（2015年版）》第144页平皿法进行试验。

3.控制菌

大肠埃希菌、耐胆盐革兰阴性菌和沙门菌按《中国药典·四部（2015年版）》控制菌常规检查方法进行试验。

三果汤散微生物限度检查方法适用性

藏药名：哲布松汤

标准编号：WS3-BC-0261-95

【处方】

诃子（去核）300 g　　　　毛诃子（去核）200g　　　　余甘子（去核）240 g

三果汤散为非灭菌的口服制剂，按照《中国药典·四部（2015年版）》方法进行微生物限度检查方法适用性试验。

一、试验材料

略。

二、菌悬液

略。

三、计数方法适用性预试验（1）

预试验（1）结果见表1。

表1　三果汤散微生物计数方法适用性预试验（1）结果

种类	菌种名称	供试品组	阳性对照	试验组	回收率/%	阴性对照
需氧菌总数计数	金黄色葡萄球菌	0	75	50	67	−
	铜绿假单胞菌	0	68	19	28	−
	枯草芽孢杆菌	0	48	5	10	−
	白色念珠菌	0	79	18	23	−
	黑曲霉	0	56	44	79	−
霉菌和酵母菌总数计数	白色念珠菌	0	79	25	32	−
	黑曲霉	0	56	41	73	−

注：−表示液体澄清或平板无菌落生长。

结果：采用1:10供试液平皿法，白色念珠菌、铜绿假单胞菌、枯草芽孢杆菌回收率低于50%，金黄色葡萄球菌、黑曲霉回收率高于50%。方法不可行。

四、控制菌检查方法适用性试验

4.1 大肠埃希菌检查方法适用性试验

大肠埃希菌检查方法适用性试验结果见表2。

表2 三果汤散控制菌——大肠埃希菌检查方法适用性试验结果

培养基名称	阳性对照	试验组	阴性对照	供试品组
胰酪大豆胨液体培养基	+	+	−	−
麦康凯液体培养基	+	+	−	−
麦康凯琼脂平板	鲜桃红色,菌落中心呈深桃红色,圆形,扁平,边缘整齐,表面光滑,湿润	鲜桃红色,菌落中心呈深桃红色,圆形,扁平,边缘整齐,表面光滑,湿润	−	−
染色、镜检	革兰氏阴性、杆菌	革兰氏阴性、杆菌	−	−

注:1.+表示液体浑浊;−表示液体澄清或平板无菌落生长。

2.本次试验加入大肠埃希菌78 cfu。

结果:采用《中国药典·四部(2015年版)》第148页大肠埃希菌常规检查方法进行试验,可以检出试验菌——大肠埃希菌。方法可行。

4.2 耐胆盐革兰阴性菌检查方法适用性试验

耐胆盐革兰阴性菌检查方法适用性试验结果见表3-1。

表3-1 三果汤散控制菌——耐胆盐革兰阴性菌检查方法适用性试验结果

培养基名称	阴性对照	阳性对照(大肠埃希菌)	阳性对照(铜绿假单胞菌)	供试品组	试验组(大肠埃希菌)	试验组(铜绿假单胞菌)
胰酪大豆胨液体培养基	−	+	+	−	+	−
肠道菌增菌液体培养基	−	+	+	−	+	−
紫红胆盐葡萄糖琼脂培养基	−	紫红色菌落	无色菌落	−	紫红色菌落	−
溴化十六烷三甲胺琼脂培养基	—	−	浅绿色菌落	—	—	—
伊红美蓝琼脂培养基	—	菌落中心呈暗蓝黑色,发金属光泽	—	—	菌落中心呈暗蓝黑色,发金属光泽	—

注:1.+表示液体浑浊;−表示液体澄清或平板无菌落生长。

2.大肠埃希菌、铜绿假单胞菌加菌量分别为86 cfu和78 cfu。

3.—表示没有接种。

结果：采用《中国药典·四部（2015年版）》147页常规方法进行试验，可以检出试验菌大肠埃希菌，未检出铜绿假单胞菌，方法不可行。

4.2.1　试验组

取三果汤散10 g加到灭菌的三角瓶中，加入300 mL胰酪大豆胨液体培养基，制成供试液（1：10），在20～25 ℃培养2 h（不增殖），分别取培养物10 mL，分别加到100 mL肠道菌增菌液体培养基中，一瓶加入大肠埃希菌菌悬液1 mL（含菌数不大于100 cfu），另一瓶加入铜绿假单胞菌菌悬液1 mL（含菌数不大于100 cfu），均置于30～35 ℃ 24～48 h，取每一瓶培养物接种于紫红胆盐葡萄糖琼脂培养基上，30～35 ℃ 18～24 h。

4.2.2　阳性对照

将大肠埃希菌菌悬液1 mL、铜绿假单胞菌菌悬液1 mL分别加到300 mL胰酪大豆胨液体培养基中，按《中国药典（2015年版）》要求进行检验；同时注皿测定大肠埃希菌菌悬液、铜绿假单胞菌菌悬液的菌数。

4.2.3　供试品组

取三果汤散1：10供试液10 mL加到灭菌的三角瓶中，加入300 mL胰酪大豆胨液体培养基，按《中国药典（2015年版）》要求进行检验。

4.2.4　阴性对照

用同批配制、灭菌的300 mL胰酪大豆胨液体培养基，按《中国药典（2015年版）》要求进行检验。

耐胆盐革兰阴性菌检查方法适用性试验结果见表3-2。

表3-2　三果汤散控制菌——耐胆盐革兰阴性菌检查方法适用性试验结果

培养基名称	阴性对照	阳性对照（大肠埃希菌）	阳性对照（铜绿假单胞菌）	供试品组	试验组（大肠埃希菌）	试验组（铜绿假单胞菌）
胰酪大豆胨液体培养基	−	+	+	−	+	+
肠道菌增菌液体培养基	−	+	+	−	+	+
紫红胆盐葡萄糖琼脂培养基	−	紫红色菌落	无色菌落	−	紫红色菌落	无色菌落
溴化十六烷三甲胺琼脂培养基	—	−	浅绿色菌落	—	−	浅绿色菌落
伊红美蓝琼脂培养基	—	菌落中心呈暗蓝黑色，发金属光泽	—	—	菌落中心呈暗蓝黑色，发金属光泽	—

注：1.+表示液体浑浊；−表示液体澄清或平板无菌落生长。

　　2.大肠埃希菌、铜绿假单胞菌加菌量分别为86 cfu和78 cfu。

　　3.—表示没有接种。

结果：采用《中国药典·四部（2015年版）》147页培养基稀释方法进行试验，可以检出试验菌——大肠埃希菌和铜绿假单胞菌。方法可行。

4.3 沙门菌检查方法适用性试验

沙门菌检查方法适用性试验结果见表4。

表4 三果汤散控制菌——沙门菌检查方法适用性试验结果

培养基名称	供试品组	阳性对照	阴性对照	试验组
胰酪大豆胨液体培养基	−	+	−	+
RV沙门增菌液体培养基	−	+	−	+
木糖赖氨酸脱氧胆酸盐琼脂培养基	−	淡粉色,半透明,中心有黑色	−	淡粉色,半透明,中心有黑色
染色、镜检	—	革兰氏阴性、杆菌	—	革兰氏阴性、杆菌
沙门、志贺菌属琼脂培养基	—	淡红色,半透明	—	淡红色,半透明
TSI斜面	—	斜面黄色、底层黑色,产气	—	斜面黄色、底层黑色,产气

注：1.+表示液体浑浊；−表示液体澄清或平板无菌落生长；—表示没有接种。

2.沙门菌加菌量为82 cfu。

结果：采用《中国药典·四部（2015年版）》第148页沙门菌常规检查方法进行试验，可以检出试验菌——沙门菌。方法可行。

五、计数方法适用性预试验（2）

5.1 试验组

取三果汤散1∶10供试液，分别加到3个灭菌的三角瓶中，每瓶10 mL，分别加入白色念珠菌、铜绿假单胞菌、枯草芽孢杆菌0.1 mL菌悬液（含菌数小于1000 cfu），制成每毫升三果汤散1∶10供试液（含菌数小于100 cfu），取含菌的样品溶液0.2 mL、0.5 mL，置于直径90 mm的无菌平皿中，每个菌液每个取样体积注2个平皿，注入20 mL温度不超过45 ℃熔化的胰酪大豆胨琼脂培养基，混匀，凝固，倒置培养。测定菌数。

5.2 阳性对照

加到样品中的白色念珠菌、铜绿假单胞菌、枯草芽孢杆菌的菌悬液进行10倍稀释，取稀释后的菌悬液1 mL注皿，加到胰酪大豆胨琼脂培养基中，混匀，凝固，倒置培养。测定阳性对照菌数。

5.3 供试品组

用供试液替代试验组液体注皿，试验。

5.4 阴性对照

用同批配制、灭菌的胰酪大豆胨液体培养基1 mL替代样品注皿，注入20 mL温度不超过45 ℃熔化的胰酪大豆胨琼脂培养基、沙氏葡萄糖琼脂培养基，混匀，凝固，倒置培养。测定阴性对照菌数。

预试验（2）结果见表5。

表5　三果汤散微生物计数方法适用性预试验（2）结果

菌种名称	供试品组	注皿体积/mL	阳性对照	试验组	回收率/%	阴性对照
铜绿假单胞菌	0	0.2	56	37	66	–
	0	0.5	74	27	36	–
枯草芽孢杆菌	0	0.2	50	21	42	–
	0	0.5	76	19	25	–
白色念珠菌1	0	0.2	34	28	82	–
	0	0.5	68	27	40	–
白色念珠菌2	0	0.2	34	26	76	–
	0	0.5	68	30	44	–

注：1.+表示液体浑浊；–表示液体澄清或平板无菌落生长。

2.白色念珠菌1在胰酪大豆胨琼脂培养基上计数；白色念珠菌2在沙氏葡萄糖琼脂培养基上计数。

结果：采用1∶10供试液0.2 mL注皿，铜绿假单胞菌、白色念珠菌回收率高于50%；枯草芽孢杆菌回收率低于50%。方法不可行。

六、计数方法适用性预试验（3）

6.1　试验组

三果汤散1∶10供试液10 mL加到90 mL pH7.0无菌氯化钠-蛋白胨缓冲液中，制成三果汤散1∶100供试液10 mL，加入枯草芽孢杆菌0.1 mL菌悬液（含菌数小于1000 cfu），制成每毫升三果汤散1∶100供试液（含菌数小于100 cfu），取含菌的样品溶液1 mL（含菌数小于100 cfu），置于直径90 mm的无菌平皿中，注2个平皿，注入20 mL温度不超过45 ℃熔化的胰酪大豆胨琼脂培养基，混匀，凝固，倒置培养。测定菌数。

6.2　阳性对照

用菌悬液替代试验样品溶液，进行试验，测定阳性对照菌数。

6.3　供试品组

取三果汤散1∶100供试液1 mL，置于直径90 mm的无菌平皿中，注2个平皿，注入20 mL温度不超过45 ℃熔化的胰酪大豆胨琼脂培养基，混匀，凝固，倒置培养。测定供试品组菌数。

6.4　阴性对照

用同批配制、灭菌的胰酪大豆胨液体培养基1 mL替代样品，进行阴性对照菌数测定。

预试验（3）结果见表6。

表6　三果汤散微生物计数方法适用性预试验（3）结果

菌种名称	供试品组	阳性对照	试验组	回收率/%	阴性对照
枯草芽孢杆菌	0	62	48	77	–

注：–表示液体澄清或平板无菌落生长。

结果：采用1：100供试液平皿法，枯草芽孢杆菌回收率大于50%。方法可行。

七、三果汤散微生物限度检查方法适用性建立

7.1 菌悬液制备、菌悬液数量测定

同预试验方法。

7.2 需氧菌总数计数方法适用性试验

7.2.1 试验组

取三果汤散1：100供试液分别加到5个灭菌的三角瓶中，每瓶10 mL，分别加入金黄色葡萄球菌、枯草芽孢杆菌、铜绿假单胞菌、白色念珠菌、黑曲霉0.1 mL菌悬液（含菌数小于1000 cfu），制成每毫升三果汤散1：100供试液（含菌数小于100 cfu），取含菌的样品溶液1 mL（含菌数小于100 cfu），注2个平皿，置于直径90 mm的无菌平皿中，每个菌液注2个平皿，注入20 mL温度不超过45 ℃熔化的胰酪大豆胨琼脂培养基，混匀，凝固，倒置培养。测定菌数。

7.2.2 阳性对照

用菌悬液替代试验样品溶液，进行试验，测定阳性对照菌数。

7.2.3 供试品组

取三果汤散1：100供试液1 mL，置于直径90 mm的无菌平皿中，注2个平皿，注入20 mL温度不超过45 ℃熔化的胰酪大豆胨琼脂培养基，混匀，凝固，倒置培养。测定供试品组菌数。

7.2.4 阴性对照

用同批配制、灭菌的胰酪大豆胨液体培养基1 mL替代样品，进行阴性对照菌数测定。

需氧菌总数计数方法适用性试验结果见表7。

7.3 霉菌和酵母菌总数计数方法适用性试验

7.3.1 试验组

取三果汤散1：50供试液分别加到2个灭菌的三角瓶中，每瓶10 mL，分别加入白色念珠菌、黑曲霉的0.1 mL菌悬液（含菌数小于1000 cfu），制成每毫升三果汤散1：50供试液（含菌数小于100 cfu），取含菌的样品溶液1 mL（含菌数小于100 cfu），置于直径90 mm的无菌平皿中，每个菌液注2个平皿，注入20 mL温度不超过45 ℃熔化的沙氏葡萄糖琼脂培养基，混匀，凝固，培养，测定菌数。

7.3.2 阳性对照

稀释后的白色念珠菌、黑曲霉菌悬液加到沙氏葡萄糖琼脂培养基中，混匀，凝固，培养，测定阳性对照菌数。

7.3.3 供试品组

用供试品替代试验组液体注皿，试验。

7.3.4 阴性对照

用同批配制、灭菌的稀释剂1 mL替代样品注皿，注入20 mL温度不超过45 ℃熔化的沙氏葡萄糖琼脂培养基，混匀，凝固，培养，测定阴性对照菌数。

霉菌和酵母菌总数计数方法适用性试验结果见表7。

表7　三果汤散微生物限度检查方法适用性试验结果

种类	菌种名称	方法（平皿）	供试品组	阳性对照	试验组	回收率/%	阴性对照
需氧菌总数计数	金黄色葡萄球菌	1：100	0	70	58	83	-
	枯草芽孢杆菌		0	60	51	85	-
	铜绿假单胞菌		0	75	49	65	-
	白色念珠菌		0	65	49	75	-
	黑曲霉		0	50	34	68	-
霉菌和酵母菌总数计数	白色念珠菌	1：50	0	65	42	65	-
	黑曲霉		0	50	41	82	-

注：-表示液体澄清或平板无菌落生长。

八、三果汤散微生物限度检查方法适用性确认试验

8.1　三果汤散微生物限度检查方法适用性确认试验

三果汤散微生物限度检查方法适用性确认试验结果见表8。

表8　三果汤散微生物限度检查方法适用性确认试验结果

种类	菌种名称	方法（平皿）	供试品组	阳性对照	试验组	回收率/%	阴性对照
需氧菌总数计数	金黄色葡萄球菌	1：100	0	72	57	79	-
	枯草芽孢杆菌		0	64	41	64	-
	铜绿假单胞菌		0	81	60	74	-
	白色念珠菌		0	86	58	67	-
	黑曲霉		0	56	41	73	-
霉菌和酵母菌总数计数	白色念珠菌	1：50	0	85	61	72	-
	黑曲霉		0	56	44	79	-

注：-表示液体澄清或平板无菌落生长。

三果汤散微生物限度检查方法适用性确认试验结果：

1.需氧菌总数

三果汤散1：100供试液1 mL注皿进行试验，金黄色葡萄球菌、枯草芽孢杆菌、铜绿假单胞菌、白色念珠菌、黑曲霉回收率均在50%～200%之间，方法可行。

2.霉菌和酵母菌总数

三果汤散1：50供试液1 mL注皿进行试验，白色念珠菌、黑曲霉回收率均在50%～200%之间，方法可行。

3.控制菌

（1）大肠埃希菌、沙门菌

采用《中国药典·四部（2015年版）》第147—148页常规检查方法进行试验，可

以检出试验菌。方法可行。

（2）耐胆盐革兰阴性菌

采用《中国药典·四部（2015年版）》第147—148页培养基稀释方法进行试验，可以检出试验菌。方法可行。

8.2　控制菌确认试验

控制菌确认试验结果见表9、10、11（略），检出目标菌。方法可行。

九、三果汤散微生物限度检查方法

1.需氧菌总数

三果汤散10 g加到灭菌的三角瓶中，加入pH7.0氯化钠-蛋白胨缓冲液100 mL，溶解、混匀，制成1∶10供试液，取三果汤散1∶100供试液1 mL，置于直径90 mm的无菌平皿中，注2个平皿，注入20 mL温度不超过45 ℃熔化的胰酪大豆胨琼脂培养基，按《中国药典·四部（2015年版）》第144页平皿法进行试验。

2.霉菌和酵母菌总数

取三果汤散1∶50供试液1 mL，置于直径90 mm的无菌平皿中，注入20 mL温度不超过45 ℃熔化的沙氏葡萄糖琼脂培养基，按《中国药典·四部（2015年版）》第144页平皿法进行试验。

3.控制菌

大肠埃希菌、耐胆盐革兰阴性菌和沙门菌按《中国药典·四部（2015年版）》控制菌常规检查方法进行试验。

三十五味沉香丸微生物限度检查方法适用性

藏药名：阿嘎索阿日布

标准编号：WS3-BC-0252-95

【处方】

沉香 50 g	香樟 40 g	白沉香 30 g
檀香 35 g	降香 60 g	天竺黄 50 g
红花 50 g	丁香 20 g	肉豆蔻 17.5 g
豆蔻 15 g	草果 15 g	诃子（去核）50 g
毛诃子（去核）40 g	余甘子（去核）50 g	木香 50 g
广枣 35 g	藏木香 40 g	悬钩木 75 g
宽筋藤 50 g	山奈 25 g	木棉花 30 g
马钱子 25 g	乳香 25 g	安息香 20 g
巴夏嘎 40 g	小伞虎耳草 40 g	兔耳草 40 g
多刺绿绒蒿 50 g	打箭菊 50 g	矮垂头菊 75 g
丛菔 75 g	石榴子 50 g	铁棒锤 30 g
野牛心 15 g	麝香 0.5 g	

【制法】

以上三十五味，除麝香另研细粉外，其余共研成细粉，过筛，加入麝香细粉，混匀，水泛丸，阴干，即得。

三十五味沉香丸为非灭菌的口服制剂，按照《中国药典·四部（2015年版）》方法进行微生物限度检查方法适用性试验。

一、试验材料

略。

二、菌悬液

略。

三、计数方法适用性预试验（1）

预试验（1）结果见表1。

表1　计数方法适用性预试验（1）结果

种类	菌种名称	供试品组	阳性对照	试验组	回收率/%	阴性对照
需氧菌总数计数	金黄色葡萄球菌	0	75	54	72	－
	铜绿假单胞菌	0	68	21	31	－
	枯草芽孢杆菌	0	48	5	10	－
	白色念珠菌	0	79	19	24	－
	黑曲霉	0	56	43	77	－
霉菌和酵母菌总数计数	白色念珠菌	0	79	24	30	－
	黑曲霉	0	56	39	70	－

注：－表示液体澄清或平板无菌落生长。

结果：采用1：10供试液平皿法，白色念珠菌、铜绿假单胞菌、枯草芽孢杆菌回收率低于50%，金黄色葡萄球菌、黑曲霉回收率高于50%。方法不可行。

四、控制菌检查方法适用性试验

4.1　大肠埃希菌检查方法适用性试验

大肠埃希菌检查方法适用性试验结果见表2。

表2　三十五味沉香丸控制菌——大肠埃希菌检查方法适用性试验结果

培养基名称	阳性对照	试验组	阴性对照	供试品组
胰酪大豆胨液体培养基	＋	＋	－	－
麦康凯液体培养基	＋	＋	－	－
麦康凯琼脂平板	鲜桃红色,菌落中心呈深桃红色,圆形,扁平,边缘整齐,表面光滑,湿润	鲜桃红色,菌落中心呈深桃红色,圆形,扁平,边缘整齐,表面光滑,湿润	－	－
染色、镜检	革兰氏阴性、杆菌	革兰氏阴性、杆菌	－	－

注：1.＋表示液体浑浊；－表示液体澄清或平板无菌落生长。

2.本次试验加入大肠埃希菌78 cfu。

结果：采用《中国药典·四部（2015年版）》第148页大肠埃希菌常规检查方法进行试验，可以检出试验菌——大肠埃希菌。方法可行。

4.2　耐胆盐革兰阴性菌检查方法适用性试验

耐胆盐革兰阴性菌检查方法适用性试验结果见表3。

表3　三十五味沉香丸控制菌——耐胆盐革兰阴性菌检查方法适用性试验结果

培养基名称	阴性对照	阳性对照（大肠埃希菌）	阳性对照（铜绿假单胞菌）	供试品组	试验组（大肠埃希菌）	试验组（铜绿假单胞菌）
胰酪大豆胨液体培养基	－	＋	＋	－	＋	＋
肠道菌增菌液体培养基	－	＋	＋	－	＋	＋
紫红胆盐葡萄糖琼脂培养基	－	紫红色菌落	无色菌落	－	紫红色菌落	无色菌落
溴化十六烷三甲胺琼脂培养基	—	－	浅绿色菌落	—	－	浅绿色菌落
伊红美蓝琼脂培养基	—	菌落中心呈暗蓝黑色,发金属光泽	—	—	菌落中心呈暗蓝黑色,发金属光泽	—

注：1.+表示液体浑浊；–表示液体澄清或平板无菌落生长。

　　2.大肠埃希菌、铜绿假单胞菌加菌量分别为86 cfu和78 cfu。

　　3.—表示没有接种。

　　结果：采用《中国药典·四部（2015年版）》第147页耐胆盐革兰阴性菌常规检查方法进行试验，可以检出试验菌——大肠埃希菌和铜绿假单胞菌。方法可行。

4.3　沙门菌检查方法适用性试验

沙门菌检查方法适用性试验结果见表4。

表4　三十五味沉香丸控制菌——沙门菌检查方法适用性试验结果

培养基名称	供试品组	阳性对照	阴性对照	试验组
胰酪大豆胨液体培养基	－	＋	－	＋
RV沙门增菌液体培养基	－	＋	－	＋
木糖赖氨酸脱氧胆酸盐琼脂培养基	－	淡粉色,半透明,中心有黑色	－	淡粉色,半透明,中心有黑色
染色、镜检	—	革兰氏阴性、杆菌	—	革兰氏阴性、杆菌
沙门、志贺菌属琼脂培养基	—	淡红色,半透明	—	淡红色,半透明
TSI斜面	—	斜面黄色、底层黑色,产气	—	斜面黄色、底层黑色,产气

注：1.+表示液体浑浊；–表示液体澄清或平板无菌落生长。

　　2.沙门菌加菌量为82 cfu。

结果：采用《中国药典·四部（2015年版）》第148页沙门菌常规检查方法进行试验，可以检出试验菌——沙门菌。方法可行。

五、计数方法适用性预试验（2）

5.1 试验组

取三十五味沉香丸1∶10供试液，分别加到3个灭菌的三角瓶中，每瓶10 mL，分别加入白色念珠菌、铜绿假单胞菌、枯草芽孢杆菌0.1 mL菌悬液（含菌数小于1000 cfu），制成每毫升三十五味沉香丸1∶10供试液（含菌数小于100 cfu），取含菌的样品溶液0.2 mL、0.5 mL，置于直径90 mm的无菌平皿中，每个菌液每个取样体积注2个平皿，注入20 mL温度不超过45 ℃熔化的胰酪大豆胨琼脂培养基，混匀，凝固，倒置培养。测定菌数。

5.2 阳性对照

加到样品中的白色念珠菌、铜绿假单胞菌、枯草芽孢杆菌的菌悬液进行10倍稀释，取稀释后的菌悬液1 mL注皿，加到胰酪大豆胨琼脂培养基中，混匀，凝固，倒置培养。测定阳性对照菌数。

5.3 供试品组

用供试液替代试验组液体注皿，试验。

5.4 阴性对照

用同批配制、灭菌的胰酪大豆胨液体培养基1 mL替代样品注皿，注入20 mL温度不超过45 ℃熔化的胰酪大豆胨琼脂培养基、沙氏葡萄糖琼脂培养基，混匀，凝固，倒置培养。测定阴性对照菌数。

预试验（2）结果见表5。

表5 计数方法适用性预试验（2）结果

菌种名称	供试品组	注皿体积/mL	阳性对照	试验组	回收率/%	阴性对照
铜绿假单胞菌	0	0.2	56	36	64	–
	0	0.5	74	28	38	–
枯草芽孢杆菌	0	0.2	50	22	44	–
	0	0.5	76	19	25	–
白色念珠菌1	0	0.2	34	25	74	–
	0	0.5	68	23	34	–
白色念珠菌2	0	0.2	34	27	79	–
	0	0.5	68	28	41	–

注：1.+表示液体浑浊；–表示液体澄清或平板无菌落生长。

2.白色念珠菌1在胰酪大豆胨琼脂培养基上计数，白色念珠菌2在沙氏葡萄糖琼脂培养基上计数。

结果：采用1∶10供试液0.2 mL注皿，铜绿假单胞菌、白色念珠菌回收率高于50%；枯草芽孢杆菌回收率低于50%。方法不可行。

六、计数方法适用性预试验（3）

6.1 试验组

三十五味沉香丸1∶10供试液10 mL加到90 mL pH7.0无菌氯化钠-蛋白胨缓冲液中，制成三十五味沉香丸1∶100供试液，加入枯草芽孢杆菌0.1 mL菌悬液（含菌数小于1000 cfu），制成每毫升三十五味沉香丸1∶100供试液（含菌数小于100 cfu），取含菌的样品溶液1 mL（含菌数小于100 cfu），置于直径90 mm的无菌平皿中，注2个平皿，注入20 mL温度不超过45 ℃熔化的胰酪大豆胨琼脂培养基，混匀，凝固，倒置培养。测定菌数。

6.2 阳性对照

用菌悬液替代试验样品溶液，进行试验，测定阳性对照菌数。

6.3 供试品组

取三十五味沉香丸1∶100供试液1 mL，置于直径90 mm的无菌平皿中，注2个平皿，注入20 mL温度不超过45 ℃熔化的胰酪大豆胨琼脂培养基，混匀，凝固，倒置培养。测定供试品组的菌数。

6.4 阴性对照

用同批配制、灭菌的胰酪大豆胨液体培养基1 mL替代样品，进行阴性对照菌数的测定。

预试验（3）结果见表6。

表6 计数方法适用性预试验（3）结果

菌种名称	供试品组	阳性对照	试验组	回收率/%	阴性对照
枯草芽孢杆菌	0	65	48	74	−

注：−表示液体澄清或平板无菌落生长。

结果：采用1∶100供试液平皿法，枯草芽孢杆菌回收率大于50%。方法可行。

七、三十五味沉香丸微生物限度检查方法适用性建立

7.1 菌悬液制备、菌悬液数量测定

同预试验方法。

7.2 需氧菌总数计数方法适用性试验

7.2.1 试验组

取三十五味沉香丸1∶100供试液分别加到5个灭菌的三角瓶中，每瓶10 mL，分别加入金黄色葡萄球菌、枯草芽孢杆菌、铜绿假单胞菌、白色念珠菌、黑曲霉0.1 mL菌悬液（含菌数小于1000 cfu），制成每毫升三十五味沉香丸1∶100供试液（含菌数小于100 cfu），取含菌的样品溶液1 mL（含菌数小于100 cfu），注2个平皿，置于直径90 mm的无菌平皿中，每个菌液注2个平皿，注入20 mL温度不超过45 ℃熔化的胰酪大豆胨琼脂培养基，混匀，凝固，倒置培养。测定菌数。

7.2.2 阳性对照

用菌悬液替代试验样品溶液，进行试验，测定阳性对照菌数。

7.2.3 供试品组

取三十五味沉香丸1∶100供试液1 mL，置于直径90 mm的无菌平皿中，注2个平皿，注入20 mL温度不超过45 ℃熔化的胰酪大豆胨琼脂培养基，混匀，凝固，倒置培养。测定供试品组菌数。

7.2.4 阴性对照

用同批配制、灭菌的胰酪大豆胨液体培养基1 mL替代样品，进行阴性对照菌数的测定。

需氧菌总数计数方法适用性试验结果见表7。

7.3 霉菌和酵母菌总数计数方法适用性试验

7.3.1 试验组

取三十五味沉香丸1∶50供试液分别加到2个灭菌的三角瓶中，每瓶10 mL，分别加入白色念珠菌、黑曲霉的0.1 mL菌悬液（含菌数小于1000 cfu），制成每毫升三十五味沉香丸1∶50供试液（含菌数小于100 cfu），取含菌的样品溶液1 mL（含菌数小于100 cfu），置于直径90 mm的无菌平皿中，每个菌液注2个平皿，注入20 mL温度不超过45 ℃熔化的沙氏葡萄糖琼脂培养基，混匀，凝固，培养，测定菌数。

7.3.2 阳性对照

稀释后的白色念珠菌、黑曲霉菌悬液加到沙氏葡萄糖琼脂培养基中，混匀，凝固，培养，测定阳性对照菌数。

7.3.3 供试品组

用供试品替代试验组液体注皿，试验。

7.3.4 阴性对照

用同批配制、灭菌的稀释剂1 mL替代样品注皿，注入20 mL温度不超过45 ℃熔化的沙氏葡萄糖琼脂培养基，混匀，凝固，培养，测定阴性对照菌数。

霉菌和酵母菌总数计数方法适用性试验结果见表7。

表7 三十五味沉香丸微生物限度检查方法适用性试验结果

种类	菌种名称	方法（平皿）	供试品组	阳性对照	试验组	回收率/%	阴性对照
需氧菌总数计数	金黄色葡萄球菌	1∶100	0	70	51	73	−
	枯草芽孢杆菌		0	60	49	82	−
	铜绿假单胞菌		0	75	53	71	−
	白色念珠菌		0	65	51	78	−
	黑曲霉		0	50	37	74	−
霉菌和酵母菌总数计数	白色念珠菌	1∶50	0	65	55	85	−
	黑曲霉		0	50	41	82	−

注：−表示液体澄清或平板无菌落生长。

八、三十五味沉香丸微生物限度检查方法适用性确认试验

8.1 三十五味沉香丸微生物限度检查方法适用性确认试验

三十五味沉香丸微生物限度检查方法适用性确认试验结果见表8。

表8 三十五味沉香丸微生物限度检查方法适用性确认试验结果

种类	菌种名称	方法（平皿）	供试品组	阳性对照	试验组	回收率/%	阴性对照
需氧菌总数计数	金黄色葡萄球菌	1:100	0	72	60	83	−
	枯草芽孢杆菌		0	64	48	75	−
	铜绿假单胞菌		0	81	61	75	−
	白色念珠菌		0	86	66	77	−
	黑曲霉		0	56	42	75	−
霉菌和酵母菌总数计数	白色念珠菌	1:50	0	85	59	69	−
	黑曲霉		0	56	44	79	−

注：−表示液体澄清或平板无菌落生长。

三十五味沉香丸微生物限度检查方法适用性确认试验结果：

1.需氧菌总数

三十五味沉香丸1:100供试液1 mL注皿进行试验，金黄色葡萄球菌、枯草芽孢杆菌、铜绿假单胞菌、白色念珠菌、黑曲霉回收率均在50%～200%之间，方法可行。

2.霉菌和酵母菌总数

三十五味沉香丸1:50供试液1 mL注皿进行试验，白色念珠菌、黑曲霉回收率均在50%～200%之间，方法可行。

3.控制菌

大肠埃希菌、耐胆盐革兰阴性菌、沙门菌采用《中国药典·四部（2015年版）》第147—148页常规检查方法进行试验，可以检出试验菌。方法可行。

8.2 控制菌确认试验

控制菌确认试验结果见表9、10、11（略），检出目标菌。方法可行。

九、三十五味沉香丸微生物限度检查方法

1.需氧菌总数

三十五味沉香丸10 g加到灭菌的三角瓶中，加入pH7.0氯化钠-蛋白胨缓冲液100 mL，溶解、混匀，制成1:10供试液，取三十五味沉香丸1:100供试液1 mL，置于直径90 mm的无菌平皿中，注2个平皿，注入20 mL温度不超过45 ℃熔化的胰酪大豆胨琼脂培养基，按《中国药典·四部（2015年版）》第144页平皿法进行试验。

2.霉菌和酵母菌总数

取三十五味沉香丸1:50供试液1 mL，置于直径90 mm的无菌平皿中，注入20 mL温度不超过45 ℃熔化的沙氏葡萄糖琼脂培养基，按《中国药典·四部（2015年版）》

第144页平皿法进行试验。

3. 控制菌

大肠埃希菌、耐胆盐革兰阴性菌和沙门菌按《中国药典·四部（2015年版）》控制菌常规检查方法进行试验。

三味檀香汤散微生物限度检查方法适用性

藏药名：赞旦松汤

标准编号：WS3-BC-0260-95

【处方】

檀香100 g   肉豆蔻100 g   广枣100 g

【制法】

以上三味，粉碎成粗粉，过筛，混匀，即得。

三味檀香汤散为非灭菌的口服制剂，按照《中国药典·四部（2015年版）》方法进行微生物限度检查方法适用性试验。

一、试验材料

略。

二、菌悬液

略。

三、计数方法适用性预试验（1）

预试验（1）结果见表1。

表1 计数方法适用性预试验（1）结果

种类	菌种名称	供试品组	阳性对照	试验组	回收率/%	阴性对照
需氧菌总数计数	金黄色葡萄球菌	0	81	0	0	–
	铜绿假单胞菌	0	72	59	82	–
	枯草芽孢杆菌	0	56	0	0	–
	白色念珠菌	0	80	9	11	–
	黑曲霉	0	42	33	79	–
霉菌和酵母菌总数计数	白色念珠菌	0	80	16	20	–
	黑曲霉	0	42	35	83	–

注：–表示平板无菌落生长。

结果：采用1∶10供试液平皿法，金黄色葡萄球菌、枯草芽孢杆菌、白色念珠菌回收率低于50%，铜绿假单胞菌、黑曲霉回收率位于50%～200%间。方法不可行。

四、控制菌检查方法适用性试验

4.1 大肠埃希菌检查方法适用性试验

大肠埃希菌检查方法适用性试验结果见表2。

表2　三味檀香汤散控制菌——大肠埃希菌检查方法适用性试验结果

培养基名称	阳性对照	试验组	阴性对照	供试品组
胰酪大豆胨液体培养基	+	+	–	–
麦康凯液体培养基	+	+	–	–
麦康凯琼脂平板	鲜桃红色,菌落中心呈深桃红色,圆形,扁平,边缘整齐,表面光滑,湿润	鲜桃红色,菌落中心呈深桃红色,圆形,扁平,边缘整齐,表面光滑,湿润	–	–
染色、镜检	革兰氏阴性、杆菌	革兰氏阴性、杆菌	–	–

注：1.+表示液体浑浊；–表示液体澄清或平板无菌落生长。

　　2.大肠埃希菌加菌量为78 cfu。

结果：采用《中国药典·四部（2015年版）》第148页大肠埃希菌常规检查方法进行试验，可以检出试验菌——大肠埃希菌。方法可行。

4.2 耐胆盐革兰阴性菌检查方法适用性试验

耐胆盐革兰阴性菌检查方法适用性试验结果见表3。

表3　三味檀香汤散控制菌——耐胆盐革兰阴性菌检查方法适用性试验结果

培养基名称	阴性对照	阳性对照(大肠埃希菌)	阳性对照(铜绿假单胞菌)	供试品组	试验组(大肠埃希菌)	试验组(铜绿假单胞菌)
胰酪大豆胨液体培养基	–	+	+	–	+	+
肠道菌增菌液体培养基	–	+	+	–	+	+
紫红胆盐葡萄糖琼脂培养基	–	紫红色菌落	无色菌落	–	紫红色菌落	无色菌落
溴化十六烷三甲胺琼脂培养基	–	–	浅绿色菌落	–	–	浅绿色菌落
伊红美蓝琼脂培养基	–	菌落中心呈暗蓝黑色,发金属光泽	无色菌落	–	菌落中心呈暗蓝黑色,发金属光泽	无色菌落

注：1.+表示液体浑浊；–表示液体澄清或平板无菌落生长。

　　2.大肠埃希菌、铜绿假单胞菌加菌量分别为86 cfu和78 cfu。

结果：采用《中国药典·四部（2015年版）》第147页耐胆盐革兰阴性菌常规检查方法进行试验，可以检出试验菌——大肠埃希菌和铜绿假单胞菌。方法可行。

4.3 沙门菌检查方法适用性试验

沙门菌检查方法适用性试验结果见表4。

表4 三味檀香汤散控制菌——沙门菌检查方法适用性试验结果

培养基名称	供试品组	阳性对照	阴性对照	试验组
胰酪大豆胨液体培养基	－	＋	－	＋
RV沙门增菌液体培养基	－	＋	－	＋
木糖赖氨酸脱氧胆酸盐琼脂培养基	－	淡粉色,半透明,中心有黑色	－	淡粉色,半透明,中心有黑色
染色、镜检	—	革兰氏阴性、杆菌	—	革兰氏阴性、杆菌
沙门、志贺菌属琼脂培养基	—	淡红色,半透明	—	淡红色,半透明
TSI斜面	—	斜面黄色、底层黑色,产气	—	斜面黄色、底层黑色,产气

注：1.＋表示液体浑浊；－表示液体澄清或平板无菌落生长；—表示没有接种。

2.沙门菌加菌量为82 cfu。

结果：采用《中国药典·四部（2015年版）》第148页沙门菌常规检查方法进行试验，可以检出试验菌——沙门菌。方法可行。

五、计数方法适用性预试验（2）

5.1 试验组

取三味檀香汤散1∶10供试液，分别加到3个灭菌的三角瓶中，每瓶10 mL，分别加入金黄色葡萄球菌、枯草芽孢杆菌、白色念珠菌0.1 mL菌悬液（含菌数为500～1000 cfu），制成每毫升三味檀香汤散1∶10供试液（含菌数小于100 cfu），取含菌的样品溶液0.2 mL、0.5 mL，置于直径90 mm的无菌平皿中，每个菌液每个取样体积注2个平皿，注入20 mL温度不超过45 ℃熔化的胰酪大豆胨琼脂培养基，混匀，凝固，倒置培养。测定菌数。

5.2 阳性对照

加到样品中的金黄色葡萄球菌、枯草芽孢杆菌、白色念珠菌的菌悬液进行10倍稀释，取稀释后的菌悬液0.2 mL、0.5 mL注皿，加到胰酪大豆胨琼脂培养基中，混匀，凝固，倒置培养。测定阳性对照菌数。

5.3 供试品组

用供试液替代试验组液体0.2 mL、0.5 mL注皿，试验。

5.4 阴性对照

用同批配制、灭菌的胰酪大豆胨液体培养基0.2 mL、0.5 mL替代样品注皿，注入20 mL

温度不超过45℃熔化的胰酪大豆胨琼脂培养基、沙氏葡萄糖琼脂培养基，混匀，凝固，倒置培养。测定阴性对照菌数。

预试验（2）结果见表5。

表5 计数方法适用性预试验（2）结果

菌种名称	供试品组	注皿体积/mL	阳性对照	试验组	回收率/%	阴性对照
金黄色葡萄球菌	0	0.2	35	14	40	-
	0	0.5	77	15	19	-
枯草芽孢杆菌	0	0.2	30	0	0	-
	0	0.5	74	0	0	-
白色念珠菌1	0	0.2	28	17	61	-
	0	0.5	61	22	36	-
白色念珠菌2	0	0.2	28	19	68	-
	0	0.5	60	18	30	-

注：1.-表示液体澄清或平板无菌落生长。

2.白色念珠菌1在胰酪大豆胨琼脂培养基上计数；白色念珠菌2在沙氏葡萄糖琼脂培养基上计数。

结果：采用1：10供试液0.2 mL注皿，白色念珠菌的回收率高于50%，金黄色葡萄球菌、枯草芽孢杆菌回收率低于50%。方法不可行。

六、计数方法适用性预试验（3）

6.1 试验组

三味檀香汤散1：10供试液10 mL加到90 mL pH7.0无菌氯化钠-蛋白胨缓冲液中，制成三味檀香汤散1：100供试液，分别取10 mL加到灭菌的三角瓶中，再加入金黄色葡萄球菌、枯草芽孢杆菌0.1 mL菌悬液（含菌数为500～1000 cfu），制成每毫升三味檀香汤散1：100供试液（含菌数小于100 cfu），取含菌的样品溶液1 mL（含菌数为50～100 cfu），置于直径90 mm的无菌平皿中，每个菌液注2个平皿，注入20 mL温度不超过45℃熔化的胰酪大豆胨琼脂培养基，混匀，凝固，倒置培养。测定菌数。

6.2 阳性对照

用菌悬液替代试验样品溶液，进行试验，测定阳性对照菌数。

6.3 供试品组

取三味檀香汤散1：100供试液1 mL及0.2 mL，置于直径90 mm的无菌平皿中，各注2个平皿，注入20 mL温度不超过45℃熔化的胰酪大豆胨琼脂培养基，混匀，凝固，倒置培养。测定供试品组菌数。

6.4 阴性对照

用同批配制、灭菌的胰酪大豆胨液体培养基1 mL替代样品，进行阴性对照菌数测定。

预试验（3）结果见表6。

表6 计数方法适用性预试验（3）结果

菌种名称	注皿体积/mL	供试品组	阳性对照	试验组	回收率/%	阴性对照
金黄色葡萄球菌	1	0	69	50	72	–
枯草芽孢杆菌	1	0	64	0	0	–
	0.2	0	14	0	0	–

注：–表示平板无菌落生长。

结果：采用1∶100供试液平皿法，金黄色葡萄球菌回收率大于50%，枯草芽孢杆菌回收率低于50%。方法不可行。

七、计数方法适用性预试验（4）

7.1 试验组

取三味檀香汤散1∶10的供试液2 mL，加入pH7.0氯化钠-蛋白胨缓冲液100 mL，混匀，进行薄膜过滤，用pH7.0无菌氯化钠-蛋白胨缓冲液冲洗，每膜300 mL，加入枯草芽孢杆菌0.1 mL菌悬液（含菌数小于1000 cfu），制成每毫升三味檀香汤散1∶10的供试液（含菌数小于100 cfu），过滤，取出滤膜，面朝上贴在胰酪大豆胨琼脂培养基上，培养、计数。

7.2 阳性对照

用菌悬液替代试验样品溶液，进行薄膜，测定阳性对照菌数。

7.3 供试品组

取三味檀香汤散1∶10的供试液2 mL，加入pH7.0氯化钠-蛋白胨缓冲液100 mL，混匀，进行薄膜过滤，用pH7.0无菌氯化钠-蛋白胨缓冲液冲洗，每膜300 mL，取出滤膜，面朝上贴在胰酪大豆胨琼脂培养基上，培养、计数。

7.4 阴性对照

用同批配制、灭菌的胰酪大豆胨液体培养基1 mL替代样品，薄膜过滤后，取出滤膜，面朝上贴于胰酪大豆胨琼脂培养基上，进行培养、计数。

需氧菌计数方法适用性预试验（4）结果见表7。

表7 计数方法适用性预试验（4）结果

菌种名称	供试品组	阳性对照	试验组	回收率/%	阴性对照
枯草芽孢杆菌	0	72	66	92	–

注：–表示平板无菌落生长。

结果：采用薄膜法，枯草芽孢杆菌回收率大于50%。方法可行。

八、三味檀香汤散微生物限度检查方法适用性建立

8.1 菌悬液制备、菌悬液数量测定

同预试验方法。

8.2 需氧菌总数计数方法适用性试验

8.2.1 试验组

取三味檀香汤散1:10供试液2 mL，加入pH7.0氯化钠-蛋白胨缓冲液100 mL，混匀，制成1:10供试液，分别加到灭菌的三角瓶中，每瓶10 mL，加入pH7.0无菌氯化钠-蛋白胨缓冲液100 mL，进行薄膜过滤，用pH7.0无菌氯化钠-蛋白胨缓冲液冲洗，每膜300 mL，分别加入金黄色葡萄球菌、白色念珠菌、枯草芽孢杆菌、铜绿假单胞菌、黑曲霉0.1 mL菌悬液（含菌数小于1000 cfu），制成每毫升三味檀香汤散1:10供试液含菌数小于100 cfu，取出滤膜，面朝上贴在胰酪大豆胨琼脂培养基上，培养、计数。

8.2.2 阳性对照

用菌悬液替代试验样品溶液，进行试验，测定阳性对照菌数。

8.2.3 供试品组

取三味檀香汤散1:10供试液2 mL，加入pH7.0氯化钠-蛋白胨缓冲液100 mL，混匀，制成1:10供试液，分别加到灭菌的三角瓶中，每瓶10 mL，加入pH7.0无菌氯化钠-蛋白胨缓冲液100 mL，进行薄膜过滤，用pH7.0无菌氯化钠-蛋白胨缓冲液冲洗，每膜300 mL，取出滤膜，面朝上贴在胰酪大豆胨琼脂培养基上，培养、计数。

8.2.4 阴性对照

用同批配制、灭菌的胰酪大豆胨液体培养基1 mL替代样品，进行阴性对照菌数测定。

需氧菌总数计数方法适用性试验结果见表8。

8.3 霉菌和酵母菌总数计数方法适用性试验

8.3.1 试验组

取三味檀香汤散1:50供试液分别加到2个灭菌的三角瓶中，每瓶10 mL，分别加入白色念珠菌、黑曲霉的0.1 mL菌悬液（含菌数小于1000 cfu），制成每毫升三味檀香汤散1:50供试液（含菌数小于100 cfu），取含菌的样品溶液1 mL（含菌数小于100 cfu），置于直径90 mm的无菌平皿中，注入20 mL温度不超过45 ℃熔化的沙氏葡萄糖琼脂培养基，混匀，凝固，培养，测菌数。

8.3.2 阳性对照

稀释后的白色念珠菌、黑曲霉菌悬液加到沙氏葡萄糖琼脂培养基中，混匀，凝固，培养，测定阳性对照菌数。

8.3.3 供试品组

供试品替代试验组液体注皿，试验。

8.3.4 阴性对照

用同批配制、灭菌的稀释剂1 mL替代样品注皿，注入20 mL温度不超过45 ℃熔化的沙氏葡萄糖琼脂培养基，混匀，凝固，培养，测定阴性对照菌数。

霉菌和酵母菌总数计数方法适用性试验结果见表8。

表8　三味檀香汤散微生物限度检查方法适用性试验结果

种类	菌种名称	方法	供试品组	阳性对照	试验组	回收率/%	阴性对照
需氧菌总数计数	金黄色葡萄球菌	1:10（薄膜法）	0	78	59	76	-
	枯草芽孢杆菌		0	56	50	89	-
	铜绿假单胞菌		0	89	82	92	-
	白色念珠菌		0	64	49	77	-
	黑曲霉		0	47	43	91	-
霉菌和酵母菌总数计数	白色念珠菌	1:50	0	64	51	80	-
	黑曲霉		0	47	45	96	-

注：-表示平板无菌落生长。

九、三味檀香汤散微生物限度检查方法适用性确认试验

9.1　三味檀香汤散微生物限度检查方法适用性确认试验

三味檀香汤散微生物限度检查方法适用性确认试验结果见表9。

表9　三味檀香汤散微生物限度检查方法适用性确认试验结果

种类	菌种名称	方法	供试品组	阳性对照	试验组	回收率/%	阴性对照
需氧菌总数计数	金黄色葡萄球菌	1:10（薄膜法）	0	92	75	82	-
	枯草芽孢杆菌		0	51	43	84	-
	铜绿假单胞菌		0	88	79	90	-
	白色念珠菌		0	85	66	78	-
	黑曲霉		0	56	45	80	-
霉菌和酵母菌总数计数	白色念珠菌	1:50	0	85	69	81	-
	黑曲霉		0	56	48	86	-

注：-表示平板无菌落生长。

三味檀香汤散微生物限度检查方法适用性确认试验结果：

1.需氧菌总数

三味檀香汤散1:10供试液2 mL加入pH7.0氯化钠-蛋白胨缓冲液100 mL，混匀，制成1:10供试液，分别加到灭菌的三角瓶中，每瓶10 mL，加入pH7.0无菌氯化钠-蛋白胨缓冲液100 mL，进行薄膜过滤，用pH7.0无菌氯化钠-蛋白胨缓冲液冲洗，每膜300 mL，分别加入金黄色葡萄球菌、铜绿假单胞菌、枯草芽孢杆菌、白色念珠菌、黑曲霉0.1 mL菌悬液（含菌数小于1000 cfu），制成每毫升三味檀香汤散1:10供试液（含菌数小于100 cfu），

取出滤膜，面朝上贴在胰酪大豆胨琼脂培养基上，培养、计数。金黄色葡萄球菌、枯草芽孢杆菌、铜绿假单胞菌、白色念珠菌、黑曲霉回收率均在50%～200%之间，方法可行。

2.霉菌和酵母菌总数

三味檀香汤散1∶50供试液1 mL注皿进行试验，白色念珠菌、黑曲霉回收率均在50%～200%之间，方法可行。

3.控制菌

大肠埃希菌、耐胆盐革兰阴性菌、沙门菌采用《中国药典·四部（2015年版）》第147—148页常规检查方法进行试验，可以检出试验菌。方法可行。

9.2 控制菌确认试验

控制菌确认试验结果见表10、11、12（略），检出目标菌。方法可行。

十、三味檀香汤散微生物限度检查方法

1.需氧菌总数

三味檀香汤散1∶10供试液2 mL加入pH7.0氯化钠-蛋白胨缓冲液100 mL，混匀，制成1∶10供试液，分别加到灭菌的三角瓶中，每瓶10 mL，加入pH7.0无菌氯化钠-蛋白胨缓冲液100 mL，进行薄膜过滤，用pH7.0无菌氯化钠-蛋白胨缓冲液冲洗，每膜300 mL，取出滤膜，面朝上贴在胰酪大豆胨琼脂培养基上，按《中国药典·四部（2015年版）》第144页平皿法进行试验。

2.霉菌和酵母菌总数

取三味檀香汤散1∶50供试液1 mL，置于直径90 mm的无菌平皿中，注入20 mL温度不超过45 ℃熔化的沙氏葡萄糖琼脂培养基，按《中国药典·四部（2015年版）》第144页平皿法进行试验。

3.控制菌

大肠埃希菌、耐胆盐革兰阴性菌和沙门菌按《中国药典·四部（2015年版）》控制菌常规检查方法进行试验。

十八味杜鹃丸微生物限度检查方法适用性

藏药名：达里久杰日布

标准编号：WS3-BC-0180-95

【处方】

烈香杜鹃 150 g	草果 30 g	诃子 140 g
檀香 60 g	毛诃子 100 g	降香 100 g
余甘子 120 g	山矾叶 80 g	石灰华 75 g
藏茜草 100 g	红花 100 g	紫草茸 80 g
肉豆蔻 30 g	秦艽花 100 g	丁香 40 g
甘草膏 80 g	豆蔻 30 g	沉香 100 g

【制法】

以上十八味，除甘草膏外，其余粉碎成细粉，过筛，混匀，用甘草膏加适量水泛丸，干燥，即得。

十八味杜鹃丸为非灭菌的口服制剂，按照《中国药典·四部（2015年版）》方法进行微生物限度检查方法适用性试验。

一、试验材料

略。

二、菌悬液

略。

三、计数方法适用性预试验

预试验（1）结果见表1。

表1　计数方法适用性预试验（1）结果

种类	菌种名称	供试品组	阳性对照	试验组	回收率/%	阴性对照
需氧菌 总数计数	金黄色葡萄球菌	0	81	59	73	-
	铜绿假单胞菌	0	72	66	92	-
	枯草芽孢杆菌	0	56	37	66	-
	白色念珠菌	0	80	56	70	-
	黑曲霉	0	42	40	95	-
霉菌和酵母菌 总数计数	白色念珠菌	0	80	60	75	-
	黑曲霉	0	45	41	91	-

注：-表示平板无菌落生长。

结果：计数中金黄色葡萄球菌、枯草芽孢杆菌、铜绿假单胞菌、白色念珠菌、黑曲霉回收率位于50%～200%间；方法可行。

四、控制菌检查方法适用性试验

4.1 大肠埃希菌检查方法适用性试验

大肠埃希菌检查方法适用性试验结果见表2。

表2 十八味杜鹃丸控制菌——大肠埃希菌检查方法适用性试验结果

培养基名称	阳性对照	试验组	阴性对照	供试品组
胰酪大豆胨液体培养基	+	+	−	−
麦康凯液体培养基	+	+	−	−
麦康凯琼脂平板	鲜桃红色,菌落中心呈深桃红色,圆形,扁平,边缘整齐,表面光滑,湿润	鲜桃红色,菌落中心呈深桃红色,圆形,扁平,边缘整齐,表面光滑,湿润	−	−
染色、镜检	革兰氏阴性、杆菌	革兰氏阴性、杆菌	−	−

注：1.+表示液体浑浊；−表示液体澄清或平板无菌落生长。
　　2.大肠埃希菌加菌量为88 cfu。

结果：采用《中国药典·四部（2015年版）》第148页大肠埃希菌常规检查方法进行试验，可以检出试验菌——大肠埃希菌。方法可行。

4.2 耐胆盐革兰阴性菌检查方法适用性试验

耐胆盐革兰阴性菌检查方法适用性试验结果见表3。

表3 十八味杜鹃丸控制菌——耐胆盐革兰阴性菌检查方法适用性试验结果

培养基名称	阴性对照	阳性对照(大肠埃希菌)	阳性对照(铜绿假单胞菌)	供试品组	试验组(大肠埃希菌)	试验组(铜绿假单胞菌)
胰酪大豆胨液体培养基	−	+	+	−	+	+
肠道菌增菌液体培养基	−	+	+	−	+	+
紫红胆盐葡萄糖琼脂培养基	−	紫红色菌落	无色菌落	−	紫红色菌落	无色菌落
溴化十六烷三甲胺琼脂培养基	−	−	浅绿色菌落	−	−	浅绿色菌落
伊红美蓝琼脂培养基	−	菌落中心呈暗蓝黑色,发金属光泽	无色菌落	−	菌落中心呈暗蓝黑色,发金属光泽	无色菌落

注：1.+表示液体浑浊；−表示液体澄清或平板无菌落生长。
　　2.大肠埃希菌、铜绿假单胞菌加菌量分别为56 cfu和59 cfu。

结果：采用《中国药典·四部（2015年版）》第147页耐胆盐革兰阴性菌常规检查方法进行试验，可以检出试验菌——大肠埃希菌和铜绿假单胞菌。方法可行。

4.3 沙门菌检查方法适用性试验

沙门菌检查方法适用性试验结果见表4。

表4 十八味杜鹃丸控制菌——沙门菌检查方法适用性试验结果

培养基名称	供试品组	阳性对照	阴性对照	试验组
胰酪大豆胨液体培养基	–	+		+
RV 沙门增菌液体培养基	–	+		+
木糖赖氨酸脱氧胆酸盐琼脂培养基	–	淡粉色，半透明，中心有黑色	–	淡粉色，半透明，中心有黑色
染色、镜检	—	革兰氏阴性、杆菌	—	革兰氏阴性、杆菌
沙门、志贺菌属琼脂培养基		淡红色，半透明		淡红色，半透明
TSI斜面	—	斜面黄色、底层黑色，产气	—	斜面黄色、底层黑色，产气

注：1.+表示液体浑浊；–表示液体澄清或平板无菌落生长；—表示没有接种。

2.沙门菌加菌量为77 cfu。

结果：采用《中国药典·四部（2015年版）》第148页沙门菌常规检查方法进行试验，可以检出试验菌——沙门菌。方法可行。

五、十八味杜鹃丸微生物限度检查方法适用性建立

5.1 菌悬液制备、菌悬液数量测定

同预试验方法。

5.2 需氧菌总数计数方法适用性试验

5.2.1 试验组

取十八味杜鹃丸1∶10供试液分别加到5个灭菌的三角瓶中，每瓶10 mL，分别加入金黄色葡萄球菌、枯草芽孢杆菌、铜绿假单胞菌、白色念珠菌、黑曲霉0.1 mL菌悬液（含菌数小于1000 cfu），制成每毫升十八味杜鹃丸1∶10供试液（含菌数小于100 cfu），取含菌的样品溶液1 mL（含菌数小于100 cfu），置于直径90 mm的无菌平皿中，每个菌液注2个平皿，注入20 mL温度不超过45 ℃熔化的胰酪大豆胨琼脂培养基，混匀，凝固，倒置培养。测定菌数。

5.2.2 阳性对照

用菌悬液替代试验样品溶液，进行试验，测定阳性对照菌数。

5.2.3 供试品组

取十八味杜鹃丸1∶10供试液1 mL，置于直径90 mm的无菌平皿中，注2个平皿，注入20 mL温度不超过45 ℃熔化的胰酪大豆胨琼脂培养基，混匀，凝固，倒置培养。测定供试品组菌数。

5.2.4 阴性对照

用同批配制、灭菌的胰酪大豆胨液体培养基1 mL替代样品,进行阴性对照菌数测定。

需氧菌总数计数方法适用性试验结果见表5。

5.3 霉菌和酵母菌总数计数方法适用性试验

5.3.1 试验组

取十八味杜鹃丸1∶10供试液分别加到2个灭菌的三角瓶中,每瓶10 mL,分别加入白色念珠菌、黑曲霉的0.1 mL菌悬液(含菌数小于1000 cfu),制成每毫升十八味杜鹃丸1∶10供试液(含菌数小于100 cfu),取含菌的样品溶液1 mL(含菌数小于100 cfu),置于直径90 mm的无菌平皿中,每个菌液注2个平皿,注入20 mL温度不超过45 ℃熔化的沙氏葡萄糖琼脂培养基,混匀,凝固,培养,测定菌数。

5.3.2 阳性对照

稀释后的白色念珠菌、黑曲霉菌悬液加到沙氏葡萄糖琼脂培养基中,混匀,凝固,培养,测定阳性对照菌数。

5.3.3 供试品组

供试品替代试验组液体注皿,试验。

5.3.4 阴性对照

用同批配制、灭菌的稀释剂1 mL替代样品注皿,注入20 mL温度不超过45 ℃熔化的沙氏葡萄糖琼脂培养基,混匀,凝固,培养,测定阴性对照菌数。

霉菌和酵母菌总数计数方法适用性试验结果见表5。

表5 十八味杜鹃丸微生物限度检查方法适用性试验结果

种类	菌种名称	方法(平皿)	供试品组	阳性对照	试验组	回收率/%	阴性对照
需氧菌总数计数	金黄色葡萄球菌	1:10	0	70	51	73	–
	枯草芽孢杆菌		0	51	40	78	–
	铜绿假单胞菌		0	82	64	78	–
	白色念珠菌		0	53	44	83	–
	黑曲霉		0	44	38	86	–
霉菌和酵母菌总数计数	白色念珠菌	1:10	0	53	45	85	–
	黑曲霉		0	43	37	86	–

注:-表示平板无菌落生长。

六、十八味杜鹃丸微生物限度检查方法适用性确认试验

6.1 十八味杜鹃丸微生物限度检查方法适用性确认试验

十八味杜鹃丸微生物限度检查方法适用性确认试验结果见表6。

表6　十八味杜鹃丸微生物限度检查方法适用性确认试验结果

种类	菌种名称	方法（平皿）	供试品组	阳性对照	试验组	回收率/%	阴性对照
需氧菌总数计数	金黄色葡萄球菌	1:10	0	87	52	60	–
	枯草芽孢杆菌		0	59	47	80	–
	铜绿假单胞菌		0	60	42	70	–
	白色念珠菌		0	72	59	82	–
	黑曲霉		0	36	31	86	–
霉菌和酵母菌总数计数	白色念珠菌	1:10	0	72	58	81	–
	黑曲霉		0	39	30	77	–

注：–表示平板无菌落生长。

十八味杜鹃丸微生物限度检查方法适用性确认试验结果：

1.需氧菌总数

十八味杜鹃丸1：10供试液1 mL注皿进行试验，金黄色葡萄球菌、枯草芽孢杆菌、铜绿假单胞菌、白色念珠菌、黑曲霉回收率均在50%～200%之间，方法可行。

2.霉菌和酵母菌总数

十八味杜鹃丸1：10供试液1 mL注皿进行试验，白色念珠菌、黑曲霉回收率均在50%～200%之间，方法可行。

3.控制菌

大肠埃希菌、耐胆盐革兰阴性菌、沙门菌采用《中国药典·四部（2015年版）》第147—148页常规检查方法进行试验，可以检出试验菌。方法可行。

6.2 控制菌确认试验

控制菌确认试验结果见表7、8、9（略），检出目标菌。方法可行。

七、十八味杜鹃丸微生物限度检查方法

1.需氧菌总数

十八味杜鹃丸10 g加到灭菌的三角瓶中，加入pH7.0氯化钠-蛋白胨缓冲液100 mL，溶解、混匀，制成1：10供试液，取1：10溶液1 mL置于直径90 mm的无菌平皿中，注2个平皿，注入20 mL温度不超过45 ℃熔化的胰酪大豆胨琼脂培养基，按《中国药典·四部（2015年版）》第144页平皿法进行试验。

2.霉菌和酵母菌总数

取1∶10溶液1 mL置于直径90 mm的无菌平皿中，注2个平皿，注入20 mL温度不超过45 ℃熔化的沙氏葡萄糖琼脂培养基，按《中国药典·四部（2015年版）》第144页平皿法进行试验。

3.控制菌

大肠埃希菌、耐胆盐革兰阴性菌和沙门菌按《中国药典·四部（2015年版）》控制菌常规检查方法进行试验。

十八味诃子利尿丸微生物限度检查方法适用性

藏药名：金尼阿如久杰日布

标准编号：WS3-BC-0182-95

【处方】

诃子200 g	红花100 g	豆蔻40 g
渣驯膏60 g	山矾叶80 g	紫草茸80 g
藏茜草80 g	余甘子150 g	姜黄100 g
小檗皮100 g	蒺藜100 g	金礞石30 g
刺柏膏100 g	小伞虎耳草80 g	巴夏嘎80 g
刀豆60 g	熊胆2 g	牛黄1 g

【制法】

以上十八味，除渣驯膏、刺柏膏、熊胆、牛黄另研细粉外，其余共研成细粉，过筛，加入熊胆、牛黄细粉，混匀，用渣驯膏、刺柏膏加适量水泛丸，干燥，即得。

十八味诃子利尿丸为非灭菌的口服制剂，按照《中国药典·四部（2015年版）》方法进行微生物限度检查方法适用性试验。

一、试验材料

略。

二、菌悬液

略。

三、计数方法适用性预试验（1）

预试验（1）结果见表1。

表1 十八味诃子利尿丸微生物计数方法适用性预试验（1）结果

种类	菌种名称	供试品组	阳性对照	试验组	回收率/%	阴性对照
需氧菌总数计数	金黄色葡萄球菌	0	56	15	27	－
	铜绿假单胞菌	0	75	63	84	－
	枯草芽孢杆菌	0	60	15	25	－
	白色念珠菌	0	85	69	81	－
	黑曲霉	0	42	36	86	－
霉菌和酵母菌总数计数	白色念珠菌	0	85	66	78	－
	黑曲霉	0	42	37	88	－

注：-表示平板无菌落生长。

结果：计数中金黄色葡萄球菌、枯草芽孢杆菌回收率低于50%，铜绿假单胞菌、白色念珠菌、黑曲霉回收率位于50%～200%间；方法不可行。

四、控制菌检查方法适用性试验

4.1 大肠埃希菌检查方法适用性试验

大肠埃希菌检查方法适用性试验结果见表2。

表2 十八味诃子利尿丸控制菌——大肠埃希菌检查方法适用性试验结果

培养基名称	阳性对照	试验组	供试品组	阴性对照
胰酪大豆胨液体培养基	+	+	–	–
麦康凯液体培养基	+	+	–	–
麦康凯琼脂平板	鲜桃红色,菌落中心呈深桃红色,圆形,扁平,边缘整齐,表面光滑,湿润	鲜桃红色,菌落中心呈深桃红色,圆形,扁平,边缘整齐,表面光滑,湿润	–	–
染色、镜检	革兰氏阴性、杆菌	革兰氏阴性、杆菌	–	–

注：1.+表示液体浑浊；–表示液体澄清或平板无菌落生长。

2.大肠埃希菌加菌量为48 cfu。

结果：采用《中国药典·四部（2015年版）》第148页大肠埃希菌常规检查方法进行试验，可以检出试验菌——大肠埃希菌。方法可行。

4.2 耐胆盐革兰阴性菌检查方法适用性试验

耐胆盐革兰阴性菌检查方法适用性试验结果见表3。

表3 十八味诃子利尿丸控制菌——耐胆盐革兰阴性菌检查方法适用性试验结果

培养基名称	阴性对照	阳性对照(大肠埃希菌)	阳性对照(铜绿假单胞菌)	供试品组	试验组(大肠埃希菌)	试验组(铜绿假单胞菌)
胰酪大豆胨液体培养基	–	+	+	–	+	+
肠道菌增菌液体培养基	–	+	+	–	+	+
紫红胆盐葡萄糖琼脂培养基	–	紫红色菌落	无色菌落	–	紫红色菌落	无色菌落
溴化十六烷三甲胺琼脂培养基	–	–	浅绿色菌落	–	–	浅绿色菌落
伊红美蓝琼脂培养基	–	菌落中心呈暗蓝黑色,发金属光泽	无色菌落	–	菌落中心呈暗蓝黑色,发金属光泽	无色菌落

注：1.+表示液体浑浊；–表示液体澄清或平板无菌落生长。

2.大肠埃希菌、铜绿假单胞菌加菌量分别为56 cfu和59 cfu。

结果：采用《中国药典·四部（2015年版）》第147页耐胆盐革兰阴性菌常规检查方法进行试验，可以检出试验菌——大肠埃希菌和铜绿假单胞菌。方法可行。

4.3　沙门菌检查方法适用性试验

沙门菌检查方法适用性试验结果见表4。

表4　十八味诃子利尿丸控制菌——沙门菌检查方法适用性试验结果

培养基名称	供试品组	阳性对照	阴性对照	试验组
胰酪大豆胨液体培养基	–	+	–	+
RV沙门增菌液体培养基	–	+	–	+
木糖赖氨酸脱氧胆酸盐琼脂培养基	–	淡粉色，半透明，中心有黑色	—	淡粉色，半透明，中心有黑色
染色、镜检	—	革兰氏阴性、杆菌	—	革兰氏阴性、杆菌
沙门、志贺菌属琼脂培养基	—	淡红色，半透明	—	淡红色，半透明
TSI斜面	—	斜面黄色、底层黑色，产气	—	斜面黄色、底层黑色，产气

注：1.+表示液体浑浊；–表示液体澄清或平板无菌落生长；—表示没有接种。

　　2.沙门菌加菌量为77 cfu。

结果：采用《中国药典·四部（2015年版）》第148页沙门菌常规检查方法进行试验，可以检出试验菌——沙门菌。方法可行。

五、预试验（2）

5.1　试验组

取十八味诃子利尿丸1∶10供试液，分别加到2个灭菌的三角瓶中，每瓶10 mL，分别加入金黄色葡萄球菌、枯草芽孢杆菌0.1 mL菌悬液（含菌数为500～1000 cfu），制成每毫升十八味诃子利尿丸1∶10供试液（含菌数小于100 cfu），取含菌的样品溶液0.2 mL、0.5 mL，置于直径90 mm的无菌平皿中，每个菌液每个取样体积注2个平皿，注入20 mL温度不超过45 ℃熔化的胰酪大豆胨琼脂培养基，混匀，凝固，倒置培养。测定菌数。

5.2　阳性对照

加到样品中的金黄色葡萄球菌、枯草芽孢杆菌的菌悬液进行10倍稀释，取稀释后的菌悬液0.2 mL、0.5 mL注皿，加到胰酪大豆胨琼脂培养基中，混匀，凝固，倒置培养。测定阳性对照菌数。

5.3　供试品组

用供试品替代试验组液体0.2 mL、0.5 mL注皿，试验。

5.4　阴性对照

用同批配制、灭菌的100 mL胰酪大豆胨液体培养基，按《中国药典·四部（2015

年版）》进行试验。

预试验（2）结果见表5。

表5 十八味诃子利尿丸微生物计数方法适用性预试验（2）结果

菌种名称	供试品组	注皿体积/mL	阳性对照	试验组	回收率/%	阴性对照
金黄色葡萄球菌	0	0.2	32	13	41	–
	0	0.5	74	22	30	–
枯草芽孢杆菌	0	0.2	35	15	43	–
	0	0.5	77	21	27	–

注：–表示平板无菌落生长。

结果：计数中金黄色葡萄球菌、枯草芽孢杆菌回收率低于50%。方法不可行。

六、预试验（3）

6.1 试验组

十八味诃子利尿丸1：10供试液10 mL加到90 mL pH7.0无菌氯化钠-蛋白胨缓冲液中，制成十八味诃子利尿丸1：100供试液，取1：100供试液分别加到2个灭菌的三角瓶中，每瓶10 mL，分别加入金黄色葡萄球菌、枯草芽孢杆菌0.1 mL菌悬液（含菌数为500～1000 cfu），制成每毫升十八味诃子利尿丸1：100供试液（含菌数小于100 cfu），取含菌的样品溶液1 mL（含菌数为50～100 cfu），置于直径90 mm的无菌平皿中，每个菌液注2个平皿，注入20 mL温度不超过45 ℃熔化的胰酪大豆胨琼脂培养基，混匀，凝固，倒置培养。测定菌数。

6.2 阳性对照

用菌悬液替代试验样品溶液，进行试验，测定阳性对照菌数。

6.3 供试品组

取十八味诃子利尿丸1：100供试液1 mL，置于直径90 mm的无菌平皿中，注2个平皿，注入20 mL温度不超过45 ℃熔化的胰酪大豆胨琼脂培养基，混匀，凝固，倒置培养。测定供试品组菌数。

6.4 阴性对照

用同批配制、灭菌的胰酪大豆胨液体培养基1 mL替代样品，进行阴性对照菌数测定。

结果见表6。

表6 十八味诃子利尿丸微生物计数方法适用性预试验（3）结果

菌种名称	供试品组	阳性对照	试验组	回收率/%	阴性对照
金黄色葡萄球菌	0	66	49	74	–
枯草芽孢杆菌	0	73	51	70	–

注：–表示平板无菌落生长。

结果：计数中金黄色葡萄球菌、枯草芽孢杆菌回收率大于50%。方法可行。

七、十八味诃子利尿丸微生物限度检查方法适用性建立

7.1 菌悬液制备、菌悬液数量测定

同预试验方法。

7.2 需氧菌总数计数方法适用性试验

7.2.1 试验组

取十八味诃子利尿丸1∶100供试液分别加到5个灭菌的三角瓶中，每瓶10 mL，分别加入金黄色葡萄球菌、枯草芽孢杆菌、铜绿假单胞菌、白色念珠菌、黑曲霉0.1 mL菌悬液（含菌数为500～1000 cfu），制成每毫升十八味诃子利尿丸1∶100供试液（含菌数小于100 cfu），取含菌的样品溶液1 mL（含菌数为50～100 cfu），置于直径90 mm的无菌平皿中，每个菌液注2个平皿，注入20 mL温度不超过45 ℃熔化的胰酪大豆胨琼脂培养基，混匀，凝固，倒置培养。测定菌数。

7.2.2 阳性对照

用菌悬液替代试验样品溶液，进行试验，测定阳性对照菌数。

7.2.3 供试品组

取十八味诃子利尿丸1∶100供试液1 mL，置于直径90 mm的无菌平皿中，注2个平皿，注入20 mL温度不超过45 ℃熔化的胰酪大豆胨琼脂培养基，混匀，凝固，倒置培养。测定供试品组菌数。

7.2.4 阴性对照

用同批配制、灭菌的胰酪大豆胨液体培养基1 mL替代样品，进行阴性对照菌数测定。

7.3 霉菌和酵母菌总数计数方法适用性试验

7.3.1 试验组

取十八味诃子利尿丸1∶10供试液分别加到2个灭菌的三角瓶中，每瓶10 mL，分别加入白色念珠菌、黑曲霉的0.1 mL菌悬液（含菌数为500～1000 cfu），制成每毫升十八味诃子利尿丸1∶10供试液（含菌数小于100 cfu），取含菌的样品溶液1 mL（含菌数50～100 cfu），置于直径90 mm的无菌平皿中，每个菌液注2个平皿，注入20 mL温度不超过45 ℃熔化的沙氏葡萄糖琼脂培养基，混匀，凝固，培养，测定菌数。

7.3.2 阳性对照

稀释后的白色念珠菌、黑曲霉菌悬液加到沙氏葡萄糖琼脂培养基中，混匀，凝固，培养，测定阳性对照菌数。

7.3.3 供试品组

用供试品替代试验组液体注皿，试验。

7.3.4 阴性对照

用同批配制、灭菌的稀释剂1 mL替代样品注皿，注入20 mL温度不超过45 ℃熔化的沙氏葡萄糖琼脂培养基，混匀，凝固，培养，测定阴性对照菌数。

结果见表7。

表7　十八味诃子利尿丸微生物限度检查方法适用性试验结果

种类	菌种名称	方法 （平皿）	供试 品组	阳性对照	试验组	回收率/%	阴性 对照
需氧菌 总数计数	金黄色葡萄球菌	1:100	0	90	68	76	–
	枯草芽孢杆菌		0	72	62	86	–
	铜绿假单胞菌		0	70	52	74	–
	白色念珠菌		0	68	55	81	–
	黑曲霉		0	57	51	89	–
霉菌和酵母菌 总数计数	白色念珠菌	1:10	0	68	53	78	–
	黑曲霉		0	57	54	95	–

注：–表示平板无菌落生长。

八、十八味诃子利尿丸微生物限度检查方法适用性确认试验

8.1　十八味诃子利尿丸微生物限度检查方法适用性确认试验

十八味诃子利尿丸微生物限度检查方法适用性确认试验结果见表8。

表8　十八味诃子利尿丸微生物限度检查方法适用性确认试验结果

种类	菌种名称	方法 （平皿）	供试 品组	阳性对照	试验组	回收率/%	阴性 对照
需氧菌 总数计数	金黄色葡萄球菌	1:100	0	75	49	65	–
	枯草芽孢杆菌		0	62	50	81	–
	铜绿假单胞菌		0	81	61	75	–
	白色念珠菌		0	75	55	73	–
	黑曲霉		0	46	40	87	–
霉菌和酵母菌 总数计数	白色念珠菌	1:10	0	75	55	73	–
	黑曲霉		0	46	43	93	–

注：–表示平板无菌落生长。

8.2　控制菌确认试验

控制菌确认试验结果见表9、10、11（略），检出目标菌。方法可行。

九、十八味诃子利尿丸微生物限度检查方法

1.需氧菌总数

十八味诃子利尿丸10 g加到灭菌的三角瓶中，加入pH7.0氯化钠–蛋白胨缓冲液

100 mL，溶解、混匀，制成1∶10供试液，取十八味诃子利尿丸1∶10供试液10倍稀释成1∶100溶液；取1∶100溶液1 mL置于直径90 mm的无菌平皿中，注2个平皿，注入20 mL温度不超过45 ℃熔化的胰酪大豆胨琼脂培养基，按《中国药典·四部（2015年版）》第144页平皿法进行试验。

2.霉菌和酵母菌总数

取1∶10溶液1 mL置于直径90 mm的无菌平皿中，注2个平皿，注入20 mL温度不超过45 ℃熔化的沙氏葡萄糖琼脂培养基，按《中国药典·四部（2015年版）》第144页平皿法进行试验。

3.控制菌

大肠埃希菌、耐胆盐革兰阴性菌和沙门菌按《中国药典·四部（2015年版）》控制菌常规检查方法进行试验。

十二味石榴散微生物限度检查方法适用性

藏药名：洛隆赛朱久尼

标准编号：WS3-BC-0174-95

【处方】

石榴子 15 g	山奈 20 g	荜茇 13.5 g
肉豆蔻 10 g	豆蔻 31 g	草果 32.5 g
肉桂 10 g	红花 21 g	黑种草子 5 g
诃子 10 g	光明盐 8.5 g	紫硇砂 10 g

【制法】

以上十二味，粉碎成细粉，过筛，混匀，即得。

十二味石榴散为非无菌的口服制剂，按照《中国药典·四部（2015年版）》方法进行微生物限度检查方法适用性试验。

一、试验材料

略。

二、菌悬液

略。

三、微生物计数方法适用性预试验（1）

预试验（1）结果见表1。

表1　十二味石榴散微生物计数方法适用性预试验（1）结果

种类	菌种名称	供试品组	阳性对照	试验组	回收率/%	阴性对照
需氧菌总数计数	金黄色葡萄球菌	0	56	33	59	－
	铜绿假单胞菌	0	75	60	80	－
	枯草芽孢杆菌	0	60	17	28	－
	白色念珠菌	0	85	59	69	－
	黑曲霉	0	62	44	71	－
霉菌和酵母菌总数计数	白色念珠菌	0	85	61	72	－
	黑曲霉	0	62	47	76	－

注：-表示平板无菌落生长。

结果：计数中枯草芽孢杆菌回收率低于50%。方法不可行。

四、控制菌——大肠埃希菌检查方法适用性试验

大肠埃希菌检查方法适用性试验结果见表2。

表2　十二味石榴散控制菌——大肠埃希菌检查方法适用性试验结果

培养基名称	阳性对照	试验组	阴性对照
胰酪大豆胨液体培养基	+	+	−
麦康凯液体培养基	+	+	−
麦康凯琼脂平板	鲜桃红色,菌落中心呈深桃红色,圆形,扁平,边缘整齐,表面光滑,湿润	鲜桃红色,菌落中心呈深桃红色,圆形,扁平,边缘整齐,表面光滑,湿润	−
染色、镜检	革兰氏阴性、杆菌	革兰氏阴性、杆菌	−

注：1.+表示液体浑浊；−表示液体澄清或平板无菌落生长。

　　2.大肠埃希菌加菌量为82 cfu。

结果：采用《中国药典·四部（2015年版）》第148页大肠埃希菌常规检查方法进行试验，可以检出试验菌——大肠埃希菌。方法可行。

五、预试验（2）

5.1　试验组

取十二味石榴散1∶10供试液10 mL，加入枯草芽孢杆菌0.1 mL菌悬液（含菌数为500～1000 cfu），制成每毫升十二味石榴散1∶10供试液（含菌数小于100 cfu），取含菌的样品溶液0.2 mL、0.5 mL，置于直径90 mm的无菌平皿中，每个菌液每个取样体积注2个平皿，注入20 mL温度不超过45 ℃熔化的胰酪大豆胨琼脂培养基，混匀，凝固，倒置培养。测定菌数。

5.2　阳性对照

加到样品中的枯草芽孢杆菌的菌悬液进行10倍稀释，取稀释后的菌悬液0.2 mL、0.5 mL注皿，加到胰酪大豆胨琼脂培养基中，混匀，凝固，倒置培养。测定阳性对照菌数。

5.3　供试品组

用供试品替代试验组液体0.2 mL、0.5 mL注皿，试验。

5.4　阴性对照

用同批配制、灭菌的100 mL胰酪大豆胨液体培养基，按《中国药典·四部（2015年版）》进行试验。

预试验（2）结果见表3。

表3　十二味石榴散微生物计数方法适用性预试验（2）结果

菌种名称	供试品组	注皿体积/mL	阳性对照	试验组	回收率/%	阴性对照
枯草芽孢杆菌	0	0.2	33	14	42	-
	0	0.5	69	22	32	-

注：-表示平板无菌落生长。

结果：计数中枯草芽孢杆菌回收率低于50%。方法不可行。

六、预试验（3）

6.1　试验组

十二味石榴散1∶10供试液10 mL加到90 mL pH7.0无菌氯化钠-蛋白胨缓冲液中，制成十二味石榴散1∶100供试液，加入枯草芽孢杆菌0.1 mL菌悬液（含菌数为500～1000 cfu），制成每毫升十二味石榴散1∶100供试液（含菌数小于100 cfu），取含菌的样品溶液1 mL（含菌数为50～100 cfu），置于直径90 mm的无菌平皿中，每个菌液注2个平皿，注入20 mL温度不超过45 ℃熔化的胰酪大豆胨琼脂培养基，混匀，凝固，倒置培养。测定菌数。

6.2　阳性对照

用菌悬液替代试验样品溶液，进行试验，测定阳性对照菌数。

6.3　供试品组

取十二味石榴散1∶100供试液1 mL，置于直径90 mm的无菌平皿中，注2个平皿，注入20 mL温度不超过45 ℃熔化的胰酪大豆胨琼脂培养基，混匀，凝固，倒置培养。测定供试品组菌数。

6.4　阴性对照

用同批配制、灭菌的胰酪大豆胨液体培养基1 mL替代样品，进行阴性对照菌数测定。

结果见表4。

表4　十二味石榴散微生物计数方法适用性预试验（3）结果

菌种名称	供试品组	阳性对照	试验组	回收率/%	阴性对照
枯草芽孢杆菌	0	74	57	77	-

注：-表示平板无菌落生长。

结果：计数中枯草芽孢杆菌回收率大于50%。方法可行。

七、十二味石榴散微生物限度检查方法适用性建立

7.1　菌悬液制备、菌悬液数量测定

同预试验方法。

7.2　需氧菌总数计数方法适用性试验

7.2.1　试验组

取十二味石榴散1∶100供试液分别加到5个灭菌的三角瓶中，每瓶10 mL，分别加入金黄色葡萄球菌、枯草芽孢杆菌、铜绿假单胞菌、白色念珠菌、黑曲霉0.1 mL菌悬液

（含菌数为 500～1000 cfu），制成每毫升十二味石榴散 1：100 供试液（含菌数小于 100 cfu），取含菌的样品溶液 1 mL（含菌数为 50～100 cfu），置于直径 90 mm 的无菌平皿中，每个菌液注 2 个平皿，注入 20 mL 温度不超过 45 ℃熔化的胰酪大豆胨琼脂培养基，混匀，凝固，倒置培养。测定菌数。

7.2.2　阳性对照

用菌悬液替代试验样品溶液，进行试验，测定阳性对照菌数。

7.2.3　供试品组

取十二味石榴散 1：100 供试液 1 mL，置于直径 90 mm 的无菌平皿中，注 2 个平皿，注入 20 mL 温度不超过 45 ℃熔化的胰酪大豆胨琼脂培养基，混匀，凝固，倒置培养。测定供试品组菌数。

7.2.4　阴性对照

用同批配制、灭菌的胰酪大豆胨液体培养基 1 mL 替代样品，进行阴性对照菌数测定。

7.3　霉菌和酵母菌总数计数方法适用性试验

7.3.1　试验组

取十二味石榴散 1：10 供试液分别加到 2 个灭菌的三角瓶中，每瓶 10 mL，分别加入白色念珠菌、黑曲霉的 0.1 mL 菌悬液（含菌数为 500～1000 cfu），制成每毫升十二味石榴散 1：10 供试液（含菌数小于 100 cfu），取含菌的样品溶液 1 mL（含菌数为 50～100 cfu），置于直径 90 mm 的无菌平皿中，每个菌液注 2 个平皿，注入 20 mL 温度不超过 45 ℃熔化的沙氏葡萄糖琼脂培养基，混匀，凝固，培养，测定菌数。

7.3.2　阳性对照

稀释后的白色念珠菌、黑曲霉菌悬液加到沙氏葡萄糖琼脂培养基中，混匀，凝固，培养，测定阳性对照菌数。

7.3.3　供试品组

用供试品替代试验组液体注皿，试验。

7.3.4　阴性对照

用同批配制、灭菌的稀释剂 1 mL 替代样品注皿，注入 20 mL 温度不超过 45 ℃熔化的沙氏葡萄糖琼脂培养基，混匀，凝固，培养，测定阴性对照菌数。结果见表5。

表5　十二味石榴散微生物限度检查方法适用性试验结果

种类	菌种名称	方法（平皿）	供试品组	阳性对照	试验组	回收率/%	阴性对照
需氧菌总数计数	金黄色葡萄球菌	1：100	0	90	69	77	–
	枯草芽孢杆菌		0	72	52	72	–
	铜绿假单胞菌		0	70	55	79	–
	白色念珠菌		0	68	53	78	–
	黑曲霉		0	57	44	77	–
霉菌和酵母菌总数计数	白色念珠菌	1：10	0	68	52	76	–
	黑曲霉		0	57	48	84	–

注：–表示平板无菌落生长。

八、十二味石榴散微生物限度检查方法适用性确认试验

十二味石榴散微生物限度检查方法适用性确认试验结果见表6。

表6　十二味石榴散微生物限度检查方法适用性确认试验结果

种类	菌种名称	方法（平皿）	供试品组	阳性对照	试验组	回收率/%	阴性对照
需氧菌总数计数	金黄色葡萄球菌	1:100	0	75	62	83	–
	枯草芽孢杆菌		0	62	49	79	–
	铜绿假单胞菌		0	81	66	81	–
	白色念珠菌		0	75	55	73	–
	黑曲霉		0	46	34	74	–
霉菌和酵母菌总数计数	白色念珠菌	1:10	0	75	52	69	–
	黑曲霉		0	46	36	78	–

注：–表示平板无菌落生长。

控制菌确认试验结果见表7（略），检出目标菌。方法可行。

九、十二味石榴散微生物限度检查方法

1.需氧菌总数

十二味石榴散10 g加到灭菌的三角瓶中，加入pH7.0氯化钠–蛋白胨缓冲液100 mL，溶解、混匀，制成1:10供试液，取十二味石榴散1:10供试液10倍稀释成1:100溶液；取1:100溶液1 mL置于直径90 mm的无菌平皿中，注2个平皿，注入20 mL温度不超过45 ℃熔化的胰酪大豆胨琼脂培养基，按《中国药典·四部（2015年版）》第144页平皿法进行试验。

2.霉菌和酵母菌总数

取1:10溶液1 mL置于直径90 mm的无菌平皿中，注2个平皿，注入20 mL温度不超过45 ℃熔化的沙氏葡萄糖琼脂培养基，按《中国药典·四部（2015年版）》第144页平皿法进行试验。

3.控制菌

取大肠埃希菌取1:10的供试液10 mL，加到胰酪大豆胨液体培养基中，按《中国药典·四部（2015年版）》第147页《大肠埃希菌》进行试验。

十六味马菌子丸微生物限度检查方法适用性

藏药名：匝他久周日布

标准编号：WS3-BC-0201-95

【处方】

马蔺子 50 g	马尿泡 50 g	豆蔻 30 g
荜{冥}50 g	螃蟹 30 g	杠果核 30 g
蒲桃 30 g	大托叶云实 30 g	紫草茸 40 g
圆柏枝膏 40 g	诃子 100 g	藏茜草 40 g
波棱瓜子 20 g	巴夏嘎 40 g	藏紫草 40 g
刀豆 30 g		

【制法】

以上十六味，除圆柏枝膏外，其余粉碎成细粉，过筛，混匀，用圆柏枝膏加适量水泛丸，干燥，即得。

十六味马菌子丸为非灭菌的口服制剂，按照《中国药典·四部（2015年版）》方法进行微生物限度检查方法适用性试验。

一、试验材料

略。

二、菌悬液

略。

三、计数方法适用性预试验（1）

预试验（1）结果见表1。

表1　十六味马菌子微生物计数方法适用性丸预试验（1）结果

种类	菌种名称	供试品组	阳性对照	试验组	回收率/%	阴性对照
需氧菌总数计数	金黄色葡萄球菌	0	81	8	10	–
	铜绿假单胞菌	0	72	62	86	–
	枯草芽孢杆菌	0	56	0	0	–
	白色念珠菌	0	80	0	0	–
	黑曲霉	0	42	31	74	–
霉菌和酵母菌总数计数	白色念珠菌	0	80	0	0	–
	黑曲霉	0	42	35	83	–

注：-表示平板无菌落生长。

结果：采用1∶10供试液平皿法，金黄色葡萄球菌、枯草芽孢杆菌、白色念珠菌回收率低于50%，铜绿假单胞菌、黑曲霉回收率位于50%～200%间。方法不可行。

四、控制菌检查方法适用性试验

4.1 大肠埃希菌检查方法适用性试验

大肠埃希菌检查方法适用性试验结果见表2-1。

表2-1 十六味马莕子丸控制菌——大肠埃希菌检查方法适用性试验结果

培养基名称	阳性对照	试验组	阴性对照	供试品组
胰酪大豆胨液体培养基	+	–	–	–
麦康凯液体培养基	+	–	–	–
麦康凯琼脂平板	鲜桃红色，菌落中心呈深桃红色，圆形，扁平，边缘整齐，表面光滑，湿润	–	–	–
染色、镜检	革兰氏阴性、杆菌	–	–	–

注：1.+表示液体浑浊；–表示液体澄清或平板无菌落生长。
　　2.大肠埃希菌加菌量为78 cfu。

结果：采用《中国药典·四部（2015年版）》第148页大肠埃希菌常规检查方法进行试验，未检出试验菌——大肠埃希菌，方法不可行。

4.1.1 试验组

取十六味马莕子丸1∶10供试液10 mL加到灭菌的三角瓶中，加入大肠埃希菌菌悬液1 mL（含菌数小于100 cfu），加入300 mL胰酪大豆胨液体培养基，按《中国药典·四部（2015年版）》第147页《大肠埃希菌检查项》进行试验。

4.1.2 阳性对照

将大肠埃希菌菌悬液1 mL（含菌数小于100 cfu）加到300 mL胰酪大豆胨液体培养基中，按《中国药典（2015年版）》要求进行检验；同时测定铜绿假单胞菌菌悬液的含菌数。

4.1.3 供试品组

取十六味马莕子丸1∶10供试液10 mL加到灭菌的三角瓶中，加入300 mL胰酪大豆胨液体培养基，按《中国药典（2015年版）》要求进行检验。

4.1.4 阴性对照

用同批配制、灭菌的300 mL胰酪大豆胨液体培养基，按《中国药典（2015年版）》要求进行检验。

大肠埃希菌检查方法适用性试验结果见表2-2。

表2-2　十六味马菌子丸控制菌——大肠埃希菌检查方法适用性试验结果

培养基名称	阳性对照	试验组	阴性对照	供试品组
胰酪大豆胨液体培养基	+	+	-	-
麦康凯液体培养基	+	+	-	-
麦康凯琼脂平板	鲜桃红色,菌落中心呈深桃红色,圆形,扁平,边缘整齐,表面光滑,湿润	鲜桃红色,菌落中心呈深桃红色,圆形,扁平,边缘整齐,表面光滑,湿润	-	-
染色、镜检	革兰氏阴性、杆菌	革兰氏阴性、杆菌	-	-

注：1.+表示液体浑浊；-表示液体澄清或平板无菌落生长。

2.大肠埃希菌加菌量为78 cfu。

结果：采用《中国药典·四部（2015年版）》第148页大肠埃希菌培养基稀释方法进行试验，可以检出试验菌——大肠埃希菌。方法可行。

4.2　耐胆盐革兰阴性菌检查方法适用性试验

耐胆盐革兰阴性菌检查方法适用性试验结果见表3-1。

表3-1　十六味马菌子丸控制菌——耐胆盐革兰阴性菌检查方法适用性试验结果

培养基名称	阴性对照	阳性对照（大肠埃希菌）	阳性对照（铜绿假单胞菌）	供试品组	试验组（大肠埃希菌）	试验组（铜绿假单胞菌）
胰酪大豆胨液体培养基	-	+	+	-		+
肠道菌增菌液体培养基	-	+	+	-		+
紫红胆盐葡萄糖琼脂培养基	-	紫红色菌落	无色菌落	-	-	无色菌落
溴化十六烷三甲胺琼脂培养基	-	-	浅绿色菌落	-		浅绿色菌落
伊红美蓝琼脂培养基	-	菌落中心呈暗蓝黑色,发金属光泽	无色菌落	-		无色菌落

注：1.+表示液体浑浊；-表示液体澄清或平板无菌落生长。

2.大肠埃希菌、铜绿假单胞菌加菌量分别为86 cfu和78 cfu。

结果：采用《中国药典·四部（2015年版）》第147页常规方法进行试验，可以检出铜绿假单胞菌，未检出试验菌大肠埃希菌。方法不可行。

4.2.1 试验组

取十六味马荀子丸10 g加到灭菌的三角瓶中，加入300 mL胰酪大豆胨液体培养基，制成供试液（1：10），在20～25 ℃培养2 h（不增殖），分别取培养物10 mL，分别加到100 mL肠道菌增菌液体培养基中，一瓶加入大肠埃希菌菌悬液1 mL（含菌数不大于100 cfu），另一瓶加入铜绿假单胞菌菌悬液1 mL（含菌数不大于100 cfu），均置于30～35 ℃ 24～48 h，取每一瓶培养物接种于紫红胆盐葡萄糖琼脂培养基上，30～35 ℃ 18～24 h。

4.2.2 阳性对照

将大肠埃希菌菌悬液1 mL、铜绿假单胞菌菌悬液1 mL分别加到300 mL胰酪大豆胨液体培养基中，按《中国药典（2015年版）》要求进行检验；同时注皿计大肠埃希菌菌悬液、铜绿假单胞菌菌悬液的菌数。

4.2.3 供试品组

取十六味马荀子丸1：10供试液10 mL加到灭菌的三角瓶中，加入300 mL胰酪大豆胨液体培养基，按《中国药典（2015年版）》要求进行检验。

4.2.4 阴性对照

用同批配制、灭菌的300 mL胰酪大豆胨液体培养基，按《中国药典（2015年版）》要求进行检验。

耐胆盐革兰阴性菌检查方法适用性试验结果见表3-2。

表3-2　十六味马荀子丸控制菌——耐胆盐革兰阴性菌检查方法适用性试验结果

培养基名称	阴性对照	阳性对照（大肠埃希菌）	阳性对照（铜绿假单胞菌）	供试品组	试验组（大肠埃希菌）	试验组（铜绿假单胞菌）
胰酪大豆胨液体培养基	-	+	+	-	+	+
肠道菌增菌液体培养基	-	+	+	-	+	+
紫红胆盐葡萄糖琼脂培养基	-	紫红色菌落	无色菌落	-	紫红色菌落	无色菌落
溴化十六烷三甲胺琼脂培养基	-	-	浅绿色菌落	-	-	浅绿色菌落
伊红美蓝琼脂培养基	-	菌落中心呈暗蓝黑色,发金属光泽	无色菌落	-	菌落中心呈暗蓝黑色,发金属光泽	无色菌落

注：1.+表示液体浑浊；-表示液体澄清或平板无菌落生长。

　　2.大肠埃希菌、铜绿假单胞菌加菌量分别为86 cfu和78 cfu。

结果：采用《中国药典·四部（2015年版）》第147页《耐胆盐革兰阴性菌培养基稀释方法》进行试验，可以检出试验菌——大肠埃希菌和铜绿假单胞菌。方法可行。

4.3 沙门菌检查方法适用性试验

沙门菌检查方法适用性试验结果见表4。

表4 十六味马菌子丸控制菌——沙门菌检查方法适用性试验结果

培养基名称	供试品组	阳性对照	阴性对照	试验组
胰酪大豆胨液体培养基	-	+	-	+
RV沙门增菌液体培养基	-	+	-	+
木糖赖氨酸脱氧胆酸盐琼脂培养基	—	淡粉色,半透明,中心有黑色	—	淡粉色,半透明,中心有黑色
染色、镜检	—	革兰氏阴性、杆菌	—	革兰氏阴性、杆菌
沙门、志贺菌属琼脂培养基	—	淡红色,半透明	—	淡红色,半透明
TSI斜面	—	斜面黄色、底层黑色,产气	—	斜面黄色、底层黑色,产气

注：1.+表示液体浑浊；-表示液体澄清或平板无菌落生长；—表示没有接种。

2.沙门菌加菌量为82 cfu。

结果：采用《中国药典·四部（2015年版）》第148页沙门菌常规检查方法进行试验，可以检出试验菌——沙门菌。方法可行。

五、计数方法适用性预试验（2）

5.1 试验组

取十六味马菌子丸1：10供试液，分别加到3个灭菌的三角瓶中，每瓶10 mL，分别加入金黄色葡萄球菌、枯草芽孢杆菌、白色念珠菌0.1 mL菌悬液（含菌数为500～1000 cfu），制成每毫升十六味马菌子丸1：10供试液（含菌数小于100 cfu），取含菌的样品溶液0.2 mL、0.5 mL，置于直径90 mm的无菌平皿中，每个菌液每个取样体积注2个平皿，注入20 mL温度不超过45 ℃熔化的胰酪大豆胨琼脂培养基，混匀，凝固，倒置培养。测定菌数。

5.2 阳性对照

加到样品中的金黄色葡萄球菌、枯草芽孢杆菌、白色念珠菌的菌悬液进行10倍稀释，取稀释后的菌悬液0.2 mL、0.5 mL注皿，加到胰酪大豆胨琼脂培养基中，混匀，凝固，倒置培养。测定阳性对照菌数。

5.3 供试品组

用供试液替代试验组液体0.2 mL、0.5 mL注皿，试验。

5.4 阴性对照

用同批配制、灭菌的胰酪大豆胨液体培养基0.2 mL、0.5 mL替代样品注皿，注入20 mL温度不超过45 ℃熔化的胰酪大豆胨琼脂培养基、沙氏葡萄糖琼脂培养基，混匀，凝固，倒置培养。测定阴性对照菌数。

预试验（2）结果见表5。

表5 十六味马萄子丸微生物计数方法适用性预试验（2）结果

菌种名称	供试品组	注皿体积/mL	阳性对照	试验组	回收率/%	阴性对照
金黄色葡萄球菌	0	0.2	35	29	83	–
	0	0.5	82	28	34	–
枯草芽孢杆菌	0	0.2	30	0	0	–
	0	0.5	74	0	0	–
白色念珠菌1	0	0.2	28	2	7	–
	0	0.5	62	0	0	–
白色念珠菌2	0	0.2	28	1	4	–
	0	0.5	62	0	0	–

注：1.–表示液体澄清或平板无菌落生长。

2.白色念珠菌1在胰酪大豆胨琼脂培养基上计数；白色念珠菌2在沙氏葡萄糖琼脂培养基上计数。

结果：采用1：10供试液0.2 mL注皿，金黄色葡萄球菌的回收率高于50%，白色念珠菌、枯草芽孢杆菌回收率低于50%。方法不可行。

六、计数方法适用性预试验（3）

6.1 试验组

十六味马萄子丸1：10供试液10 mL加到90 mL pH7.0无菌氯化钠-蛋白胨缓冲液中，制成十六味马萄子丸1：100供试液，分别取10 mL加到灭菌的三角瓶中，再分别加入白色念珠菌、枯草芽孢杆菌0.1 mL菌悬液（含菌数为500～1000 cfu），制成每毫升十六味马萄子丸1：100供试液（含菌数小于100 cfu），取含菌的样品溶液1 mL及0.2 mL（含菌数为50～100 cfu），置于直径90 mm的无菌平皿中，每个菌液注2个平皿，注入20 mL温度不超过45 ℃熔化的胰酪大豆胨琼脂培养基，混匀，凝固，倒置培养。测定菌数。

6.2 阳性对照

用菌悬液替代试验样品溶液，进行试验，测定阳性对照菌数。

6.3 供试品组

取十六味马萄子丸1：100供试液1 mL及0.2 mL，置于直径90 mm的无菌平皿中，各注2个平皿，注入20 mL温度不超过45 ℃熔化的胰酪大豆胨琼脂培养基，混匀，凝固，倒置培养。测定供试品组菌数。

6.4 阴性对照

用同批配制、灭菌的胰酪大豆胨液体培养基1 mL替代样品，进行阴性对照菌数测定。

预试验（3）结果见表6。

表6 十六味马苟子丸微生物计数方法适用性预试验（3）结果

菌种名称	注皿体积/mL	供试品组	阳性对照	试验组	回收率/%	阴性对照
白色念珠菌1	1	0	75	16	21	–
	0.2	0	20	14	70	–
白色念珠菌2	1	0	75	19	25	–
	0.2	0	20	13	65	–
枯草芽孢杆菌	1	0	70	0	0	–
	0.2	0	15	0	0	–

注：1.–表示液体澄清或平板无菌落生长。

2.白色念珠菌1在胰酪大豆胨琼脂培养基上计数；白色念珠菌2在沙氏葡萄糖琼脂培养基上计数。

结果：采用1：100供试液平皿法，白色念珠菌回收率高于50%，枯草芽孢杆菌回收率低于50%。方法不可行。

七、计数方法适用性预试验（4）

7.1 试验组

取十六味马苟子丸1：10的供试液2 mL，加入pH7.0氯化钠-蛋白胨缓冲液100 mL，混匀，进行薄膜过滤，用pH7.0无菌氯化钠-蛋白胨缓冲液冲洗，每膜300 mL，加入枯草芽孢杆菌0.1 mL菌悬液（含菌数小于1000 cfu），制成每毫升十六味马苟子丸1：10的供试液（含菌数小于100 cfu），过滤，取出滤膜，面朝上贴在胰酪大豆胨琼脂培养基上，培养、计数。

7.2 阳性对照

用菌悬液替代试验样品溶液，进行试验，测定阳性对照菌数。

7.3 供试品组

取十六味马苟子丸1：10的供试液2 mL，加入pH7.0氯化钠-蛋白胨缓冲液100 mL，混匀，进行薄膜过滤，用pH7.0无菌氯化钠-蛋白胨缓冲液冲洗，每膜300 mL，取出滤膜，面朝上贴在胰酪大豆胨琼脂培养基上，培养、计数。

7.4 阴性对照

用同批配制、灭菌的胰酪大豆胨液体培养基1 mL替代样品，薄膜过滤后，取出滤膜，面朝上贴在胰酪大豆胨琼脂培养基上，进行培养、计数。

计数方法适用性试验预试验（4）结果见表7。

表7 十六味马苟子丸微生物计数方法适用性预试验（4）结果

菌种名称	供试品组	阳性对照	试验组	回收率/%	阴性对照
枯草芽孢杆菌	0	66	54	82	–

注：–表示平板无菌落生长。

结果：采用薄膜法，枯草芽孢杆菌回收率大于50%。方法可行。

八、十六味马荀子丸微生物限度检查方法适用性建立

8.1　菌悬液制备、菌悬液数量测定

同预试验方法。

8.2　需氧菌总数计数方法适用性试验

8.2.1　试验组

分别取十六味马荀子丸1：10供试液2 mL，加入pH7.0氯化钠-蛋白胨缓冲液100 mL，进行薄膜过滤，用pH7.0无菌氯化钠-蛋白胨缓冲液冲洗，每膜300 mL，分别加入金黄色葡萄球菌、白色念珠菌、枯草芽孢杆菌、铜绿假单胞菌、黑曲霉0.1 mL菌悬液（含菌数小于1000 cfu），制成每毫升十六味马荀子丸1：10供试液（含菌数小于100 cfu），取出滤膜，面朝上贴在胰酪大豆胨琼脂培养基上，培养、计数。

8.2.2　阳性对照

用菌悬液替代试验样品溶液，进行试验，测定阳性对照菌数。

8.2.3　供试品组

取十六味马荀子丸1：10供试液2 mL加入pH7.0氯化钠-蛋白胨缓冲液100 mL，进行薄膜过滤，用pH7.0无菌氯化钠-蛋白胨缓冲液冲洗，每膜300 mL，取出滤膜，面朝上贴在胰酪大豆胨琼脂培养基上，培养、计数。

8.2.4　阴性对照

用同批配制、灭菌的胰酪大豆胨液体培养基1 mL替代样品，进行阴性对照菌数测定。

需氧菌总数计数方法适用性试验结果见表8。

8.3　霉菌和酵母菌总数计数方法适用性试验

8.3.1　试验组

取十六味马荀子丸1：10供试液2 mL，加入pH7.0氯化钠-蛋白胨缓冲液100 mL，进行薄膜过滤，用pH7.0无菌氯化钠-蛋白胨缓冲液冲洗，每膜100 mL，分别加入白色念珠菌、黑曲霉的0.1 mL菌悬液（含菌数小于1000 cfu），取出滤膜，面朝上贴在沙氏葡萄糖琼脂培养基上，培养、计数。

8.3.2　阳性对照

稀释后的白色念珠菌、黑曲霉菌悬液进行薄膜过滤，用pH7.0无菌氯化钠-蛋白胨缓冲液冲洗，每膜100 mL，取出滤膜，面朝上贴在沙氏葡萄糖琼脂培养基上，培养、计数。测定阳性对照菌数。

8.3.3　供试品组

取十六味马荀子丸1：10供试液2 mL，加入pH7.0氯化钠-蛋白胨缓冲液100 mL，进行薄膜过滤，用pH7.0无菌氯化钠-蛋白胨缓冲液冲洗，每膜100 mL，取出滤膜，面朝上贴在沙氏葡萄糖琼脂培养基上，培养、计数。

8.3.4　阴性对照

用同批配制、灭菌的稀释剂1 mL替代样品进行薄膜过滤，用pH7.0无菌氯化钠-蛋

白胨缓冲液冲洗，每膜100 mL，取出滤膜，面朝上贴在沙氏葡萄糖琼脂培养基上，培养、计数。测定阴性对照菌数。

霉菌和酵母菌总数计数方法适用性试验结果见表8。

表8　十六味马荀子丸微生物限度检查方法适用性试验结果

种类	菌种名称	方法	供试品组	阳性对照	试验组	回收率/%	阴性对照
需氧菌总数计数	金黄色葡萄球菌	1:10（薄膜法）	0	78	62	79	–
	枯草芽孢杆菌		0	56	41	73	–
	铜绿假单胞菌		0	89	78	88	–
	白色念珠菌		0	64	53	83	–
	黑曲霉		0	47	39	83	–
霉菌和酵母菌总数计数	白色念珠菌	1:10（薄膜法）	0	64	41	64	–
	黑曲霉		0	47	38	81	–

注：–表示平板无菌落生长。

九、十六味马荀子丸微生物限度检查方法适用性确认试验

9.1　十六味马荀子丸微生物限度检查方法适用性确认试验

十六味马荀子丸微生物限度检查方法适用性确认试验结果见表9。

表9　十六味马荀子丸微生物限度检查方法适用性确认试验结果

种类	菌种名称	方法	供试品组	阳性对照	试验组	回收率/%	阴性对照
需氧菌总数计数	金黄色葡萄球菌	1:10（薄膜法）	0	92	76	83	–
	枯草芽孢杆菌		0	51	41	80	–
	铜绿假单胞菌		0	88	77	88	–
	白色念珠菌		0	85	64	75	–
	黑曲霉		0	56	47	84	–
霉菌和酵母菌总数计数	白色念珠菌	1:10（薄膜法）	0	85	65	76	–
	黑曲霉		0	56	43	77	–

注：–表示平板无菌落生长。

十六味马荀子丸微生物限度检查方法适用性确认试验结果：

1.需氧菌总数

取十六味马荀子丸1:10供试液2 mL，加入pH7.0氯化钠-蛋白胨缓冲液100 mL，进

行薄膜过滤，用pH7.0无菌氯化钠–蛋白胨缓冲液冲洗，每膜300 mL，分别加入金黄色葡萄球菌、铜绿假单胞菌、枯草芽孢杆菌、白色念珠菌、黑曲霉0.1 mL菌悬液（含菌数小于1000 cfu），制成每毫升十六味马茴子丸1∶10供试液（含菌数小于100 cfu），取出滤膜，面朝上贴在胰酪大豆胨琼脂培养基上，培养、计数。金黄色葡萄球菌、枯草芽孢杆菌、铜绿假单胞菌、白色念珠菌、黑曲霉回收率均在50%～200%之间，方法可行。

2.霉菌和酵母菌总数

取十六味马茴子丸1∶10供试液2 mL，加入pH7.0氯化钠–蛋白胨缓冲液100 mL，进行薄膜过滤，用pH7.0无菌氯化钠–蛋白胨缓冲液冲洗，每膜100 mL，白色念珠菌、黑曲霉回收率均在50%～200%之间，方法可行。

3.控制菌

（1）沙门菌

采用《中国药典·四部（2015年版）》第148页常规检查方法进行试验，可以检出试验菌。方法可行。

（2）大肠埃希菌、耐胆盐革兰阴性菌

采用《中国药典·四部（2015年版）》培养基稀释方法进行试验，可以检出试验菌。方法可行。

9.2 控制菌确认试验

控制菌确认试验结果见表10、11、12（略），检出目标菌。方法可行。

十、十六味马茴子丸微生物限度检查方法

1.需氧菌总数

取十六味马茴子丸1∶10供试液2 mL，加入pH7.0氯化钠–蛋白胨缓冲液100 mL，进行薄膜过滤，用pH7.0无菌氯化钠–蛋白胨缓冲液冲洗，每膜100 mL，取出滤膜，面朝上贴在胰酪大豆胨琼脂培养基上，按《中国药典·四部（2015年版）》第144页平皿法进行试验。

2.霉菌和酵母菌总数

取十六味马茴子丸1∶10供试液2 mL，加入pH7.0氯化钠–蛋白胨缓冲液100 mL，进行薄膜过滤，用pH7.0无菌氯化钠–蛋白胨缓冲液冲洗，每膜100 mL，面朝上贴在沙氏葡萄糖琼脂培养基上，按《中国药典·四部（2015年版）》第144页平皿法进行试验。

3.控制菌

（1）大肠埃希菌

取1∶10的供试液10 mL至300 mL，加到胰酪大豆胨液体培养基中，按《中国药典·四部（2015年版）》第147页《大肠埃希菌》进行试验。

（2）耐胆盐革兰阴性菌

取十六味马茴子丸10 g加到灭菌的三角瓶中，加入300 mL胰酪大豆胨液体培养基，制成供试液（1∶10），在20～25 ℃培养2 h（不增殖），进行10倍稀释成1∶100、1∶1000，分别取1∶10、1∶100、1∶1000培养物1 mL，分别加到10 mL肠道菌增菌液体培养基中，均置于30～35 ℃24～48 h，取每一培养物接种于紫红胆盐葡萄糖琼脂培养基上，30～35 ℃18～24 h，紫红胆盐葡萄糖琼脂培养基上有菌落生长，为阳性，从《中

国药典·四部（2015年版）》第147页表2查耐胆盐革兰阴性菌的可能菌数（N）。

（3）沙门菌

取十六味马蔺子丸10 g加到灭菌的三角瓶中，加入100 mL胰酪大豆胨液体培养基，按《中国药典·四部（2015年版）》第147页《沙门菌检查》进行试验。

十七味大鹏丸微生物限度检查方法适用性

藏药名：琼青久登日布

标准编号：WS3-BC-0177-95

【处方】

诃子76 g	铁棒锤76 g	藏菖蒲15 g
木香25 g	麝香4.5 g	冬葵11 g
珍珠母10.5 g	安息香6.5 g	山矾叶12 g
紫草茸22 g	藏茜草7.5 g	红花6 g
熊胆8 g	京墨7.5 g	银朱23 g
豆蔻12.5 g	刀豆17.5 g	

【制法】

以上十七味，除麝香、熊胆、银朱另研细粉外，其余共研成细粉，过筛，加入麝香、熊胆、银朱细粉，混匀，用水泛丸，干燥，即得。

十七味大鹏丸为非灭菌的口服制剂，按照《中国药典·四部（2015年版）》方法进行微生物限度检查方法适用性试验。

一、试验材料

略。

二、菌悬液

略。

三、计数方法适用性预试验（1）

预试验（1）结果见表1。

表1 十七味大鹏丸微生物计数方法适用性预试验（1）结果

种类	菌种名称	供试品组	阳性对照	试验组	回收率/%	阴性对照
需氧菌 总数计数	金黄色葡萄球菌	0	75	52	69	－
	铜绿假单胞菌	0	68	61	90	－
	枯草芽孢杆菌	0	48	13	27	－
	白色念珠菌	0	79	14	18	－
	黑曲霉	0	56	36	64	－
霉菌和酵母菌 总数计数	白色念珠菌	0	79	24	30	－
	黑曲霉	0	56	43	77	－

注：－表示液体澄清或平板无菌落生长。

结果：采用 1∶10 供试液平皿方法，白色念珠菌、枯草芽孢杆菌回收率低于 50%，金黄色葡萄球菌、铜绿假单胞菌、黑曲霉回收率高于 50%。方法不可行。

四、控制菌检查方法适用性试验

4.1 大肠埃希菌检查方法适用性试验

大肠埃希菌检查方法适用性试验结果见表 2。

表 2 十七味大鹏丸控制菌——大肠埃希菌检查方法适用性试验结果

培养基名称	阳性对照	试验组	阴性对照	供试品组
胰酪大豆胨液体培养基	+	+	—	—
麦康凯液体培养基	+	+	—	—
麦康凯琼脂平板	鲜桃红色,菌落中心呈深桃红色,圆形,扁平,边缘整齐,表面光滑,湿润	鲜桃红色,菌落中心呈深桃红色,圆形,扁平,边缘整齐,表面光滑,湿润	—	—
染色、镜检	革兰氏阴性、杆菌	革兰氏阴性、杆菌	—	—

注：1.+表示液体浑浊；–表示液体澄清或平板无菌落生长。

2.本次试验加入大肠埃希菌 78 cfu。

结果：采用《中国药典·四部（2015年版）》第148页大肠埃希菌常规检查方法进行试验，可以检出试验菌——大肠埃希菌。方法可行。

4.2 耐胆盐革兰阴性菌检查方法适用性试验

耐胆盐革兰阴性菌检查方法适用性试验结果见表 3。

表 3 十七味大鹏丸控制菌——耐胆盐革兰阴性菌检查方法适用性试验结果

培养基名称	阴性对照	阳性对照（大肠埃希菌）	阳性对照（铜绿假单胞菌）	供试品组	试验组（大肠埃希菌）	试验组（铜绿假单胞菌）
胰酪大豆胨液体培养基	–	+	+	–	+	+
肠道菌增菌液体培养基	–	+	+	–	+	+
紫红胆盐葡萄糖琼脂培养基	–	紫红色菌落	无色菌落	–	紫红色菌落	无色菌落
溴化十六烷三甲胺琼脂培养基	—	–	浅绿色菌落	—		浅绿色菌落
伊红美蓝琼脂培养基	—	菌落中心呈暗蓝黑色,发金属光泽	—	—	菌落中心呈暗蓝黑色,发金属光泽	—

注：1.+表示液体浑浊；–表示液体澄清或平板无菌落生长。

2.大肠埃希菌、铜绿假单胞菌加菌量分别为 86 cfu 和 78 cfu。

3.—表示没有接种。

结果：采用供试液（1∶10）按《中国药典·四部（2015年版）》第147页耐胆盐革兰阴性菌常规检查方法进行试验，可以检出试验菌——大肠埃希菌和铜绿假单胞菌。方法可行。

4.3 沙门菌检查方法适用性试验

沙门菌检查方法适用性试验结果见表4。

表4 十七味大鹏丸控制菌——沙门菌检查方法适用性试验结果

培养基名称	供试品组	阳性对照	阴性对照	试验组
胰酪大豆胨液体培养基	–	+	–	+
RV沙门增菌液体培养基	–	+	–	+
木糖赖氨酸脱氧胆酸盐琼脂培养基	–	淡粉色,半透明,中心有黑色	–	淡粉色,半透明,中心有黑色
染色、镜检	——	革兰氏阴性、杆菌	——	革兰氏阴性、杆菌
沙门、志贺菌属琼脂培养基	——	淡红色,半透明	——	淡红色,半透明
TSI斜面	——	斜面黄色、底层黑色,产气	——	斜面黄色、底层黑色,产气

注：1.+表示液体浑浊；–表示液体澄清或平板无菌落生长。

2.沙门菌加菌量为82 cfu。

结果：采用《中国药典·四部（2015年版）》第148页沙门菌常规检查方法进行试验，可以检出试验菌——沙门菌。方法可行。

五、计数方法适用性预试验（2）

5.1 试验组

取十七味大鹏丸1∶10供试液，分别加到2个灭菌的三角瓶中，每瓶10 mL，分别加入白色念珠菌、枯草芽孢杆菌0.1 mL菌悬液（含菌数小于1000 cfu），制成每毫升十七味大鹏丸1∶10供试液（含菌数小于100 cfu），取含菌的样品溶液0.2 mL、0.5 mL，置于直径90 mm的无菌平皿中，每个菌液每个取样体积注2个平皿，注入20 mL温度不超过45℃熔化的胰酪大豆胨琼脂培养基，混匀，凝固，倒置培养。测定菌数。

5.2 阳性对照

加到样品中的白色念珠菌、枯草芽孢杆菌的菌悬液进行10倍稀释，取稀释后的菌悬液0.2 mL、0.5 mL注皿，加到胰酪大豆胨琼脂培养基中，混匀，凝固，倒置培养。测定阳性对照菌数。

5.3 供试品组

用供试液替代试验组液体0.2 mL、0.5 mL注皿，试验。

5.4 阴性对照

用同批配制、灭菌的胰酪大豆胨液体培养基0.2 mL、0.5 mL替代样品注皿，注入20 mL温度不超过45 ℃熔化的胰酪大豆胨琼脂培养基、沙氏葡萄糖琼脂培养基，混匀，凝固，倒置培养。测定阴性对照菌数。

预试验（2）结果见表5。

表5 十七味大鹏丸微生物计数方法适用性预试验（2）结果

菌种名称	供试品组	注皿体积/mL	阳性对照	试验组	回收率/%	阴性对照
枯草芽孢杆菌	0	0.2	50	18	36	-
	0	0.5	76	15	20	-
白色念珠菌1	0	0.2	34	25	74	-
	0	0.5	68	23	34	-
白色念珠菌2	0	0.2	34	21	62	-
	0	0.5	68	23	34	-

注：1.-表示液体澄清或平板无菌落生长。

2.白色念珠菌1在胰酪大豆胨琼脂培养基上计数；白色念珠菌2在沙氏葡萄糖琼脂培养基上计数。

结果：采用1：10供试液0.2 mL注皿，白色念珠菌回收率高于50%，枯草芽孢杆菌回收率低于50%。方法不可行。

六、计数方法适用性预试验（3）

6.1 试验组

十七味大鹏丸1：10供试液10 mL加到90 mL pH7.0无菌氯化钠-蛋白胨缓冲液中，制成十七味大鹏丸1：100供试液，取10 mL加到灭菌的三角瓶中，加入枯草芽孢杆菌0.1 mL菌悬液（含菌数小于1000 cfu），制成每毫升十七味大鹏丸1：100供试液（含菌数小于100 cfu），取含菌的样品溶液1 mL（含菌数小于100 cfu），置于直径90 mm的无菌平皿中，注2个平皿，注入20 mL温度不超过45 ℃熔化的胰酪大豆胨琼脂培养基，混匀，凝固，倒置培养。测定菌数。

6.2 阳性对照

用菌悬液替代试验样品溶液，进行试验，测定阳性对照菌数。

6.3 供试品组

取十七味大鹏丸1：100供试液1 mL，置于直径90 mm的无菌平皿中，注2个平皿，注入20 mL温度不超过45 ℃熔化的胰酪大豆胨琼脂培养基，混匀，凝固，倒置培养。测定供试品组菌数。

6.4 阴性对照

用同批配制、灭菌的胰酪大豆胨液体培养基1 mL替代样品，进行阴性对照菌数测定。

预试验（3）结果见表6。

表6 十七味大鹏丸微生物计数方法适用性预试验（3）结果

菌种名称	供试品组	阳性对照	试验组	回收率/%	阴性对照
枯草芽孢杆菌	0	67	44	66	–

注：–表示液体澄清或平板无菌落生长。

结果：采用1∶100供试液平皿法，枯草芽孢杆菌回收率大于50%。方法可行。

七、十七味大鹏丸微生物限度检查方法适用性建立

7.1 菌悬液制备、菌悬液数量测定
同预试验方法。

7.2 需氧菌总数计数方法适用性试验

7.2.1 试验组
取十七味大鹏丸1∶100供试液分别加到5个灭菌的三角瓶中，每瓶10 mL，分别加入金黄色葡萄球菌、枯草芽孢杆菌、铜绿假单胞菌、白色念珠菌、黑曲霉0.1 mL菌悬液（含菌数小于1000 cfu），制成每毫升十七味大鹏丸1∶100供试液（含菌数小于100 cfu），取含菌的样品溶液1 mL（含菌数小于100 cfu），置于直径90 mm的无菌平皿中，每个菌液注2个平皿，注入20 mL温度不超过45 ℃熔化的胰酪大豆胨琼脂培养基，混匀，凝固，倒置培养。测定菌数。

7.2.2 阳性对照
用菌悬液替代试验样品溶液，进行试验，测定阳性对照菌数。

7.2.3 供试品组
取十七味大鹏丸1∶100供试液1 mL，置于直径90 mm的无菌平皿中，注2个平皿，注入20 mL温度不超过45 ℃熔化的胰酪大豆胨琼脂培养基，混匀，凝固，倒置培养。测定供试品组菌数。

7.2.4 阴性对照
用同批配制、灭菌的胰酪大豆胨液体培养基1 mL替代样品，进行阴性对照菌数测定。

需氧菌总数计数方法适用性试验结果见表7。

7.3 霉菌和酵母菌总数计数方法适用性试验

7.3.1 试验组
取十七味大鹏丸1∶50供试液分别加到2个灭菌的三角瓶中，每瓶10 mL，分别加入白色念珠菌、黑曲霉的0.1 mL菌悬液（含菌数小于1000 cfu），制成每毫升十七味大鹏丸1∶50供试液（含菌数小于100 cfu），取含菌的样品溶液1 mL（含菌数小于100 cfu），置于直径90 mm的无菌平皿中，每个菌液注2个平皿，注入20 mL温度不超过45 ℃熔化的沙氏葡萄糖琼脂培养基，混匀，凝固，培养，测定菌数。

7.3.2 阳性对照
稀释后的白色念珠菌、黑曲霉菌悬液加到沙氏葡萄糖琼脂培养基中，混匀，凝固，

培养，测定阳性对照菌数。

7.3.3 供试品组

用供试品替代试验组液体注皿，试验。

7.3.4 阴性对照

用同批配制、灭菌的稀释剂1 mL替代样品注皿，注入20 mL温度不超过45 ℃熔化的沙氏葡萄糖琼脂培养基，混匀，凝固，培养，测定阴性对照菌数。

霉菌和酵母菌总数计数方法适用性试验结果见表7。

表7　十七味大鹏丸微生物限度检查方法适用性试验结果

种类	菌种名称	方法（平皿）	供试品组	阳性对照	试验组	回收率/%	阴性对照
需氧菌总数计数	金黄色葡萄球菌	1:100	0	70	50	71	–
	枯草芽孢杆菌		0	60	44	73	–
	铜绿假单胞菌		0	75	64	85	–
	白色念珠菌		0	65	44	68	–
	黑曲霉		0	50	39	78	–
霉菌和酵母菌总数计数	白色念珠菌	1:50	0	65	45	69	–
	黑曲霉		0	50	41	82	–

注：–表示液体澄清或平板无菌落生长。

八、十七味大鹏丸微生物限度检查方法适用性确认试验

8.1　十七味大鹏丸微生物限度检查方法适用性确认试验

十七味大鹏丸微生物限度检查方法适用性确认试验结果见表8。

表8　十七味大鹏丸微生物限度检查方法适用性确认试验结果

种类	菌种名称	方法（平皿）	供试品组	阳性对照	试验组	回收率/%	阴性对照
需氧菌总数计数	金黄色葡萄球菌	1:100	0	72	55	76	–
	枯草芽孢杆菌		0	64	40	63	–
	铜绿假单胞菌		0	81	74	91	–
	白色念珠菌			86	63	73	–
	黑曲霉		0	56	42	75	–
霉菌和酵母菌总数计数	白色念珠菌	1:50	0	85	58	68	–
	黑曲霉		0	56	42	75	–

注：–表示液体澄清或平板无菌落生长。

十七味大鹏丸微生物限度检查方法适用性确认试验结果：

1.需氧菌总数

十七味大鹏丸1：100供试液1 mL注皿进行试验，金黄色葡萄球菌、枯草芽孢杆菌、铜绿假单胞菌、白色念珠菌、黑曲霉回收率均在50%～200%之间，方法可行。

2.霉菌和酵母菌总数

十七味大鹏丸1：50供试液1 mL注皿进行试验，白色念珠菌、黑曲霉回收率均在50%～200%之间，方法可行。

3.控制菌

大肠埃希菌、耐胆盐革兰阴性菌、沙门菌采用《中国药典·四部（2015年版）》第147—148页常规方法进行试验，可以检出试验菌。方法可行。

8.2　控制菌确认试验

控制菌确认试验结果见表9、10、11（略），检出目标菌。方法可行。

九、十七味大鹏丸微生物限度检查方法

1.需氧菌总数

十七味大鹏丸10 g加到灭菌的三角瓶中，加入pH7.0氯化钠–蛋白胨缓冲液100 mL，溶解、混匀，制成1：10供试液，取1：100溶液1 mL置于直径90 mm的无菌平皿中，注2个平皿，注入20 mL温度不超过45 ℃熔化的胰酪大豆胨琼脂培养基，按《中国药典·四部（2015年版）》第144页平皿法进行试验。

2.霉菌和酵母菌总数

取十七味大鹏丸1：50供试液1 mL，置于直径90 mm的无菌平皿中，注2个平皿，注入20 mL温度不超过45 ℃熔化的沙氏葡萄糖琼脂培养基，按《中国药典·四部（2015年版）》第144页平皿法进行试验。

3.控制菌

大肠埃希菌、耐胆盐革兰阴性菌和沙门菌按《中国药典·四部（2015年版）》控制菌常规检查方法进行试验。

十七味寒水石丸微生物限度检查方法适用性

藏药名：代贝牛古日布

标准编号：WS3-BC-0178-95

【处方】

寒水石 100 g	诃子 75 g	渣驯膏 50 g
沙棘膏 200 g	荜茇 25 g	红花 50 g
绿绒蒿 50 g	石榴子 75 g	豆蔻 20 g
余甘子 60 g	巴夏嘎 40 g	木香 40 g
光明盐 50 g	藏木香 50 g	角茴香 40 g
蛇肉（制）20 g	铁粉（制）75 g	

【制法】

以上十七味，除渣驯膏、沙棘膏另研细粉外，其余共研成细粉，过筛，混匀，用渣驯膏、沙棘膏细粉，加水泛丸，干燥，即得。

十七味寒水石丸为非无菌的口服制剂，按照《中国药典·四部（2015年版）》方法进行微生物限度检查方法适用性试验。

一、试验材料

略。

二、菌悬液

略。

三、计数方法适用性预试验（1）

预试验（1）结果见表1。

表1 十七味寒水石丸微生物计数方法适用性预试验（1）结果

种类	菌种名称	供试品组	阳性对照	试验组	回收率/%	阴性对照
需氧菌总数计数	白色念珠菌	0	74	0	0	–
	铜绿假单胞菌	0	57	47	82	–
	枯草芽孢杆菌	0	47	9	19	–
	金黄色葡萄球菌	0	74	50	68	–
	黑曲霉	0	48	34	71	–
霉菌和酵母菌总数计数	白色念珠菌	0	74	0	0	–
	黑曲霉	0	48	35	73	–

注：-表示平板无菌落生长。

结果：计数中白色念珠菌、枯草芽孢杆菌回收率低于50%，铜绿假单胞菌、金黄色葡萄球菌、黑曲霉回收率位于50%～200%间。方法不可行。

四、控制菌检查方法适用性试验

4.1 大肠埃希菌检查方法适用性试验

大肠埃希菌检查方法适用性试验结果见表2。

表2 十七味寒水石丸控制菌——大肠埃希菌检查方法适用性试验结果

培养基名称	阳性对照	试验组	阴性对照	供试品组
胰酪大豆胨液体培养基	+	+	−	−
麦康凯液体培养基	+	+	−	−
麦康凯琼脂平板	鲜桃红色,菌落中心呈深桃红色,圆形,扁平,边缘整齐,表面光滑,湿润	鲜桃红色,菌落中心呈深桃红色,圆形,扁平,边缘整齐,表面光滑,湿润	−	−
染色、镜检	革兰氏阴性、杆菌	革兰氏阴性、杆菌	−	−

注：1.+表示液体浑浊；−表示液体澄清或平板无菌落生长。

2.大肠埃希菌加菌量为54 cfu。

结果：采用《中国药典·四部（2015年版）》第148页大肠埃希菌常规检查方法进行试验，可以检出试验菌——大肠埃希菌。方法可行。

4.2 耐胆盐革兰阴性菌检查方法适用性试验

耐胆盐革兰阴性菌检查方法适用性试验结果见表3。

表3 十七味寒水石丸控制菌——耐胆盐革兰阴性菌检查方法适用性试验结果

培养基名称	阴性照	阳性对照(大肠埃希菌)	阳性对照(铜绿假单胞菌)	供试品组	试验组(大肠埃希菌)	试验组(铜绿假单胞菌)
胰酪大豆胨液体培养基	−	+	+	−	+	+
肠道菌增菌液体培养基	−	+	+	−	+	+
紫红胆盐葡萄糖琼脂培养基	−	紫红色菌落	无色菌落	−	紫红色菌落	无色菌落
溴化十六烷三甲胺琼脂培养基	−	−	浅绿色菌落	−	−	浅绿色菌落
伊红美蓝琼脂培养基	−	菌落中心呈暗蓝黑色,发金属光泽	无色菌落	−	菌落中心呈暗蓝黑色,发金属光泽	无色菌落

注：1.+表示液体浑浊；−表示液体澄清或平板无菌落生长。

2.大肠埃希菌、铜绿假单胞菌加菌量分别为57 cfu和73 cfu。

结果：采用《中国药典·四部（2015年版）》第147页耐胆盐革兰阴性菌常规检查方法进行试验，可以检出试验菌——大肠埃希菌和铜绿假单胞菌。方法可行。

4.3 沙门菌检查方法适用性试验

沙门菌检查方法适用性试验结果见表4。

表4 十七味寒水石丸控制菌——沙门菌检查方法适用性试验结果

培养基名称	供试品组	阳性对照	阴性对照	试验组
胰酪大豆胨液体培养基	–	+	–	+
RV沙门增菌液体培养基	–	+	–	+
木糖赖氨酸脱氧胆酸盐琼脂培养基	–	淡粉色，半透明，中心有黑色	–	淡粉色，半透明，中心有黑色
染色、镜检	—	革兰氏阴性、杆菌	—	革兰氏阴性、杆菌
沙门、志贺菌属琼脂培养基	—	淡红色，半透明	—	淡红色，半透明
TSI斜面	—	斜面黄色、底层黑色，产气	—	斜面黄色、底层黑色，产气

注：1.+表示液体浑浊；–表示液体澄清或平板无菌落生长；—表示没有接种。

2.沙门菌加菌量为57 cfu。

结果：采用《中国药典·四部（2015年版）》第148页沙门菌常规检查方法进行试验，可以检出试验菌——沙门菌。方法可行。

五、计数方法适用性预试验（2）

5.1 试验组

取十七味寒水石丸1：10供试液，分别加到2个灭菌的三角瓶中，每瓶10 mL，分别加入白色念珠菌、枯草芽孢杆菌0.1 mL菌悬液（含菌数为500～1000 cfu），制成每毫升十七味寒水石丸1：10供试液（含菌数小于100 cfu），取含菌的样品溶液0.2 mL、0.5 mL，置于直径90 mm的无菌平皿中，每个菌液每个取样体积注2个平皿，注入20 mL温度不超过45 ℃熔化的胰酪大豆胨琼脂培养基，混匀，凝固，倒置培养。测定菌数。

5.2 阳性对照

加到样品中的白色念珠菌、枯草芽孢杆菌的菌悬液进行10倍稀释，取稀释后的菌悬液0.2 mL、0.5 mL注皿，加到胰酪大豆胨琼脂培养基中，混匀，凝固，倒置培养。测定阳性对照菌数。

5.3 供试品组

用供试液替代试验组液体0.2 mL、0.5 mL注皿，试验。

5.4 阴性对照

用同批配制、灭菌的胰酪大豆胨液体培养基0.2 mL、0.5 mL替代样品注皿，注入20 mL温度不超过45 ℃熔化的胰酪大豆胨琼脂培养基、沙氏葡萄糖琼脂培养基，混匀，凝固，倒置培养。测定阴性对照菌数。

预试验（2）结果见表5。

表5　十七味寒水石丸微生物计数方法适用性预试验（2）结果

菌种名称	供试品组	注皿体积/mL	阳性对照	试验组	回收率/%	阴性对照
白色念珠菌1	0	0.2	41	14	34	－
	0	0.5	89	30	34	－
白色念珠菌2	0	0.2	41	15	37	－
	0	0.5	89	22	25	－
枯草芽孢杆菌	0	0.2	35	15	43	－
	0	0.5	86	24	28	－

注：1.－表示平板无菌落生长。

2.白色念珠菌1、2分别在胰酪大豆胨琼脂培养基和沙氏葡萄糖琼脂培养基上计数。

结果：计数中白色念珠菌、枯草芽孢杆菌回收率低于50%。方法不可行。

六、计数方法适用性预试验（3）

6.1　试验组

十七味寒水石丸1∶10供试液10 mL加到90 mL pH7.0无菌氯化钠-蛋白胨缓冲液中，制成十七味寒水石丸1∶100供试液，取1∶100供试液分别加到2个灭菌的三角瓶中，每瓶10 mL，分别加入白色念珠菌、枯草芽孢杆菌0.1 mL菌悬液（含菌数为500～1000 cfu），制成每毫升十七味寒水石丸1∶100供试液（含菌数小于100 cfu），取含菌的样品溶液1 mL（含菌数为50～100 cfu），置于直径90 mm的无菌平皿中，每个菌液注2个平皿，注入20 mL温度不超过45 ℃熔化的胰酪大豆胨琼脂培养基，混匀，凝固，倒置培养。测定菌数。

6.2　阳性对照

用菌悬液替代试验样品溶液，进行试验，测定阳性对照菌数。

6.3　供试品组

取十七味寒水石丸1∶100供试液1 mL，置于直径90 mm的无菌平皿中，注2个平皿，注入20 mL温度不超过45 ℃熔化的胰酪大豆胨琼脂培养基，混匀，凝固，倒置培养。测定供试品组菌数。

6.4　阴性对照

用同批配制、灭菌的胰酪大豆胨液体培养基1 mL替代样品，进行阴性对照菌数测定。

预试验（3）结果见表6。

表6　十七味寒水石丸微生物计数方法适用性预试验（3）结果

菌种名称	供试品组	阳性对照	试验组	回收率/%	阴性对照
白色念珠菌1	0	65	51	78	－
白色念珠菌2	0	65	53	82	－
枯草芽孢杆菌	0	72	55	76	－

注：1.－表示平板无菌落生长。

2.白色念珠菌1、2分别在胰酪大豆胨琼脂培养基和沙氏葡萄糖琼脂培养基上计数。

结果：计数中白色念珠菌、枯草芽孢杆菌回收率大于50%。方法可行。

七、十七味寒水石丸微生物限度检查方法适用性建立

7.1 菌悬液制备、菌悬液数量测定

同预试验方法。

7.2 需氧菌总数计数方法适用性试验

7.2.1 试验组

取十七味寒水石丸1∶100供试液分别加到5个灭菌的三角瓶中，每瓶10 mL，分别加入金黄色葡萄球菌、枯草芽孢杆菌、铜绿假单胞菌、白色念珠菌、黑曲霉0.1 mL菌悬液（含菌数为500~1000 cfu），制成每毫升十七味寒水石丸1∶100供试液（含菌数小于100 cfu），取含菌的样品溶液1 mL（含菌数为50~100 cfu），置于直径90 mm的无菌平皿中，每个菌液注2个平皿，注入20 mL温度不超过45℃熔化的胰酪大豆胨琼脂培养基，混匀，凝固，倒置培养。测定菌数。

7.2.2 阳性对照

用菌悬液替代试验样品溶液，进行试验，测定阳性对照菌数。

7.2.3 供试品组

取十七味寒水石丸1∶100供试液1 mL，置于直径90 mm的无菌平皿中，注2个平皿，注入20 mL温度不超过45℃熔化的胰酪大豆胨琼脂培养基，混匀，凝固，倒置培养。测定供试品组菌数。

7.2.4 阴性对照

用同批配制、灭菌的胰酪大豆胨液体培养基1 mL替代样品，进行阴性对照菌数测定。

需氧菌总数计数方法适用性试验结果见表7。

7.3 霉菌和酵母菌总数计数方法适用性试验

7.3.1 试验组

取十七味寒水石丸1∶100供试液分别加到2个灭菌的三角瓶中，每瓶10 mL，分别加入白色念珠菌、黑曲霉的0.1 mL菌悬液（含菌数小于1000 cfu），制成每毫升十七味寒水石丸1∶100供试液（含菌数小于100 cfu），取含菌的样品溶液1 mL（含菌数小于100 cfu），置于直径90 mm的无菌平皿中，每个菌液注2个平皿，注入20 mL温度不超过45℃熔化的沙氏葡萄糖琼脂培养基，混匀，凝固，培养，测定菌数。

7.3.2 阳性对照

稀释后的白色念珠菌、黑曲霉菌悬液加到沙氏葡萄糖琼脂培养基中，混匀，凝固，培养，测定阳性对照菌数。

7.3.3 供试品组

用供试品替代试验组液体注皿，试验。

7.3.4 阴性对照

用同批配制、灭菌的稀释剂1 mL替代样品注皿，注入20 mL温度不超过45℃熔化的

沙氏葡萄糖琼脂培养基，混匀，凝固，培养，测定阴性对照菌数。

霉菌和酵母菌总数计数方法适用性试验结果见表7。

表7　十七味寒水石丸微生物限度检查方法适用性试验结果

种类	菌种名称	方法（平皿）	供试品组	阳性对照	试验组	回收率/%	阴性对照
需氧菌总数计数	金黄色葡萄球菌	1:100	0	64	44	69	−
	枯草芽孢杆菌		0	46	31	67	−
	铜绿假单胞菌		0	75	59	79	−
	白色念珠菌		0	57	44	77	−
	黑曲霉		0	63	43	68	−
霉菌和酵母菌总数计数	白色念珠菌	1:100	0	57	47	82	−
	黑曲霉		0	63	44	70	−

注：−表示平板无菌落生长。

八、十七味寒水石丸微生物限度检查方法适用性确认试验

8.1　十七味寒水石丸微生物限度检查方法适用性确认试验

十七味寒水石丸微生物限度检查方法适用性确认试验结果见表8。

表8　十七味寒水石丸微生物限度检查方法适用性确认试验结果

种类	菌种名称	方法（平皿）	供试品组	阳性对照	试验组	回收率/%	阴性对照
需氧菌总数计数	金黄色葡萄球菌	1:100	0	56	38	68	−
	枯草芽孢杆菌		0	59	49	83	−
	铜绿假单胞菌		0	85	66	78	−
	白色念珠菌		0	72	54	75	−
	黑曲霉		0	58	44	76	−
霉菌和酵母菌总数计数	白色念珠菌	1:100	0	72	60	83	−
	黑曲霉		0	58	41	71	−

注：−表示平板无菌落生长。

十七味寒水石丸微生物限度检查方法适用性确认试验结果：

1.需氧菌总数

十七味寒水石丸1:100供试液1 mL注皿进行试验，金黄色葡萄球菌、枯草芽孢杆菌、铜绿假单胞菌、白色念珠菌、黑曲霉回收率均在50%～200%之间，方法可行。

2.霉菌和酵母菌总数

十七味寒水石丸1:100供试液1 mL注皿进行试验，白色念珠菌、黑曲霉回收率均

在50%～200%之间，方法可行。

3.控制菌

大肠埃希菌、耐胆盐革兰阴性菌、沙门菌采用《中国药典·四部（2015年版）》第147—148页常规检查方法进行试验，可以检出试验菌。方法可行。

8.2　控制菌确认试验

控制菌确认试验结果见表9、10、11（略），检出目标菌。方法可行。

九、十七味寒水石丸微生物限度检查方法

1.需氧菌总数

十七味寒水石丸10 g加到灭菌的三角瓶中，加入pH7.0氯化钠–蛋白胨缓冲液100 mL，溶解、混匀，制成1∶10供试液，将十七味寒水石丸1∶10供试液10倍稀释成1∶100溶液；取1∶100溶液1 mL置于直径90 mm的无菌平皿中，注2个平皿，注入20 mL温度不超过45 ℃熔化的胰酪大豆胨琼脂培养基，按《中国药典·四部（2015年版）》第144页平皿法进行试验。

2.霉菌和酵母菌总数

取十七味寒水石丸1∶100溶液1 mL，置于直径90 mm的无菌平皿中，注2个平皿，注入20 mL温度不超过45 ℃熔化的沙氏葡萄糖琼脂培养基，按《中国药典·四部（2015年版）》第144页平皿法进行试验。

3.控制菌

大肠埃希菌、耐胆盐革兰阴性菌和沙门菌按《中国药典·四部（2015年版）》控制菌常规检查方法进行试验。

十三味寒水石丸微生物限度检查方法适用性

藏药名：君西久松

【处方】

寒水石（制）100 g	柯子 50 g	藏木香 40 g
红花 60 g	沙棘果膏 30 g	渣驯膏 10 g
绿绒蒿 20 g	荜茇 20 g	芜荽子 50 g
木瓜 30 g	石榴 30 g	豆蔻 20 g
鬼箭锦鸡儿 80 g		

【制法】

以上十三味，粉碎成细粉，过筛，混匀，水泛丸，干燥，即得。

十三味寒水石丸为非灭菌的口服制剂，按照《中国药典·四部（2015年版）》方法进行微生物限度检查方法适用性试验。

一、试验材料

略。

二、菌悬液

略。

三、计数方法适用性预试验（1）

预试验（1）结果见表1。

表1 十三味寒水石丸微生物计数方法适用性预试验（1）结果

种类	菌种名称	供试品组	阳性对照	试验组	回收率/%	阴性对照
需氧菌总数计数	金黄色葡萄球菌	0	81	8	10	–
	铜绿假单胞菌	0	72	62	86	–
	枯草芽孢杆菌	0	56	0	0	–
	白色念珠菌	0	80	0	0	–
	黑曲霉	0	42	33	79	–
霉菌和酵母菌总数计数	白色念珠菌	0	80	0	0	–
	黑曲霉	0	42	35	83	–

注：–表示平板无菌落生长。

结果：采用1：10供试液平皿法，金黄色葡萄球菌、枯草芽孢杆菌、白色念珠菌回收率低于50%，铜绿假单胞菌、黑曲霉回收率位于50%～200%间。方法不可行。

四、控制菌检查方法适用性试验

4.1 大肠埃希菌检查方法适用性试验

大肠埃希菌检查方法适用性试验结果见表2。

表2 十三味寒水石丸控制菌——大肠埃希菌检查方法适用性试验结果

培养基名称	阳性对照	试验组	阴性对照	供试品组
胰酪大豆胨液体培养基	+	+	–	–
麦康凯液体培养基	+	+	–	–
麦康凯琼脂平板	鲜桃红色，菌落中心呈深桃红色，圆形、扁平、边缘整齐、表面光滑、湿润	鲜桃红色，菌落中心呈深桃红色，圆形、扁平、边缘整齐、表面光滑、湿润	–	–
染色、镜检	革兰氏阴性、杆菌	革兰氏阴性、杆菌		

注：1.+表示液体浑浊；–表示液体澄清或平板无菌落生长。

2.大肠埃希菌加菌量为78 cfu。

结果：采用《中国药典·四部（2015年版）》第148页大肠埃希菌常规检查方法进行试验，可以检出试验菌——大肠埃希菌。方法可行。

4.2 耐胆盐革兰阴性菌检查方法适用性试验

耐胆盐革兰阴性菌检查方法适用性试验结果见表3。

表3 十三味寒水石丸控制菌——耐胆盐革兰阴性菌检查方法适用性试验结果

培养基名称	阴性对照	阳性对照（大肠埃希菌）	阳性对照（铜绿假单胞菌）	供试品组	试验组（大肠埃希菌）	试验组（铜绿假单胞菌）
胰酪大豆胨液体培养基	–	+	+	–	+	+
肠道菌增菌液体培养基	–	+	+	–	+	+
紫红胆盐葡萄糖琼脂培养基	–	紫红色菌落	无色菌落	–	紫红色菌落	无色菌落
溴化十六烷三甲胺琼脂培养基	–	–	浅绿色菌落	–	–	浅绿色菌落
伊红美蓝琼脂培养基	–	菌落中心呈暗蓝黑色，发金属光泽	无色菌落	–	菌落中心呈暗蓝黑色，发金属光泽	无色菌落

注：1.+表示液体浑浊；–表示液体澄清或平板无菌落生长。

2.大肠埃希菌、铜绿假单胞菌加菌量分别为86 cfu和78 cfu。

结果：采用《中国药典·四部（2015年版）》第147页耐胆盐革兰阴性菌常规检查方法进行试验，可以检出试验菌——大肠埃希菌和铜绿假单胞菌。方法可行。

4.3 沙门菌检查方法适用性试验

沙门菌检查方法适用性试验结果见表4。

表4 十三味寒水石丸控制菌——沙门菌检查方法适用性试验结果

培养基名称	供试品组	阳性对照	阴性对照	试验组
胰酪大豆胨液体培养基	−	+		+
RV沙门增菌液体培养基	−	+		+
木糖赖氨酸脱氧胆酸盐琼脂培养基	−	淡粉色，半透明，中心有黑色	−	淡粉色，半透明，中心有黑色
染色、镜检	−	革兰氏阴性、杆菌	−	革兰氏阴性、杆菌
沙门、志贺菌属琼脂培养基	—	淡红色，半透明	—	淡红色，半透明
TSI斜面	—	斜面黄色、底层黑色，产气	—	斜面黄色、底层黑色，产气

注：1.+表示液体浑浊；−表示液体澄清或平板无菌落生长；—表示没有接种。

2.沙门菌加菌量为82 cfu。

结果：采用《中国药典·四部（2015年版）》第148页沙门菌常规检查方法进行试验，可以检出试验菌——沙门菌。方法可行。

五、计数方法适用性预试验（2）

5.1 试验组

取十三味寒水石丸1∶10供试液，分别加到3个灭菌的三角瓶中，每瓶10 mL，分别加入金黄色葡萄球菌、枯草芽孢杆菌、白色念珠菌0.1 mL菌悬液（含菌数为500～1000 cfu），制成每毫升十三味寒水石丸1∶10供试液（含菌数小于100 cfu），取含菌的样品溶液0.2 mL、0.5 mL，置于直径90 mm的无菌平皿中，每个菌液每个取样体积注2个平皿，注入20 mL温度不超过45 ℃熔化的胰酪大豆胨琼脂培养基，混匀，凝固，倒置培养。测定菌数。

5.2 阳性对照

加到样品中的金黄色葡萄球菌、枯草芽孢杆菌、白色念珠菌的菌悬液进行10倍稀释，取稀释后的菌悬液0.2 mL、0.5 mL注皿，加到胰酪大豆胨琼脂培养基中，混匀，凝固，倒置培养。测定阳性对照菌数。

5.3 供试品组

用供试液替代试验组液体0.2 mL、0.5 mL注皿，试验。

5.4 阴性对照

用同批配制、灭菌的胰酪大豆胨液体培养基0.2 mL、0.5 mL替代样品注皿，注入20 mL温度不超过45 ℃熔化的胰酪大豆胨琼脂培养基、沙氏葡萄糖琼脂培养基，混匀，凝固，

倒置培养。测定阴性对照菌数。

预试验（2）结果见表5。

表5　十三味寒水石丸微生物计数方法适用性预试验（2）结果

菌种名称	供试品组	注皿体积/mL	阳性对照	试验组	回收率/%	阴性对照
金黄色葡萄球菌	0	0.2	35	24	69	－
	0	0.5	82	29	35	－
枯草芽孢杆菌	0	0.2	30	0	0	－
	0	0.5	74	0	0	－
白色念珠菌1	0	0.2	28	1	4	－
	0	0.5	62	0	0	－
白色念珠菌2	0	0.2	28	2	7	－
	0	0.5	62	0	0	－

注：1.－表示液体澄清或平板无菌落生长。

　　2.白色念珠菌1在胰酪大豆胨琼脂培养基上计数；白色念珠菌2在沙氏葡萄糖琼脂培养基上计数。

结果：采用1∶10供试液0.2 mL注皿，金黄色葡萄球菌的回收率高于50%，白色念珠菌、枯草芽孢杆菌回收率低于50%。方法不可行。

六、计数方法适用性预试验（3）

6.1　试验组

十三味寒水石丸1∶10供试液10 mL加到90 mL pH7.0无菌氯化钠-蛋白胨缓冲液中，制成十三味寒水石丸1∶100供试液，分别取10 mL加到灭菌的三角瓶中，再加入白色念珠菌、枯草芽孢杆菌0.1 mL菌悬液（含菌数为500~1000 cfu），制成每毫升十三味寒水石丸1∶100供试液（含菌数小于100 cfu），取含菌的样品溶液1 mL（含菌数为50~100 cfu），置于直径90 mm的无菌平皿中，每个菌液注2个平皿，注入20 mL温度不超过45 ℃熔化的胰酪大豆胨琼脂培养基，混匀，凝固，倒置培养。测定菌数。

6.2　阳性对照

用菌悬液替代试验样品溶液，进行试验，测定阳性对照菌数。

6.3　供试品组

取十三味寒水石丸1∶100供试液1 mL，置于直径90 mm的无菌平皿中，各注2个平皿，注入20 mL温度不超过45 ℃熔化的胰酪大豆胨琼脂培养基，混匀，凝固，倒置培养。测定供试品组菌数。

6.4　阴性对照

用同批配制、灭菌的胰酪大豆胨液体培养基1 mL替代样品，进行阴性对照菌数测定。

预试验（3）结果见表6。

表6　十三味寒水石丸微生物计数方法适用性预试验（3）结果

菌种名称	注皿体积/mL	供试品组	阳性对照	试验组	回收率/%	阴性对照
白色念珠菌1	1	0	64	16	25	–
白色念珠菌2	1	0	64	14	22	–
枯草芽孢杆菌	1	0	58	0	0	–

注：1.–表示液体澄清或平板无菌落生长。

2.白色念珠菌1在胰酪大豆胨琼脂培养基上计数；白色念珠菌2在沙氏葡萄糖琼脂培养基上计数。

结果：采用1∶100供试液平皿法，白色念珠菌和枯草芽孢杆菌回收率低于50%。方法不可行。

七、计数方法适用性预试验（4）

7.1　试验组

取十三味寒水石丸1∶10的供试液2 mL，加入pH7.0氯化钠-蛋白胨缓冲液100 mL，混匀，2份，进行薄膜过滤，用pH7.0无菌氯化钠-蛋白胨缓冲液冲洗，每膜300 mL，加入白色念珠菌和枯草芽孢杆菌0.1 mL菌悬液（含菌数小于1000 cfu），制成每毫升十三味寒水石丸1∶10的供试液（含菌数小于100 cfu），过滤，取出滤膜，面朝上贴在胰酪大豆胨琼脂培养基上，培养、计数。

7.2　阳性对照

用菌悬液替代试验样品溶液，进行试验，测定阳性对照菌数。

7.3　供试品组

取十三味寒水石丸1∶10的供试液2 mL，加入pH7.0氯化钠-蛋白胨缓冲液100 mL，混匀，进行薄膜过滤，用pH7.0无菌氯化钠-蛋白胨缓冲液冲洗，每膜300 mL，取出滤膜，面朝上贴在胰酪大豆胨琼脂培养基上，培养、计数。

7.4　阴性对照

用同批配制、灭菌的胰酪大豆胨液体培养基1 mL替代样品，薄膜过滤后，取出滤膜，面朝上贴在胰酪大豆胨琼脂培养基上，进行培养、计数。

计数方法适用性预试验（4）结果见表7。

表7　十三味寒水石丸微生物计数方法适用性预试验（4）结果

菌种名称	供试品组	阳性对照	试验组	回收率/%	阴性对照
白色念珠菌1	0	73	52	71	–
白色念珠菌2	0	73	55	75	–
枯草芽孢杆菌	0	69	49	71	–

注：1.–表示液体澄清或平板无菌落生长。

2.白色念珠菌1在胰酪大豆胨琼脂培养基上计数；白色念珠菌2在沙氏葡萄糖琼脂培养基上计数。

结果：采用薄膜法，每膜300 mL冲洗，白色念珠菌和枯草芽孢杆菌回收率大于50%。方法可行。

八、十三味寒水石丸微生物限度检查方法适用性建立

8.1 菌悬液制备、菌悬液数量测定

同预试验方法。

8.2 需氧菌总数计数方法适用性试验

8.2.1 试验组

取十三味寒水石丸1∶10供试液2 mL，加入pH7.0氯化钠-蛋白胨缓冲液100 mL，混匀，制成1∶10供试液，分别加到灭菌的三角瓶中，每瓶10 mL，加入pH7.0无菌氯化钠-蛋白胨缓冲液100 mL，进行薄膜过滤，用pH7.0无菌氯化钠-蛋白胨缓冲液冲洗，每膜300 mL，分别加入金黄色葡萄球菌、白色念珠菌、枯草芽孢杆菌、铜绿假单胞菌、黑曲霉0.1 mL菌悬液（含菌数小于1000 cfu），制成每毫升十三味寒水石丸1∶10供试液（含菌数小于100 cfu），取出滤膜，面朝上贴在胰酪大豆胨琼脂培养基上，培养、计数。

8.2.2 阳性对照

用菌悬液替代试验样品溶液，进行试验，测定阳性对照菌数。

8.2.3 供试品组

取十三味寒水石丸1∶10供试液2 mL，加入pH7.0氯化钠-蛋白胨缓冲液100 mL，混匀，制成1∶10供试液，分别加到灭菌的三角瓶中，每瓶10 mL，加入pH7.0无菌氯化钠-蛋白胨缓冲液100 mL，进行薄膜过滤，用pH7.0无菌氯化钠-蛋白胨缓冲液冲洗，每膜300 mL，取出滤膜，面朝上贴在胰酪大豆胨琼脂培养基上，培养、计数。

8.2.4 阴性对照

用同批配制、灭菌的胰酪大豆胨液体培养基1 mL替代样品，进行阴性对照菌数测定。

需氧菌总数计数方法适用性试验结果见表8。

8.3 霉菌和酵母菌总数计数方法适用性试验

8.3.1 试验组

取十三味寒水石丸1∶10供试液2 mL，加入pH7.0氯化钠-蛋白胨缓冲液100 mL，混匀，制成1∶10供试液，分别加到灭菌的三角瓶中，每瓶10 mL，加入pH7.0无菌氯化钠-蛋白胨缓冲液100 mL，进行薄膜过滤，用pH7.0无菌氯化钠-蛋白胨缓冲液冲洗，每膜300 mL，分别加入白色念珠菌、黑曲霉0.1 mL菌悬液（含菌数小于1000 cfu），制成每毫升十三味寒水石丸1∶10供试液（含菌数小于100 cfu），取出滤膜，面朝上贴在沙氏葡萄糖琼脂培养基上，培养、计数。

8.3.2 阳性对照

用菌悬液替代试验样品溶液，进行试验，测定阳性对照菌数。

8.3.3 供试品组

取十三味寒水石丸1∶10供试液2 mL，加入pH7.0氯化钠-蛋白胨缓冲液100 mL，混匀，制成1∶10供试液，分别加到灭菌的三角瓶中，每瓶10 mL，加入pH7.0无菌氯化

钠-蛋白胨缓冲液100 mL，进行薄膜过滤，用pH7.0无菌氯化钠-蛋白胨缓冲液冲洗，每膜300 mL，取出滤膜，面朝上贴在沙氏葡萄糖琼脂培养基上，培养、计数。

8.3.4 阴性对照

同法进行试验。测定阴性对照菌数。

结果见表8。

表8 十三味寒水石丸微生物限度检查方法适用性试验结果

种类	菌种名称	方法	供试品组	阳性对照	试验组	回收率/%	阴性对照
需氧菌总数计数	金黄色葡萄球菌	1:10（薄膜法）	0	78	63	81	–
	枯草芽孢杆菌		0	56	49	88	–
	铜绿假单胞菌		0	89	80	90	–
	白色念珠菌		0	64	51	80	–
	黑曲霉		0	47	41	87	–
霉菌和酵母菌总数计数	白色念珠菌	1:10（薄膜法）	0	64	45	70	–
	黑曲霉		0	47	44	94	–

注：–表示平板无菌落生长。

九、十三味寒水石丸微生物限度检查方法适用性确认试验

9.1 十三味寒水石丸微生物限度检查方法适用性确认试验

十三味寒水石丸微生物限度检查方法适用性确认试验结果见表9。

表9 十三味寒水石丸微生物限度检查方法适用性确认试验结果

种类	菌种名称	方法	供试品组	阳性对照	试验组	回收率/%	阴性对照
需氧菌总数计数	金黄色葡萄球菌	1:10（薄膜法）	0	92	77	84	–
	枯草芽孢杆菌		0	51	42	82	–
	铜绿假单胞菌		0	88	77	88	–
	白色念珠菌		0	85	68	80	–
	黑曲霉		0	56	49	88	–
霉菌和酵母菌总数计数	白色念珠菌	1:10（薄膜法）	0	85	66	78	–
	黑曲霉		0	51	48	94	–

注：–表示平板无菌落生长。

十三味寒水石丸微生物限度检查方法适用性确认试验结果：

1.需氧菌总数

十三味寒水石丸1:10供试液2 mL加入pH7.0氯化钠-蛋白胨缓冲液100 mL，混匀，制成1:10供试液，分别加到灭菌的三角瓶中，每瓶10 mL，加入pH7.0无菌氯化钠-蛋

白胨缓冲液100 mL，进行薄膜过滤，用pH7.0无菌氯化钠-蛋白胨缓冲液冲洗，每膜300 mL，分别加入金黄色葡萄球菌、铜绿假单胞菌、枯草芽孢杆菌、白色念珠菌、黑曲霉0.1 mL菌悬液（含菌数小于1000 cfu），制成每毫升十三味寒水石丸1∶10供试液（含菌数小于100 cfu），取出滤膜，面朝上贴在胰酪大豆胨琼脂培养基上，培养、计数。金黄色葡萄球菌、枯草芽孢杆菌、铜绿假单胞菌、白色念珠菌、黑曲霉回收率均在50%～200%之间，方法可行。

2.霉菌和酵母菌总数

十三味寒水石丸1∶10供试液2 mL加入pH7.0氯化钠-蛋白胨缓冲液100 mL，混匀，制成1∶10供试液，分别加到灭菌的三角瓶中，每瓶10 mL，加入pH7.0无菌氯化钠-蛋白胨缓冲液100 mL，进行薄膜过滤，用pH7.0无菌氯化钠-蛋白胨缓冲液冲洗，每膜300 mL，白色念珠菌、黑曲霉回收率均在50%～200%之间，方法可行。

3.控制菌

大肠埃希菌、耐胆盐革兰阴性菌、沙门菌采用《中国药典·四部（2015年版）》第147—148页常规检查方法进行试验，可以检出试验菌。方法可行。

9.2　控制菌确认试验

控制菌确认试验结果见表10、11、12（略），检出目标菌。方法可行。

十、十三味寒水石丸微生物限度检查方法

1.需氧菌总数

十三味寒水石丸1∶10供试液2 mL加入pH7.0氯化钠-蛋白胨缓冲液100 mL，混匀，制成1∶10供试液，分别加到灭菌的三角瓶中，每瓶10 mL，加入pH7.0无菌氯化钠-蛋白胨缓冲液100 mL，进行薄膜过滤，用pH7.0无菌氯化钠-蛋白胨缓冲液冲洗，每膜300 mL，取出滤膜，面朝上贴在胰酪大豆胨琼脂培养基上，按《中国药典·四部（2015年版）》第144页平皿法进行试验。

2.霉菌和酵母菌总数

十三味寒水石丸1∶10供试液2 mL加入pH7.0氯化钠-蛋白胨缓冲液100 mL，混匀，制成1∶10供试液，分别加到灭菌的三角瓶中，每瓶10 mL，加入pH7.0无菌氯化钠-蛋白胨缓冲液100 mL，进行薄膜过滤，用pH7.0无菌氯化钠-蛋白胨缓冲液冲洗，每膜300 mL，取出滤膜，面朝上贴在沙氏葡萄糖琼脂培养基上，按《中国药典·四部（2015年版）》第144页平皿法进行试验。

3.控制菌

大肠埃希菌、耐胆盐革兰阴性菌和沙门菌按《中国药典·四部（2015年版）》控制菌常规检查方法进行试验。

十三味红花丸1微生物限度检查方法适用性

藏药名：苦空久松日布

标准编号：WS3-BC-0190-95

【处方】

红花150 g	丁香40 g	牛黄 0.8 g
水牛角 20 g	银朱 20 g	降香100 g
麝香0.8 g	大托叶云实50 g	榜嘎100 g
木香 80 g	诃子 150 g	毛诃子100 g
余甘子120 g		

【制法】

以上十三味，除牛黄、水牛角、银朱、麝香分别另研细粉外，其余共研成细粉，过筛，加入牛黄、水牛角、银朱细粉，混匀，用麝香加适量水泛丸，阴干，即得。

十三味红花丸为非无菌的口服制剂，按照《中国药典·四部（2015年版）》方法进行微生物限度检查方法适用性试验。

一、试验材料

略。

二、菌悬液

略。

三、计数方法适用性预试验

预试验（1）结果见表1。

表1　十三味红花丸微生物计数方法适用性预试验（1）结果

种类	菌种名称	供试品组	阳性对照	试验组	回收率/%	阴性对照
需氧菌总数计数	金黄色葡萄球菌	0	81	56	69	–
	铜绿假单胞菌	0	72	61	85	–
	枯草芽孢杆菌	0	56	34	61	–
	白色念珠菌	0	80	57	71	–
	黑曲霉	0	42	34	81	–
霉菌和酵母菌总数计数	白色念珠菌	0	80	55	69	–
	黑曲霉	0	45	33	73	–

注：–表示平板无菌落生长。

结果：计数中金黄色葡萄球菌、枯草芽孢杆菌、铜绿假单胞菌、白色念珠菌、黑曲霉回收率位于50%～200%间；方法可行。

四、控制菌检查方法适用性试验

4.1 大肠埃希菌检查方法适用性试验

大肠埃希菌检查方法适用性试验结果见表2。

表2 十三味红花丸控制菌——大肠埃希菌检查方法适用性试验结果

培养基名称	阳性对照	试验组	阴性对照	供试品组
胰酪大豆胨液体培养基	+	+	–	–
麦康凯液体培养基	+	+	–	–
麦康凯琼脂平板	鲜桃红色,菌落中心呈深桃红色,圆形,扁平,边缘整齐,表面光滑,湿润	鲜桃红色,菌落中心呈深桃红色,圆形,扁平,边缘整齐,表面光滑,湿润	–	–
染色、镜检	革兰氏阴性、杆菌	革兰氏阴性、杆菌	–	–

注：1.+表示液体浑浊；–表示液体澄清或平板无菌落生长。
2.大肠埃希菌加菌量为82 cfu。

结果：采用《中国药典·四部（2015年版）》第148页大肠埃希菌常规检查方法进行试验，可以检出试验菌——大肠埃希菌。方法可行。

4.2 耐胆盐革兰阴性菌检查方法适用性试验

耐胆盐革兰阴性菌检查方法适用性试验结果见表3。

表3 十三味红花丸控制菌——耐胆盐革兰阴性菌检查方法适用性试验结果

培养基名称	阴性对照	阳性对照(大肠埃希菌)	阳性对照(铜绿假单胞菌)	供试品组	试验组(大肠埃希菌)	试验组(铜绿假单胞菌)
胰酪大豆胨液体培养基	–	+	+	–	+	+
肠道菌增菌液体培养基	–	+	+	–	+	+
紫红胆盐葡萄糖琼脂培养基	–	紫红色菌落	无色菌落	–	紫红色菌落	无色菌落
溴化十六烷三甲胺琼脂培养基	–	–	浅绿色菌落	–		浅绿色菌落
伊红美蓝琼脂培养基	–	菌落中心呈暗蓝黑色,发金属光泽	无色菌落	–	菌落中心呈暗蓝黑色,发金属光泽	无色菌落

注：1.+表示液体浑浊；–表示液体澄清或平板无菌落生长。
2.大肠埃希菌、铜绿假单胞菌加菌量分别为86 cfu和78 cfu。

结果：采用《中国药典·四部（2015年版）》第147页耐胆盐革兰阴性菌常规检查方法进行试验，可以检出试验菌——大肠埃希菌和铜绿假单胞菌。方法可行。

4.3 沙门菌检查方法适用性试验

沙门菌检查方法适用性试验结果见表4。

表4 十三味红花丸控制菌——沙门菌检查方法适用性试验结果

培养基名称	供试品组	阳性对照	阴性对照	试验组
胰酪大豆胨液体培养基	–	+	–	+
RV沙门增菌液体培养基	–	+	–	+
木糖赖氨酸脱氧胆酸盐琼脂培养基	–	淡粉色，半透明，中心有黑色	–	淡粉色，半透明，中心有黑色
染色、镜检	—	革兰氏阴性、杆菌	—	革兰氏阴性、杆菌
沙门、志贺菌属琼脂培养基	—	淡红色，半透明	—	淡红色，半透明
TSI斜面	—	斜面黄色、底层黑色，产气	—	斜面黄色、底层黑色，产气

注：1.+表示液体浑浊；–表示液体澄清或平板无菌落生长；—表示没有接种。

2.沙门菌加菌量为78 cfu。

结果：采用《中国药典·四部（2015年版）》第148页沙门菌常规检查方法进行试验，可以检出试验菌——沙门菌。方法可行。

五、十三味红花丸微生物限度检查方法适用性建立

5.1 菌悬液制备、菌悬液数量测定

同预试验方法。

5.2 需氧菌总数计数方法适用性试验

5.2.1 试验组

取十三味红花丸1∶10供试液分别加到5个灭菌的三角瓶中，每瓶10 mL，分别加入金黄色葡萄球菌、枯草芽孢杆菌、铜绿假单胞菌、白色念珠菌、黑曲霉0.1 mL菌悬液（含菌数小于1000 cfu），制成每毫升十三味红花丸1∶10供试液（含菌数小于100 cfu），取含菌的样品溶液1 mL（含菌数小于100 cfu），置于直径90 mm的无菌平皿中，每个菌液注2个平皿，注入20 mL温度不超过45 ℃熔化的胰酪大豆胨琼脂培养基，混匀，凝固，倒置培养。测定菌数。

5.2.2 阳性对照

用菌悬液替代试验样品溶液，进行试验，测定阳性对照菌数。

5.2.3 供试品组

取十三味红花丸1：10供试液1 mL，置于直径90 mm的无菌平皿中，注2个平皿，注入20 mL温度不超过45 ℃熔化的胰酪大豆胨琼脂培养基，混匀，凝固，倒置培养。测定供试品组菌数。

5.2.4 阴性对照

用同批配制、灭菌的胰酪大豆胨液体培养基1 mL替代样品，进行阴性对照菌数测定。

需氧菌总数计数方法适用性试验结果见表5。

5.3 霉菌和酵母菌总数计数方法适用性试验

5.3.1 试验组

取十三味红花丸1：10供试液分别加到2个灭菌的三角瓶中，每瓶10 mL，分别加入白色念珠菌、黑曲霉的0.1 mL菌悬液（含菌数小于1000 cfu），制成每毫升十三味红花丸1：10供试液（含菌数小于100 cfu），取含菌的样品溶液1 mL（含菌数小于100 cfu），置于直径90 mm的无菌平皿中，每个菌液注2个平皿，注入20 mL温度不超过45 ℃熔化的沙氏葡萄糖琼脂培养基，混匀，凝固，培养，测定菌数。

5.3.2 阳性对照

稀释后的白色念珠菌、黑曲霉菌悬液加到沙氏葡萄糖琼脂培养基中，混匀，凝固，培养，测定阳性对照菌数。

5.3.3 供试品组

供试品替代试验组液体注皿，试验。

5.3.4 阴性对照

用同批配制、灭菌的稀释剂1 mL替代样品注皿，注入20 mL温度不超过45 ℃熔化的沙氏葡萄糖琼脂培养基，混匀，凝固，培养，测定阴性对照菌数。

霉菌和酵母菌总数计数方法适用性试验结果见表5。

表5 十三味红花丸微生物限度检查方法适用性试验结果

种类	菌种名称	方法（平皿）	供试品组	阳性对照	试验组	回收率/%	阴性对照
需氧菌总数计数	金黄色葡萄球菌	1：10	0	70	58	83	–
	枯草芽孢杆菌		0	51	39	76	–
	铜绿假单胞菌		0	82	77	94	–
	白色念珠菌		0	53	40	75	–
	黑曲霉		0	63	42	67	–
霉菌和酵母菌总数计数	白色念珠菌	1：10	0	53	44	83	–
	黑曲霉		0	63	47	75	–

注：–表示平板无菌落生长。

六、十三味红花丸微生物限度检查方法适用性确认试验

6.1 十三味红花丸微生物限度检查方法适用性确认试验

十三味红花丸微生物限度检查方法适用性确认试验结果见表6。

表6 十三味红花丸微生物限度检查方法适用性确认试验确认试验结果

种类	菌种名称	方法（平皿）	供试品组	阳性对照	试验组	回收率/%	阴性对照
需氧菌总数计数	金黄色葡萄球菌	1:10	0	87	63	72	–
	枯草芽孢杆菌		0	59	47	80	–
	铜绿假单胞菌		0	60	42	70	–
	白色念珠菌		0	72	62	86	–
	黑曲霉		0	44	37	84	–
霉菌和酵母菌总数计数	白色念珠菌	1:10	0	72	60	83	–
	黑曲霉		0	43	39	91	–

注：–表示平板无菌落生长。

十三味红花丸微生物限度检查方法适用性确认试验结果：

1.需氧菌总数

十三味红花丸1：10供试液1 mL注皿进行试验，金黄色葡萄球菌、枯草芽孢杆菌、铜绿假单胞菌、白色念珠菌、黑曲霉回收率均在50%～200%之间，方法可行。

2.霉菌和酵母菌总数

十三味红花丸1：10供试液1 mL注皿进行试验，白色念珠菌、黑曲霉回收率均在50%～200%之间，方法可行。

3.控制菌

大肠埃希菌、耐胆盐革兰阴性菌、沙门菌采用《中国药典·四部（2015年版）》第147—148页常规检查方法进行试验，可以检出试验菌。方法可行。

6.2 控制菌确认试验

控制菌确认试验结果见表7、8、9（略），检出目标菌。方法可行。

七、十三味红花丸微生物限度检查方法

1.需氧菌总数

十三味红花丸10 g加到灭菌的三角瓶中，加入pH7.0氯化钠-蛋白胨缓冲液100 mL，溶解、混匀，制成1：10供试液，取1：10溶液1 mL置于直径90 mm的无菌平皿中，注2个平皿，注入20 mL温度不超过45 ℃熔化的胰酪大豆胨琼脂培养基，按《中国药典·四部（2015年版）》第144页平皿法进行试验。

2.霉菌和酵母菌总数

取1∶10溶液1 mL置于直径90 mm的无菌平皿中，注2个平皿，注入20 mL温度不超过45 ℃熔化的沙氏葡萄糖琼脂培养基，按《中国药典·四部（2015年版）》第144页平皿法进行试验。

3.控制菌

大肠埃希菌、耐胆盐革兰阴性菌和沙门菌按《中国药典·四部（2015年版）》控制菌常规检查方法进行试验。

十三味红花丸2微生物限度检查方法适用性

藏药名：苦空久松日布

标准编号：WS3-BC-0190-95
【处方】

红花150 g	丁香40 g	牛黄0.8 g
水牛角20 g	银朱20 g	降香100 g
麝香0.8 g	大托叶云实50 g	榜嘎100 g
木香80 g	诃子150 g	毛诃子100 g
余甘子120 g		

【制法】
以上十三味，除牛黄、水牛角、银朱、麝香分别另研细粉外，其余共研成细粉，过筛，加入牛黄、水牛角、银朱细粉，混匀，用麝香加适量水泛丸，阴干，即得。

十三味红花2丸为非灭菌的口服制剂，按照《中国药典·四部（2015年版）》方法进行微生物限度检查方法适用性试验。

一、试验材料

略。

二、菌悬液

略。

三、计数方法适用性预试验（1）

预试验（1）结果见表1。

表1 十三味红花2丸微生物计数方法适用性预试验（1）结果

种类	菌种名称	供试品组	阳性对照	试验组	回收率/%	阴性对照
需氧菌总数计数	金黄色葡萄球菌	0	75	50	67	-
	铜绿假单胞菌	0	68	57	84	-
	枯草芽孢杆菌	0	48	14	29	-
	白色念珠菌	0	79	22	28	-
	黑曲霉	0	56	37	66	-
霉菌和酵母菌总数计数	白色念珠菌	0	79	21	27	-
	黑曲霉	0	56	39	70	-

注：-表示液体澄清或平板无菌落生长。

结果：采用1：10供试液平皿白色念珠菌、枯草芽孢杆菌回收率低于50%，金黄色葡萄球菌、铜绿假单胞菌、黑曲霉回收率高于50%。方法不可行。

四、控制菌检查方法适用性试验

4.1 大肠埃希菌检查方法适用性试验

大肠埃希菌检查方法适用性试验结果见表2。

表2 十三味红花2丸控制菌——大肠埃希菌检查方法适用性试验结果

培养基名称	阳性对照	试验组	阴性对照	供试品组
胰酪大豆胨液体培养基	＋	＋	－	－
麦康凯液体培养基	＋	＋	－	－
麦康凯琼脂平板	鲜桃红色,菌落中心呈深桃红色,圆形,扁平,边缘整齐,表面光滑,湿润	鲜桃红色,菌落中心呈深桃红色,圆形,扁平,边缘整齐,表面光滑,湿润	－	－
染色、镜检	革兰氏阴性、杆菌	革兰氏阴性、杆菌	－	－

注：1.＋表示液体浑浊；－表示液体澄清或平板无菌落生长。

2.本次试验加入大肠埃希菌78 cfu。

结果：采用《中国药典·四部（2015年版）》第148页大肠埃希菌常规检查方法进行试验，可以检出试验菌——大肠埃希菌。方法可行。

4.2 耐胆盐革兰阴性菌检查方法适用性试验

耐胆盐革兰阴性菌检查方法适用性试验结果见表3。

表3 十三味红花2丸控制菌——耐胆盐革兰阴性菌检查方法适用性试验结果

培养基名称	阴性对照	阳性对照(大肠埃希菌)	阳性对照(铜绿假单胞菌)	供试品组	试验组(大肠埃希菌)	试验组(铜绿假单胞菌)
胰酪大豆胨液体培养基	－	＋	＋	－	＋	＋
肠道菌增菌液体培养基	－	＋	＋	－	＋	＋
紫红胆盐葡萄糖琼脂培养基	－	紫红色菌落	无色菌落	－	紫红色菌落	无色菌落
溴化十六烷三甲胺琼脂培养基	－	－	浅绿色菌落	——	－	浅绿色菌落
伊红美蓝琼脂培养基	——	菌落中心呈暗蓝黑色,发金属光泽	——	——	菌落中心呈暗蓝黑色,发金属光泽	——

注：1.＋表示液体浑浊；－表示液体澄清或平板无菌落生长。

2.大肠埃希菌、铜绿假单胞菌加菌量分别为86 cfu和78 cfu。

3.—表示没有接种。

结果：采用供试液（1∶10）按《中国药典·四部（2015年版）》第147页耐胆盐革兰阴性菌常规检查方法进行试验，可以检出试验菌——大肠埃希菌和铜绿假单胞菌。方法可行。

4.3 沙门菌检查方法适用性试验

沙门菌检查方法适用性试验结果见表4-1。

表4-1 十三味红花2丸控制菌——沙门菌检查方法适用性试验结果

培养基名称	供试品组	阳性对照	阴性对照	试验组
胰酪大豆胨液体培养基	−	+	−	−
RV沙门增菌液体培养基	−	+	−	−
木糖赖氨酸脱氧胆酸盐琼脂培养基	−	淡粉色,半透明,中心有黑色	−	−
染色、镜检	—	革兰氏阴性、杆菌	—	—
沙门、志贺菌属琼脂培养基	—	淡红色,半透明	—	—
TSI斜面	—	斜面黄色、底层黑色,产气	—	—

注：1.+表示液体浑浊；−表示液体澄清或平板无菌落生长。

2.沙门菌加菌量为82 cfu。

结果：采用《中国药典·四部（2015年版）》第148页沙门菌常规检查方法进行试验，未检出试验菌——沙门菌，方法不可行。

4.3.1 试验组

取十三味红花丸10 g加到灭菌的三角瓶中，加入300 mL胰酪大豆胨液体培养基，加入沙门菌菌悬液1 mL（含菌数小于100 cfu），于30～35 ℃培养18～24 h，取上述培养物0.1 mL接种于10 mL RV沙门增菌液体培养基中，于30～35 ℃培18～24 h，划线于木糖赖氨酸脱氧胆酸盐琼脂培养基平板，于30～35 ℃培养18～24 h，按《中国药典·四部（2015年版）》第147页《沙门菌检查项》进行试验。

4.3.2 阳性对照

将沙门菌菌悬液1 mL（含菌数小于100 cfu）加到300 mL胰酪大豆胨液体培养基中，按《中国药典·四部（2015年版）》第147页《沙门菌检查项》进行试验，同时注皿测定沙门菌菌悬液的含菌数。

4.3.3 供试品组

取十三味红花丸10 g加到灭菌的三角瓶中，加入300 mL胰酪大豆胨液体培养基，按《中国药典·四部（2015年版）》第147页《沙门菌检查项》进行试验。

4.3.4 阴性对照

用同批配制、灭菌的300 mL胰酪大豆胨液体培养基，按《中国药典（2015年版）》要求进行检验。

沙门菌检查方法适用性试验结果见表4-2。

表4-2 十三味红花2丸控制菌——沙门菌检查方法适用性试验结果

培养基名称	供试品组	阳性对照	阴性对照	试验组
胰酪大豆胨液体培养基	−	+	−	+
RV沙门增菌液体培养基	−	+	−	+
木糖赖氨酸脱氧胆酸盐琼脂培养基	−	淡粉色,半透明,中心有黑色	−	淡粉色,半透明,中心有黑色
染色、镜检	—	革兰氏阴性、杆菌	—	革兰氏阴性、杆菌
沙门、志贺菌属琼脂培养基	—	淡红色,半透明	—	淡红色,半透明
TSI斜面	—	斜面黄色、底层黑色,产气	—	斜面黄色、底层黑色,产气

注:1.+表示液体浑浊;−表示液体澄清或平板无菌落生长。

2.沙门菌加菌量为67 cfu。

结果:采用《中国药典·四部(2015年版)》148页沙门菌培养基稀释方法进行试验,可以检出试验菌——沙门菌。方法可行。

五、计数方法适用性预试验（2）

5.1 试验组

取十三味红花丸1∶10供试液,分别加到2个灭菌的三角瓶中,每瓶10 mL,分别加入白色念珠菌、枯草芽孢杆菌0.1 mL菌悬液(含菌数小于1000 cfu),制成每毫升十三味红花丸1∶10供试液(含菌数小于100 cfu),取含菌的样品溶液0.2 mL、0.5 mL,置于直径90 mm的无菌平皿中,每个菌液每个取样体积注2个平皿,注入20 mL温度不超过45 ℃熔化的胰酪大豆胨琼脂培养基,混匀,凝固,倒置培养。测定菌数。

5.2 阳性对照

加到样品中的白色念珠菌、枯草芽孢杆菌的菌悬液进行10稀释,取稀释后的菌悬液0.2 mL、0.5 mL注皿,加到胰酪大豆胨琼脂培养基中,混匀,凝固,倒置培养。测定阳性对照菌数。

5.3 供试品组

用供试液替代试验组液体0.2 mL、0.5 mL注皿,试验。

5.4 阴性对照

用同批配制、灭菌的胰酪大豆胨液体培养基0.2 mL、0.5 mL替代样品注皿,注入20 mL温度不超过45 ℃熔化的胰酪大豆胨琼脂培养基、沙氏葡萄糖琼脂培养基,混匀,凝固,倒置培养。测定阴性对照菌数。

预试验（2）结果见表5。

表5 十三味红花2丸微生物计数方法适用性预试验（2）结果

菌种名称	供试品组	注皿体积/mL	阳性对照	试验组	回收率/%	阴性对照
枯草芽孢杆菌	0	0.2	50	18	36	–
	0	0.5	76	19	25	–
白色念珠菌1	0	0.2	34	23	68	–
	0	0.5	66	23	35	–
白色念珠菌2	0	0.2	34	24	71	–
	0	0.5	66	25	38	–

注：1.–表示液体澄清或平板无菌落生长。

2.白色念珠菌1在胰酪大豆胨琼脂培养基上计数；白色念珠菌2在沙氏葡萄糖琼脂培养基上计数。

结果：采用1：10供试液0.2 mL注皿，白色念珠菌回收率高于50%，枯草芽孢杆菌回收率低于50%。方法不可行。

六、计数方法适用性预试验（3）

6.1 试验组

十三味红花丸1：10供试液10 mL加到90 mL pH7.0无菌氯化钠-蛋白胨缓冲液中，制成十三味红花丸1：100供试液，取10 mL1：100供试液加到灭菌的三角瓶中，加入枯草芽孢杆菌0.1 mL菌悬液（含菌数小于1000 cfu），制成每毫升十三味红花丸1：100供试液（含菌数小于100 cfu），取含菌的样品溶液1 mL（含菌数小于100 cfu），置于直径90 mm的无菌平皿中，注2个平皿，注入20 mL温度不超过45 ℃熔化的胰酪大豆胨琼脂培养基，混匀，凝固，倒置培养。测定菌数。

6.2 阳性对照

用菌悬液替代试验样品溶液，进行试验，测定阳性对照菌数。

6.3 供试品组

取十三味红花丸1：100供试液1 mL，置于直径90 mm的无菌平皿中，每个稀释级注2个平皿，注入20 mL温度不超过45 ℃熔化的胰酪大豆胨琼脂培养基，混匀，凝固，倒置培养。测定供试品组菌数。

6.4 阴性对照

用同批配制、灭菌的胰酪大豆胨液体培养基1 mL替代样品，进行阴性对照菌数测定。

预试验（3）结果见表6。

表6 十三味红花2丸微生物计数方法适用性预试验（3）结果

菌种名称	供试品组	阳性对照	试验组	回收率/%	阴性对照
枯草芽孢杆菌	0	67	43	64	–

注：–表示平板无菌落生长。

结果：采用1∶100供试液平皿法，枯草芽孢杆菌回收率大于50%。方法可行。

七、十三味红花丸微生物限度检查方法适用性建立

7.1 菌悬液制备、菌悬液数量测定

同预试验方法。

7.2 需氧菌总数计数方法适用性试验

7.2.1 试验组

取十三味红花丸1∶100供试液分别加到5个灭菌的三角瓶中，每瓶10 mL，分别加入金黄色葡萄球菌、枯草芽孢杆菌、铜绿假单胞菌、白色念珠菌、黑曲霉0.1 mL菌悬液（含菌数小于1000 cfu），制成每毫升十三味红花丸1∶100供试液（含菌数小于100 cfu），取含菌的样品溶液1 mL（含菌数小于100 cfu），置于直径90 mm的无菌平皿中，每个菌液注2个平皿，注入20 mL温度不超过45 ℃熔化的胰酪大豆胨琼脂培养基，混匀，凝固，倒置培养。测定菌数。

7.2.2 阳性对照

用菌悬液替代试验样品溶液，进行试验，测定阳性对照菌数。

7.2.3 供试品组

取十三味红花丸1∶100供试液1 mL，置于直径90 mm的无菌平皿中，注2个平皿，注入20 mL温度不超过45 ℃熔化的胰酪大豆胨琼脂培养基，混匀，凝固，倒置培养。测定供试品组菌数。

7.2.4 阴性对照

用同批配制、灭菌的胰酪大豆胨液体培养基1 mL替代样品，进行阴性对照菌数测定。

需氧菌总数计数方法适用性试验结果见表7。

7.3 霉菌和酵母菌总数计数方法适用性试验

7.3.1 试验组

取十三味红花丸1∶50供试液分别加到2个灭菌的三角瓶中，每瓶10 mL，分别加入白色念珠菌、黑曲霉的0.1 mL菌悬液（含菌数小于1000 cfu），制成每毫升十三味红花丸1∶50供试液（含菌数小于100 cfu），取含菌的样品溶液1 mL（含菌数小于100 cfu），置于直径90 mm的无菌平皿中，每个菌液注2个平皿，注入20 mL温度不超过45 ℃熔化的沙氏葡萄糖琼脂培养基，混匀，凝固，培养，测定菌数。

7.3.2 阳性对照

稀释后的白色念珠菌、黑曲霉菌悬液加到沙氏葡萄糖琼脂培养基中，混匀，凝固，培养，测定阳性对照菌数。

7.3.3 供试品组

用供试品替代试验组液体注皿，试验。

7.3.4 阴性对照

用同批配制、灭菌的稀释剂1 mL替代样品注皿，注入20 mL温度不超过45 ℃熔化的沙氏葡萄糖琼脂培养基，混匀，凝固，培养，测定阴性对照菌数。

霉菌和酵母菌总数计数方法适用性试验结果见表7。

表7 十三味红花2丸微生物限度检查方法适用性试验结果

种类	菌种名称	方法（平皿）	供试品组	阳性对照	试验组	回收率/%	阴性对照
需氧菌总数计数	金黄色葡萄球菌	1:100	0	70	53	76	–
	枯草芽孢杆菌		0	60	55	92	–
	铜绿假单胞菌		0	75	59	79	–
	白色念珠菌		0	65	53	82	–
	黑曲霉		0	50	40	80	–
霉菌和酵母菌总数计数	白色念珠菌	1:50	0	65	49	75	–
	黑曲霉		0	50	41	82	–

注：–表示平板无菌落生长。

八、十三味红花2丸微生物限度检查方法适用性确认试验

8.1 十三味红花2丸微生物限度检查方法适用性确认试验

十三味红花2丸微生物限度检查方法适用性确认试验结果见表8。

表8 十三味红花2丸微生物限度检查方法适用性确认试验结果

种类	菌种名称	方法（平皿）	供试品组	阳性对照	试验组	回收率/%	阴性对照
需氧菌总数计数	金黄色葡萄球菌	1:100	0	72	67	93	–
	枯草芽孢杆菌		0	64	38	59	–
	铜绿假单胞菌		0	81	70	86	–
	白色念珠菌		0	86	74	86	–
	黑曲霉		0	56	39	70	–
霉菌和酵母菌总数计数	白色念珠菌	1:50	0	85	66	78	–
	黑曲霉		0	56	45	80	–

注：–表示平板无菌落生长。

十三味红花丸微生物限度检查方法适用性确认试验结果：

1.需氧菌总数

十三味红花2丸1:100供试液1 mL注皿进行试验，金黄色葡萄球菌、枯草芽孢杆菌、铜绿假单胞菌、白色念珠菌、黑曲霉回收率均在50%～200%之间，方法可行。

2.霉菌和酵母菌总数

十三味红花2丸1:50供试液1 mL注皿进行试验，白色念珠菌、黑曲霉回收率均在50%～200%之间，方法可行。

3.控制菌

（1）大肠埃希菌、耐胆盐革兰阴性菌

采用《中国药典·四部（2015年版）》第147—148页常规检查方法进行试验，可以检出试验菌。方法可行。

（2）沙门菌

采用《中国药典·四部（2015年版）》第147—148页培养基稀释方法进行试验，可以检出试验菌。方法可行。

8.2 控制菌确认试验

控制菌确认试验结果见表9、10、11（略），检出目标菌。方法可行。

九、十三味红花丸微生物限度检查方法

1.需氧菌总数

十三味红花丸10 g加到灭菌的三角瓶中，加入pH7.0氯化钠–蛋白胨缓冲液100 mL，溶解、混匀，制成1∶10供试液，10倍稀释成1∶100溶液，取十三味红花丸1∶100溶液1 mL，置于直径90 mm的无菌平皿中，注2个平皿，注入20 mL温度不超过45 ℃熔化的胰酪大豆胨琼脂培养基，按《中国药典·四部（2015年版）》第144页平皿法进行试验。

2.霉菌和酵母菌总数

取十三味红花丸1∶50供试液1 mL，置于直径90 mm的无菌平皿中，注2个平皿，注入20 mL温度不超过45 ℃熔化的沙氏葡萄糖琼脂培养基，按《中国药典·四部（2015年版）》第144页平皿法进行试验。

3.控制菌

（1）大肠埃希菌和耐胆盐革兰阴性菌

按《中国药典·四部（2015年版）》控制菌常规检查方法进行试验。

（2）沙门菌

取十三味红花丸10 g加到灭菌的三角瓶中，加入300 mL胰酪大豆胨液体培养基，按《中国药典·四部（2015年版）》第147页《沙门菌检查》进行试验。

十三味马钱子丸微生物限度检查方法适用性

藏药名：郭其久松日布

标准编号：WS3-BC-0188-95

【处方】

马钱子 50 g	藏木香 30 g	宽筋藤 30 g
悬钩木 20 g	干姜 5 g	诃子 30 g
沉香 30 g	肉豆蔻 10 g	木香 10 g
广枣 10 g	安息香 5 g	绿绒蒿 20 g
藏茜草 15 g		

【制法】

以上十三味，粉碎成细粉，过筛，混匀，加适量水泛丸，干燥，即得。

十三味马钱子丸为非灭菌的口服制剂，按照《中国药典·四部（2015年版）》方法进行微生物限度检查方法适用性试验。

一、试验材料

略。

二、菌悬液

略。

三、计数方法适用性预试验（1）

预试验（1）结果见表1。

表1　计数方法适用性预试验（1）结果

种类	菌种名称	供试品组	阳性对照	试验组	回收率/%	阴性对照
需氧菌总数计数	金黄色葡萄球菌	0	75	60	80	－
	铜绿假单胞菌	0	68	62	91	－
	枯草芽孢杆菌	0	48	13	27	－
	白色念珠菌	0	79	58	73	－
	黑曲霉	0	56	42	75	－
霉菌和酵母菌总数计数	白色念珠菌	0	79	50	63	－
	黑曲霉	0	56	39	70	－

注：－表示液体澄清或平板无菌落生长。

结果：采用 1：10 供试液平皿法，金黄色葡萄球菌、白色念珠菌、铜绿假单胞菌、黑曲霉回收率高于 50%，枯草芽孢杆菌回收率低于 50%。方法不可行。

四、控制菌检查方法适用性试验

4.1 大肠埃希菌检查方法适用性试验

大肠埃希菌检查方法适用性试验结果见表2。

表2 十三味马钱子丸控制菌——大肠埃希菌检查方法适用性试验结果

培养基名称	阳性对照	试验组	阴性对照	供试品组
胰酪大豆胨液体培养基	+	+	–	–
麦康凯液体培养基	+	+	–	–
麦康凯琼脂平板	鲜桃红色,菌落中心呈深桃红色,圆形,扁平,边缘整齐,表面光滑,湿润	鲜桃红色,菌落中心呈深桃红色,圆形,扁平,边缘整齐,表面光滑,湿润	–	–
染色、镜检	革兰氏阴性、杆菌	革兰氏阴性、杆菌	–	–

注：1.+表示液体浑浊；–表示液体澄清或平板无菌落生长。

2.本次试验加入大肠埃希菌78 cfu。

结果：采用《中国药典·四部（2015年版）》第148页大肠埃希菌常规检查方法进行试验，可以检出试验菌——大肠埃希菌。方法可行。

4.2 耐胆盐革兰阴性菌检查方法适用性试验

耐胆盐革兰阴性菌检查方法适用性试验结果见表3。

表3 十三味马钱子丸控制菌——耐胆盐革兰阴性菌检查方法适用性试验结果

培养基名称	阴性对照	阳性对照（大肠埃希菌）	阳性对照（铜绿假单胞菌）	供试品组	试验组（大肠埃希菌）	试验组（铜绿假单胞菌）
胰酪大豆胨液体培养基	–	+	+	–	+	+
肠道菌增菌液体培养基	–	+	+	–	+	+
紫红胆盐葡萄糖琼脂培养基	–	紫红色菌落	无色菌落	–	紫红色菌落	无色菌落
溴化十六烷三甲胺琼脂培养基	—	–	浅绿色菌落	—	–	浅绿色菌落
伊红美蓝琼脂培养基	—	菌落中心呈暗蓝黑色,发金属光泽	—	—	菌落中心呈暗蓝黑色,发金属光泽	—

注：1.+表示液体浑浊；–表示液体澄清或平板无菌落生长。

2.大肠埃希菌、铜绿假单胞菌加菌量分别为86 cfu和78 cfu。

3.—表示没有接种。

结果：采用《中国药典·四部（2015年版）》第147页耐胆盐革兰阴性菌常规检查方法进行试验，可以检出试验菌——大肠埃希菌和铜绿假单胞菌。方法可行。

4.3 沙门菌检查方法适用性试验

沙门菌检查方法适用性试验结果见表4。

表4 十三味马钱子丸控制菌——沙门菌检查方法适用性试验结果

培养基名称	供试品组	阳性对照	阴性对照	试验组
胰酪大豆胨液体培养基	-	+	-	+
RV沙门增菌液体培养基	-	+	-	+
木糖赖氨酸脱氧胆酸盐琼脂培养基	-	淡粉色,半透明,中心有黑色	-	淡粉色,半透明,中心有黑色
染色、镜检	—	革兰氏阴性、杆菌	—	革兰氏阴性、杆菌
沙门、志贺菌属琼脂培养基	—	淡红色,半透明	—	淡红色,半透明
TSI斜面	—	斜面黄色、底层黑色,产气	—	斜面黄色、底层黑色,产气

注：1.+表示液体浑浊；-表示液体澄清或平板无菌落生长。

2.沙门菌加菌量为77 cfu。

结果：采用《中国药典·四部（2015年版）》第148页沙门菌常规检查方法进行试验，可以检出试验菌——沙门菌。方法可行。

五、计数方法适用性预试验（2）

5.1 试验组

取十三味马钱子丸1∶10供试液10 mL，加入枯草芽孢杆菌0.1 mL菌悬液（含菌数小于1000 cfu），制成每毫升十三味马钱子丸1∶10供试液（含菌数小于100 cfu），取含菌的样品溶液0.2 mL、0.5 mL，置于直径90 mm的无菌平皿中，每个菌液每个取样体积注2个平皿，注入20 mL温度不超过45 ℃熔化的胰酪大豆胨琼脂培养基，混匀，凝固，倒置培养。测定菌数。

5.2 阳性对照

加到样品中的枯草芽孢杆菌的菌悬液进行10倍稀释，取稀释后的菌悬液0.2 mL、0.5 mL注皿，加到胰酪大豆胨琼脂培养基中，混匀，凝固，倒置培养。测定阳性对照菌数。

5.3 供试品组

用供试液替代试验组液体0.2 mL、0.5 mL注皿，试验。

5.4 阴性对照

用同批配制、灭菌的胰酪大豆胨液体培养基0.2 mL、0.5 mL mL替代样品注皿，注入20 mL温度不超过45 ℃熔化的胰酪大豆胨琼脂培养基、沙氏葡萄糖琼脂培养基，混匀，凝固，倒置培养。测定阴性对照菌数。

预试验（2）结果见表5。

表5　十三味马钱子丸微生物计数方法适用性预试验（2）结果

菌种名称	供试品组	注皿体积/mL	阳性对照	试验组	回收率/%	阴性对照
枯草芽孢杆菌	0	0.2	36	23	64	–
	0	0.5	72	27	38	–

注：–表示液体澄清或平板无菌落生长。

结果：采用1∶10供试液0.2 mL注皿，枯草芽孢杆菌回收率高于50%。方法可行。

六、十三味马钱子丸微生物限度检查方法适用性建立

6.1　菌悬液制备、菌悬液数量测定

同预试验方法。

6.2　需氧菌总数计数方法适用性试验

6.2.1　试验组

取十三味马钱子丸1∶50供试液分别加到5个灭菌的三角瓶中，每瓶10 mL，分别加入金黄色葡萄球菌、枯草芽孢杆菌、铜绿假单胞菌、白色念珠菌、黑曲霉0.1 mL菌悬液（含菌数小于1000 cfu），制成每毫升十三味马钱子丸1∶50供试液（含菌数小于100 cfu），取含菌的样品溶液1 mL（含菌数小于100 cfu），注2个平皿，置于直径90 mm的无菌平皿中，每个菌液注2个平皿，注入20 mL温度不超过45 ℃熔化的胰酪大豆胨琼脂培养基，混匀，凝固，倒置培养。测定菌数。

6.2.2　阳性对照

用菌悬液替代试验样品溶液，进行试验，测定阳性对照菌数。

6.2.3　供试品组

取十三味马钱子丸1∶50供试液1 mL，置于直径90 mm的无菌平皿中，注2个平皿，注入20 mL温度不超过45 ℃熔化的胰酪大豆胨琼脂培养基，混匀，凝固，倒置培养。测定供试品组菌数。

6.2.4　阴性对照

用同批配制、灭菌的胰酪大豆胨液体培养基1 mL替代样品，进行阴性对照菌数测定。

需氧菌总数计数方法适用性试验结果见表6。

6.3　霉菌和酵母菌总数计数方法适用性试验

6.3.1　试验组

取十三味马钱子丸1∶10供试液分别加到2个灭菌的三角瓶中，每瓶10 mL，分别加入白色念珠菌、黑曲霉的0.1 mL菌悬液（含菌数小于1000 cfu），制成每毫升十三味马钱子丸1∶10供试液（含菌数小于100 cfu），取含菌的样品溶液1 mL（含菌数小于100 cfu），置于直径90 mm的无菌平皿中，每个菌液注2个平皿，注入20 mL温度不超过45 ℃熔化的沙氏葡萄糖琼脂培养基，混匀，凝固，培养，测定菌数。

6.3.2 阳性对照

稀释后的白色念珠菌、黑曲霉菌悬液加到沙氏葡萄糖琼脂培养基中，混匀，凝固，培养，测定阳性对照菌数。

6.3.3 供试品组

用供试品替代试验组液体注皿，试验。

6.3.4 阴性对照

用同批配制、灭菌的稀释剂1 mL替代样品注皿，注入20 mL温度不超过45 ℃熔化的沙氏葡萄糖琼脂培养基，混匀，凝固，培养，测定阴性对照菌数。

霉菌和酵母菌总数计数方法适用性试验结果见表6。

表6 十三味马钱子丸微生物限度检查方法适用性试验结果

种类	菌种名称	方法（平皿）	供试品组	阳性对照	试验组	回收率/%	阴性对照
需氧菌总数计数	金黄色葡萄球菌	1：50	0	70	52	74	－
	枯草芽孢杆菌		0	60	44	73	－
	铜绿假单胞菌		0	75	63	84	－
	白色念珠菌		0	65	51	78	－
	黑曲霉		0	50	39	78	－
霉菌和酵母菌总数计数	白色念珠菌	1：10	0	65	50	77	－
	黑曲霉		0	50	43	86	－

注：－表示液体澄清或平板无菌落生长。

七、十三味马钱子丸微生物限度检查方法适用性确认试验

7.1 十三味马钱子丸微生物限度检查方法适用性确认试验

十三味马钱子丸微生物限度检查方法适用性确认试验结果见表7。

表7 十三味马钱子丸微生物限度检查方法适用性确认试验结果

种类	菌种名称	方法（平皿）	供试品组	阳性对照	试验组	回收率/%	阴性对照
需氧菌总数计数	金黄色葡萄球菌	1：50	0	72	56	78	－
	枯草芽孢杆菌		0	64	40	63	－
	铜绿假单胞菌		0	81	71	88	－
	白色念珠菌		0	86	66	77	－
	黑曲霉		0	56	49	88	－
霉菌和酵母菌总数计数	白色念珠菌	1：10	0	85	62	73	－
	黑曲霉		0	56	47	84	－

注：－表示液体澄清或平板无菌落生长。

十三味马钱子丸微生物限度检查方法适用性确认试验结果：

1.需氧菌总数

十三味马钱子丸1：50供试液1 mL注皿进行试验，金黄色葡萄球菌、枯草芽孢杆菌、铜绿假单胞菌、白色念珠菌、黑曲霉回收率均在50%～200%之间，方法可行。

2.霉菌和酵母菌总数

十三味马钱子丸1：10供试液1 mL注皿进行试验，白色念珠菌、黑曲霉回收率均在50%～200%之间，方法可行。

3.控制菌

大肠埃希菌、耐胆盐革兰阴性菌、沙门菌采用《中国药典·四部（2015年版）》第147—148页常规检查方法进行试验，可以检出试验菌。方法可行。

7.2 控制菌确认试验

控制菌确认试验结果见表8、9、10（略），检出目标菌。方法可行。

八、十三味马钱子丸微生物限度检查方法

1.需氧菌总数

十三味马钱子丸10 g加到灭菌的三角瓶中，加入pH7.0氯化钠-蛋白胨缓冲液100 mL，溶解、混匀，制成1：10供试液，取十三味马钱子丸1：50供试液1 mL，置于直径90 mm的无菌平皿中，注2个平皿，注入20 mL温度不超过45 ℃熔化的胰酪大豆胨琼脂培养基，按《中国药典·四部（2015年版）》第144页平皿法进行试验。

2.霉菌和酵母菌总数

取十三味马钱子丸1：10供试溶1 mL，置于直径90 mm的无菌平皿中，注入20 mL温度不超过45 ℃熔化的沙氏葡萄糖琼脂培养基，按《中国药典·四部（2015年版）》第144页平皿法进行试验。

3.控制菌

大肠埃希菌、耐胆盐革兰阴性菌和沙门菌按《中国药典·四部（2015年版）》控制菌常规检查方法进行试验。

十三味菥蓂丸微生物限度检查方法适用性

藏药名：哲嘎居松日布

标准编号：WS3-BC-0193-95

【处方】

菥蓂子 130 g	杠果核 50 g	蒲桃 70 g
大托叶云实 70 g	紫草茸 80 g	茜草 100 g
山矾叶 100 g	圆柏枝 100 g	诃子 250 g
豆蔻 40 g	刀豆 70 g	波棱瓜子 40 g
巴夏嘎 50 g		

【制法】

以上十三味，粉碎成细粉，过筛，混匀，用水泛丸，干燥，即得。

十三味菥蓂丸为非灭菌的口服制剂，按照《中国药典·四部（2015年版）》方法进行微生物限度检查方法适用性试验。

一、试验材料

略。

二、菌悬液

略。

三、计数方法适用性预试验（1）

预试验（1）结果见表1。

表1　计数方法适用性预试验（1）结果

种类	菌种名称	供试品组	阳性对照	试验组	回收率/%	阴性对照
需氧菌 总数计数	金黄色葡萄球菌	0	81	31	38	－
	铜绿假单胞菌	0	72	66	92	－
	枯草芽孢杆菌	0	56	35	63	－
	白色念珠菌	0	80	54	68	－
	黑曲霉	0	42	36	86	－
霉菌和酵母菌 总数计数	白色念珠菌	0	80	60	75	－
	黑曲霉	0	42	32	76	－

注：-表示液体澄清或平板无菌落生长。

结果：计数中金黄色葡萄球菌回收率低于50%，枯草芽孢杆菌、铜绿假单胞菌、白色念珠菌、黑曲霉回收率位于50%～200%间。方法不可行。

四、控制菌检查方法适用性试验

4.1 大肠埃希菌检查方法适用性试验

大肠埃希菌检查方法适用性试验结果见表2。

表2 十三味菥蓂丸控制菌——大肠埃希菌检查方法适用性试验结果

培养基名称	阳性对照	试验组	阴性对照	供试品组
胰酪大豆胨液体培养基	+	+	-	
麦康凯液体培养基	+	+	-	
麦康凯琼脂平板	鲜桃红色,菌落中心呈深桃红色,圆形、扁平,边缘整齐,表面光滑,湿润	鲜桃红色,菌落中心呈深桃红色,圆形、扁平,边缘整齐,表面光滑,湿润	-	
染色、镜检	革兰氏阴性、杆菌	革兰氏阴性、杆菌	-	

注：1.+表示液体浑浊；-表示液体澄清或平板无菌落生长。

2.本次试验加入大肠埃希菌78 cfu。

结果：采用《中国药典·四部（2015年版）》第148页大肠埃希菌常规检查方法进行试验，可以检出试验菌——大肠埃希菌。方法可行。

4.2 耐胆盐革兰阴性菌检查方法适用性试验

耐胆盐革兰阴性菌检查方法适用性试验结果见表3。

表3 十三味菥蓂丸控制菌——耐胆盐革兰阴性菌检查方法适用性试验结果

培养基名称	阴性对照	阳性对照(大肠埃希菌)	阳性对照(铜绿假单胞菌)	供试品组	试验组(大肠埃希菌)	试验组(铜绿假单胞菌)
胰酪大豆胨液体培养基	-	+	+	-	+	+
肠道菌增菌液体培养基	-	+	+	-	+	+
紫红胆盐葡萄糖琼脂培养基	-	紫红色菌落	无色菌落	-	紫红色菌落	无色菌落
溴化十六烷三甲胺琼脂培养基	—	-	浅绿色菌落	—	-	浅绿色菌落
伊红美蓝琼脂培养基	—	菌落中心呈暗蓝黑色,发金属光泽	—	—	菌落中心呈暗蓝黑色,发金属光泽	—

注：1.+表示液体浑浊；-表示液体澄清或平板无菌落生长。

2.大肠埃希菌、铜绿假单胞菌加菌量分别为86 cfu和78 cfu。

3.—表示没有接种。

结果：采用《中国药典·四部（2015年版）》第147页耐胆盐革兰阴性菌常规检查方法进行试验，可以检出试验菌——大肠埃希菌和铜绿假单胞菌。方法可行。

4.3 沙门菌检查方法适用性试验

沙门菌检查方法适用性试验结果见表4。

表4　十三味菥蓂丸控制菌——沙门菌检查方法适用性试验结果

培养基名称	供试品组	阳性对照	阴性对照	试验组
胰酪大豆胨液体培养基	-	+	-	+
RV沙门增菌液体培养基	-	+	-	+
木糖赖氨酸脱氧胆酸盐琼脂培养基	-	淡粉色，半透明，中心有黑色	-	淡粉色，半透明，中心有黑色
染色、镜检	—	革兰氏阴性、杆菌	—	革兰氏阴性、杆菌
沙门、志贺菌属琼脂培养基	—	淡红色，半透明	—	淡红色，半透明
TSI斜面	—	斜面黄色、底层黑色，产气	—	斜面黄色、底层黑色，产气

注：1.+表示液体浑浊；-表示液体澄清或平板无菌落生长。
　　2.沙门菌加菌量为54 cfu。

结果：采用《中国药典·四部（2015年版）》第148页沙门菌常规检查方法进行试验，可以检出试验菌——沙门菌。方法可行。

五、计数方法适用性预试验（2）

5.1　试验组

取十三味菥蓂丸1∶10供试液10 mL，加到灭菌的三角瓶中，加入金黄色葡萄球菌0.1 mL菌悬液（含菌数为500～1000 cfu），制成每毫升十三味菥蓂丸1∶10供试液（含菌数小于100 cfu），取含菌的样品溶液0.2 mL、0.5 mL，置于直径90 mm的无菌平皿中，每个取样体积注2个平皿，注入20 mL温度不超过45℃熔化的胰酪大豆胨琼脂培养基，混匀，凝固，倒置培养。测定菌数。

5.2　阳性对照

加到样品中的金黄色葡萄球菌的菌悬液进行10倍稀释，取稀释后的菌悬液0.2 mL、0.5 mL注皿，加到胰酪大豆胨琼脂培养基中，混匀，凝固，倒置培养。测定阳性对照菌数。

5.3　供试品组

用供试液替代试验组液体0.2 mL、0.5 mL注皿，试验。

5.4　阴性对照

用同批配制、灭菌的胰酪大豆胨液体培养基0.2 mL、0.5 mL替代样品注皿，注入20 mL温度不超过45℃熔化的胰酪大豆胨琼脂培养基，混匀，凝固，倒置培养。测定阴性对照菌数。预试验（2）结果见表5。

表5 十三味菥蓂丸微生物计数方法适用性预试验（2）结果

菌种名称	供试品组	注皿体积/mL	阳性对照	试验组	回收率/%	阴性对照
金黄色葡萄球菌	0	0.2	33	28	85	-
	0	0.5	81	36	44	-

注：-表示液体澄清或平板无菌落生长。

结果：十三味菥蓂丸1∶10供试液0.2 mL注皿，计数中金黄色葡萄球菌回收率高于50%。方法可行。

六、十三味菥蓂丸微生物限度检查方法适用性建立

6.1 菌悬液制备、菌悬液数量测定

同预试验方法。

6.2 需氧菌总数计数方法适用性试验

6.2.1 试验组

取十三味菥蓂丸1∶50供试液分别加到5个灭菌的三角瓶中，每瓶10 mL，分别加入金黄色葡萄球菌、枯草芽孢杆菌、铜绿假单胞菌、白色念珠菌、黑曲霉0.1 mL菌悬液（含菌数为500～1000 cfu），制成每毫升十三味菥蓂丸1∶50供试液（含菌数小于100 cfu），取含菌的样品溶液1 mL（含菌数为50～100 cfu），置于直径90 mm的无菌平皿中，注2个平皿，注入20 mL温度不超过45 ℃熔化的胰酪大豆胨琼脂培养基，混匀，凝固，倒置培养。测定菌数。

6.2.2 阳性对照

用菌悬液替代试验样品溶液，进行试验，测定阳性对照菌数。

6.2.3 供试品组

取十三味菥蓂丸1∶50供试液1 mL，置于直径90 mm的无菌平皿中，注2个平皿，注入20 mL温度不超过45 ℃熔化的胰酪大豆胨琼脂培养基，混匀，凝固，倒置培养。测定供试品组菌数。

6.2.4 阴性对照

用同批配制、灭菌的胰酪大豆胨液体培养基1 mL替代样品，进行阴性对照菌数测定。

需氧菌总数计数方法适用性试验结果见表6。

6.3 霉菌和酵母菌总数计数方法适用性试验

6.3.1 试验组

取十三味菥蓂丸1∶10供试液分别加到2个灭菌的三角瓶中，每瓶10 mL，分别加入白色念珠菌、黑曲霉的0.1 mL菌悬液（含菌数为500～1000 cfu），制成每毫升十三味菥蓂丸1∶10供试液（含菌数小于100 cfu），取含菌的样品溶液1 mL（含菌数为50～100 cfu），置于直径90 mm的无菌平皿中，每个菌液注2个平皿，注入20 mL温度不超过45 ℃熔化的沙氏葡萄糖琼脂培养基，混匀，凝固，培养，测定菌数。

6.3.2 阳性对照

稀释后的白色念珠菌、黑曲霉菌悬液加到沙氏葡萄糖琼脂培养基中，混匀，凝固，培养，测定阳性对照菌数。

6.3.3 供试品组

用供试品替代试验组液体注皿，试验。

6.3.4 阴性对照

用同批配制、灭菌的稀释剂1 mL替代样品注皿，注入20 mL温度不超过45 ℃熔化的沙氏葡萄糖琼脂培养基，混匀，凝固，培养，测定阴性对照菌数。

霉菌和酵母菌总数计数方法适用性试验结果见表6。

表6 十三味菥蓂丸微生物限度检查方法适用性试验结果

种类	菌种名称	方法（平皿）	供试品组	阳性对照	试验组	回收率/%	阴性对照
需氧菌总数计数	金黄色葡萄球菌	1:50	0	70	54	77	–
	枯草芽孢杆菌		0	51	39	76	–
	铜绿假单胞菌		0	82	70	85	–
	白色念珠菌		0	53	46	87	–
	黑曲霉		0	44	37	84	–
霉菌和酵母菌总数计数	白色念珠菌	1:10	0	53	42	79	–
	黑曲霉		0	44	38	86	–

注：–表示液体澄清或平板无菌落生长。

七、十三味菥蓂丸微生物限度检查方法适用性确认试验

7.1 十三味菥蓂丸微生物限度检查方法适用性确认试验

十三味菥蓂丸微生物限度检查方法适用性确认试验结果见表7。

表7 十三味菥蓂丸微生物限度检查方法适用性确认试验结果

种类	菌种名称	方法（平皿）	供试品组	阳性对照	试验组	回收率/%	阴性对照
需氧菌总数计数	金黄色葡萄球菌	1:50	0	87	59	68	–
	枯草芽孢杆菌		0	59	45	76	–
	铜绿假单胞菌		0	60	60	100	–
	白色念珠菌		0	72	58	81	–
	黑曲霉		0	46	35	76	–
霉菌和酵母菌总数计数	白色念珠菌	1:10	0	72	62	86	–
	黑曲霉		0	45	37	82	–

注：–表示液体澄清或平板无菌落生长。

十三味萩蓂丸微生物限度检查方法适用性确认试验结果：

1.需氧菌总数

十三味萩蓂丸1：50供试液1 mL注皿进行试验，金黄色葡萄球菌、枯草芽孢杆菌、铜绿假单胞菌、白色念珠菌、黑曲霉回收率均在50%～200%之间，方法可行。

2.霉菌和酵母菌总数

十三味萩蓂丸1：10供试液1 mL注皿进行试验，白色念珠菌、黑曲霉回收率均在50%～200%之间，方法可行。

3.控制菌

大肠埃希菌、耐胆盐革兰阴性菌、沙门菌采用《中国药典·四部（2015年版）》第147—148页常规检查方法进行试验，可以检出试验菌。方法可行。

7.2　控制菌确认试验

控制菌确认试验结果见表8、9、10（略），检出目标菌。方法可行。

八、十三味萩蓂丸微生物限度检查方法

1.需氧菌总数

十三味萩蓂丸10 g加到灭菌的三角瓶中，加入pH7.0氯化钠-蛋白胨缓冲液100 mL，溶解、混匀，制成1：10供试液，取十三味萩蓂丸1：10供试液1 mL，置于直径90 mm的无菌平皿中，注2个平皿，注入20 mL温度不超过45 ℃熔化的胰酪大豆胨琼脂培养基，按《中国药典·四部（2015年版）》第144页平皿法进行试验。

2.霉菌和酵母菌总数

取1：10供试液1 mL，置于直径90 mm的无菌平皿中，注2个平皿，注入20 mL温度不超过45 ℃熔化的沙氏葡萄糖琼脂培养基，按《中国药典·四部（2015年版）》第144页平皿法进行试验。

3.控制菌

大肠埃希菌、耐胆盐革兰阴性菌和沙门菌按《中国药典·四部（2015年版）》控制菌常规检查方法进行试验。

十味冰黑片丸微生物限度检查方法适用性

藏药名：卡那久巴日布

【处方】

黑冰片 150 g   石榴籽 150 g   肉桂 35 g

止泻木子 20 g   荜茇 25 g   柯子 100 g

光明散 20 g   波棱瓜子 25 g   豆蔻 20 g

熊胆 1.5 g

【制法】

以上十味，除熊胆另研细粉外，其余共研成细粉，过筛，加入熊胆细粉，混匀，用水泛丸，干燥，即得。

十味冰黑片丸为非灭菌的口服制剂，按照《中国药典·四部（2015年版）》方法进行微生物限度检查方法适用性试验。

一、试验材料

略。

二、菌悬液

略。

三、计数方法适用性预试验（1）

预试验（1）结果见表1。

表1 计数方法适用性预试验（1）结果

种类	菌种名称	供试品组	阳性对照	试验组	回收率/%	阴性对照
需氧菌总数计数	金黄色葡萄球菌	0	75	47	63	–
	铜绿假单胞菌	0	68	52	76	–
	枯草芽孢杆菌	0	48	33	69	–
	白色念珠菌	0	79	14	18	–
	黑曲霉	0	56	32	57	–
霉菌和酵母菌总数计数	白色念珠菌	0	79	18	23	–
	黑曲霉	0	56	39	70	–

注：–表示液体澄清或平板无菌落生长。

结果：采用 1 ：10 供试液平皿法，白色念珠菌回收率低于50%，金黄色葡萄球菌、枯草芽孢杆菌、铜绿假单胞菌、黑曲霉回收率高于50%。方法不可行。

四、控制菌检查方法适用性试验

4.1 大肠埃希菌检查方法适用性试验

大肠埃希菌检查方法适用性试验结果见表2。

表2　十味冰黑片丸控制菌——大肠埃希菌检查方法适用性试验结果

培养基名称	阳性对照	试验组	阴性对照	供试品组
胰酪大豆胨液体培养基	+	+	–	–
麦康凯液体培养基	+	+	–	–
麦康凯琼脂平板	鲜桃红色,菌落中心呈深桃红色,圆形,扁平,边缘整齐,表面光滑,湿润	鲜桃红色,菌落中心呈深桃红色,圆形,扁平,边缘整齐,表面光滑,湿润	–	–
染色、镜检	革兰氏阴性、杆菌	革兰氏阴性、杆菌	–	–

注：1.+表示液体浑浊；–表示液体澄清或平板无菌落生长。

2.本次试验加入大肠埃希菌78 cfu。

结果：采用《中国药典·四部（2015年版）》第148页大肠埃希菌常规检查方法进行试验，可以检出试验菌——大肠埃希菌。方法可行。

4.2 耐胆盐革兰阴性菌检查方法适用性试验

耐胆盐革兰阴性菌检查方法适用性试验结果见表3。

表3　十味冰黑片丸控制菌——耐胆盐革兰阴性菌检查方法适用性试验结果

培养基名称	阴性对照	阳性对照(大肠埃希菌)	阳性对照(铜绿假单胞菌)	供试品组	试验组(大肠埃希菌)	试验组(铜绿假单胞菌)
胰酪大豆胨液体培养基	–	+	+	–	+	+
肠道菌增菌液体培养基	–	+	+	–	+	+
紫红胆盐葡萄糖琼脂培养基	–	紫红色菌落	无色菌落	–	紫红色菌落	无色菌落
溴化十六烷三甲胺琼脂培养基	—	–	浅绿色菌落	—	–	浅绿色菌落
伊红美蓝琼脂培养基	—	菌落中心呈暗蓝黑色,发金属光泽	—	—	菌落中心呈暗蓝黑色,发金属光泽	—

注：1.+表示液体浑浊；–表示液体澄清或平板无菌落生长。

2.大肠埃希菌、铜绿假单胞菌加菌量分别为86 cfu和78 cfu。

3.—表示没有接种。

结果：采用《中国药典·四部（2015年版）》第147页耐胆盐革兰阴性菌常规检查方法进行试验，可以检出试验菌——大肠埃希菌和铜绿假单胞菌。方法可行。

4.3 沙门菌检查方法适用性试验

沙门菌检查方法适用性试验结果见表4。

表4 十味冰黑片丸控制菌——沙门菌检查方法适用性试验结果

培养基名称	供试品组	阳性对照	阴性对照	试验组
胰酪大豆胨液体培养基	−	+	−	+
RV沙门增菌液体培养基	−	+	−	+
木糖赖氨酸脱氧胆酸盐琼脂培养基	−	淡粉色，半透明，中心有黑色	−	淡粉色，半透明，中心有黑色
染色、镜检	—	革兰氏阴性、杆菌	—	革兰氏阴性、杆菌
沙门、志贺菌属琼脂培养基	—	淡红色，半透明	—	淡红色，半透明
TSI斜面	—	斜面黄色、底层黑色，产气	—	斜面黄色、底层黑色，产气

注：1.+表示液体浑浊；−表示液体澄清或平板无菌落生长。

2.沙门菌加菌量为64 cfu。

结果：采用《中国药典·四部（2015年版）》第148页沙门菌常规检查方法进行试验，可以检出试验菌——沙门菌。方法可行。

五、计数方法适用性预试验（2）

5.1 试验组

取十味冰黑片丸1∶10供试液10 mL，加到灭菌的三角瓶中，加入白色念珠菌0.1 mL菌悬液（含菌数小于1000 cfu），制成每毫升十味冰黑片丸1∶10供试液（含菌数小于100 cfu），取含菌的样品溶液0.2 mL、0.5 mL，置于直径90 mm的无菌平皿中，每个菌液每个取样体积注2个平皿，注入20 mL温度不超过45 ℃熔化的胰酪大豆胨琼脂培养基、沙氏葡萄糖琼脂培养基，混匀，凝固，倒置培养。测定菌数。

5.2 阳性对照

加到样品中的白色念珠菌的菌悬液进行10倍稀释，取稀释后的菌悬液1 mL注皿，沙氏葡萄糖琼脂培养基，混匀，凝固，倒置培养。测定阳性对照菌数。

5.3 供试品组

用供试液替代试验组液体注皿，试验。

5.4 阴性对照

用同批配制、灭菌的胰酪大豆胨液体培养基1 mL替代样品注皿，注入20 mL温度不超过45 ℃熔化的胰酪大豆胨琼脂培养基、沙氏葡萄糖琼脂培养基，混匀，凝固，倒置培养。测定阴性对照菌数。

预试验（2）结果见表5。

表5　十味冰黑片丸微生物计数方法适用性预试验（2）结果

菌种名称	供试品组	注皿体积/mL	阳性对照	试验组	回收率/%	阴性对照
白色念珠菌1	0	0.2	30	13	43	－
	0	0.5	62	20	32	－
白色念珠菌2	0	0.2	25	12	48	－
	0	0.5	63	16	25	－

注：1.－表示液体澄清或平板无菌落生长。

　　2.白色念珠菌1在胰酪大豆胨琼脂培养基上计数；白色念珠菌2在沙氏葡萄糖琼脂培养基上计数。

结果：采用1∶10供试液0.2 mL注皿，白色念珠菌回收率低于50%。方法不可行。

六、计数方法适用性预试验（3）

6.1　试验组

十味冰黑片丸1∶10供试液10 mL加到90 mL pH7.0无菌氯化钠-蛋白胨缓冲液中，制成十味冰黑片丸1∶100供试液，加入白色念珠菌0.1 mL菌悬液（含菌数小于1000 cfu），制成每毫升十味冰黑片丸1∶100供试液（含菌数小于100 cfu），取含菌的样品溶液1 mL（含菌数小于100 cfu），置于直径90 mm的无菌平皿中，每个菌液注2个平皿，注入20 mL温度不超过45 ℃熔化的胰酪大豆胨琼脂培养基，混匀，凝固，倒置培养。测定菌数。

6.2　阳性对照

用菌悬液替代试验样品溶液，进行试验，测定阳性对照菌数。

6.3　供试品组

取十味冰黑片丸1∶100供试液1 mL，置于直径90 mm的无菌平皿中，注2个平皿，注入20 mL温度不超过45 ℃熔化的胰酪大豆胨琼脂培养基，混匀，凝固，倒置培养。测定供试品组菌数。

6.4　阴性对照

用同批配制、灭菌的胰酪大豆胨液体培养基1 mL替代样品，进行阴性对照菌数测定。

预试验（3）结果见表6。

表6　十味冰黑片丸微生物计数方法适用性预试验（3）结果

菌种名称	供试品组	阳性对照	试验组	回收率/%	阴性对照
白色念珠菌1	0	76	55	72	－
白色念珠菌2	0	75	61	81	－

注：1.－表示液体澄清或平板无菌落生长。

　　2.白色念珠菌1在胰酪大豆胨琼脂培养基上计数；白色念珠菌2在沙氏葡萄糖琼脂培养基上计数。

结果：采用1：100供试液平皿法，白色念珠菌回收率大于50%。方法可行。

七、十味冰黑片丸微生物限度检查方法适用性建立

7.1 菌悬液制备、菌悬液数量测定

同预试验方法。

7.2 需氧菌总数计数方法适用性试验

7.2.1 试验组

取十味冰黑片丸1：100供试液分别加到5个灭菌的三角瓶中，每瓶10 mL，分别加入金黄色葡萄球菌、枯草芽孢杆菌、铜绿假单胞菌、白色念珠菌、黑曲霉0.1 mL菌悬液（含菌数小于1000 cfu），制成每毫升十味冰黑片丸1：100供试液（含菌数小于100 cfu），取含菌的样品溶液1 mL（含菌数小于100 cfu），注2个平皿，置于直径90 mm的无菌平皿中，每个菌液注2个平皿，注入20 mL温度不超过45℃熔化的胰酪大豆胨琼脂培养基，混匀，凝固，倒置培养。测定菌数。

7.2.2 阳性对照

用菌悬液替代试验样品溶液，进行试验，测定阳性对照菌数。

7.2.3 供试品组

取十味冰黑片丸1：100供试液1 mL，置于直径90 mm的无菌平皿中，注2个平皿，注入20 mL温度不超过45℃熔化的胰酪大豆胨琼脂培养基，混匀，凝固，倒置培养。测定供试品组菌数。

7.2.4 阴性对照

用同批配制、灭菌的胰酪大豆胨液体培养基1 mL替代样品，进行阴性对照菌数测定。

需氧菌总数计数方法适用性试验结果见表7。

7.3 霉菌和酵母菌总数计数方法适用性试验

7.3.1 试验组

取十味冰黑片丸1：100供试液分别加到2个灭菌的三角瓶中，每瓶10 mL，分别加入白色念珠菌、黑曲霉的0.1 mL菌悬液（含菌数小于1000 cfu），制成每毫升十味冰黑片丸1：100供试液（含菌数小于100 cfu），取含菌的样品溶液1 mL（含菌数小于100 cfu），置于直径90 mm的无菌平皿中，每个菌液注2个平皿，注入20 mL温度不超过45℃熔化的沙氏葡萄糖琼脂培养基，混匀，凝固，培养，测定菌数。

7.3.2 阳性对照

稀释后的白色念珠菌、黑曲霉菌悬液加到沙氏葡萄糖琼脂培养基中，混匀，凝固，培养，测定阳性对照菌数。

7.3.3 供试品组

用供试品替代试验组液体注皿，试验。

7.3.4 阴性对照

用同批配制、灭菌的稀释剂1 mL替代样品注皿，注入20 mL温度不超过45℃熔化的沙氏葡萄糖琼脂培养基，混匀，凝固，培养，测定阴性对照菌数。

霉菌和酵母菌总数计数方法适用性试验结果见表7。

表7　十味冰黑片丸微生物限度检查方法适用性试验结果

种类	菌种名称	方法（平皿）	供试品组	阳性对照	试验组	回收率/%	阴性对照
需氧菌总数计数	金黄色葡萄球菌	1:100	0	70	52	74	–
	枯草芽孢杆菌		0	60	50	83	–
	铜绿假单胞菌		0	75	63	84	–
	白色念珠菌		0	65	59	91	–
	黑曲霉		0	50	37	74	–
霉菌和酵母菌总数计数	白色念珠菌	1:100	0	65	55	85	–
	黑曲霉		0	50	40	80	–

注：–表示液体澄清或平板无菌落生长。

八、十味冰黑片丸微生物限度检查方法适用性确认试验

8.1　十味冰黑片丸微生物限度检查方法适用性确认试验

十味冰黑片丸微生物限度检查方法适用性确认试验结果见表8。

表8　十味冰黑片丸微生物限度检查方法适用性确认试验结果

种类	菌种名称	方法（平皿）	供试品组	阳性对照	试验组	回收率/%	阴性对照
需氧菌总数计数	金黄色葡萄球菌	1:100	0	72	66	92	–
	枯草芽孢杆菌		0	64	42	66	–
	铜绿假单胞菌		0	81	68	84	–
	白色念珠菌		0	86	62	72	–
	黑曲霉		0	56	40	71	–
霉菌和酵母菌总数计数	白色念珠菌	1:100	0	85	68	80	–
	黑曲霉		0	56	42	75	–

注：–表示液体澄清或平板无菌落生长。

十味冰黑片丸微生物限度检查方法适用性确认试验结果：

1.需氧菌总数

十味冰黑片丸1：100供试液1 mL注皿进行试验，金黄色葡萄球菌、枯草芽孢杆菌、铜绿假单胞菌、白色念珠菌、黑曲霉回收率均在50%～200%之间，方法可行。

2.霉菌和酵母菌总数

十味冰黑片丸1：100供试液1 mL注皿进行试验，白色念珠菌、黑曲霉回收率均在50%～200%之间，方法可行。

3.控制菌

大肠埃希菌、耐胆盐革兰阴性菌、沙门菌采用《中国药典·四部（2015年版）》第147—148页常规检查方法进行试验，可以检出试验菌。方法可行。

8.2 控制菌确认试验

控制菌确认试验结果见表9、10、11（略），检出目标菌。方法可行。

九、十味冰黑片丸微生物限度检查方法

1.需氧菌总数

十味冰黑片丸10 g加到灭菌的三角瓶中，加入pH7.0氯化钠-蛋白胨缓冲液100 mL，溶解、混匀，制成1：10供试液，取十味冰黑片丸1：100供试液1 mL，置于直径90 mm的无菌平皿中，注入20 mL温度不超过45 ℃熔化的胰酪大豆胨琼脂培养基，按《中国药典·四部（2015年版）》第144页平皿法进行试验。

2.霉菌和酵母菌总数

取十味冰黑片丸1：100供试溶1 mL，置于直径90 mm的无菌平皿中，注入20 mL温度不超过45 ℃熔化的沙氏葡萄糖琼脂培养基，按《中国药典·四部（2015年版）》第144页平皿法进行试验。

3.控制菌

大肠埃希菌、耐胆盐革兰阴性菌和沙门菌按《中国药典·四部（2015年版）》控制菌常规检查方法进行试验。

十味豆蔻丸微生物限度检查方法适用性

藏药名：素麦居巴日布

标准编号：WS3-BC-0207-95

【处方】

豆蔻 25 g	山奈 50 g	光明盐 20 g
荜茇 25 g	螃蟹 40 g	冬葵果 75 g
杧果核 40 g	蒲桃 40 g	大托叶云实 40 g
麝香 2 g		

【制法】

以上十味，除麝香另研细粉外，其余共研细粉，过筛，加入麝香细粉，混匀，用水泛丸，干燥，即得。

十味豆蔻丸为非无菌的口服制剂，按照《中国药典·四部（2015年版）》，进行微生物限度方法适用性的研究。

一、试验材料

略。

二、菌悬液

略。

三、计数方法适用性预试验（1）

预试验（1）结果见表1。

表1　十味豆蔻丸微生物计数方法适用性预试验（1）结果

种类	菌种名称	供试品组	阳性对照	试验组	回收率/%	阴性对照
需氧菌总数计数	金黄色葡萄球菌	0	81	17	21	–
	铜绿假单胞菌	0	72	66	92	–
	枯草芽孢杆菌	0	56	3	5	–
	白色念珠菌	0	80	25	31	–
	黑曲霉	0	42	33	79	–
霉菌和酵母菌总数计数	白色念珠菌	0	80	31	39	–
	黑曲霉	0	42	35	83	–

注：–表示液体澄清或平板无菌落生长。

结果：计数中白色念珠菌、金黄色葡萄球菌、枯草芽孢杆菌回收率低于50%。方法不可行。

四、控制菌检查方法适用性试验

4.1 大肠埃希菌检查方法适用性试验

大肠埃希菌检查方法适用性试验结果见表2。

表2 十味豆蔻丸控制菌——大肠埃希菌检查方法适用性试验结果

培养基名称	阳性对照	试验组	阴性对照	供试品组
胰酪大豆胨液体培养基	+	+	−	−
麦康凯液体培养基	+	+	−	−
麦康凯琼脂平板	鲜桃红色,菌落中心呈深桃红色,圆形,扁平,边缘整齐,表面光滑,湿润	鲜桃红色,菌落中心呈深桃红色,圆形,扁平,边缘整齐,表面光滑,湿润	−	−
染色、镜检	革兰氏阴性、杆菌	革兰氏阴性、杆菌	−	−

注：1.+表示液体浑浊；−表示液体澄清或平板无菌落生长。

2.本次试验加入大肠埃希菌78 cfu。

结果：采用《中国药典·四部（2015年版）》第148页大肠埃希菌常规检查方法进行试验，可以检出试验菌——大肠埃希菌。方法可行。

4.2 耐胆盐革兰阴性菌检查方法适用性试验

耐胆盐革兰阴性菌检查方法适用性试验结果见表3。

表3 十味豆蔻丸控制菌——耐胆盐革兰阴性菌检查方法适用性试验结果

培养基名称	阴性对照	阳性对照(大肠埃希菌)	阳性对照(铜绿假单胞菌)	供试品组	试验组(大肠埃希菌)	试验组(铜绿假单胞菌)
胰酪大豆胨液体培养基	−	+	+	−	+	+
肠道菌增菌液体培养基	−	+	+	−	+	+
紫红胆盐葡萄糖琼脂培养基	−	紫红色菌落	无色菌落	−	紫红色菌落	无色菌落
溴化十六烷三甲胺琼脂培养基	——	−	浅绿色菌落	——	−	浅绿色菌落
伊红美蓝琼脂培养基	——	菌落中心呈暗蓝黑色,发金属光泽	——	——	菌落中心呈暗蓝黑色,发金属光泽	——

注：1.+表示液体浑浊；−表示液体澄清或平板无菌落生长。

2.大肠埃希菌、铜绿假单胞菌加菌量分别为86 cfu和78 cfu。

3.—表示没有接种。

结果：采用《中国药典·四部（2015年版）》第147页耐胆盐革兰阴性菌常规检查方法进行试验，可以检出试验菌——大肠埃希菌和铜绿假单胞菌。方法可行。

4.3 沙门菌检查方法适用性试验

沙门菌检查方法适用性试验结果见表4。

表4　十味豆蔻丸控制菌——沙门菌检查方法适用性试验结果

培养基名称	供试品组	阳性对照	阴性对照	试验组
胰酪大豆胨液体培养基	−	+	−	+
RV沙门增菌液体培养基	−	+	−	+
木糖赖氨酸脱氧胆酸盐琼脂培养基	−	淡粉色，半透明，中心有黑色	−	淡粉色，半透明，中心有黑色
染色、镜检	—	革兰氏阴性、杆菌	—	革兰氏阴性、杆菌
沙门、志贺菌属琼脂培养基		淡红色，半透明	—	淡红色，半透明
TSI斜面		斜面黄色、底层黑色，产气	—	斜面黄色、底层黑色，产气

注：1.+表示液体浑浊；−表示液体澄清或平板无菌落生长。

　　2.沙门菌加菌量为82 cfu。

结果：采用《中国药典·四部（2015年版）》第148页沙门菌常规检查方法进行试验，可以检出试验菌——沙门菌。方法可行。

五、计数方法适用性预试验（2）

5.1　试验组

取十味豆蔻丸1∶10供试液，分别加到3个灭菌的三角瓶中，每瓶10 mL，分别加入白色念珠菌、金黄色葡萄球菌、枯草芽孢杆菌0.1 mL菌悬液（含菌数小于1000 cfu），制成每毫升十味豆蔻丸1∶10供试液（含菌数小于100 cfu），取含菌的样品溶液0.2 mL、0.5 mL，置于直径90 mm的无菌平皿中，每个菌液每个取样体积注2个平皿，注入20 mL温度不超过45 ℃熔化的胰酪大豆胨琼脂培养基，混匀，凝固，倒置培养。测定菌数。

5.2　阳性对照

加到样品中的金黄色葡萄球菌、枯草芽孢杆菌的菌悬液进行10倍稀释，取稀释后的菌悬液0.2 mL、0.5 mL注皿，加到胰酪大豆胨琼脂培养基中，混匀，凝固，倒置培养。测定阳性对照菌数。

5.3　供试品组

用供试液替代试验组液体0.2 mL、0.5 mL注皿，试验。

5.4　阴性对照

用同批配制、灭菌的胰酪大豆胨液体培养基0.2 mL、0.5 mL替代样品注皿，注入20 mL温度不超过45 ℃熔化的胰酪大豆胨琼脂培养基、沙氏葡萄糖琼脂培养基，混匀，凝固，倒置培养。测定阴性对照菌数。

预试验（2）结果见表5。

表5　十味豆蔻丸微生物计数方法适用性预试验（2）结果

菌种名称	供试品组	注皿体积/mL	阳性对照	试验组	回收率/%	阴性对照
金黄色葡萄球菌	0	0.2	35	27	77	－
	0	0.5	82	29	35	－
枯草芽孢杆菌	0	0.2	30	13	43	－
	0	0.5	74	17	23	－
白色念珠菌1	0	0.2	29	25	86	－
	0	0.5	62	23	37	－
白色念珠菌2	0	0.2	28	22	79	－
	0	0.5	62	26	42	－

注：1.－表示液体澄清或平板无菌落生长。

　　2.白色念珠菌1在胰酪大豆胨琼脂培养基上计数；白色念珠菌2在沙氏葡萄糖琼脂培养基上计数。

结果：计数中枯草芽孢杆菌回收率低于50%，白色念珠菌、金黄色葡萄球菌0.2 mL注皿的回收率高于50%。方法不可行。

六、计数方法适用性预试验（3）

6.1　试验组

十味豆蔻丸1∶10供试液10 mL加到90 mL pH7.0无菌氯化钠-蛋白胨缓冲液中，制成十味豆蔻丸1∶100供试液，十味豆蔻丸1∶100供试液10 mL加到灭菌的三角瓶中，加入枯草芽孢杆菌0.1 mL菌悬液（含菌数小于1000 cfu），制成每毫升十味豆蔻丸1∶100供试液（含菌数小于100 cfu），取含菌的样品溶液1 mL（含菌数小于100 cfu），置于直径90 mm的无菌平皿中，注2个平皿，注入20 mL温度不超过45 ℃熔化的胰酪大豆胨琼脂培养基，混匀，凝固，倒置培养。测定菌数。

6.2　阳性对照

用菌悬液替代试验样品溶液，进行试验，测定阳性对照菌数。

6.3　供试品组

取十味豆蔻丸1∶100供试液1 mL，置于直径90 mm的无菌平皿中，注2个平皿，注入20 mL温度不超过45 ℃熔化的胰酪大豆胨琼脂培养基，混匀，凝固，倒置培养。测定供试品组菌数。

6.4　阴性对照

用同批配制、灭菌的胰酪大豆胨液体培养基1 mL替代样品，进行阴性对照菌数测定。

预试验（3）结果见表6。

表6　十味豆蔻丸微生物计数方法适用性预试验（3）结果

菌种名称	供试品组	阳性对照	试验组	回收率/%	阴性对照
枯草芽孢杆菌	0	66	49	74	－

注：－表示液体澄清或平板无菌落生长。

结果：计数中枯草芽孢杆菌回收率大于50%。方法可行。

七、十味豆蔻丸微生物限度检查方法适用性建立

7.1　菌悬液制备、菌悬液数量测定

同预试验方法。

7.2　需氧菌总数计数方法适用性试验

7.2.1　试验组

取十味豆蔻丸1∶100供试液分别加到5个灭菌的三角瓶中，每瓶10 mL，分别加入金黄色葡萄球菌、枯草芽孢杆菌、铜绿假单胞菌、白色念珠菌、黑曲霉0.1 mL菌悬液（含菌数小于1000 cfu），制成每毫升十味豆蔻丸1∶100供试液（含菌数小于100 cfu），取含菌的样品溶液1 mL（含菌数小于100 cfu），置于直径90 mm的无菌平皿中，每个菌液注2个平皿，注入20 mL温度不超过45 ℃熔化的胰酪大豆胨琼脂培养基，混匀，凝固，倒置培养。测定菌数。

7.2.2　阳性对照

用菌悬液替代试验样品溶液，进行试验，测定阳性对照菌数。

7.2.3　供试品组

取十味豆蔻丸1∶100供试液1 mL，置于直径90 mm的无菌平皿中，注2个平皿，注入20 mL温度不超过45 ℃熔化的胰酪大豆胨琼脂培养基，混匀，凝固，倒置培养。测定供试品组菌数。

7.2.4　阴性对照

用同批配制、灭菌的胰酪大豆胨液体培养基1 mL替代样品，进行阴性对照菌数测定。

需氧菌总数计数方法适用性试验结果见表7。

7.3　霉菌和酵母菌总数计数方法适用性试验

7.3.1　试验组

取十味豆蔻丸1∶50供试液分别加到2个灭菌的三角瓶中，每瓶10 mL，分别加入白色念珠菌、黑曲霉的0.1 mL菌悬液（含菌数小于1000 cfu），制成每毫升十味豆蔻丸1∶50供试液（含菌数小于100 cfu），取含菌的样品溶液1 mL（含菌数小于100 cfu），置于直径90 mm的无菌平皿中，注入20 mL温度不超过45 ℃熔化的沙氏葡萄糖琼脂培养基，混匀，凝固，培养，测定菌数。

7.3.2　阳性对照

稀释后的白色念珠菌、黑曲霉菌悬液加到沙氏葡萄糖琼脂培养基中，混匀，凝固，

培养，测定阳性对照菌数。

7.3.3　供试品组

供试品替代试验组液体注皿，试验。

7.3.4　阴性对照

用同批配制、灭菌的稀释剂1 mL替代样品注皿，注入20 mL温度不超过45 ℃熔化的沙氏葡萄糖琼脂培养基，混匀，凝固，培养，测定阴性对照菌数。

霉菌和酵母菌总数计数方法适用性试验结果见表7。

表7　十味豆蔻丸微生物限度检查方法适用性试验结果

种类	菌种名称	方法（平皿）	供试品组	阳性对照	试验组	回收率/%	阴性对照
需氧菌总数计数	金黄色葡萄球菌	1:100	0	78	62	79	–
	枯草芽孢杆菌		0	56	44	79	–
	铜绿假单胞菌		0	89	76	85	–
	白色念珠菌		0	64	51	80	–
	黑曲霉		0	47	41	87	–
霉菌和酵母菌总数计数	白色念珠菌	1:50	0	64	49	77	–
	黑曲霉		0	47	39	83	–

注：–表示液体澄清或平板无菌落生长。

八、十味豆蔻丸微生物限度检查方法适用性确认试验

8.1　十味豆蔻丸微生物限度检查方法适用性确认试验

十味豆蔻丸微生物限度检查方法适用性确认试验结果见表8。

表8　十味豆蔻丸微生物限度检查方法适用性确认试验结果

种类	菌种名称	方法（平皿）	供试品组	阳性对照	试验组	回收率/%	阴性对照
需氧菌总数计数	金黄色葡萄球菌	1:100	0	92	77	84	–
	枯草芽孢杆菌		0	51	41	80	–
	铜绿假单胞菌		0	88	68	77	–
	白色念珠菌		0	85	64	75	–
	黑曲霉		0	56	44	79	–
霉菌和酵母菌总数计数	白色念珠菌	1:50	0	85	60	71	–
	黑曲霉		0	56	43	77	–

注：–表示液体澄清或平板无菌落生长。

十味豆蔻丸微生物限度检查方法适用性确认试验结果：

1.需氧菌总数

十味豆蔻丸 1：100 供试液 1 mL 注皿进行试验，金黄色葡萄球菌、枯草芽孢杆菌、铜绿假单胞菌、白色念珠菌、黑曲霉回收率均在 50%～200% 之间，方法可行。

2.霉菌和酵母菌总数

十味豆蔻丸 1：50 供试液 1 mL 注皿进行试验，白色念珠菌、黑曲霉回收率均在 50%～200% 之间，方法可行。

3.控制菌

大肠埃希菌、耐胆盐革兰阴性菌、沙门菌采用《中国药典·四部（2015年版）》第147—148页常规检查方法进行试验，可以检出试验菌。方法可行。

8.2 控制菌确认试验

控制菌确认试验结果见表9、10、11（略），检出目标菌。方法可行。

九、十味豆蔻丸微生物限度检查方法

1.需氧菌总数

十味豆蔻丸 10 g 加到灭菌的三角瓶中，加入 pH7.0 氯化钠–蛋白胨缓冲液 100 mL，溶解、混匀，制成 1：10 供试液，将十味豆蔻丸 1：10 供试液 10 倍稀释成 1：100 溶液；取 1：100 溶液 1 mL 置于直径 90 mm 的无菌平皿中，注 2 个平皿，注入 20 mL 温度不超过 45 ℃熔化的胰酪大豆胨琼脂培养基，按《中国药典·四部（2015年版）》第144页平皿法进行试验。

2.霉菌和酵母菌总数

取十味豆蔻丸 1：50 供试液 1 mL，置于直径 90 mm 的无菌平皿中，注入 20 mL 温度不超过 45 ℃熔化的沙氏葡萄糖琼脂培养基，按《中国药典·四部（2015年版）》第144页平皿法进行试验。

2.控制菌

大肠埃希菌、耐胆盐革兰阴性菌和沙门菌按《中国药典·四部（2015年版）》控制菌常规检查方法进行试验。

十味诃子丸微生物限度检查方法适用性

藏药名：阿如久巴

标准编号：WS3-BC-0210-95

【处方】

诃子 250 g	藏茜草 100 g	红花 150 g
刀豆 40 g	豆蔻 30 g	山矾叶 100 g
渣驯膏 50 g	紫草茸 100 g	獐牙菜 100 g
圆柏膏 50 g		

【制法】

以上十味，粉碎成细粉，过筛，混匀，即得。

十味诃子丸为非灭菌的中药口服制剂，按照《中国药典·四部（2015年版）》方法进行微生物限度检查方法适用性试验。

一、试验材料

略。

二、菌悬液

略。

三、计数方法适用性预试验（1）

预试验（1）结果见表1。

表1 计数方法适用性预试验（1）结果

种类	菌种名称	供试品组	阳性对照	试验组	回收率/%	阴性对照
需氧菌总数计数	金黄色葡萄球菌	0	81	14	17	-
	铜绿假单胞菌	0	72	65	90	-
	枯草芽孢杆菌	0	56	0	0	-
	白色念珠菌	0	80	51	64	-
	黑曲霉	0	42	31	74	-
霉菌和酵母菌总数计数	白色念珠菌	0	80	58	73	-
	黑曲霉	0	42	35	83	-

注：-表示平板无菌落生长。

结果：计数中金黄色葡萄球菌、枯草芽孢杆菌回收率低于50%，铜绿假单胞菌、白色念珠菌、黑曲霉回收率位于50%～200%间。方法不可行。

四、控制菌检查方法适用性试验

4.1 大肠埃希菌检查方法适用性试验

大肠埃希菌检查方法适用性试验结果见表2。

表2 十味诃子丸控制菌——大肠埃希菌检查方法适用性试验结果

培养基名称	阳性对照	试验组	阴性对照	供试品组
胰酪大豆胨液体培养基	+	+	−	−
麦康凯液体培养基	+	+	−	−
麦康凯琼脂平板	鲜桃红色,菌落中心呈深桃红色,圆形,扁平,边缘整齐,表面光滑,湿润	鲜桃红色,菌落中心呈深桃红色,圆形,扁平,边缘整齐,表面光滑,湿润	−	−
染色、镜检	革兰氏阴性、杆菌	革兰氏阴性、杆菌	−	−

注：1.+表示液体浑浊；−表示液体澄清或平板无菌落生长。

2.大肠埃希菌加菌量为66 cfu。

结果：采用《中国药典·四部（2015年版）》第148页大肠埃希菌常规检查方法进行试验，可以检出试验菌——大肠埃希菌。方法可行。

4.2 耐胆盐革兰阴性菌检查方法适用性试验

耐胆盐革兰阴性菌检查方法适用性试验结果见表3。

表3 十味诃子丸控制菌——耐胆盐革兰阴性菌检查方法适用性试验结果

培养基名称	阴性对照	阳性对照(大肠埃希菌)	阳性对照(铜绿假单胞菌)	供试品组	试验组(大肠埃希菌)	试验组(铜绿假单胞菌)
胰酪大豆胨液体培养基	−	+	+	−	+	+
肠道菌增菌液体培养基	−	+	+	−	+	+
紫红胆盐葡萄糖琼脂培养基	−	紫红色菌落	无色菌落	−	紫红色菌落	无色菌落
溴化十六烷三甲胺琼脂培养基	−	−	浅绿色菌落	−	−	浅绿色菌落
伊红美蓝琼脂培养基	−	菌落中心呈暗蓝黑色,发金属光泽	无色菌落	−	菌落中心呈暗蓝黑色,发金属光泽	无色菌落

注：1.+表示液体浑浊；−表示液体澄清或平板无菌落生长。

2.大肠埃希菌、铜绿假单胞菌加菌量分别为66 cfu和81 cfu。

结果：采用《中国药典·四部（2015年版）》第147页耐胆盐革兰阴性菌常规检查

方法进行试验，可以检出试验菌——大肠埃希菌和铜绿假单胞菌。方法可行。

4.3 沙门菌检查方法适用性试验

沙门菌检查方法适用性试验结果见表4。

表4 十味诃子丸控制菌——沙门菌检查方法适用性试验结果

培养基名称	供试品组	阳性对照	阴性对照	试验组
胰酪大豆胨液体培养基	-	+	-	+
RV沙门增菌液体培养基	-	+	-	+
木糖赖氨酸脱氧胆酸盐琼脂培养基	-	淡粉色,半透明,中心有黑色	-	淡粉色,半透明,中心有黑色
染色、镜检	—	革兰氏阴性、杆菌	—	革兰氏阴性、杆菌
沙门、志贺菌属琼脂培养基	—	淡红色,半透明	—	淡红色,半透明
TSI斜面	—	斜面黄色、底层黑色,产气	—	斜面黄色、底层黑色,产气

注：1.+表示液体浑浊；-表示液体澄清或平板无菌落生长；—表示没有接种。
2.沙门菌加菌量为54 cfu。

结果：采用《中国药典·四部（2015年版）》第148页沙门菌常规检查方法进行试验，可以检出试验菌——沙门菌。方法可行。

五、计数方法适用性预试验（2）

5.1 试验组

取十味诃子丸1∶10供试液，分别加到2个灭菌的三角瓶中，每瓶10 mL，分别加入金黄色葡萄球菌、枯草芽孢杆菌0.1 mL菌悬液（含菌数为500~1000 cfu），制成每毫升十味诃子丸1∶10供试液（含菌数小于100 cfu），取含菌的样品溶液0.2 mL、0.5 mL，置于直径90 mm的无菌平皿中，每个菌液每个取样体积注2个平皿，注入20 mL温度不超过45 ℃熔化的胰酪大豆胨琼脂培养基，混匀，凝固，倒置培养。测定菌数。

5.2 阳性对照

加到样品中的金黄色葡萄球菌、枯草芽孢杆菌的菌悬液进行10倍稀释，取稀释后的菌悬液0.2 mL、0.5 mL注皿，加到胰酪大豆胨琼脂培养基中，混匀，凝固，倒置培养。测定阳性对照菌数。

5.3 供试品组

用供试液替代试验组液体注皿，试验。

5.4 阴性对照

用同批配制、灭菌的胰酪大豆胨液体培养基0.2 mL、0.5 mL替代样品注皿，注入20 mL温度不超过45 ℃熔化的胰酪大豆胨琼脂培养基、沙氏葡萄糖琼脂培养基，混匀，凝固，倒置培养。测定阴性对照菌数。

预试验（2）结果见表5。

表5　十味诃子丸微生物计数方法适用性预试验（2）结果

菌种名称	供试品组	注皿体积/mL	阳性对照	试验组	回收率/%	阴性对照
金黄色葡萄球菌	0	0.2	35	15	43	–
	0	0.5	69	21	30	–
枯草芽孢杆菌	0	0.2	30	12	40	–
	0	0.5	66	9	14	–

注：–表示平板无菌落生长。

结果：计数中金黄色葡萄球菌、枯草芽孢杆菌回收率低于50%。方法不可行。

六、计数方法适用性预试验（3）

6.1　试验组

十味诃子丸1：10供试液10 mL加到90 mL pH7.0无菌氯化钠-蛋白胨缓冲液中，制成十味诃子丸1：100供试液，分别加到2个灭菌的三角瓶中，每瓶10 mL，分别加入金黄色葡萄球菌、枯草芽孢杆菌0.1 mL菌悬液（含菌数为500～1000 cfu），制成每毫升十味诃子丸1：100供试液（含菌数小于100 cfu），取含菌的样品溶液1 mL（含菌数为50～100 cfu），置于直径90 mm的无菌平皿中，每个菌液注2个平皿，注入20 mL温度不超过45 ℃熔化的胰酪大豆胨琼脂培养基，混匀，凝固，倒置培养。测定菌数。

6.2　阳性对照

用菌悬液替代试验样品溶液，进行试验，测定阳性对照菌数。

6.3　供试品组

取十味诃子丸1：100供试液1 mL，置于直径90 mm的无菌平皿中，注2个平皿，注入20 mL温度不超过45 ℃熔化的胰酪大豆胨琼脂培养基，混匀，凝固，倒置培养。测定供试品组菌数。

6.4　阴性对照

用同批配制、灭菌的胰酪大豆胨液体培养基1 mL替代样品，进行阴性对照菌数测定。

预试验（3）结果见表6。

表6　十味诃子丸微生物计数方法适用性预试验（3）结果

菌种名称	供试品组	阳性对照	试验组	回收率/%	阴性对照
金黄色葡萄球菌	0	77	52	68	–
枯草芽孢杆菌	0	68	49	72	–

注：–表示平板无菌落生长。

结果：计数中金黄色葡萄球菌、枯草芽孢杆菌回收率大于50%。方法可行。

七、十味诃子丸微生物限度检查方法适用性建立

7.1 菌悬液制备、菌悬液数量测定

同预试验方法。

7.2 需氧菌总数计数方法适用性试验

7.2.1 试验组

取十味诃子丸1∶100供试液分别加到5个灭菌的三角瓶中，每瓶10 mL，分别加入金黄色葡萄球菌、枯草芽孢杆菌、铜绿假单胞菌、白色念珠菌、黑曲霉0.1 mL菌悬液（含菌数为500～1000 cfu），制成每毫升十味诃子丸1∶100供试液（含菌数小于100 cfu），取含菌的样品溶液1 mL（含菌数为50～100 cfu），置于直径90 mm的无菌平皿中，每个菌液注2个平皿，注入20 mL温度不超过45 ℃熔化的胰酪大豆胨琼脂培养基，混匀，凝固，倒置培养。测定菌数。

7.2.2 阳性对照

用菌悬液替代试验样品溶液，进行试验，测定阳性对照菌数。

7.2.3 供试品组

取十味诃子丸1∶100供试液1 mL，置于直径90 mm的无菌平皿中，注2个平皿，注入20 mL温度不超过45 ℃熔化的胰酪大豆胨琼脂培养基，混匀，凝固，倒置培养。测定供试品组菌数。

7.2.4 阴性对照

用同批配制、灭菌的胰酪大豆胨液体培养基1 mL替代样品，进行阴性对照菌数测定。

需氧菌总数计数方法适用性试验结果见表7。

7.3 霉菌和酵母菌总数计数方法适用性试验

7.3.1 试验组

取十味诃子丸1∶10供试液分别加到2个灭菌的三角瓶中，每瓶10 mL，分别加入白色念珠菌、黑曲霉的0.1 mL菌悬液（含菌数小于1000 cfu），制成每毫升十味诃子丸1∶10供试液（含菌数小于100 cfu），取含菌的样品溶液1 mL（含菌数小于100 cfu），置于直径90 mm的无菌平皿中，每个菌液注2个平皿，注入20 mL温度不超过45 ℃熔化的沙氏葡萄糖琼脂培养基，混匀，凝固，培养，测定菌数。

7.3.2 阳性对照

稀释后的白色念珠菌、黑曲霉菌悬液加到沙氏葡萄糖琼脂培养基中，混匀，凝固，培养，测定阳性对照菌数。

7.3.3 供试品组

用供试品替代试验组液体注皿，试验。

7.3.4 阴性对照

用同批配制、灭菌的稀释剂1 mL替代样品注皿，注入20 mL温度不超过45 ℃熔化的沙氏葡萄糖琼脂培养基，混匀，凝固，培养，测定阴性对照菌数。

霉菌和酵母菌总数计数方法适用性试验结果见表7。

表7　十味诃子丸微生物限度检查方法适用性试验结果

种类	菌种名称	方法（平皿）	供试品组	阳性对照	试验组	回收率/%	阴性对照
需氧菌总数计数	金黄色葡萄球菌	1∶100	0	78	63	81	–
	枯草芽孢杆菌		0	56	44	79	–
	铜绿假单胞菌		0	89	73	82	–
	白色念珠菌		0	64	52	81	–
	黑曲霉		0	47	38	81	–
霉菌和酵母菌总数计数	白色念珠菌	1∶10	0	64	44	69	–
	黑曲霉		0	47	39	83	–

注：–表示平板无菌落生长。

八、十味诃子丸微生物限度检查方法适用性确认试验

8.1　十味诃子丸微生物限度检查方法适用性确认试验

十味诃子丸微生物限度检查方法适用性确认试验结果见表8。

表8　十味诃子丸微生物限度检查方法适用性确认试验结果

种类	菌种名称	方法（平皿）	供试品组	阳性对照	试验组	回收率/%	阴性对照
需氧菌总数计数	金黄色葡萄球菌	1∶100	0	83	76	92	–
	枯草芽孢杆菌		0	51	40	78	–
	铜绿假单胞菌		0	86	69	80	–
	白色念珠菌		0	85	62	73	–
	黑曲霉		0	43	36	84	–
霉菌和酵母菌总数计数	白色念珠菌	1∶10	0	84	67	80	–
	黑曲霉		0	43	39	91	–

注：–表示平板无菌落生长。

十味诃子丸微生物限度检查方法适用性确认试验结果：

1.需氧菌总数

十味诃子丸1∶100供试液1 mL注皿进行试验，金黄色葡萄球菌、枯草芽孢杆菌、铜绿假单胞菌、白色念珠菌、黑曲霉回收率均在50%～200%之间，方法可行。

2.霉菌和酵母菌总数

十味诃子丸1∶10供试液1 mL注皿进行试验，白色念珠菌、黑曲霉回收率均在50%

~200%之间，方法可行。

3.控制菌

大肠埃希菌、耐胆盐革兰阴性菌、沙门菌采用《中国药典·四部（2015年版）》第147—148页常规检查方法进行试验，可以检出试验菌。方法可行。

8.2 控制菌确认试验

控制菌确认试验结果见表9、10、11（略），检出目标菌。方法可行。

九、十味诃子丸微生物限度检查方法

1.需氧菌总数

十味诃子丸10 g加到灭菌的三角瓶中，加入pH7.0氯化钠-蛋白胨缓冲液100 mL，溶解、混匀，制成1∶10供试液，取十味诃子丸1∶10供试液10倍稀释成1∶100溶液；取1∶100溶液1 mL置于直径90 mm的无菌平皿中，注2个平皿，注入20 mL温度不超过45 ℃熔化的胰酪大豆胨琼脂培养基，按《中国药典·四部（2015年版）》第144页平皿法进行试验。

2.霉菌和酵母菌总数

取1∶10供试液1 mL置于直径90 mm的无菌平皿中，注2个平皿，注入20 mL温度不超过45 ℃熔化的沙氏葡萄糖琼脂培养基，按《中国药典·四部（2015年版）》第144页平皿法进行试验。

3.控制菌

大肠埃希菌、耐胆盐革兰阴性菌和沙门菌按《中国药典·四部（2015年版）》控制菌常规检查方法进行试验。

十味手参丸微生物限度检查方法适用性

藏药名：旺拉久巴

标准编号：WS3-BC-0204-95

【处方】

手参 10 g	刀豆 50 g	石榴子 50 g
熊胆 5 g	豆蔻 100 g	荜茇 50 g
桂皮 10 g	天冬 50 g	红花 50 g
麝香 5 g		

【制法】

以上十味，除麝香、熊胆外，其余八味粉碎成细粉，过筛，加入麝香、熊胆细粉，混匀，即得。

十味手参丸为非灭菌的口服制剂，按照《中国药典·四部（2015年版）》方法进行微生物限度检查方法适用性试验。

一、试验材料

略。

二、菌悬液

略。

三、计数方法适用性预试验（1）

预试验（1）结果见表1。

表1　十味手参丸微生物计数方法适用性预试验（1）结果

种类	菌种名称	供试品组	阳性对照	试验组	回收率/%	阴性对照
需氧菌总数计数	金黄色葡萄球菌	0	81	19	23	－
	铜绿假单胞菌	0	72	61	85	－
	枯草芽孢杆菌	0	56	17	30	－
	白色念珠菌	0	80	6	8	－
	黑曲霉	0	42	33	79	－
霉菌和酵母菌总数计数	白色念珠菌	0	80	7	9	－
	黑曲霉	0	42	28	67	－

注：－表示液体澄清或平板无菌落生长。

结果：采用1∶10供试液平皿法，白色念珠菌、金黄色葡萄球菌、枯草芽孢杆菌回收率低于50%，铜绿假单胞菌、黑曲霉回收率高于50%。方法不可行。

四、控制菌检查方法适用性试验

4.1 大肠埃希菌检查方法适用性试验

大肠埃希菌检查方法适用性试验结果见表2。

表2 十味手参丸控制菌——大肠埃希菌检查方法适用性试验结果

培养基名称	阳性对照	试验组	阴性对照	供试品组
胰酪大豆胨液体培养基	+	+	-	-
麦康凯液体培养基	+	+	-	-
麦康凯琼脂平板	鲜桃红色,菌落中心呈深桃红色,圆形,扁平,边缘整齐,表面光滑,湿润	鲜桃红色,菌落中心呈深桃红色,圆形,扁平,边缘整齐,表面光滑,湿润	-	-
染色、镜检	革兰氏阴性、杆菌	革兰氏阴性、杆菌	-	-

注：1.+表示液体浑浊；-表示液体澄清或平板无菌落生长。

2.本次试验加菌量为78 cfu。

结果：采用《中国药典·四部（2015年版）》第148页大肠埃希菌常规检查方法进行试验，可以检出试验菌——大肠埃希菌。方法可行。

4.2 耐胆盐革兰阴性菌检查方法适用性试验

耐胆盐革兰阴性菌检查方法适用性试验结果见表3。

表3 十味手参丸控制菌——耐胆盐革兰阴性菌检查方法适用性试验结果

培养基名称	阴性对照	阳性对照（大肠埃希菌）	阳性对照（铜绿假单胞菌）	供试品组	试验组（大肠埃希菌）	试验组（铜绿假单胞菌）
胰酪大豆胨液体培养基	-	+	+	-	+	+
肠道菌增菌液体培养基	-	+	+	-	+	+
紫红胆盐葡萄糖琼脂培养基	-	紫红色菌落	无色菌落	-	紫红色菌落	无色菌落
溴化十六烷三甲胺琼脂培养基	—	-	浅绿色菌落	—	-	浅绿色菌落
伊红美蓝琼脂培养基	—	菌落中心呈暗蓝黑色,发金属光泽	—	—	菌落中心呈暗蓝黑色,发金属光泽	—

注：1.+表示液体浑浊；-表示液体澄清或平板无菌落生长。

2.大肠埃希菌、铜绿假单胞菌加菌量分别为86 cfu和78 cfu。

3.—表示没有接种。

结果：采用《中国药典·四部（2015年版）》第147页耐胆盐革兰阴性菌常规检查方法进行试验，可以检出试验菌——大肠埃希菌和铜绿假单胞菌。方法可行。

4.3 沙门菌检查方法适用性试验

沙门菌检查方法适用性试验结果见表4。

表4 十味手参丸控制菌——沙门菌检查方法适用性试验结果

培养基名称	供试品组	阳性对照	阴性对照	试验组
胰酪大豆胨液体培养基	–	+	–	+
RV沙门增菌液体培养基	–	+	–	+
木糖赖氨酸脱氧胆酸盐琼脂培养基	–	淡粉色,半透明,中心有黑色	–	淡粉色,半透明,中心有黑色
染色、镜检	—	革兰氏阴性、杆菌	—	革兰氏阴性、杆菌
沙门、志贺菌属琼脂培养基	—	淡红色,半透明	—	淡红色,半透明
TSI斜面	—	斜面黄色、底层黑色,产气	—	斜面黄色、底层黑色,产气

注：1.+表示液体浑浊；–表示液体澄清或平板无菌落生长。

2.沙门菌加菌量为86 cfu。

结果：采用《中国药典·四部（2015年版）》第148页沙门菌常规检查方法进行试验，可以检出试验菌——沙门菌。方法可行。

五、计数方法适用性预试验（2）

5.1 试验组

取十味手参丸1∶10供试液，分别加到3个灭菌的三角瓶中，每瓶10 mL，分别加入白色念珠菌、金黄色葡萄球菌、枯草芽孢杆菌0.1 mL菌悬液（含菌数小于1000 cfu），制成每毫升十味手参丸1∶10供试液（含菌数小于100 cfu），取含菌的样品溶液0.2 mL、0.5 mL，置于直径90 mm的无菌平皿中，每个菌液每个取样体积注2个平皿，注入20 mL温度不超过45 ℃熔化的胰酪大豆胨琼脂培养基，混匀，凝固，倒置培养。测定菌数。

5.2 阳性对照

加到样品中的白色念珠菌、金黄色葡萄球菌、枯草芽孢杆菌的菌悬液进行10倍稀释，取稀释后的菌悬液0.2 mL、0.5 mL注皿，加到胰酪大豆胨琼脂培养基中，混匀，凝固，倒置培养。测定阳性对照菌数。

5.3 供试品组

用供试液替代试验组液体注皿，试验。

5.4 阴性对照

用同批配制、灭菌的胰酪大豆胨液体培养基0.2 mL、0.5 mL替代样品注皿，注入20 mL温度不超过45 ℃熔化的胰酪大豆胨琼脂培养基、沙氏葡萄糖琼脂培养基，混匀，凝固，

倒置培养。测定阴性对照菌数。

预试验（2）结果见表5。

表5　十味手参丸微生物计数方法适用性预试验（2）结果

菌种名称	供试品组	注皿体积/mL	阳性对照	试验组	回收率/%	阴性对照
金黄色葡萄球菌	0	0.2	33	22	67	-
	0	0.5	82	26	32	-
枯草芽孢杆菌	0	0.2	30	19	63	-
	0	0.5	74	21	28	-
白色念珠菌1	0	0.2	28	11	39	-
	0	0.5	62	21	34	-
白色念珠菌2	0	0.2	28	13	46	-
	0	0.5	60	11	18	-

注：1.-表示液体澄清或平板无菌落生长。

2.白色念珠菌1在胰酪大豆胨琼脂培养基上计数；白色念珠菌2在沙氏葡萄糖琼脂培养基上计数。

结果：采用1：10供试液0.2 mL注皿，金黄色葡萄球菌、枯草芽孢杆菌回收率高于50%，白色念珠菌回收率低于50%。方法不可行。

六、计数方法适用性预试验（3）

6.1　试验组

十味手参丸1：10供试液10 mL加到90 mL pH7.0无菌氯化钠-蛋白胨缓冲液中，制成十味手参丸1：100供试液，加入白色念珠菌0.1 mL菌悬液（含菌数小于1000 cfu），制成每毫升十味手参丸1：100供试液（含菌数小于100 cfu），取含菌的样品溶液1 mL（含菌数小于100 cfu），置于直径90 mm的无菌平皿中，注2个平皿，注入20 mL温度不超过45 ℃熔化的胰酪大豆胨琼脂培养基，混匀，凝固，倒置培养。测定菌数。

6.2　阳性对照

用菌悬液替代试验样品溶液，进行试验，测定阳性对照菌数。

6.3　供试品组

取十味手参丸1：100供试液1 mL，置于直径90 mm的无菌平皿中，注2个平皿，注入20 mL温度不超过45 ℃熔化的胰酪大豆胨琼脂培养基，混匀，凝固，倒置培养。测定供试品组菌数。

6.4　阴性对照

用同批配制、灭菌的胰酪大豆胨液体培养基1 mL替代样品，进行阴性对照菌数测定。

预试验（3）结果见表6。

表6 十味手参丸微生物计数方法适用性预试验（3）结果

菌种名称	供试品组	阳性对照	试验组	回收率/%	阴性对照
白色念珠菌1	0	63	48	76	-
白色念珠菌2	0	63	47	75	-

注：1.-表示液体澄清或平板无菌落生长。

2.白色念珠菌1在胰酪大豆胨琼脂培养基上计数；白色念珠菌2在沙氏葡萄糖琼脂培养基上计数。

结果：采用1：100供试液平皿法，白色念珠菌回收率大于50%。方法可行。

七、十味手参丸微生物限度检查方法适用性建立

7.1 菌悬液制备、菌悬液数量测定
同预试验方法。

7.2 需氧菌总数计数方法适用性试验

7.2.1 试验组
取十味手参丸1：100供试液分别加到5个灭菌的三角瓶中，每瓶10 mL，分别加入金黄色葡萄球菌、枯草芽孢杆菌、铜绿假单胞菌、白色念珠菌、黑曲霉0.1 mL菌悬液（含菌数小于1000 cfu），制成每毫升十味手参丸1：100供试液（含菌数小于100 cfu），取含菌的样品溶液1 mL（含菌数小于100 cfu），注2个平皿，置于直径90 mm的无菌平皿中，每个菌液注2个平皿，注入20 mL温度不超过45℃熔化的胰酪大豆胨琼脂培养基，混匀，凝固，倒置培养。测定菌数。

7.2.2 阳性对照
用菌悬液替代试验样品溶液，进行试验，测定阳性对照菌数。

7.2.3 供试品组
取十味手参丸1：100供试液1 mL，置于直径90 mm的无菌平皿中，注2个平皿，注入20 mL温度不超过45℃熔化的胰酪大豆胨琼脂培养基，混匀，凝固，倒置培养。测定供试品组菌数。

7.2.4 阴性对照
用同批配制、灭菌的胰酪大豆胨液体培养基1 mL替代样品，进行阴性对照菌数测定。

需氧菌总数计数方法适用性试验结果见表7。

7.3 霉菌和酵母菌总数计数方法适用性试验

7.3.1 试验组
取十味手参丸1：100供试液分别加到2个灭菌的三角瓶中，每瓶10 mL，分别加入白色念珠菌、黑曲霉的0.1 mL菌悬液（含菌数小于1000 cfu），制成每毫升十味手参丸1：100供试液（含菌数小于100 cfu），取含菌的样品溶液1 mL（含菌数小于100 cfu），置于直径90 mm的无菌平皿中，每个菌液注2个平皿，注入20 mL温度不超过45℃熔化的沙氏葡萄糖琼脂培养基，混匀，凝固，培养，测定菌数。

7.3.2 阳性对照

稀释后的白色念珠菌、黑曲霉菌悬液加到沙氏葡萄糖琼脂培养基中，混匀，凝固，培养，测定阳性对照菌数。

7.3.3 供试品组

用供试品替代试验组液体注皿，试验。

7.3.4 阴性对照

用同批配制、灭菌的稀释剂 1 mL 替代样品注皿，注入 20 mL 温度不超过 45 ℃熔化的沙氏葡萄糖琼脂培养基，混匀，凝固，培养，测定阴性对照菌数。

霉菌和酵母菌总数计数方法适用性试验结果见表7。

表7 十味手参丸微生物限度检查方法适用性试验结果

种类	菌种名称	方法（平皿）	供试品组	阳性对照	试验组	回收率/%	阴性对照
需氧菌总数计数	金黄色葡萄球菌	1:100	0	78	62	79	-
	枯草芽孢杆菌		0	56	44	79	-
	铜绿假单胞菌		0	89	72	81	-
	白色念珠菌		0	64	51	80	-
	黑曲霉		0	47	41	87	-
霉菌和酵母菌总数计数	白色念珠菌	1:100	0	64	48	75	-
	黑曲霉		0	47	40	85	-

注：-表示液体澄清或平板无菌落生长。

八、十味手参丸微生物限度检查方法适用性确认试验

8.1 十味手参丸微生物限度检查方法适用性确认试验

十味手参丸微生物限度检查方法适用性确认试验结果见表8。

表8 十味手参丸微生物限度检查方法适用性确认试验结果

种类	菌种名称	方法（平皿）	供试品组	阳性对照	试验组	回收率/%	阴性对照
需氧菌总数计数	金黄色葡萄球菌	1:100	0	83	68	82	-
	枯草芽孢杆菌		0	55	46	84	-
	铜绿假单胞菌		0	61	54	89	-
	白色念珠菌		0	77	59	77	-
	黑曲霉		0	40	35	88	-
霉菌和酵母菌总数计数	白色念珠菌	1:100	0	76	61	80	-
	黑曲霉		0	42	37	88	-

注：-表示液体澄清或平板无菌落生长。

十味手参丸微生物限度检查方法适用性确认试验结果：

1.需氧菌总数

十味手参丸1∶100供试液1 mL注皿进行试验，金黄色葡萄球菌、枯草芽孢杆菌、铜绿假单胞菌、白色念珠菌、黑曲霉回收率均在50%～200%之间，方法可行。

2.霉菌和酵母菌总数

十味手参丸1∶100供试液1 mL注皿进行试验，白色念珠菌、黑曲霉回收率均在50%～200%之间，方法可行。

3.控制菌

大肠埃希菌、耐胆盐革兰阴性菌、沙门菌采用《中国药典·四部（2015年版）》第147—148页常规检查方法进行试验，可以检出试验菌。方法可行。

8.2　控制菌确认试验

控制菌确认试验结果见表9、10、11（略），检出目标菌。方法可行。

九、十味手参丸微生物限度检查方法

1.需氧菌总数

十味手参丸10 g加到灭菌的三角瓶中，加入pH7.0氯化钠-蛋白胨缓冲液100 mL，溶解、混匀，制成1∶10供试液，取十味手参丸1∶100供试液1 mL，置于直径90 mm的无菌平皿中，注2个平皿，注入20 mL温度不超过45 ℃熔化的胰酪大豆胨琼脂培养基，按《中国药典·四部（2015年版）》第144页平皿法进行试验。

2.霉菌和酵母菌总数

取十味手参丸1∶100供试溶1 mL，置于直径90 mm的无菌平皿中，注入20 mL温度不超过45 ℃熔化的沙氏葡萄糖琼脂培养基，按《中国药典·四部（2015年版）》第144页平皿法进行试验。

3.控制菌

大肠埃希菌、耐胆盐革兰阴性菌和沙门菌按《中国药典·四部（2015年版）》控制菌常规检查方法进行试验。

十五味黑药丸微生物限度检查方法适用性

藏药名：塔门久阿日布

标准编号：WS3-BC-0199-95

【处方】

寒水石 150 g	食盐（炒）150 g	烈香杜鹃 150 g
藏木通 150 g	肉豆蔻 30 g	芫荽果 100 g
芒硝 40 g	硇砂 40 g	光明盐 40 g
紫硇砂 40 g	榜嘎 100 g	藏木香 100 g
荜茇 50 g	黑胡椒 60 g	干姜 80 g

【制法】

以上十五味，粉碎成细粉，过筛，混匀，用蜂蜜加适量水泛丸，干燥即得。

十五味黑药丸为非灭菌的口服制剂，按照《中国药典·四部（2015年版）》方法进行微生物限度检查方法适用性试验。

一、试验材料

略。

二、菌悬液

略。

三、计数方法适用性预试验（1）

预试验（1）结果见表1。

表1　计数方法适用性预试验（1）结果

种类	菌种名称	供试品组	阳性对照	试验组	回收率/%	阴性对照
需氧菌 总数计数	金黄色葡萄球菌	0	75	59	79	-
	铜绿假单胞菌	0	68	56	82	-
	枯草芽孢杆菌	0	48	11	23	-
	白色念珠菌	0	79	55	70	-
	黑曲霉	0	56	42	75	-
霉菌和酵母菌总 数计数	白色念珠菌	0	79	51	65	-
	黑曲霉	0	56	46	82	-

注：-表示液体澄清或平板无菌落生长。

结果：采用 1∶10 供试液平皿法，金黄色葡萄球菌、白色念珠菌、铜绿假单胞菌、黑曲霉回收率高于50%，枯草芽孢杆菌回收率低于50%。方法不可行。

四、控制菌检查方法适用性试验

4.1 大肠埃希菌检查方法适用性试验

大肠埃希菌检查方法适用性试验结果见表2。

表2 十五味黑药丸控制菌——大肠埃希菌检查方法适用性试验结果

培养基名称	阳性对照	试验组	阴性对照	供试品组
胰酪大豆胨液体培养基	+	+	–	
麦康凯液体培养基	+	+	–	
麦康凯琼脂平板	鲜桃红色，菌落中心呈深桃红色，圆形，扁平，边缘整齐，表面光滑，湿润	鲜桃红色，菌落中心呈深桃红色，圆形，扁平，边缘整齐，表面光滑，湿润	–	–
染色、镜检	革兰氏阴性、杆菌	革兰氏阴性、杆菌	–	–

注：1.+表示液体浑浊；–表示液体澄清或平板无菌落生长。

2.本次试验加入大肠埃希菌78 cfu。

结果：采用《中国药典·四部（2015年版）》第148页大肠埃希菌常规检查方法进行试验，可以检出试验菌——大肠埃希菌。方法可行。

4.2 耐胆盐革兰阴性菌检查方法适用性试验

耐胆盐革兰阴性菌检查方法适用性试验结果见表3。

表3 十五味黑药丸控制菌——耐胆盐革兰阴性菌检查方法适用性试验结果

培养基名称	阴性对照	阳性对照(大肠埃希菌)	阳性对照(铜绿假单胞菌)	供试品组	试验组(大肠埃希菌)	试验组(铜绿假单胞菌)
胰酪大豆胨液体培养基	–	+	+	–	+	+
肠道菌增菌液体培养基	–	+	+	–	+	+
紫红胆盐葡萄糖琼脂培养基	–	紫红色菌落	无色菌落	–	紫红色菌落	无色菌落
溴化十六烷三甲胺琼脂培养基	——	–	浅绿色菌落	——	–	浅绿色菌落
伊红美蓝琼脂培养基	——	菌落中心呈暗蓝黑色,发金属光泽	——	——	菌落中心呈暗蓝黑色,发金属光泽	——

注：1.+表示液体浑浊；–表示液体澄清或平板无菌落生长。

2.大肠埃希菌、铜绿假单胞菌加菌量分别为 86 cfu 和 78 cfu。

3.—表示没有接种。

结果：采用《中国药典·四部（2015年版）》第147页耐胆盐革兰阴性菌常规检查方法进行试验，可以检出试验菌——大肠埃希菌和铜绿假单胞菌。方法可行。

4.3 沙门菌检查方法适用性试验

沙门菌检查方法适用性试验结果见表4。

表4 十五味黑药丸控制菌——沙门菌检查方法适用性试验结果

培养基名称	供试品组	阳性对照	阴性对照	试验组
胰酪大豆胨液体培养基	–	+	–	+
RV沙门增菌液体培养基	–	+	–	+
木糖赖氨酸脱氧胆酸盐琼脂培养基	–	淡粉色，半透明，中心有黑色	–	淡粉色，半透明，中心有黑色
染色、镜检	—	革兰氏阴性、杆菌	—	革兰氏阴性、杆菌
沙门、志贺菌属琼脂培养基	—	淡红色，半透明	—	淡红色，半透明
TSI斜面	—	斜面黄色、底层黑色，产气	—	斜面黄色、底层黑色，产气

注：1. +表示液体浑浊；–表示液体澄清或平板无菌落生长。

2. 沙门菌加菌量为82 cfu。

结果：采用《中国药典·四部（2015年版）》第148页沙门菌常规检查方法进行试验，可以检出试验菌——沙门菌。方法可行。

五、计数方法适用性预试验（2）

5.1 试验组

取十五味黑药丸1：10供试液10 mL，加入枯草芽孢杆菌0.1 mL菌悬液（含菌数小于1000 cfu），制成每毫升十五味黑药丸1：10供试液（含菌数小于100 cfu），取含菌的样品溶液0.2 mL、0.5 mL，置于直径90 mm的无菌平皿中，每个取样体积注2个平皿，注入20 mL温度不超过45 ℃熔化的胰酪大豆胨琼脂培养基，混匀，凝固，倒置培养。测定菌数。

5.2 阳性对照

加到样品中的枯草芽孢杆菌的菌悬液进行10倍稀释，取稀释后的菌悬液0.2 mL、0.5 mL注皿，加到胰酪大豆胨琼脂培养基中，混匀，凝固，倒置培养。测定阳性对照菌数。

5.3 供试品组

用供试液替代试验组液体0.2 mL、0.5 mL注皿，试验。

5.4 阴性对照

用同批配制、灭菌的胰酪大豆胨液体培养基0.2 mL、0.5 mL mL替代样品注皿，注入

20 mL温度不超过45 ℃熔化的胰酪大豆胨琼脂培养基、沙氏葡萄糖琼脂培养基，混匀，凝固，倒置培养。测定阴性对照菌数。

预试验（2）结果见表5。

表5　十五味黑药丸微生物计数方法适用性预试验（2）结果

菌种名称	供试品组	注皿体积/mL	阳性对照	试验组	回收率/%	阴性对照
枯草芽孢杆菌	0	0.2	36	24	67	–
	0	0.5	71	21	30	–

注：–表示液体澄清或平板无菌落生长。

结果：采用1∶10供试液0.2 mL注皿，枯草芽孢杆菌回收率高于50%。方法可行。

六、十五味黑药丸微生物限度检查方法适用性建立

6.1　菌悬液制备、菌悬液数量测定

同预试验方法。

6.2　需氧菌总数计数方法适用性试验

6.2.1　试验组

取十五味黑药丸1∶50供试液分别加到5个灭菌的三角瓶中，每瓶10 mL，分别加入金黄色葡萄球菌、枯草芽孢杆菌、铜绿假单胞菌、白色念珠菌、黑曲霉0.1 mL菌悬液（含菌数小于1000 cfu），制成每毫升十五味黑药丸1∶50供试液（含菌数小于100 cfu），取含菌的样品溶液1 mL（含菌数小于100 cfu），注2个平皿，置于直径90 mm的无菌平皿中，每个菌液注2个平皿，注入20 mL温度不超过45 ℃熔化的胰酪大豆胨琼脂培养基，混匀，凝固，倒置培养。测定菌数。

6.2.2　阳性对照

用菌悬液替代试验样品溶液，进行试验，测定阳性对照菌数。

6.2.3　供试品组

取十五味黑药丸1∶50供试液1 mL，置于直径90 mm的无菌平皿中，注2个平皿，注入20 mL温度不超过45 ℃熔化的胰酪大豆胨琼脂培养基，混匀，凝固，倒置培养。测定供试品组菌数。

6.2.4　阴性对照

用同批配制、灭菌的胰酪大豆胨液体培养基1 mL替代样品，进行阴性对照菌数测定。

需氧菌总数计数方法适用性试验结果见表6。

6.3　霉菌和酵母菌总数计数方法适用性试验

6.3.1　试验组

取十五味黑药丸1∶10供试液分别加到2个灭菌的三角瓶中，每瓶10 mL，分别加入白色念珠菌、黑曲霉的0.1 mL菌悬液（含菌数小于1000 cfu），制成每毫升十五味黑药丸1∶10供试液（含菌数小于100 cfu），取含菌的样品溶液1 mL（含菌数小于100 cfu），置于直径90 mm的无菌平皿中，每个菌液注2个平皿，注入20 mL温度不超过45 ℃熔化的

沙氏葡萄糖琼脂培养基，混匀，凝固，培养，测定菌数。

6.3.2 阳性对照

稀释后的白色念珠菌、黑曲霉菌悬液加到沙氏葡萄糖琼脂培养基中，混匀，凝固，培养，测定阳性对照菌数。

6.3.3 供试品组

用供试品替代试验组液体注皿，试验。

6.3.4 阴性对照

用同批配制、灭菌的稀释剂1 mL替代样品注皿，注入20 mL温度不超过45 ℃熔化的沙氏葡萄糖琼脂培养基，混匀，凝固，培养，测定阴性对照菌数。

霉菌和酵母菌总数计数方法适用性试验结果见表6。

表6　十五味黑药丸微生物限度检查方法适用性试验结果

种类	菌种名称	方法（平皿）	供试品组	阳性对照	试验组	回收率/%	阴性对照
需氧菌总数计数	金黄色葡萄球菌	1:50	0	70	52	74	–
	枯草芽孢杆菌		0	60	51	85	–
	铜绿假单胞菌		0	75	63	84	–
	白色念珠菌		0	65	54	83	–
	黑曲霉		0	50	42	84	–
霉菌和酵母菌总数计数	白色念珠菌	1:10	0	65	52	80	–
	黑曲霉		0	50	44	88	–

注：–表示液体澄清或平板无菌落生长。

七、十五味黑药丸微生物限度检查方法适用性确认试验

7.1　十五味黑药丸微生物限度检查方法适用性确认试验

十五味黑药丸微生物限度检查方法适用性确认试验结果见表7。

表7　十五味黑药丸微生物限度检查方法适用性确认试验结果

种类	菌种名称	方法（平皿）	供试品组	阳性对照	试验组	回收率/%	阴性对照
需氧菌总数计数	金黄色葡萄球菌	1:50	0	72	59	82	–
	枯草芽孢杆菌		0	64	52	81	–
	铜绿假单胞菌		0	81	70	86	–
	白色念珠菌		0	86	66	77	–
	黑曲霉		0	56	46	82	–
霉菌和酵母菌总数计数	白色念珠菌	1:10	0	85	62	73	–
	黑曲霉		0	56	49	88	–

注：–表示液体澄清或平板无菌落生长。

十五味黑药丸微生物限度检查方法适用性确认试验结果：

1.需氧菌总数

十五味黑药丸1∶50供试液1 mL注皿进行试验，金黄色葡萄球菌、枯草芽孢杆菌、铜绿假单胞菌、白色念珠菌、黑曲霉回收率均在50%～200%之间，方法可行。

2.霉菌和酵母菌总数

十五味黑药丸1∶10供试液1 mL注皿进行试验，白色念珠菌、黑曲霉回收率均在50%～200%之间，方法可行。

3.控制菌

大肠埃希菌、耐胆盐革兰阴性菌、沙门菌采用《中国药典·四部（2015年版）》第147—148页常规检查方法进行试验，可以检出试验菌。方法可行。

7.2　控制菌确认试验

控制菌确认试验结果见表8、9、10（略），检出目标菌。方法可行。

八、十五味黑药丸微生物限度检查方法

1.需氧菌总数

十五味黑药丸10 g加到灭菌的三角瓶中，加入pH7.0氯化钠–蛋白胨缓冲液100 mL，溶解、混匀，制成1∶10供试液，取十五味黑药丸1∶10供试液1 mL，置于直径90 mm的无菌平皿中，注入20 mL温度不超过45 ℃熔化的胰酪大豆胨琼脂培养基，按《中国药典·四部（2015年版）》第144页平皿法进行试验。

2.霉菌和酵母菌总数

取十五味黑药丸1∶10供试溶1 mL，置于直径90 mm的无菌平皿中，注入20 mL温度不超过45 ℃熔化的沙氏葡萄糖琼脂培养基，按《中国药典·四部（2015年版）》第144页平皿法进行试验。

3.控制菌

大肠埃希菌、耐胆盐革兰阴性菌和沙门菌按《中国药典·四部（2015年版）》控制菌常规检查方法进行试验。

十五味龙胆花丸微生物限度检查方法适用性

藏药名：邦间久埃日布

标准编号：WS3-BC-0195-95

【处方】

白花龙胆 300 g	檀香 150 g	诃子 300 g
毛诃子 200 g	余甘子 240 g	石灰华 260 g
木香 160 g	广枣 100 g	丁香 80 g
肉豆蔻 60 g	宽筋藤 200 g	沉香 150 g
巴夏嘎 160 g	无茎芥 200 g	甘草 160 g

【制法】

以上十五味，粉碎成细粉，过筛，混匀，用水泛丸，干燥，即得。

十五味龙胆花丸为非灭菌的口服制剂，按照《中国药典·四部（2015年版）》方法进行微生物限度检查方法适用性试验。

一、试验材料

略。

二、菌悬液

略。

三、计数方法适用性预试验（1）

预试验（1）结果见表1。

表1 十五味龙胆花丸微生物计数方法适用性预试验（1）结果

种类	菌种名称	供试品组	阳性对照	试验组	回收率/%	阴性对照
需氧菌 总数计数	金黄色葡萄球菌	0	75	54	72	–
	铜绿假单胞菌	0	79	31	39	–
	枯草芽孢杆菌	0	58	8	14	–
	白色念珠菌	0	75	19	25	–
	黑曲霉	0	42	35	83	–
霉菌和酵母菌 总数计数	白色念珠菌	0	77	26	34	–
	黑曲霉	0	42	37	88	–

注：-表示液体澄清或平板无菌落生长。

结果：采用1：10供试液平皿法，白色念珠菌、铜绿假单胞菌、枯草芽孢杆菌回收率低于50%，金黄色葡萄球菌、黑曲霉回收率高于50%。方法不可行。

四、控制菌检查方法适用性试验

4.1 大肠埃希菌检查方法适用性试验

大肠埃希菌检查方法适用性试验结果见表2-1。

表2-1　十五味龙胆花丸控制菌——大肠埃希菌检查方法适用性试验结果

培养基名称	阳性对照	试验组	阴性对照	供试品组
胰酪大豆胨液体培养基	+	-	-	-
麦康凯液体培养基	+	-	-	-
麦康凯琼脂平板	鲜桃红色,菌落中心呈深桃红色,圆形,扁平,边缘整齐,表面光滑,湿润	-	-	-
染色、镜检	革兰氏阴性、杆菌	-	-	-

注：1.+表示液体浑浊；-表示液体澄清或平板无菌落生长。

2.本次试验加入大肠埃希菌78 cfu。

结果：采用《中国药典·四部（2015年版）》第148页大肠埃希菌常规检查方法进行试验，未检出试验菌——大肠埃希菌。方法不可行。

4.1.1 试验组

取十五味龙胆花丸1：10供试液10 mL，加到灭菌的三角瓶中，加入大肠埃希菌菌悬液1 mL（含菌数小于100 cfu），加入300 mL胰酪大豆胨液体培养基，按《中国药典·四部（2015年版）》第147页《大肠埃希菌检查项》进行试验。

4.1.2 阳性对照

将大肠埃希菌菌悬液1 mL（含菌数小于100 cfu）加到300 mL胰酪大豆胨液体培养基中，按《中国药典（2015年版）》要求进行检验；同时测定铜绿假单胞菌菌悬液的含菌数。

4.1.3 供试品组

取十五味龙胆花丸1：10供试液10 mL，加到灭菌的三角瓶中，加入300 mL胰酪大豆胨液体培养基，按《中国药典（2015年版）》要求进行检验。

4.1.4 阴性对照

用同批配制、灭菌的300 mL胰酪大豆胨液体培养基，按《中国药典（2015年版）》要求进行检验。

大肠埃希菌检查方法适用性试验结果见表2-2。

表2-2　十五味龙胆花丸控制菌——大肠埃希菌检查方法适用性试验结果

培养基名称	阳性对照	试验组	阴性对照	供试品组
胰酪大豆胨液体培养基	+	+	−	−
麦康凯液体培养基	+	+	−	−
麦康凯琼脂平板	鲜桃红色,菌落中心呈深桃红色,圆形,扁平,边缘整齐,表面光滑,湿润	鲜桃红色,菌落中心呈深桃红色,圆形,扁平,边缘整齐,表面光滑,湿润	−	−
染色、镜检	革兰氏阴性、杆菌	革兰氏阴性、杆菌	−	−

注:1.+表示液体浑浊;−表示液体澄清或平板无菌落生长。

2.本次试验加入大肠埃希菌94 cfu。

结果:采用《中国药典·四部(2015年版)》148页大肠埃希菌培养基稀释方法进行试验,可以检出试验菌——大肠埃希菌。方法可行。

4.2　耐胆盐革兰阴性菌检查方法适用性试验

耐胆盐革兰阴性菌检查方法适用性试验结果见表3-1。

表3-1　十五味龙胆花丸控制菌——耐胆盐革兰阴性菌检查方法适用性试验结果

培养基名称	阴性对照	阳性对照(大肠埃希菌)	阳性对照(铜绿假单胞菌)	供试品组	试验组(大肠埃希菌)	试验组(铜绿假单胞菌)
胰酪大豆胨液体培养基	−	+	+	−	−	−
肠道菌增菌液体培养基	−	+	+	−	−	−
紫红胆盐葡萄糖琼脂培养基	−	紫红色菌落	无色菌落	−	−	−
溴化十六烷三甲胺琼脂培养基	−	−	浅绿色菌落	—	−	−
伊红美蓝琼脂培养基	—	菌落中心呈暗蓝黑色,发金属光泽	—	—	−	−

注:1.+表示液体浑浊;−表示液体澄清或平板无菌落生长。

2.大肠埃希菌、铜绿假单胞菌加菌量分别为86 cfu和78 cfu。

3.—表示没有接种。

结果:采用《中国药典·四部(2015年版)》第147页耐胆盐革兰阴性菌常规检查方法进行试验,未检出试验菌——大肠埃希菌和铜绿假单胞菌。方法不可行。

4.2.1 试验组

取十五味龙胆花丸10 g加到灭菌的三角瓶中，加入100 mL胰酪大豆胨液体培养基，制成供试液（1:10），在20~25 ℃培养2 h（不增殖），分别取培养物10 mL，分别加到100 mL肠道菌增菌液体培养基中，一瓶加入大肠埃希菌菌悬液1 mL（含菌数不大于100 cfu），另一瓶加入铜绿假单胞菌菌悬液1 mL（含菌数不大于100 cfu），均置于30~35 ℃24~48 h，取每一瓶培养物接种于紫红胆盐葡萄糖琼脂培养基上，30~35 ℃18~24 h。

4.2.2 阳性对照

将大肠埃希菌菌悬液1 mL、铜绿假单胞菌菌悬液1 mL分别加到100 mL胰酪大豆胨液体培养基中，按《中国药典（2015年版）》要求进行检验；同时注皿测定大肠埃希菌菌悬液、铜绿假单胞菌菌悬液的含菌数。

4.2.3 供试品组

取十五味龙胆花丸1:10供试液10 mL加到灭菌的三角瓶中，加入100 mL胰酪大豆胨液体培养基，按《中国药典（2015年版）》要求进行检验。

4.2.4 阴性对照

用同批配制、灭菌的100 mL胰酪大豆胨液体培养基，按《中国药典（2015年版）》要求进行检验。

耐胆盐革兰阴性菌检查方法适用性试验结果见表3-2。

表3-2　十五味龙胆花丸控制菌——耐胆盐革兰阴性菌检查方法适用性试验结果

培养基名称	阴性对照	阳性对照(大肠埃希菌)	阳性对照(铜绿假单胞菌)	供试品组	试验组(大肠埃希菌)	试验组(铜绿假单胞菌)
胰酪大豆胨液体培养基	-	+	+	-	+	+
肠道菌增菌液体培养基	-	+	+	-	+	+
紫红胆盐葡萄糖琼脂培养基	-	紫红色菌落	无色菌落	-	紫红色菌落	无色菌落
溴化十六烷三甲胺琼脂培养基	—	—	浅绿色菌落	—	—	浅绿色菌落
伊红美蓝琼脂培养基	—	菌落中心呈暗蓝黑色,发金属光泽	—	—	菌落中心呈暗蓝黑色,发金属光泽	—

注：1.+表示液体浑浊；-表示液体澄清或平板无菌落生长。

2.大肠埃希菌、铜绿假单胞菌加菌量分别为86 cfu和78 cfu。

3.—表示没有接种。

结果：采用《中国药典·四部（2015年版）》第147页《耐胆盐革兰阴性菌培养基稀释方法》进行试验，可以检出试验菌——大肠埃希菌和铜绿假单胞菌。方法可行。

4.3 沙门菌检查方法适用性试验

沙门菌检查方法适用性试验结果见表4-1。

表4-1　十五味龙胆花丸控制菌——沙门菌检查方法适用性试验结果

培养基名称	供试品组	阳性对照	阴性对照	试验组
胰酪大豆胨液体培养基	–	+	–	–
RV沙门增菌液体培养基		+	–	–
木糖赖氨酸脱氧胆酸盐琼脂培养基	–	淡粉色,半透明,中心有黑色		
染色、镜检	——	革兰氏阴性、杆菌		——
沙门、志贺菌属琼脂培养基	——	淡红色,半透明		
TSI斜面	——	斜面黄色、底层黑色,产气		

注：1.+表示液体浑浊；–表示液体澄清或平板无菌落生长。

2.沙门菌加菌量为58 cfu。

结果：采用《中国药典·四部（2015年版）》第148页沙门菌常规检查方法进行试验，未检出试验菌——沙门菌。方法不可行。

4.3.1　试验组

取十五味龙胆花丸10 g加到灭菌的三角瓶中，加入300 mL胰酪大豆胨液体培养基，加入沙门菌菌悬液1 mL（含菌数小于100 cfu），于30～35 ℃培养18～24 h，取上述培养物0.1 mL接种于10 mL RV沙门增菌液体培养基中，于30～35 ℃培养18～24 h，划线于木糖赖氨酸脱氧胆酸盐琼脂培养基平板，于30～35 ℃培养18～24 h，按《中国药典·四部（2015年版）》第147页《沙门菌检查项》进行试验。

4.3.2　阳性对照

将沙门菌菌悬液1 mL（含菌数小于100 cfu）加到300 mL胰酪大豆胨液体培养基中，按《中国药典·四部（2015年版）》第147页《沙门菌检查项》进行试验，同时注皿计沙门菌菌悬液的含菌数。

4.3.3　供试品组

取十五味龙胆花丸10 g，加到灭菌的三角瓶中，加入300 mL胰酪大豆胨液体培养基，按《中国药典·四部（2015年版）》第147页《沙门菌检查项》进行试验。

4.3.4　阴性对照

用同批配制、灭菌的300 mL胰酪大豆胨液体培养基，按《中国药典（2015年版）》要求进行检验。

沙门菌检查方法适用性试验结果见表4-2。

表4-2　十五味龙胆花丸控制菌——沙门菌检查方法适用性试验结果

培养基名称	供试品组	阳性对照	阴性对照	试验组
胰酪大豆胨液体培养基	–	+	–	+
RV沙门增菌液体培养基	–	+	–	+
木糖赖氨酸脱氧胆酸盐琼脂培养基	–	淡粉色,半透明,中心有黑色	–	淡粉色,半透明,中心有黑色
染色、镜检	——	革兰氏阴性、杆菌	——	革兰氏阴性、杆菌
沙门、志贺菌属琼脂培养基	——	淡红色,半透明	——	淡红色,半透明
TSI斜面	——	斜面黄色、底层黑色,产气	——	斜面黄色、底层黑色,产气

注：1.+表示液体浑浊；–表示液体澄清或平板无菌落生长。

2.沙门菌加菌量为74 cfu。

结果：采用《中国药典·四部（2015年版）》148页沙门菌培养基稀释方法进行试验，可以检出试验菌——沙门菌。方法可行。

五、计数方法适用性预试验（2）

5.1 试验组

取十五味龙胆花丸1∶10供试液，分别加到3个灭菌的三角瓶中，每瓶10 mL，分别加入白色念珠菌、铜绿假单胞菌、枯草芽孢杆菌0.1 mL菌悬液（含菌数小于1000 cfu），制成每毫升十五味龙胆花丸1∶10供试液（含菌数小于100 cfu），取含菌的样品溶液0.2 mL、0.5 mL，置于直径90 mm的无菌平皿中，每个菌液每个取样体积注2个平皿，注入20 mL温度不超过45 ℃熔化的胰酪大豆胨琼脂培养基，混匀，凝固，倒置培养。测定菌数。

5.2 阳性对照

加到样品中的白色念珠菌、铜绿假单胞菌、枯草芽孢杆菌的菌悬液进行10倍稀释，取稀释后的菌悬液0.2 mL、0.5 mL注皿，加到胰酪大豆胨琼脂培养基中，混匀，凝固，倒置培养。测定阳性对照菌数。

5.3 供试品组

用供试液替代试验组液体0.2 mL、0.5 mL注皿，试验。

5.4 阴性对照

用同批配制、灭菌的胰酪大豆胨液体培养基0.2 mL、0.5 mL替代样品注皿，注入20 mL温度不超过45 ℃熔化的胰酪大豆胨琼脂培养基、沙氏葡萄糖琼脂培养基，混匀，凝固，倒置培养。测定阴性对照菌数。

预试验（2）结果见表5。

表5　十五味龙胆花丸微生物计数方法适用性预试验（2）结果

菌种名称	供试品组	注皿体积/mL	阳性对照	试验组	回收率/%	阴性对照
铜绿假单胞菌	0	0.2	52	35	67	–
	0	0.5	75	31	41	–
枯草芽孢杆菌	0	0.2	55	23	42	–
	0	0.5	72	20	28	–
白色念珠菌1	0	0.2	37	32	86	–
	0	0.5	62	18	29	–
白色念珠菌2	0	0.2	33	24	73	–
	0	0.5	64	25	39	–

注：1.–表示液体澄清或平板无菌落生长。

　　2.白色念珠菌1在胰酪大豆胨琼脂培养基上计数；白色念珠菌2在沙氏葡萄糖琼脂培养基上计数。

结果：采用1∶10供试液0.2 mL注皿，铜绿假单胞菌、白色念珠菌回收率高于50%；

枯草芽孢杆菌回收率低于50%。方法不可行。

六、计数方法适用性预试验（3）

6.1 试验组

十五味龙胆花丸1：10供试液10 mL加到90 mL pH7.0无菌氯化钠-蛋白胨缓冲液中，制成十五味龙胆花丸1：100供试液，加入枯草芽孢杆菌0.1 mL菌悬液（含菌数小于1000 cfu），制成每毫升十五味龙胆花丸1：100供试液（含菌数小于100 cfu），取含菌的样品溶液1 mL（含菌数小于100 cfu），置于直径90 mm的无菌平皿中，注2个平皿，注入20 mL温度不超过45 ℃熔化的胰酪大豆胨琼脂培养基，混匀，凝固，倒置培养。测定菌数。

6.2 阳性对照

用菌悬液替代试验样品溶液，进行试验，测定阳性对照菌数。

6.3 供试品组

取十五味龙胆花丸1：100供试液1 mL，置于直径90 mm的无菌平皿中，注2个平皿，注入20 mL温度不超过45 ℃熔化的胰酪大豆胨琼脂培养基，混匀，凝固，倒置培养。测定供试品组菌数。

6.4 阴性对照

用同批配制、灭菌的胰酪大豆胨液体培养基1 mL替代样品，进行阴性对照菌数测定。

预试验（3）结果见表6。

表6 十五味龙胆花丸微生物计数方法适用性预试验（3）结果

菌种名称	供试品组	阳性对照	试验组	回收率/%	阴性对照
枯草芽孢杆菌	0	68	52	76	-

注：-表示液体澄清或平板无菌落生长。

结果：采用1：100供试液平皿法，枯草芽孢杆菌回收率大于50%。方法可行。

七、十五味龙胆花丸微生物限度检查方法适用性建立

7.1 菌悬液制备、菌悬液数量测定

同预试验方法。

7.2 需氧菌总数计数方法适用性试验

7.2.1 试验组

取十五味龙胆花丸1：100供试液分别加到5个灭菌的三角瓶中，每瓶10 mL，分别加入金黄色葡萄球菌、枯草芽孢杆菌、铜绿假单胞菌、白色念珠菌、黑曲霉0.1 mL菌悬液（含菌数小于1000 cfu），制成每毫升十五味龙胆花丸1：100供试液（含菌数小于100 cfu），取含菌的样品溶液1 mL（含菌数小于100 cfu），注2个平皿，置于直径90 mm的无菌平皿中，每个菌液注2个平皿，注入20 mL温度不超过45 ℃熔化的胰酪大豆胨琼脂培养基，混匀，凝固，倒置培养。测定菌数。

7.2.2 阳性对照

用菌悬液替代试验样品溶液，进行试验，测定阳性对照菌数。

7.2.3 供试品组

取十五味龙胆花丸 1∶100 供试液 1 mL，置于直径 90 mm 的无菌平皿中，注 2 个平皿，注入 20 mL 温度不超过 45 ℃ 熔化的胰酪大豆胨琼脂培养基，混匀，凝固，倒置培养。测定供试品组菌数。

7.2.4 阴性对照

用同批配制、灭菌的胰酪大豆胨液体培养基 1 mL 替代样品，进行阴性对照菌数测定。

需氧菌总数计数方法适用性试验结果见表7。

7.3 霉菌和酵母菌总数计数方法适用性试验

7.3.1 试验组

取十五味龙胆花丸 1∶50 供试液分别加到 2 个灭菌的三角瓶中，每瓶 10 mL，分别加入白色念珠菌、黑曲霉的 0.1 mL 菌悬液（含菌数小于 1000 cfu），制成每毫升十五味龙胆花丸 1∶50 供试液（含菌数小于 100 cfu），取含菌的样品溶液 1 mL（含菌数小于 100 cfu），置于直径 90 mm 的无菌平皿中，每个菌液注 2 个平皿，注入 20 mL 温度不超过 45 ℃ 熔化的沙氏葡萄糖琼脂培养基，混匀，凝固，培养，测定菌数。

7.3.2 阳性对照

稀释后的白色念珠菌、黑曲霉菌悬液加到沙氏葡萄糖琼脂培养基中，混匀，凝固，培养，测定阳性对照菌数。

7.3.3 供试品组

用供试品替代试验组液体注皿，试验。

7.3.4 阴性对照

用同批配制、灭菌的稀释剂 1 mL 替代样品注皿，注入 20 mL 温度不超过 45 ℃ 熔化的沙氏葡萄糖琼脂培养基，混匀，凝固，培养，测定阴性对照菌数。

霉菌和酵母菌总数计数方法适用性试验结果见表7。

表 7　十五味龙胆花丸微生物限度检查方法适用性试验结果

种类	菌种名称	方法（平皿）	供试品组	阳性对照	试验组	回收率/%	阴性对照
需氧菌总数计数	金黄色葡萄球菌	1∶100	0	70	59	84	-
	枯草芽孢杆菌		0	60	43	72	-
	铜绿假单胞菌		0	75	53	71	-
	白色念珠菌		0	65	55	85	-
	黑曲霉		0	50	41	82	-
霉菌和酵母菌总数计数	白色念珠菌	1∶50	0	65	52	80	-
	黑曲霉		0	50	39	78	-

注：-表示液体澄清或平板无菌落生长。

八、十五味龙胆花丸微生物限度检查方法适用性确认试验

8.1 十五味龙胆花丸微生物限度检查方法适用性确认试验

十五味龙胆花丸微生物限度检查方法适用性确认试验结果见表8。

表8 十五味龙胆花丸微生物限度检查方法适用性确认试验结果

种类	菌种名称	方法（平皿）	供试品组	阳性对照	试验组	回收率/%	阴性对照
需氧菌总数计数	金黄色葡萄球菌	1:100	0	72	68	94	–
	枯草芽孢杆菌		0	64	47	73	–
	铜绿假单胞菌		0	81	54	67	–
	白色念珠菌		0	86	63	73	–
	黑曲霉		0	56	48	86	–
霉菌和酵母菌总数计数	白色念珠菌	1:50	0	85	64	75	–
	黑曲霉		0	56	46	82	–

注：–表示液体澄清或平板无菌落生长。

十五味龙胆花丸微生物限度检查方法适用性确认试验结果：

1.需氧菌总数

十五味龙胆花丸1∶100供试液1 mL注皿进行试验，金黄色葡萄球菌、枯草芽孢杆菌、铜绿假单胞菌、白色念珠菌、黑曲霉回收率均在50%～200%之间，方法可行。

2.霉菌和酵母菌总数

十五味龙胆花丸1∶50供试液1 mL注皿进行试验，白色念珠菌、黑曲霉回收率均在50%～200%之间，方法可行。

3.控制菌

大肠埃希菌、耐胆盐革兰阴性菌、沙门菌采用《中国药典·四部（2015年版）》第147—148页培养基稀释方法进行试验，可以检出试验菌。方法可行。

8.2 控制菌确认试验

控制菌确认试验结果见表9、10、11（略），检出目标菌。方法可行。

九、十五味龙胆花丸微生物限度架次方法

1.需氧菌总数

十五味龙胆花丸10 g加到灭菌的三角瓶中，加入pH7.0氯化钠-蛋白胨缓冲液100 mL，溶解、混匀，制成1∶10供试液，取十五味龙胆花丸1∶100供试液1 mL，置于直径90 mm的无菌平皿中，注入20 mL温度不超过45 ℃熔化的胰酪大豆胨琼脂培养基，按《中国药典·四部（2015年版）》第144页平皿法进行试验。

2.霉菌和酵母菌总数

取十五味龙胆花丸1∶50供试液1 mL，置于直径90 mm的无菌平皿中，注入20 mL温度不超过45 ℃熔化的沙氏葡萄糖琼脂培养基，按《中国药典·四部（2015年版）》

第144页平皿法进行试验。

3.控制菌

（1）大肠埃希菌

取1∶10的供试液10 mL，加到300 mL胰酪大豆胨液体培养基中，按《中国药典·四部（2015年版）》第147页《大肠埃希菌》进行试验。

（2）耐胆盐革兰阴性菌

取十五味龙胆花丸10 g加到灭菌的三角瓶中，加入300 mL胰酪大豆胨液体培养基，制成供试液（1∶10），在20～25 ℃培养2 h（不增殖），进行10倍稀释成1∶100、1∶1000，分别取1∶10、1∶100、1∶1000培养物1 mL，分别加到10 mL肠道菌增菌液体培养基中，均置于30～35 ℃ 24～48 h，取每一培养物接种于紫红胆盐葡萄糖琼脂培养基上，30～35 ℃ 18～24 h，紫红胆盐葡萄糖琼脂培养基上有菌落生长，为阳性，从《中国药典·四部（2015年版）》第147页表2查耐胆盐革兰阴性菌的可能菌数（N）。

（3）沙门菌

取十五味龙胆花丸10 g加到灭菌的三角瓶中，加入300 mL胰酪大豆胨液体培养基，按《中国药典·四部（2015年版）》147页沙门菌检查方法进行试验。

十五味萝蒂明目丸微生物限度检查方法适用性

【处方】

萝蒂石灰华40 g	绿绒蒿50 g	铁屑（诃子制）80 g
丁香40 g	渣驯膏50 g	甘草50 g
金钱花白蛇30 g	红花40 g	诃子50 g
代赭石100 g	余甘子（去核）50 g	毛诃子50 g

以上十五味，粉碎成细粉，过筛，混匀，用水泛丸，干燥，即得。

十五味萝蒂明目丸为非灭菌的口服制剂，按照《中国药典·四部（2015年版）》方法进行微生物限度检查方法适用性试验。

一、试验材料

略。

二、菌悬液

略。

三、计数方法适用性预试验（1）

预试验（1）结果见表1。

表1　十五味萝蒂明目丸微生物计数方法适用性预试验（1）结果

种类	菌种名称	供试品组	阳性对照	试验组	回收率/%	阴性对照
需氧菌总数计数	金黄色葡萄球菌	0	75	27	36	−
	铜绿假单胞菌	0	68	53	78	−
	枯草芽孢杆菌	0	48	8	17	−
	白色念珠菌	0	79	14	18	−
	黑曲霉	0	56	38	68	−
霉菌和酵母菌总数计数	白色念珠菌	0	79	16	20	−
	黑曲霉	0	56	38	68	−

注：−表示液体澄清或平板无菌落生长。

结果：采用1∶10供试液平皿法，白色念珠菌、金黄色葡萄球菌、枯草芽孢杆菌回收率低于50%，铜绿假单胞菌、黑曲霉回收率高于50%。方法不可行。

四、控制菌检查方法适用性试验

4.1 大肠埃希菌检查方法适用性试验

大肠埃希菌检查方法适用性试验结果见表2。

表2 十五味萝蒂明目丸控制菌——大肠埃希菌检查方法适用性试验结果

培养基名称	阳性对照	试验组	阴性对照	供试品组
胰酪大豆胨液体培养基	+	+	–	–
麦康凯液体培养基	+	+	–	–
麦康凯琼脂平板	鲜桃红色,菌落中心呈深桃红色,圆形,扁平,边缘整齐,表面光滑,湿润	鲜桃红色,菌落中心呈深桃红色,圆形,扁平,边缘整齐,表面光滑,湿润	–	–
染色、镜检	革兰氏阴性、杆菌	革兰氏阴性、杆菌	–	–

注:1.+表示液体浑浊;–表示液体澄清或平板无菌落生长。

2.本次试验加入大肠埃希菌78 cfu。

结果:采用《中国药典·四部（2015年版）》第148页大肠埃希菌常规检查方法进行试验，可以检出试验菌——大肠埃希菌。方法可行。

4.2 耐胆盐革兰阴性菌检查方法适用性试验

耐胆盐革兰阴性菌检查方法适用性试验结果见表3。

表3 十五味萝蒂明目丸控制菌——耐胆盐革兰阴性菌检查方法适用性试验结果

培养基名称	阴性对照	阳性对照(大肠埃希菌)	阳性对照(铜绿假单胞菌)	供试品组	试验组(大肠埃希菌)	试验组(铜绿假单胞菌)
胰酪大豆胨液体培养基	–	+	+	–	+	+
肠道菌增菌液体培养基	–	+	+	–	+	+
紫红胆盐葡萄糖琼脂培养基	–	紫红色菌落	无色菌落	–	紫红色菌落	无色菌落
溴化十六烷三甲胺琼脂培养基	——	–	浅绿色菌落	——	–	浅绿色菌落
伊红美蓝琼脂培养基	——	菌落中心呈暗蓝黑色,发金属光泽	——	——	菌落中心呈暗蓝黑色,发金属光泽	——

注:1.+表示液体浑浊;–表示液体澄清或平板无菌落生长。

2.大肠埃希菌、铜绿假单胞菌加菌量分别为86 cfu和78 cfu。

3.—表示没有接种。

结果：采用《中国药典·四部（2015年版）》第147页耐胆盐革兰阴性菌常规检查方法进行试验，可以检出试验菌——大肠埃希菌和铜绿假单胞菌。方法可行。

4.3 沙门菌检查方法适用性试验

沙门菌检查方法适用性试验结果见表4。

表4 十五味萝蒂明目丸控制菌——沙门菌检查方法适用性试验结果

培养基名称	供试品组	阳性对照	阴性对照	试验组
胰酪大豆胨液体培养基	−	+	−	+
RV沙门增菌液体培养基	−	+	−	+
木糖赖氨酸脱氧胆酸盐琼脂培养基	−	淡粉色，半透明，中心有黑色	−	淡粉色，半透明，中心有黑色
染色、镜检	—	革兰氏阴性、杆菌	—	革兰氏阴性、杆菌
沙门、志贺菌属琼脂培养基	—	淡红色，半透明	—	淡红色，半透明
TSI斜面	—	斜面黄色、底层黑色，产气	—	斜面黄色、底层黑色，产气

注：1.+表示液体浑浊；−表示液体澄清或平板无菌落生长。

2.沙门菌加菌量为82 cfu。

结果：采用《中国药典·四部（2015年版）》第148页沙门菌常规检查方法进行试验，可以检出试验菌——沙门菌。方法可行。

五、计数方法适用性预试验（2）

5.1 试验组

取十五味萝蒂明目丸1∶10供试液，分别加到3个灭菌的三角瓶中，每瓶10 mL，分别加入白色念珠菌、金黄色葡萄球菌、枯草芽孢杆菌0.1 mL菌悬液（含菌数小于1000 cfu），制成每毫升十五味萝蒂明目丸1∶10供试液（含菌数小于100 cfu），取含菌的样品溶液0.2 mL、0.5 mL，置于直径90 mm的无菌平皿中，每个菌液每个取样体积注2个平皿，注入20 mL温度不超过45℃熔化的胰酪大豆胨琼脂培养基，混匀，凝固，倒置培养。测定菌数。

5.2 阳性对照

加到样品中的白色念珠菌、金黄色葡萄球菌、枯草芽孢杆菌的菌悬液进行10倍稀释，取稀释后的菌悬液0.2 mL、0.5 mL注皿，加到胰酪大豆胨琼脂培养基中，混匀，凝固，倒置培养。测定阳性对照菌数。

5.3 供试品组

用供试液替代试验组液体注皿，试验。

5.4 阴性对照

用同批配制、灭菌的胰酪大豆胨液体培养基0.2 mL、0.5 mL替代样品注皿，注入20 mL温度不超过45℃熔化的胰酪大豆胨琼脂培养基、沙氏葡萄糖琼脂培养基，混匀，凝固，倒置培养。测定阴性对照菌数。

预试验（2）结果见表5。

表5　十五味萝蒂明目丸微生物计数方法适用性预试验（2）结果

菌种名称	供试品组	注皿体积/mL	阳性对照	试验组	回收率/%	阴性对照
金黄色葡萄球菌	0	0.2	37	25	68	–
	0	0.5	77	29	38	–
枯草芽孢杆菌	0	0.2	37	27	73	–
	0	0.5	75	24	32	–
白色念珠菌1	0	0.2	30	14	47	–
	0	0.5	63	18	29	–
白色念珠菌2	0	0.2	29	13	45	–
	0	0.5	66	19	29	–

注：1.–表示液体澄清或平板无菌落生长。

2.白色念珠菌1在胰酪大豆胨琼脂培养基上计数；白色念珠菌2在沙氏葡萄糖琼脂培养基上计数。

结果：采用1∶10供试液0.2 mL注皿试验，金黄色葡萄球菌、枯草芽孢杆菌回收率高于50%，白色念珠菌回收率低于50%。方法不可行。

六、计数方法适用性预试验（3）

6.1　试验组

十五味萝蒂明目丸1∶10供试液10 mL加到90 mL pH7.0无菌氯化钠–蛋白胨缓冲液中，制成十五味萝蒂明目丸1∶100供试液，加入白色念珠菌0.1 mL菌悬液（含菌数小于1000 cfu），制成每毫升十五味萝蒂明目丸1∶100供试液（含菌数小于100 cfu），取含菌的样品溶液1 mL（含菌数小于100 cfu），置于直径90 mm的无菌平皿中，注2个平皿，注入20 mL温度不超过45 ℃熔化的胰酪大豆胨琼脂培养基，混匀，凝固，倒置培养。测定菌数。

6.2　阳性对照

用菌悬液替代试验样品溶液，进行试验，测定阳性对照菌数。

6.3　供试品组

取十五味萝蒂明目丸1∶100供试液1 mL，置于直径90 mm的无菌平皿中，注2个平皿，注入20 mL温度不超过45 ℃熔化的胰酪大豆胨琼脂培养基，混匀，凝固，倒置培养。测定供试品组菌数。

6.4　阴性对照

用同批配制、灭菌的胰酪大豆胨液体培养基1 mL替代样品，进行阴性对照菌数测定。

预试验（3）结果见表6。

表6　十五味萝蒂明目丸微生物计数方法适用性预试验（3）结果

菌种名称	供试品组	阳性对照	试验组	回收率/%	阴性对照
白色念珠菌1	0	77	57	74	-
白色念珠菌2	0	76	51	67	-

注：1.-表示液体澄清或平板无菌落生长。

　　2.白色念珠菌1在胰酪大豆胨琼脂培养基上计数；白色念珠菌2在沙氏葡萄糖琼脂培养基上计数。

结果：采用1∶100供试液平皿法，白色念珠菌回收率大于50%。方法可行。

七、十五味萝蒂明目丸微生物限度检查方法适用性建立

7.1　菌悬液制备、菌悬液数量测定

同预试验方法。

7.2　需氧菌总数计数方法适用性试验

7.2.1　试验组

取十五味萝蒂明目丸1∶100供试液分别加到5个灭菌的三角瓶中，每瓶10 mL，分别加入金黄色葡萄球菌、枯草芽孢杆菌、铜绿假单胞菌、白色念珠菌、黑曲霉0.1 mL菌悬液（含菌数小于1000 cfu），制成每毫升十五味萝蒂明目丸1∶100供试液（含菌数小于100 cfu），取含菌的样品溶液1 mL（含菌数小于100 cfu），置于直径90 mm的无菌平皿中，每个菌液注2个平皿，注入20 mL温度不超过45 ℃熔化的胰酪大豆胨琼脂培养基，混匀，凝固，倒置培养。测定菌数。

7.2.2　阳性对照

用菌悬液替代试验样品溶液，进行试验，测定阳性对照菌数。

7.2.3　供试品组

取十五味萝蒂明目丸1∶100供试液1 mL，置于直径90 mm的无菌平皿中，注2个平皿，注入20 mL温度不超过45 ℃熔化的胰酪大豆胨琼脂培养基，混匀，凝固，倒置培养。测定供试品组菌数。

7.2.4　阴性对照

用同批配制、灭菌的胰酪大豆胨液体培养基1 mL替代样品，进行阴性对照菌数测定。

需氧菌总数计数方法适用性试验结果见表7。

7.3　霉菌和酵母菌总数计数方法适用性试验

7.3.1　试验组

取十五味萝蒂明目丸1∶100供试液分别加到2个灭菌的三角瓶中，每瓶10 mL，分别加入白色念珠菌、黑曲霉的0.1 mL菌悬液（含菌数小于1000 cfu），制成每毫升十五味萝蒂明目丸1∶100供试液（含菌数小于100 cfu），取含菌的样品溶液1 mL（含菌数小于100 cfu），置于直径90 mm的无菌平皿中，注入20 mL温度不超过45 ℃熔化的沙氏葡萄

糖琼脂培养基，混匀，凝固，培养，测定菌数。

7.3.2 阳性对照

稀释后的白色念珠菌、黑曲霉菌悬液加到沙氏葡萄糖琼脂培养基中，混匀，凝固，培养，测定阳性对照菌数。

7.3.3 供试品组

用供试品替代试验组液体注皿，试验。

7.3.4 阴性对照

用同批配制、灭菌的稀释剂 1 mL 替代样品注皿，注入 20 mL 温度不超过 45 ℃ 熔化的沙氏葡萄糖琼脂培养基，混匀，凝固，培养，测定阴性对照菌数。

霉菌和酵母菌总数计数方法适用性试验结果见表7。

表7　十五味萝蒂明目丸微生物限度检查方法适用性试验结果

种类	菌种名称	方法（平皿）	供试品组	阳性对照	试验组	回收率/%	阴性对照
需氧菌总数计数	金黄色葡萄球菌	1:100	0	70	55	79	–
	枯草芽孢杆菌		0	60	48	80	–
	铜绿假单胞菌		0	75	66	88	–
	白色念珠菌		0	65	53	82	–
	黑曲霉		0	50	38	76	–
霉菌和酵母菌总数计数	白色念珠菌	1:100	0	65	60	92	–
	黑曲霉		0	50	43	86	–

注：–表示液体澄清或平板无菌落生长。

八、十五味萝蒂明目丸微生物限度检查方法适用性确认试验

8.1　十五味萝蒂明目丸微生物限度检查方法适用性确认试验

十五味萝蒂明目丸微生物限度检查方法适用性确认试验结果见表8。

表8　十五味萝蒂明目丸微生物限度检查方法适用性确认试验结果

种类	菌种名称	方法（平皿）	供试品组	阳性对照	试验组	回收率/%	阴性对照
需氧菌总数计数	金黄色葡萄球菌	1:100	0	72	57	79	–
	枯草芽孢杆菌		0	64	43	67	–
	铜绿假单胞菌		0	81	72	89	–
	白色念珠菌		0	86	69	80	–
	黑曲霉		0	56	48	86	–
霉菌和酵母菌总数计数	白色念珠菌	1:100	0	85	64	75	–
	黑曲霉		0	56	46	82	–

注：–表示液体澄清或平板无菌落生长。

十五味萝蒂明目丸微生物限度检查方法适用性确认试验结果：

1.需氧菌总数

十五味萝蒂明目丸1：100供试液1 mL注皿进行试验，金黄色葡萄球菌、枯草芽孢杆菌、铜绿假单胞菌、白色念珠菌、黑曲霉回收率均在50%～200%之间，方法可行。

2.霉菌和酵母菌总数

十五味萝蒂明目丸1：100供试液1 mL注皿进行试验，白色念珠菌、黑曲霉回收率均在50%～200%之间，方法可行。

3.控制菌

大肠埃希菌、耐胆盐革兰阴性菌、沙门菌采用《中国药典·四部（2015年版）》第147—148页常规检查方法进行试验，可以检出试验菌。方法可行。

8.2　控制菌确认试验

控制菌确认试验结果见表9、10、11（略），检出目标菌。方法可行。

九、十五味萝蒂明目丸微生物限度检查方法

1.需氧菌总数

十五味萝蒂明目丸10 g加到灭菌的三角瓶中，加入pH7.0氯化钠-蛋白胨缓冲液100 mL，溶解、混匀，制成1：10供试液，取十五味萝蒂明目丸1：100供试液1 mL，置于直径90 mm的无菌平皿中，注2个平皿，注入20 mL温度不超过45 ℃熔化的胰酪大豆胨琼脂培养基，按《中国药典·四部（2015年版）》第144页平皿法进行试验。

2.霉菌和酵母菌总数

取十五味萝蒂明目丸1：100供试溶1 mL，置于直径90 mm的无菌平皿中，注入20 mL温度不超过45 ℃熔化的沙氏葡萄糖琼脂培养基，按《中国药典·四部（2015年版）》第144页平皿法进行试验。

3.控制菌

大肠埃希菌、耐胆盐革兰阴性菌和沙门菌按《中国药典·四部（2015年版）》控制菌常规检查方法进行试验。

十五味乳鹏丸微生物限度检查方法适用性

藏药名：毕琼久埃日布

标准编号：WS3-BC-0196-95

【处方】

乳香150 g	宽筋藤150 g	决明子120 g
渣驯膏75 g	黄葵子120 g	藏菖蒲120 g
巴夏嘎110 g	儿茶75 g	诃子150 g
安息香60 g	毛诃子150 g	铁棒锤75 g
木香150 g	麝香1.5 g	余甘子150 g

【制法】

以上十五味，除渣驯膏、麝香外，其余粉碎成细粉，过筛，加入麝香细粉，混匀，用渣驯膏加适量水泛丸，阴干即得。

十五味乳鹏丸为非无菌的口服制剂，按照《中国药典·四部（2015年版）》方法进行微生物限度检查方法适用性试验。

一、试验材料

略。

二、菌悬液

略。

三、计数方法适用性预试验（1）

预试验（1）结果见表1。

表1　十五味乳鹏丸微生物计数方法适用性预试验（1）结果

种类	菌种名称	供试品组	阳性对照	试验组	回收率/%	阴性对照
需氧菌 总数计数	金黄色葡萄球菌	0	68	18	26	－
	铜绿假单胞菌	0	57	48	84	－
	枯草芽孢杆菌	0	47	12	26	－
	白色念珠菌	0	74	55	74	－
	黑曲霉	0	48	39	81	－
霉菌和酵母菌 总数计数	白色念珠菌	0	74	51	69	－
	黑曲霉	0	48	40	83	－

注：-表示平板无菌落生长。

结果：计数中金黄色葡萄球菌、枯草芽孢杆菌回收率低于50%。方法不可行。

四、控制菌检查方法适用性试验

4.1 大肠埃希菌检查方法适用性试验

大肠埃希菌检查方法适用性试验结果见表2。

表2 十五味乳鹏丸控制菌——大肠埃希菌检查方法适用性试验结果

培养基名称	阳性对照	试验组	阴性对照	供试品组
胰酪大豆胨液体培养基	+	+	−	−
麦康凯液体培养基	+	+	−	−
麦康凯琼脂平板	鲜桃红色,菌落中心呈深桃红色,圆形,扁平,边缘整齐,表面光滑,湿润	鲜桃红色,菌落中心呈深桃红色,圆形,扁平,边缘整齐,表面光滑,湿润	−	−
染色、镜检	革兰氏阴性、杆菌	革兰氏阴性、杆菌	−	−

注：1.+表示液体浑浊；−表示液体澄清或平板无菌落生长。

2.大肠埃希菌加菌量为54 cfu。

结果：采用《中国药典·四部（2015年版）》第148页大肠埃希菌常规检查方法进行试验，可以检出试验菌——大肠埃希菌。方法可行。

4.2 耐胆盐革兰阴性菌检查方法适用性试验

耐胆盐革兰阴性菌检查方法适用性试验结果见表3。

表3 十五味乳鹏丸控制菌——耐胆盐革兰阴性菌检查方法适用性试验结果

培养基名称	阴性对照	阳性对照(大肠埃希菌)	阳性对照(铜绿假单胞菌)	供试品组	试验组(大肠埃希菌)	试验组(铜绿假单胞菌)
胰酪大豆胨液体培养基	−	+	+	−	+	+
肠道菌增菌液体培养基	−	+	+	−	+	+
紫红胆盐葡萄糖琼脂培养基	−	紫红色菌落	无色菌落	−	紫红色菌落	无色菌落
溴化十六烷三甲胺琼脂培养基	−		浅绿色菌落	−		浅绿色菌落
伊红美蓝琼脂培养基	−	菌落中心呈暗蓝黑色,发金属光泽	无色菌落	−	菌落中心呈暗蓝黑色,发金属光泽	无色菌落

注：1.+表示液体浑浊；−表示液体澄清或平板无菌落生长。

2.大肠埃希菌、铜绿假单胞菌加菌量分别为57 cfu和73 cfu。

结果：采用《中国药典·四部（2015年版）》第147页耐胆盐革兰阴性菌常规检查方法进行试验，可以检出试验菌——大肠埃希菌和铜绿假单胞菌。方法可行。

4.3 沙门菌检查方法适用性试验

沙门菌检查方法适用性试验结果见表4。

表4 十五味乳鹏丸控制菌——沙门菌检查方法适用性试验结果

培养基名称	供试品组	阳性对照	阴性对照	试验组
胰酪大豆胨液体培养基	－	＋	－	＋
RV沙门增菌液体培养基	－	＋	－	＋
木糖赖氨酸脱氧胆酸盐琼脂培养基	－	淡粉色,半透明,中心有黑色	－	淡粉色,半透明,中心有黑色
染色、镜检	—	革兰氏阴性、杆菌	—	革兰氏阴性、杆菌
沙门、志贺菌属琼脂培养基	—	淡红色,半透明	—	淡红色,半透明
TSI斜面	—	斜面黄色、底层黑色,产气	—	斜面黄色、底层黑色,产气

注：1.＋表示液体浑浊；－表示液体澄清或平板无菌落生长；—表示没有接种。

2.沙门菌加菌量为57 cfu。

结果：采用《中国药典·四部（2015年版）》第148页沙门菌常规检查方法进行试验，可以检出试验菌——沙门菌。方法可行。

五、计数方法适用性预试验（2）

5.1 试验组

取十五味乳鹏丸1：10供试液，分别加到4个灭菌的三角瓶中，每瓶10 mL，每种菌2瓶，分别加入金黄色葡萄球菌、枯草芽孢杆菌0.1 mL菌悬液（含菌数为500～1000 cfu），制成每毫升十五味乳鹏丸1：10供试液（含菌数小于100 cfu），取含菌的样品溶液0.2 mL、0.5 mL，置于直径90 mm的无菌平皿中，每个菌液每个取样体积注2个平皿，注入20 mL温度不超过45 ℃熔化的胰酪大豆胨琼脂培养基，混匀，凝固，倒置培养。测定菌数。

5.2 阳性对照

加到样品中的金黄色葡萄球菌、枯草芽孢杆菌的菌悬液进行10倍稀释，取稀释后的菌悬液0.2 mL、0.5 mL注皿，加到胰酪大豆胨琼脂培养基中，混匀，凝固，倒置培养。测定阳性对照菌数。

5.3 供试品组

用供试液替代试验组液体0.2 mL、0.5 mL注皿，试验。

5.4 阴性对照

用同批配制、灭菌的胰酪大豆胨液体培养基0.2 mL、0.5 mL替代样品注皿，注入20 mL温度不超过45 ℃熔化的胰酪大豆胨琼脂培养基、沙氏葡萄糖琼脂培养基，混匀，凝固，倒置培养。测定阴性对照菌数。

预试验（2）结果见表5。

表5 十五味乳鹏丸微生物计数方法适用性预试验（2）结果

菌种名称	供试品组	注皿体积/mL	阳性对照	试验组	回收率/%	阴性对照
金黄色葡萄球菌	0	0.2	39	18	46	—
	0	0.5	76	27	36	—
枯草芽孢杆菌	0	0.2	35	15	43	—
	0	0.5	72	26	36	—

注：−表示平板无菌落生长。

结果：计数中金黄色葡萄球菌、枯草芽孢杆菌回收率低于50%。方法不可行。

六、计数方法适用性预试验（3）

6.1 试验组

十五味乳鹏丸1∶10供试液10 mL加到90 mL pH7.0无菌氯化钠−蛋白胨缓冲液中，制成十五味乳鹏丸1∶100供试液，取1∶100供试液分别加到2个灭菌的三角瓶中，每瓶10 mL，分别加入金黄色葡萄球菌、枯草芽孢杆菌0.1 mL菌悬液（含菌数为500～1000 cfu），制成每毫升十五味乳鹏丸1∶100供试液（含菌数小于100 cfu），取含菌的样品溶液1 mL（含菌数为50～100 cfu），置于直径90 mm的无菌平皿中，每个菌液注2个平皿，注入20 mL温度不超过45 ℃熔化的胰酪大豆胨琼脂培养基，混匀，凝固，倒置培养。测定菌数。

6.2 阳性对照

用菌悬液替代试验样品溶液，进行试验，测定阳性对照菌数。

6.3 供试品组

取十五味乳鹏丸1∶100供试液1 mL，置于直径90 mm的无菌平皿中，注2个平皿，注入20 mL温度不超过45 ℃熔化的胰酪大豆胨琼脂培养基，混匀，凝固，倒置培养。测定供试品组菌数。

6.4 阴性对照

用同批配制、灭菌的胰酪大豆胨液体培养基1 mL替代样品，进行阴性对照菌数测定。

预试验（3）结果见表6。

表6 十五味乳鹏丸微生物计数方法适用性预试验（3）结果

菌种名称	供试品组	阳性对照	试验组	回收率/%	阴性对照
金黄色葡萄球菌	0	65	45	69	—
枯草芽孢杆菌	0	73	59	81	—

注：−表示平板无菌落生长。

结果：计数中金黄色葡萄球菌、枯草芽孢杆菌回收率大于50%。方法可行。

七、十五味乳鹏丸微生物限度检查方法适用性建立

7.1 菌悬液制备、菌悬液数量测定

同预试验方法。

7.2 需氧菌总数计数方法适用性试验

7.2.1 试验组

取十五味乳鹏丸1∶100供试液分别加到5个灭菌的三角瓶中，每瓶10 mL，分别加入金黄色葡萄球菌、枯草芽孢杆菌、铜绿假单胞菌、白色念珠菌、黑曲霉0.1 mL菌悬液（含菌数为500～1000 cfu），制成每毫升十五味乳鹏丸1∶100供试液（含菌数小于100 cfu），取含菌的样品溶液1 mL（含菌数为50～100 cfu），置于直径90 mm的无菌平皿中，每个菌液注2个平皿，注入20 mL温度不超过45 ℃熔化的胰酪大豆胨琼脂培养基，混匀，凝固，倒置培养。测定菌数。

7.2.2 阳性对照

用菌悬液替代试验样品溶液，进行试验，测定阳性对照菌数。

7.2.3 供试品组

取十五味乳鹏丸1∶100供试液1 mL，置于直径90 mm的无菌平皿中，注2个平皿，注入20 mL温度不超过45 ℃熔化的胰酪大豆胨琼脂培养基，混匀，凝固，倒置培养。测定供试品组菌数。

7.2.4 阴性对照

用同批配制、灭菌的胰酪大豆胨液体培养基1 mL替代样品，进行阴性对照菌数测定。

需氧菌总数计数方法适用性试验结果见表7。

7.3 霉菌和酵母菌总数计数方法适用性试验

7.3.1 试验组

取十五味乳鹏丸1∶10供试液分别加到2个灭菌的三角瓶中，每瓶10 mL，分别加入白色念珠菌、黑曲霉的0.1 mL菌悬液（含菌数小于1000 cfu），制成每毫升十五味乳鹏丸1∶10供试液（含菌数小于100 cfu），取含菌的样品溶液1 mL（含菌数小于100 cfu），置于直径90 mm的无菌平皿中，每个菌液注2个平皿，注入20 mL温度不超过45 ℃熔化的沙氏葡萄糖琼脂培养基，混匀，凝固，培养，测定菌数。

7.3.2 阳性对照

稀释后的白色念珠菌、黑曲霉菌悬液加到沙氏葡萄糖琼脂培养基中，混匀，凝固，培养，测定阳性对照菌数。

7.3.3 供试品组

用供试品替代试验组液体注皿，试验。

7.3.4 阴性对照

用同批配制、灭菌的稀释剂1 mL替代样品注皿，注入20 mL温度不超过45 ℃熔化的沙氏葡萄糖琼脂培养基，混匀，凝固，培养，测定阴性对照菌数。

霉菌和酵母菌总数计数方法适用性试验结果见表7。

表7　十五味乳鹏丸微生物限度检查方法适用性试验结果

种类	菌种名称	方法（平皿）	供试品组	阳性对照	试验组	回收率/%	阴性对照
需氧菌总数计数	金黄色葡萄球菌	1:100	0	66	42	64	–
	枯草芽孢杆菌		0	71	59	83	–
	铜绿假单胞菌		0	79	66	84	–
	白色念珠菌		0	62	48	77	–
	黑曲霉		0	43	35	81	–
霉菌和酵母菌总数计数	白色念珠菌	1:10	0	64	56	88	–
	黑曲霉		0	43	37	86	–

注：–表示平板无菌落生长。

八、十五味乳鹏丸微生物限度检查方法适用性确认试验

8.1　十五味乳鹏丸微生物限度检查方法适用性确认试验

十五味乳鹏丸微生物限度检查方法适用性确认试验结果见表8。

表8　十五味乳鹏丸微生物限度检查方法适用性确认试验结果

种类	菌种名称	方法（平皿）	供试品组	阳性对照	试验组	回收率/%	阴性对照
需氧菌总数计数	金黄色葡萄球菌	1:100	0	58	49	84	–
	枯草芽孢杆菌		0	55	51	93	–
	铜绿假单胞菌		0	73	58	79	–
	白色念珠菌		0	77	62	81	–
	黑曲霉		0	41	37	90	–
霉菌和酵母菌总数计数	白色念珠菌	1:10	0	76	61	80	–
	黑曲霉		0	42	36	86	–

注：–表示平板无菌落生长。

十五味乳鹏丸微生物限度检查方法适用性确认试验结果：

1.需氧菌总数

十五味乳鹏丸1∶100供试液1 mL注皿进行试验，金黄色葡萄球菌、枯草芽孢杆菌、铜绿假单胞菌、白色念珠菌、黑曲霉回收率均在50%～200%之间，方法可行。

2.霉菌和酵母菌总数

十五味乳鹏丸1∶10供试液1 mL注皿进行试验，白色念珠菌、黑曲霉回收率均在50%～200%之间，方法可行。

3.控制菌

大肠埃希菌、耐胆盐革兰阴性菌、沙门菌采用《中国药典·四部（2015年版）》第147—148页常规检查方法进行试验，可以检出试验菌。方法可行。

8.2 控制菌确认试验

控制菌确认试验结果见表9、10、11（略），检出目标菌。方法可行。

九、十五味乳鹏丸微生物限度检查方法

1.需氧菌总数

十五味乳鹏丸10 g加到灭菌的三角瓶中，加入pH7.0氯化钠-蛋白胨缓冲液100 mL，溶解、混匀，制成1∶10供试液，取十五味乳鹏丸1∶10供试液10倍稀释成1∶100溶液；取1∶100溶液1 mL置于直径90 mm的无菌平皿中，注2个平皿，注入20 mL温度不超过45 ℃熔化的胰酪大豆胨琼脂培养基，按《中国药典·四部（2015年版）》第144页平皿法进行试验。

2.霉菌和酵母菌总数

取1∶10供试液1 mL置于直径90 mm的无菌平皿中，注2个平皿，注入20 mL温度不超过45 ℃熔化的沙氏葡萄糖琼脂培养基，按《中国药典·四部（2015年版）》第144页平皿法进行试验。

3.控制菌

大肠埃希菌、耐胆盐革兰阴性菌和沙门菌按《中国药典·四部（2015年版）》控制菌常规检查方法进行试验。

十一味草果丸微生物限度检查方法适用性

藏药名：郭拉久居日布

标准编号：WS3-BC-0170-95

【处方】

草果 70 g	紫草茸 100 g	藏茜草 100 g
诃子 180 g	麻黄 100 g	木香 120 g
丁香 30 g	蔻 50 g	藏木香 100 g
波棱瓜子 30 g	荜茇 50 g	

【制法】

以上十一味粉碎成细粉，过筛，混匀，用水泛丸，干燥，即得。

十一味草果丸为非无菌的口服制剂，按照《中国药典·四部（2015年版）》方法进行微生物限度检查方法适用性试验。

一、试验材料

略。

二、菌悬液

略。

三、计数方法适用性预试验（1）

预试验（1）结果见表1。

表1　十一味草果丸微生物计数方法适用性预试验（1）结果

种类	菌种名称	供试品组	阳性对照	试验组	回收率/%	阴性对照
需氧菌总数计数	金黄色葡萄球菌	0	81	61	75	－
	铜绿假单胞菌	0	72	61	85	－
	枯草芽孢杆菌	0	56	0	0	－
	白色念珠菌	0	80	0	0	－
	黑曲霉	0	42	36	86	－
霉菌和酵母菌总数计数	白色念珠菌	0	80	0	0	－
	黑曲霉	0	42	39	93	－

注：-表示平板无菌落生长。

结果：计数中白色念珠菌、枯草芽孢杆菌回收率低于50%，金黄色葡萄球菌、铜绿假单胞菌、黑曲霉回收率位于50%～200%间。方法不可行。

四、控制菌检查方法适用性试验

4.1 大肠埃希菌检查方法适用性试验
大肠埃希菌检查方法适用性试验结果见表2。

表2 十一味草果丸控制菌——大肠埃希菌检查方法适用性试验结果

培养基名称	阳性对照	试验组	阴性对照	供试品组
胰酪大豆胨液体培养基	+	+	−	−
麦康凯液体培养基	+	+	−	−
麦康凯琼脂平板	鲜桃红色,菌落中心呈深桃红色,圆形,扁平,边缘整齐,表面光滑,湿润	鲜桃红色,菌落中心呈深桃红色,圆形,扁平,边缘整齐,表面光滑,湿润	−	−
染色、镜检	革兰氏阴性、杆菌	革兰氏阴性、杆菌		

注：1.+表示液体浑浊；−表示液体澄清或平板无菌落生长。
2.大肠埃希菌加菌量为67 cfu。

结果：采用《中国药典·四部（2015年版）》第148页大肠埃希菌常规检查方法进行试验，可以检出试验菌——大肠埃希菌。方法可行。

4.2 耐胆盐革兰阴性菌检查方法适用性试验
耐胆盐革兰阴性菌检查方法适用性试验结果见表3。

表3 十一味草果丸控制菌——耐胆盐革兰阴性菌检查方法适用性试验结果

培养基名称	阴性对照	阳性对照(大肠埃希菌)	阳性对照(铜绿假单胞菌)	供试品组	试验组(大肠埃希菌)	试验组(铜绿假单胞菌)
胰酪大豆胨液体培养基	−	+	+	−	+	+
肠道菌增菌液体培养基	−	+	+	−	+	+
紫红胆盐葡萄糖琼脂培养基	−	紫红色菌落	无色菌落	−	紫红色菌落	无色菌落
溴化十六烷三甲胺琼脂培养基	−		浅绿色菌落	−		浅绿色菌落
伊红美蓝琼脂培养基	−	菌落中心呈暗蓝黑色,发金属光泽	无色菌落	−	菌落中心呈暗蓝黑色,发金属光泽	无色菌落

注：1.+表示液体浑浊；−表示液体澄清或平板无菌落生长。
2.大肠埃希菌、铜绿假单胞菌加菌量分别为49 cfu和58 cfu。

结果：采用《中国药典·四部（2015年版）》第147页耐胆盐革兰阴性菌常规检查方法进行试验，可以检出试验菌——大肠埃希菌和铜绿假单胞菌。方法可行。

4.3 沙门菌检查方法适用性试验

沙门菌检查方法适用性试验结果见表4-1。

表4-1 十一味草果丸控制菌——沙门菌检查方法适用性试验结果

培养基名称	供试品组	阳性对照	阴性对照	试验组
胰酪大豆胨液体培养基	－	＋	－	－
RV沙门增菌液体培养基	－	＋	－	－
木糖赖氨酸脱氧胆酸盐琼脂培养基	－	淡粉色，半透明，中心有黑色	－	－
染色、镜检	—	革兰氏阴性、杆菌	—	—
沙门、志贺菌属琼脂培养基	—	淡红色，半透明	—	—
TSI斜面	—	斜面黄色、底层黑色，产气	—	—

注：1.+表示液体浑浊；-表示液体澄清或平板无菌落生长；—表示没有接种。

2.沙门菌加菌量为64 cfu。

结果：采用《中国药典·四部（2015年版）》第148页沙门菌常规检查方法进行试验，未检出试验菌——沙门菌。方法不可行。

4.3.1 试验组

取十一味草果丸10 g加到灭菌的三角瓶中，加入300 mL胰酪大豆胨液体培养基，加入沙门菌菌悬液1 mL（含菌数小于100 cfu），于30～35 ℃培养18～24 h，取上述培养物0.1 mL接种于10 mL RV沙门增菌液体培养基中，于30～35 ℃培18～24 h，划线于木糖赖氨酸脱氧胆酸盐琼脂培养基平板，于30～35 ℃培养18～24 h，按《中国药典·四部（2015年版）》第147页《沙门菌检查项》进行试验。

4.3.2 阳性对照

将沙门菌菌悬液1 mL（含菌数小于100 cfu）加到300 mL胰酪大豆胨液体培养基中，按《中国药典·四部（2015年版）》第147页《沙门菌检查项》进行试验，同时注皿计沙门菌菌悬液的含菌数。

4.3.3 供试品组

取十一味草果丸10 g加到灭菌的三角瓶中，加入300 mL胰酪大豆胨液体培养基，按《中国药典·四部（2015年版）》第147页《沙门菌检查项》进行试验。

4.3.4 阴性对照

用同批配制、灭菌的300 mL胰酪大豆胨液体培养基，按《中国药典（2015年版）》要求进行检验。

沙门菌检查方法适用性试验结果见表4-2。

表4-2　十一味草果丸控制菌——沙门菌检查方法适用性试验结果

培养基名称	供试品组	阳性对照	阴性对照	试验组
胰酪大豆胨液体培养基	-	+	-	+
RV沙门增菌液体培养基	-	+	-	+
木糖赖氨酸脱氧胆酸盐琼脂培养基	-	淡粉色,半透明,中心有黑色	-	淡粉色,半透明,中心有黑色
染色、镜检	—	革兰氏阴性、杆菌	—	革兰氏阴性、杆菌
沙门、志贺菌属琼脂培养基	—	淡红色,半透明	—	淡红色,半透明
TSI斜面	—	斜面黄色、底层黑色,产气	—	斜面黄色、底层黑色,产气

注：1.+表示液体浑浊；-表示液体澄清或平板无菌落生长；—表示没有接种。

2.沙门菌加菌量为88 cfu。

结果：采用《中国药典·四部（2015年版）》148页沙门菌培养基寻死方法进行试验，可以检出试验菌——沙门菌。方法可行。

五、预试验（2）

5.1　试验组

取十一味草果丸1：10供试液，分别加到2个灭菌的三角瓶中，每瓶10 mL，分别加入白色念珠菌、枯草芽孢杆菌0.1 mL菌悬液（含菌数小于1000 cfu），制成每毫升十一味草果丸1：10供试液（含菌数小于100 cfu），取含菌的样品溶液0.2 mL、0.5 mL，置于直径90 mm的无菌平皿中，每个菌液每个取样体积注2个平皿，注入20 mL温度不超过45 ℃熔化的胰酪大豆胨琼脂培养基，混匀，凝固，倒置培养。测定菌数。

5.2　阳性对照

加到样品中的白色念珠菌、枯草芽孢杆菌的菌悬液进行10倍稀释，取稀释后的菌悬液0.2 mL、0.5 mL注皿，加到胰酪大豆胨琼脂培养基中，混匀，凝固，倒置培养。测定阳性对照菌数。

5.3　供试品组

用供试液替代试验组液体0.2 mL、0.5 mL注皿，试验。

5.4　阴性对照

用同批配制、灭菌的胰酪大豆胨液体培养基0.2 mL、0.5 mL替代样品注皿，注入20 mL温度不超过45 ℃熔化的胰酪大豆胨琼脂培养基、沙氏葡萄糖琼脂培养基，混匀，凝固，倒置培养。测定阴性对照菌数。

预试验（2）结果见表5。

表5　十一味草果丸微生物计数方法适用性预试验（2）结果

菌种名称	供试品组	注皿体积/mL	阳性对照	试验组	回收率/%	阴性对照
枯草芽孢杆菌	0	0.2	34	13	38	-
	0	0.5	79	22	28	-
白色念珠菌1	0	0.2	43	0	0	-
	0	0.5	78	0	0	-
白色念珠菌2	0	0.2	42	0	0	-
	0	0.5	80	0	0	-

注：1.-表示平板无菌落生长。

2.白色念珠菌1、2分别在胰酪大豆胨琼脂培养基和沙氏葡萄糖琼脂培养基上计数。

结果：计数中白色念珠菌、枯草芽孢杆菌回收率低于50%。方法不可行。

六、预试验（3）

6.1　试验组

十一味草果丸1：10供试液10 mL加到灭菌的三角瓶中，加入90 mL pH7.0无菌氯化钠–蛋白胨缓冲液，制成1：100供试液，加入白色念珠菌、枯草芽孢杆菌0.1 mL菌悬液（含菌数小于1000 cfu），制成每毫升十一味草果丸1：100供试液（含菌数小于100 cfu），取含菌的样品溶液1 mL（含菌数小于100 cfu），置于直径90 mm的无菌平皿中，注2个平皿，注入20 mL温度不超过45 ℃熔化的胰酪大豆胨琼脂培养基，混匀，凝固，倒置培养。测定菌数。

6.2　阳性对照

用菌悬液替代试验样品溶液，进行试验，测定阳性对照菌数。

6.3　供试品组

取十一味草果丸1：100供试液1 mL，置于直径90 mm的无菌平皿中，注2个平皿，注入20 mL温度不超过45 ℃熔化的胰酪大豆胨琼脂培养基，混匀，凝固，倒置培养。测定供试品组菌数。

6.4　阴性对照

用同批配制、灭菌的胰酪大豆胨液体培养基1 mL替代样品，进行阴性对照菌数测定。

预试验（3）结果见表6。

表6　十一味草果丸微生物计数方法适用性预试验（3）结果

菌种名称	供试品组	阳性对照	试验组	回收率/%	阴性对照
枯草芽孢杆菌	0	78	61	78	-
白色念珠菌1	0	66	15	23	-
白色念珠菌2	0	71	9	13	-

注：1.-表示平板无菌落生长。

2.白色念珠菌1、2分别在胰酪大豆胨琼脂培养基和沙氏葡萄糖琼脂培养基上计数。

结果：计数中枯草芽孢杆菌回收率大于50%，白色念珠菌回收率小于50%。方法不可行。

七、预试验（4）

7.1 试验组

取十一味草果丸1∶10的供试液2 mL，加入pH7.0氯化钠-蛋白胨缓冲液100 mL，混匀，进行薄膜过滤，用pH7.0无菌氯化钠-蛋白胨缓冲液冲洗，每膜300 mL，加入白色念珠菌0.1 mL菌悬液（含菌数小于1000 cfu），制成每毫升十一味草果丸1∶10的供试液（含菌数小于100 cfu），过滤，取出滤膜，面朝上贴在胰酪大豆胨琼脂培养基、沙氏葡萄糖琼脂培养基上，培养、计数。

7.2 阳性对照

用菌悬液替代试验样品溶液，进行试验，测定阳性对照菌数。

7.3 供试品组

取十一味草果丸1∶10的供试液2 mL加入pH7.0氯化钠-蛋白胨缓冲液100 mL，混匀，进行薄膜过滤，用pH7.0无菌氯化钠-蛋白胨缓冲液冲洗，每膜300 mL，取出滤膜，面朝上贴在胰酪大豆胨琼脂培养基、沙氏葡萄糖琼脂培养基上，培养、计数。

7.4 阴性对照

用同批配制、灭菌的胰酪大豆胨液体培养基1 mL替代样品，薄膜过滤后，取出滤膜，面朝上贴在胰酪大豆胨琼脂培养基、沙氏葡萄糖琼脂培养基上，进行培养、计数。

计数方法适用性试验预试验（4）结果见表7。

表7 计数方法适用性预试验（4）结果

菌种名称	供试品组	阳性对照	试验组	回收率/%	阴性对照
白色念珠菌	0	73	62	85	–
白色念珠菌	0	74	60	81	–

注：1.–表示平板无菌落生长。

　　2.白色念珠菌1、2分别在胰酪大豆胨琼脂培养基和沙氏葡萄糖琼脂培养基上计数。

结果：采用薄膜法，白色念珠菌回收率大于50%。方法可行。

八、十一味草果丸微生物限度检查方法适用性建立

8.1 液制备、菌悬液数量测定

同预试验方法。

8.2 需氧菌总数计数方法适用性试验

8.2.1 试验组

取十一味草果丸1∶10供试液2 mL，加入pH7.0氯化钠-蛋白胨缓冲液100 mL，混匀，制成1∶10供试液，分别加到灭菌的三角瓶中，每瓶10 mL，加入pH7.0无菌氯化钠-蛋白胨缓冲液100 mL，进行薄膜过滤，用pH7.0无菌氯化钠-蛋白胨缓冲液冲洗，每

膜 300 mL，分别加入金黄色葡萄球菌、白色念珠菌、枯草芽孢杆菌、铜绿假单胞菌、黑曲霉 0.1 mL 菌悬液（含菌数小于 1000 cfu），制成每毫升十一味草果丸 1∶10 供试液含菌数小于 100 cfu，取出滤膜，面朝上贴在胰酪大豆胨琼脂培养基上，培养、计数。

8.2.2　阳性对照

用菌悬液替代试验样品溶液，进行试验，测定阳性对照菌数。

8.2.3　供试品组

取十一味草果丸 1∶10 供试液 2 mL，加入 pH7.0 氯化钠-蛋白胨缓冲液 100 mL，混匀，制成 1∶10 供试液，分别加到灭菌的三角瓶中，每瓶 10 mL，加入 pH7.0 无菌氯化钠-蛋白胨缓冲液 100 mL，进行薄膜过滤，用 pH7.0 无菌氯化钠-蛋白胨缓冲液冲洗，每膜 300 mL，取出滤膜，面朝上贴在胰酪大豆胨琼脂培养基上，培养、计数。

8.2.4　阴性对照

用同批配制、灭菌的胰酪大豆胨液体培养基 1 mL 替代样品，进行阴性对照菌数测定。

需氧菌总数计数方法适用性试验结果见表 8。

8.3　酵母菌总数

8.3.1　试验组

取十一味草果丸 1∶10 供试液 2 mL，加入 pH7.0 氯化钠-蛋白胨缓冲液 100 mL，混匀，制成 1∶10 供试液，分别加到灭菌的三角瓶中，每瓶 10 mL，加入 pH7.0 无菌氯化钠-蛋白胨缓冲液 100 mL，进行薄膜过滤，用 pH7.0 无菌氯化钠-蛋白胨缓冲液冲洗，每膜 300 mL，分别加入白色念珠菌、黑曲霉 0.1 mL 菌悬液（含菌数小于 1000 cfu），制成每毫升十一味草果丸 1∶10 供试液（含菌数小于 100 cfu），取出滤膜，面朝上贴在沙氏葡萄糖琼脂培养基上，培养、计数。

8.3.2　阳性对照

用菌悬液替代试验样品溶液，进行试验，测定阳性对照菌数。

8.3.3　供试品组

取十一味草果丸 1∶10 供试液 2 mL，加入 pH7.0 氯化钠-蛋白胨缓冲液 100 mL，混匀，制成 1∶10 供试液，分别加到灭菌的三角瓶中，每瓶 10 mL，加入 pH7.0 无菌氯化钠-蛋白胨缓冲液 100 mL，进行薄膜过滤，用 pH7.0 无菌氯化钠-蛋白胨缓冲液冲洗，每膜 300 mL，取出滤膜，面朝上贴在沙氏葡萄糖琼脂培养基上，培养、计数。

8.3.4　阴性对照

用同批配制、灭菌的胰酪大豆胨液体培养基 1 mL 替代样品，进行阴性对照菌数测定。

霉菌和酵母菌总数计数方法适用性试验结果见表 8。

表8　十一味草果丸微生物限度检查方法适用性试验结果

种类	菌种名称	方法（平皿）	供试品组	阳性对照	试验组	回收率/%	阴性对照
需氧菌总数计数	金黄色葡萄球菌	1:10薄膜	0	54	47	87	–
	枯草芽孢杆菌		0	62	51	82	–
	铜绿假单胞菌		0	53	46	87	–
	白色念珠菌		0	59	48	81	–
	黑曲霉		0	33	30	91	–
霉菌和酵母菌总数计数	白色念珠菌	1:10薄膜	0	58	46	79	–
	黑曲霉		0	38	31	82	–

注：-表示平板无菌落生长。

九、十一味草果丸微生物限度检查方法适用性确认试验

9.1　十一味草果丸微生物限度检查方法适用性确认试验

十一味草果丸微生物限度检查方法适用性确认试验结果见表9。

表9　十一味草果丸微生物限度检查方法适用性确认试验结果

种类	菌种名称	方法（平皿）	供试品组	阳性对照	试验组	回收率/%	阴性对照
需氧菌总数计数	金黄色葡萄球菌	1:10薄膜	0	62	44	71	–
	枯草芽孢杆菌		0	57	51	89	–
	铜绿假单胞菌		0	77	55	71	–
	白色念珠菌		0	66	53	80	–
	黑曲霉		0	42	37	88	–
霉菌和酵母菌总数计数	白色念珠菌	1:10薄膜	0	68	58	85	–
	黑曲霉		0	43	39	91	–

注：-表示平板无菌落生长。

十一味草果丸微生物限度检查方法适用性确认试验结果：

1.需氧菌总数

取十一味草果丸1:10供试液2 mL，加入pH7.0氯化钠-蛋白胨缓冲液100 mL，混匀，制成1:10供试液，分别加到灭菌的三角瓶中，每瓶10 mL，加入pH7.0无菌氯化钠-蛋白胨缓冲液100 mL，进行薄膜过滤，用pH7.0无菌氯化钠-蛋白胨缓冲液冲洗，每膜300 mL，分别加入金黄色葡萄球菌、白色念珠菌、枯草芽孢杆菌、铜绿假单胞菌、黑曲霉0.1 mL菌悬液（含菌数小于1000 cfu），制成每毫升十一味草果丸1:10供试液（含菌数小于100 cfu），取出滤膜，面朝上贴在胰酪大豆胨琼脂培养基上，培养、计数。黄色葡萄球菌、枯草芽孢杆菌、铜绿假单胞菌、白色念珠菌、黑曲霉回收率均在50%～

200%之间，方法可行。

2.霉菌和酵母菌总数

取十一味草果丸1：10供试液2 mL，加入pH7.0氯化钠-蛋白胨缓冲液100 mL，混匀，制成1：10供试液，分别加到灭菌的三角瓶中，每瓶10 mL，加入pH7.0无菌氯化钠-蛋白胨缓冲液100 mL，进行薄膜过滤，用pH7.0无菌氯化钠-蛋白胨缓冲液冲洗，每膜300 mL，分别加入白色念珠菌、黑曲霉0.1 mL菌悬液（含菌数小于1000 cfu），制成每毫升十一味草果丸1：10供试液（含菌数小于100 cfu），取出滤膜，面朝上贴在沙氏葡萄糖琼脂培养基上，培养、计数。白色念珠菌、黑曲霉回收率均在50%～200%之间，方法可行。

3.控制菌

（1）大肠埃希菌、耐胆盐革兰阴性菌

采用《中国药典·四部（2015年版）》第147—148页常规检查方法进行试验，可以检出试验菌。方法可行。

（2）沙门菌

采用《中国药典·四部（2015年版）》第147—148页培养基稀释方法进行试验，可以检出试验菌。方法可行。

9.2　控制菌确认试验

控制菌确认试验结果见表10、11、12（略），检出目标菌。方法可行。

十、十一味草果丸微生物限度检查方法

1.需氧菌总数

取十一味草果丸1：10供试液2 mL，加入pH7.0氯化钠-蛋白胨缓冲液100 mL，混匀，制成1：10供试液，分别加到灭菌的三角瓶中，每瓶10 mL，加入pH7.0无菌氯化钠-蛋白胨缓冲液100 mL，进行薄膜过滤，用pH7.0无菌氯化钠-蛋白胨缓冲液冲洗，每膜300 mL，取出滤膜，面朝上贴在胰酪大豆胨琼脂培养基上，培养、计数。按《中国药典·四部（2015年版）》第144页平皿法进行试验。

2.霉菌和酵母菌总数

取十一味草果丸1：10供试液2 mL，加入pH7.0氯化钠-蛋白胨缓冲液100 mL，混匀，制成1：10供试液，分别加到灭菌的三角瓶中，每瓶10 mL，加入pH7.0无菌氯化钠-蛋白胨缓冲液100 mL，进行薄膜过滤，用pH7.0无菌氯化钠-蛋白胨缓冲液冲洗，每膜300 mL，面朝上贴在沙氏葡萄糖琼脂培养基上，培养、计数。按《中国药典·四部（2015年版）》第144页平皿法进行试验。

3.控制菌

（1）大肠埃希菌和耐胆盐革兰阴性菌

按《中国药典·四部（2015年版）》控制菌常规检查方法进行试验。

（2）沙门菌

取十一味草果丸10 g加到灭菌的三角瓶中，加入300 mL胰酪大豆胨液体培养基，按《中国药典·四部（2015年版）》第147页《沙门菌检查》进行试验。

十一味金色丸微生物限度检查方法适用性

藏药名：赛多居久

标准编号：WS3-BC-0169-95

【处方】

诃子75 g	渣驯膏25 g	唐古特乌头26 g
铁棒锤20 g	石榴子40 g	黑冰片50 g
酸藤果35 g	蔷薇花100 g	波棱瓜子20 g
麝香2.5 g	角茴香40 g	

【制法】

以上十一味，除麝香外，其余十味粉碎成细粉，过筛，加入麝香细粉混匀，即得。

十一味金色丸为非灭菌的口服制剂，按照《中国药典·四部（2015年版）》方法进行微生物限度检查方法适用性试验。

一、试验材料

略。

二、菌悬液

略。

三、计数方法适用性预试验（1）

预试验（1）结果见表1。

表1 十一味金色丸微生物计数方法适用性预试验（1）结果

种类	菌种名称	供试品组	阳性对照	试验组	回收率/%	阴性对照
需氧菌总数计数	金黄色葡萄球菌	0	77	21	27	－
	铜绿假单胞菌	0	68	51	75	－
	枯草芽孢杆菌	0	63	11	17	－
	白色念珠菌	0	79	55	70	－
	黑曲霉	0	46	37	80	－
霉菌和酵母菌总数计数	白色念珠菌	0	77	64	83	－
	黑曲霉	0	48	34	71	－

注：-表示液体澄清或平板无菌落生长。

结果：采用1：10供试液平皿法，金黄色葡萄球菌、枯草芽孢杆菌回收率低于50%，白色念珠菌、铜绿假单胞菌、黑曲霉回收率高于50%。方法不可行。

四、控制菌检查方法适用性试验

4.1 大肠埃希菌检查方法适用性试验

大肠埃希菌检查方法适用性试验结果见表2。

表2 十一味金色丸控制菌——大肠埃希菌检查方法适用性试验结果

培养基名称	阳性对照	试验组	阴性对照	供试品组
胰酪大豆胨液体培养基	+	+	-	-
麦康凯液体培养基	+	+	-	-
麦康凯琼脂平板	鲜桃红色,菌落中心呈深桃红色,圆形,扁平,边缘整齐,表面光滑,湿润	鲜桃红色,菌落中心呈深桃红色,圆形,扁平,边缘整齐,表面光滑,湿润	-	-
染色、镜检	革兰氏阴性、杆菌	革兰氏阴性、杆菌	-	-

注：1.+表示液体浑浊；-表示液体澄清或平板无菌落生长。

2.本次试验加入大肠埃希菌55 cfu。

结果：采用《中国药典·四部（2015年版）》第148页大肠埃希菌常规检查方法进行试验，可以检出试验菌——大肠埃希菌。方法可行。

4.2 耐胆盐革兰阴性菌检查方法适用性试验

耐胆盐革兰阴性菌检查方法适用性试验结果见表3。

表3 十一味金色丸控制菌——耐胆盐革兰阴性菌检查方法适用性试验结果

培养基名称	阴性对照	阳性对照(大肠埃希菌)	阳性对照(铜绿假单胞菌)	供试品组	试验组(大肠埃希菌)	试验组(铜绿假单胞菌)
胰酪大豆胨液体培养基	-	+	+	-	+	+
肠道菌增菌液体培养基	-	+	+	-	+	+
紫红胆盐葡萄糖琼脂培养基	-	紫红色菌落	无色菌落	-	紫红色菌落	无色菌落
溴化十六烷三甲胺琼脂培养基	-	-	浅绿色菌落	—	-	浅绿色菌落
伊红美蓝琼脂培养基	—	菌落中心呈暗蓝黑色,发金属光泽	—	—	菌落中心呈暗蓝黑色,发金属光泽	—

注：1.+表示液体浑浊；-表示液体澄清或平板无菌落生长。

2.大肠埃希菌、铜绿假单胞菌加菌量分别为86 cfu和78 cfu。

3.—表示没有接种。

结果：采用《中国药典·四部（2015年版）》第147页耐胆盐革兰阴性菌常规检查方法进行试验，可以检出试验菌——大肠埃希菌和铜绿假单胞菌。方法可行。

4.3 沙门菌检查方法适用性试验

沙门菌检查方法适用性试验结果见表4。

表4　十一味金色丸控制菌——沙门菌检查方法适用性试验结果

培养基名称	供试品组	阳性对照	阴性对照	试验组
胰酪大豆胨液体培养基	－	＋	－	＋
RV沙门增菌液体培养基	－	＋	－	＋
木糖赖氨酸脱氧胆酸盐琼脂培养基	－	淡粉色，半透明，中心有黑色	－	淡粉色，半透明，中心有黑色
染色、镜检	——	革兰氏阴性、杆菌	——	革兰氏阴性、杆菌
沙门、志贺菌属琼脂培养基	——	淡红色，半透明	——	淡红色，半透明
TSI斜面	——	斜面黄色、底层黑色，产气	——	斜面黄色、底层黑色，产气

注：1.+表示液体浑浊；–表示液体澄清或平板无菌落生长；—表示没有接种。

2.沙门菌加菌量为61 cfu。

结果：采用《中国药典·四部（2015年版）》第148页沙门菌常规检查方法进行试验，可以检出试验菌——沙门菌。方法可行。

五、计数方法适用性预试验（2）

5.1 试验组

取十一味金色丸1∶10供试液，分别加到2个灭菌的三角瓶中，每瓶10 mL，分别加入金黄色葡萄球菌、枯草芽孢杆菌0.1 mL菌悬液（含菌数小于1000 cfu），制成每毫升十一味金色丸1∶10供试液（含菌数小于100 cfu），取含菌的样品溶液0.2 mL、0.5 mL，置于直径90 mm的无菌平皿中，每个菌液每个取样体积注2个平皿，注入20 mL温度不超过45 ℃熔化的胰酪大豆胨琼脂培养基，混匀，凝固，倒置培养。测定菌数。

5.2 阳性对照

加到样品中的金黄色葡萄球菌、枯草芽孢杆菌的菌悬液进行10稀释，取稀释后的菌悬液0.2 mL、0.5 mL注皿，加到胰酪大豆胨琼脂培养基中，混匀，凝固，倒置培养。测定阳性对照菌数。

5.3 供试品组

用供试液替代试验组液体0.2 mL、0.5 mL注皿，试验。

5.4 阴性对照

用同批配制、灭菌的胰酪大豆胨液体培养基0.2 mL、0.5 mL替代样品注皿，注入20 mL温度不超过45 ℃熔化的胰酪大豆胨琼脂培养基、沙氏葡萄糖琼脂培养基，混匀，凝固，

倒置培养。测定阴性对照菌数。

预试验（2）结果见表5。

表5　十一味金色丸微生物计数方法适用性预试验（2）结果

菌种名称	供试品组	注皿体积/mL	阳性对照	试验组	回收率/%	阴性对照
金黄色葡萄球菌	0	0.2	35	24	69	–
	0	0.5	77	31	40	–
枯草芽孢杆菌	0	0.2	33	22	67	–
	0	0.5	68	15	22	–

注：–表示液体澄清或平板无菌落生长。

结果：采用1∶10供试液0.2 mL注皿，金黄色葡萄球菌、枯草芽孢杆菌回收率高于50%。方法可行。

六、十一味金色丸微生物限度检查方法适用性建立

6.1　菌悬液制备、菌悬液数量测定

同预试验方法。

6.2　需氧菌总数计数方法适用性试验

6.2.1　试验组

取十一味金色丸1∶50供试液分别加到5个灭菌的三角瓶中，每瓶10 mL，分别加入金黄色葡萄球菌、枯草芽孢杆菌、铜绿假单胞菌、白色念珠菌、黑曲霉0.1 mL菌悬液（含菌数小于1000 cfu），制成每毫升十一味金色丸1∶50供试液（含菌数小于100 cfu），取含菌的样品溶液1 mL（含菌数小于100 cfu），注2个平皿，置于直径90 mm的无菌平皿中，每个菌液注2个平皿，注入20 mL温度不超过45 ℃熔化的胰酪大豆胨琼脂培养基，混匀，凝固，倒置培养。测定菌数。

6.2.2　阳性对照

用菌悬液替代试验样品溶液，进行试验，测定阳性对照菌数。

6.2.3　供试品组

取十一味金色丸1∶50供试液1 mL，置于直径90 mm的无菌平皿中，注2个平皿，注入20 mL温度不超过45 ℃熔化的胰酪大豆胨琼脂培养基，混匀，凝固，倒置培养。测定供试品组菌数。

6.2.4　阴性对照

用同批配制、灭菌的胰酪大豆胨液体培养基1 mL替代样品，进行阴性对照菌数测定。

需氧菌总数计数方法适用性试验结果见表6。

6.3　霉菌和酵母菌总数计数方法适用性试验

6.3.1　试验组

取十一味金色丸1∶10供试液分别加到2个灭菌的三角瓶中，每瓶10 mL，分别加入白色念珠菌、黑曲霉的0.1 mL菌悬液（含菌数小于1000 cfu），制成每毫升十一味金色丸

1：10供试液（含菌数小于100 cfu），取含菌的样品溶液1 mL（含菌数小于100 cfu），置于直径90 mm的无菌平皿中，每个菌液注2个平皿，注入20 mL温度不超过45 ℃熔化的沙氏葡萄糖琼脂培养基，混匀，凝固，培养，测定菌数。

6.3.2 阳性对照

稀释后的白色念珠菌、黑曲霉菌悬液加到沙氏葡萄糖琼脂培养基中，混匀，凝固，培养，测定阳性对照菌数。

6.3.3 供试品组

用供试品替代试验组液体注皿，试验。

6.3.4 阴性对照

用同批配制、灭菌的稀释剂1 mL替代样品注皿，注入20 mL温度不超过45 ℃熔化的沙氏葡萄糖琼脂培养基，混匀，凝固，培养，测定阴性对照菌数。

霉菌和酵母菌总数计数方法适用性试验结果见表6。

表6 十一味金色丸微生物限度检查方法适用性试验结果

种类	菌种名称	方法（平皿）	供试品组	阳性对照	试验组	回收率/%	阴性对照
需氧菌总数计数	金黄色葡萄球菌	1:50	0	70	46	66	–
	枯草芽孢杆菌		0	79	69	87	–
	铜绿假单胞菌		0	73	52	71	–
	白色念珠菌		0	65	58	89	–
	黑曲霉		0	50	39	78	–
霉菌和酵母菌总数计数	白色念珠菌	1:10	0	65	62	95	–
	黑曲霉		0	50	41	82	–

注：–表示液体澄清或平板无菌落生长。

七、十一味金色丸微生物限度检查方法适用性确认试验

7.1 十一味金色丸微生物限度检查方法适用性确认试验

十一味金色丸微生物限度检查方法适用性确认试验结果见表7。

表7 十一味金色丸微生物限度检查方法适用性确认试验结果

种类	菌种名称	方法（平皿）	供试品组	阳性对照	试验组	回收率/%	阴性对照
需氧菌总数计数	金黄色葡萄球菌	1:50	0	72	57	79	–
	枯草芽孢杆菌		0	64	59	92	–
	铜绿假单胞菌		0	81	47	58	–
	白色念珠菌		0	86	68	79	–
	黑曲霉		0	42	37	88	–
霉菌和酵母菌总数计数	白色念珠菌	1:10	0	85	71	84	–
	黑曲霉		0	43	39	91	–

注：–表示液体澄清或平板无菌落生长。

十一味金色丸微生物限度检查方法适用性确认试验结果：

1.需氧菌总数

十一味金色丸1∶50供试液1 mL注皿进行试验，金黄色葡萄球菌、枯草芽孢杆菌、铜绿假单胞菌、白色念珠菌、黑曲霉回收率均在50%～200%之间，方法可行。

2.霉菌和酵母菌总数

方十一味金色丸1∶10供试液1 mL注皿进行试验，白色念珠菌、黑曲霉回收率均在50%～200%之间，方法可行。

3.控制菌

大肠埃希菌、耐胆盐革兰阴性菌、沙门菌采用《中国药典·四部（2015年版）》第147—148页常规检查方法进行试验，可以检出试验菌。方法可行。

7.2　控制菌确认试验

控制菌确认试验结果见表8、9、10（略），检出目标菌。方法可行。

八、十一味金色丸微生物限度检查方法

1.需氧菌总数

十一味金色丸10 g加到灭菌的三角瓶中，加入pH7.0氯化钠−蛋白胨缓冲液100 mL，溶解、混匀，制成1∶10供试液，取十一味金色丸1∶50供试液1 mL，置于直径90 mm的无菌平皿中，注2个平皿，注入20 mL温度不超过45 ℃熔化的胰酪大豆胨琼脂培养基，按《中国药典·四部（2015年版）》第144页平皿法进行试验。

2.霉菌和酵母菌总数

取十一味金色丸1∶10供试溶1 mL置于直径90 mm的无菌平皿中，注入20 mL温度不超过45 ℃熔化的沙氏葡萄糖琼脂培养基，按《中国药典·四部（2015年版）》第144页平皿法进行试验。

3.控制菌

大肠埃希菌、耐胆盐革兰阴性菌和沙门菌按《中国药典·四部（2015年版）》控制菌常规检查方法进行试验。

十一味沙棘丸微生物限度检查方法适用性

十一味沙棘丸为非灭菌的口服制剂，按照《中国药典·四部（2015年版）》方法进行微生物限度检查方法适用性试验。

一、试验材料

略。

二、菌悬液

略。

三、计数方法适用性预试验

预试验（1）结果见表1。

表1　十一味沙棘丸微生物计数方法适用性预试验（1）结果

种类	菌种名称	供试品组	阳性对照	试验组	回收率/%	阴性对照
需氧菌总数计数	金黄色葡萄球菌	0	81	59	73	-
	铜绿假单胞菌	0	72	61	85	-
	枯草芽孢杆菌	0	56	37	66	-
	白色念珠菌	0	80	68	85	-
	黑曲霉	0	42	37	88	-
霉菌和酵母菌总数计数	白色念珠菌	0	80	55	69	-
	黑曲霉	0	45	32	71	-

注：-表示平板无菌落生长。

结果：计数中金黄色葡萄球菌、枯草芽孢杆菌、铜绿假单胞菌、白色念珠菌、黑曲霉回收率位于50%～200%间。方法可行。

四、控制菌检查方法适用性试验

4.1　大肠埃希菌检查方法适用性试验

大肠埃希菌检查方法适用性试验结果见表2。

表2　十一味沙棘丸控制菌——大肠埃希菌检查方法适用性试验结果

培养基名称	阳性对照	试验组	阴性对照	供试品组
胰酪大豆胨液体培养基	+	+	−	−
麦康凯液体培养基	+	+	−	−
麦康凯琼脂平板	鲜桃红色,菌落中心呈深桃红色,圆形,扁平,边缘整齐,表面光滑,湿润	鲜桃红色,菌落中心呈深桃红色,圆形,扁平,边缘整齐,表面光滑,湿润	−	−
染色、镜检	革兰氏阴性、杆菌	革兰氏阴性、杆菌	−	−

注：1.+表示液体浑浊；−表示液体澄清或平板无菌落生长。

2.大肠埃希菌加菌量为66 cfu。

结果：采用《中国药典·四部（2015年版）》第148页大肠埃希菌常规检查方法进行试验，可以检出试验菌——大肠埃希菌。方法可行。

4.2　耐胆盐革兰阴性菌检查方法适用性试验

耐胆盐革兰阴性菌检查方法适用性试验结果见表3。

表3　十一味沙棘丸控制菌——耐胆盐革兰阴性菌检查方法适用性试验结果

培养基名称	阴性对照	阳性对照(大肠埃希菌)	阳性对照(铜绿假单胞菌)	供试品组	试验组(大肠埃希菌)	试验组(铜绿假单胞菌)
胰酪大豆胨液体培养基	−	+	+	−	+	+
肠道菌增菌液体培养基	−	+	+	−	+	+
紫红胆盐葡萄糖琼脂培养基	−	紫红色菌落	无色菌落	−	紫红色菌落	无色菌落
溴化十六烷三甲胺琼脂培养基	−	−	浅绿色菌落	−	−	浅绿色菌落
伊红美蓝琼脂培养基	−	菌落中心呈暗蓝黑色,发金属光泽	无色菌落	−	菌落中心呈暗蓝黑色,发金属光泽	无色菌落

注：1.+表示液体浑浊；−表示液体澄清或平板无菌落生长。

2.大肠埃希菌、铜绿假单胞菌加菌量分别为86 cfu和78 cfu。

结果：采用《中国药典·四部（2015年版）》第147页耐胆盐革兰阴性菌常规检查方法进行试验，可以检出试验菌——大肠埃希菌和铜绿假单胞菌。方法可行。

4.3　沙门菌检查方法适用性试验

沙门菌检查方法适用性试验结果见表4。

表4 十一味沙棘丸控制菌——沙门菌检查方法适用性试验结果

培养基名称	供试品组	阳性对照	阴性对照	试验组
胰酪大豆胨液体培养基	–	+	–	+
RV沙门增菌液体培养基	–	+		+
木糖赖氨酸脱氧胆酸盐琼脂培养基	–	淡粉色,半透明,中心有黑色		淡粉色,半透明,中心有黑色
染色、镜检	—	革兰氏阴性、杆菌	—	革兰氏阴性、杆菌
沙门、志贺菌属琼脂培养基	—	淡红色,半透明		淡红色,半透明
TSI斜面	—	斜面黄色、底层黑色,产气	—	斜面黄色、底层黑色,产气

注：1.+表示液体浑浊；–表示液体澄清或平板无菌落生长；—表示没有接种。

　　2.沙门菌加菌量为78 cfu。

结果：采用《中国药典·四部（2015年版）》第148页沙门菌常规检查方法进行试验，可以检出试验菌——沙门菌。方法可行。

五、十一味沙棘丸微生物限度检查方法适用性建立

5.1 菌悬液制备、菌悬液数量测定

同预试验方法。

5.2 需氧菌总数计数方法适用性试验

5.2.1 试验组

取十一味沙棘丸1∶10供试液分别加到5个灭菌的三角瓶中，每瓶10 mL，分别加入金黄色葡萄球菌、枯草芽孢杆菌、铜绿假单胞菌、白色念珠菌、黑曲霉0.1 mL菌悬液（含菌数小于1000 cfu），制成每毫升十一味沙棘丸1∶10供试液（含菌数小于100 cfu），取含菌的样品溶液1 mL（含菌数小于100 cfu），置于直径90 mm的无菌平皿中，每个菌液注2个平皿，注入20 mL温度不超过45 ℃熔化的胰酪大豆胨琼脂培养基，混匀，凝固，倒置培养。测定菌数。

5.2.2 阳性对照

用菌悬液替代试验样品溶液，进行试验，测定阳性对照菌数。

5.2.3 供试品组

取十一味沙棘丸1∶10供试液1 mL，置于直径90 mm的无菌平皿中，注2个平皿，注入20 mL温度不超过45 ℃熔化的胰酪大豆胨琼脂培养基，混匀，凝固，倒置培养。测定供试品组菌数。

5.2.4 阴性对照

用同批配制、灭菌的胰酪大豆胨液体培养基1 mL替代样品，进行阴性对照菌数测定。

需氧菌总数计数方法适用性试验结果见表5。

5.3 霉菌和酵母菌总数计数方法适用性试验

5.3.1 试验组

取十一味沙棘丸1∶10供试液分别加到2个灭菌的三角瓶中，每瓶10 mL，分别加入

白色念珠菌、黑曲霉的0.1 mL菌悬液（含菌数小于1000 cfu），制成每毫升十一味沙棘丸供试液（含菌数小于100 cfu），取含菌的样品溶液1 mL（含菌数小于100 cfu），置于直径90 mm的无菌平皿中，每个菌液注2个平皿，注入20 mL温度不超过45 ℃熔化的沙氏葡萄糖琼脂培养基，混匀，凝固，培养，测定菌数。

5.3.2　阳性对照

稀释后的白色念珠菌、黑曲霉菌悬液加到沙氏葡萄糖琼脂培养基中，混匀，凝固，培养，测定阳性对照菌数。

5.3.3　供试品组

用供试品替代试验组液体注皿，试验。

5.3.4　阴性对照

用同批配制、灭菌的稀释剂1 mL替代样品注皿，注入20 mL温度不超过45 ℃熔化的沙氏葡萄糖琼脂培养基，混匀，凝固，培养，测定阴性对照菌数。

霉菌和酵母菌总数计数方法适用性试验结果见表5。

表5　十一味沙棘丸微生物限度检查方法适用性试验结果

种类	菌种名称	方法（平皿）	供试品组	阳性对照	试验组	回收率/%	阴性对照
需氧菌总数计数	金黄色葡萄球菌	1:10	0	70	54	77	–
	枯草芽孢杆菌		0	51	39	76	–
	铜绿假单胞菌		0	82	71	87	–
	白色念珠菌		0	53	37	70	–
	黑曲霉		0	42	37	88	–
霉菌和酵母菌总数计数	白色念珠菌	1:10	0	53	41	77	–
	黑曲霉		0	43	36	84	–

注：–表示平板无菌落生长。

六、十一味沙棘丸微生物限度检查方法适用性确认试验

6.1　十一味沙棘丸微生物限度检查方法适用性确认试验

十一味沙棘丸微生物限度检查方法适用性确认试验结果见表6。

表6　十一味沙棘丸微生物限度检查方法适用性确认试验结果

种类	菌种名称	方法（平皿）	供试品组	阳性对照	试验组	回收率/%	阴性对照
需氧菌总数计数	金黄色葡萄球菌	1:10	0	87	66	76	–
	枯草芽孢杆菌		0	59	44	75	–
	铜绿假单胞菌		0	60	51	85	–
	白色念珠菌		0	72	64	89	–
	黑曲霉		0	42	33	79	–
霉菌和酵母菌总数计数	白色念珠菌	1:10	0	72	67	93	–
	黑曲霉		0	41	32	78	–

注：–表示平板无菌落生长。

十一味沙棘丸微生物限度检查方法适用性确认试验结果：

1.需氧菌总数

十一味沙棘丸1：10供试液1 mL注皿进行试验，金黄色葡萄球菌、枯草芽孢杆菌、铜绿假单胞菌、白色念珠菌、黑曲霉回收率均在50%～200%之间，方法可行。

2.霉菌和酵母菌总数

十一味沙棘丸1：10供试液1 mL注皿进行试验，白色念珠菌、黑曲霉回收率均在50%～200%之间，方法可行。

3.控制菌

大肠埃希菌、耐胆盐革兰阴性菌、沙门菌采用《中国药典·四部（2015年版）》第147—148页常规检查方法进行试验，可以检出试验菌。方法可行。

6.2　控制菌确认试验

控制菌确认试验结果见表7、8、9（略），检出目标菌。方法可行。

七、十一味沙棘丸微生物限度检查方法

1.需氧菌总数

十一味沙棘丸10 g加到灭菌的三角瓶中，加入pH7.0氯化钠-蛋白胨缓冲液100 mL，溶解、混匀，制成1：10供试液，取1：10供试液1 mL置于直径90 mm的无菌平皿中，注2个平皿，注入20 mL温度不超过45 ℃熔化的胰酪大豆胨琼脂培养基，按《中国药典·四部（2015年版）》第144页平皿法进行试验。

2.霉菌和酵母菌总数

取1：10供试液1 mL置于直径90 mm的无菌平皿中，注2个平皿，注入20 mL温度不超过45 ℃熔化的沙氏葡萄糖琼脂培养基，按《中国药典·四部（2015年版）》第144页平皿法进行试验。

3.控制菌

大肠埃希菌、耐胆盐革兰阴性菌和沙门菌按《中国药典·四部（2015年版）》控制菌常规检查方法进行试验。

石榴健胃散微生物限度检查方法适用性

藏药名：赛朱当乃

标准编号：WS3-BC-0300-95

【处方】

石榴子 750 g	肉桂 120 g	荜茇 75 g
红花 375 g	豆蔻 60 g	

【制法】

以上五味，粉碎成细粉，过筛，混匀，即得。

石榴健胃散为非无菌的口服制剂，按照《中国药典·四部（2015年版）》方法进行微生物限度检查方法适用性试验。

一、试验材料

略。

二、菌悬液

略。

三、计数方法适用性预试验

预试验（1）结果见表1。

表1　石榴健胃散微生物计数方法适用性预试验（1）结果

种类	菌种名称	供试品组	阳性对照	试验组	回收率/%	阴性对照
需氧菌 总数计数	金黄色葡萄球菌	0	81	66	81	−
	铜绿假单胞菌	0	72	63	88	−
	枯草芽孢杆菌	0	56	48	86	−
	白色念珠菌	0	80	63	79	−
	黑曲霉	0	42	38	90	−
霉菌和酵母菌 总数计数	白色念珠菌	0	80	60	75	−
	黑曲霉	0	45	37	82	−

注：−表示平板无菌落生长。

结果：计数中金黄色葡萄球菌、枯草芽孢杆菌、铜绿假单胞菌、白色念珠菌、黑曲霉回收率位于50%～200%间。方法可行。

四、控制菌检查方法适用性试验

4.1 大肠埃希菌检查方法适用性试验

大肠埃希菌检查方法适用性试验结果见表2。

表2 石榴健胃散控制菌——大肠埃希菌检查方法适用性试验结果

培养基名称	阳性对照	试验组	阴性对照	供试品组
胰酪大豆胨液体培养基	+	+	–	–
麦康凯液体培养基	+	+	–	–
麦康凯琼脂平板	鲜桃红色,菌落中心呈深桃红色,圆形,扁平,边缘整齐,表面光滑,湿润	鲜桃红色,菌落中心呈深桃红色,圆形,扁平,边缘整齐,表面光滑,湿润	–	–
染色、镜检	革兰氏阴性、杆菌	革兰氏阴性、杆菌	–	–

注：1.+表示液体浑浊；–表示液体澄清或平板无菌落生长。

2.大肠埃希菌加菌量为63 cfu。

结果：采用《中国药典·四部（2015年版）》第148页大肠埃希菌常规检查方法进行试验，可以检出试验菌——大肠埃希菌。方法可行。

4.2 耐胆盐革兰阴性菌检查方法适用性试验

耐胆盐革兰阴性菌检查方法适用性试验结果见表3。

表3 石榴健胃散控制菌——耐胆盐革兰阴性菌检查方法适用性试验结果

培养基名称	阴性对照	阳性对照(大肠埃希菌)	阳性对照(铜绿假单胞菌)	供试品组	试验组(大肠埃希菌)	试验组(铜绿假单胞菌)
胰酪大豆胨液体培养基	–	+	+	–	+	+
肠道菌增菌液体培养基	–	+	+	–	+	+
紫红胆盐葡萄糖琼脂培养基	–	紫红色菌落	无色菌落	–	紫红色菌落	无色菌落
溴化十六烷三甲胺琼脂培养基	–	–	浅绿色菌落	–	–	浅绿色菌落
伊红美蓝琼脂培养基	–	菌落中心呈暗蓝黑色,发金属光泽	无色菌落	–	菌落中心呈暗蓝黑色,发金属光泽	无色菌落

注：1.+表示液体浑浊；–表示液体澄清或平板无菌落生长。

2.大肠埃希菌、铜绿假单胞菌加菌量分别为56 cfu和70 cfu。

结果：采用《中国药典·四部（2015年版）》第147页耐胆盐革兰阴性菌常规检查方法进行试验，可以检出试验菌——大肠埃希菌和铜绿假单胞菌。方法可行。

4.3 沙门菌检查方法适用性试验

沙门菌检查方法适用性试验结果见表4。

表4 石榴健胃散控制菌——沙门菌检查方法适用性试验结果

培养基名称	供试品组	阳性对照	阴性对照	试验组
胰酪大豆胨液体培养基	-	+	-	+
RV沙门增菌液体培养基	-	+	-	+
木糖赖氨酸脱氧胆酸盐琼脂培养基	—	淡粉色，半透明，中心有黑色	—	淡粉色，半透明，中心有黑色
染色、镜检	—	革兰氏阴性、杆菌	—	革兰氏阴性、杆菌
沙门、志贺菌属琼脂培养基	—	淡红色，半透明	—	淡红色，半透明
TSI斜面	—	斜面黄色、底层黑色，产气	—	斜面黄色、底层黑色，产气

注：1.+表示液体浑浊；-表示液体澄清或平板无菌落生长；—表示没有接种。

2.沙门菌加菌量为51 cfu。

结果：采用《中国药典·四部（2015年版）》第148页沙门菌常规检查方法进行试验，可以检出试验菌——沙门菌。方法可行。

五、石榴健胃散微生物限度检查方法适用性建立

5.1 菌悬液制备、菌悬液数量测定

同预试验方法。

5.2 需氧菌总数计数方法适用性试验

5.2.1 试验组

取石榴健胃散1∶10供试液分别加到5个灭菌的三角瓶中，每瓶10 mL，分别加入金黄色葡萄球菌、枯草芽孢杆菌、铜绿假单胞菌、白色念珠菌、黑曲霉0.1 mL菌悬液（含菌数小于1000 cfu），制成每毫升石榴健胃散1∶10供试液（含菌数小于100 cfu），取含菌的样品溶液1 mL（含菌数小于100 cfu），置于直径90 mm的无菌平皿中，每个菌液注2个平皿，注入20 mL温度不超过45℃熔化的胰酪大豆胨琼脂培养基，混匀，凝固，倒置培养。测定菌数。

5.2.2 阳性对照

用菌悬液替代试验样品溶液，进行试验，测定阳性对照菌数。

5.2.3 供试品组

取石榴健胃散1∶10供试液1 mL，置于直径90 mm的无菌平皿中，注2个平皿，注入20 mL温度不超过45℃熔化的胰酪大豆胨琼脂培养基，混匀，凝固，倒置培养。测定

供试品组菌数。

5.2.4 阴性对照

用同批配制、灭菌的胰酪大豆胨液体培养基 1 mL 替代样品，进行阴性对照菌数测定。

需氧菌总数计数方法适用性试验结果见表 5。

5.3 霉菌和酵母菌总数计数方法适用性试验

5.3.1 试验组

取石榴健胃散 1∶10 供试液分别加到 2 个灭菌的三角瓶中，每瓶 10 mL，分别加入白色念珠菌、黑曲霉的 0.1 mL 菌悬液（含菌数小于 1000 cfu），制成每毫升石榴健胃散 1∶10 供试液（含菌数小于 100 cfu），取含菌的样品溶液 1 mL（含菌数小于 100 cfu），置于直径 90 mm 的无菌平皿中，每个菌液注 2 个平皿，注入 20 mL 温度不超过 45 ℃ 熔化的沙氏葡萄糖琼脂培养基，混匀，凝固，培养，测定菌数。

5.3.2 阳性对照

稀释后的白色念珠菌、黑曲霉菌悬液加到沙氏葡萄糖琼脂培养基中，混匀，凝固，培养，测定阳性对照菌数。

5.3.3 供试品组

用供试品替代试验组液体注皿，试验。

5.3.4 阴性对照

用同批配制、灭菌的稀释剂 1 mL 替代样品注皿，注入 20 mL 温度不超过 45 ℃ 熔化的沙氏葡萄糖琼脂培养基，混匀，凝固，培养，测定阴性对照菌数。

霉菌和酵母菌总数计数方法适用性试验结果见表 5。

表 5 石榴健胃散微生物限度检查方法适用性试验结果

种类	菌种名称	方法（平皿）	供试品组	阳性对照	试验组	回收率/%	阴性对照
需氧菌总数计数	金黄色葡萄球菌	1∶10	0	70	56	80	–
	枯草芽孢杆菌		0	51	36	71	–
	铜绿假单胞菌		0	66	57	86	–
	白色念珠菌		0	53	42	79	–
	黑曲霉		0	44	38	86	–
霉菌和酵母菌总数计数	白色念珠菌	1∶10	0	53	44	83	–
	黑曲霉		0	44	39	89	–

注：–表示平板无菌落生长。

六、石榴健胃散微生物限度检查方法适用性确认试验

6.1 石榴健胃散微生物限度检查方法适用性确认试验

石榴健胃散微生物限度检查方法适用性确认试验结果见表6。

表6 石榴健胃散微生物限度检查方法适用性确认试验结果

种类	菌种名称	方法（平皿）	供试品组	阳性对照	试验组	回收率/%	阴性对照
需氧菌总数计数	金黄色葡萄球菌	1:10	0	87	59	68	–
	枯草芽孢杆菌		0	59	43	73	–
	铜绿假单胞菌		0	60	45	75	–
	白色念珠菌		0	72	61	85	–
	黑曲霉		0	41	36	88	–
霉菌和酵母菌总数计数	白色念珠菌	1:10	0	72	55	76	–
	黑曲霉		0	42	32	76	–

注：–表示平板无菌落生长。

石榴健胃散微生物限度检查方法适用性确认试验结果：

1.需氧菌总数

石榴健胃散1∶10供试液1 mL注皿进行试验，金黄色葡萄球菌、枯草芽孢杆菌、铜绿假单胞菌、白色念珠菌、黑曲霉回收率均在50%～200%之间，方法可行。

2.霉菌和酵母菌总数

石榴健胃散1∶10供试液1 mL注皿进行试验，白色念珠菌、黑曲霉回收率均在50%～200%之间，方法可行。

3.控制菌

大肠埃希菌、耐胆盐革兰阴性菌、沙门菌采用《中国药典·四部（2015年版）》第147—148页控制菌常规检查方法进行试验，可以检出试验菌。方法可行。

6.2 控制菌确认试验

控制菌确认试验结果见表7、8、9（略），检出目标菌。方法可行。

七、石榴健胃散微生物限度检查方法

1.需氧菌总数

石榴健胃散10 g加到灭菌的三角瓶中，加入pH7.0氯化钠-蛋白胨缓冲液100 mL，溶解、混匀，制成1∶10供试液，取1∶10供试液1 mL置于直径90 mm的无菌平皿中，注2个平皿，注入20 mL温度不超过45 ℃熔化的胰酪大豆胨琼脂培养基，按《中国药典·四部（2015年版）》第144页平皿法进行试验。

2.霉菌和酵母菌总数

取1∶10供试液1 mL置于直径90 mm的无菌平皿中，注2个平皿，注入20 mL温度

不超过45℃熔化的沙氏葡萄糖琼脂培养基，按《中国药典·四部（2015年版）》第144页平皿法进行试验。

3.控制菌

大肠埃希菌、耐胆盐革兰阴性菌和沙门菌按《中国药典·四部（2015年版）》控制菌常规检查方法进行试验。

石榴日轮丸微生物限度检查方法适用性

藏药名：索吉尼美吉廓日布

标准编号：WS3-BC-0297-95

【处方】

石榴子250 g	冬葵果80 g	肉桂70 g
天门冬100 g	黄精50 g	西藏棱子芹150 g
荜茇30 g	喜马拉雅紫茉莉100 g	红花100 g
豆蔻40 g	蒺藜150 g	

【制法】

以上十一味，粉碎成细粉，过筛混匀，用水泛丸，干燥即得。

石榴日轮丸为非灭菌的口服制剂，按照《中国药典·四部（2015年版）》方法进行微生物限度检查方法适用性试验。

一、试验材料

略。

二、菌悬液

略。

三、计数方法适用性预试验（1）

预试验（1）结果见表1。

表1　石榴日轮丸微生物计数方法适用性预试验（1）结果

种类	菌种名称	供试品组	阳性对照	试验组	回收率/%	阴性对照
需氧菌 总数计数	金黄色葡萄球菌	0	83	5	6	-
	铜绿假单胞菌	0	77	63	82	-
	枯草芽孢杆菌	0	70	0	0	-
	白色念珠菌	0	76	18	24	-
	黑曲霉	0	42	32	76	-
霉菌和酵母菌 总数计数	白色念珠菌	0	72	25	35	-
	黑曲霉	0	42	33	79	-

注：-表示液体澄清或平板无菌落生长。

结果：计数中白色念珠菌、金黄色葡萄球菌、枯草芽孢杆菌回收率低于50%，铜绿假单胞菌、黑曲霉回收率位于50%～200%间。方法不可行。

四、控制菌检查方法适用性试验

4.1 大肠埃希菌检查方法适用性试验

大肠埃希菌检查方法适用性试验结果见表2。

表2 石榴日轮丸控制菌——大肠埃希菌检查方法适用性试验结果

培养基名称	阳性对照	试验组	阴性对照	供试品组
胰酪大豆胨液体培养基	+	+	–	–
麦康凯液体培养基	+	+	–	–
麦康凯琼脂平板	鲜桃红色，菌落中心呈深桃红色，圆形，扁平，边缘整齐，表面光滑，湿润	鲜桃红色，菌落中心呈深桃红色，圆形，扁平，边缘整齐，表面光滑，湿润	–	–
染色、镜检	革兰氏阴性、杆菌	革兰氏阴性、杆菌	–	–

注：1.+表示液体浑浊；–表示液体澄清或平板无菌落生长。

2.本次试验加入大肠埃希菌78 cfu。

结果：采用《中国药典·四部（2015年版）》第148页大肠埃希菌常规检查方法进行试验，可以检出试验菌——大肠埃希菌。方法可行。

4.2 耐胆盐革兰阴性菌检查方法适用性试验

耐胆盐革兰阴性菌检查方法适用性试验结果见表3。

表3 石榴日轮丸控制菌——耐胆盐革兰阴性菌检查方法适用性试验结果

培养基名称	阴性对照	阳性对照(大肠埃希菌)	阳性对照(铜绿假单胞菌)	供试品组	试验组(大肠埃希菌)	试验组(铜绿假单胞菌)
胰酪大豆胨液体培养基	–	+	+	–	+	+
肠道菌增菌液体培养基	–	+	+	–	+	+
紫红胆盐葡萄糖琼脂培养基	–	紫红色菌落	无色菌落	–	紫红色菌落	无色菌落
溴化十六烷三甲胺琼脂培养基	—	–	浅绿色菌落	—	–	浅绿色菌落
伊红美蓝琼脂培养基	—	菌落中心呈暗蓝黑色，发金属光泽	—	—	菌落中心呈暗蓝黑色，发金属光泽	—

注：1.+表示液体浑浊；–表示液体澄清或平板无菌落生长。

2.大肠埃希菌、铜绿假单胞菌加菌量分别为86 cfu和78 cfu。

3.—表示没有接种。

结果：采用《中国药典·四部（2015年版）》第147页耐胆盐革兰阴性菌常规检查方法进行试验，可以检出试验菌——大肠埃希菌和铜绿假单胞菌。方法可行。

4.3 沙门菌检查方法适用性试验

沙门菌检查方法适用性试验结果见表4。

表4 石榴日轮丸控制菌——沙门菌检查方法适用性试验结果

培养基名称	供试品组	阳性对照	阴性对照	试验组
胰酪大豆胨液体培养基	–	+	–	+
RV沙门增菌液体培养基		+		+
木糖赖氨酸脱氧胆酸盐琼脂培养基	–	淡粉色，半透明，中心有黑色	–	淡粉色，半透明，中心有黑色
染色、镜检	—	革兰氏阴性、杆菌		革兰氏阴性、杆菌
沙门、志贺菌属琼脂培养基	—	淡红色，半透明		淡红色，半透明
TSI斜面	—	斜面黄色、底层黑色，产气	—	斜面黄色、底层黑色，产气

注：1.+表示液体浑浊；–表示液体澄清或平板无菌落生长；—表示没有接种。

2.沙门菌加菌量为82 cfu。

结果：采用《中国药典·四部（2015年版）》第148页沙门菌常规检查方法进行试验，可以检出试验菌——沙门菌。方法可行。

五、计数方法适用性预试验（2）

5.1 试验组

取石榴日轮丸1∶10供试液，分别加到3个灭菌的三角瓶中，每瓶10 mL，分别加入白色念珠菌、金黄色葡萄球菌、枯草芽孢杆菌0.1 mL菌悬液（含菌数小于1000 cfu），制成每毫升石榴日轮丸1∶10供试液（含菌数小于100 cfu），取含菌的样品溶液0.2 mL、0.5 mL，置于直径90 mm的无菌平皿中，每个菌液每个取样体积注2个平皿，注入20 mL温度不超过45 ℃熔化的胰酪大豆胨琼脂培养基，混匀，凝固，倒置培养。测定菌数。

5.2 阳性对照

加到样品中的金黄色葡萄球菌、枯草芽孢杆菌的菌悬液进行10倍稀释，取稀释后的菌悬液0.2 mL、0.5 mL注皿，加到胰酪大豆胨琼脂培养基中，混匀，凝固，倒置培养。测定阳性对照菌数。

5.3 供试品组

用供试液替代试验组液体注皿，试验。

5.4 阴性对照

用同批配制、灭菌的胰酪大豆胨液体培养基0.2 mL、0.5 mL替代样品注皿，注入20 mL温度不超过45 ℃熔化的胰酪大豆胨琼脂培养基、沙氏葡萄糖琼脂培养基，混匀，凝固，倒置培养。测定阴性对照菌数。

预试验（2）结果见表5。

表5 石榴日轮丸微生物计数方法适用性预试验（2）结果

菌种名称	供试品组	注皿体积/mL	阳性对照	试验组	回收率/%	阴性对照
金黄色葡萄球菌	0	0.2	33	23	70	–
	0	0.5	77	22	29	–
枯草芽孢杆菌	0	0.2	32	11	34	–
	0	0.5	74	7	9	–
白色念珠菌1	0	0.2	26	22	85	–
	0	0.5	57	21	37	–
白色念珠菌2	0	0.2	24	18	75	–
	0	0.5	56	19	34	–

注：1.–表示液体澄清或平板无菌落生长。

2.白色念珠菌1在胰酪大豆胨琼脂培养基上计数；白色念珠菌2在沙氏葡萄糖琼脂培养基上计数。

结果：计数中枯草芽孢杆菌回收率低于50%，白色念珠菌、金黄色葡萄球菌0.2 mL注皿的回收率高于50%。方法不可行。

六、计数方法适用性预试验（3）

6.1 试验组

石榴日轮丸1∶10供试液10 mL加到90 mL pH7.0无菌氯化钠–蛋白胨缓冲液中，制成石榴日轮丸1∶100供试液，取石榴日轮丸1∶100供试液10 mL加到灭菌的三角瓶中，加入枯草芽孢杆菌0.1 mL菌悬液（含菌数小于1000 cfu），制成每毫升石榴日轮丸1∶100供试液（含菌数小于100 cfu），取含菌的样品溶液1 mL（含菌数小于100 cfu），置于直径90 mm的无菌平皿中，注2个平皿，注入20 mL温度不超过45 ℃熔化的胰酪大豆胨琼脂培养基，混匀，凝固，倒置培养。测定菌数。

6.2 阳性对照

用菌悬液替代试验样品溶液，进行试验，测定阳性对照菌数。

6.3 供试品组

取石榴日轮丸1∶100供试液1 mL，置于直径90 mm的无菌平皿中，注2个平皿，注入20 mL温度不超过45 ℃熔化的胰酪大豆胨琼脂培养基，混匀，凝固，倒置培养。测定供试品组菌数。

6.4 阴性对照

用同批配制、灭菌的胰酪大豆胨液体培养基1 mL替代样品，进行阴性对照菌数测定。

预试验（3）结果见表6。

表6　石榴日轮丸微生物计数方法适用性预试验（3）结果

菌种名称	供试品组	阳性对照	试验组	回收率/%	阴性对照
枯草芽孢杆菌	0	68	53	78	–

注：–表示液体澄清或平板无菌落生长。

结果：计数中枯草芽孢杆菌回收率大于50%。方法可行。

七、石榴日轮丸微生物限度检查方法适用性建立

7.1　菌悬液制备、菌悬液数量测定

同预试验方法。

7.2　需氧菌总数计数方法适用性试验

7.2.1　试验组

取石榴日轮丸1∶100供试液分别加到5个灭菌的三角瓶中，每瓶10 mL，分别加入金黄色葡萄球菌、枯草芽孢杆菌、铜绿假单胞菌、白色念珠菌、黑曲霉0.1 mL菌悬液（含菌数小于1000 cfu），制成每毫升石榴日轮丸1∶100供试液（含菌数小于100 cfu），取含菌的样品溶液1 mL（含菌数小于100 cfu），置于直径90 mm的无菌平皿中，每个菌液注2个平皿，注入20 mL温度不超过45 ℃熔化的胰酪大豆胨琼脂培养基，混匀，凝固，倒置培养。测定菌数。

7.2.2　阳性对照

用菌悬液替代试验样品溶液，进行试验，测定阳性对照菌数。

7.2.3　供试品组

取石榴日轮丸1∶100供试液1 mL，置于直径90 mm的无菌平皿中，注2个平皿，注入20 mL温度不超过45 ℃熔化的胰酪大豆胨琼脂培养基，混匀，凝固，倒置培养。测定供试品组菌数。

7.2.4　阴性对照

用同批配制、灭菌的胰酪大豆胨液体培养基1 mL替代样品，进行阴性对照菌数测定。

需氧菌总数计数方法适用性试验结果见表7。

7.3　霉菌和酵母菌总数计数方法适用性试验

7.3.1　试验组

取石榴日轮丸1∶50供试液分别加到2个灭菌的三角瓶中，每瓶10 mL，分别加入白色念珠菌、黑曲霉的0.1 mL菌悬液（含菌数小于1000 cfu），制成每毫升石榴日轮丸1∶50供试液（含菌数小于100 cfu），取含菌的样品溶液1 mL（含菌数小于100 cfu），置于直径90 mm的无菌平皿中，每个菌液注2个平皿，注入20 mL温度不超过45 ℃熔化的沙氏葡萄糖琼脂培养基，混匀，凝固，培养，测定菌数。

7.3.2　阳性对照

稀释后的白色念珠菌、黑曲霉菌悬液加到沙氏葡萄糖琼脂培养基中，混匀，凝固，培养，测定阳性对照菌数。

7.3.3 供试品组

用供试品替代试验组液体注皿，试验。

7.3.4 阴性对照

用同批配制、灭菌的稀释剂1 mL替代样品注皿，注入20 mL温度不超过45 ℃熔化的沙氏葡萄糖琼脂培养基，混匀，凝固，培养，测定阴性对照菌数。

霉菌和酵母菌总数计数方法适用性试验结果见表7。

表7　石榴日轮丸微生物限度检查方法适用性试验结果

种类	菌种名称	方法（平皿）	供试品组	阳性对照	试验组	回收率/%	阴性对照
需氧菌总数计数	金黄色葡萄球菌	1：100	0	64	60	94	–
	枯草芽孢杆菌		0	73	62	85	–
	铜绿假单胞菌		0	82	69	84	–
	白色念珠菌		0	66	53	80	–
	黑曲霉		0	36	33	92	–
霉菌和酵母菌总数计数	白色念珠菌	1：50	0	64	49	77	–
	黑曲霉		0	36	31	86	–

注：–表示液体澄清或平板无菌落生长。

八、石榴日轮丸微生物限度检查方法适用性确认试验

8.1　石榴日轮丸微生物限度检查方法适用性确认试验

石榴日轮丸微生物限度检查方法适用性确认试验结果见表8。

表8　石榴日轮丸微生物限度检查方法适用性确认试验结果

种类	菌种名称	方法（平皿）	供试品组	阳性对照	试验组	回收率/%	阴性对照
需氧菌总数计数	金黄色葡萄球菌	1：100	0	86	77	90	–
	枯草芽孢杆菌		0	53	41	77	–
	铜绿假单胞菌		0	86	60	70	–
	白色念珠菌		0	85	66	78	–
	黑曲霉		0	48	42	88	–
霉菌和酵母菌总数计数	白色念珠菌	1：50	0	85	55	65	–
	黑曲霉		0	48	41	85	–

注：–表示液体澄清或平板无菌落生长。

石榴日轮丸微生物限度检查方法适用性确认试验结果：

1.需氧菌总数

石榴日轮丸1：100供试液1 mL注皿进行试验，金黄色葡萄球菌、枯草芽孢杆菌、铜绿假单胞菌、白色念珠菌、黑曲霉回收率均在50%～200%之间，方法可行。

2.霉菌和酵母菌总数

石榴日轮丸1∶50供试液1 mL注皿进行试验，白色念珠菌、黑曲霉回收率均在50%～200%之间，方法可行。

3.控制菌

大肠埃希菌、耐胆盐革兰阴性菌、沙门菌采用《中国药典·四部（2015年版）》第147—148页常规检查方法进行试验，可以检出试验菌。方法可行。

8.2　控制菌确认试验

控制菌确认试验结果见表9、10、11（略），检出目标菌。方法可行。

九、石榴日轮丸微生物限度检查方法

1.需氧菌总数

石榴日轮丸10 g加到灭菌的三角瓶中，加入pH7.0氯化钠–蛋白胨缓冲液100 mL，溶解、混匀，制成1∶10供试液，取石榴日轮丸1∶10供试液10倍稀释成1∶100溶液；取1∶100溶液1 mL置于直径90 mm的无菌平皿中，注2个平皿，注入20 mL温度不超过45 ℃熔化的胰酪大豆胨琼脂培养基，按《中国药典·四部（2015年版）》第144页平皿法进行试验。

2.霉菌和酵母菌总数

取石榴日轮丸1∶50供试液1 mL，置于直径90 mm的无菌平皿中，注2个平皿，注入20 mL温度不超过45 ℃熔化的沙氏葡萄糖琼脂培养基，按《中国药典·四部（2015年版）》第144页平皿法进行试验。

3.控制菌

大肠埃希菌、耐胆盐革兰阴性菌和沙门菌按《中国药典·四部（2015年版）》控制菌常规检查方法进行试验。

四味藏木香汤散微生物限度检查方法适用性

藏药名：玛奴西汤

标准编号：WS3-BC-0306-95

【处方】

藏木香 100 g　　　　　　　悬钩木 30 g　　　　　　　宽筋藤 100 g

干姜 25 g

【制法】

以上四味，粉碎成粗粉，过筛，混匀，即得。

四味藏木香汤散为非灭菌的口服制剂，按照《中国药典·四部（2015年版）》方法进行微生物限度检查方法适用性试验。

一、试验材料

略。

二、菌悬液

略。

三、计数方法适用性预试验（1）

预试验（1）结果见表1。

表1　四味藏木香汤散微生物计数方法适用性预试验（1）结果

种类	菌种名称	供试品组	阳性对照	试验组	回收率/%	阴性对照
需氧菌总数计数	金黄色葡萄球菌	0	88	9	10	-
	铜绿假单胞菌	0	66	58	88	-
	枯草芽孢杆菌	0	77	0	0	-
	白色念珠菌	0	69	0	0	-
	黑曲霉	0	41	36	88	-
霉菌和酵母菌总数计数	白色念珠菌	0	70	0	0	-
	黑曲霉	0	42	33	79	-

注：-表示平板无菌落生长。

结果：采用1：10供试液平皿法，金黄色葡萄球菌、枯草芽孢杆菌、白色念珠菌回收率低于50%，铜绿假单胞菌、黑曲霉回收率位于50%～200%间。方法不可行。

四、控制菌检查方法适用性试验

4.1 大肠埃希菌检查方法适用性试验

大肠埃希菌检查方法适用性试验结果见表2。

表2 四味藏木香汤散控制菌——大肠埃希菌检查方法适用性试验结果

培养基名称	阳性对照	试验组	阴性对照	供试品组
胰酪大豆胨液体培养基	+	+	－	－
麦康凯液体培养基	+	+	－	－
麦康凯琼脂平板	鲜桃红色,菌落中心呈深桃红色,圆形,扁平,边缘整齐,表面光滑,湿润	鲜桃红色,菌落中心呈深桃红色,圆形,扁平,边缘整齐,表面光滑,湿润	－	－
染色、镜检	革兰氏阴性、杆菌	革兰氏阴性、杆菌	－	－

注：1.+表示液体浑浊；－表示液体澄清或平板无菌落生长。

2.大肠埃希菌加菌量为61 cfu。

结果：采用《中国药典·四部（2015年版）》第148页大肠埃希菌常规检查方法进行试验，可以检出试验菌——大肠埃希菌。方法可行。

4.2 耐胆盐革兰阴性菌检查方法适用性试验

耐胆盐革兰阴性菌检查方法适用性试验结果见表3。

表3 四味藏木香汤散控制菌——耐胆盐革兰阴性菌检查方法适用性试验结果

培养基名称	阴性对照	阳性对照(大肠埃希菌)	阳性对照(铜绿假单胞菌)	供试品组	试验组(大肠埃希菌)	试验组(铜绿假单胞菌)
胰酪大豆胨液体培养基	－	+	+	－	+	+
肠道菌增菌液体培养基	－	+	+	－	+	+
紫红胆盐葡萄糖琼脂培养基	－	紫红色菌落	无色菌落	－	紫红色菌落	无色菌落
溴化十六烷三甲胺琼脂培养基	－	－	浅绿色菌落	－	－	浅绿色菌落
伊红美蓝琼脂培养基	－	菌落中心呈暗蓝黑色,发金属光泽	无色菌落	－	菌落中心呈暗蓝黑色,发金属光泽	无色菌落

注：1.+表示液体浑浊；－表示液体澄清或平板无菌落生长。

2.大肠埃希菌、铜绿假单胞菌加菌量分别为71 cfu和54 cfu。

结果：采用《中国药典·四部（2015年版）》第147页耐胆盐革兰阴性菌常规检查方法进行试验，可以检出试验菌——大肠埃希菌和铜绿假单胞菌。方法可行。

4.3 沙门菌检查方法适用性试验

沙门菌检查方法适用性试验结果见表4。

表4 四味藏木香汤散控制菌——沙门菌检查方法适用性试验结果

培养基名称	供试品组	阳性对照	阴性对照	试验组
胰酪大豆胨液体培养基	-	+	-	+
RV沙门增菌液体培养基	-	+	-	+
木糖赖氨酸脱氧胆酸盐琼脂培养基	-	淡粉色，半透明，中心有黑色	-	淡粉色，半透明，中心有黑色
染色、镜检	——	革兰氏阴性、杆菌	——	革兰氏阴性、杆菌
沙门、志贺菌属琼脂培养基	——	淡红色，半透明	——	淡红色，半透明
TSI斜面	——	斜面黄色、底层黑色，产气	——	斜面黄色、底层黑色，产气

注：1.+表示液体浑浊；-表示液体澄清或平板无菌落生长；——表示没有接种。

2.沙门菌加菌量为61 cfu。

结果：采用《中国药典·四部（2015年版）》第148页沙门菌常规检查方法进行试验，可以检出试验菌——沙门菌。方法可行。

五、计数方法适用性预试验（2）

5.1 试验组

取四味藏木香汤散1∶10供试液，分别加到3个灭菌的三角瓶中，每瓶10 mL，分别加入金黄色葡萄球菌、枯草芽孢杆菌、白色念珠菌0.1 mL菌悬液（含菌数为500～1000 cfu），制成每毫升四味藏木香汤散1∶10供试液（含菌数小于100 cfu），取含菌的样品溶液0.2 mL、0.5 mL，置于直径90 mm的无菌平皿中，每个菌液每个取样体积注2个平皿，注入20 mL温度不超过45 ℃熔化的胰酪大豆胨琼脂培养基，混匀，凝固，倒置培养。测定菌数。

5.2 阳性对照

加到样品中的金黄色葡萄球菌、枯草芽孢杆菌、白色念珠菌的菌悬液进行10倍稀释，取稀释后的菌悬液0.2 mL、0.5 mL注皿，加到胰酪大豆胨琼脂培养基中，混匀，凝固，倒置培养。测定阳性对照菌数。

5.3 供试品组

用供试液替代试验组液体0.2 mL、0.5 mL注皿，试验。

5.4 阴性对照

用同批配制、灭菌的胰酪大豆胨液体培养基0.2 mL、0.5 mL替代样品注皿，注入20 mL温度不超过45 ℃熔化的胰酪大豆胨琼脂培养基、沙氏葡萄糖琼脂培养基，混匀，凝固，倒置培养。测定阴性对照菌数。

预试验（2）结果见表5。

表5 四味藏木香汤散微生物计数方法适用性预试验（2）结果

菌种名称	供试品组	注皿体积/mL	阳性对照	试验组	回收率/%	阴性对照
金黄色葡萄球菌	0	0.2	47	32	68	–
	0	0.5	88	30	34	–
枯草芽孢杆菌	0	0.2	40	0	0	–
	0	0.5	75	0	0	–
白色念珠菌1	0	0.2	34	1	3	–
	0	0.5	71	0	0	–
白色念珠菌2	0	0.2	33	2	6	–
	0	0.5	69	0	0	–

注：1.–表示液体澄清或平板无菌落生长。

2.白色念珠菌1在胰酪大豆胨琼脂培养基上计数；白色念珠菌2在沙氏葡萄糖琼脂培养基上计数。

结果：采用1∶10供试液0.2 mL注皿，金黄色葡萄球菌的回收率高于50%，白色念珠菌、枯草芽孢杆菌回收率低于50%。方法不可行。

六、计数方法适用性预试验（3）

6.1 试验组

四味藏木香汤散1∶10供试液10 mL加到90 mL pH7.0无菌氯化钠-蛋白胨缓冲液中，制成四味藏木香汤散1∶100供试液，分别取10 mL加到灭菌的三角瓶中，再加入白色念珠菌、枯草芽孢杆菌0.1 mL菌悬液（含菌数为500～1000 cfu），制成每毫升四味藏木香汤散1∶100供试液（含菌数小于100 cfu），取含菌的样品溶液1 mL（含菌数为50～100 cfu），置于直径90 mm的无菌平皿中，每个菌液注2个平皿，注入20 mL温度不超过45 ℃熔化的胰酪大豆胨琼脂培养基，混匀，凝固，倒置培养。测定菌数。

6.2 阳性对照

用菌悬液替代试验样品溶液，进行试验，测定阳性对照菌数。

6.3 供试品组

取四味藏木香汤散1∶100供试液1 mL及0.2 mL，置于直径90 mm的无菌平皿中，各注2个平皿，注入20 mL温度不超过45 ℃熔化的胰酪大豆胨琼脂培养基，混匀，凝固，倒置培养。测定供试品组菌数。

6.4 阴性对照

用同批配制、灭菌的胰酪大豆胨液体培养基1 mL替代样品，进行阴性对照菌数测定。

预试验（3）结果见表6。

表6　四味藏木香汤散微生物计数方法适用性预试验（3）结果

菌种名称	注皿体积/mL	供试品组	阳性对照	试验组	回收率/%	阴性对照
白色念珠菌	1	0	70	33	47	-
	0.2	0	19	14	74	-
枯草芽孢杆菌	1	0	78	0	0	-
	0.2	0	21	1	5	-

注：-表示平板无菌落生长。

结果：采用1∶100供试液0.2 mL平皿法，白色念珠菌回收率高于50%，枯草芽孢杆菌回收率低于50%。方法不可行。

七、计数方法适用性预试验（4）

7.1 试验组

取四味藏木香汤散1∶10的供试液2 mL，加入pH7.0氯化钠-蛋白胨缓冲液100 mL，混匀，进行薄膜过滤，用pH7.0无菌氯化钠-蛋白胨缓冲液冲洗，每膜300 mL，加入枯草芽孢杆菌0.1 mL菌悬液（含菌数小于1000 cfu），制成每毫升四味藏木香汤散1∶10的供试液（含菌数小于100 cfu），过滤，取出滤膜，面朝上贴在胰酪大豆胨琼脂培养基上，培养、计数。

7.2 阳性对照

用菌悬液替代试验样品溶液，进行薄膜，测定阳性对照菌数。

7.3 供试品组

取四味藏木香汤散1∶10的供试液2 mL，加入pH7.0氯化钠-蛋白胨缓冲液100 mL，混匀，进行薄膜过滤，用pH7.0无菌氯化钠-蛋白胨缓冲液冲洗，每膜300 mL，取出滤膜，面朝上贴在胰酪大豆胨琼脂培养基上，培养、计数。

7.4 阴性对照

用同批配制、灭菌的胰酪大豆胨液体培养基1 mL替代样品，薄膜过滤后，取出滤膜，面朝上贴在胰酪大豆胨琼脂培养基上，进行培养、计数。

计数方法适用性预试验（4）结果见表7。

表7　四味藏木香汤散微生物计数方法适用性预试验（4）结果

菌种名称	供试品组	阳性对照	试验组	回收率/%	阴性对照
枯草芽孢杆菌	0	62	53	85	-

注：-表示平板无菌落生长。

结果：采用薄膜法，枯草芽孢杆菌回收率大于50%。方法可行。

八、四味藏木香汤散微生物限度检查方法适用性建立

8.1 菌悬液制备、菌悬液数量测定

同预试验方法。

8.2 需氧菌总数计数方法适用性试验

8.2.1 试验组

取四味藏木香汤散1∶10供试液2 mL，加入pH7.0氯化钠-蛋白胨缓冲液100 mL，混匀，制成1∶10供试液，分别加到灭菌的三角瓶中，每瓶10 mL，加入pH7.0无菌氯化钠-蛋白胨缓冲液100 mL，进行薄膜过滤，用pH7.0无菌氯化钠-蛋白胨缓冲液冲洗，每膜300 mL，分别加入金黄色葡萄球菌、白色念珠菌、枯草芽孢杆菌、铜绿假单胞菌、黑曲霉0.1 mL菌悬液（含菌数小于1000 cfu），制成每毫升四味藏木香汤散1∶10供试液（含菌数小于100 cfu），取出滤膜，面朝上贴在胰酪大豆胨琼脂培养基上，培养、计数。

8.2.2 阳性对照

用菌悬液替代试验样品溶液，进行试验，测定阳性对照菌数。

8.2.3 供试品组

取四味藏木香汤散1∶10供试液2 mL，加入pH7.0氯化钠-蛋白胨缓冲液100 mL，混匀，制成1∶10供试液，分别加到灭菌的三角瓶中，每瓶10 mL，加入pH7.0无菌氯化钠-蛋白胨缓冲液100 mL，进行薄膜过滤，用pH7.0无菌氯化钠-蛋白胨缓冲液冲洗，每膜100 mL，取出滤膜，面朝上贴在胰酪大豆胨琼脂培养基上，培养、计数。

8.2.4 阴性对照

用同批配制、灭菌的胰酪大豆胨液体培养基1 mL替代样品，进行阴性对照菌数测定。

需氧菌总数计数方法适用性试验结果见表8。

8.3 霉菌和酵母菌总数计数方法适用性试验

8.3.1 试验组

取四味藏木香汤散1∶10供试液2 mL，加入pH7.0氯化钠-蛋白胨缓冲液100 mL，混匀，制成1∶10供试液，分别加到灭菌的三角瓶中，每瓶10 mL，加入pH7.0无菌氯化钠-蛋白胨缓冲液100 mL，进行薄膜过滤，用pH7.0无菌氯化钠-蛋白胨缓冲液冲洗，每膜300 mL，分别加入白色念珠菌、黑曲霉0.1 mL菌悬液（含菌数小于10000 cfu），制成每毫升四味藏木香汤散1∶10供试液（含菌数小于100 cfu），取出滤膜，面朝上贴在沙氏葡萄糖琼脂培养基上，培养、计数。

8.3.2 阳性对照

稀释后的白色念珠菌、黑曲霉菌悬液加到沙氏葡萄糖琼脂培养基中，混匀，凝固，培养，测定阳性对照菌数。

8.3.3 供试品组

取四味藏木香汤散1∶10供试液2 mL，加入pH7.0氯化钠-蛋白胨缓冲液100 mL，混匀，制成1∶10供试液，分别加到灭菌的三角瓶中，每瓶10 mL，加入pH7.0无菌氯化

钠–蛋白胨缓冲液100 mL，进行薄膜过滤，用pH7.0无菌氯化钠–蛋白胨缓冲液冲洗，每膜300 mL，取出滤膜，面朝上贴在沙氏葡萄糖琼脂培养基上，培养、计数。

8.3.4　阴性对照

用同批配制、灭菌的稀释剂1 mL替代样品注皿，注入20 mL温度不超过45 ℃熔化的沙氏葡萄糖琼脂培养基，混匀，凝固，培养，测定阴性对照菌数。

霉菌和酵母菌总数计数方法适用性试验结果见表8。

表8　四味藏木香汤散微生物限度检查方法适用性试验结果

种类	菌种名称	方法	供试品组	阳性对照	试验组	回收率/%	阴性对照
需氧菌总数计数	金黄色葡萄球菌	1:10薄膜	0	69	61	88	–
	枯草芽孢杆菌		0	73	58	79	–
	铜绿假单胞菌		0	77	71	92	–
	白色念珠菌		0	82	77	94	–
	黑曲霉		0	41	37	90	–
霉菌和酵母菌总数计数	白色念珠菌	1:10薄膜	0	80	59	74	–
	黑曲霉		0	42	36	86	–

注：–表示平板无菌落生长。

九、四味藏木香汤散微生物限度检查方法适用性确认试验

9.1　四味藏木香汤散微生物限度检查方法适用性确认试验

四味藏木香汤散微生物限度检查方法适用性确认试验结果见表9。

表9　四味藏木香汤散微生物限度检查方法适用性确认试验结果

种类	菌种名称	方法	供试品组	阳性对照	试验组	回收率/%	阴性对照
需氧菌总数计数	金黄色葡萄球菌	1:10薄膜	0	83	65	78	–
	枯草芽孢杆菌		0	77	59	77	–
	铜绿假单胞菌		0	69	55	80	–
	白色念珠菌		0	66	59	89	–
	黑曲霉		0	36	31	86	–
霉菌和酵母菌总数计数	白色念珠菌	1:10薄膜	0	70	61	87	–
	黑曲霉		0	35	33	94	–

注：–表示平板无菌落生长。

四味藏木香汤散微生物限度检查方法适用性确认试验结果：

1.需氧菌总数

四味藏木香汤散1:10供试液2 mL加入pH7.0氯化钠–蛋白胨缓冲液100 mL，混匀，

制成1∶10供试液,分别加到灭菌的三角瓶中,每瓶10 mL,加入pH7.0无菌氯化钠-蛋白胨缓冲液100 mL,进行薄膜过滤,用pH7.0无菌氯化钠-蛋白胨缓冲液冲洗,每膜300 mL,分别加入金黄色葡萄球菌、铜绿假单胞菌、枯草芽孢杆菌、白色念珠菌、黑曲霉0.1 mL菌悬液(含菌数小于1000 cfu),制成每毫升四味藏木香汤散1∶10供试液(含菌数小于100 cfu),取出滤膜,面朝上贴在胰酪大豆胨琼脂培养基上,培养、计数。金黄色葡萄球菌、枯草芽孢杆菌、铜绿假单胞菌、白色念珠菌、黑曲霉回收率均在50%～200%之间,方法可行。

2.霉菌和酵母菌总数

四味藏木香汤散1∶10供试液2 mL加入pH7.0氯化钠-蛋白胨缓冲液100 mL,混匀,制成1∶10供试液,分别加到灭菌的三角瓶中,每瓶10 mL,加入pH7.0无菌氯化钠-蛋白胨缓冲液100 mL,进行薄膜过滤,用pH7.0无菌氯化钠-蛋白胨缓冲液冲洗,每膜300 mL,分别加入白色念珠菌、黑曲霉0.1 mL菌悬液(含菌数小于10000 cfu),制成每毫升四味藏木香汤散1∶10供试液(含菌数小于100 cfu),取出滤膜,面朝上贴在沙氏葡萄糖琼脂培养基上,培养、计数。白色念珠菌、黑曲霉回收率均在50%～200%之间,方法可行。

3.控制菌

大肠埃希菌、耐胆盐革兰阴性菌、沙门菌采用《中国药典·四部(2015年版)》第147—148页常规检查方法进行试验,可以检出试验菌。方法可行。

9.2　控制菌确认试验

控制菌确认试验结果见表10、11、12(略),检出目标菌。方法可行。

十、四味藏木香汤散微生物限度检查方法

1.需氧菌总数

四味藏木香汤散1∶10供试液2 mL加入pH7.0氯化钠-蛋白胨缓冲液100 mL,混匀,制成1∶10供试液,分别加到灭菌的三角瓶中,每瓶10 mL,加入pH7.0无菌氯化钠-蛋白胨缓冲液100 mL,进行薄膜过滤,用pH7.0无菌氯化钠-蛋白胨缓冲液冲洗,每膜300 mL,取出滤膜,面朝上贴在胰酪大豆胨琼脂培养基上,按《中国药典·四部(2015年版)》第144页平皿法进行试验。

2.霉菌和酵母菌总数

四味藏木香汤散1∶10供试液2 mL加入pH7.0氯化钠-蛋白胨缓冲液100 mL,混匀,制成1∶10供试液,分别加到灭菌的三角瓶中,每瓶10 mL,加入pH7.0无菌氯化钠-蛋白胨缓冲液100 mL,进行薄膜过滤,用pH7.0无菌氯化钠-蛋白胨缓冲液冲洗,每膜100 mL,取出滤膜,面朝上贴在沙氏葡萄糖琼脂培养基上,按《中国药典·四部(2015年版)》第144页平皿法进行试验。

3.控制菌

大肠埃希菌、耐胆盐革兰阴性菌和沙门菌按《中国药典·四部(2015年版)》控制菌常规检查方法进行试验。

四味光明盐汤散微生物限度检查方法适用性

藏药名：甲木察西汤

标准编号：WS3-BC-0303-95

【处方】

光明盐 100 g   干姜 100 g   诃子 100 g

荜茇 100 g

四味光明盐汤散为非灭菌的口服制剂，按照《中国药典·四部（2015年版）》方法进行微生物限度检查方法适用性试验。

一、试验材料

略。

二、菌悬液

略。

三、计数方法适用性预试验（1）

预试验（1）结果见表1。

表1　计数方法适用性预试验（1）结果

种类	菌种名称	供试品组	阳性对照	试验组	回收率/%	阴性对照
需氧菌总数计数	金黄色葡萄球菌	0	77	24	31	－
	铜绿假单胞菌	0	66	52	79	－
	枯草芽孢杆菌	0	60	6	10	－
	白色念珠菌	0	72	55	76	－
	黑曲霉	0	44	38	86	－
霉菌和酵母菌总数计数	白色念珠菌	0	71	57	80	－
	黑曲霉	0	44	33	75	－

注：-表示液体澄清或平板无菌落生长。

结果：采用1∶10供试液平皿法，金黄色葡萄球菌、枯草芽孢杆菌回收率低于50%，白色念珠菌、铜绿假单胞菌、黑曲霉回收率高于50%。方法不可行。

四、控制菌检查方法适用性试验

4.1 大肠埃希菌检查方法适用性试验

大肠埃希菌检查方法适用性试验结果见表2。

表2 四味光明盐汤散控制菌——大肠埃希菌检查方法适用性试验结果

培养基名称	阳性对照	试验组	阴性对照	供试品组
胰酪大豆胨液体培养基	+	+	−	−
麦康凯液体培养基	+	+	−	−
麦康凯琼脂平板	鲜桃红色,菌落中心呈深桃红色,圆形,扁平,边缘整齐,表面光滑,湿润	鲜桃红色,菌落中心呈深桃红色,圆形,扁平,边缘整齐,表面光滑,湿润	−	−
染色、镜检	革兰氏阴性、杆菌	革兰氏阴性、杆菌	−	−

注：1.+表示液体浑浊；−表示液体澄清或平板无菌落生长。

2.本次试验加入大肠埃希菌57 cfu。

结果：采用《中国药典·四部（2015年版）》第148页大肠埃希菌常规检查方法进行试验，可以检出试验菌——大肠埃希菌。方法可行。

4.2 耐胆盐革兰阴性菌检查方法适用性试验

耐胆盐革兰阴性菌检查方法适用性试验结果见表3。

表3 四味光明盐汤散控制菌——耐胆盐革兰阴性菌检查方法适用性试验结果

培养基名称	阴性对照	阳性对照(大肠埃希菌)	阳性对照(铜绿假单胞菌)	供试品组	试验组(大肠埃希菌)	试验组(铜绿假单胞菌)
胰酪大豆胨液体培养基	−	+	+	−	+	+
肠道菌增菌液体培养基	−	+	+	−	+	+
紫红胆盐葡萄糖琼脂培养基	−	紫红色菌落	无色菌落	−	紫红色菌落	无色菌落
溴化十六烷三甲胺琼脂培养基	—	−	浅绿色菌落	—	−	浅绿色菌落
伊红美蓝琼脂培养基	—	菌落中心呈暗蓝黑色,发金属光泽	—	—	菌落中心呈暗蓝黑色,发金属光泽	—

注：1.+表示液体浑浊；−表示液体澄清或平板无菌落生长。

2.大肠埃希菌、铜绿假单胞菌加菌量分别为86 cfu和78 cfu。

3.—表示没有接种。

结果：采用《中国药典·四部（2015年版）》第147页耐胆盐革兰阴性菌常规检查方法进行试验，可以检出试验菌——大肠埃希菌和铜绿假单胞菌。方法可行。

4.3 沙门菌检查方法适用性试验

沙门菌检查方法适用性试验结果见表4。

表4 四味光明盐汤散控制菌——沙门菌检查方法适用性试验结果

培养基名称	供试品组	阳性对照	阴性对照	试验组
胰酪大豆胨液体培养基	–	+	–	+
RV沙门增菌液体培养基	–	+	–	+
木糖赖氨酸脱氧胆酸盐琼脂培养基	–	淡粉色，半透明，中心有黑色	–	淡粉色，半透明，中心有黑色
染色、镜检	——	革兰氏阴性、杆菌	——	革兰氏阴性、杆菌
沙门、志贺菌属琼脂培养基	——	淡红色，半透明	——	淡红色，半透明
TSI斜面	——	斜面黄色、底层黑色，产气	——	斜面黄色、底层黑色，产气

注：1.+表示液体浑浊；–表示液体澄清或平板无菌落生长。
  2.沙门菌加菌量为65 cfu。

结果：采用《中国药典·四部（2015年版）》第148页沙门菌常规检查方法进行试验，可以检出试验菌——沙门菌。方法可行。

五、计数方法适用性预试验（2）

5.1 试验组

取四味光明盐汤散1∶10供试液，分别加到2个灭菌的三角瓶中，每瓶10 mL，分别加入金黄色葡萄球菌、枯草芽孢杆菌0.1 mL菌悬液（含菌数小于1000 cfu），制成每毫升四味光明盐汤散1∶10供试液（含菌数小于100 cfu），取含菌的样品溶液0.2 mL、0.5 mL，置于直径90 mm的无菌平皿中，每个菌液每个取样体积注2个平皿，注入20 mL温度不超过45 ℃熔化的胰酪大豆胨琼脂培养基，混匀，凝固，倒置培养。测定菌数。

5.2 阳性对照

加到样品中的金黄色葡萄球菌、枯草芽孢杆菌的菌悬液进行10倍稀释，取稀释后的菌悬液0.2 mL、0.5 mL注皿，加到胰酪大豆胨琼脂培养基中，混匀，凝固，倒置培养。测定阳性对照菌数。

5.3 供试品组

用供试液替代试验组液体0.2 mL、0.5 mL注皿，试验。

5.4 阴性对照

用同批配制、灭菌的胰酪大豆胨液体培养基0.2 mL、0.5 mL替代样品注皿，注入20 mL

温度不超过45 ℃熔化的胰酪大豆胨琼脂培养基、沙氏葡萄糖琼脂培养基，混匀，凝固，倒置培养。测定阴性对照菌数。

预试验（2）结果见表5。

表5　四味光明盐汤散计数方法适用性预试验（2）结果

菌种名称	供试品组	注皿休积/mL	阳性对照	试验组	回收率/%	阴性对照
金黄色葡萄球菌	0	0.2	36	25	69	–
	0	0.5	77	31	40	–
枯草芽孢杆菌	0	0.2	33	26	79	–
	0	0.5	68	19	28	–

注：–表示液体澄清或平板无菌落生长。

结果：采用1∶10供试液0.2 mL注皿，金黄色葡萄球菌、枯草芽孢杆菌回收率高于50% 。方法可行。

六、四味光明盐汤散微生物限度检查方法适用性建立

6.1　菌悬液制备、菌悬液数量测定
同预试验方法。

6.2　需氧菌总数计数方法适用性试验

6.2.1　试验组
取四味光明盐汤散1∶50供试液分别加到5个灭菌的三角瓶中，每瓶10 mL，分别加入金黄色葡萄球菌、枯草芽孢杆菌、铜绿假单胞菌、白色念珠菌、黑曲霉0.1 mL菌悬液（含菌数小于1000 cfu），制成每毫升四味光明盐汤散1∶50供试液（含菌数小于100 cfu），取含菌的样品溶液1 mL（含菌数小于100 cfu），注2个平皿，置于直径90 mm的无菌平皿中，每个菌液注2个平皿，注入20 mL温度不超过45 ℃熔化的胰酪大豆胨琼脂培养基，混匀，凝固，倒置培养。测定菌数。

6.2.2　阳性对照
用菌悬液替代试验样品溶液，进行试验，测定阳性对照菌数。

6.2.3　供试品组
取四味光明盐汤散1∶50供试液1 mL，置于直径90 mm的无菌平皿中，注2个平皿，注入20 mL温度不超过45 ℃熔化的胰酪大豆胨琼脂培养基，混匀，凝固，倒置培养。测定供试品组菌数。

6.2.4　阴性对照
用同批配制、灭菌的胰酪大豆胨液体培养基1 mL替代样品，进行阴性对照菌数测定。

需氧菌总数计数方法适用性试验结果见表6。

6.3 霉菌和酵母菌总数计数方法适用性试验

6.3.1 试验组

取四味光明盐汤散 1:10 供试液分别加到 2 个灭菌的三角瓶中，每瓶 10 mL，分别加入白色念珠菌、黑曲霉的 0.1 mL 菌悬液（含菌数小于 1000 cfu），制成每毫升四味光明盐汤散 1:10 供试液（含菌数小于 100 cfu），取含菌的样品溶液 1 mL（含菌数小于 100 cfu），置于直径 90 mm 的无菌平皿中，每个菌液注 2 个平皿，注入 20 mL 温度不超过 45 ℃熔化的沙氏葡萄糖琼脂培养基，混匀，凝固，培养，测定菌数。

6.3.2 阳性对照

稀释后的白色念珠菌、黑曲霉菌悬液加到沙氏葡萄糖琼脂培养基中，混匀，凝固，培养，测定阳性对照菌数。

6.3.3 供试品组

用供试品替代试验组液体注皿，试验。

6.3.4 阴性对照

用同批配制、灭菌的稀释剂 1 mL 替代样品注皿，注入 20 mL 温度不超过 45 ℃熔化的沙氏葡萄糖琼脂培养基，混匀，凝固，培养，测定阴性对照菌数。

霉菌和酵母菌总数计数方法适用性试验结果见表6。

表6 四味光明盐汤散微生物限度检查方法适用性试验结果

种类	菌种名称	方法（平皿）	供试品组	阳性对照	试验组	回收率/%	阴性对照
需氧菌总数计数	金黄色葡萄球菌	1:50	0	76	59	78	−
	枯草芽孢杆菌		0	81	63	78	−
	铜绿假单胞菌		0	77	63	82	−
	白色念珠菌		0	69	55	80	−
	黑曲霉		0	42	35	83	−
霉菌和酵母菌总数计数	白色念珠菌	1:10	0	71	64	90	−
	黑曲霉		0	42	37	88	−

注：−表示液体澄清或平板无菌落生长。

七、四味光明盐汤散微生物限度检查方法适用性确认试验

7.1 四味光明盐汤散微生物限度检查方法适用性确认试验

四味光明盐汤散微生物限度检查方法适用性确认试验结果见表7。

表7　四味光明盐汤散微生物限度检查方法适用性确认试验结果

种类	菌种名称	方法(平皿)	供试品组	阳性对照	试验组	回收率/%	阴性对照
需氧菌总数计数	金黄色葡萄球菌	1∶50	0	77	60	78	-
	枯草芽孢杆菌		0	68	51	75	-
	铜绿假单胞菌		0	78	65	83	-
	白色念珠菌		0	81	66	81	-
	黑曲霉		0	44	39	89	-
霉菌和酵母菌总数计数	白色念珠菌	1∶10	0	80	68	85	-
	黑曲霉		0	45	40	89	-

注：-表示液体澄清或平板无菌落生长。

四味光明盐汤散微生物限度检查方法适用性确认试验结果：

1.需氧菌总数

四味光明盐汤散1∶50供试液1 mL注皿进行试验，金黄色葡萄球菌、枯草芽孢杆菌、铜绿假单胞菌、白色念珠菌、黑曲霉回收率均在50%～200%之间，方法可行。

2.霉菌和酵母菌总数

四味光明盐汤散1∶10供试液1 mL注皿进行试验，白色念珠菌、黑曲霉回收率均在50%～200%之间，方法可行。

3.控制菌

大肠埃希菌、耐胆盐革兰阴性菌、沙门菌采用《中国药典·四部（2015年版）》第147—148页常规检查方法进行试验，可以检出试验菌。方法可行。

7.2　控制菌确认试验

控制菌确认试验结果见表8、9、10（略），检出目标菌。方法可行。

八、四味光明盐汤散微生物限度检查方法

1.需氧菌总数

四味光明盐汤散10 g加到灭菌的三角瓶中，加入pH7.0氯化钠-蛋白胨缓冲液100 mL，溶解、混匀，制成1∶10供试液，取四味光明盐汤散1∶50供试液1 mL，置于直径90 mm的无菌平皿中，注2个平皿，注入20 mL温度不超过45 ℃熔化的胰酪大豆胨琼脂培养基，按《中国药典·四部（2015年版）》第144页平皿法进行试验。

2.霉菌和酵母菌总数

取四味光明盐汤散1∶10供试液1 mL，置于直径90 mm的无菌平皿中，注入20 mL温度不超过45 ℃熔化的沙氏葡萄糖琼脂培养基，按《中国药典·四部（2015年版）》第144页平皿法进行试验。

3.控制菌

大肠埃希菌、耐胆盐革兰阴性菌和沙门菌按《中国药典·四部（2015年版）》控制菌常规检查方法进行试验。

四味辣根菜汤散微生物限度检查方法适用性

藏药名：索洛西汤

标准编号：WS3-BC-0305-95

【处方】

高山辣根菜200 g   紫草茸100 g   力嘎都160 g

甘草100 g

四味辣根菜汤散为非灭菌的口服制剂，按照《中国药典·四部（2015年版）》方法进行微生物限度检查方法适用性试验。

一、试验材料

略。

二、菌悬液

略。

三、计数方法适用性预试验

预试验（1）结果见表1。

表1　四味辣根菜汤散微生物计数方法适用性试验结果预试验（1）结果

种类	菌种名称	供试品组	阳性对照	试验组	回收率/%	阴性对照
需氧菌 总数计数	金黄色葡萄球菌	0	83	0	0	—
	铜绿假单胞菌	0	69	61	88	—
	枯草芽孢杆菌	0	78	0	0	—
	白色念珠菌	0	79	13	16	—
	黑曲霉	0	40	36	90	—
霉菌和酵母菌 总数计数	白色念珠菌	0	80	19	24	—
	黑曲霉	0	39	32	82	—

注：-表示平板无菌落生长。

结果：采用1∶10供试液平皿法，金黄色葡萄球菌、枯草芽孢杆菌、白色念珠菌回收率低于50%，铜绿假单胞菌、黑曲霉回收率位于50%～200%间。方法不可行。

四、控制菌检查方法适用性试验

4.1 大肠埃希菌检查方法适用性试验

大肠埃希菌检查方法适用性试验结果见表2。

表2 四味辣根菜汤散控制菌——大肠埃希菌检查方法适用性试验结果

培养基名称	阳性对照	试验组	阴性对照	供试品组
胰酪大豆胨液体培养基	+	+	−	−
麦康凯液体培养基	+	+	−	−
麦康凯琼脂平板	鲜桃红色,菌落中心呈深桃红色,圆形,扁平,边缘整齐,表面光滑,湿润	鲜桃红色,菌落中心呈深桃红色,圆形,扁平,边缘整齐,表面光滑,湿润	−	−
染色、镜检	革兰氏阴性、杆菌	革兰氏阴性、杆菌	−	−

注：1.+表示液体浑浊；−表示液体澄清或平板无菌落生长。

  2.大肠埃希菌加菌量为48 cfu。

结果：采用《中国药典·四部（2015年版）》第148页大肠埃希菌常规检查方法进行试验，可以检出试验菌——大肠埃希菌。方法可行。

4.2 耐胆盐革兰阴性菌检查方法适用性试验

耐胆盐革兰阴性菌检查方法适用性试验结果见表3。

表3 四味辣根菜汤散控制菌——耐胆盐革兰阴性菌检查方法适用性试验结果

培养基名称	阴性对照	阳性对照（大肠埃希菌）	阳性对照（铜绿假单胞菌）	供试品组	试验组（大肠埃希菌）	试验组（铜绿假单胞菌）
胰酪大豆胨液体培养基	−	+	+	−	+	+
肠道菌增菌液体培养基	−	+	+	−	+	+
紫红胆盐葡萄糖琼脂培养基	−	紫红色菌落	无色菌落	−	紫红色菌落	无色菌落
溴化十六烷三甲胺琼脂培养基	−	−	浅绿色菌落	−	−	浅绿色菌落
伊红美蓝琼脂培养基	−	菌落中心呈暗蓝黑色,发金属光泽	无色菌落	−	菌落中心呈暗蓝黑色,发金属光泽	无色菌落

注：1.+表示液体浑浊；−表示液体澄清或平板无菌落生长。

  2.大肠埃希菌、铜绿假单胞菌加菌量分别为86 cfu和78 cfu。

结果：采用《中国药典·四部（2015年版）》第147页耐胆盐革兰阴性菌常规检查方法进行试验，可以检出试验菌——大肠埃希菌和铜绿假单胞菌。方法可行。

4.3 沙门菌检查方法适用性试验

沙门菌检查方法适用性试验结果见表4。

表4 四味辣根菜汤散控制菌——沙门菌检查方法适用性试验结果

培养基名称	供试品组	阳性对照	阴性对照	试验组
胰酪大豆胨液体培养基	−	+	−	+
RV沙门增菌液体培养基	−	+	−	+
木糖赖氨酸脱氧胆酸盐琼脂培养基	−	淡粉色,半透明,中心有黑色	−	淡粉色,半透明,中心有黑色
染色、镜检	—	革兰氏阴性、杆菌	—	革兰氏阴性、杆菌
沙门、志贺菌属琼脂培养基	—	淡红色,半透明	—	淡红色,半透明
TSI斜面	—	斜面黄色、底层黑色,产气	—	斜面黄色、底层黑色,产气

注：1.+表示液体浑浊；−表示液体澄清或平板无菌落生长；—表示没有接种。

2.沙门菌加菌量为86 cfu。

结果：采用《中国药典·四部（2015年版）》第148页沙门菌常规检查方法进行试验，可以检出试验菌——沙门菌。方法可行。

五、计数方法适用性预试验（2）

5.1 试验组

取四味辣根菜汤散1∶10供试液，分别加到3个灭菌的三角瓶中，每瓶10 mL，分别加入金黄色葡萄球菌、枯草芽孢杆菌、白色念珠菌0.1 mL菌悬液（含菌数为500~1000 cfu），制成每毫升四味辣根菜汤散1∶10供试液（含菌数小于100 cfu），取含菌的样品溶液0.2 mL、0.5 mL，置于直径90 mm的无菌平皿中，每个菌液每个取样体积注2个平皿，注入20 mL温度不超过45 ℃熔化的胰酪大豆胨琼脂培养基，混匀，凝固，倒置培养。测定菌数。

5.2 阳性对照

加到样品中的金黄色葡萄球菌、枯草芽孢杆菌、白色念珠菌的菌悬液进行10倍稀释，取稀释后的菌悬液0.2 mL、0.5 mL注皿，加到胰酪大豆胨琼脂培养基中，混匀，凝固，倒置培养。测定阳性对照菌数。

5.3 供试品组

用供试液替代试验组液体0.2 mL、0.5 mL注皿，试验。

5.4 阴性对照

用同批配制、灭菌的胰酪大豆胨液体培养基0.2 mL、0.5 mL替代样品注皿，注入20 mL

温度不超过45℃熔化的胰酪大豆胨琼脂培养基、沙氏葡萄糖琼脂培养基，混匀，凝固，倒置培养。测定阴性对照菌数。

预试验（2）结果见表5。

表5　四味辣根菜汤散微生物计数方法适用性预试验（2）结果

菌种名称	供试品组	注皿体积/mL	阳性对照	试验组	回收率/%	阴性对照
金黄色葡萄球菌	0	0.2	37	11	30	－
	0	0.5	79	7	9	－
枯草芽孢杆菌	0	0.2	35	0	0	－
	0	0.5	73	0	0	－
白色念珠菌1	0	0.2	27	19	70	－
	0	0.5	66	22	33	－
白色念珠菌2	0	0.2	25	17	68	－
	0	0.5	64	17	27	－

注：1.－表示液体澄清或平板无菌落生长。

　　2.白色念珠菌1在胰酪大豆胨琼脂培养基上计数；白色念珠菌2在沙氏葡萄糖琼脂培养基上计数。

结果：采用1∶10供试液0.2 mL注皿，白色念珠菌的回收率高于50%，金黄色葡萄球菌、枯草芽孢杆菌回收率低于50%。方法不可行。

六、计数方法适用性预试验（3）

6.1　试验组

四味辣根菜汤散1∶10供试液10 mL加到90 mL pH7.0无菌氯化钠-蛋白胨缓冲液中，制成四味辣根菜汤散1∶100供试液，分别取10 mL加到灭菌的三角瓶中，再加入金黄色葡萄球菌、枯草芽孢杆菌0.1 mL菌悬液（含菌数为500～1000 cfu），制成每毫升四味辣根菜汤散1∶100供试液（含菌数小于100 cfu），取含菌的样品溶液1 mL及0.2 mL（含菌数为50～100 cfu），置于直径90 mm的无菌平皿中，每个菌液注2个平皿，注入20 mL温度不超过45℃熔化的胰酪大豆胨琼脂培养基，混匀，凝固，倒置培养。测定菌数。

6.2　阳性对照

用菌悬液替代试验样品溶液，进行试验，测定阳性对照菌数。

6.3　供试品组

取四味辣根菜汤散1∶100供试液1 mL及0.2 mL，置于直径90 mm的无菌平皿中，各注2个平皿，注入20 mL温度不超过45℃熔化的胰酪大豆胨琼脂培养基，混匀，凝固，倒置培养。测定供试品组菌数。

6.4 阴性对照

用同批配制、灭菌的胰酪大豆胨液体培养基 1 mL 替代样品，进行阴性对照菌数测定。

预试验（3）结果见表6。

表6 四味辣根菜汤散微生物计数方法适用性预试验（3）结果

菌种名称	供试品组	注皿体积/mL	阳性对照	试验组	回收率/%	阴性对照
金黄色葡萄球菌	0	0.2	22	19	86	–
	0	1	88	55	63	–
枯草芽孢杆菌	0	0.2	30	18	60	–
	0	1	89	39	44	–

注：–表示平板无菌落生长。

结果：采用1：100供试液 1 mL 注皿进行试验，金黄色葡萄球菌回收率大于50%；采用1：100供试液 0.2 mL 注皿进行试验，枯草芽孢杆菌回收率大于50%。方法可行。

七、四味辣根菜汤散微生物限度检查方法适用性建立

7.1 菌悬液制备、菌悬液数量测定

同预试验方法。

7.2 需氧菌总数计数方法适用性试验

7.2.1 试验组

四味辣根菜汤散1：500供试液，分别取 10 mL 加到灭菌的三角瓶中，再加入金黄色葡萄球菌、枯草芽孢杆菌、白色念珠菌、铜绿假单胞菌、黑曲霉的 0.1 mL 菌悬液（含菌数为 500~1000 cfu），制成每毫升四味辣根菜汤散1：500供试液（含菌数小于 100 cfu），取含菌的样品溶液 1 mL（含菌数为 50~100 cfu），置于直径 90 mm 的无菌平皿中，每个菌液注 2 个平皿，注入 20 mL 温度不超过 45 ℃熔化的胰酪大豆胨琼脂培养基，混匀，凝固，倒置培养。测定菌数。

7.2.2 阳性对照

用菌悬液替代试验样品溶液，进行试验，测定阳性对照菌数。

7.2.3 供试品组

四味辣根菜汤散1：500供试液 1 mL，置于直径 90 mm 的无菌平皿中，注 2 个平皿，注入 20 mL 温度不超过 45 ℃熔化的胰酪大豆胨琼脂培养基，混匀，凝固，倒置培养。测定菌数。

7.2.4 阴性对照

用同批配制、灭菌的胰酪大豆胨液体培养基 1 mL 替代样品，进行阴性对照菌数测定。

需氧菌总数计数方法适用性试验结果见表7。

7.3 霉菌和酵母菌总数计数方法适用性验

7.3.1 试验组

取四味辣根菜汤散 1：50 供试液分别加到 2 个灭菌的三角瓶中，每瓶 10 mL，分别加入白色念珠菌、黑曲霉的 0.1 mL 菌悬液（含菌数小于 1000 cfu），制成每毫升四味辣根菜汤散 1：50 供试液（含菌数小于 100 cfu），取含菌的样品溶液 1 mL（含菌数小于 100 cfu），置于直径 90 mm 的无菌平皿中，每个菌液注 2 个平皿，注入 20 mL 温度不超过 45 ℃熔化的沙氏葡萄糖琼脂培养基，混匀，凝固，培养，测定菌数。

7.3.2 阳性对照

稀释后的白色念珠菌、黑曲霉菌悬液加到沙氏葡萄糖琼脂培养基中，混匀，凝固，培养，测定阳性对照菌数。

7.3.3 供试品组

用供试品替代试验组液体注皿，试验。

7.3.4 阴性对照

用同批配制、灭菌的稀释剂 1 mL 替代样品注皿，注入 20 mL 温度不超过 45 ℃熔化的沙氏葡萄糖琼脂培养基，混匀，凝固，培养，测定阴性对照菌数。

霉菌和酵母菌总数计数方法适用性试验结果见表 7。

表 7　四味辣根菜汤散微生物限度检查方法适用性试验结果

种类	菌种名称	方法	供试品组	阳性对照	试验组	回收率/%	阴性对照
需氧菌总数计数	金黄色葡萄球菌	1：500	0	73	63	86	–
	枯草芽孢杆菌		0	77	70	91	–
	铜绿假单胞菌		0	82	76	93	–
	白色念珠菌		0	79	61	77	–
	黑曲霉		0	38	34	89	–
霉菌和酵母菌总数计数	白色念珠菌	1：50	0	77	65	84	–
	黑曲霉		0	39	33	85	–

注：–表示平板无菌落生长。

八、四味辣根菜汤散微生物限度检查方法适用性确认试验

8.1 四味辣根菜汤散微生物限度检查方法适用性确认试验

四味辣根菜汤散微生物限度检查方法适用性确认试验结果见表 8。

表8　四味辣根菜汤散微生物限度检查方法适用性确认试验结果

种类	菌种名称	方法	供试品组	阳性对照	试验组	回收率/%	阴性对照
需氧菌总数计数	金黄色葡萄球菌	1∶500	0	82	77	94	–
	枯草芽孢杆菌		0	79	55	70	–
	铜绿假单胞菌		0	83	62	75	–
	白色念珠菌		0	78	66	85	–
	黑曲霉		0	43	36	84	–
霉菌和酵母菌总数计数	白色念珠菌	1∶50	0	78	65	83	–
	黑曲霉		0	44	38	86	–

注：–表示平板无菌落生长。

四味辣根菜汤散微生物限度检查方法适用性确认试验结果：

1.需氧菌总数

四味辣根菜汤散1∶500供试液，分别取10 mL加到灭菌的三角瓶中，再加入金黄色葡萄球菌、枯草芽孢杆菌、白色念珠菌、铜绿假单胞菌、黑曲霉的0.1 mL菌悬液（含菌数为500～1000 cfu），制成每毫升四味辣根菜汤散1∶500供试液（含菌数小于100 cfu），取含菌的样品溶液1 mL（含菌数为50～100 cfu），置于直径90 mm的无菌平皿中，每个菌液注2个平皿，注入20 mL温度不超过45 ℃熔化的胰酪大豆胨琼脂培养基，混匀，凝固，倒置培养。测定菌数。金黄色葡萄球菌、枯草芽孢杆菌、铜绿假单胞菌、白色念珠菌、黑曲霉回收率均在50%～200%之间，方法可行。

2.霉菌和酵母菌总数

四味辣根菜汤散1∶50供试液分别加到2个灭菌的三角瓶中，每瓶10 mL，分别加入白色念珠菌、黑曲霉的0.1 mL菌悬液（含菌数小于1000 cfu），制成每毫升四味辣根菜汤散1∶50供试液（含菌数小于100 cfu），取含菌的样品溶液1 mL（含菌数小于100 cfu），置于直径90 mm的无菌平皿中，每个菌液注2个平皿，注入20 mL温度不超过45 ℃熔化的沙氏葡萄糖琼脂培养基，混匀，凝固，培养，测定菌数。白色念珠菌、黑曲霉回收率均在50%～200%之间，方法可行。

3.控制菌

大肠埃希菌、耐胆盐革兰阴性菌、沙门菌采用《中国药典·四部（2015年版）》第147—148页常规检查方法进行试验，可以检出试验菌。方法可行。

8.2　控制菌确认试验

控制菌确认试验结果见表9、10、11（略），检出目标菌。方法可行。

九、四味辣根菜汤散微生物限度检查方法

1.需氧菌总数

取四味辣根菜汤散1∶500供试液1 mL，置于直径90 mm的无菌平皿中，注2个平

皿，注入20 mL温度不超过45℃熔化的胰酪大豆胨琼脂培养基，混匀，凝固，倒置培养。测定菌数。按《中国药典·四部（2015年版）》进行试验

2.霉菌和酵母菌总数

取四味辣根菜汤散1∶50供试液1 mL，置于直径90 mm的无菌平皿中，注2个平皿，注入20 mL温度不超过45℃熔化的沙氏葡萄糖琼脂培养基，混匀，凝固，倒置培养。测定菌数。按《中国药典·四部（2015年版）》进行试验

3.控制菌

大肠埃希菌、耐胆盐革兰阴性菌和沙门菌按《中国药典·四部（2015年版）》控制菌常规检查方法进行试验。

四味石榴丸微生物限度检查方法适用性

四味石榴丸为非灭菌的口服制剂，按照《中国药典·四部（2015年版）》方法进行微生物限度检查方法适用性试验。

一、试验材料

略。

二、菌悬液

略。

三、计数方法适用性预试验（1）

预试验（1）结果见表1。

表1　四味石榴丸微生物计数方法适用性预试验（1）结果

种类	菌种名称	供试品组	阳性对照	试验组	回收率/%	阴性对照
需氧菌总数计数	金黄色葡萄球菌	0	58	12	21	-
	铜绿假单胞菌	0	77	66	86	-
	枯草芽孢杆菌	0	69	18	26	-
	白色念珠菌	0	88	64	73	-
	黑曲霉	0	42	35	83	-
霉菌和酵母菌总数计数	白色念珠菌	0	85	69	81	-
	黑曲霉	0	42	34	81	-

注：-表示平板无菌落生长。

结果：计数中金黄色葡萄球菌、枯草芽孢杆菌回收率低于50%，铜绿假单胞菌、白色念珠菌、黑曲霉回收率位于50%～200%间。方法不可行。

四、控制菌检查方法适用性试验

4.1 大肠埃希菌检查方法适用性试验

大肠埃希菌检查方法适用性试验结果见表2。

表2 四味石榴丸控制菌——大肠埃希菌检查方法适用性试验结果

培养基名称	阳性对照	试验组	阴性对照	供试品组
胰酪大豆胨液体培养基	+	+	–	–
麦康凯液体培养基	+	+	–	–
麦康凯琼脂平板	鲜桃红色,菌落中心呈深桃红色,圆形,扁平,边缘整齐,表面光滑,湿润	鲜桃红色,菌落中心呈深桃红色,圆形,扁平,边缘整齐,表面光滑,湿润	–	–
染色、镜检	革兰氏阴性、杆菌	革兰氏阴性、杆菌	–	–

注:1.+表示液体浑浊;–表示液体澄清或平板无菌落生长。
    2.大肠埃希菌加菌量为78 cfu。

结果:采用《中国药典·四部(2015年版)》第148页大肠埃希菌常规检查方法进行试验,可以检出试验菌——大肠埃希菌。方法可行。

4.2 耐胆盐革兰阴性菌检查方法适用性试验

耐胆盐革兰阴性菌检查方法适用性试验结果见表3。

表3 四味石榴丸控制菌——耐胆盐革兰阴性菌检查方法适用性试验结果

培养基名称	阴性对照	阳性对照(大肠埃希菌)	阳性对照(铜绿假单胞菌)	供试品组	试验组(大肠埃希菌)	试验组(铜绿假单胞菌)
胰酪大豆胨液体培养基	–	+	+	–	+	+
肠道菌增菌液体培养基	–	+	+	–	+	+
紫红胆盐葡萄糖琼脂培养基	–	紫红色菌落	无色菌落	–	紫红色菌落	无色菌落
溴化十六烷三甲胺琼脂培养基	–	–	浅绿色菌落	–	–	浅绿色菌落
伊红美蓝琼脂培养基	–	菌落中心呈暗蓝黑色,发金属光泽	无色菌落	–	菌落中心呈暗蓝黑色,发金属光泽	无色菌落

注:1.+表示液体浑浊;–表示液体澄清或平板无菌落生长。
    2.大肠埃希菌、铜绿假单胞菌加菌量分别为56 cfu和59 cfu。

结果:采用《中国药典·四部(2015年版)》第147页耐胆盐革兰阴性菌常规检查

方法进行试验，可以检出试验菌——大肠埃希菌和铜绿假单胞菌。方法可行。

4.3 沙门菌检查方法适用性试验

沙门菌检查方法适用性试验结果见表4。

表4 四味石榴丸控制菌——沙门菌检查方法适用性试验结果

培养基名称	供试品组	阳性对照	阴性对照	试验组
胰酪大豆胨液体培养基	-	+	-	+
RV沙门增菌液体培养基	-	+	-	+
木糖赖氨酸脱氧胆酸盐琼脂培养基	-	淡粉色，半透明，中心有黑色	-	淡粉色，半透明，中心有黑色
染色、镜检	—	革兰氏阴性、杆菌	—	革兰氏阴性、杆菌
沙门、志贺菌属琼脂培养基	—	淡红色，半透明	—	淡红色，半透明
TSI斜面	—	斜面黄色、底层黑色，产气	—	斜面黄色、底层黑色，产气

注：1.+表示液体浑浊；-表示液体澄清或平板无菌落生长；—表示没有接种。

2.沙门菌加菌量为77 cfu。

结果：采用《中国药典·四部（2015年版）》第148页沙门菌常规检查方法进行试验，可以检出试验菌——沙门菌。方法可行。

五、预试验（2）

5.1 试验组

取四味石榴丸1:10供试液，分别加到2个灭菌的三角瓶中，每瓶10 mL，分别加入金黄色葡萄球菌、枯草芽孢杆菌0.1 mL菌悬液（含菌数为500～1000 cfu），制成每毫升四味石榴丸1:10供试液（含菌数小于100 cfu），取含菌的样品溶液0.2 mL、0.5 mL，置于直径90 mm的无菌平皿中，每个菌液每个取样体积注2个平皿，注入20 mL温度不超过45 ℃熔化的胰酪大豆胨琼脂培养基，混匀，凝固，倒置培养。测定菌数。

5.2 阳性对照

加到样品中的金黄色葡萄球菌、枯草芽孢杆菌的菌悬液进行10倍稀释，取稀释后的菌悬液0.2 mL、0.5 mL注皿，加到胰酪大豆胨琼脂培养基中，混匀，凝固，倒置培养。测定阳性对照菌数。

5.3 供试品对组

用供试品替代试验组液体0.2 mL、0.5 mL注皿，试验。

5.4 阴性对照

用同批配制、灭菌的100 mL胰酪大豆胨液体培养基，按《中国药典·四部（2015年版）》进行试验。

预试验（2）结果见表5。

表5　四味石榴丸微生物计数方法适用性预试验（2）结果

菌种名称	供试品组	注皿体(mL)	阳性对照	试验组	回收率/%	阴性对照
金黄色葡萄球菌	0	0.2	42	19	45	–
	0	0.5	78	31	40	–
枯草芽孢杆菌	0	0.2	33	15	45	–
	0	0.5	70	31	44	–

注：–表示平板无菌落生长。

结果：计数中金黄色葡萄球菌、枯草芽孢杆菌回收率低于50%。方法不可行。

六、预试验（3）

6.1　试验组

四味石榴丸1：10供试液10 mL加到90 mL pH7.0无菌氯化钠-蛋白胨缓冲液中，制成四味石榴丸1：100供试液，分别加到2个灭菌的三角瓶中，每瓶10 mL，分别加入金黄色葡萄球菌、枯草芽孢杆菌0.1 mL菌悬液（含菌数为500～1000 cfu），制成每毫升四味石榴丸1：100供试液（含菌数小于100 cfu），取含菌的样品溶液1 mL（含菌数为50～100 cfu），置于直径90 mm的无菌平皿中，每个菌液注2个平皿，注入20 mL温度不超过45 ℃熔化的胰酪大豆胨琼脂培养基，混匀，凝固，倒置培养。测定菌数。

6.2　阳性对照

用菌悬液替代试验样品溶液，进行试验，测定阳性对照菌数。

6.3　供试品组

取四味石榴丸1：100供试液1 mL，置于直径90 mm的无菌平皿中，注2个平皿，注入20 mL温度不超过45 ℃熔化的胰酪大豆胨琼脂培养基，混匀，凝固，倒置培养。测定供试品组菌数。

6.4　阴性对照

用同批配制、灭菌的胰酪大豆胨液体培养基1 mL替代样品，进行阴性对照菌数测定。

结果见表6。

表6　四味石榴丸微生物计数方法适用性预试验（3）结果

菌种名称	供试品组	阳性对照	试验组	回收率/%	阴性对照
金黄色葡萄球菌	0	65	57	88	–
枯草芽孢杆菌	0	74	58	78	–

注：–表示平板无菌落生长。

结果：计数中金黄色葡萄球菌、枯草芽孢杆菌回收率大于50%。方法可行。

七、四味石榴丸微生物限度检查方法适用性建立

7.1 菌悬液制备、菌悬液数量测定

同预试验方法。

7.2 需氧菌总数计数方法适用性试验

7.2.1 试验组

取四味石榴丸 1∶100 供试液分别加到 5 个灭菌的三角瓶中，每瓶 10 mL，分别加入金黄色葡萄球菌、枯草芽孢杆菌、铜绿假单胞菌、白色念珠菌、黑曲霉 0.1 mL 菌悬液（含菌数为 500～1000 cfu），制成每毫升四味石榴丸 1∶100 供试液（含菌数小于 100 cfu），取含菌的样品溶液 1 mL（含菌数为 50～100 cfu），置于直径 90 mm 的无菌平皿中，每个菌液注 2 个平皿，注入 20 mL 温度不超过 45 ℃熔化的胰酪大豆胨琼脂培养基，混匀，凝固，倒置培养。测定菌数。

7.2.2 阳性对照

用菌悬液替代试验样品溶液，进行试验，测定阳性对照菌数。

7.2.3 供试品组

取四味石榴丸 1∶100 供试液 1 mL，置于直径 90 mm 的无菌平皿中，注 2 个平皿，注入 20 mL 温度不超过 45 ℃熔化的胰酪大豆胨琼脂培养基，混匀，凝固，倒置培养。测定供试品组菌数。

7.2.4 阴性对照

用同批配制、灭菌的胰酪大豆胨液体培养基 1 mL 替代样品，进行阴性对照菌数测定。

7.3 霉菌和酵母菌总数计数方法适用性试验

7.3.1 试验组

取四味石榴丸 1∶10 供试液分别加到 2 个灭菌的三角瓶中，每瓶 10 mL，分别加入白色念珠菌、黑曲霉的 0.1 mL 菌悬液（含菌数为 500～1000 cfu），制成每毫升四味石榴丸 1∶10 供试液（含菌数小于 100 cfu），取含菌的样品溶液 1 mL（含菌数为 50～100 cfu），置于直径 90 mm 的无菌平皿中，每个菌液注 2 个平皿，注入 20 mL 温度不超过 45 ℃熔化的沙氏葡萄糖琼脂培养基，混匀，凝固，培养，测定菌数。

7.3.2 阳性对照

稀释后的白色念珠菌、黑曲霉菌悬液加到沙氏葡萄糖琼脂培养基中，混匀，凝固，培养，测定阳性对照菌数。

7.3.3 供试品组

供试品替代试验组液体注皿，试验。

7.3.4 阴性对照

用同批配制、灭菌的稀释剂 1 mL 替代样品注皿，注入 20 mL 温度不超过 45 ℃熔化的沙氏葡萄糖琼脂培养基，混匀，凝固，培养，测定阴性对照菌数。

结果见表 7。

表7　四味石榴丸微生物限度检查方法适用性试验结果

种类	菌种名称	方法（平皿）	供试品组	阳性对照	试验组	回收率/%	阴性对照
需氧菌总数计数	金黄色葡萄球菌	1∶100	0	86	67	78	–
	枯草芽孢杆菌		0	83	61	73	–
	铜绿假单胞菌		0	77	59	77	–
	白色念珠菌		0	74	54	73	–
	黑曲霉		0	41	37	90	–
霉菌和酵母菌总数计数	白色念珠菌	1∶10	0	73	68	93	–
	黑曲霉		0	41	36	88	–

注：–表示平板无菌落生长。

八、四味石榴丸微生物限度检查方法适用性确认试验

四味石榴丸微生物限度检查方法适用性确认试验结果见表8。

表8　四味石榴丸微生物限度检查方法适用性确认试验结果

种类	菌种名称	方法（平皿）	供试品组	阳性对照	试验组	回收率/%	阴性对照
需氧菌总数计数	金黄色葡萄球菌	1∶100	0	75	58	77	–
	枯草芽孢杆菌		0	62	60	97	–
	铜绿假单胞菌		0	81	61	75	–
	白色念珠菌		0	75	58	77	–
	黑曲霉		0	46	41	89	–
霉菌和酵母菌总数计数	白色念珠菌	1∶10	0	75	60	80	–
	黑曲霉		0	46	44	96	–

注：–表示平板无菌落生长。

控制菌确认试验结果见表9、10和11（略），检出目标菌。方法可行。

九、四味石榴丸微生物限度检查方法

1.需氧菌总数

四味石榴丸10 g加到灭菌的三角瓶中，加入pH7.0氯化钠-蛋白胨缓冲液100 mL，溶解、混匀，制成1∶10供试液，取四味石榴丸1∶10供试液10倍稀释成1∶100溶液；取1∶100溶液1 mL置于直径90 mm的无菌平皿中，注2个平皿，注入20 mL温度不超过45 ℃熔化的胰酪大豆胨琼脂培养基，按《中国药典·四部（2015年版）》第144页平皿法进行试验。

2.霉菌和酵母菌总数

取1∶10溶液1 mL置于直径90 mm的无菌平皿中，注2个平皿，注入20 mL温度不超过45 ℃熔化的沙氏葡萄糖琼脂培养基，按《中国药典·四部（2015年版）》第144页平皿法进行试验。

3.控制菌

大肠埃希菌、耐胆盐革兰阴性菌和沙门菌按《中国药典·四部（2015年版）》控制菌常规检查方法进行试验。

铁棒锤止痛膏微生物限度检查方法适用性

本品是以氧化锌橡皮膏胶浆为基质，加入复主铁棒锤浸膏、樟脑、冰片等药物，均匀涂于布上而制成的橡皮膏剂。

铁棒锤止痛膏为非灭菌的外用制剂，按照《中国药典·四部（2015年版）》方法进行微生物限度检查方法适用性试验。

一、试验材料

略。

二、菌悬液

略。

三、计数方法适用性试验预试验（1）

3.1 试验组

取铁棒锤止痛膏100 cm²，加入pH7.0氯化钠-蛋白胨缓冲液100 mL，混匀，制成1：10供试液，分别加到5个灭菌的三角瓶中，每瓶10 mL，分别加入金黄色葡萄球菌、枯草芽孢杆菌、铜绿假单胞菌、白色念珠菌、黑曲霉的0.1 mL菌悬液（含菌数小于1000 cfu），制成每10 cm²铁棒锤止痛膏1：10供试液（含菌数小于100 cfu），取含菌的样品溶液1 mL（含菌数小于100 cfu），置于直径90 mm的无菌平皿中，每个菌液注2个平皿，注入20 mL温度不超过45 ℃熔化的胰酪大豆胨琼脂培养基，混匀，凝固，倒置培养。测定菌数。取含白色念珠菌、黑曲霉样品溶液2 mL（含菌数为50～100 cfu），分别置于2个直径90 mm的无菌平皿中，注入20 mL温度不超过45 ℃熔化的沙氏葡萄糖琼脂培养基，混匀，凝固，倒置培养。测定菌数。

3.2 阳性对照

加到样品中的金黄色葡萄球菌、枯草芽孢杆菌、铜绿假单胞菌、白色念珠菌、黑曲霉的菌悬液（含菌数小于1000 cfu）进行10倍稀释，取稀释后的菌悬液1 mL注皿，金黄色葡萄球菌、枯草芽孢杆菌、铜绿假单胞菌的菌悬液加到胰酪大豆胨琼脂培养基中，白色念珠菌、黑曲霉的菌悬液加到沙氏葡萄糖琼脂培养基中，混匀，凝固，倒置培养，测定阳性对照菌数。

3.3 供试品组

用供试品替代试验组液体注皿，试验。

3.4 阴性对照

用同批配制、灭菌的胰酪大豆胨液体培养基1 mL替代样品注皿，注入20 mL温度不

超过45 ℃熔化的胰酪大豆胨琼脂培养基、沙氏葡萄糖琼脂培养基，混匀，凝固，倒置培养。测定阴性对照菌数。

计数方法适用性试验预试验（1）结果见表1。

表1　铁棒锤止痛膏微生物计数方法适用性预试验（1）结果

种类	菌种名称	供试品组	阳性对照	试验组	回收率/%	阴性对照
需氧菌总数计数	金黄色葡萄球菌	0	82	0	0	–
	铜绿假单胞菌	0	77	0	0	–
	枯草芽孢杆菌	0	85	0	0	–
	白色念珠菌	0	71	0	0	–
	黑曲霉	0	47	15	31	–
霉菌和酵母菌总数计数	白色念珠菌	0	69	0	0	–
	黑曲霉	0	48	10	21	–

注：–表示平板无菌落生长。

结果：总数计数中金黄色葡萄球菌、铜绿假单胞菌、白色念珠菌、枯草芽孢杆菌及黑曲霉回收率低于50%。方法不可行。

四、控制菌——金黄色葡萄球菌检查方法适用性试验

4.1　试验组

取铁棒锤止痛膏1∶10的供试液10 mL加到灭菌的三角瓶中，加入金黄色葡萄球菌菌悬液1 mL（含菌数小于100 cfu），加入100 mL胰酪大豆胨液体培养基，按《中国药典·四部（2015年版）》第147页《金黄色葡萄球菌检查项》进行试验。

4.2　阳性对照

将金黄色葡萄球菌菌悬液1 mL（含菌数小于100 cfu）加到100 mL胰酪大豆胨液体培养基中，按《中国药典（2015年版）》要求进行检验；同时测定金黄色葡萄球菌菌悬液的含菌数。

4.3　供试品组

取铁棒锤止痛膏1∶10的供试液10 mL加到灭菌的三角瓶中，加入100 mL胰酪大豆胨液体培养基，按《中国药典·四部（2015年版）》第147页《金黄色葡萄球菌检查项》进行试验。

4.4　阴性对照

用同批配制、灭菌的100 mL胰酪大豆胨液体培养基，按《中国药典（2015年版）》要求进行检验。

金黄色葡萄球菌检查方法适用性试验结果见表2。

表2　铁棒锤止痛膏控制菌——金黄色葡萄球菌检查方法适用性试验结果

培养基名称	阳性对照	试验组	供试品组	阴性对照
胰酪大豆胨液体培养基	+	–	–	–
甘露醇氯化钠培养基	金黄色,圆形,凸起、边缘整齐,外周有黄色环	–	–	–
染色、镜检	革兰氏阳性、球菌	–	–	–

注：1.+表示液体浑浊；–表示液体澄清或平板无菌落生长。

　　2.本次试验加入金黄色葡萄球菌85 cfu。

结果：采用《中国药典·四部（2015年版）》第148页金黄色葡萄球菌常规检查方法进行试验，未检出试验菌——金黄色葡萄球菌。方法不可行。

五、控制菌——铜绿假单胞菌检查方法适用性试验

5.1　试验组

取铁棒锤止痛膏1∶10的供试液10 mL加到灭菌的三角瓶中，加入铜绿假单胞菌菌悬液1 mL（含菌数小于100 cfu），加入100 mL胰酪大豆胨液体培养基，按《中国药典·四部（2015年版）》第147页《铜绿假单胞菌检查项》进行试验。

5.2　阳性对照

将铜绿假单胞菌菌悬液1 mL（含菌数小于100 cfu）加到100 mL胰酪大豆胨液体培养基中，按《中国药典（2015年版）》要求进行检验；同时测定铜绿假单胞菌菌悬液的含菌数。

5.3　供试品组

取铁棒锤止痛膏1∶10的供试液10 mL加到灭菌的三角瓶中，加入100 mL胰酪大豆胨液体培养基，按《中国药典·四部（2015年版）》第147页《铜绿假单胞菌检查项》进行试验。

5.4　阴性对照

用同批配制、灭菌的100 mL胰酪大豆胨液体培养基，按《中国药典（2015年版）》要求进行检验。

铜绿假单胞菌检查方法适用性试验结果见表3。

表3　铁棒锤止痛膏控制菌——铜绿假单胞菌检查方法适用性试验结果

培养基名称	阳性对照	试验组	供试品组	阴性对照
胰酪大豆胨液体培养基	+	–	–	–
溴化十六烷三甲胺	菌落扁平,表面湿润、灰白色,周围有蓝绿色素扩散	–	–	–
染色、镜检	革兰氏阴性、杆菌	–	–	–

注：1.+表示液体浑浊；–表示液体澄清或平板无菌落生长。

　　2.本次试验加入铜绿假单胞菌78 cfu。

结果：采用《中国药典·四部（2015年版）》第148页铜绿假单胞菌常规检查方法进行试验，未检出试验菌——铜绿假单胞菌。方法不可行。

六、计数方法适用性预试验（2）

6.1 试验组

取铁棒锤止痛膏1∶10供试液，分别加到灭菌的三角瓶中，每瓶10 mL，分别加入金黄色葡萄球菌、铜绿假单胞菌、白色念珠菌、枯草芽孢杆菌及黑曲霉0.1 mL菌悬液（含菌数小于1000 cfu），制成每10 cm²铁棒锤止痛膏1∶10供试液（含菌数小于100 cfu），取含菌的样品溶液0.2 mL、0.5 mL，置于直径90 mm的无菌平皿中，每个菌液每个取样体积注2个平皿，注入20 mL温度不超过45 ℃熔化的胰酪大豆胨琼脂培养基，混匀，凝固，倒置培养。测定菌数。

6.2 阳性对照

加到样品中的金黄色葡萄球菌、铜绿假单胞菌、白色念珠菌、枯草芽孢杆菌及黑曲霉的菌悬液进行10倍稀释，取稀释后的菌悬液0.2 mL、0.5 mL注皿，加到胰酪大豆胨琼脂培养基中，混匀，凝固，倒置培养。测定阳性对照菌数。

6.3 供试品组

同预试验（1）方法进行试验。

6.4 阴性对照

同预试验（1）方法进行试验。

计数方法适用性预试验（2）结果见表4。

表4　铁棒锤止痛膏微生物计数方法适用性预试验（2）结果

菌种名称	供试品组	注皿体积/mL	阳性对照	试验组	回收率/%	阴性对照
金黄色葡萄球菌	0	0.2	43	0	0	－
	0	0.5	66	2	3	－
枯草芽孢杆菌	0	0.2	40	5	13	－
	0	0.5	80	10	13	－
铜绿假单胞菌	0	0.2	39	6	15	－
	0	0.5	76	15	20	－
白色念珠菌1	0	0.2	33	0	0	－
	0	0.5	66	8	12	－
白色念珠菌2	0	0.2	28	2	7	－
	0	0.5	65	10	15	－
黑曲霉1	0	0.2	15	2	13	－
	0	0.5	43	5	12	－
黑曲霉2	0	0.2	13	2	15	－
	0	0.5	42	10	24	－

注：1.－表示平板无菌落生长。

2.白色念珠菌1在胰酪大豆胨琼脂培养基上计数；白色念珠菌2在沙氏葡萄糖琼脂培养基上计数。

3.黑曲霉1在胰酪大豆胨琼脂培养基上计数；黑曲霉2在沙氏葡萄糖琼脂培养基上计数。

结果：计数中金黄色葡萄球菌、铜绿假单胞菌、白色念珠菌、枯草芽孢杆菌及黑曲霉回收率低于50%。方法不可行。

七、计数方法适用性预试验（3）

7.1 试验组

取1∶10供试液，分别加到灭菌的三角瓶中，每瓶10 mL，加入pH7.0无菌氯化钠-蛋白胨缓冲液100 mL，进行薄膜过滤，用pH7.0无菌氯化钠-蛋白胨缓冲液冲洗，每膜300 mL，分别加入金黄色葡萄球菌、铜绿假单胞菌、白色念珠菌、枯草芽孢杆菌及黑曲霉0.1 mL菌悬液（含菌数小于1000 cfu），制成每10 cm²铁棒锤止痛膏（含菌数小于100 cfu），取出滤膜，面朝上贴在胰酪大豆胨琼脂培养基上，培养、计数。

7.2 阳性对照

用菌悬液替代试验样品溶液，进行薄膜，同法测定阳性对照菌数。

7.3 供试品组

取铁棒锤止痛膏1∶10供试液20 mL，加入pH7.0无菌氯化钠-蛋白胨缓冲液200 mL，进行薄膜过滤，用pH7.0无菌氯化钠-蛋白胨缓冲液冲洗，每膜300 mL，薄膜过滤后，取出滤膜，面朝上贴在胰酪大豆胨琼脂培养基上，进行培养、计数。

7.4 阴性对照

用同批配制、灭菌的胰酪大豆胨液体培养基1 mL替代样品，薄膜过滤后，取出滤膜，面朝上贴在胰酪大豆胨琼脂培养基上，进行培养、计数。

计数方法适用性预试验（3）结果见表5。

表5　铁棒锤止痛膏微生物计数方法适用性预试验（2）结果

菌种名称	供试品组	阳性对照	试验组	回收率/%	阴性对照
金黄色葡萄球菌	0	67	54	81	–
枯草芽孢杆菌	0	76	66	87	–
铜绿假单胞菌	0	43	36	84	–
白色念珠菌1	0	44	37	84	–
白色念珠菌2	0	45	41	91	–
黑曲霉1	0	44	33	75	–
黑曲霉1	0	42	36	86	–

注：1.–表示平板无菌落生长。

2.白色念珠菌1在胰酪大豆胨琼脂培养基上计数；白色念珠菌2在沙氏葡萄糖琼脂培养基上计数。

3.黑曲霉1在胰酪大豆胨琼脂培养基上计数；黑曲霉2在沙氏葡萄糖琼脂培养基上计数。

结果：计数中金黄色葡萄球菌、铜绿假单胞菌、白色念珠菌、枯草芽孢杆菌及黑曲霉回收率大于50%。方法可行。

八、铁棒锤止痛膏微生物限度计数方法适用性建立

8.1 菌悬液制备、菌悬液数量测定

同预试验方法。

8.2 需氧菌总数计数方法适用性试验

8.2.1 试验组

取铁棒锤止痛膏 100 cm² 加入 pH7.0 氯化钠-蛋白胨缓冲液 100 mL，混匀，制成 1∶10 供试液，分别加到灭菌的三角瓶中，每瓶 10 mL，加入 pH7.0 无菌氯化钠-蛋白胨缓冲液 100 mL，进行薄膜过滤，用 pH7.0 无菌氯化钠-蛋白胨缓冲液冲洗，每膜 300 mL，分别加入金黄色葡萄球菌、铜绿假单胞菌、白色念珠菌、枯草芽孢杆菌及黑曲霉 0.1 mL 菌悬液（含菌数小于 1000 cfu），制成每 10 cm² 铁棒锤止痛膏（含菌数小于 100 cfu），取出滤膜，面朝上贴在胰酪大豆胨琼脂培养基上，培养、计数。

8.2.2 阳性对照

用菌悬液替代试验样品溶液，进行薄膜，测定阳性对照菌数。

8.2.3 供试品组

取铁棒锤止痛膏 1∶10 供试液 20 mL，加入 pH7.0 无菌氯化钠-蛋白胨缓冲液 200 mL，进行薄膜过滤，用 pH7.0 无菌氯化钠-蛋白胨缓冲液冲洗，每膜 300 mL，薄膜过滤后，取出滤膜，面朝上贴在胰酪大豆胨琼脂培养基上，进行培养、计数。

8.2.4 阴性对照

用同批配制、灭菌的胰酪大豆胨液体培养基 1 mL 替代样品，薄膜过滤后，取出滤膜，面朝上贴在胰酪大豆胨琼脂培养基上，进行培养、计数。

8.3 霉菌和酵母菌总数计数方法适用性试验

8.3.1 试验组

取 1∶10 供试液，分别加到灭菌的三角瓶中，每瓶 10 mL，加入 pH7.0 无菌氯化钠-蛋白胨缓冲液 100 mL，进行薄膜过滤，用 pH7.0 无菌氯化钠-蛋白胨缓冲液冲洗，每膜 300 mL，分别加入白色念珠菌、黑曲霉 0.1 mL 菌悬液（含菌数小于 10000 cfu），制成每 10 cm² 铁棒锤止痛膏（含菌数小于 100 cfu），取出滤膜，面朝上贴在沙氏葡萄糖琼脂培养基上，培养、计数。

8.3.2 阳性对照

稀释后的白色念珠菌、黑曲霉菌悬液加到沙氏葡萄糖琼脂培养基中，混匀，凝固，培养，测定阳性对照菌数。

8.3.3 供试品组

取铁棒锤止痛膏 1∶10 供试液 20 mL，加入 pH7.0 无菌氯化钠-蛋白胨缓冲液 200 mL，进行薄膜过滤，用 pH7.0 无菌氯化钠-蛋白胨缓冲液冲洗，每膜 300 mL，薄膜过滤后，取出滤膜，面朝上贴在沙氏葡萄糖琼脂培养基上，进行培养、计数。

8.3.4 阴性对照

用同批配制、灭菌的胰酪大豆胨液体培养基 1 mL 替代样品，薄膜过滤后，取出滤膜，面朝上贴在沙氏葡萄糖琼脂培养基上，进行培养、计数。

铁棒锤止痛膏微生物限度检查方法适用性试验结果见表6。

表6 铁棒锤止痛膏微生物限度检查方法适用性试验结果

种类	菌种名称	方法	供试品组	阳性对照	试验组	回收率/%	阴性对照
需氧菌总数计数	金黄色葡萄球菌	薄膜法	0	73	60	82	–
	枯草芽孢杆菌		0	81	73	90	–
	铜绿假单胞菌		0	88	75	85	–
	白色念珠菌		0	78	64	82	–
	黑曲霉		0	43	38	88	–
霉菌和酵母菌总数计数	白色念珠菌	薄膜法	0	77	55	71	–
	黑曲霉		0	42	40	95	–

注：–表示平板无菌落生长。

九、控制菌——金黄色葡萄球菌检查方法适用性试验

9.1 试验组

取铁棒锤止痛膏1:10的供试液10 mL，加到pH7.0无菌氯化钠-蛋白胨缓冲液100 mL中，进行薄膜过滤，用pH7.0无菌氯化钠-蛋白胨缓冲液冲洗，每膜300 mL，加入金黄色葡萄球菌菌悬液1 mL（含菌数小于100 cfu），加入100 mL胰酪大豆胨液体培养基，按《中国药典·四部（2015年版）》第147页《金黄色葡萄球菌检查项》进行试验。

9.2 阳性对照

将金黄色葡萄球菌菌悬液1 mL（含菌数小于100 cfu）加到100 mL胰酪大豆胨液体培养基中，按《中国药典（2015年版）》要求进行检验；同时测定金黄色葡萄球菌菌悬液的含菌数。

9.3 供试品组

取铁棒锤止痛膏1:10的供试液10 mL，加到pH7.0无菌氯化钠-蛋白胨缓冲液100 mL中，进行薄膜过滤，用pH7.0无菌氯化钠-蛋白胨缓冲液冲洗，每膜300 mL，加入100 mL胰酪大豆胨液体培养基，按《中国药典·四部（2015年版）》第147页《金黄色葡萄球菌检查项》进行试验。

9.4 阴性对照

用同批配制、灭菌的100 mL胰酪大豆胨液体培养基，按《中国药典（2015年版）》要求进行检验。

金黄色葡萄球菌检查方法适用性试验结果见表7。

表7 铁棒锤止痛膏控制菌——金黄色葡萄球菌检查方法适用性试验结果

培养基名称	阳性对照	试验组	供试品组	阴性对照
胰酪大豆胨液体培养基	+	+	–	–
甘露醇氯化钠培养基	金黄色,圆形,凸起、边缘整齐,外周有黄色环	金黄色,圆形,凸起、边缘整齐,外周有黄色环	–	–
染色、镜检	革兰氏阳性、球菌	革兰氏阳性、球菌	–	–

注：1.+表示液体浑浊；–表示液体澄清或平板无菌落生长。
    2.本次试验加入金黄色葡萄球菌65 cfu。

结果：采用铁棒锤止痛膏1：10的供试液10 mL加到pH7.0无菌氯化钠–蛋白胨缓冲液100 mL中，进行薄膜过滤，用pH7.0无菌氯化钠–蛋白胨缓冲液冲洗，每膜300 mL，加入金黄色葡萄球菌菌悬液1 mL（含菌数小于100 cfu），加入100 mL胰酪大豆胨液体培养基，按《中国药典·四部（2015年版）》第147页《金黄色葡萄球菌检查项》进行试验，可以检出试验菌——金黄色葡萄球菌。方法可行。

十、控制菌——铜绿假单胞菌检查方法适用性试验

10.1 试验组

取铁棒锤止痛膏1：10的供试液10 mL，加到pH7.0无菌氯化钠–蛋白胨缓冲液100 mL中，进行薄膜过滤，用pH7.0无菌氯化钠–蛋白胨缓冲液冲洗，每膜300 mL，加入铜绿假单胞菌菌悬液1 mL（含菌数小于100 cfu），加入100 mL胰酪大豆胨液体培养基，按《中国药典·四部（2015年版）》第147页《铜绿假单胞菌检查项》进行试验。

10.2 阳性对照

将铜绿假单胞菌菌悬液1 mL（含菌数小于100 cfu）加到100 mL胰酪大豆胨液体培养基中，按《中国药典（2015年版）》要求进行检验；同时测定铜绿假单胞菌菌悬液的含菌数。

10.3 供试品组

取铁棒锤止痛膏1：10的供试液10 mL，加到pH7.0无菌氯化钠–蛋白胨缓冲液100 mL中，进行薄膜过滤，用pH7.0无菌氯化钠–蛋白胨缓冲液冲洗，每膜300 mL，加入100 mL胰酪大豆胨液体培养基，按《中国药典·四部（2015年版）》第147页《铜绿假单胞菌检查项》进行试验。

10.4 阴性对照

用同批配制、灭菌的100 mL胰酪大豆胨液体培养基，按《中国药典（2015年版）》要求进行检验。

铜绿假单胞菌检查方法适用性试验结果见表8。

表8　铁棒锤止痛膏控制菌——铜绿假单胞菌检查方法适用性试验结果

培养基名称	阳性对照	试验组	供试品组	阴性对照
胰酪大豆胨液体培养基	+	+	－	－
溴化十六烷三甲胺	菌落扁平,表面湿润、灰白色,周围有蓝绿色素扩散	菌落扁平,表面湿润、灰白色,周围有蓝绿色素扩散	－	－
染色、镜检	革兰氏阴性、杆菌	革兰氏阴性、杆菌	－	－

注：1.+表示液体浑浊；－表示液体澄清或平板无菌落生长。

2.本次试验加入铜绿假单胞菌78 cfu。

结果：采用铁棒锤止痛膏1：10的供试液10 mL加到pH7.0无菌氯化钠-蛋白胨缓冲液100 mL中，进行薄膜过滤，用pH7.0无菌氯化钠-蛋白胨缓冲液冲洗，每膜300 mL，加入铜绿假单胞菌菌悬液1 mL（含菌数小于100 cfu），加入100 mL胰酪大豆胨液体培养基，按《中国药典·四部（2015年版）》第147页《铜绿假单胞菌检查项》进行试验。可以检出试验菌——铜绿假单胞菌。方法可行。

十一、铁棒锤止痛膏微生物限度检查方法适用性确认试验

铁棒锤止痛膏微生物限度检查方法适用性确认试验结果见表9。

表9　铁棒锤止痛膏微生物限度检查方法适用性确认试验结果

种类	菌种名称	方法	供试品组	阳性对照	试验组	回收率/%	阴性对照
需氧菌总数计数	金黄色葡萄球菌	薄膜法	0	77	66	86	－
	枯草芽孢杆菌		0	87	75	86	－
	铜绿假单胞菌		0	75	61	81	－
	白色念珠菌		0	74	62	84	－
	黑曲霉		0	40	36	90	－
霉菌和酵母菌总数计数	白色念珠菌	薄膜法	0	76	65	86	－
	黑曲霉		0	39	32	82	－

注：－表示平板无菌落生长。

控制菌确认试验结果见表10、11（略），检出目标菌。方法可行。

十二、铁棒锤止痛膏微生物限度检查方法

1.需氧菌总数

铁棒锤止痛膏100 cm²加入pH7.0氯化钠-蛋白胨缓冲液100 mL，混匀，制成1：10供试液，取1：10的供试液20 mL加到pH7.0无菌氯化钠-蛋白胨缓冲液200 mL中，进行薄膜过滤，用pH7.0无菌氯化钠-蛋白胨缓冲液冲洗，每膜300 mL，取出滤膜，面朝上

贴在胰酪大豆胨琼脂培养基上，培养、计数。

2.霉菌和酵母菌总数

取1∶10的供试液 20 mL加到pH7.0无菌氯化钠–蛋白胨缓冲液 200 mL中，进行薄膜过滤，用pH7.0无菌氯化钠–蛋白胨缓冲液冲洗，每膜 300 mL，取出滤膜，面朝上贴在沙氏葡萄糖琼脂培养基上，培养、计数。

3.控制菌

（1）金黄色葡萄球菌

取铁棒锤止痛膏1∶10的供试液10 mL加到pH7.0无菌氯化钠–蛋白胨缓冲液100 mL中，进行薄膜过滤，用pH7.0无菌氯化钠–蛋白胨缓冲液冲洗，每膜300 mL，加入100 mL胰酪大豆胨液体培养基，按《中国药典·四部（2015年版）》第147页《金黄色葡萄球菌检查项》进行试验。

（2）铜绿假单胞菌

取铁棒锤止痛膏1∶10的供试液10 mL加到pH7.0无菌氯化钠–蛋白胨缓冲液100 mL中，进行薄膜过滤，用pH7.0无菌氯化钠–蛋白胨缓冲液冲洗，每膜300 mL，加入100 mL胰酪大豆胨液体培养基，按《中国药典·四部（2015年版）》第147页《铜绿假单胞菌检查项》进行试验。

五味甘露药浴颗粒微生物限度检查方法适用性

藏药名：堆子阿

标准编号：WS3-BC-0266-95

【处方】

刺柏100 g　　　　　　　烈香杜鹃100 g　　　　　　　大籽蒿100 g

麻黄100 g　　　　　　　水柏枝100 g

【制法】

以上五味，捣碎煎汤，即得。

五味甘露药浴颗粒为非无菌的外用制剂，按照《中国药典·四部（2015年版）》方法进行微生物限度检查方法适用性试验。

一、试验材料

略。

二、菌悬液

略。

三、计数方法适用性预试验（1）

结果见表1。

表1　五味甘露药浴颗粒微生物计数方法适用性预试验（1）结果

种类	菌种名称	供试品组	阳性对照	试验组	回收率/%	阴性对照
需氧菌总数计数	金黄色葡萄球菌	0	75	7	9	−
	铜绿假单胞菌	0	68	19	28	−
	枯草芽孢杆菌	0	48	5	10	−
	白色念珠菌	0	79	12	15	−
	黑曲霉	0	56	10	18	−
霉菌和酵母菌总数计数	白色念珠菌	0	79	12	15	−
	黑曲霉	0	56	13	23	−

注：−表示平板无菌落生长。

结果：采用1∶10的供试液1 mL注皿进行试验，金黄色葡萄球菌、枯草芽孢杆菌、白色念珠菌、铜绿假单胞菌及黑曲霉回收率低于50%。方法不可行。

四、控制菌——金黄色葡萄球菌检查方法适用性试验

4.1 试验组

取五味甘露药浴颗粒 1∶10 的供试液 10 mL 加到灭菌的三角瓶中，加入金黄色葡萄球菌菌悬液 1 mL（含菌数小于 100 cfu），加入 90 mL 胰酪大豆胨液体培养基，按《中国药典·四部（2015年版）》第147页《金黄色葡萄球菌检查项》进行试验。

4.2 阳性对照

将金黄色葡萄球菌菌悬液 1 mL（含菌数小于 100 cfu）加到 100 mL 胰酪大豆胨液体培养基中，按《中国药典（2015年版）》要求进行检验；同时测定金黄色葡萄球菌菌悬液的含菌数。

4.3 供试品组

取五味甘露药浴颗粒 1∶10 的供试液 10 mL 加到灭菌的三角瓶中，加入 90 mL 胰酪大豆胨液体培养基，按《中国药典·四部（2015年版）》第147页《金黄色葡萄球菌检查项》进行试验。

4.4 阴性对照

用同批配制、灭菌的 100 mL 胰酪大豆胨液体培养基，按《中国药典（2015年版）》要求进行检验。

金黄色葡萄球菌检查方法适用性试验结果见表2。

表2　五味甘露药浴颗粒控制菌——金黄色葡萄球菌检查方法适用性试验结果

培养基名称	阳性对照	试验组	供试品组	阴性对照
胰酪大豆胨液体培养基	+	－	－	－
甘露醇氯化钠培养基	金黄色,圆形,凸起、边缘整齐,外周有黄色环	－	－	－
染色、镜检	革兰氏阳性、球菌	－	－	－

注：1.+表示液体浑浊；–表示液体澄清或平板无菌落生长。

2.本次试验加入金黄色葡萄球菌85 cfu。

结果：采用《中国药典·四部（2015年版）》第148页金黄色葡萄球菌常规检查方法进行试验，未检出试验菌——金黄色葡萄球菌。方法不可行。

五、控制菌——铜绿假单胞菌检查方法适用性试验

5.1 试验组

取五味甘露药浴颗粒 1∶10 的供试液 10 mL 加到灭菌的三角瓶中，加入铜绿假单胞菌菌悬液 1 mL（含菌数小于 100 cfu），加入 100 mL 胰酪大豆胨液体培养基，按《中国药典·四部（2015年版）》第147页《铜绿假单胞菌检查项》进行试验。

5.2 阳性对照

将铜绿假单胞菌菌悬液 1 mL（含菌数小于 100 cfu）加到 100 mL 胰酪大豆胨液体培

养基，按《中国药典（2015年版）》要求进行检验；同时测定铜绿假单胞菌菌悬液的含菌数。

5.3 供试品组

取五味甘露药浴颗粒1∶10的供试液10 mL加到灭菌的三角瓶中，加入100 mL胰酪大豆胨液体培养基，按《中国药典·四部（2015年版）》第147页《铜绿假单胞菌检查项》进行试验。

5.4 阴性对照

用同批配制、灭菌的100 mL胰酪大豆胨液体培养基，按《中国药典（2015年版）》要求进行检验。

铜绿假单胞菌检查方法适用性试验结果见表3。

表3　五味甘露药浴颗粒控制菌——铜绿假单胞菌检查方法适用性试验结果

培养基名称	阳性对照	试验组	供试品组	阴性对照
胰酪大豆胨液体培养基	+	–	–	–
溴化十六烷三甲胺	菌落扁平，表面湿润、灰白色,周围有蓝绿色素扩散	–	–	–
染色、镜检	革兰氏阴性、杆菌	–	–	–

注：1.+表示液体浑浊；–表示液体澄清或平板无菌落生长。

2.本次试验加入铜绿假单胞菌78 cfu。

结果：铜绿假单胞菌采用《中国药典·四部（2015年版）》第148页铜绿假单胞菌常规检查方法进行试验，未检出试验菌——铜绿假单胞菌。方法不可行。

六、计数方法适用性预试验（2）

6.1 试验组

取五味甘露药浴颗粒1∶10供试液分别加到5个灭菌的三角瓶中，每瓶10 mL，分别加入金黄色葡萄球菌、铜绿假单胞菌、白色念珠菌、枯草芽孢杆菌及黑曲霉0.1 mL菌悬液（含菌数小于1000 cfu），制成每毫升五味甘露药浴颗粒1∶10供试液（含菌数小于100 cfu），取含菌的样品溶液0.2 mL、0.5 mL，置于直径90 mm的无菌平皿中，每个菌液每个取样体积注2个平皿，注入20 mL温度不超过45 ℃熔化的胰酪大豆胨琼脂培养基，混匀，凝固，倒置培养。测定菌数。

6.2 阳性对照

加到样品中的金黄色葡萄球菌、铜绿假单胞菌、白色念珠菌、枯草芽孢杆菌及黑曲霉的菌悬液进行10倍稀释，取稀释后的菌悬液0.2 mL、0.5 mL注皿，加到胰酪大豆胨琼脂培养基中，混匀，凝固，倒置培养。测定阳性对照菌数。

6.3 供试品组

同预试验（1）方法进行试验。

6.4 阴性对照

同预试验（1）方法进行试验。

计数方法适用性试预试验（2）结果见表4。

表4 五味甘露药浴颗粒微生物计数方法适用性预试验（2）结果

菌种名称	供试品组	注皿体积/mL	阳性对照	试验组	回收率/%	阴性对照
金黄色葡萄球菌	0	0.2	47	8	17	–
	0	0.5	64	12	19	–
枯草芽孢杆菌	0	0.2	39	5	13	–
	0	0.5	75	10	13	–
铜绿假单胞菌	0	0.2	34	6	18	–
	0	0.5	71	15	21	–
白色念珠菌1	0	0.2	28	5	19	–
	0	0.5	62	8	13	–
白色念珠菌2	0	0.2	28	2	7	–
	0	0.5	62	10	16	–
黑曲霉1	0	0.2	17	2	12	–
	0	0.5	47	5	11	–
黑曲霉2	0	0.2	13	2	15	–
	0	0.5	43	10	23	–

注：1.–表示平板无菌落生长。

2.白色念珠菌1在胰酪大豆胨琼脂培养基上计数；白色念珠菌2在沙氏葡萄糖琼脂培养基上计数。

3.黑曲霉1在胰酪大豆胨琼脂培养基上计数；黑曲霉2在沙氏葡萄糖琼脂培养基上计数。

结果：计数中采用1：10的供试液0.2 mL注皿，金黄色葡萄球菌、铜绿假单胞菌、白色念珠菌、枯草芽孢杆菌及黑曲霉回收率低于50%。方法不可行。

七、计数方法适用性预试验（3）

7.1 试验组

取五味甘露药浴颗粒1：100的供试液分别加到5个灭菌的三角瓶中，每瓶10 mL，分别加入金黄色葡萄球菌、铜绿假单胞菌、白色念珠菌、枯草芽孢杆菌及黑曲霉0.1 mL菌悬液（含菌数小于10000 cfu），制成每毫升五味甘露药浴颗粒1：100的供试液（含菌数小于100 cfu），取含菌的样品溶液1 mL（含菌数小于100 cfu），置于直径90 mm的无菌平皿中，每个菌液注2个平皿，注入20 mL温度不超过45 ℃熔化的胰酪大豆胨琼脂培养基，混匀，凝固，倒置培养。测定菌数。取含白色念珠菌、黑曲霉样品溶液2 mL（含菌数小于100 cfu），分别置于2个直径90 mm的无菌平皿中，注入20 mL温度不超过45 ℃熔化的沙氏葡萄糖琼脂培养基，混匀，凝固，倒置培养。测定菌数。

7.2　阳性对照

加到样品中的金黄色葡萄球菌、枯草芽孢杆菌、铜绿假单胞菌、白色念珠菌、黑曲霉的菌悬液（含菌数小于1000 cfu）进行10倍稀释，取稀释后的菌悬液1 mL注皿，金黄色葡萄球菌、枯草芽孢杆菌、铜绿假单胞菌的菌悬液加到胰酪大豆胨琼脂培养基中，白色念珠菌、黑曲霉的菌悬液加到沙氏葡萄糖琼脂培养基中，混匀，凝固，倒置培养，测定阳性对照菌数。

7.3　供试品组

用供试液替代试验组液体注皿，试验。

7.4　阴性对照

用同批配制、灭菌的胰酪大豆胨液体培养基1 mL替代样品注皿，注入20 mL温度不超过45 ℃熔化的胰酪大豆胨琼脂培养基、沙氏葡萄糖琼脂培养基，混匀，凝固，倒置培养。测定阴性对照菌数。

计数方法适用性预试验（3）结果见表5。

表5　五味甘露药浴颗粒微生物计数方法适用性试验结果预试验（3）结果

菌种名称	供试品组	阳性对照	试验组	回收率/%	阴性对照
金黄色葡萄球菌	0	81	65	80	–
枯草芽孢杆菌	0	72	62	86	–
铜绿假单胞菌	0	56	41	73	–
白色念珠菌1	0	80	67	84	–
白色念珠菌2	0	42	35	83	–
黑曲霉1	0	80	58	73	–
黑曲霉1	0	42	36	86	–

注：1.–表示平板无菌落生长。

　　2.白色念珠菌1在胰酪大豆胨琼脂培养基上计数；白色念珠菌2在沙氏葡萄糖琼脂培养基上计数。

　　3.黑曲霉1在胰酪大豆胨琼脂培养基上计数；黑曲霉2在沙氏葡萄糖琼脂培养基上计数。

结果：计数中采用1∶100的供试液1 mL注皿进行试验，金黄色葡萄球菌、铜绿假单胞菌、白色念珠菌、枯草芽孢杆菌及黑曲霉回收率大于50%。方法可行。

八、五味甘露药浴颗粒微生物限度检查方法适用性建立

8.1　菌悬液制备、菌悬液数量测定

同预试验方法。

8.2　需氧菌总数计数方法适用性试验

8.2.1　试验组

取五味甘露药浴颗粒1∶100的供试液分别加到5个灭菌的三角瓶中，每瓶10 mL，

分别加入金黄色葡萄球菌、铜绿假单胞菌、白色念珠菌、枯草芽孢杆菌及黑曲霉0.1 mL菌悬液（含菌数小于1000 cfu），制成每毫升五味甘露药浴颗粒1∶100的供试液（含菌数小于100 cfu），取含菌的样品溶液1 mL（含菌数小于100 cfu），置于直径90 mm的无菌平皿中，每个菌液注2个平皿，注入20 mL温度不超过45 ℃熔化的胰酪大豆胨琼脂培养基，混匀，凝固，倒置培养。测定菌数。取含白色念珠菌、黑曲霉样品溶液2 mL（含菌数小于100 cfu），分别置于2个直径90 mm的无菌平皿中，注入20 mL温度不超过45 ℃熔化的沙氏葡萄糖琼脂培养基，混匀，凝固，倒置培养。测定菌数。

8.2.2　阳性对照

用菌悬液替代试验样品溶液，测定阳性对照菌数。

8.2.3　供试品组

取五味甘露药浴颗粒1∶100的供试液，置于直径90 mm的无菌平皿中，每个平皿1 mL，注入20 mL温度不超过45 ℃熔化的胰酪大豆胨琼脂培养基，混匀，进行培养、计数。

8.2.4　阴性对照

用同批配制、灭菌的胰酪大豆胨液体培养基1 mL替代样品，进行培养、计数。

8.3　霉菌和酵母菌总数计数方法适用性试验

8.3.1　试验组

取五味甘露药浴颗粒1∶100的供试液分别加到2个灭菌的三角瓶中，每瓶10 mL，分别加入白色念珠菌、黑曲霉的0.1 mL菌悬液（含菌数小于1000 cfu），制成每毫升五味甘露药浴颗粒1∶100的供试液（含菌数小于100 cfu），置于直径90 mm的无菌平皿中，每个平皿1 mL，注入20 mL温度不超过45 ℃熔化的沙氏葡萄糖琼脂培养基，混匀，进行培养、计数。

8.3.2　阳性对照

稀释后的白色念珠菌、黑曲霉菌悬液加到沙氏葡萄糖琼脂培养基中，混匀，凝固，培养，测定阳性对照菌数。

8.3.3　供试品组

用供试品替代试验组液体注皿，试验。

8.3.4　阴性对照

用同批配制、灭菌的稀释剂1 mL替代样品注皿，注入20 mL温度不超过45 ℃熔化的沙氏葡萄糖琼脂培养基，混匀，凝固，培养，测定阴性对照菌数。

五味甘露药浴颗粒微生物限度检查方法适用性试验结果见表6。

表6　五味甘露药浴颗粒微生物限度检查方法适用性试验结果

种类	菌种名称	方法	供试品组	阳性对照	试验组	回收率/%	阴性对照
需氧菌总数计数	金黄色葡萄球菌	1∶100	0	78	60	77	-
	枯草芽孢杆菌		0	56	51	91	-
	铜绿假单胞菌		0	89	76	85	-
	白色念珠菌		0	64	59	92	-
	黑曲霉		0	47	43	91	-
霉菌和酵母菌总数计数	白色念珠菌	1∶100	0	64	48	75	-
	黑曲霉		0	47	39	83	-

注：-表示平板无菌落生长。

九、控制菌——金黄色葡萄球菌检查方法适用性试验

9.1 试验组

取五味甘露药浴颗粒1∶10的供试液10 mL，加入金黄色葡萄球菌菌悬液1 mL（含菌数小于100 cfu），加入500 mL胰酪大豆胨液体培养基，按《中国药典·四部（2015年版）》第147页《金黄色葡萄球菌检查项》进行试验。

9.2 阳性对照

将金黄色葡萄球菌菌悬液1 mL（含菌数小于100 cfu）加到500 mL胰酪大豆胨液体培养基中，按《中国药典（2015年版）》要求进行检验；同时测定金黄色葡萄球菌菌悬液的含菌数。

9.3 供试品组

取五味甘露药浴颗粒1∶10的供试液10 mL，加入500 mL胰酪大豆胨液体培养基，按《中国药典·四部（2015年版）》第147页《金黄色葡萄球菌检查项》进行试验。

9.4 阴性对照

用同批配制、灭菌的100 mL胰酪大豆胨液体培养基，按《中国药典（2015年版）》要求进行检验。

金黄色葡萄球菌检查方法适用性试验结果见表7。

表7 五味甘露药浴颗粒控制菌——金黄色葡萄球菌检查方法适用性试验结果

培养基名称	阳性对照	试验组	供试品组	阴性对照
胰酪大豆胨液体培养基	+	+	–	–
甘露醇氯化钠培养基	金黄色,圆形,凸起、边缘整齐,外周有黄色环	金黄色,圆形,凸起、边缘整齐,外周有黄色环	–	–
染色、镜检	革兰氏阳性、球菌	革兰氏阳性、球菌	–	–

注：1.+表示液体浑浊；–表示液体澄清或平板无菌落生长。

2.本次试验加入金黄色葡萄球菌65 cfu。

结果：采用五味甘露药浴颗粒1∶10的供试液10 mL，加入金黄色葡萄球菌菌悬液1 mL（含菌数小于100 cfu），加入500 mL胰酪大豆胨液体培养基，按《中国药典·四部（2015年版）》第147页《金黄色葡萄球菌检查项》进行试验，可以检出试验菌——金黄色葡萄球菌。方法可行。

十、控制菌——铜绿假单胞菌检查方法适用性试验

10.1 试验组

取五味甘露药浴颗粒1∶10的供试液10 mL，加入铜绿假单胞菌菌悬液1 mL（含菌数小于100 cfu），加入300 mL胰酪大豆胨液体培养基，按《中国药典·四部（2015年版）》第147页《铜绿假单胞菌检查项》进行试验。

10.2 阳性对照

将铜绿假单胞菌菌悬液 1 mL（含菌数小于 100 cfu）加到 300 mL 胰酪大豆胨液体培养基中，按《中国药典（2015年版）》要求进行检验；同时测定铜绿假单胞菌菌悬液的含菌数。

10.3 供试品组

取五味甘露药浴颗粒 1∶10 的供试液 10 mL，加入 300 mL 胰酪大豆胨液体培养基，按《中国药典·四部（2015年版）》第147页《铜绿假单胞菌检查项》进行试验。

10.4 阴性对照

用同批配制、灭菌的 100 mL 胰酪大豆胨液体培养基，按《中国药典（2015年版）》要求进行检验。

铜绿假单胞菌检查方法适用性试验结果见表8。

表 8 五味甘露药浴颗粒控制菌——铜绿假单胞菌检查方法适用性试验结果

培养基名称	阳性对照	试验组	供试品组	阴性对照
胰酪大豆胨液体培养基	+	+	－	－
溴化十六烷三甲胺	菌落扁平，表面湿润、灰白色，周围有蓝绿色素扩散	菌落扁平，表面湿润、灰白色，周围有蓝绿色素扩散	－	－
染色、镜检	革兰氏阴性、杆菌	革兰氏阴性、杆菌	－	－

注：1.+表示液体浑浊；－表示液体澄清或平板无菌落生长。

2.本次试验加入铜绿假单胞菌78 cfu。

结果：采用五味甘露药浴颗粒 1∶10 的供试液 10 mL，加入铜绿假单胞菌菌悬液 1 mL（含菌数小于 100 cfu），加入 300 mL 胰酪大豆胨液体培养基，按《中国药典·四部（2015年版）》第147页《铜绿假单胞菌检查项》进行试验，可以检出试验菌——铜绿假单胞菌。方法可行。

十一、五味甘露药浴颗粒微生物限度检查方法适用性确认试验

五味甘露药浴颗粒微生物限度检查方法适用性确认试验结果见表9。

表 9 五味甘露药浴颗粒微生物限度检查方法适用性确认试验结果

种类	菌种名称	方法	供试品组	阳性对照	试验组	回收率/%	阴性对照
需氧菌总数计数	金黄色葡萄球菌	1∶100	0	78	61	78	－
	枯草芽孢杆菌		0	69	55	80	－
	铜绿假单胞菌		0	77	54	70	－
	白色念珠菌		0	80	70	88	－
	黑曲霉		0	39	36	92	－
霉菌和酵母菌总数计数	白色念珠菌	1∶100	0	78	57	73	－
	黑曲霉		0	40	33	83	－

注：－表示平板无菌落生长。

控制菌确认试验结果见表10、11（略），检出目标菌。方法可行。

十二、五味甘露药浴颗粒微生物限度检查方法

1.需氧菌总数

五味甘露药浴颗粒10 g加到灭菌的三角瓶中，加入pH7.0氯化钠–蛋白胨缓冲液100 mL，溶解、混匀，制成1∶10供试液，稀释成1∶100供试液，取1∶100供试液1 mL，置于直径90 mm的无菌平皿中，注2个平皿，注入20 mL温度不超过45 ℃熔化的胰酪大豆胨琼脂培养基，按《中国药典·四部（2015年版）》第144页平皿法进行试验。

2.霉菌和酵母菌总数

取五味甘露药浴颗粒取1∶100供试溶1 mL置于直径90 mm的无菌平皿中，注2个平皿，注入20 mL温度不超过45 ℃熔化的沙氏葡萄糖琼脂培养基，按《中国药典·四部（2015年版）》第144页平皿法进行试验。

3.控制菌

（1）金黄色葡萄球菌

取五味甘露药浴颗粒1∶10的供试液10 mL，加到500 mL胰酪大豆胨液体培养基中，按《中国药典·四部（2015年版）》第147页《金黄色葡萄球菌检查项》进行试验。

（2）铜绿假单胞菌

取五味甘露药浴颗粒1∶10的供试液10 mL加到300 mL胰酪大豆胨液体培养基中，按《中国药典·四部（2015年版）》第147页《铜绿假单胞菌检查项》进行试验。

五味黄连丸1微生物限度检查方法适用性

藏药名：娘寨阿贝日布

标准编号：WS3-BC-0273-95

【处方】

黄连 300 g	红花 160 g	诃子 200 g
渣驯膏 80 g	麝香 1 g	

【制法】

以上五味，除麝香、渣驯膏外，其余粉碎成细粉，再与麝香配研，过筛，混匀，用渣驯膏加适量水泛丸，干燥，即得。

五味黄连丸为非灭菌的口服制剂，按照《中国药典·四部（2015年版）》方法进行微生物限度检查方法适用性试验。

一、试验材料

略。

二、菌悬液

略。

三、计数方法适用性预试验

预试验结果见表1。

表1 计数方法适用性预试验结果

种类	菌种名称	供试品组	阳性对照	试验组	回收率/%	阴性对照
需氧菌总数计数	金黄色葡萄球菌	0	81	55	68	–
	铜绿假单胞菌	0	72	70	97	–
	枯草芽孢杆菌	0	56	39	70	–
	白色念珠菌	0	80	52	65	–
	黑曲霉	0	42	36	86	–
霉菌和酵母菌总数计数	白色念珠菌	0	80	65	81	–
	黑曲霉	0	45	33	73	–

注：–表示平板无菌落生长。

结果：计数中金黄色葡萄球菌、枯草芽孢杆菌、铜绿假单胞菌、白色念珠菌、黑曲霉回收率位于50%～200%间。方法可行。

四、控制菌检查方法适用性试验

4.1 大肠埃希菌检查方法适用性试验

大肠埃希菌检查方法适用性试验结果见表2。

表2 五味黄连丸控制菌——大肠埃希菌检查方法适用性试验结果

培养基名称	阳性对照	试验组	阴性对照	供试品组
胰酪大豆胨液体培养基	+	+	−	−
麦康凯液体培养基	+	+	−	−
麦康凯琼脂平板	鲜桃红色,菌落中心呈深桃红色,圆形,扁平,边缘整齐,表面光滑,湿润	鲜桃红色,菌落中心呈深桃红色,圆形,扁平,边缘整齐,表面光滑,湿润	−	−
染色、镜检	革兰氏阴性、杆菌	革兰氏阴性、杆菌	−	−

注:1.+表示液体浑浊;−表示液体澄清或平板无菌落生长。

2.大肠埃希菌加菌量为82 cfu。

结果:采用《中国药典·四部(2015年版)》第148页大肠埃希菌常规检查方法进行试验,可以检出试验菌——大肠埃希菌。方法可行。

4.2 耐胆盐革兰阴性菌检查方法适用性试验

耐胆盐革兰阴性菌检查方法适用性试验结果见表3。

表3 五味黄连丸控制菌——耐胆盐革兰阴性菌检查方法适用性试验结果

培养基名称	阴性对照	阳性对照(大肠埃希菌)	阳性对照(铜绿假单胞菌)	供试品组	试验组(大肠埃希菌)	试验组(铜绿假单胞菌)
胰酪大豆胨液体培养基	−	+	+	−	+	+
肠道菌增菌液体培养基	−	+	+	−	+	+
紫红胆盐葡萄糖琼脂培养基	−	紫红色菌落	无色菌落	−	紫红色菌落	无色菌落
溴化十六烷三甲胺琼脂培养基	−		浅绿色菌落	−		浅绿色菌落
伊红美蓝琼脂培养基	−	菌落中心呈暗蓝黑色,发金属光泽	无色菌落	−	菌落中心呈暗蓝黑色,发金属光泽	无色菌落

注:1.+表示液体浑浊;−表示液体澄清或平板无菌落生长。

2.大肠埃希菌、铜绿假单胞菌加菌量分别为86 cfu和78 cfu。

结果：采用《中国药典·四部（2015年版）》第147页耐胆盐革兰阴性菌常规检查方法进行试验，可以检出试验菌——大肠埃希菌和铜绿假单胞菌。方法可行。

4.3 沙门菌检查方法适用性试验

沙门菌检查方法适用性试验结果见表4。

表4　五味黄连丸控制菌——沙门菌检查方法适用性试验结果

培养基名称	供试品组	阳性对照	阴性对照	试验组
胰酪大豆胨液体培养基	–	+	–	+
RV沙门增菌液体培养基	–	+	–	+
木糖赖氨酸脱氧胆酸盐琼脂培养基	–	淡粉色，半透明，中心有黑色	–	淡粉色，半透明，中心有黑色
染色、镜检	——	革兰氏阴性、杆菌	——	革兰氏阴性、杆菌
沙门、志贺菌属琼脂培养基	——	淡红色，半透明	——	淡红色，半透明
TSI斜面	——	斜面黄色、底层黑色，产气	——	斜面黄色、底层黑色，产气

注：1.+表示液体浑浊；–表示液体澄清或平板无菌落生长；——表示没有接种。

　　2.沙门菌加菌量为78 cfu。

结果：采用《中国药典·四部（2015年版）》第148页沙门菌常规检查方法进行试验，可以检出试验菌——沙门菌。方法可行。

五、五味黄连丸微生物限度检查方法适用性建立

5.1 菌悬液制备、菌悬液数量测定

同预试验方法。

5.2 需氧菌总数计数方法适用性试验

5.2.1 试验组

取五味黄连丸1∶10供试液分别加到5个灭菌的三角瓶中，每瓶10 mL，分别加入金黄色葡萄球菌、枯草芽孢杆菌、铜绿假单胞菌、白色念珠菌、黑曲霉0.1 mL菌悬液（含菌数小于1000 cfu），制成每毫升五味黄连丸1∶10供试液（含菌数小于100 cfu），取含菌的样品溶液1 mL（含菌数小于100 cfu），置于直径90 mm的无菌平皿中，每个菌液注2个平皿，注入20 mL温度不超过45 ℃熔化的胰酪大豆胨琼脂培养基，混匀，凝固，倒置培养。测定菌数。

5.2.2 阳性对照

用菌悬液替代试验样品溶液，进行试验，测定阳性对照菌数。

5.2.3 供试品组

取五味黄连丸1∶10供试液1 mL，置于直径90 mm的无菌平皿中，注2个平皿，注入20 mL温度不超过45 ℃熔化的胰酪大豆胨琼脂培养基，混匀，凝固，倒置培养。测定供

试品组菌数。

5.2.4 阴性对照

用同批配制、灭菌的胰酪大豆胨液体培养基1 mL替代样品，进行阴性对照菌数测定。

需氧菌总数计数方法适用性试验结果见表5。

5.3 霉菌和酵母菌总数计数方法适用性试验

5.3.1 试验组

取五味黄连丸1∶10供试液分别加到2个灭菌的三角瓶中，每瓶10 mL，分别加入白色念珠菌、黑曲霉的0.1 mL菌悬液（含菌数小于1000 cfu），制成每毫升五味黄连丸1∶10供试液（含菌数小于100 cfu），取含菌的样品溶液1 mL（含菌数小于100 cfu），置于直径90 mm的无菌平皿中，每个菌液注2个平皿，注入20 mL温度不超过45 ℃熔化的沙氏葡萄糖琼脂培养基，混匀，凝固，培养，测定菌数。

5.3.2 阳性对照

稀释后的白色念珠菌、黑曲霉菌悬液加到沙氏葡萄糖琼脂培养基中，混匀，凝固，培养，测定阳性对照菌数。

5.3.3 供试品组

用供试品替代试验组液体注皿，试验。

5.3.4 阴性对照

用同批配制、灭菌的稀释剂1 mL替代样品注皿，注入20 mL温度不超过45 ℃熔化的沙氏葡萄糖琼脂培养基，混匀，凝固，培养，测定阴性对照菌数。

霉菌和酵母菌总数计数方法适用性试验结果见表5。

表5 五味黄连丸微生物限度检查方法适用性试验结果

种类	菌种名称	方法（平皿）	供试品组	阳性对照	试验组	回收率/%	阴性对照
需氧菌总数计数	金黄色葡萄球菌	1∶10	0	70	56	80	–
	枯草芽孢杆菌		0	51	48	94	–
	铜绿假单胞菌		0	82	77	94	–
	白色念珠菌		0	53	40	75	–
	黑曲霉		0	48	42	88	–
霉菌和酵母菌总数计数	白色念珠菌	1∶10	0	53	48	91	–
	黑曲霉		0	50	45	90	–

注：–表示平板无菌落生长。

六、五味黄连丸微生物限度检查方法适用性确认试验

6.1 五味黄连丸微生物限度检查方法适用性确认试验

五味黄连丸微生物限度检查方法适用性确认试验结果见表6。

表6 五味黄连丸微生物限度检查方法适用性确认试验结果

种类	菌种名称	方法（平皿）	供试品组	阳性对照	试验组	回收率/%	阴性对照
需氧菌总数计数	金黄色葡萄球菌	1∶10	0	87	66	76	-
	枯草芽孢杆菌		0	59	52	88	-
	铜绿假单胞菌		0	60	41	68	-
	白色念珠菌		0	72	60	83	-
	黑曲霉		0	42	33	79	-
霉菌和酵母菌总数计数	白色念珠菌	1∶10	0	72	54	75	-
	黑曲霉		0	41	36	88	-

注：-表示平板无菌落生长。

五味黄连丸微生物限度检查方法适用性确认试验结果：

1.需氧菌总数

五味黄连丸1∶10供试液1 mL注皿进行试验，金黄色葡萄球菌、枯草芽孢杆菌、铜绿假单胞菌、白色念珠菌、黑曲霉回收率均在50%～200%之间，方法可行。

2.霉菌和酵母菌总数

五味黄连丸1∶10供试液1 mL注皿进行试验，白色念珠菌、黑曲霉回收率均在50%～200%之间，方法可行。

3.控制菌

大肠埃希菌、耐胆盐革兰阴性菌、沙门菌采用《中国药典·四部（2015年版）》第147—148页常规检查方法进行试验，可以检出试验菌。方法可行。

6.2 控制菌确认试验

控制菌确认试验结果见表7、8、9（略），检出目标菌。方法可行。

七、五味黄连丸微生物限度检查方法

1.需氧菌总数

五味黄连丸10 g加到灭菌的三角瓶中，加入pH7.0氯化钠-蛋白胨缓冲液100 mL，溶解、混匀，制成1∶10供试液，取1∶10溶液1 mL置于直径90 mm的无菌平皿中，注2个平皿，注入20 mL温度不超过45 ℃熔化的胰酪大豆胨琼脂培养基，按《中国药典·四部（2015年版）》第144页平皿法进行试验。

2.霉菌和酵母菌总数

取1∶10溶液1 mL置于直径90 mm的无菌平皿中，注2个平皿，注入20 mL温度不

超过45 ℃熔化的沙氏葡萄糖琼脂培养基，按《中国药典·四部（2015年版）》第144页平皿法进行试验。

3.控制菌

大肠埃希菌、耐胆盐革兰阴性菌和沙门菌按《中国药典·四部（2015年版）》控制菌常规检查方法进行试验。

五味黄连丸2微生物限度检查方法适用性

藏药名：娘寨阿贝日布

标准编号：WS3-BC-0273-95

【处方】

黄连300 g	红花160 g	诃子200 g
渣驯膏80 g	麝香1 g	

【制法】

以上五味，除麝香、渣驯膏外，其余粉碎成细粉，再与麝香配研，过筛，混匀，用渣驯膏加适量水泛丸，干燥，即得。

五味黄连丸为非无菌的口服制剂，按照《中国药典·四部（2015年版）》方法进行微生物限度检查方法适用性试验。

一、试验材料

略。

二、菌悬液

略。

三、计数方法适用性预试验（1）

预试验（1）结果见表1。

表1 五味黄连丸微生物计数方法适用性预试验（1）结果

种类	菌种名称	供试品组	阳性对照	试验组	回收率/%	阴性对照
需氧菌总数计数	金黄色葡萄球菌	0	86	22	26	-
	铜绿假单胞菌	0	72	69	96	-
	枯草芽孢杆菌	0	52	0	0	-
	白色念珠菌	0	78	66	85	-
	黑曲霉	0	41	36	88	-
霉菌和酵母菌总数计数	白色念珠菌	0	80	58	73	-
	黑曲霉	0	42	36	86	-

注：-表示平板无菌落生长。

结果：计数中金黄色葡萄球菌、枯草芽孢杆菌回收率低于50%。方法不可行。

四、控制菌检查方法适用性试验

4.1 大肠埃希菌检查方法适用性试验

大肠埃希菌检查方法适用性试验结果见表2-1。

表2-1 五味黄连丸控制菌——大肠埃希菌检查方法适用性试验结果

培养基名称	阳性对照	试验组	阴性对照	供试品组
胰酪大豆胨液体培养基	+	–	–	–
麦康凯液体培养基	+	–	–	–
麦康凯琼脂平板	鲜桃红色,菌落中心呈深桃红色,圆形,扁平,边缘整齐,表面光滑,湿润	–	–	–
染色、镜检	革兰氏阴性、杆菌			

注:1.+表示液体浑浊;–表示液体澄清或平板无菌落生长。

2.大肠埃希菌加菌量为66 cfu。

结果:采用《中国药典·四部(2015年版)》第148页常规方法进行试验,未检出试验菌——大肠埃希菌。方法不可行。

4.1.1 试验组

取五味黄连丸1∶10供试液10 mL加到灭菌的三角瓶中,加入大肠埃希菌菌悬液1 mL(含菌数小于100 cfu),加入500 mL胰酪大豆胨液体培养基,按《中国药典·四部(2015年版)》第147页《大肠埃希菌检查项》进行试验。

4.1.2 阳性对照

将大肠埃希菌菌悬液1 mL(含菌数小于100 cfu)加到500 mL胰酪大豆胨液体培养基中,按《中国药典(2015年版)》要求进行检验;同时测定铜绿假单胞菌菌悬液的含菌数。

4.1.3 供试品组

取五味黄连丸1∶10供试液10 mL加到灭菌的三角瓶中,加入500 mL胰酪大豆胨液体培养基,按《中国药典(2015年版)》要求进行检验。

4.1.4 阴性对照

同批配制、灭菌500 mL胰酪大豆胨液体培养基,按《中国药典(2015年版)》要求进行检验。

大肠埃希菌检查方法适用性试验结果见表2-2。

表2-2 五味黄连丸控制菌——大肠埃希菌检查方法适用性试验结果

培养基名称	阳性对照	试验组	阴性对照	供试品组
胰酪大豆胨液体培养基	+	+	–	–
麦康凯液体培养基	+	+	–	–
麦康凯琼脂平板	鲜桃红色,菌落中心呈深桃红色,圆形,扁平,边缘整齐,表面光滑,湿润	鲜桃红色,菌落中心呈深桃红色,圆形,扁平,边缘整齐,表面光滑,湿润	–	–
染色、镜检	革兰氏阴性、杆菌	革兰氏阴性、杆菌	–	–

注:1.+表示液体浑浊;–表示液体澄清或平板无菌落生长。

2.大肠埃希菌加菌量为81 cfu。

结果：采用《中国药典·四部（2015年版）》第148页大肠埃希菌培养基稀释方法进行试验，可以检出试验菌——大肠埃希菌。方法可行。

4.2 耐胆盐革兰阴性菌检查方法适用性试验

耐胆盐革兰阴性菌检查方法适用性试验结果见表3-1。

表3-1 五味黄连丸控制菌——耐胆盐革兰阴性菌检查方法适用性试验结果

培养基名称	阴性对照	阳性对照（大肠埃希菌）	阳性对照（铜绿假单胞菌）	供试品组	试验组（大肠埃希菌）	试验组（铜绿假单胞菌）
胰酪大豆胨液体培养基	-	+	+	-	-	+
肠道菌增菌液体培养基	-	+	+	-	-	+
紫红胆盐葡萄糖琼脂培养基	-	紫红色菌落	无色菌落	-	-	无色菌落
溴化十六烷三甲胺琼脂培养基	-	-	浅绿色菌落	-	-	浅绿色菌落
伊红美蓝琼脂培养基	-	菌落中心呈暗蓝黑色，发金属光泽	无色菌落	-	-	无色菌落

注：1.+表示液体浑浊；-表示液体澄清或平板无菌落生长。

2.大肠埃希菌、铜绿假单胞菌加菌量分别为66 cfu和81 cfu。

结果：采用《中国药典·四部（2015年版）》第147页耐胆盐革兰阴性菌常规检查方法进行试验，可以检出试验菌——铜绿假单胞菌，未检出试验菌——大肠埃希菌。方法不可行。

4.2.1 试验组

取五味黄连丸 10 g 加到灭菌的三角瓶中，加入 500 mL 胰酪大豆胨液体培养基，制成供试液（1∶10），在 20～25 ℃培养 2 h（不增殖），分别取培养物 10 mL，分别加到 100 mL 肠道菌增菌液体培养基中，一瓶加入大肠埃希菌菌悬液 1 mL（含菌数不大于 100 cfu），另一瓶加入铜绿假单胞菌菌悬液 1 mL（含菌数不大于 100 cfu），均置于 30～35 ℃ 24～48 h，取每一瓶培养物接种于紫红胆盐葡萄糖琼脂培养基上，30～35 ℃ 18～24 h。

4.2.2 阳性对照

将大肠埃希菌菌悬液 1 mL、铜绿假单胞菌菌悬液 1 mL 分别加到 500 mL 胰酪大豆胨液体培养基中，按《中国药典（2015年版）》要求进行检验；同时注皿计大肠埃希菌菌悬液、铜绿假单胞菌菌悬液的菌数。

4.2.3 供试品组

取五味黄连丸 1∶10 供试液 10 mL 加到灭菌的三角瓶中，加入 500 mL 胰酪大豆胨液体培养基，按《中国药典（2015年版）》要求进行检验。

4.2.4 阴性对照

用同批配制、灭菌的 500 mL 胰酪大豆胨液体培养基，按《中国药典（2015年版）》要求进行检验。

耐胆盐革兰阴性菌检查方法适用性试验结果见表3-2。

表3-2　五味黄连丸控制菌——耐胆盐革兰阴性菌检查方法适用性试验结果

培养基名称	阴性对照	阳性对照（大肠埃希菌）	阳性对照（铜绿假单胞菌）	供试品组	试验组（大肠埃希菌）	试验组（铜绿假单胞菌）
胰酪大豆胨液体培养基	－	＋	＋	－	＋	＋
肠道菌增菌液体培养基	－	＋	＋	－	＋	＋
紫红胆盐葡萄糖琼脂培养基	－	紫红色菌落	无色菌落	－	紫红色菌落	无色菌落
溴化十六烷三甲胺琼脂培养基	－	－	浅绿色菌落	－	－	浅绿色菌落
伊红美蓝琼脂培养基	－	菌落中心呈暗蓝黑色，发金属光泽	无色菌落	－	菌落中心呈暗蓝黑色，发金属光泽	无色菌落

注：1.＋表示液体浑浊；－表示液体澄清或平板无菌落生长。

　　2.大肠埃希菌、铜绿假单胞菌加菌量分别为54 cfu和93 cfu。

结果：采用《中国药典·四部（2015年版）》第147页耐胆盐革兰阴性菌培养基稀释方法进行试验，可以检出试验菌——大肠埃希菌和铜绿假单胞菌。方法可行。

4.3　沙门菌检查方法适用性试验

沙门菌检查方法适用性试验结果见表4。

表4　五味黄连丸控制菌——沙门菌检查方法适用性试验结果

培养基名称	供试品组	阳性对照	阴性对照	试验组
胰酪大豆胨液体培养基	－	＋	－	＋
RV沙门增菌液体培养基	－	＋	－	＋
木糖赖氨酸脱氧胆酸盐琼脂培养基	－	淡粉色,半透明,中心有黑色	－	淡粉色,半透明,中心有黑色
染色、镜检	—	革兰氏阴性、杆菌	—	革兰氏阴性、杆菌
沙门、志贺菌属琼脂培养基	－	淡红色,半透明	—	淡红色,半透明
TSI斜面	—	斜面黄色、底层黑色,产气	—	斜面黄色、底层黑色,产气

注：1.＋表示液体浑浊；－表示液体澄清或平板无菌落生长；—表示没有接种。

　　2.沙门菌加菌量为54 cfu。

结果：采用《中国药典·四部（2015年版）》第148页沙门菌常规检查方法进行试验，可以检出试验菌——沙门菌。方法可行。

五、计数方法适用性预试验（2）

5.1 试验组

取五味黄连丸1∶10供试液，分别加到2个灭菌的三角瓶中，每瓶10 mL，分别加入金黄色葡萄球菌、枯草芽孢杆菌0.1 mL菌悬液（含菌数为500～1000 cfu），制成每毫升五味黄连丸1∶10供试液（含菌数小于100 cfu），取含菌的样品溶液0.2 mL、0.5 mL，置于直径90 mm的无菌平皿中，每个菌液每个取样体积注2个平皿，注入20 mL温度不超过45 ℃熔化的胰酪大豆胨琼脂培养基，混匀，凝固，倒置培养。测定菌数。

5.2 阳性对照

加到样品中的金黄色葡萄球菌、枯草芽孢杆菌的菌悬液进行10倍稀释，取稀释后的菌悬液0.2 mL、0.5 mL注皿，加到胰酪大豆胨琼脂培养基中，混匀，凝固，倒置培养。测定阳性对照菌数。

5.3 供试品组

用供试液替代试验组液体0.2 mL、0.5 mL注皿，试验。

5.4 阴性对照

用同批配制、灭菌的胰酪大豆胨液体培养基0.2 mL、0.5 mL替代样品注皿，注入20 mL温度不超过45 ℃熔化的胰酪大豆胨琼脂培养基、沙氏葡萄糖琼脂培养基，混匀，凝固，倒置培养。测定阴性对照菌数。

预试验（2）结果见表5。

表5　五味黄连丸微生物计数方法适用性预试验（2）结果

菌种名称	供试品组	注皿体积/mL	阳性对照	试验组	回收率/%	阴性对照
金黄色葡萄球菌	0	0.2	38	15	39	－
	0	0.5	77	28	36	－
枯草芽孢杆菌	0	0.2	35	16	46	－
	0	0.5	72	16	22	－

注：–表示平板无菌落生长。

结果：计数中金黄色葡萄球菌、枯草芽孢杆菌回收率低于50%。方法不可行。

六、计数方法适用性预试验（3）

6.1 试验组

五味黄连丸1∶10供试液10 mL加到90 mL pH7.0无菌氯化钠-蛋白胨缓冲液中，制成五味黄连丸1∶100供试液，取1∶100供试液分别加到2个灭菌的三角瓶中，每瓶10 mL，分别加入金黄色葡萄球菌、枯草芽孢杆菌0.1 mL菌悬液（含菌数为500～1000 cfu），制成每毫升五味黄连丸1∶100供试液（含菌数小于100 cfu），取含菌的样品溶液1 mL

（含菌数为50～100 cfu），置于直径90 mm的无菌平皿中，每个菌液注2个平皿，注入20 mL温度不超过45 ℃熔化的胰酪大豆胨琼脂培养基，混匀，凝固，倒置培养。测定菌数。

6.2 阳性对照

用菌悬液替代试验样品溶液，进行试验，测定阳性对照菌数。

6.3 供试品组

取五味黄连丸1：100供试液1 mL，置于直径90 mm的无菌平皿中，注2个平皿，注入20 mL温度不超过45 ℃熔化的胰酪大豆胨琼脂培养基，混匀，凝固，倒置培养。测定供试品组菌数。

6.4 阴性对照

用同批配制、灭菌的胰酪大豆胨液体培养基1 mL替代样品，进行阴性对照菌数测定。

预试验（3）结果见表6。

表6 五味黄连丸微生物计数方法适用性预试验（3）结果

菌种名称	供试品组	阳性对照	试验组	回收率/%	阴性对照
金黄色葡萄球菌	0	69	57	83	–
枯草芽孢杆菌	0	79	66	84	–

注：–表示平板无菌落生长。

结果：计数中金黄色葡萄球菌、枯草芽孢杆菌回收率大于50%。方法可行。

七、五味黄连丸微生物限度检查方法适用性建立

7.1 菌悬液制备、菌悬液数量测定

同预试验方法。

7.2 需氧菌总数计数方法适用性试验

7.2.1 试验组

取五味黄连丸1：100供试液分别加到5个灭菌的三角瓶中，每瓶10 mL，分别加入金黄色葡萄球菌、枯草芽孢杆菌、铜绿假单胞菌、白色念珠菌、黑曲霉0.1 mL菌悬液（含菌数为500～1000 cfu），制成每毫升五味黄连丸1：100供试液（含菌数小于100 cfu），取含菌的样品溶液1 mL（含菌数为50～100 cfu），置于直径90 mm的无菌平皿中，每个菌液注2个平皿，注入20 mL温度不超过45 ℃熔化的胰酪大豆胨琼脂培养基，混匀，凝固，倒置培养。测定菌数。

7.2.2 阳性对照

用菌悬液替代试验样品溶液，进行试验，测定阳性对照菌数。

7.2.3 供试品组

取五味黄连丸1：100供试液1 mL，置于直径90 mm的无菌平皿中，注2个平皿，注入20 mL温度不超过45 ℃熔化的胰酪大豆胨琼脂培养基，混匀，凝固，倒置培养。测定供试品组菌数。

7.2.4 阴性对照

用同批配制、灭菌的胰酪大豆胨液体培养基1 mL替代样品，进行阴性对照菌数测定。

需氧菌总数计数方法适用性试验结果见表7。

7.3 霉菌和酵母菌总数计数方法适用性试验

7.3.1 试验组

取五味黄连丸1：10供试液分别加到2个灭菌的三角瓶中，每瓶10 mL，分别加入白色念珠菌、黑曲霉的0.1 mL菌悬液（含菌数小于1000 cfu），制成每毫升五味黄连丸1：10供试液（含菌数小于100 cfu），取含菌的样品溶液1 mL（含菌数小于100 cfu），置于直径90 mm的无菌平皿中，每个菌液注2个平皿，注入20 mL温度不超过45 ℃熔化的沙氏葡萄糖琼脂培养基，混匀，凝固，培养，测定菌数。

7.3.2 阳性对照

稀释后的白色念珠菌、黑曲霉菌悬液加到沙氏葡萄糖琼脂培养基中，混匀，凝固，培养，测定阳性对照菌数。

7.3.3 供试品组

用供试品替代试验组液体注皿，试验。

7.3.4 阴性对照

用同批配制、灭菌的稀释剂1 mL替代样品注皿，注入20 mL温度不超过45 ℃熔化的沙氏葡萄糖琼脂培养基，混匀，凝固，培养，测定阴性对照菌数。

霉菌和酵母菌总数计数方法适用性试验结果见表7。

表7　五味黄连丸微生物限度检查方法适用性试验结果

种类	菌种名称	方法（平皿）	供试品组	阳性对照	试验组	回收率/%	阴性对照
需氧菌总数计数	金黄色葡萄球菌	1：100	0	73	59	81	–
	枯草芽孢杆菌		0	69	54	78	–
	铜绿假单胞菌		0	82	71	87	–
	白色念珠菌		0	68	54	79	–
	黑曲霉		0	41	34	83	–
霉菌和酵母菌总数计数	白色念珠菌	1：10	0	70	58	83	–
	黑曲霉		0	39	32	82	–

注：–表示平板无菌落生长。

八、五味黄连丸微生物限度检查方法适用性确认试验

8.1 五味黄连丸微生物限度检查方法适用性确认试验

五味黄连丸微生物限度检查方法适用性确认试验见结果表8。

表8 五味黄连丸微生物限度检查方法适用性确认试验结果

种类	菌种名称	方法（平皿）	供试品组	阳性对照	试验组	回收率/%	阴性对照
需氧菌总数计数	金黄色葡萄球菌	1:100	0	84	77	92	–
	枯草芽孢杆菌		0	51	45	88	–
	铜绿假单胞菌		0	78	59	76	–
	白色念珠菌		0	86	70	81	–
	黑曲霉		0	44	41	93	–
霉菌和酵母菌总数计数	白色念珠菌	1:10	0	87	77	89	–
	黑曲霉		0	42	38	90	–

注：–表示平板无菌落生长。

五味黄连丸微生物限度检查方法适用性确认试验结果：

1.需氧菌总数

五味黄连丸1:100供试液1 mL注皿进行试验，金黄色葡萄球菌、枯草芽孢杆菌、铜绿假单胞菌、白色念珠菌、黑曲霉回收率均在50%～200%之间，方法可行。

2.霉菌和酵母菌总数

五味黄连丸1:10供试液1 mL注皿进行试验，白色念珠菌、黑曲霉回收率均在50%～200%之间，方法可行。

3.控制菌

（1）沙门菌

采用《中国药典·四部（2015年版）》第147—148页常规检查方法进行试验，可以检出试验菌。方法可行。

（2）大肠埃希菌、耐胆盐革兰阴性菌

采用《中国药典·四部（2015年版）》第147—148页培养基稀释方法进行试验，可以检出试验菌。方法可行。

8.2 控制菌确认试验

控制菌确认试验结果见表9、10、11（略），检出目标菌。方法可行。

九、五味黄连丸微生物限度检查方法

1.需氧菌总数

五味黄连丸10 g加到灭菌的三角瓶中，加入pH7.0氯化钠-蛋白胨缓冲液100 mL，溶解、混匀，制成1:10供试液，取五味黄连丸1:10供试液10倍稀释成1:100溶液；

取1∶100溶液1 mL置于直径90 mm的无菌平皿中,注2个平皿,注入20 mL温度不超过45 ℃熔化的胰酪大豆胨琼脂培养基,按《中国药典·四部(2015年版)》第144页平皿法进行试验。

2.霉菌和酵母菌总数

取1∶10溶液1 mL置于直径90 mm的无菌平皿中,注2个平皿,注入20 mL温度不超过45 ℃熔化的沙氏葡萄糖琼脂培养基,按《中国药典·四部(2015年版)》第144页平皿法进行试验。

3.控制菌

(1)大肠埃希菌

取1∶10的供试液10 mL,加到500 mL胰酪大豆胨液体培养基中,按《中国药典·四部(2015年版)》第147页《大肠埃希菌》进行试验。

(2)耐胆盐革兰阴性菌

取五味黄连丸10 g加到灭菌的三角瓶中,加入500 mL胰酪大豆胨液体培养基,制成供试液(1∶10),在20~25 ℃培养2 h(不增殖),进行10倍稀释成1∶100、1∶1000,分别取1∶10、1∶100、1∶1000培养物1 mL,分别加到10 mL肠道菌增菌液体培养基中,均置于30~35 ℃ 24~48 h,取每一培养物接种于紫红胆盐葡萄糖琼脂培养基上,30~35 ℃ 18~24 h,紫红胆盐葡萄糖琼脂培养基上有菌落生长,为阳性,从《中国药典·四部(2015年版)》第147页表2查耐胆盐革兰阴性菌的可能菌数(N)。

(3)沙门菌

取五味黄连丸10 g加到灭菌的三角瓶中,加入100 mL胰酪大豆胨液体培养基,按《中国药典·四部(2015年版)》第147页《沙门菌检查》进行试验。

五味金色丸微生物限度检查方法适用性

藏药名：涩多阿巴日布

标准编号：WS3-BC-0271-95

【处方】

诃子150 g	波棱瓜子70 g	石榴子120 g
黑冰片100 g	木香50 g	

【制法】

以上五味，粉碎成细粉，过筛，混匀，用水泛丸，干燥，即得。

五味金色丸为非无菌的口服中药制剂，按照《中国药典·四部（2015年版）》方法进行微生物限度检查方法适用性试验。

一、试验材料

略。

二、菌悬液

略。

三、计数方法适用性预试验（1）

预试验（1）结果见表1。

表1　五味金色丸微生物计数方法适用性预试验（1）结果

种类	菌种名称	供试品组	阳性对照	试验组	回收率/%	阴性对照
需氧菌总数计数	金黄色葡萄球菌	0	81	33	41	-
	铜绿假单胞菌	0	72	58	81	-
	枯草芽孢杆菌	0	56	12	21	-
	白色念珠菌	0	80	60	75	-
	黑曲霉	0	42	35	83	-
霉菌和酵母菌总数计数	白色念珠菌	0	80	55	69	-
	黑曲霉	0	42	36	86	-

注：-表示平板无菌落生长。

结果：计数中枯草芽孢杆菌和金黄色葡萄球菌回收率低于50%。方法不可行。

四、控制菌检查方法适用性试验

4.1 大肠埃希菌检查方法适用性试验

大肠埃希菌检查方法适用性试验结果见表2。

表2　五味金色丸控制菌——大肠埃希菌检查方法适用性试验结果

培养基名称	阳性对照	试验组	阴性对照	供试品组
胰酪大豆胨液体培养基	+	+	-	-
麦康凯液体培养基	+	+	-	-
麦康凯琼脂平板	鲜桃红色,菌落中心呈深桃红色,圆形,扁平,边缘整齐,表面光滑,湿润	鲜桃红色,菌落中心呈深桃红色,圆形,扁平,边缘整齐,表面光滑,湿润	-	-
染色、镜检	革兰氏阴性、杆菌	革兰氏阴性、杆菌	-	-

注：1.+表示液体浑浊；-表示液体澄清或平板无菌落生长。

2.大肠埃希菌加菌量为60 cfu。

结果：采用《中国药典·四部（2015年版）》第148页大肠埃希菌常规检查方法进行试验，可以检出试验菌——大肠埃希菌。方法可行。

4.2 耐胆盐革兰阴性菌检查方法适用性试验

耐胆盐革兰阴性菌检查方法适用性试验结果见表3。

表3　五味金色丸控制菌——耐胆盐革兰阴性菌检查方法适用性试验结果

培养基名称	阴性对照	阳性对照(大肠埃希菌)	阳性对照(铜绿假单胞菌)	供试品组	试验组(大肠埃希菌)	试验组(铜绿假单胞菌)
胰酪大豆胨液体培养基	-	+	+	-	+	+
肠道菌增菌液体培养基	-	+	+	-	+	+
紫红胆盐葡萄糖琼脂培养基	-	紫红色菌落	无色菌落	-	紫红色菌落	无色菌落
溴化十六烷三甲胺琼脂培养基	-	-	浅绿色菌落	-		浅绿色菌落
伊红美蓝琼脂培养基	-	菌落中心呈暗蓝黑色,发金属光泽	无色菌落	-	菌落中心呈暗蓝黑色,发金属光泽	无色菌落

注：1.+表示液体浑浊；-表示液体澄清或平板无菌落生长。

2.大肠埃希菌、铜绿假单胞菌加菌量分别为66 cfu和58 cfu。

结果：采用《中国药典·四部（2015年版）》第147页耐胆盐革兰阴性菌常规检查方法进行试验，可以检出试验菌——大肠埃希菌和铜绿假单胞菌。方法可行。

4.3 沙门菌检查方法适用性试验

沙门菌检查方法适用性试验结果见表4。

表4 五味金色丸控制菌——沙门菌检查方法适用性试验结果

培养基名称	供试品组	阳性对照	阴性对照	试验组
胰酪大豆胨液体培养基	-	+	-	+
RV沙门增菌液体培养基	-	+	-	+
木糖赖氨酸脱氧胆酸盐琼脂培养基	—	淡粉色，半透明，中心有黑色	—	淡粉色，半透明，中心有黑色
染色、镜检	—	革兰氏阴性、杆菌	—	革兰氏阴性、杆菌
沙门、志贺菌属琼脂培养基	—	淡红色，半透明	—	淡红色，半透明
TSI斜面	—	斜面黄色、底层黑色，产气	—	斜面黄色、底层黑色，产气

注：1.+表示液体浑浊；-表示液体澄清或平板无菌落生长；—表示没有接种。

2.沙门菌加菌量为88 cfu。

结果：采用《中国药典·四部（2015年版）》第148页沙门菌常规检查方法进行试验，可以检出试验菌——沙门菌。方法可行。

五、预试验（2）

5.1 试验组

取五味金色丸1∶10供试液20 mL分别加到2个灭菌的三角瓶中，每瓶10 mL，分别加入金黄色葡萄球菌、枯草芽孢杆菌0.1 mL菌悬液（含菌数小于1000 cfu），制成每毫升五味金色丸1∶10供试液（含菌数小于100 cfu），取含菌的样品溶液0.2 mL、0.5 mL，置于直径90 mm的无菌平皿中，每个菌每个取样体积注2个平皿，注入20 mL温度不超过45 ℃熔化的胰酪大豆胨琼脂培养基，混匀，凝固，倒置培养。测定菌数。

5.2 阳性对照

加到样品中的金黄色葡萄球菌、枯草芽孢杆菌的菌悬液进行10倍稀释，取稀释后的菌悬液0.2 mL、0.5 mL注皿，加到胰酪大豆胨琼脂培养基中，混匀，凝固，倒置培养。测定阳性对照菌数。

5.3 供试品组

用供试液替代试验组液体0.2 mL、0.5 mL注皿，试验。

5.4 阴性对照

用同批配制、灭菌的胰酪大豆胨液体培养基0.2 mL、0.5 mL替代样品注皿，注入20 mL温度不超过45 ℃熔化的胰酪大豆胨琼脂培养基、沙氏葡萄糖琼脂培养基，混匀，凝固，倒置培养。测定阴性对照菌数。

预试验（2）结果见表5。

表5　五味金色丸微生物计数方法适用性预试验（2）结果

菌种名称	供试品组	注皿体积/mL	阳性对照	试验组	回收率/%	阴性对照
枯草芽孢杆菌	0	0.2	30	12	40	–
	0	0.5	74	22	30	–
金黄色葡萄球菌	0	0.2	45	39	87	
	0	0.5	97	44	45	

注：–表示平板无菌落生长。

结果：计数中枯草芽孢杆菌回收率低于50%。方法不可行。

六、预试验（3）

6.1 试验组

五味金色丸1∶10供试液10 mL加到灭菌的三角瓶中，加入90 mL pH7.0无菌氯化钠-蛋白胨缓冲液成1∶100供试液，加入枯草芽孢杆菌0.1 mL菌悬液（含菌数小于1000 cfu），制成每毫升五味金色丸1∶100供试液（含菌数小于100 cfu），取含菌的样品溶液1 mL（含菌数小于100 cfu），置于直径90 mm的无菌平皿中，注2个平皿，注入20 mL温度不超过45 ℃熔化的胰酪大豆胨琼脂培养基，混匀，凝固，倒置培养。测定菌数。

6.2 阳性对照

用菌悬液替代试验样品溶液，进行试验，测定阳性对照菌数。

6.3 供试品组

取五味金色丸1∶100供试液1 mL，置于直径90 mm的无菌平皿中，注2个平皿，注入20 mL温度不超过45 ℃熔化的胰酪大豆胨琼脂培养基，混匀，凝固，倒置培养。测定供试品组菌数。

6.4 阴性对照

用同批配制、灭菌的胰酪大豆胨液体培养基1 mL替代样品，进行阴性对照菌数测定。

预试验（3）结果见表6。

表6　五味金色丸微生物计数方法适用性预试验（3）结果

菌种名称	供试品组	阳性对照	试验组	回收率/%	阴性对照
枯草芽孢杆菌	0	66	50	76	–

注：–表示平板无菌落生长。

结果：计数中枯草芽孢杆菌回收率大于50%。方法可行。

七、五味金色丸微生物限度检查方法适用性建立

7.1 菌悬液制备、菌悬液数量测定

同预试验方法。

7.2 需氧菌总数计数方法适用性试验

7.2.1 试验组

取五味金色丸1：100供试液分别加到5个灭菌的三角瓶中，每瓶10 mL，分别加入金黄色葡萄球菌、枯草芽孢杆菌、铜绿假单胞菌、白色念珠菌、黑曲霉0.1 mL菌悬液（含菌数小于1000 cfu），制成每毫升五味金色丸1：100供试液（含菌数小于100 cfu），取含菌的样品溶液1 mL（含菌数小于100 cfu），置于直径90 mm的无菌平皿中，每个菌液注2个平皿，注入20 mL温度不超过45 ℃熔化的胰酪大豆胨琼脂培养基，混匀，凝固，倒置培养。测定菌数。

7.2.2 阳性对照

用菌悬液替代试验样品溶液，进行试验，测定阳性对照菌数。

7.2.3 供试品组

取五味金色丸1：100供试液1 mL，置于直径90 mm的无菌平皿中，注2个平皿，注入20 mL温度不超过45 ℃熔化的胰酪大豆胨琼脂培养基，混匀，凝固，倒置培养。测定供试品组菌数。

7.2.4 阴性对照

用同批配制、灭菌的胰酪大豆胨液体培养基1 mL替代样品，进行阴性对照菌数测定。

需氧菌总数计数方法适用性试验结果见表7。

7.3 霉菌和酵母菌总数计数方法适用性试验

7.3.1 试验组

取五味金色丸1：10供试液分别加到2个灭菌的三角瓶中，每瓶10 mL，分别加入白色念珠菌、黑曲霉的0.1 mL菌悬液（含菌数小于1000 cfu），制成每毫升五味金色丸1：10供试液（含菌数小于100 cfu），取含菌的样品溶液1 mL（含菌数小于100 cfu），置于直径90 mm的无菌平皿中，每个菌液注2个平皿，注入20 mL温度不超过45 ℃熔化的沙氏葡萄糖琼脂培养基，混匀，凝固，培养，测定菌数。

7.3.2 阳性对照

稀释后的白色念珠菌、黑曲霉菌悬液加到沙氏葡萄糖琼脂培养基中，混匀，凝固，培养，测定阳性对照菌数。

7.3.3 供试品组

用供试品替代试验组液体注皿，试验。

7.3.4 阴性对照

用同批配制、灭菌的稀释剂1 mL替代样品注皿，注入20 mL温度不超过45 ℃熔化的沙氏葡萄糖琼脂培养基，混匀，凝固，培养，测定阴性对照菌数。

霉菌和酵母菌总数计数方法适用性试验结果见表7。

表7　五味金色丸微生物限度检查方法适用性试验结果

种类	菌种名称	方法（平皿）	供试品组	阳性对照	试验组	回收率/%	阴性对照
需氧菌总数计数	金黄色葡萄球菌	1：100	0	78	60	77	–
	枯草芽孢杆菌		0	56	48	86	–
	铜绿假单胞菌		0	89	63	71	–
	白色念珠菌		0	64	60	94	–
	黑曲霉		0	47	40	85	–
霉菌和酵母菌总数计数	白色念珠菌	1：10	0	64	59	92	–
	黑曲霉		0	47	42	89	–

注：–表示平板无菌落生长。

结果：计数中枯草芽孢杆菌、金黄色葡萄球菌、铜绿假单胞菌、白色念珠菌、黑曲霉回收率位于50%～200%间。方法可行。

八、五味金色丸微生物限度检查方法适用性确认试验

8.1　五味金色丸微生物限度检查方法适用性确认试验

五味金色丸微生物限度检查方法适用性确认试验结果见表8。

表8　五味金色丸微生物限度检查方法适用性确认试验结果

种类	菌种名称	方法（平皿）	供试品组	阳性对照	试验组	回收率/%	阴性对照
需氧菌总数计数	金黄色葡萄球菌	1：100	0	89	69	78	–
	枯草芽孢杆菌		0	55	44	80	–
	铜绿假单胞菌		0	88	53	60	–
	白色念珠菌		0	85	77	91	–
	黑曲霉		0	43	37	86	–
霉菌和酵母菌总数计数	白色念珠菌	1：10	0	84	77	92	–
	黑曲霉		0	46	39	85	–

注：–表示平板无菌落生长。

五味金色丸微生物限度检查方法适用性确认试验结果：

1.需氧菌总数

五味金色丸1：100供试液1 mL注皿进行试验，金黄色葡萄球菌、枯草芽孢杆菌、铜绿假单胞菌、白色念珠菌、黑曲霉回收率均在50%～200%之间，方法可行。

2.霉菌和酵母菌总数

五味金色丸1：10供试液1 mL注皿进行试验，白色念珠菌、黑曲霉回收率均在50%

～200%之间，方法可行。

3.控制菌

大肠埃希菌、耐胆盐革兰阴性菌、沙门菌采用《中国药典·四部（2015年版）》第147—148页常规检查方法进行试验，可以检出试验菌。方法可行。

8.2　控制菌确认试验

控制菌确认试验结果见表9、10、11（略），检出目标菌。方法可行。

九、五味金色丸微生物限度检查方法

1.需氧菌总数

五味金色丸10 g加到灭菌的三角瓶中，加入pH7.0氯化钠-蛋白胨缓冲液100 mL，溶解、混匀，制成1∶10供试液，取五味金色丸1∶10供试液10倍稀释成1∶100溶液；取1∶100溶液1 mL置于直径90 mm的无菌平皿中，注2个平皿，注入20 mL温度不超过45 ℃熔化的胰酪大豆胨琼脂培养基，按《中国药典·四部（2015年版）》第144页平皿法进行试验。

2.霉菌和酵母菌总数

取1∶10溶液1 mL置于直径90 mm的无菌平皿中，注入20 mL温度不超过45 ℃熔化的沙氏葡萄糖琼脂培养基，按《中国药典·四部（2015年版）》第144页平皿法进行试验。

3.控制菌

大肠埃希菌、耐胆盐革兰阴性菌和沙门菌按《中国药典·四部（2015年版）》控制菌常规检查方法进行试验。

五味麝香丸微生物限度检查方法适用性

【处方】

香 100 g   藏菖蒲 60 g   麝香 10 g

诃子（去核）300 g   黑草乌 300 g

【制法】

以上五味，除麝香外，其余四味粉碎成细粉，将麝香研细，再与上述粉末配研，过筛，混匀，用安息香的饱和水溶液泛丸，低温干燥，即得。

五味麝香丸为非无菌的口服制剂，按照《中国药典·四部（2015年版）》方法进行微生物限度检查方法适用性试验。

一、试验材料

略。

二、菌悬液

略。

三、计数方法适用性预试验（1）

预试验（1）结果见表1。

表1　五味麝香丸微生物计数方法适用性预试验（1）结果

种类	菌种名称	供试品组	阳性对照	试验组	回收率/%	阴性对照
需氧菌总数计数	金黄色葡萄球菌	0	90	6	7	–
	铜绿假单胞菌	0	68	57	84	–
	枯草芽孢杆菌	0	61	0	0	–
	白色念珠菌	0	85	0	0	–
	黑曲霉	0	49	38	78	–
霉菌和酵母菌总数计数	白色念珠菌	0	85	0	0	–
	黑曲霉	0	49	32	65	–

注：–表示平板无菌落生长。

结果：采用1∶10供试液平皿法，金黄色葡萄球菌、枯草芽孢杆菌、白色念珠菌回收率低于50%，铜绿假单胞菌、黑曲霉回收率位于50%～200%间。方法不可行。

四、控制菌检查方法适用性试验

4.1 大肠埃希菌检查方法适用性试验

大肠埃希菌检查方法适用性试验结果见表2。

表2 五味麝香丸控制菌——大肠埃希菌检查方法适用性试验结果

培养基名称	阳性对照	试验组	阴性对照	供试品组
胰酪大豆胨液体培养基	+	+	–	–
麦康凯液体培养基	+	+	–	–
麦康凯琼脂平板	鲜桃红色,菌落中心呈深桃红色,圆形,扁平,边缘整齐,表面光滑,湿润	鲜桃红色,菌落中心呈深桃红色,圆形,扁平,边缘整齐,表面光滑,湿润	–	–
染色、镜检	革兰氏阴性、杆菌	革兰氏阴性、杆菌	–	–

注:1.+表示液体浑浊;–表示液体澄清或平板无菌落生长。

2.大肠埃希菌加菌量为78 cfu。

结果:采用《中国药典·四部(2015年版)》第148页大肠埃希菌常规检查方法进行试验,可以检出试验菌——大肠埃希菌。方法可行。

4.2 耐胆盐革兰阴性菌检查方法适用性试验

耐胆盐革兰阴性菌检查方法适用性试验结果见表3。

表3 五味麝香丸控制菌——耐胆盐革兰阴性菌检查方法适用性试验结果

培养基名称	阴性对照	阳性对照(大肠埃希菌)	阳性对照(铜绿假单胞菌)	供试品组	试验组(大肠埃希菌)	试验组(铜绿假单胞菌)
胰酪大豆胨液体培养基	–	+	+	–	+	+
肠道菌增菌液体培养基	–	+	+	–	+	+
紫红胆盐葡萄糖琼脂培养基	–	紫红色菌落	无色菌落	–	紫红色菌落	无色菌落
溴化十六烷三甲胺琼脂培养基			浅绿色菌落			浅绿色菌落
伊红美蓝琼脂培养基	–	菌落中心呈暗蓝黑色,发金属光泽	无色菌落	–	菌落中心呈暗蓝黑色,发金属光泽	无色菌落

注:1.+表示液体浑浊;–表示液体澄清或平板无菌落生长。

2.大肠埃希菌、铜绿假单胞菌加菌量分别为86 cfu和78 cfu。

结果:采用《中国药典·四部(2015年版)》第147页耐胆盐革兰阴性菌常规检查

方法进行试验，可以检出试验菌——大肠埃希菌和铜绿假单胞菌。方法可行。

4.3 沙门菌检查方法适用性试验

沙门菌检查方法适用性试验结果见表4。

表4 五味麝香丸控制菌——沙门菌检查方法适用性试验结果

培养基名称	供试品组	阳性对照	阴性对照	试验组
胰酪大豆胨液体培养基	−	+	−	+
RV沙门增菌液体培养基	−	+	−	+
木糖赖氨酸脱氧胆酸盐琼脂培养基	−	淡粉色,半透明,中心有黑色	−	淡粉色,半透明,中心有黑色
染色、镜检	—	革兰氏阴性、杆菌	—	革兰氏阴性、杆菌
沙门、志贺菌属琼脂培养基	—	淡红色,半透明	—	淡红色,半透明
TSI斜面	—	斜面黄色、底层黑色,产气	—	斜面黄色、底层黑色,产气

注：1.+表示液体浑浊；−表示液体澄清或平板无菌落生长；—表示没有接种。

2.沙门菌加菌量为82 cfu。

结果：采用《中国药典·四部（2015年版）》第148页沙门菌常规检查方法进行试验，可以检出试验菌——沙门菌。方法可行。

五、计数方法适用性预试验（2）

5.1 试验组

取五味麝香丸1∶10供试液，分别加到3个灭菌的三角瓶中，每瓶10 mL，分别加入金黄色葡萄球菌、枯草芽孢杆菌、白色念珠菌0.1 mL菌悬液（含菌数为5000～10000 cfu），制成每毫升五味麝香丸1∶10供试液（含菌数小于100 cfu），取含菌的样品溶液0.2 mL、0.5 mL，置于直径90 mm的无菌平皿中，每个菌液每个取样体积注2个平皿，注入20 mL温度不超过45℃熔化的胰酪大豆胨琼脂培养基，混匀，凝固，倒置培养。测定菌数。

5.2 阳性对照

加到样品中的金黄色葡萄球菌、枯草芽孢杆菌、白色念珠菌的菌悬液进行10倍稀释，取稀释后的菌悬液1 mL注皿，加到胰酪大豆胨琼脂培养基中，混匀，凝固，倒置培养。测定阳性对照菌数。

5.3 供试品组

用供试液替代试验组液体注皿，试验。

5.4 阴性对照

用同批配制、灭菌的胰酪大豆胨液体培养基1 mL替代样品注皿，注入20 mL温度不超过45℃熔化的胰酪大豆胨琼脂培养基、沙氏葡萄糖琼脂培养基，混匀，凝固，倒置培养。测定阴性对照菌数。

预试验（2）结果见表5。

表5　五味麝香丸微生物计数方法适用性预试验（2）结果

菌种名称	供试品组	注皿体积/mL	阳性对照	试验组	回收率/%	阴性对照
金黄色葡萄球菌	0	0.2	35	26	74	-
	0	0.5	82	30	37	-
枯草芽孢杆菌	0	0.2	30	0	0	-
	0	0.5	74	0	0	-
白色念珠菌1	0	0.2	28	1	4	-
	0	0.5	62	0	0	-
白色念珠菌2	0	0.2	28	2	7	-
	0	0.5	62	0	0	-

注：1.-表示液体澄清或平板无菌落生长。

　　2.白色念珠菌1在胰酪大豆胨琼脂培养基上计数；白色念珠菌2在沙氏葡萄糖琼脂培养基上计数。

结果：采用1∶10供试液0.2 mL注皿的培养基稀释法，金黄色葡萄球菌的回收率高于50%，白色念珠菌、枯草芽孢杆菌回收率低于50%。方法不可行。

六、计数方法适用性预试验（3）

6.1　试验组

五味麝香丸1∶10供试液10 mL加到90 mL pH7.0无菌氯化钠-蛋白胨缓冲液中，制成五味麝香丸1∶100供试液，分别取10 mL加到灭菌的三角瓶中再加入白色念珠菌、枯草芽孢杆菌0.1 mL菌悬液（含菌数为500～1000 cfu），制成每毫升五味麝香丸1∶100供试液（含菌数小于100 cfu），取含菌的样品溶液1 mL（含菌数为50～100 cfu），置于直径90 mm的无菌平皿中，每个菌液注2个平皿，注入20 mL温度不超过45 ℃熔化的胰酪大豆胨琼脂培养基，混匀，凝固，倒置培养。测定菌数。

6.2　阳性对照

用菌悬液替代试验样品溶液，进行试验，测定阳性对照菌数。

6.3　供试品组

取五味麝香丸1∶100供试液1 mL及0.2 mL，置于直径90 mm的无菌平皿中，各注2个平皿，注入20 mL温度不超过45 ℃熔化的胰酪大豆胨琼脂培养基，混匀，凝固，倒置培养。测定供试品组菌数。

6.4　阴性对照

用同批配制、灭菌的胰酪大豆胨液体培养基1 mL替代样品，进行阴性对照菌数测定。

预试验（3）结果见表6。

表6 五味麝香丸微生物计数方法适用性预试验（3）结果

菌种名称	注皿体积/mL	供试品组	阳性对照	试验组	回收率/%	阴性对照
白色念珠菌1	1	0	75	15	20	–
	0.2	0	20	13	65	–
白色念珠菌2	1	0	75	17	23	–
	0.2	0	20	15	75	–
枯草芽孢杆菌	1	0	70	0	0	–
	0.2	0	15	1	7	–

注：1.–表示液体澄清或平板无菌落生长。

2.白色念珠菌1在胰酪大豆胨琼脂培养基上计数；白色念珠菌2在沙氏葡萄糖琼脂培养基上计数。

结果：采用1∶100供试液平皿法，白色念珠菌回收率高于50%，枯草芽孢杆菌回收率低于50%。方法不可行。

七、计数方法适用性预试验（4）

7.1 试验组

取五味麝香丸1∶10的供试液2 mL，加入pH7.0氯化钠–蛋白胨缓冲液100 mL，混匀，进行薄膜过滤，用pH7.0无菌氯化钠–蛋白胨缓冲液冲洗，每膜200 mL，最后一次冲洗液中加入枯草芽孢杆菌0.1 mL菌悬液（含菌数小于10000 cfu），制成每毫升五味麝香丸1∶10的供试液（含菌数小于100 cfu），过滤，取出滤膜，面朝上贴在胰酪大豆胨琼脂培养基上，培养、计数。

7.2 阳性对照

用菌悬液替代试验样品溶液，进行薄膜，测定阳性对照菌数。

7.3 供试品组

取五味麝香丸1∶10的供试液2 mL，加入pH7.0氯化钠–蛋白胨缓冲液100 mL，混匀，进行薄膜过滤，用pH7.0无菌氯化钠–蛋白胨缓冲液冲洗，每膜100 mL，取出滤膜，面朝上贴在胰酪大豆胨琼脂培养基上，培养、计数。

7.4 阴性对照

用同批配制、灭菌的胰酪大豆胨液体培养基1 mL替代样品，薄膜过滤后，取出滤膜，面朝上贴在胰酪大豆胨琼脂培养基上，进行培养、计数。

计数方法适用性试验预试验（4）结果见表7。

表7 五味麝香丸微生物计数方法适用性预试验（4）结果

菌种名称	供试品组	阳性对照	试验组	回收率/%	阴性对照
枯草芽孢杆菌	0	75	62	83	–

注：–表示平板无菌落生长。

结果：采用薄膜法，枯草芽孢杆菌回收率大于50%。方法可行。

八、五味麝香丸微生物限度检查方法适用性建立

8.1 菌悬液制备、菌悬液数量测定

同预试验方法。

8.2 需氧菌总数计数方法适用性试验

8.2.1 试验组

分别取五味麝香丸1∶10供试液2 mL，加入pH7.0氯化钠–蛋白胨缓冲液100 mL，进行薄膜过滤，用pH7.0无菌氯化钠–蛋白胨缓冲液冲洗，每膜200 mL，最后一次冲洗液中分别加入金黄色葡萄球菌、白色念珠菌、枯草芽孢杆菌、铜绿假单胞菌、黑曲霉0.1 mL菌悬液（含菌数小于10000 cfu），制成每毫升五味麝香丸1∶10供试液（含菌数小于100 cfu），取出滤膜，面朝上贴在胰酪大豆胨琼脂培养基上，培养、计数。

8.2.2 阳性对照

用菌悬液替代试验样品溶液，进行试验，测定阳性对照菌数。

8.2.3 供试品组

取五味麝香丸1∶10供试液2 mL加入pH7.0氯化钠–蛋白胨缓冲液100 mL，进行薄膜过滤，用pH7.0无菌氯化钠–蛋白胨缓冲液冲洗，每膜200 mL，取出滤膜，面朝上贴在胰酪大豆胨琼脂培养基上，培养、计数。

8.2.4 阴性对照

用同批配制、灭菌的胰酪大豆胨液体培养基1 mL替代样品，进行阴性对照菌数测定。

需氧菌总数计数方法适用性试验结果见表8。

8.3 霉菌和酵母菌总数计数方法适用性试验

8.3.1 试验组

分别取五味麝香丸1∶10供试液2 mL，加入pH7.0氯化钠–蛋白胨缓冲液100 mL，进行薄膜过滤，用pH7.0无菌氯化钠–蛋白胨缓冲液冲洗，每膜200 mL，最后一次冲洗液中分别加入白色念珠菌、黑曲霉的0.1 mL菌悬液，制成每毫升五味麝香丸1∶10供试液含菌数小于100 cfu，取出滤膜，面朝上贴在沙氏葡萄糖脂培养基上，培养、计数。

8.3.2 阳性对照

用菌悬液替代试验样品溶液，进行试验，测定阳性对照菌数。测定阳性对照菌数。

8.3.3 供试品组

用供试品替代试验组液体，试验。

8.3.4 阴性对照

用同批配制、灭菌的稀释剂1 mL替代样品，测定阴性对照菌数。

霉菌和酵母菌总数计数方法适用性试验结果见表8。

表8 五味麝香丸微生物限度检查方法适用性试验结果

种类	菌种名称	方法	供试品组	阳性对照	试验组	回收率/%	阴性对照
需氧菌总数计数	金黄色葡萄球菌	1∶10（薄膜法）	0	78	67	86	–
	枯草芽孢杆菌		0	56	43	77	–
	铜绿假单胞菌		0	89	87	98	–
	白色念珠菌		0	64	55	86	–
	黑曲霉		0	47	40	85	–
霉菌和酵母菌总数计数	白色念珠菌	1∶10（薄膜法）	0	64	48	75	–
	黑曲霉		0	47	49	104	–

注：–表示平板无菌落生长。

九、五味麝香丸微生物限度检查方法适用性确认试验

9.1 五味麝香丸微生物限度检查方法适用性确认试验

五味麝香丸微生物限度检查方法适用性确认试验结果见表9。

表9 五味麝香丸微生物限度检查方法适用性确认试验结果

种类	菌种名称	方法	供试品组	阳性对照	试验组	回收率/%	阴性对照
需氧菌总数计数	金黄色葡萄球菌	1∶10（薄膜法）	0	92	78	85	–
	枯草芽孢杆菌		0	51	45	88	–
	铜绿假单胞菌		0	88	78	87	–
	白色念珠菌		0	85	62	73	–
	黑曲霉		0	56	46	82	–
霉菌和酵母菌总数计数	白色念珠菌	1∶10（薄膜法）	0	85	68	80	–
	黑曲霉		0	56	46	82	–

注：–表示平板无菌落生长。

五味麝香丸微生物限度检查方法适用性确认试验结果：

1.需氧菌总数

五味麝香丸1∶10供试液2 mL加入pH7.0氯化钠-蛋白胨缓冲液100 mL，混匀，制成1∶10供试液，分别加到灭菌的三角瓶中，每瓶10 mL，加入pH7.0无菌氯化钠-蛋白胨缓冲液100 mL，进行薄膜过滤，用pH7.0无菌氯化钠-蛋白胨缓冲液冲洗，每膜200 mL，最后一次冲洗液中分别加入金黄色葡萄球菌、铜绿假单胞菌、枯草芽孢杆菌、白色念珠菌、黑曲霉0.1 mL菌悬液（含菌数小于1000 cfu），制成每毫升五味麝香丸1∶10供试液（含菌数小于100 cfu），取出滤膜，面朝上贴在胰酪大豆胨琼脂培养基上，培养、计数。金黄色葡萄球菌、枯草芽孢杆菌、铜绿假单胞菌、白色念珠菌、黑曲霉回收率均在50%～200%之间，方法可行。

2.霉菌和酵母菌总数

分别取五味麝香丸1∶10供试液2 mL，加入pH7.0氯化钠-蛋白胨缓冲液100 mL，进行薄膜过滤，用pH7.0无菌氯化钠-蛋白胨缓冲液冲洗，每膜200 mL，最后一次冲洗液中分别加入白色念珠菌、黑曲霉的0.1 mL菌悬液，制成每毫升五味麝香丸1∶10供试液（含菌数小于100 cfu），取出滤膜，面朝上贴在沙氏葡萄糖脂培养基上，培养、计数。白色念珠菌、黑曲霉回收率均在50%～200%之间，方法可行。

3.控制菌

大肠埃希菌、耐胆盐革兰阴性菌、沙门菌采用《中国药典·四部（2015年版）》第147—148页常规检查方法进行试验，可以检出试验菌。方法可行。

9.2　控制菌确认试验

控制菌确认试验结果见表10、11、12（略），检出目标菌。方法可行。

十、五味麝香丸微生物限度检查方法

1.需氧菌总数

取五味麝香丸1∶10供试液2 mL，加入pH7.0氯化钠-蛋白胨缓冲液100 mL，混匀，制成1∶10供试液，分别加到灭菌的三角瓶中，每瓶10 mL，加入pH7.0无菌氯化钠-蛋白胨缓冲液100 mL，进行薄膜过滤，用pH7.0无菌氯化钠-蛋白胨缓冲液冲洗，每膜200 mL，取出滤膜，面朝上贴在胰酪大豆胨琼脂培养基上，按《中国药典·四部（2015年版）》第144页平皿法进行试验。

2.霉菌和酵母菌总数

取五味麝香丸1∶10供试液2 mL，加入pH7.0氯化钠-蛋白胨缓冲液100 mL，进行薄膜过滤，用pH7.0无菌氯化钠-蛋白胨缓冲液冲洗，每膜200 mL，取出滤膜，面朝上贴在沙氏葡萄糖脂培养基上，培养、计数。按《中国药典·四部（2015年版）》第144页平皿法进行试验。

3.控制菌

大肠埃希菌、耐胆盐革兰阴性菌和沙门菌按《中国药典·四部（2015年版）》控制菌常规检查方法进行试验。

五味渣训丸微生物限度检查方法适用性

藏药名：渣驯阿巴日布

标准编号：WS3-BC-0274-95

【处方】

渣驯膏 15 g 红花 15 g 木香马兜铃 15 g

诃子 17 g 甘青青兰 25 g

【制法】

以上五味，除渣驯膏另研细粉外，其余共研成细粉，过筛，混匀，用渣驯膏加适量水泛丸，阴干，即得。

五味渣训丸为非灭菌的口服制剂，按照《中国药典·四部（2015年版）》方法进行微生物限度检查方法适用性试验。

一、试验材料

略。

二、菌悬液

略。

三、计数方法适用性预试验（1）

预试验（1）结果见表1。

表1 计数方法适用性预试验（1）结果

种类	菌种名称	供试品组	阳性对照	试验组	回收率/%	阴性对照
需氧菌总数计数	金黄色葡萄球菌	0	83	9	11	−
	铜绿假单胞菌	0	80	66	83	−
	枯草芽孢杆菌	0	63	0	0	−
	白色念珠菌	0	80	53	66	−
	黑曲霉	0	47	40	85	−
霉菌和酵母菌总数计数	白色念珠菌	0	85	55	65	−
	黑曲霉	0	44	33	75	−

注：−表示液体澄清或平板无菌落生长。

结果：需氧菌总数计数中金黄色葡萄球菌、枯草芽孢杆菌回收率低于50%，铜绿假单胞菌、白色念珠菌、黑曲霉回收率位于50%～200%间；霉菌和酵母菌总数计数回收率位于50%～200%间。方法不可行。

四、控制菌检查方法适用性试验

4.1 大肠埃希菌检查方法适用性试验

大肠埃希菌检查方法适用性试验结果见表2。

表2 五味渣训丸控制菌——大肠埃希菌检查方法适用性试验结果

培养基名称	阳性对照	试验组	阴性对照	供试品组
胰酪大豆胨液体培养基	+	+	－	－
麦康凯液体培养基	+	+	－	－
麦康凯琼脂平板	鲜桃红色,菌落中心呈深桃红色,圆形,扁平,边缘整齐,表面光滑,湿润	鲜桃红色,菌落中心呈深桃红色,圆形,扁平,边缘整齐,表面光滑,湿润	－	－
染色、镜检	革兰氏阴性、杆菌	革兰氏阴性、杆菌	－	－

注：1.+表示液体浑浊；-表示液体澄清或平板无菌落生长。

2.本次试验加入大肠埃希菌78 cfu。

结果：采用《中国药典·四部（2015年版）》第148页大肠埃希菌常规检查方法进行试验，可以检出试验菌——大肠埃希菌。方法可行。

4.2 耐胆盐革兰阴性菌检查方法适用性试验

耐胆盐革兰阴性菌检查方法适用性试验结果见表3。

表3 五味渣训丸控制菌——耐胆盐革兰阴性菌检查方法适用性试验结果

培养基名称	阴性对照	阳性对照（大肠埃希菌）	阳性对照（铜绿假单胞菌）	供试品组	试验组（大肠埃希菌）	试验组（铜绿假单胞菌）
胰酪大豆胨液体培养基	－	+	+	－	+	+
肠道菌增菌液体培养基	－	+	+	－	+	+
紫红胆盐葡萄糖琼脂培养基	－	紫红色菌落	无色菌落	－	紫红色菌落	无色菌落
溴化十六烷三甲胺琼脂培养基	—	－	浅绿色菌落	—	－	浅绿色菌落
伊红美蓝琼脂培养基	—	菌落中心呈暗蓝黑色,发金属光泽	—	—	菌落中心呈暗蓝黑色,发金属光泽	—

注：1.+表示液体浑浊；-表示液体澄清或平板无菌落生长。

2.大肠埃希菌、铜绿假单胞菌加菌量分别为86 cfu和78 cfu。

3.—表示没有接种。

结果：采用《中国药典·四部（2015年版）》第147页耐胆盐革兰阴性菌常规检查方法进行试验，可以检出试验菌——大肠埃希菌和铜绿假单胞菌。方法可行。

4.3　沙门菌检查方法适用性试验

沙门菌检查方法适用性试验结果见表4。

表4　五味渣训丸控制菌——沙门菌检查方法适用性试验结果

培养基名称	供试品组	阳性对照	阴性对照	试验组
胰酪大豆胨液体培养基	−	+	−	+
RV沙门增菌液体培养基	−	+	−	+
木糖赖氨酸脱氧胆酸盐琼脂培养基	−	淡粉色,半透明,中心有黑色	−	淡粉色,半透明,中心有黑色
染色、镜检	—	革兰氏阴性、杆菌	—	革兰氏阴性、杆菌
沙门、志贺菌属琼脂培养基	—	淡红色,半透明	—	淡红色,半透明
TSI斜面	—	斜面黄色、底层黑色,产气	—	斜面黄色、底层黑色,产气

注：1.+表示液体浑浊；−表示液体澄清或平板无菌落生长。

2.沙门菌加菌量为82 cfu。

结果：采用《中国药典·四部（2015年版）》第148页沙门菌常规检查方法进行试验，可以检出试验菌——沙门菌。方法可行。

五、预试验（2）

5.1　试验组

取五味渣训丸1∶10供试液，分别加到2个灭菌的三角瓶中，每瓶10 mL，分别加入金黄色葡萄球菌、枯草芽孢杆菌0.1 mL菌悬液（含菌数为500～1000 cfu），制成每毫升五味渣训丸1∶10供试液（含菌数小于100 cfu），取含菌的样品溶液0.2 mL、0.5 mL，置于直径90 mm的无菌平皿中，每个菌液每个取样体积注2个平皿，注入20 mL温度不超过45 ℃熔化的胰酪大豆胨琼脂培养基，混匀，凝固，倒置培养。测定菌数。

5.2　阳性对照

加到样品中的金黄色葡萄球菌、枯草芽孢杆菌的菌悬液进行10倍稀释，取稀释后的菌悬液0.2 mL、0.5 mL注皿，加到胰酪大豆胨琼脂培养基中，混匀，凝固，倒置培养。测定阳性对照菌数。

5.3　供试品组

用供试液替代试验组液体注皿，试验。

5.4　阴性对照

用同批配制、灭菌的胰酪大豆胨液体培养基1 mL替代样品注皿，注入20 mL温度不超过45 ℃熔化的胰酪大豆胨琼脂培养基、沙氏葡萄糖琼脂培养基，混匀，凝固，倒置培养。测定阴性对照菌数。

预试验（2）结果见表5。

表5　计数方法适用性预试验（2）结果

菌种名称	供试品组	注皿体积/mL	阳性对照	试验组	回收率/%	阴性对照
金黄色葡萄球菌	0	0.2	42	18	43	–
	0	0.5	82	24	29	–
枯草芽孢杆菌	0	0.2	46	20	43	–
	0	0.5	85	30	35	–

注：–表示液体澄清或平板无菌落生长。

结果：计数中金黄色葡萄球菌、枯草芽孢杆菌回收率低于50%。方法不可行。

六、预试验（3）

6.1　试验组

五味渣训丸1∶10供试液10 mL加到90 mL pH7.0无菌氯化钠-蛋白胨缓冲液中，制成五味渣训丸1∶100供试液，分别加到2个灭菌的三角瓶中，每瓶10 mL，分别加入金黄色葡萄球菌、枯草芽孢杆菌0.1 mL菌悬液（含菌数为500～1000 cfu），制成每毫升五味渣训丸1∶100供试液（含菌数小于100 cfu），取含菌的样品溶液1 mL（含菌数为50～100 cfu），置于直径90 mm的无菌平皿中，每个菌液注2个平皿，注入20 mL温度不超过45 ℃熔化的胰酪大豆胨琼脂培养基，混匀，凝固，倒置培养。测定菌数。

6.2　阳性对照

用菌悬液替代试验样品溶液，进行试验，测定阳性对照菌数。

6.3　供试品组

取五味渣训丸1∶100供试液1 mL，置于直径90 mm的无菌平皿中，注2个平皿，注入20 mL温度不超过45 ℃熔化的胰酪大豆胨琼脂培养基，混匀，凝固，倒置培养。测定供试品组菌数。

6.4　阴性对照

用同批配制、灭菌的胰酪大豆胨液体培养基1 mL替代样品，进行阴性对照菌数测定。

预试验（3）结果见表6。

表6　计数方法适用性预试验（3）结果

菌种名称	供试品组	阳性对照	试验组	回收率/%	阴性对照
金黄色葡萄球菌	0	66	54	82	–
枯草芽孢杆菌	0	73	63	86	–

注：–表示液体澄清或平板无菌落生长。

结果：计数中金黄色葡萄球菌、枯草芽孢杆菌回收率大于50%。方法可行。

七、五味渣训丸微生物限度检查方法适用性建立

7.1 菌悬液制备、菌悬液数量测定

同预试验方法。

7.2 需氧菌总数计数方法适用性试验

7.2.1 试验组

取五味渣训丸1：100供试液分别加到5个灭菌的三角瓶中，每瓶10 mL，分别加入金黄色葡萄球菌、枯草芽孢杆菌、铜绿假单胞菌、白色念珠菌、黑曲霉0.1 mL菌悬液（含菌数为500～1000 cfu），制成每毫升五味渣训丸1：100供试液（含菌数小于100 cfu），取含菌的样品溶液1 mL（含菌数为50～100 cfu），置于直径90 mm的无菌平皿中，每个菌液注2个平皿，注入20 mL温度不超过45 ℃熔化的胰酪大豆胨琼脂培养基，混匀，凝固，倒置培养。测定菌数。

7.2.2 阳性对照

用菌悬液替代试验样品溶液，进行试验，测定阳性对照菌数。

7.2.3 供试品组

取五味渣训丸1：100供试液1 mL，置于直径90 mm的无菌平皿中，注2个平皿，注入20 mL温度不超过45 ℃熔化的胰酪大豆胨琼脂培养基，混匀，凝固，倒置培养。测定供试品组菌数。

7.2.4 阴性对照

用同批配制、灭菌的胰酪大豆胨液体培养基1 mL替代样品，进行阴性对照菌数测定。

需氧菌总数计数方法适用性试验结果见表7。

7.3 霉菌和酵母菌总数计数方法适用性试验

7.3.1 试验组

取五味渣训丸1：10供试液分别加到2个灭菌的三角瓶中，每瓶10 mL，分别加入白色念珠菌、黑曲霉的0.1 mL菌悬液（含菌数为500～1000 cfu），制成每毫升五味渣训丸1：10供试液（含菌数小于100 cfu），取含菌的样品溶液1 mL（含菌数为50～100 cfu），置于直径90 mm的无菌平皿中，每个菌液注2个平皿，注入20 mL温度不超过45 ℃熔化的沙氏葡萄糖琼脂培养基，混匀，凝固，培养，测定菌数。

7.3.2 阳性对照

稀释后的白色念珠菌、黑曲霉菌悬液加到沙氏葡萄糖琼脂培养基中，混匀，凝固，培养，测定阳性对照菌数。

7.3.3 供试品组

用供试品替代试验组液体注皿，试验。

7.3.4 阴性对照

用同批配制、灭菌的稀释剂1 mL替代样品注皿，注入20 mL温度不超过45 ℃熔化的沙氏葡萄糖琼脂培养基，混匀，凝固，培养，测定阴性对照菌数。

霉菌和酵母菌总数计数方法适用性试验结果见表7。

表7　五味渣训丸微生物限度检查方法适用性试验结果

种类	菌种名称	方法（平皿）	供试品组	阳性对照	试验组	回收率/%	阴性对照
需氧菌总数计数	金黄色葡萄球菌	1∶100	0	72	63	88	－
	枯草芽孢杆菌		0	65	55	85	－
	铜绿假单胞菌		0	88	63	72	－
	白色念珠菌		0	83	68	82	－
	黑曲霉		0	42	34	81	－
霉菌和酵母菌总数计数	白色念珠菌	1∶10	0	81	71	88	－
	黑曲霉		0	44	37	84	－

注：－表示液体澄清或平板无菌落生长。

八、五味渣训丸微生物限度检查方法适用性确认试验

8.1　五味渣训丸微生物限度检查方法适用性确认试验

五味渣训丸微生物限度检查方法适用性确认试验结果见表8。

表8　五味渣训丸微生物限度检查方法适用性确认试验结果

种类	菌种名称	方法（平皿）	供试品组	阳性对照	试验组	回收率/%	阴性对照
需氧菌总数计数	金黄色葡萄球菌	1∶100	0	87	76	87	－
	枯草芽孢杆菌		0	69	55	80	－
	铜绿假单胞菌		0	84	68	81	－
	白色念珠菌		0	88	77	88	－
	黑曲霉		0	43	35	81	－
霉菌和酵母菌总数计数	白色念珠菌	1∶10	0	88	78	89	－
	黑曲霉		0	49	41	84	－

注：－表示液体澄清或平板无菌落生长。

五味渣训丸微生物限度检查方法适用性确认试验结果：

1.需氧菌总数

五味渣训丸1∶100供试液1 mL注皿进行试验，金黄色葡萄球菌、枯草芽孢杆菌、铜绿假单胞菌、白色念珠菌、黑曲霉回收率均在50%～200%之间，方法可行。

2.霉菌和酵母菌总数

五味渣训丸1∶10供试液1 mL注皿进行试验，白色念珠菌、黑曲霉回收率均在50%～200%之间，方法可行。

3.控制菌

大肠埃希菌、耐胆盐革兰阴性菌、沙门菌采用《中国药典·四部（2015年版）》第

147—148页常规检查方法进行试验，可以检出试验菌。方法可行。

8.2　控制菌确认试验

控制菌确认试验结果见表9、10、11（略），检出目标菌。方法可行。

九、五味渣训丸微生物限度检查方法

1.需氧菌总数

五味渣训丸10 g加到灭菌的三角瓶中，加入pH7.0氯化钠–蛋白胨缓冲液100 mL，溶解、混匀，制成1∶10供试液，将五味渣训丸1∶10供试液10倍稀释成1∶100溶液，取1 mL置于直径90 mm的无菌平皿中，注2个平皿，注入20 mL温度不超过45 ℃熔化的胰酪大豆胨琼脂培养基，按《中国药典·四部（2015年版）》第144页平皿法进行试验。

2.霉菌和酵母菌总数

取1∶10溶液1 mL置于直径90 mm的无菌平皿中，注2个平皿，注入20 mL温度不超过45 ℃熔化的沙氏葡萄糖琼脂培养基，按《中国药典·四部（2015年版）》第144页平皿法进行试验。

3.控制菌

大肠埃希菌、耐胆盐革兰阴性菌和沙门菌按《中国药典·四部（2015年版）》控制菌常规检查方法进行试验。

夏萨德西胶囊微生物限度检查方法适用性研究

夏萨德西胶囊为非灭菌的口服制剂，按照《中国药典·四部（2015年版）》方法进行微生物限度检查方法适用性试验。

一、试验材料

略。

二、菌悬液

略。

三、计数方法适用性预试验（1）

预试验（1）结果见表1。

表1　计数方法适用性预试验（1）结果

种类	菌种名称	供试品组	阳性对照	试验组	回收率/%	阴性对照
需氧菌总数计数	金黄色葡萄球菌	0	81	14	17	–
	铜绿假单胞菌	0	72	65	90	–
	枯草芽孢杆菌	0	56	2	4	–
	白色念珠菌	0	80	30	38	–
	黑曲霉	0	42	37	88	–
霉菌和酵母菌总数计数	白色念珠菌	0	80	29	36	–
	黑曲霉	0	42	32	76	–

注：–表示液体澄清或平板无菌落生长。

结果：采用1∶10供试液平皿法，白色念珠菌、金黄色葡萄球菌、枯草芽孢杆菌回收率低于50%，铜绿假单胞菌、黑曲霉回收率高于50%。方法不可行。

四、控制菌检查方法适用性试验

4.1　大肠埃希菌检查方法适用性试验

大肠埃希菌检查方法适用性试验结果见表2。

表2 夏萨德西胶囊控制菌——大肠埃希菌检查方法适用性试验结果

培养基名称	阳性对照	试验组	阴性对照	供试品组
胰酪大豆胨液体培养基	+	+	–	–
麦康凯液体培养基	+	+	–	–
麦康凯琼脂平板	鲜桃红色,菌落中心呈深桃红色,圆形,扁平,边缘整齐,表面光滑,湿润	鲜桃红色,菌落中心呈深桃红色,圆形,扁平,边缘整齐,表面光滑,湿润	–	–
染色、镜检	革兰氏阴性、杆菌	革兰氏阴性、杆菌	–	–

注:1.–表示液体澄清或平板无菌落生长。
　　2.本次试验加入大肠埃希菌78 cfu。

结果:采用《中国药典·四部(2015年版)》第148页大肠埃希菌常规检查方法进行试验,可以检出试验菌——大肠埃希菌。方法可行。

4.2 耐胆盐革兰阴性菌检查方法适用性试验

耐胆盐革兰阴性菌检查方法适用性试验结果见表3。

表3 夏萨德西胶囊控制菌——耐胆盐革兰阴性菌检查方法适用性试验结果

培养基名称	阴性对照	阳性对照(大肠埃希菌)	阳性对照(铜绿假单胞菌)	供试品组	试验组(大肠埃希菌)	试验组(铜绿假单胞菌)
胰酪大豆胨液体培养基	–	+	+	–	+	+
肠道菌增菌液体培养基	–	+	+	–	+	+
紫红胆盐葡萄糖琼脂培养基	–	紫红色菌落	无色菌落	–	紫红色菌落	无色菌落
溴化十六烷三甲胺琼脂培养基	—	–	浅绿色菌落	—	–	浅绿色菌落
伊红美蓝琼脂培养基	—	菌落中心呈暗蓝黑色,发金属光泽	—	—	菌落中心呈暗蓝黑色,发金属光泽	—

注:1.+表示液体浑浊;–表示液体澄清或平板无菌落生长。
　　2.大肠埃希菌、铜绿假单胞菌加菌量分别为53 cfu和69 cfu。
　　3.—表示没有接种。

结果:采用供试液(1:10)按《中国药典·四部(2015年版)》第147页耐胆盐革兰阴性菌常规检查方法进行试验,可以检出试验菌——大肠埃希菌和铜绿假单胞菌。方法可行。

4.3 沙门菌检查方法适用性试验

沙门菌检查方法适用性试验结果见表4。

表4 夏萨德西胶囊控制菌——沙门菌检查方法适用性试验结果

培养基名称	供试品组	阳性对照	阴性对照	试验组
胰酪大豆胨液体培养基	-	+	-	+
RV 沙门增菌液体培养基	-	+	-	+
木糖赖氨酸脱氧胆酸盐琼脂培养基	-	淡粉色,半透明,中心有黑色	-	淡粉色,半透明,中心有黑色
染色、镜检	—	革兰氏阴性、杆菌	—	革兰氏阴性、杆菌
沙门、志贺菌属琼脂培养基	—	淡红色,半透明	—	淡红色,半透明
TSI斜面	—	斜面黄色、底层黑色,产气	—	斜面黄色、底层黑色,产气

注：1.+表示液体浑浊；-表示液体澄清或平板无菌落生长。

2.沙门菌加菌量为82 cfu。

结果：采用《中国药典·四部（2015年版）》第148页沙门菌常规检查方法进行试验，可以检出试验菌——沙门菌。方法可行。

五、计数方法适用性预试验（2）

5.1 试验组

取夏萨德西胶囊1：10供试液，分别加到3个灭菌的三角瓶中，每瓶10 mL，分别加入白色念珠菌、金黄色葡萄球菌、枯草芽孢杆菌0.1 mL菌悬液（含菌数小于1000 cfu），制成每毫升夏萨德西胶囊1：10供试液（含菌数小于100 cfu），取含菌的样品溶液0.2 mL、0.5 mL，置于直径90 mm的无菌平皿中，每个菌液每个取样体积注2个平皿，注入20 mL温度不超过45 ℃熔化的胰酪大豆胨琼脂培养基，混匀，凝固，倒置培养。测定菌数。

5.2 阳性对照

加到样品中的金黄色葡萄球菌、枯草芽孢杆菌的菌悬液进行10倍稀释，取稀释后的菌悬液0.2 mL、0.5 mL注皿，加到胰酪大豆胨琼脂培养基中，混匀，凝固，倒置培养。测定阳性对照菌数。

5.3 供试品组

用供试液替代试验组液体0.2 mL、0.5 mL注皿，试验。

5.4 阴性对照

用同批配制、灭菌的胰酪大豆胨液体培养基0.2 mL、0.5 mL替代样品注皿，注入20 mL温度不超过45 ℃熔化的胰酪大豆胨琼脂培养基、沙氏葡萄糖琼脂培养基，混匀，凝固，倒置培养。测定阴性对照菌数。

预试验（2）结果见表5。

表5　夏萨德西胶囊微生物计数方法适用性预试验（2）结果

菌种名称	供试品组	注皿体积/mL	阳性对照	试验组	回收率/%	阴性对照
金黄色葡萄球菌	0	0.2	35	24	69	–
	0	0.5	82	26	32	–
枯草芽孢杆菌	0	0.2	30	12	40	–
	0	0.5	76	18	24	–
白色念珠菌1	0	0.2	28	25	89	–
	0	0.5	63	23	37	–
白色念珠菌2	0	0.2	27	23	85	–
	0	0.5	62	21	34	–

注：1.–表示液体澄清或平板无菌落生长。

2.白色念珠菌1在胰酪大豆胨琼脂培养基上计数；白色念珠菌2在沙氏葡萄糖琼脂培养基上计数。

结果：采用1∶10供试液0.2 mL注皿，枯草芽孢杆菌回收率低于50%，金黄色葡萄球菌、白色念珠菌回收率高于50%。方法不可行。

六、计数方法适用性预试验（3）

6.1　试验组

夏萨德西胶囊1∶10供试液10 mL加到90 mL pH7.0无菌氯化钠–蛋白胨缓冲液中，制成夏萨德西胶囊1∶100供试液，分别加到2个灭菌的三角瓶中，每瓶10 mL，加入枯草芽孢杆菌0.1 mL菌悬液（含菌数小于1000 cfu），制成每毫升夏萨德西胶囊1∶100供试液（含菌数小于100 cfu），取含菌的样品溶液1 mL（含菌数小于100 cfu），置于直径90 mm的无菌平皿中，注2个平皿，注入20 mL温度不超过45 ℃熔化的胰酪大豆胨琼脂培养基，混匀，凝固，倒置培养。测定菌数。

6.2　阳性对照

用菌悬液替代试验样品溶液，进行试验，测定阳性对照菌数。

6.3　供试品组

取夏萨德西胶囊1∶100供试液1 mL，置于直径90 mm的无菌平皿中，注2个平皿，注入20 mL温度不超过45 ℃熔化的胰酪大豆胨琼脂培养基，混匀，凝固，倒置培养。测定供试品组菌数。

6.4　阴性对照

用同批配制、灭菌的胰酪大豆胨液体培养基1 mL替代样品，进行阴性对照菌数测定。

预试验（3）结果见表6。

表6　夏萨德西胶囊微生物计数方法适用性预试验（3）结果

菌种名称	供试品组	阳性对照	试验组	回收率/%	阴性对照
枯草芽孢杆菌	0	79	55	70	-

注：-表示液体澄清或平板无菌落生长。

结果：采用1∶100供试液平皿法，枯草芽孢杆菌回收率大于50%。方法可行。

七、夏萨德西胶囊微生物限度检查方法适用性建立

7.1　菌悬液制备、菌悬液数量测定

同预试验方法。

7.2　需氧菌总数计数方法适用性试验

7.2.1　试验组

取夏萨德西胶囊1∶100供试液分别加到5个灭菌的三角瓶中，每瓶10 mL，分别加入金黄色葡萄球菌、枯草芽孢杆菌、铜绿假单胞菌、白色念珠菌、黑曲霉0.1 mL菌悬液（含菌数小于1000 cfu），制成每毫升夏萨德西胶囊1∶100供试液（含菌数小于100 cfu），取含菌的样品溶液1 mL（含菌数小于100 cfu），置于直径90 mm的无菌平皿中，每个菌液注2个平皿，注入20 mL温度不超过45 ℃熔化的胰酪大豆胨琼脂培养基，混匀，凝固，倒置培养。测定菌数。

7.2.2　阳性对照

用菌悬液替代试验样品溶液，进行试验，测定阳性对照菌数。

7.2.3　供试照组

取夏萨德西胶囊1∶100供试液1 mL，置于直径90 mm的无菌平皿中，注2个平皿，注入20 mL温度不超过45 ℃熔化的胰酪大豆胨琼脂培养基，混匀，凝固，倒置培养。测定供试品组菌数。

7.2.4　阴性对照

用同批配制、灭菌的胰酪大豆胨液体培养基1 mL替代样品，进行阴性对照菌数测定。

需氧菌总数计数方法适用性试验结果见表7。

7.3　霉菌和酵母菌总数计数方法适用性试验

7.3.1　试验组

取夏萨德西胶囊1∶50供试液分别加到2个灭菌的三角瓶中，每瓶10 mL，分别加入白色念珠菌、黑曲霉的0.1 mL菌悬液（含菌数小于1000 cfu），制成每毫升夏萨德西胶囊1∶50供试液（含菌数小于100 cfu），取含菌的样品溶液1 mL（含菌数小于100 cfu），置于直径90 mm的无菌平皿中，注入20 mL温度不超过45 ℃熔化的沙氏葡萄糖琼脂培养基，混匀，凝固，培养，测定菌数。

7.3.2　阳性对照

稀释后的白色念珠菌、黑曲霉菌悬液加到沙氏葡萄糖琼脂培养基中，混匀，凝固，培养，测定阳性对照菌数。

7.3.3 供试品组

用供试品替代试验组液体注皿，试验。

7.3.4 阴性对照

用同批配制、灭菌的稀释剂 1 mL 替代样品注皿，注入 20 mL 温度不超过 45 ℃熔化的沙氏葡萄糖琼脂培养基，混匀，凝固，培养，测定阴性对照菌数。

霉菌和酵母菌总数计数方法适用性试验结果见表7。

表7 夏萨德西胶囊微生物限度检查方法适用性试验结果

种类	菌种名称	方法（平皿）	供试品组	阳性对照	试验组	回收率/%	阴性对照
需氧菌总数计数	金黄色葡萄球菌	1:100	0	78	69	88	–
	枯草芽孢杆菌		0	56	44	79	–
	铜绿假单胞菌		0	89	76	85	–
	白色念珠菌		0	64	52	81	–
	黑曲霉		0	47	42	89	–
霉菌和酵母菌总数计数	白色念珠菌	1:50	0	64	46	72	–
	黑曲霉		0	47	40	85	–

注：–表示液体澄清或平板无菌落生长。

八、夏萨德西胶囊微生物限度检查方法适用性确认试验

8.1 夏萨德西胶囊微生物限度检查方法适用性确认试验

夏萨德西胶囊微生物限度检查方法适用性确认试验结果见表8。

表8 夏萨德西胶囊微生物限度检查方法适用性确认试验结果

种类	菌种名称	方法（平皿）	供试品组	阳性对照	试验组	回收率/%	阴性对照
需氧菌总数计数	金黄色葡萄球菌	1:100	0	92	73	79	–
	枯草芽孢杆菌		0	51	44	86	–
	铜绿假单胞菌		0	88	69	78	–
	白色念珠菌		0	85	68	80	–
	黑曲霉		0	56	43	77	–
霉菌和酵母菌总数计数	白色念珠菌	1:50	0	85	70	82	–
	黑曲霉		0	56	49	88	–

注：–表示液体澄清或平板无菌落生长。

夏萨德西胶囊微生物限度检查方法适用性确认试验结果：

1. 需氧菌总数

夏萨德西胶囊 1：100供试液 1 mL 注皿进行试验，金黄色葡萄球菌、枯草芽孢杆菌、铜绿假单胞菌、白色念珠菌、黑曲霉回收率均在50%～200%之间。方法可行。

2.霉菌和酵母菌总数

夏萨德西胶囊1∶50供试液1 mL注皿进行试验，白色念珠菌、黑曲霉回收率均在50%～200%之间，方法可行。

3.控制菌

大肠埃希菌、耐胆盐革兰阴性菌、沙门菌采用《中国药典·四部（2015年版）》第147—148页常规检查方法进行试验，可以检出试验菌。方法可行。

8.2 控制菌确认试验

控制菌确认试验结果见表9、10、11（略），检出目标菌。方法可行。

九、夏萨德西胶囊微生物限度检查方法

1.需氧菌总数

夏萨德西胶囊10 g加到灭菌的三角瓶中，加入pH7.0氯化钠–蛋白胨缓冲液100 mL，溶解、混匀，制成1∶10供试液，将夏萨德西胶囊1∶10供试液10倍稀释成1∶100溶液；取1∶100溶液1 mL置于直径90 mm的无菌平皿中，注2个平皿，注入20 mL温度不超过45 ℃熔化的胰酪大豆胨琼脂培养基，按《中国药典·四部（2015年版）》第144页平皿法进行试验。

2.霉菌和酵母菌总数

取夏萨德西胶囊1∶50供试液1 mL，置于直径90 mm的无菌平皿中，注入20 mL温度不超过45 ℃熔化的沙氏葡萄糖琼脂培养基，按《中国药典·四部（2015年版）》第144页平皿法进行试验。

3.控制菌

大肠埃希菌、耐胆盐革兰阴性菌和沙门菌按《中国药典·四部（2015年版）》控制菌常规检查方法进行试验。

消痛气雾剂微生物限度检查方法适用性

消痛气雾剂为非灭菌的外用制剂，按照《中国药典·四部（2015年版）》方法进行微生物限度检查方法适用性试验。

一、试验材料

略。

二、菌悬液

略。

三、计数方法适用性预试验（1）

3.1 试验组

取消痛气雾剂分别加到5个灭菌的三角瓶中，每瓶10 mL，分别加入金黄色葡萄球菌、枯草芽孢杆菌、铜绿假单胞菌、白色念珠菌、黑曲霉的0.1 mL菌悬液（含菌数小于1000 cfu），制成消痛气雾剂每毫升含菌数小于100 cfu的供试液，取含菌的样品溶液1 mL（含菌数小于100 cfu），置于直径90 mm的无菌平皿中，每个菌液注2个平皿，注入20 mL温度不超过45 ℃熔化的胰酪大豆胨琼脂培养基，混匀，凝固，倒置培养。测定菌数。取含白色念珠菌、黑曲霉样品溶液2 mL（含菌数为50～100 cfu），分别置于2个直径90 mm的无菌平皿中，注入20 mL温度不超过45 ℃熔化的沙氏葡萄糖琼脂培养基，混匀，凝固，倒置培养。测定菌数。

3.2 阳性对照

加到样品中的金黄色葡萄球菌、枯草芽孢杆菌、铜绿假单胞菌、白色念珠菌、黑曲霉的菌悬液（含菌数小于1000 cfu）进行10倍稀释，取稀释后的菌悬液1 mL注皿，金黄色葡萄球菌、枯草芽孢杆菌、铜绿假单胞菌的菌悬液加到胰酪大豆胨琼脂培养基中，白色念珠菌、黑曲霉的菌悬液加到沙氏葡萄糖琼脂培养基中，混匀，凝固，倒置培养，测定阳性对照菌数。

3.3 供试品组

用供试品替代试验组液体注皿，试验。

3.4 阴性对照

用同批配制、灭菌的胰酪大豆胨液体培养基1 mL替代样品注皿，注入20 mL温度不超过45 ℃熔化的胰酪大豆胨琼脂培养基、沙氏葡萄糖琼脂培养基，混匀，凝固，倒置培养。测定阴性对照菌数。

计数方法适用性预试验（1）结果见表1。

表1　消痛气雾剂微生物计数方法适用性预试验（1）结果

种类	菌种名称	供试品组	阳性对照	试验组	回收率/%	阴性对照
需氧菌 总数计数	金黄色葡萄球菌	0	73	0	0	—
	铜绿假单胞菌	0	66	0	0	—
	枯草芽孢杆菌	0	68	0	0	—
	白色念珠菌	0	69	0	0	—
	黑曲霉	0	42	0	0	—
霉菌和酵母 菌总数计数	白色念珠菌	0	70	0	0	—
	黑曲霉	0	41	0	0	—

注：—表示平板无菌落生长。

结果：计数中金黄色葡萄球菌、铜绿假单胞菌、白色念珠菌、枯草芽孢杆菌及黑曲霉回收率低于50%。方法不可行。

四、控制菌——金黄色葡萄球菌检查方法适用性试验

4.1　试验组

取消痛气雾剂1∶10的供试液10 mL加到灭菌的三角瓶中，加入金黄色葡萄球菌菌悬液1 mL（含菌数小于100 cfu），加入90 mL胰酪大豆胨液体培养基，按《中国药典·四部（2015年版）》第147页《金黄色葡萄球菌检查项》进行试验。

4.2　阳性对照

将金黄色葡萄球菌菌悬液1 mL（含菌数小于100 cfu）加到100 mL胰酪大豆胨液体培养基中，按《中国药典（2015年版）》要求进行检验；同时测定金黄色葡萄球菌菌悬液的含菌数。

4.3　供试品组

取消痛气雾剂1∶10的供试液10 mL加到灭菌的三角瓶中，加入90 mL胰酪大豆胨液体培养基，按《中国药典·四部（2015年版）》第147页《金黄色葡萄球菌检查项》进行试验。

4.4　阴性对照

用同批配制、灭菌的100 mL胰酪大豆胨液体培养基，按《中国药典（2015年版）》要求进行检验。

金黄色葡萄球菌检查方法适用性试验结果见表2。

表2　消痛气雾剂控制菌——金黄色葡萄球菌检查方法适用性试验结果

培养基名称	阳性对照	试验组	供试品组	阴性对照
胰酪大豆胨液体培养基	+	—	—	—
甘露醇氯化钠培养基	金黄色,圆形,凸起、边缘整齐,外周有黄色环	—	—	—
染色、镜检	革兰氏阳性、球菌	—	—	—

注：1.+表示液体浑浊；—表示液体澄清或平板无菌落生长。

　　2.本次试验加入金黄色葡萄球菌85 cfu。

结果：采用《中国药典·四部（2015年版）》第148页金黄色葡萄球菌常规检查方法进行试验，未检出试验菌——金黄色葡萄球菌，方法不可行。

五、控制菌——铜绿假单胞菌检查方法适用性试验

5.1 试验组

取消痛气雾剂1∶10的供试液10 mL加到灭菌的三角瓶中，加入铜绿假单胞菌菌悬液1 mL（含菌数小于100 cfu），加入100 mL胰酪大豆胨液体培养基，按《中国药典·四部（2015年版）》第147页《铜绿假单胞菌检查项》进行试验。

5.2 阳性对照

将铜绿假单胞菌菌悬液1 mL（含菌数小于100 cfu）加到100 mL胰酪大豆胨液体培养基中，按《中国药典（2015年版）》要求进行检验；同时测定铜绿假单胞菌菌悬液的含菌数。

5.3 供试品组

取消痛气雾剂1∶10的供试液10 mL加到灭菌的三角瓶中，加入100 mL胰酪大豆胨液体培养基，按《中国药典·四部（2015年版）》第147页《铜绿假单胞菌检查项》进行试验。

5.4 阴性对照

用同批配制、灭菌的100 mL胰酪大豆胨液体培养基，按《中国药典（2015年版）》要求进行检验。铜绿假单胞菌检查方法适用性试验结果见表3。

表3　消痛气雾剂控制菌——铜绿假单胞菌检查方法适用性试验结果

培养基名称	阳性对照	试验组	供试品组	阴性对照
胰酪大豆胨液体培养基	+	–	–	–
溴化十六烷三甲胺	菌落扁平，表面湿润、灰白色，周围有蓝绿色素扩散	–	–	–
染色、镜检	革兰氏阴性、杆菌	–	–	–

注：1.+表示液体浑浊；–表示液体澄清或平板无菌落生长。

　　2.本次试验加入铜绿假单胞菌78 cfu。

结果：采用《中国药典·四部（2015年版）》第148页铜绿假单胞菌常规检查方法进行试验，未检出试验菌——铜绿假单胞菌，方法不可行。

六、计数方法适用性预试验（2）

6.1 试验组

取消痛气雾剂分别加到5个灭菌的三角瓶中，每瓶10 mL，分别加入金黄色葡萄球菌、铜绿假单胞菌、白色念珠菌、枯草芽孢杆菌及黑曲霉0.1 mL菌悬液（含菌数小于1000 cfu），制成每毫升消痛气雾剂含菌数小于100 cfu供试液，取含菌的样品溶液0.2 mL、

0.5 mL，置于直径90 mm的无菌平皿中，每个菌液每个取样体积注2个平皿，注入20 mL温度不超过45 ℃熔化的胰酪大豆胨琼脂培养基，混匀，凝固，倒置培养。测定菌数。

6.2 阳性对照

加到样品中的金黄色葡萄球菌、白色念珠菌、枯草芽孢杆菌的菌悬液进行10倍稀释，取稀释后的菌悬液1 mL注皿，加到胰酪大豆胨琼脂培养基中，混匀，凝固，倒置培养。测定阳性对照菌数。

6.3 供试品组

同预试验（1）方法进行试验。

6.4 阴性对照

同预试验（1）方法进行试验。

计数方法适用性预试验（2）结果见表4。

表4 消痛气雾剂微生物计数方法适用性预试验（2）结果

菌种名称	供试品组	注皿体积/mL	阳性对照	试验组	回收率/%	阴性对照
金黄色葡萄球菌	0	0.2	47	0	0	-
	0	0.5	64	4	6	-
枯草芽孢杆菌	0	0.2	39	6	15	-
	0	0.5	75	16	21	-
铜绿假单胞菌	0	0.2	34	8	24	-
	0	0.5	71	18	25	-
白色念珠菌1	0	0.2	28	0	0	-
	0	0.5	62	0	0	-
白色念珠菌2	0	0.2	28	0	0	-
	0	0.5	62	0	0	-
黑曲霉1	0	0.2	17	5	29	-
	0	0.5	47	7	15	-
黑曲霉2	0	0.2	13	3	23	-
	0	0.5	43	7	16	-

注：1.-表示平板无菌落生长。

2.白色念珠菌1在胰酪大豆胨琼脂培养基上计数；白色念珠菌2在沙氏葡萄糖琼脂培养基上计数。

3.黑曲霉1在胰酪大豆胨琼脂培养基上计数；黑曲霉2在沙氏葡萄糖琼脂培养基上计数。

结果：计数中金黄色葡萄球菌、铜绿假单胞菌、白色念珠菌、枯草芽孢杆菌及黑曲霉回收率低于50%。方法不可行。

七、计数方法适用性预试验（3）

7.1 试验组

取消痛气雾剂分别加到5个灭菌的三角瓶中，每瓶10 mL，分别加入金黄色葡萄球菌、铜绿假单胞菌、白色念珠菌、枯草芽孢杆菌及黑曲霉0.1 mL菌悬液（含菌数小于1000 cfu），制成每毫升消痛气雾剂含菌数小于100 cfu供试液，分别取2 mL含菌样品溶液加到pH7.0无菌氯化钠–蛋白胨缓冲液200 mL中，进行薄膜过滤，取出滤膜，面朝上贴在胰酪大豆胨琼脂培养基上，培养、计数。

7.2 阳性对照

用菌悬液替代试验样品溶液，进行试验，测定阳性对照菌数。

7.3 供试品组

取消痛气雾剂2 mL，加至pH7.0无菌氯化钠–蛋白胨缓冲液200 mL中，薄膜过滤后，取出滤膜，面朝上贴在胰酪大豆胨琼脂培养基上，进行培养、计数。

7.4 阴性对照

用同批配制、灭菌的胰酪大豆胨液体培养基1 mL替代样品，薄膜过滤后，取出滤膜，面朝上贴在胰酪大豆胨琼脂培养基上，进行培养、计数。

微生物计数方法适用性试验预试验（3）结果见表5。

表5 消痛气雾剂微生物计数方法适用性预试验（2）结果

菌种名称	供试品组	阳性对照	试验组	回收率/%	阴性对照
金黄色葡萄球菌	0	53	43	81	–
枯草芽孢杆菌	0	77	66	86	–
铜绿假单胞菌	0	43	38	88	–
白色念珠菌1	0	46	31	67	–
白色念珠菌2	0	44	40	91	–
黑曲霉1	0	50	35	70	–
黑曲霉1	0	51	44	86	–

注：1.–表示平板无菌落生长。

2.白色念珠菌1在胰酪大豆胨琼脂培养基上计数；白色念珠菌2在沙氏葡萄糖琼脂培养基上计数。

3.黑曲霉1在胰酪大豆胨琼脂培养基上计数；黑曲霉2在沙氏葡萄糖琼脂培养基上计数。

结果：计数中金黄色葡萄球菌、铜绿假单胞菌、白色念珠菌、枯草芽孢杆菌及黑曲霉回收率大于50%。方法可行。

八、消痛气雾剂微生物限度检查方法适用性建立

8.1 菌悬液制备、菌悬液数量测定

同预试验方法。

8.2 需氧菌总数计数方法适用性试验

8.2.1 试验组

取消痛气雾剂分别加到5个灭菌的三角瓶中，每瓶10 mL，分别加入金黄色葡萄球菌、枯草芽孢杆菌、铜绿假单胞菌、白色念珠菌、黑曲霉0.1 mL菌悬液（含菌数小于

1000 cfu），制成每毫升消痛气雾剂含菌数小于100 cfu的供试液，分别取2 mL含菌样品溶液加到pH7.0无菌氯化钠-蛋白胨缓冲液200 mL中，进行薄膜过滤，取出滤膜，面朝上贴在胰酪大豆胨琼脂培养基上，培养、计数。

8.2.2 阳性对照

用菌悬液替代试验样品溶液，进行试验，测定阳性对照菌数。

8.2.3 供试品组

取消痛气雾剂2 mL，加至pH7.0无菌氯化钠-蛋白胨缓冲液200 mL中，薄膜过滤后，取出滤膜，面朝上贴在胰酪大豆胨琼脂培养基上，进行培养、计数。

8.2.4 阴性对照

用同批配制、灭菌的胰酪大豆胨液体培养基1 mL替代样品，薄膜过滤后，取出滤膜，面朝上贴在胰酪大豆胨琼脂培养基上，进行培养、计数。

8.3 霉菌和酵母菌总数计数方法适用性试验

8.3.1 试验组

取消痛气雾剂分别加到2个灭菌的三角瓶中，每瓶10 mL，分别加入白色念珠菌、黑曲霉的0.1 mL菌悬液（含菌数小于1000 cfu），制成每毫升消痛气雾剂含菌数小于100 cfu的供试液，分别取2 mL含菌样品溶液加到pH7.0无菌氯化钠-蛋白胨缓冲液200 mL中，进行薄膜过滤，取出滤膜，面朝上贴在胰酪大豆胨琼脂培养基上，培养、计数。

8.3.2 阳性对照

稀释后的白色念珠菌、黑曲霉菌悬液加到沙氏葡萄糖琼脂培养基中，混匀，凝固，培养，测定阳性对照菌数。

8.3.3 供试品组

取消痛气雾剂2 mL，加到pH7.0无菌氯化钠-蛋白胨缓冲液200 mL中，薄膜过滤后，取出滤膜，面朝上贴在沙氏葡萄糖琼脂培养基上，进行培养、计数。

8.3.4 阴性对照

用同批配制、灭菌的稀释剂1 mL替代样品，薄膜过滤后，取出滤膜，面朝上贴在沙氏葡萄糖琼脂培养基上，进行培养、计数。

消痛气雾剂微生物限度检查方法适用性试验结果见表6。

表6 消痛气雾剂微生物限度检查方法适用性试验结果

种类	菌种名称	方法	供试品组	阳性对照	试验组	回收率/%	阴性对照
需氧菌总数计数	金黄色葡萄球菌	薄膜法	0	77	60	78	-
	枯草芽孢杆菌		0	69	50	72	-
	铜绿假单胞菌		0	85	68	80	-
	白色念珠菌		0	62	44	71	-
	黑曲霉		0	42	35	83	-
霉菌和酵母菌总数计数	白色念珠菌	薄膜法	0	66	43	65	-
	黑曲霉		0	40	33	83	-

注：-表示平板无菌落生长。

九、控制菌——金黄色葡萄球菌检查方法适用性试验

9.1 试验组

取消痛气雾剂1∶10的供试液10 mL加到pH7.0无菌氯化钠-蛋白胨缓冲液300 mL中，进行薄膜过滤，加入金黄色葡萄球菌菌悬液1 mL（含菌数小于100 cfu），加入100 mL胰酪大豆胨液体培养基，按《中国药典·四部（2015年版）》第147页《金黄色葡萄球菌检查项》进行试验。

9.2 阳性对照

将金黄色葡萄球菌菌悬液1 mL（含菌数小于100 cfu）加到100 mL胰酪大豆胨液体培养基中，按《中国药典（2015年版）》要求进行检验；同时测定金黄色葡萄球菌菌悬液的含菌数。

9.3 供试品组

取消痛气雾剂1∶10的供试液10 mL加到pH7.0无菌氯化钠-蛋白胨缓冲液300 mL中，进行薄膜过滤，加入100 mL胰酪大豆胨液体培养基，按《中国药典·四部（2015年版）》第147页《金黄色葡萄球菌检查项》进行试验。

9.4 阴性对照

用同批配制、灭菌的100 mL胰酪大豆胨液体培养基，按《中国药典（2015年版）》要求进行检验。

金黄色葡萄球菌检查方法适用性试验结果见表7。

表7 消痛气雾剂控制菌——金黄色葡萄球菌检查方法适用性试验结果

培养基名称	阳性对照	试验组	供试品组	阴性对照
胰酪大豆胨液体培养基	+	+	−	−
甘露醇氯化钠培养基	金黄色，圆形，凸起、边缘整齐，外周有黄色环	金黄色，圆形，凸起、边缘整齐，外周有黄色环	−	−
染色、镜检	革兰氏阳性、球菌	革兰氏阳性、球菌	−	−

注：1.+表示液体浑浊；−表示液体澄清或平板无菌落生长。

2.本次试验加入金黄色葡萄球菌65 cfu。

结果：采用消痛气雾剂1∶10的供试液10 mL加到pH7.0无菌氯化钠-蛋白胨缓冲液300 mL中，进行薄膜过滤，加入金黄色葡萄球菌菌悬液1 mL（含菌数小于100 cfu），加入100 mL胰酪大豆胨液体培养基，按《中国药典·四部（2015年版）》第147页《金黄色葡萄球菌检查项》进行试验，可以检出试验菌——金黄色葡萄球菌。方法可行。

十、控制菌——铜绿假单胞菌检查方法适用性试验

10.1 试验组

取消痛气雾剂1∶10的供试液10 mL加到pH7.0无菌氯化钠-蛋白胨缓冲液300 mL中，进行薄膜过滤，加入铜绿假单胞菌菌悬液1 mL（含菌数小于100 cfu），加入100 mL胰酪大豆胨液体培养基，按《中国药典·四部（2015年版）》第147页《铜绿假单胞菌检查项》进行试验。

10.2 阳性对照

将铜绿假单胞菌菌悬液 1 mL（含菌数小于 100 cfu）加到 100 mL 胰酪大豆胨液体培养基中，按《中国药典（2015 年版）》要求进行检验；同时测定铜绿假单胞菌菌悬液的含菌数。

10.3 供试品组

取消痛气雾剂 1：10 的供试液 10 mL 加到 pH7.0 无菌氯化钠-蛋白胨缓冲液 300 mL 中，进行薄膜过滤，加入 100 mL 胰酪大豆胨液体培养基，按《中国药典·四部（2015 年版）》第 147 页《铜绿假单胞菌检查项》进行试验。

10.4 阴性对照

用同批配制、灭菌的 100 mL 胰酪大豆胨液体培养基，按《中国药典（2015 年版）》要求进行检验。

铜绿假单胞菌检查方法适用性试验结果见表8。

表8　消痛气雾剂控制菌——铜绿假单胞菌检查方法适用性试验结果

培养基名称	阳性对照	试验组	供试品组	阴性对照
胰酪大豆胨液体培养基	+	+	−	−
溴化十六烷三甲胺	菌落扁平，表面湿润、灰白色，周围有蓝绿色素扩散	菌落扁平，表面湿润、灰白色，周围有蓝绿色素扩散	−	−
染色、镜检	革兰氏阴性、杆菌	革兰氏阴性、杆菌	−	−

注：1.+表示液体浑浊；−表示液体澄清或平板无菌落生长。

　　2.本次试验加入铜绿假单胞菌78 cfu。

结果：采用消痛气雾剂 1：10 的供试液 10 mL 加到 pH7.0 无菌氯化钠-蛋白胨缓冲液 300 mL 中，进行薄膜过滤，加入铜绿假单胞菌菌悬液 1 mL（含菌数小于 100 cfu），加入 100 mL 胰酪大豆胨液体培养基，按《中国药典·四部（2015 年版）》第 147 页《铜绿假单胞菌检查项》进行试验，可以检出试验菌——铜绿假单胞菌。方法可行。

十一、消痛气雾剂微生物限度检查方法适用性确认试验

消痛气雾剂微生物限度检查方法适用性确认试验结果见表9。

表9　消痛气雾剂微生物限度检查方法适用性确认试验结果

种类	菌种名称	方法	供试品组	阳性对照	试验组	回收率/%	阴性对照
需氧菌总数计数	金黄色葡萄球菌	薄膜法	0	82	73	89	−
	枯草芽孢杆菌		0	67	52	78	−
	铜绿假单胞菌		0	77	69	90	−
	白色念珠菌		0	83	64	77	−
	黑曲霉		0	40	36	90	−
霉菌和酵母菌总数计数	白色念珠菌	薄膜法	0	77	65	84	−
	黑曲霉		0	39	33	85	−

注：−表示平板无菌落生长。

控制菌确认试验结果见表10、11（略），检出目标菌。方法可行。

十二、消痛气雾剂微生物限度检查方法

1.需氧菌总数

取消痛气雾剂2 mL，加到pH7.0无菌氯化钠−蛋白胨缓冲液200 mL中，薄膜过滤后，取出滤膜，面朝上贴在胰酪大豆胨琼脂培养基上，进行培养、计数。按《中国药典·四部（2015年版）》第144页薄膜过滤法进行试验。

2.霉菌和酵母菌总数

取消痛气雾剂2 mL，加到pH7.0无菌氯化钠−蛋白胨缓冲液200 mL中，薄膜过滤后，取出滤膜，面朝上贴在沙氏葡萄糖琼脂培养基上，进行培养、计数。按《中国药典·四部（2015年版）》第144页薄膜过滤法进行试验。

3.控制菌

（1）金黄色葡萄球菌

取消痛气雾剂1∶10的供试液10 mL加到pH7.0无菌氯化钠−蛋白胨缓冲液300 mL中，进行薄膜过滤，加入100 mL胰酪大豆胨液体培养基，按《中国药典·四部（2015年版）》第147页《金黄色葡萄球菌检查项》进行试验。

（2）铜绿假单胞菌

取消痛气雾剂1∶10的供试液10 mL加到灭菌的三角瓶中加入100 mL胰酪大豆胨液体培养基中，按《中国药典·四部（2015年版）》第147页《铜绿假单胞菌检查项》进行试验。

消痛贴膏微生物限度检查方法适用性

【处方】

本品系藏族验方。由独一味、棘豆、花椒、姜黄等药味加工而成。

消痛贴膏为非灭菌的外用制剂，按照《中国药典·四部（2015年版）》方法进行微生物限度检查方法适用性试验。

一、试验材料

略。

二、菌悬液

略。

三、计数方法适用性预试验（1）

3.1 试验组

取消痛贴膏100 cm²（加入润湿剂5.0 mL）加入pH7.0氯化钠-蛋白胨缓冲液至100 mL，混匀，制成1∶10供试液，分别加到5个灭菌的三角瓶中，每瓶10 mL，分别加入金黄色葡萄球菌、枯草芽孢杆菌、铜绿假单胞菌、白色念珠菌、黑曲霉的0.1 mL菌悬液（含菌数小于10000 cfu），制成每1 mL消痛贴膏1∶10供试液（含菌数小于100 cfu），取含菌的样品溶液1 mL（含菌数小于100 cfu），置于直径90 mm的无菌平皿中，每个菌液注2个平皿，注入20 mL温度不超过45 ℃熔化的胰酪大豆胨琼脂培养基，混匀，凝固，倒置培养。测定菌数。取含白色念珠菌、黑曲霉样品溶液2 mL（含菌数为50～100 cfu），分别置于2个直径90 mm的无菌平皿中，注入20 mL温度不超过45 ℃熔化的沙氏葡萄糖琼脂培养基，混匀，凝固，倒置培养。测定菌数。

3.2 阳性对照

加到样品中的金黄色葡萄球菌、枯草芽孢杆菌、铜绿假单胞菌、白色念珠菌、黑曲霉的菌悬液（含菌数小于1000 cfu）进行10倍稀释，取稀释后的菌悬液1 mL注皿，金黄色葡萄球菌、枯草芽孢杆菌、铜绿假单胞菌的菌悬液加到胰酪大豆胨琼脂培养基中，白色念珠菌、黑曲霉的菌悬液加到沙氏葡萄糖琼脂培养基中，混匀，凝固，倒置培养，测定阳性对照菌数。

3.3 供试品组

供试品替代试验组液体注皿，试验。

3.4 阴性对照

用同批配制、灭菌的胰酪大豆胨液体培养基1 mL替代样品注皿，注入20 mL温度不

超过45℃熔化的胰酪大豆胨琼脂培养基、沙氏葡萄糖琼脂培养基，混匀，凝固，倒置培养。测定阴性对照菌数。

计数方法适用性预试验（1）结果见表1。

表1　消痛贴膏微生物计数方法适用性预试验（1）结果

种类	菌种名称	供试品组	阳性对照	试验组	回收率/%	阴性对照
需氧菌总数计数	金黄色葡萄球菌	0	71	66	93	－
	铜绿假单胞菌	0	59	53	90	－
	枯草芽孢杆菌	0	66	0	0	－
	白色念珠菌	0	74	22	30	－
	黑曲霉	0	48	28	58	－
霉菌和酵母菌总数计数	白色念珠菌	0	75	24	32	－
	黑曲霉	0	48	32	67	－

注：－表示平板无菌落生长。

结果：计数中枯草芽孢杆菌、白色念珠菌回收率低于50%，金黄色葡萄球菌、铜绿假单胞菌、黑曲霉回收率高于50%。方法不可行。

四、控制菌——金黄色葡萄球菌检查方法适用性试验

4.1　试验组

取消痛贴膏1∶10的供试液10 mL加到灭菌的三角瓶中，加入金黄色葡萄球菌菌悬液1 mL（含菌数小于100 cfu），加入100 mL胰酪大豆胨液体培养基，按《中国药典·四部（2015年版）》第147页《金黄色葡萄球菌检查项》进行试验。

4.2　阳性对照

将金黄色葡萄球菌菌悬液1 mL（含菌数小于100 cfu）加到100 mL胰酪大豆胨液体培养基中，按《中国药典（2015年版）》要求进行检验；同时测定金黄色葡萄球菌菌悬液的含菌数。

4.3　供试品组

取消痛贴膏1∶10的供试液10 mL加到灭菌的三角瓶中，加入金黄色葡萄球菌菌悬液1 mL（含菌数小于100 cfu），加入100 mL胰酪大豆胨液体培养基，按《中国药典·四部（2015年版）》第147页《金黄色葡萄球菌检查项》进行试验。

4.4　阴性对照

用同批配制、灭菌的100 mL胰酪大豆胨液体培养基，按《中国药典（2015年版）》要求进行检验。

金黄色葡萄球菌检查方法适用性试验结果见表2。

表2　消痛贴膏控制菌——金黄色葡萄球菌检查方法适用性试验结果

培养基名称	阳性对照	试验组	供试品组	阴性对照
胰酪大豆胨液体培养基	+	+	-	-
甘露醇氯化钠培养基	金黄色,圆形,凸起、边缘整齐,外周有黄色环	金黄色,圆形,凸起、边缘整齐,外周有黄色环	-	-
染色、镜检	革兰氏阳性、球菌	革兰氏阳性、球菌	-	-

注：1.+表示液体浑浊；-表示液体澄清或平板无菌落生长。

2.本次试验加入金黄色葡萄球菌85 cfu。

结果：采用《中国药典·四部（2015年版）》第148页金黄色葡萄球菌常规检查方法进行试验，检出试验菌——金黄色葡萄球菌。方法可行。

五、控制菌——铜绿假单胞菌检查方法适用性试验

5.1　试验组

取消痛贴膏1∶10的供试液10 mL加到灭菌的三角瓶中，加入铜绿假单胞菌菌悬液1 mL（含菌数小于100 cfu），加入100 mL胰酪大豆胨液体培养基，按《中国药典·四部（2015年版）》第147页《铜绿假单胞菌检查项》进行试验。

5.2　阳性对照

将铜绿假单胞菌菌悬液1 mL（含菌数小于100 cfu）加到100 mL胰酪大豆胨液体培养基中，按《中国药典（2015年版）》要求进行检验；同时测定铜绿假单胞菌菌悬液的含菌数。

5.3　供试品组

取消痛贴膏1∶10的供试液10 mL加到灭菌的三角瓶中，加入100 mL胰酪大豆胨液体培养基，按《中国药典·四部（2015年版）》第147页《铜绿假单胞菌检查项》进行试验。

5.4　阴性对照

用同批配制、灭菌的100 mL胰酪大豆胨液体培养基，按《中国药典（2015年版）》要求进行检验。

铜绿假单胞菌检查方法适用性试验结果见表3。

表3　消痛贴膏控制菌——铜绿假单胞菌检查方法适用性试验结果

培养基名称	阳性对照	试验组	供试品组	阴性对照
胰酪大豆胨液体培养基	+	+	-	-
溴化十六烷三甲胺	菌落扁平,表面湿润、灰白色,周围有蓝绿色素扩散	菌落扁平,表面湿润、灰白色,周围有蓝绿色素扩散	-	-
染色、镜检	革兰氏阴性、杆菌	革兰氏阴性、杆菌	-	-

注：1.+表示液体浑浊；-表示液体澄清或平板无菌落生长。

2.本次试验加入铜绿假单胞菌78 cfu。

结果：采用《中国药典·四部（2015年版）》第148页铜绿假单胞菌常规检查方法进行试验，检出试验菌——铜绿假单胞菌。方法可行。

六、计数方法适用性预试验（2）

6.1 试验组

取消痛贴膏1∶100的供试液，分别加到2个灭菌的三角瓶中，每瓶10 mL，分别加入白色念珠菌、枯草芽孢杆菌0.1 mL菌悬液（含菌数小于1000 cfu），制成每1 mL消痛贴膏1∶100的供试液（含菌数小于100 cfu），取含菌的样品溶液1 mL，置于直径90 mm的无菌平皿中，每个菌液注2个平皿，注入20 mL温度不超过45℃熔化的胰酪大豆胨琼脂培养基，混匀，凝固，倒置培养。测定菌数。

6.2 阳性对照

加到样品中的白色念珠菌、枯草芽孢杆菌的菌悬液进行10倍稀释，取稀释后的菌悬液1 mL注皿，加到胰酪大豆胨琼脂培养基中，混匀，凝固，倒置培养。测定阳性对照菌数。

6.3 供试品组

同预试验（1）方法进行试验。

6.4 阴性对照

同预试验（1）方法进行试验。

计数方法适用性预试验（2）结果见表4。

表4 消痛贴膏微生物计数方法适用性预试验（2）结果

菌种名称	供试品组	阳性对照	试验组	回收率/%	阴性对照
枯草芽孢杆菌	0	34	9	26	-
白色念珠菌1	0	26	6	23	-
白色念珠菌2	0	26	12	46	-

注：1.-表示平板无菌落生长。

2.白色念珠菌1在胰酪大豆胨琼脂培养基上计数；白色念珠菌2在沙氏葡萄糖琼脂培养基上计数。

结果：计数中用消痛贴膏1∶100的供试液，进行白色念珠菌、枯草芽孢杆菌回收试验，回收率低于50%。方法不可行。

七、计数方法适用性预试验（3）

7.1 试验组

取消痛贴膏1∶10的供试液分别加到2个灭菌的三角瓶中，每瓶10 mL，分别加入白色念珠菌、枯草芽孢杆菌0.1 mL菌悬液（含菌数小于1000 cfu），制成每毫升消痛贴膏1∶10的供试液（含菌数小于100 cfu），分别取2 mL含菌样品溶液加到pH7.0无菌氯化钠-蛋白胨缓冲液200 mL中，进行薄膜过滤，取出滤膜，面朝上贴在胰酪大豆胨琼脂培养基上，培养、计数。

7.2 阳性对照

用菌悬液替代试验样品溶液，进行试验，测定阳性对照菌数。

7.3 供试品组

取消痛贴膏1∶10的供试液2 mL，加到pH7.0无菌氯化钠-蛋白胨缓冲液200 mL中，薄膜过滤后，取出滤膜，面朝上贴在胰酪大豆胨琼脂培养基上，进行培养、计数。

7.4 阴性对照

用同批配制、灭菌的胰酪大豆胨液体培养基1 mL替代样品，薄膜过滤后，取出滤膜，面朝上贴在胰酪大豆胨琼脂培养基上，进行培养、计数。

需氧菌总数计数方法适用性试验预试验（3）结果见表5。

表5　消痛贴膏计数方法适用性预试验（2）结果

菌种名称	供试品组	阳性对照	试验组	回收率/%	阴性对照
枯草芽孢杆菌	0	66	61	92	−
白色念珠菌1	0	49	35	71	−
白色念珠菌2	0	49	41	84	−

注：1.−表示平板无菌落生长。

2.白色念珠菌1在胰酪大豆胨琼脂培养基上计数；白色念珠菌2在沙氏葡萄糖琼脂培养基上计数。

结果：采用1∶10的供试液2 mL薄膜过滤，计数中白色念珠菌、枯草芽孢杆菌回收率大于50%。方法可行。

八、消痛贴膏微生物限度检查方法适用性建立

8.1 菌悬液制备、菌悬液数量测定

同预试验方法。

8.2 需氧菌总数计数方法适用性试验

8.2.1 试验组

取消痛贴膏1∶10的供试液分别加到5个灭菌的三角瓶中，每瓶10 mL，分别加入金黄色葡萄球菌、枯草芽孢杆菌、铜绿假单胞菌、白色念珠菌、黑曲霉0.1 mL菌悬液（含菌数小于1000 cfu），制成每1 mL消痛贴膏1∶10的供试液（含菌数小于100 cfu），分别取2 mL含菌样品溶液加到pH7.0无菌氯化钠-蛋白胨缓冲液200 mL中，进行薄膜过滤，取出滤膜，面朝上贴在胰酪大豆胨琼脂培养基上，培养、计数。

8.2.2 阳性对照

用菌悬液替代试验样品溶液，进行试验，测定阳性对照菌数。

8.2.3 供试品组

取消痛贴膏1∶10的供试液2 mL，加到pH7.0无菌氯化钠-蛋白胨缓冲液200 mL中，

薄膜过滤后，取出滤膜，面朝上贴在胰酪大豆胨琼脂培养基上，进行培养、计数。

8.2.4 阴性对照

用同批配制、灭菌的胰酪大豆胨液体培养基1 mL替代样品，薄膜过滤后，取出滤膜，面朝上贴在胰酪大豆胨琼脂培养基上，进行培养、计数。

8.3 霉菌和酵母菌总数计数方法适用性试验

8.3.1 试验组

取消痛贴膏1∶10的供试液分别加到2个灭菌的三角瓶中，每瓶10 mL，分别加入白色念珠菌、黑曲霉的0.1 mL菌悬液（含菌数小于1000 cfu），制成每1 mL消痛贴膏1∶10的供试液（含菌数小于100 cfu），分别取2 mL含菌样品溶液加到pH7.0无菌氯化钠-蛋白胨缓冲液200 mL，进行薄膜过滤，取出滤膜，面朝上贴在沙氏葡萄糖琼脂培养基上，培养、计数。

8.3.2 阳性对照

稀释后的白色念珠菌、黑曲霉菌悬液加到沙氏葡萄糖琼脂培养基中，混匀，凝固，培养，测定阳性对照菌数。

8.3.3 供试品组

取消痛贴膏1∶10的供试液分别加到2个灭菌的三角瓶中，每瓶10 mL，分别加入白色念珠菌、黑曲霉的0.1 mL菌悬液（含菌数小于1000 cfu），制成每1 mL消痛贴膏1∶10的供试液（含菌数小于100 cfu），分别取2 mL含菌样品溶液加到pH7.0无菌氯化钠-蛋白胨缓冲液200 mL中，进行薄膜过滤，取出滤膜，面朝上贴在沙氏葡萄糖琼脂培养基上，培养、计数。

8.3.4 阴性对照

用同批配制、灭菌的稀释剂1 mL替代样品注皿，注入20 mL温度不超过45 ℃熔化的沙氏葡萄糖琼脂培养基，混匀，凝固，培养，测定阴性对照菌数。

消痛贴膏微生物限度检查方法适用性试验结果见表6。

表6 消痛贴膏微生物限度检查方法适用性试验结果

种类	菌种名称	方法	供试品组	阳性对照	试验组	回收率/%	阴性对照
需氧菌总数计数	金黄色葡萄球菌	薄膜法	0	77	71	92	–
	枯草芽孢杆菌		0	65	44	68	–
	铜绿假单胞菌		0	83	79	95	–
	白色念珠菌		0	62	57	92	–
	黑曲霉		0	41	39	95	–
霉菌和酵母菌总数计数	白色念珠菌	薄膜法	0	69	52	75	–
	黑曲霉		0	42	37	88	–

注：–表示平板无菌落生长。

九、控制菌——金黄色葡萄球菌检查方法适用性试验

9.1 试验组

取消痛贴膏 1∶10 的供试液 10 mL 加到灭菌的三角瓶中，加入金黄色葡萄球菌菌悬液 1 mL（含菌数小于 100 cfu），加入 100 mL 胰酪大豆胨液体培养基，按《中国药典·四部（2015年版）》第 147 页《金黄色葡萄球菌检查项》进行试验。

9.2 阳性对照

将金黄色葡萄球菌菌悬液 1 mL（含菌数小于 100 cfu）加到 100 mL 胰酪大豆胨液体培养基中，按《中国药典（2015年版）》要求进行检验；同时测定金黄色葡萄球菌菌悬液的含菌数。

9.3 供试品组

取消痛贴膏 1∶10 的供试液 10 mL 加到灭菌的三角瓶中，加入 100 mL 胰酪大豆胨液体培养基，按《中国药典·四部（2015年版）》第 147 页《金黄色葡萄球菌检查项》进行试验。

9.4 阴性对照

用同批配制、灭菌的 100 mL 胰酪大豆胨液体培养基，按《中国药典（2015年版）》要求进行检验。

金黄色葡萄球菌检查方法适用性试验结果见表 7。

表7 消痛贴膏控制菌——金黄色葡萄球菌检查方法适用性试验结果

培养基名称	阳性对照	试验组	供试品组	阴性对照
胰酪大豆胨液体培养基	+	+	−	−
甘露醇氯化钠培养基	金黄色,圆形,凸起、边缘整齐,外周有黄色环	金黄色,圆形,凸起、边缘整齐,外周有黄色环	−	−
染色、镜检	革兰氏阳性、球菌	革兰氏阳性、球菌	−	−

注：1.+表示液体浑浊；−表示液体澄清或平板无菌落生长。

2.本次试验加入金黄色葡萄球菌 65 cfu。

结果：按《中国药典·四部（2015年版）》第 147 页《金黄色葡萄球菌检查项》进行试验，可以检出试验菌金黄色葡萄球菌。方法可行。

十、控制菌——铜绿假单胞菌检查方法适用性试验

10.1 试验组

取消痛贴膏 1∶10 的供试液 10 mL 加到灭菌的三角瓶中，加入铜绿假单胞菌菌悬液 1 mL（含菌数小于 100 cfu），加入 100 mL 胰酪大豆胨液体培养基，按《中国药典·四部（2015年版）》第 147 页《铜绿假单胞菌检查项》进行试验。

10.2 阳性对照

将铜绿假单胞菌菌悬液 1 mL（含菌数小于 100 cfu）加到 100 mL 胰酪大豆胨液体培养基中，按《中国药典（2015 年版）》要求进行检验；同时测定铜绿假单胞菌菌悬液的含菌数。

10.3 供试品组

取消痛贴膏 1 : 10 的供试液 10 mL 加到灭菌的三角瓶中，加入 100 mL 胰酪大豆胨液体培养基，按《中国药典·四部（2015 年版）》第 147 页《铜绿假单胞菌检查项》进行试验。

10.4 阴性对照

用同批配制、灭菌的 100 mL 胰酪大豆胨液体培养基，按《中国药典（2015 年版）》要求进行检验。

铜绿假单胞菌检查方法适用性试验结果见表 8。

表 8 消痛贴膏控制菌——铜绿假单胞菌检查方法适用性试验结果

培养基名称	阳性对照	试验组	供试品组	阴性对照
胰酪大豆胨液体培养基	+	+	–	–
溴化十六烷三甲胺	菌落扁平, 表面湿润、灰白色, 周围有蓝绿色素扩散	菌落扁平, 表面湿润、灰白色, 周围有蓝绿色素扩散	–	–
染色、镜检	革兰氏阴性、杆菌	革兰氏阴性、杆菌	–	–

注：1.+表示液体浑浊；–表示液体澄清或平板无菌落生长。

2.本次试验加入铜绿假单胞菌 78 cfu。

结果：按《中国药典·四部（2015 年版）》第 147 页《铜绿假单胞菌检查项》进行试验。可以检出试验菌——铜绿假单胞菌。方法可行。

十一、消痛贴膏微生物限度检查方法适用性确认试验

消痛贴膏微生物限度检查方法适用性确认试验结果见表 9。

表 9 消痛贴膏微生物限度检查方法适用性确认试验结果

种类	菌种名称	方法	供试品组	阳性对照	试验组	回收率/%	阴性对照
需氧菌总数计数	金黄色葡萄球菌	薄膜法	0	90	72	80	–
	枯草芽孢杆菌		0	51	46	90	–
	铜绿假单胞菌		0	86	73	85	–
	白色念珠菌		0	85	66	78	–
	黑曲霉		0	43	41	95	–
霉菌和酵母菌总数计数	白色念珠菌	薄膜法	0	85	63	74	–
	黑曲霉		0	46	41	89	–

注：–表示平板无菌落生长。

控制菌确认试验结果见表10、11（略），检出目标菌。方法可行。

十二、消痛贴膏微生物限度检查方法

1. 需氧菌总数

取消痛贴膏100 cm²（加入润湿剂5.0 mL）加入pH7.0氯化钠-蛋白胨缓冲液至100 mL，混匀，制成1∶10供试液，取消痛贴膏1∶10供试液2 mL，加到pH7.0无菌氯化钠-蛋白胨缓冲液200 mL中，薄膜过滤后，取出滤膜，面朝上贴在胰酪大豆胨琼脂培养基上，进行培养、计数。按《中国药典·四部（2015年版）》第144页薄膜过滤法进行试验。

2. 霉菌和酵母菌总数

取消痛贴膏1∶10供试液2 mL，加到pH7.0无菌氯化钠-蛋白胨缓冲液200 mL中，薄膜过滤后，取出滤膜，面朝上贴在沙氏葡萄糖琼脂培养基上，进行培养、计数。按《中国药典·四部（2015年版）》第144页薄膜过滤法进行试验。

3. 控制菌

（1）金黄色葡萄球菌

取消痛贴膏1∶10的供试液10 mL加入100 mL胰酪大豆胨液体培养基到灭菌的三角瓶中，按《中国药典·四部（2015年版）》第147页《金黄色葡萄球菌检查项》进行试验。

（2）铜绿假单胞菌

取消痛贴膏1∶10的供试液10 mL加入100 mL胰酪大豆胨液体培养基到灭菌的三角瓶中，按《中国药典·四部（2015年版）》第147页《铜绿假单胞菌检查项》进行试验。

血骚普清散微生物限度检查方法适用性

藏药名：查楚更赛

标准编号：WS3-BC-0312-95

【处方】

寒水石（制）85 g	藏紫 85 g	藏木香 13 g
牛黄 1 g	余甘子 35 g	巴夏嘎 15 g
天竺黄 10.5 g	甘草 5 g	

【制法】

以上八味，除牛黄另研细粉外，其余共研成细粉，过筛，加入牛黄细粉，混匀，即得。

血骚普清散为非无菌的口服制剂，按照《中国药典·四部（2015年版）》方法进行微生物限度检查方法适用性试验。

一、试验材料

略。

二、菌悬液

略。

三、计数方法适用性预试验（1）

预试验（1）结果见表1。

表1　血骚普清散微生物计数方法适用性预试验（1）结果

种类	菌种名称	供试品组	阳性对照	试验组	回收率/%	阴性对照
需氧菌总数计数	金黄色葡萄球菌	0	82	17	21	－
	铜绿假单胞菌	0	77	65	84	－
	枯草芽孢杆菌	0	53	3	6	－
	白色念珠菌	0	79	30	38	－
	黑曲霉	0	44	33	75	－
霉菌和酵母菌总数计数	白色念珠菌	0	79	34	43	－
	黑曲霉	0	42	31	74	－

注：-表示液体澄清或平板无菌落生长。

结果：计数中白色念珠菌、金黄色葡萄球菌、枯草芽孢杆菌回收率低于50%，铜绿假单胞菌、黑曲霉回收率位于50%～200%间；方法不可行。

四、控制菌检查方法适用性试验

4.1 大肠埃希菌检查方法适用性试验

大肠埃希菌检查方法适用性试验结果见表2。

表2　血骚普清散控制菌——大肠埃希菌检查方法适用性试验结果

培养基名称	阳性对照	试验组	阴性对照	供试品组
胰酪大豆胨液体培养基	+	+	−	−
麦康凯液体培养基	+	+	−	−
麦康凯琼脂平板	鲜桃红色，菌落中心呈深桃红色，圆形、扁平，边缘整齐，表面光滑，湿润	鲜桃红色，菌落中心呈深桃红色，圆形、扁平，边缘整齐，表面光滑，湿润	−	−
染色、镜检	革兰氏阴性、杆菌	革兰氏阴性、杆菌	−	−

注：1.+表示液体浑浊；−表示液体澄清或平板无菌落生长。

2.本次试验加入大肠埃希菌78 cfu。

结果：采用《中国药典·四部（2015年版）》第148页大肠埃希菌常规检查方法进行试验，可以检出试验菌——大肠埃希菌。方法可行。

4.2 耐胆盐革兰阴性菌检查方法适用性试验

耐胆盐革兰阴性菌检查方法适用性试验结果见表3。

表3　血骚普清散控制菌——耐胆盐革兰阴性菌检查方法适用性试验结果

培养基名称	阴性对照	阳性对照（大肠埃希菌）	阳性对照（铜绿假单胞菌）	供试品组	试验组（大肠埃希菌）	试验组（铜绿假单胞菌）
胰酪大豆胨液体培养基	−	+	+	−	+	+
肠道菌增菌液体培养基	−	+	+	−	+	+
紫红胆盐葡萄糖琼脂培养基	−	紫红色菌落	无色菌落	−	紫红色菌落	无色菌落
溴化十六烷三甲胺琼脂培养基	−	−	浅绿色菌落	−		浅绿色菌落
伊红美蓝琼脂培养基	−	菌落中心呈暗蓝黑色，发金属光泽	无色菌落	−	菌落中心呈暗蓝黑色，发金属光泽	无色菌落

注：1.+表示液体浑浊；−表示液体澄清或平板无菌落生长。

2.大肠埃希菌、铜绿假单胞菌加菌量分别为66 cfu和53 cfu。

3.—表示没有接种。

结果：采用《中国药典·四部（2015年版）》第147页耐胆盐革兰阴性菌常规检查方法进行试验，可以检出试验菌——大肠埃希菌和铜绿假单胞菌。方法可行。

4.3 沙门菌检查方法适用性试验

沙门菌检查方法适用性试验结果见表4。

表4 血骚普清散控制菌——沙门菌检查方法适用性试验结果

培养基名称	供试品组	阳性对照	阴性对照	试验组
胰酪大豆胨液体培养基	－	＋	－	＋
RV 沙门增菌液体培养基	－	＋	－	＋
木糖赖氨酸脱氧胆酸盐琼脂培养基	－	淡粉色,半透明,中心有黑色	－	淡粉色,半透明,中心有黑色
染色、镜检	——	革兰氏阴性、杆菌	——	革兰氏阴性、杆菌
沙门、志贺菌属琼脂培养基	——	淡红色,半透明	——	淡红色,半透明
TSI 斜面	——	斜面黄色、底层黑色,产气	——	斜面黄色、底层黑色,产气

注：1.＋表示液体浑浊；－表示液体澄清或平板无菌落生长。

2.沙门菌加菌量为59 cfu。

结果：采用《中国药典·四部（2015年版）》第148页沙门菌常规检查方法进行试验，可以检出试验菌——沙门菌。方法可行。

五、计数方法适用性预试验（2）

5.1 试验组

取血骚普清散1∶10供试液，分别加到3个灭菌的三角瓶中，每瓶10 mL，分别加入白色念珠菌、金黄色葡萄球菌、枯草芽孢杆菌0.1 mL菌悬液（含菌数小于1000 cfu），制成每毫升血骚普清散1∶10供试液（含菌数小于100 cfu），取含菌的样品溶液0.2 mL、0.5 mL，置于直径90 mm的无菌平皿中，每个菌液每个取样体积注2个平皿，注入20 mL温度不超过45 ℃熔化的胰酪大豆胨琼脂培养基，混匀，凝固，倒置培养。测定菌数。

5.2 阳性对照

加到样品中的金黄色葡萄球菌、枯草芽孢杆菌的菌悬液进行10倍稀释，取稀释后的菌悬液0.2 mL、0.5 mL注皿，加到胰酪大豆胨琼脂培养基中，混匀，凝固，倒置培养。测定阳性对照菌数。

5.3 供试品组

用供试液替代试验组液体0.2 mL、0.5 mL注皿，试验。

5.4 阴性对照

用同批配制、灭菌的胰酪大豆胨液体培养基0.2 mL、0.5 mL替代样品注皿，注入20 mL温度不超过45 ℃熔化的胰酪大豆胨琼脂培养基、沙氏葡萄糖琼脂培养基，混匀，凝固，

倒置培养。测定阴性对照菌数。

预试验（2）结果见表5。

表5　血骚普清散微生物计数方法适用性预试验（2）结果

菌种名称	供试品组	注皿体积/mL	阳性对照	试验组	回收率/%	阴性对照
金黄色葡萄球菌	0	0.2	35	16	46	–
	0	0.5	86	26	30	–
枯草芽孢杆菌	0	0.2	31	15	48	–
	0	0.5	74	13	18	–
白色念珠菌1	0	0.2	23	22	96	–
	0	0.5	62	24	39	–
白色念珠菌2	0	0.2	22	21	95	–
	0	0.5	66	28	42	–

注：1.–表示液体澄清或平板无菌落生长。

　　2.白色念珠菌1在胰酪大豆胨琼脂培养基上计数；白色念珠菌2在沙氏葡萄糖琼脂培养基上计数。

结果：采用1∶10供试液0.2 mL注皿，白色念珠菌回收率高于50%；金黄色葡萄球菌、枯草芽孢杆菌回收率低于50%。方法不可行。

六、计数方法适用性预试验（3）

6.1　试验组

血骚普清散1∶10供试液10 mL加到90 mL pH7.0无菌氯化钠-蛋白胨缓冲液中，制成血骚普清散1∶100供试液，分别加到2个灭菌的三角瓶中，每瓶10 mL，分别加入金黄色葡萄球菌、枯草芽孢杆菌0.1 mL菌悬液（含菌数小于1000 cfu），制成每毫升血骚普清散1∶100供试液（含菌数小于100 cfu），取含菌的样品溶液1 mL（含菌数小于100 cfu），置于直径90 mm的无菌平皿中，每个菌液注2个平皿，注入20 mL温度不超过45 ℃熔化的胰酪大豆胨琼脂培养基，混匀，凝固，倒置培养。测定菌数。

6.2　阳性对照

用菌悬液替代试验样品溶液，进行试验，测定阳性对照菌数。

6.3　供试品组

取血骚普清散1∶100供试液1 mL，置于直径90 mm的无菌平皿中，注2个平皿，注入20 mL温度不超过45 ℃熔化的胰酪大豆胨琼脂培养基，混匀，凝固，倒置培养。测定供试品组菌数。

6.4　阴性对照

用同批配制、灭菌的胰酪大豆胨液体培养基1 mL替代样品，进行阴性对照菌数测定。

预试验（3）结果见表6。

表6　血骚普清散计数方法适用性预试验（3）结果

菌种名称	供试品组	阳性对照	试验组	回收率/%	阴性对照
金黄色葡萄球菌	0	55	48	87	–
枯草芽孢杆菌	0	76	56	74	–

注：–表示液体澄清或平板无菌落生长。

结果：计数中金黄色葡萄球菌、枯草芽孢杆菌回收率大于50%。方法可行。

七、血骚普清散微生物限度检查方法适用性建立

7.1　菌悬液制备、菌悬液数量测定

同预试验方法。

7.2　需氧菌总数计数方法适用性试验

7.2.1　试验组

取血骚普清散1∶100供试液分别加到5个灭菌的三角瓶中，每瓶10 mL，分别加入金黄色葡萄球菌、枯草芽孢杆菌、铜绿假单胞菌、白色念珠菌、黑曲霉0.1 mL菌悬液（含菌数小于1000 cfu），制成每毫升血骚普清散1∶100供试液（含菌数小于100 cfu），取含菌的样品溶液1 mL（含菌数小于100 cfu），置于直径90 mm的无菌平皿中，每个菌液注2个平皿，注入20 mL温度不超过45 ℃熔化的胰酪大豆胨琼脂培养基，混匀，凝固，倒置培养。测定菌数。

7.2.2　阳性对照

用菌悬液替代试验样品溶液，进行试验，测定阳性对照菌数。

7.2.3　供试品组

取血骚普清散1∶100供试液1 mL，置于直径90 mm的无菌平皿中，注2个平皿，注入20 mL温度不超过45 ℃熔化的胰酪大豆胨琼脂培养基，混匀，凝固，倒置培养。测定供试品组菌数。

7.2.4　阴性对照

用同批配制、灭菌的胰酪大豆胨液体培养基1 mL替代样品，进行阴性对照菌数测定。

需氧菌总数计数方法适用性试验结果见表7。

7.3　霉菌和酵母菌总数计数方法适用性试验

7.3.1　试验组

取血骚普清散1∶50供试液分别加到2个灭菌的三角瓶中，每瓶10 mL，分别加入白色念珠菌、黑曲霉的0.1 mL菌悬液（含菌数小于1000 cfu），制成每毫升血骚普清散1∶50供试液（含菌数小于100 cfu），取含菌的样品溶液1 mL（含菌数小于100 cfu），置于直径90 mm的无菌平皿中，注入20 mL温度不超过45 ℃熔化的沙氏葡萄糖琼脂培养基，混匀，凝固，培养，测定菌数。

7.3.2　阳性对照

稀释后的白色念珠菌、黑曲霉菌悬液加到沙氏葡萄糖琼脂培养基中，混匀，凝固，

培养，测定阳性对照菌数。

7.3.3 供试品组

用供试品替代试验组液体注皿，试验。

7.3.4 阴性对照

用同批配制、灭菌的稀释剂1 mL替代样品注皿，注入20 mL温度不超过45 ℃熔化的沙氏葡萄糖琼脂培养基，混匀，凝固，培养，测定阴性对照菌数。

霉菌和酵母菌总数计数方法适用性试验结果见表7。

表7 血骚普清散微生物限度检查方法适用性试验结果

种类	菌种名称	方法（平皿）	供试品组	阳性对照	试验组	回收率/%	阴性对照
需氧菌总数计数	金黄色葡萄球菌	1:100	0	77	68	88	–
	枯草芽孢杆菌		0	59	47	80	–
	铜绿假单胞菌		0	83	79	95	–
	白色念珠菌		0	64	57	89	–
	黑曲霉		0	44	41	93	–
霉菌和酵母菌总数计数	白色念珠菌	1:50	0	68	47	69	–
	黑曲霉		0	42	39	93	–

注：–表示液体澄清或平板无菌落生长。

八、血骚普清散微生物限度检查方法适用性确认试验

8.1 血骚普清散微生物限度检查方法适用性确认试验

血骚普清散微生物限度检查方法适用性确认试验结果见表8。

表8 血骚普清散微生物限度检查方法适用性确认试验结果

种类	菌种名称	方法（平皿）	供试品组	阳性对照	试验组	回收率/%	阴性对照
需氧菌总数计数	金黄色葡萄球菌	1:100	0	88	73	83	–
	枯草芽孢杆菌		0	53	41	77	–
	铜绿假单胞菌		0	63	58	92	–
	白色念珠菌		0	77	66	86	–
	黑曲霉		0	39	33	85	–
霉菌和酵母菌总数计数	白色念珠菌	1:50	0	68	48	71	–
	黑曲霉		0	38	35	92	–

注：–表示液体澄清或平板无菌落生长。

血骚普清散微生物限度检查方法适用性确认试验结果：

1.需氧菌总数

血骚普清散1：100供试液1 mL注皿进行试验，金黄色葡萄球菌、枯草芽孢杆菌、铜绿假单胞菌、白色念珠菌、黑曲霉回收率均在50%～200%之间，方法可行。

2.霉菌和酵母菌总数

血骚普清散1：50供试液1 mL注皿进行试验，白色念珠菌、黑曲霉回收率均在50%～200%之间，方法可行。

3.控制菌

大肠埃希菌、耐胆盐革兰阴性菌、沙门菌采用《中国药典·四部（2015年版）》第147—148页常规检查方法进行试验，可以检出试验菌。方法可行。

8.2　控制菌确认试验

控制菌确认试验结果见表9、10、11（略），检出目标菌。方法可行。

九、血骚普清散微生物限度检查方法

1.需氧菌总数

血骚普清散10 g加到灭菌的三角瓶中，加入pH7.0氯化钠-蛋白胨缓冲液100 mL，溶解、混匀，制成1：10供试液，取血骚普清散1：10供试液10倍稀释成1：100溶液；取1：100溶液1 mL置于直径90 mm的无菌平皿中，注2个平皿，注入20 mL温度不超过45 ℃熔化的胰酪大豆胨琼脂培养基，按《中国药典·四部（2015年版）》第144页平皿法进行试验。

2.霉菌和酵母菌总数

取血骚普清散1：50供试液1 mL，置于直径90 mm的无菌平皿中，注入20 mL温度不超过45 ℃熔化的沙氏葡萄糖琼脂培养基，按《中国药典·四部（2015年版）》第144页平皿法进行试验。

3.控制菌

大肠埃希菌、耐胆盐革兰阴性菌和沙门菌按《中国药典·四部（2015年版）》控制菌常规检查方法进行试验。

珍龙醒脑胶囊微生物限度检查方法适用性

【处方】珍珠 17.3 g　　　　天竺黄 2.2 g　　　　西红花 8.7 g

丁香 9.7 g　　　　　　　肉豆蔻 8.7 g　　　　豆蔻 8.7 g

草果 6.5 g　　　　　　　檀香 8.7 g　　　　　紫檀香 21.6 g

沉香 17.3 g　　　　　　　诃子 28.1 g　　　　　毛诃子 17.3 g

余甘子 21.6 g　　　　　　木香 21.6 g　　　　　肉桂 17.3 g

荜茇 8.7 g　　　　　　　螃蟹 10.8 g　　　　　金礞石 8.7 g

　香旱芹 5.4　　g　　　　人工牛黄 2.2 g　　　　麝香 2.2 g

广枣 6.5 g　　　　　　　烈香杜鹃 6.5 g　　　　塞北紫堇 13.0 g

短穗兔耳草 43.3 g　　　　铁粉（制）4.3 g　　　冬葵果 17.3 g

　甘草 13.0 g　　　　　　黑种草子 5.4 g

制成 1000 粒

【制法】

以上二十九味，取人工牛黄、麝香、西红花研成细粉，其余珍珠等二十六味粉碎成细粉，过筛，与上述细粉配研，混匀，装入胶囊，即得。

珍龙醒脑胶囊为非无菌的口服制剂，按照《中国药典·四部（2015年版）》方法进行微生物限度检查方法适用性试验。

一、试验材料

略。

二、菌悬液

略。

三、计数方法适用性预试验（1）

预试验（1）结果见表1。

表1　珍龙醒脑胶囊微生物计数方法适用性预试验（1）结果

种类	菌种名称	供试品组	阳性对照	试验组	回收率/%	阴性对照
需氧菌 总数计数	金黄色葡萄球菌	0	81	13	16	-
	铜绿假单胞菌	0	72	68	94	-
	枯草芽孢杆菌	0	56	0	0	-
	白色念珠菌	0	80	0	0	-
	黑曲霉	0	42	34	81	-
霉菌和酵母菌 总数计数	白色念珠菌	0	80	0	0	-
	黑曲霉	0	42	30	71	-

注：-表示平板无菌落生长。

结果：采用1：10供试液平皿法，金黄色葡萄球菌、枯草芽孢杆菌、白色念珠菌回收率低于50%，铜绿假单胞菌、黑曲霉回收率位于50%～200%间。方法不可行。

四、控制菌检查方法适用性试验

4.1 大肠埃希菌检查方法适用性试验

大肠埃希菌检查方法适用性试验结果见表2。

表2 珍龙醒脑胶囊控制菌——大肠埃希菌检查方法适用性试验结果

培养基名称	阳性对照	试验组	阴性对照	供试品组
胰酪大豆胨液体培养基	+	+	−	−
麦康凯液体培养基	+	+	−	−
麦康凯琼脂平板	鲜桃红色，菌落中心呈深桃红色，圆形，扁平，边缘整齐，表面光滑，湿润	鲜桃红色，菌落中心呈深桃红色，圆形，扁平，边缘整齐，表面光滑，湿润	−	
染色、镜检	革兰氏阴性、杆菌	革兰氏阴性、杆菌		

注：1.+表示液体浑浊；−表示液体澄清或平板无菌落生长。

2.大肠埃希菌加菌量为58 cfu。

结果：采用《中国药典·四部（2015年版）》第148页大肠埃希菌常规检查方法进行试验，可以检出试验菌——大肠埃希菌。方法可行。

4.2 耐胆盐革兰阴性菌检查方法适用性试验

耐胆盐革兰阴性菌检查方法适用性试验结果见表3。

表3 珍龙醒脑胶囊控制菌——耐胆盐革兰阴性菌检查方法适用性试验结果

培养基名称	阴性对照	阳性对照(大肠埃希菌)	阳性对照(铜绿假单胞菌)	供试品组	试验组(大肠埃希菌)	试验组(铜绿假单胞菌)
胰酪大豆胨液体培养基	−	+	+	−	+	+
肠道菌增菌液体培养基	−	+	+	−	+	+
紫红胆盐葡萄糖琼脂培养基	−	紫红色菌落	无色菌落	−	紫红色菌落	无色菌落
溴化十六烷三甲胺琼脂培养基	−	−	浅绿色菌落	−	−	浅绿色菌落
伊红美蓝琼脂培养基	−	菌落中心呈暗蓝黑色，发金属光泽	无色菌落	−	菌落中心呈暗蓝黑色，发金属光泽	无色菌落

注：1.+表示液体浑浊；−表示液体澄清或平板无菌落生长。

2.大肠埃希菌、铜绿假单胞菌加菌量分别为58 cfu和78 cfu。

结果：采用《中国药典·四部（2015年版）》第147页耐胆盐革兰阴性菌常规检查方法进行试验，可以检出试验菌——大肠埃希菌和铜绿假单胞菌。方法可行。

4.3 沙门菌检查方法适用性试验

沙门菌检查方法适用性试验结果见表4-1。

表4-1 珍龙醒脑胶囊控制菌——沙门菌检查方法适用性试验结果

培养基名称	供试品组	阳性对照	阴性对照	试验组
胰酪大豆胨液体培养基	–	+	–	–
RV沙门增菌液体培养基	–	+	–	–
木糖赖氨酸脱氧胆酸盐琼脂培养基	–	淡粉色，半透明，中心有黑色	–	–
染色、镜检	—	革兰氏阴性、杆菌	—	—
沙门、志贺菌属琼脂培养基	—	淡红色，半透明	—	—
TSI斜面	—	斜面黄色、底层黑色，产气	—	—

注：1.+表示液体浑浊；–表示液体澄清或平板无菌落生长；—表示没有接种。

2.沙门菌加菌量为82 cfu。

结果：采用《中国药典·四部（2015年版）》第148页沙门菌常规检查方法进行试验，未检出试验菌——沙门菌，方法不可行。

4.3.1 试验组

取珍龙醒脑胶囊10 g加到灭菌的三角瓶中，加入300 mL胰酪大豆胨液体培养基，加入沙门菌菌悬液1 mL（含菌数小于100 cfu），于30～35 ℃培养18～24 h，取上述培养物0.1 mL接种于10 mL RV沙门增菌液体培养基中，于30～35 ℃培18～24 h，划线于木糖赖氨酸脱氧胆酸盐琼脂培养基平板，于30～35 ℃培养18～24 h，按《中国药典·四部（2015年版）》第147页《沙门菌检查项》进行试验。

4.3.2 阳性对照

将沙门菌菌悬液1 mL（含菌数小于100 cfu）加到300 mL胰酪大豆胨液体培养基中，按《中国药典·四部（2015年版）》第147页《沙门菌检查项》进行试验，同时注皿计沙门菌菌悬液的含菌数。

4.3.3 供试品组

取珍龙醒脑胶囊10 g加到灭菌的三角瓶中，加入300 mL胰酪大豆胨液体培养基，按《中国药典·四部（2015年版）》第147页《沙门菌检查项》进行试验。

4.3.4 阴性对照

用同批配制、灭菌的300 mL胰酪大豆胨液体培养基，按《中国药典（2015年版）》要求进行检验。

沙门菌检查方法适用性试验结果见表4-2。

表4-2　珍龙醒脑胶囊控制菌——沙门菌检查方法适用性试验结果

培养基名称	供试品组	阳性对照	阴性对照	试验组
胰酪大豆胨液体培养基	－	＋	－	＋
RV沙门增菌液体培养基	－	＋	－	＋
木糖赖氨酸脱氧胆酸盐琼脂培养基	－	淡粉色,半透明,中心有黑色	－	淡粉色,半透明,中心有黑色
染色、镜检	—	革兰氏阴性、杆菌	—	革兰氏阴性、杆菌
沙门、志贺菌属琼脂培养基	—	淡红色,半透明	—	淡红色,半透明
TSI斜面	—	斜面黄色、底层黑色,产气	—	斜面黄色、底层黑色,产气

注：1.+表示液体浑浊；-表示液体澄清或平板无菌落生长；—表示没有接种。

2.沙门菌加菌量为62 cfu。

结果：采用《中国药典·四部（2015年版）》148页培养基稀释方法进行试验，可以检出试验菌——沙门菌。方法可行。

五、计数方法适用性预试验（2）

5.1　试验组

取珍龙醒脑胶囊1∶10供试液，分别加到3个灭菌的三角瓶中，每瓶10 mL，分别加入金黄色葡萄球菌、枯草芽孢杆菌、白色念珠菌0.1 mL菌悬液（含菌数为500～1000 cfu），制成每毫升珍龙醒脑胶囊1∶10供试液（含菌数小于100 cfu），取含菌的样品溶液0.2 mL、0.5 mL，置于直径90 mm的无菌平皿中，每个菌液每个取样体积注2个平皿，注入20 mL温度不超过45 ℃熔化的胰酪大豆胨琼脂培养基，混匀，凝固，倒置培养。测定菌数。

5.2　阳性对照

加到样品中的金黄色葡萄球菌、枯草芽孢杆菌、白色念珠菌的菌悬液进行10倍稀释，取稀释后的菌悬液0.2 mL、0.5 mL注皿，加到胰酪大豆胨琼脂培养基中，混匀，凝固，倒置培养。测定阳性对照菌数。

5.3　供试品组

用供试液替代试验组液体0.2 mL、0.5 mL注皿，试验。

5.4　阴性对照

用同批配制、灭菌的胰酪大豆胨液体培养基0.2 mL、0.5 mL替代样品注皿，注入20 mL温度不超过45 ℃熔化的胰酪大豆胨琼脂培养基、沙氏葡萄糖琼脂培养基，混匀，凝固，倒置培养。测定阴性对照菌数。

预试验（2）结果见表5。

表5　珍龙醒脑胶囊微生物计数方法适用性预试验（2）结果

菌种名称	供试品组	注皿体积/mL	阳性对照	试验组	回收率/%	阴性对照
金黄色葡萄球菌	0	0.2	33	24	73	–
	0	0.5	79	31	39	–
枯草芽孢杆菌	0	0.2	28	0	0	–
	0	0.5	77	0	0	–
白色念珠菌1	0	0.2	30	0	0	–
	0	0.5	66	0	0	–
白色念珠菌2	0	0.2	29	2	7	–
	0	0.5	58	0	0	–

注：1.–表示液体澄清或平板无菌落生长。

2.白色念珠菌1在胰酪大豆胨琼脂培养基上计数；白色念珠菌2在沙氏葡萄糖琼脂培养基上计数。

结果：采用1∶10供试液0.2 mL注皿行进行试验，金黄色葡萄球菌的回收率高于50%，白色念珠菌、枯草芽孢杆菌回收率低于50%。方法不可行。

六、计数方法适用性预试验（3）

6.1　试验组

珍龙醒脑胶囊1∶10供试液10 mL加到90 mL pH7.0无菌氯化钠–蛋白胨缓冲液中，制成珍龙醒脑胶囊1∶100供试液，分别取10 mL1∶100供试液加到灭菌的三角瓶中加入白色念珠菌、枯草芽孢杆菌0.1 mL菌悬液（含菌数为500~1000 cfu），制成每毫升珍龙醒脑胶囊1∶100供试液（含菌数小于100 cfu），取含菌的样品溶液1 mL及0.2 mL（含菌数为50~100 cfu），置于直径90 mm的无菌平皿中，每个菌液注2个平皿，注入20 mL温度不超过45 ℃熔化的胰酪大豆胨琼脂培养基，混匀，凝固，倒置培养。测定菌数。

6.2　阳性对照

用菌悬液替代试验样品溶液，进行试验，测定阳性对照菌数。

6.3　供试品组

取珍龙醒脑胶囊1∶100供试液1 mL及0.2 mL置于直径90 mm的无菌平皿中，各注2个平皿，注入20 mL温度不超过45 ℃熔化的胰酪大豆胨琼脂培养基，混匀，凝固，倒置培养。测定供试品组菌数。

6.4　阴性对照

用同批配制、灭菌的胰酪大豆胨液体培养基1 mL替代样品，进行阴性对照菌数测定。

预试验（3）结果见表6。

表6　珍龙醒脑胶囊微生物计数方法适用性预试验（3）结果

菌种名称	注皿体积/mL	供试品组	阳性对照	试验组	回收率/%	阴性对照
白色念珠菌1	1	0	71	0	0	–
	0.2	0	20	1	5	–
白色念珠菌2	1	0	78	0	0	–
	0.2	0	29	0	0	–
枯草芽孢杆菌	1	0	77	0	0	–
	0.2	0	15	1	7	–

注：1.–表示液体澄清或平板无菌落生长。

　　2.白色念珠菌1在胰酪大豆胨琼脂培养基上计数；白色念珠菌2在沙氏葡萄糖琼脂培养基上计数。

结果：采用1∶100供试液0.2 mL平皿法，白色念珠菌及枯草芽孢杆菌回收率低于50%。方法不可行。

七、计数方法适用性预试验（4）

7.1　试验组

取珍龙醒脑胶囊1∶10的供试液2 mL，加入pH7.0氯化钠-蛋白胨缓冲液100 mL，混匀，进行薄膜过滤，用pH7.0无菌氯化钠-蛋白胨缓冲液冲洗，每膜300 mL，分别加入白色念珠菌、枯草芽孢杆菌0.1 mL菌悬液（含菌数小于1000 cfu），制成每毫升珍龙醒脑胶囊1∶10的供试液（含菌数小于100 cfu），过滤，取出滤膜，面朝上贴在胰酪大豆胨琼脂培养基上，培养、计数。

7.2　阳性对照

用菌悬液替代试验样品溶液，进行薄膜，测定阳性对照菌数。

7.3　供试品组

取珍龙醒脑胶囊1∶10的供试液2 mL，加入pH7.0氯化钠-蛋白胨缓冲液100 mL，混匀，进行薄膜过滤，用pH7.0无菌氯化钠-蛋白胨缓冲液冲洗，每膜300 mL，取出滤膜，面朝上贴在胰酪大豆胨琼脂培养基上，培养、计数。

7.4　阴性对照

用同批配制、灭菌的胰酪大豆胨液体培养基1 mL替代样品，薄膜过滤后，取出滤膜，面朝上贴在胰酪大豆胨琼脂培养基上，进行培养、计数。

计数方法适用性试验预试验（4）结果见表7。

表7　珍龙醒脑胶囊微生物计数方法适用性预试验（4）结果

菌种名称	供试品组	阳性对照	试验组	回收率/%	阴性对照
枯草芽孢杆菌	0	75	60	80	–
白色念珠菌1	0	79	69	87	–
白色念珠菌2	0	79	65	82	–

注：1.–表示液体澄清或平板无菌落生长。

　　2.白色念珠菌1在胰酪大豆胨琼脂培养基上计数；白色念珠菌2在沙氏葡萄糖琼脂培养基上计数。

结果：采用薄膜法，白色念珠菌和枯草芽孢杆菌回收率大于50%。方法可行。

八、珍龙醒脑胶囊微生物限度检查方法适用性建立

8.1 菌悬液制备、菌悬液数量测定
同预试验方法。

8.2 需氧菌总数计数方法适用性试验

8.2.1 试验组
取珍龙醒脑胶囊1：10供试液2 mL，加入pH7.0氯化钠-蛋白胨缓冲液100 mL，混匀，制成1：10供试液，分别加到灭菌的三角瓶中，每瓶10 mL，加入pH7.0无菌氯化钠-蛋白胨缓冲液100 mL，进行薄膜过滤，用pH7.0无菌氯化钠-蛋白胨缓冲液冲洗，每膜300 mL，分别加入金黄色葡萄球菌、白色念珠菌、枯草芽孢杆菌、铜绿假单胞菌、黑曲霉0.1 mL菌悬液（含菌数小于1000 cfu），制成每毫升珍龙醒脑胶囊1：10供试液（含菌数小于100 cfu），取出滤膜，面朝上贴在胰酪大豆胨琼脂培养基上，培养、计数。

8.2.2 阳性对照
用菌悬液替代试验样品溶液，进行试验，测定阳性对照菌数。

8.2.3 供试品组
取珍龙醒脑胶囊1：10供试液2 mL，加入pH7.0氯化钠-蛋白胨缓冲液100 mL，混匀，制成1：10供试液，分别加到灭菌的三角瓶中，每瓶10 mL，加入pH7.0无菌氯化钠-蛋白胨缓冲液100 mL，进行薄膜过滤，用pH7.0无菌氯化钠-蛋白胨缓冲液冲洗，每膜300 mL，取出滤膜，面朝上贴在胰酪大豆胨琼脂培养基上，培养、计数。

8.2.4 阴性对照
用同批配制、灭菌的胰酪大豆胨液体培养基1 mL替代样品，进行薄膜过滤，用pH7.0无菌氯化钠-蛋白胨缓冲液冲洗，每膜300 mL，取出滤膜，面朝上贴在胰酪大豆胨琼脂培养基上，培养、计数。进行阴性对照菌数测定。

需氧菌总数计数方法适用性试验结果见表8。

8.3 霉菌和酵母菌总数计数方法适用性试验

8.3.1 试验组
取珍龙醒脑胶囊1：10供试液2 mL，加入pH7.0氯化钠-蛋白胨缓冲液100 mL，混匀，制成1：10供试液，分别加到灭菌的三角瓶中，每瓶10 mL，加入pH7.0无菌氯化钠-蛋白胨缓冲液100 mL，进行薄膜过滤，用pH7.0无菌氯化钠-蛋白胨缓冲液冲洗，每膜300 mL，分别加入白色念珠菌、黑曲霉0.1 mL菌悬液（含菌数小于10000 cfu），制成每毫升珍龙醒脑胶囊1：10供试液（含菌数小于100 cfu），取出滤膜，面朝上贴在沙氏葡萄糖琼脂培养基上，培养、计数。

8.3.2 阳性对照
用菌悬液替代试验样品溶液，进行试验，测定阳性对照菌数。测定阳性对照菌数。

8.3.3 供试品组
取珍龙醒脑胶囊1：10供试液2 mL，加入pH7.0氯化钠-蛋白胨缓冲液100 mL，混匀，制成1：10供试液，分别加到灭菌的三角瓶中，每瓶10 mL，加入pH7.0无菌氯化钠-蛋白胨缓冲液100 mL，进行薄膜过滤，用pH7.0无菌氯化钠-蛋白胨缓冲液冲洗，

每膜300 mL，取出滤膜，面朝上贴在沙氏葡萄糖琼脂培养基上，培养、计数。

8.3.4 阴性对照

用同批配制、灭菌的胰酪大豆胨液体培养基1 mL替代样品，进行薄膜过滤，用pH7.0无菌氯化钠-蛋白胨缓冲液冲洗，每膜300 mL，取出滤膜，面朝上贴在沙氏葡萄糖琼脂培养基上，培养、计数。进行阴性对照菌数测定。

霉菌和酵母菌总数计数方法适用性试验结果见表8。

表8 珍龙醒脑胶囊微生物限度检查方法适用性试验结果

种类	菌种名称	方法	供试品组	阳性对照	试验组	回收率/%	阴性对照
需氧菌总数计数	金黄色葡萄球菌	1:10（薄膜法）	0	78	69	88	–
	枯草芽孢杆菌		0	56	40	71	–
	铜绿假单胞菌		0	89	81	91	–
	白色念珠菌		0	64	55	86	–
	黑曲霉		0	47	33	70	–
霉菌和酵母菌总数计数	白色念珠菌	1:10（薄膜法）	0	64	42	66	–
	黑曲霉		0	47	41	87	–

注：–表示平板无菌落生长。

九、珍龙醒脑胶囊微生物限度检查方法适用性确认试验

9.1 珍龙醒脑胶囊微生物限度检查方法适用性确认试验

珍龙醒脑胶囊微生物限度检查方法适用性确认试验结果见表9。

表9 珍龙醒脑胶囊微生物限度检查方法适用性确认试验结果

种类	菌种名称	方法	供试品组	阳性对照	试验组	回收率/%	阴性对照
需氧菌总数计数	金黄色葡萄球菌	1:10（薄膜法）	0	86	77	90	–
	枯草芽孢杆菌		0	53	44	83	–
	铜绿假单胞菌		0	82	71	87	–
	白色念珠菌		0	79	58	73	–
	黑曲霉		0	46	36	78	–
霉菌和酵母菌总数计数	白色念珠菌	1:10（薄膜法）	0	86	66	77	–
	黑曲霉		0	44	35	80	–

注：–表示平板无菌落生长。

珍龙醒脑胶囊微生物限度检查方法适用性确认试验结果：

1.需氧菌总数

珍龙醒脑胶囊1：10供试液2 mL加入pH7.0氯化钠-蛋白胨缓冲液100 mL，混匀，制成1：10供试液，分别加到灭菌的三角瓶中，每瓶10 mL，加入pH7.0无菌氯化钠-蛋白胨缓冲液100 mL，进行薄膜过滤，用pH7.0无菌氯化钠-蛋白胨缓冲液冲洗，每膜300 mL，分别加入金黄色葡萄球菌、铜绿假单胞菌、枯草芽孢杆菌、白色念珠菌、黑曲霉0.1 mL菌悬液（含菌数小于1000 cfu），制成每毫升珍龙醒脑胶囊1：10供试液（含菌数小于100 cfu），取出滤膜，面朝上贴在胰酪大豆胨琼脂培养基上，培养、计数。金黄色葡萄球菌、枯草芽孢杆菌、铜绿假单胞菌、白色念珠菌、黑曲霉回收率均在50%～200%之间，方法可行。

2.霉菌和酵母菌总数

珍龙醒脑胶囊1：10供试液2 mL加入pH7.0氯化钠-蛋白胨缓冲液100 mL，混匀，制成1：10供试液，分别加到灭菌的三角瓶中，每瓶10 mL，加入pH7.0无菌氯化钠-蛋白胨缓冲液100 mL，进行薄膜过滤，用pH7.0无菌氯化钠-蛋白胨缓冲液冲洗，每膜300 mL，分别加入白色念珠菌和黑曲霉0.1 mL菌悬液（含菌数小于1000 cfu），制成每毫升珍龙醒脑胶囊1：10供试液（含菌数小于100 cfu），取出滤膜，面朝上贴在沙氏葡萄糖琼脂培养基上，培养、计数。白色念珠菌和黑曲霉回收率均在50%～200%之间，方法可行。

3.控制菌

（1）大肠埃希菌、耐胆盐革兰阴性菌

采用《中国药典·四部（2015年版）》常规方法进行试验，可以检出试验菌。方法可行。

（2）沙门菌

采用《中国药典·四部（2015年版）》第147—148页培养基稀释方法进行试验，可以检出试验菌。方法可行。

9.2　控制菌确认试验

控制菌确认试验结果见表10、11、12（略），检出目标菌。方法可行。

十、珍龙醒脑胶囊微生物限度检查方法

1.需氧菌总数

珍龙醒脑胶囊1：10供试液2 mL加入pH7.0氯化钠-蛋白胨缓冲液100 mL，混匀，制成1：10供试液，分别加到灭菌的三角瓶中，每瓶10 mL，加入pH7.0无菌氯化钠-蛋白胨缓冲液100 mL，进行薄膜过滤，用pH7.0无菌氯化钠-蛋白胨缓冲液冲洗，每膜300 mL，取出滤膜，面朝上贴在胰酪大豆胨琼脂培养基上，按《中国药典·四部（2015年版）》第144页平皿法进行试验。

2.霉菌和酵母菌总数

珍龙醒脑胶囊1：10供试液2 mL加入pH7.0氯化钠-蛋白胨缓冲液100 mL，混匀，制成1：10供试液，分别加到灭菌的三角瓶中，每瓶10 mL，加到pH7.0无菌氯化钠-蛋白胨缓冲液100 mL，进行薄膜过滤，用pH7.0无菌氯化钠-蛋白胨缓冲液冲洗，每膜300 mL，取出滤膜，面朝上贴在沙氏葡萄糖琼脂培养基上，按《中国药典·四部（2015年版）》第144页平皿法进行试验。

3.控制菌

（1）大肠埃希菌和耐胆盐革兰阴性菌

按《中国药典·四部（2015年版）》控制菌常规检查方法进行试验。

（2）沙门菌

取珍龙醒脑胶囊10 g加到灭菌的三角瓶中，加入300 mL胰酪大豆胨液体培养基，按《中国药典·四部（2015年版）》第147页《沙门菌检查》进行试验。

仲泽八味沉香丸微生物限度检查方法适用性

藏药名：仲泽阿杰

标准编号：WS3-BC-0311-95

【处方】

沉香 50 g	肉豆蔻 20 g	丁香 20 g
广枣 40 g	木香 42.5 g	打箭菊 75 g
野兔心 30 g	紫河车 50 g	

一、试验材料

略。

二、菌悬液

略。

三、计数方法适用性预试验（1）

预试验（1）结果见表1。

表1　计数方法适用性预试验（1）结果

种类	菌种名称	供试品组	阳性对照	试验组	回收率/%	阴性对照
需氧菌 总数计数	金黄色葡萄球菌	0	81	6	7	-
	铜绿假单胞菌	0	72	55	76	-
	枯草芽孢杆菌	0	56	0	0	-
	白色念珠菌	0	80	17	21	-
	黑曲霉	0	42	30	71	-
霉菌和酵母菌 总数计数	白色念珠菌	0	80	19	24	-
	黑曲霉	0	42	40	95	-

注：-表示液体澄清或平板无菌落生长。

结果：计数中白色念珠菌、金黄色葡萄球菌、枯草芽孢杆菌回收率低于50%，铜绿假单胞菌、黑曲霉回收率位于50%～200%间。方法不可行。

四、控制菌检查方法适用性试验

4.1 大肠埃希菌检查方法适用性试验

大肠埃希菌检查方法适用性试验结果见表2。

表2 仲泽八味沉香丸控制菌——大肠埃希菌检查方法适用性试验结果

培养基名称	阳性对照	试验组	阴性对照	供试品组
胰酪大豆胨液体培养基	+	+	–	–
麦康凯液体培养基	+	+	–	–
麦康凯琼脂平板	鲜桃红色,菌落中心呈深桃红色,圆形,扁平,边缘整齐,表面光滑,湿润	鲜桃红色,菌落中心呈深桃红色,圆形,扁平,边缘整齐,表面光滑,湿润	–	–
染色、镜检	革兰氏阴性、杆菌	革兰氏阴性、杆菌	–	–

注：1.+表示液体浑浊；–表示液体澄清或平板无菌落生长。

　　2.本次试验加入大肠埃希菌78 cfu。

结果：采用《中国药典·四部（2015年版）》第148页大肠埃希菌常规检查方法进行试验，可以检出试验菌——大肠埃希菌。方法可行。

4.2 耐胆盐革兰阴性菌检查方法适用性试验

耐胆盐革兰阴性菌检查方法适用性试验结果见表3。

表3 仲泽八味沉香丸控制菌——耐胆盐革兰阴性菌检查方法适用性试验结果

培养基名称	阴性对照	阳性对照（大肠埃希菌）	阳性对照（铜绿假单胞菌）	供试品组	试验组（大肠埃希菌）	试验组（铜绿假单胞菌）
胰酪大豆胨液体培养基	–	+	+	–	+	+
肠道菌增菌液体培养基	–	+	+	–	+	+
紫红胆盐葡萄糖琼脂培养基	–	紫红色菌落	无色菌落	–	紫红色菌落	无色菌落
溴化十六烷三甲胺琼脂培养基	—	–	浅绿色菌落	—	–	浅绿色菌落
伊红美蓝琼脂培养基	—	菌落中心呈暗蓝黑色,发金属光泽	—	—	菌落中心呈暗蓝黑色,发金属光泽	—

注：1.+表示液体浑浊；–表示液体澄清或平板无菌落生长。

　　2.大肠埃希菌、铜绿假单胞菌加菌量分别为86 cfu和78 cfu。

　　3.—表示没有接种。

结果：采用《中国药典·四部（2015年版）》第147页耐胆盐革兰阴性菌常规检查方法进行试验，可以检出试验菌——大肠埃希菌和铜绿假单胞菌。方法可行。

4.3 沙门菌检查方法适用性试验

沙门菌检查方法适用性试验结果见表4-1。

表4-1 仲泽八味沉香丸控制菌——沙门菌检查方法适用性试验结果

培养基名称	供试品组	阳性对照	阴性对照	试验组
胰酪大豆胨液体培养基	–	+	–	–
RV沙门增菌液体培养基		+		
木糖赖氨酸脱氧胆酸盐琼脂培养基	–	淡粉色，半透明，中心有黑色		
染色、镜检	——	革兰氏阴性、杆菌	——	——
沙门、志贺菌属琼脂培养基	——	淡红色，半透明	——	——
TSI斜面	——	斜面黄色、底层黑色，产气	——	——

注：1.+表示液体浑浊；–表示液体澄清或平板无菌落生长。
2.沙门菌加菌量为69 cfu。

结果：采用《中国药典·四部（2015年版）》148页常规方法进行试验，未检出试验菌——沙门菌，方法不可行。

4.3.1 试验组

取仲泽八味沉香丸10 g加到灭菌的三角瓶中，加入300 mL胰酪大豆胨液体培养基中，加入沙门菌菌悬液1 mL（含菌数小于100 cfu），于30～35 ℃培养18～24 h，取上述培养物0.1 mL接种于10 mL RV沙门增菌液体培养基中，于30～35 ℃培养18～24 h，划线于木糖赖氨酸脱氧胆酸盐琼脂培养基平板，于30～35 ℃培养18～24 h，按《中国药典·四部（2015年版）》第147页《沙门菌检查项》进行试验。

4.3.2 阳性对照

将沙门菌菌悬液1 mL（含菌数小于100 cfu）加到300 mL胰酪大豆胨液体培养基，按《中国药典·四部（2015年版）》第147页《沙门菌检查项》进行试验。同时注皿计沙门菌菌悬液的含菌数。

4.3.3 供试品组

取仲泽八味沉香丸10 g加到灭菌的三角瓶中，加入300 mL胰酪大豆胨液体培养基中，按《中国药典·四部（2015年版）》第147页《沙门菌检查项》进行试验。

4.3.4 阴性对照

用同批配制、灭菌的300 mL胰酪大豆胨液体培养基，按《中国药典（2015年版）》要求进行检验。

沙门菌检查方法适用性试验结果见表4-2。

表4-2　仲泽八味沉香丸控制菌——沙门菌检查方法适用性试验结果

培养基名称	供试品组	阳性对照	阴性对照	试验组
胰酪大豆胨液体培养基	–	+		+
RV 沙门增菌液体培养基	–	+	–	+
木糖赖氨酸脱氧胆酸盐琼脂培养基		淡粉色,半透明,中心有黑色	–	淡粉色,半透明,中心有黑色
染色、镜检	—	革兰氏阴性、杆菌	—	革兰氏阴性、杆菌
沙门、志贺菌属琼脂培养基	—	淡红色,半透明		淡红色,半透明
TSI斜面	—	斜面黄色、底层黑色,产气	—	斜面黄色、底层黑色,产气

注：1.+表示液体浑浊；–表示液体澄清或平板无菌落生长；—表示没有接种。

　　2.沙门菌加菌量为69 cfu。

结果：采用《中国药典·四部（2015年版）》148页培养基稀释方法进行试验，可以检出试验菌——沙门菌。方法可行。

五、计数方法适用性预试验（2）

5.1　试验组

取仲泽八味沉香丸1∶10供试液，分别加到3个灭菌的三角瓶中，每瓶10 mL，分别加入白色念珠菌、金黄色葡萄球菌、枯草芽孢杆菌0.1 mL菌悬液（含菌数小于1000 cfu），制成每毫升仲泽八味沉香丸1∶10供试液（含菌数小于100 cfu），取含菌的样品溶液0.2 mL、0.5 mL，置于直径90 mm的无菌平皿中，每个菌液每个取样体积注2个平皿，注入20 mL温度不超过45 ℃熔化的胰酪大豆胨琼脂培养基，混匀，凝固，倒置培养。测定菌数。

5.2　阳性对照

加到样品中的金黄色葡萄球菌、枯草芽孢杆菌的菌悬液进行10倍稀释，取稀释后的菌悬液0.2 mL、0.5 mL注皿，加到胰酪大豆胨琼脂培养基中，混匀，凝固，倒置培养。测定阳性对照菌数。

5.3　供试品组

供试液替代试验组液体注皿，试验。

5.4　阴性对照

用同批配制、灭菌的胰酪大豆胨液体培养基0.2 mL、0.5 mL替代样品注皿，注入20 mL温度不超过45 ℃熔化的胰酪大豆胨琼脂培养基、沙氏葡萄糖琼脂培养基，混匀，凝固，倒置培养。测定阴性对照菌数。

预试验（2）结果见表5。

表5 计数方法适用性预试验（2）结果

菌种名称	供试品组	注皿体积/mL	阳性对照	试验组	回收率/%	阴性对照
金黄色葡萄球菌	0	0.2	35	25	71	-
	0	0.5	82	31	37	-
枯草芽孢杆菌	0	0.2	30	11	37	-
	0	0.5	74	5	7	-
白色念珠菌1	0	0.2	28	21	75	
	0	0.5	62	16	26	
白色念珠菌2	0	0.2	28	17	61	
	0	0.5	62	19	31	

注：1.-表示液体澄清或平板无菌落生长。

2.白色念珠菌1在胰酪大豆胨琼脂培养基上计数；白色念珠菌2在沙氏葡萄糖琼脂培养基上计数。

结果：白色念珠菌、金黄色葡萄球菌0.2 mL注皿的回收率高于50%。计数中枯草芽孢杆菌回收率低于50%。方法不可行。

六、计数方法适用性预试验（3）

6.1 试验组

仲泽八味沉香丸1∶10供试液10 mL加到100 mLpH7.0无菌氯化钠-蛋白胨缓冲液中，制成仲泽八味沉香丸1∶100供试液，仲泽八味沉香丸1∶100供试液10 mL加到灭菌的三角瓶中，加入枯草芽孢杆菌0.1 mL菌悬液（含菌数小于1000 cfu），制成每毫升仲泽八味沉香丸1∶100供试液（含菌数小于100 cfu），取含菌的样品溶液1 mL（含菌数小于100 cfu），置于直径90 mm的无菌平皿中，每个菌液注2个平皿，注入20 mL温度不超过45 ℃熔化的胰酪大豆胨琼脂培养基，混匀，凝固，倒置培养。测定菌数。

6.2 阳性对照

用菌悬液替代试验样品溶液，进行试验，测定阳性对照菌数。

6.3 供试品组

取仲泽八味沉香丸1∶100供试液1 mL，置于直径90 mm的无菌平皿中，注2个平皿，注入20 mL温度不超过45 ℃熔化的胰酪大豆胨琼脂培养基，混匀，凝固，倒置培养。测定供试品组的菌数。

6.4 阴性对照

用同批配制、灭菌的胰酪大豆胨液体培养基1 mL替代样品，进行阴性对照菌数的测定。

预试验（3）结果见表6。

表6　计数方法适用性预试验（3）结果

菌种名称	供试品组	阳性对照	试验组	回收率/%	阴性对照
枯草芽孢杆菌	0	79	48	61	–

注：–表示液体澄清或平板无菌落生长。

结果：计数中枯草芽孢杆菌回收率大于50%。方法可行。

七、仲泽八味沉香丸微生物限度检查方法适用性建立

7.1　菌悬液制备、菌悬液数量测定方法

同预试验方法。

7.2　需氧菌总数计数方法适用性试验

7.2.1　试验组

取仲泽八味沉香丸1∶100供试液分别加到5个灭菌的三角瓶中，每瓶10 mL，分别加入金黄色葡萄球菌、枯草芽孢杆菌、铜绿假单胞菌、白色念珠菌、黑曲霉0.1 mL菌悬液（含菌数小于1000 cfu），制成每毫升仲泽八味沉香丸1∶100供试液（含菌数小于100 cfu），取含菌的样品溶液1 mL（含菌数小于100 cfu），置于直径90 mm的无菌平皿中，每个菌液注2个平皿，注入20 mL温度不超过45 ℃熔化的胰酪大豆胨琼脂培养基，混匀，凝固，倒置培养。测定菌数。

7.2.2　阳性对照

用菌悬液替代试验样品溶液，进行试验，测定阳性对照菌数。

7.2.3　供试品组

取仲泽八味沉香丸1∶100供试液1 mL，置于直径90 mm的无菌平皿中，注2个平皿，注入20 mL温度不超过45 ℃熔化的胰酪大豆胨琼脂培养基，混匀，凝固，倒置培养。测定供试品组的菌数。

7.2.4　阴性对照

用同批配制、灭菌的胰酪大豆胨液体培养基1 mL替代样品，进行阴性对照菌数的测定。

需氧菌总数计数方法适用性试验结果见表7。

7.3　霉菌和酵母菌总数计数方法适用性试验

7.3.1　试验组

取仲泽八味沉香丸1∶50供试液分别加到2个灭菌的三角瓶中，每瓶10 mL，分别加入白色念珠菌、黑曲霉的0.1 mL菌悬液（含菌数小于1000 cfu），制成每毫升仲泽八味沉香丸1∶50供试液（含菌数小于100 cfu），取含菌的样品溶液1 mL（含菌数小于100 cfu），置于直径90 mm的无菌平皿中，注入20 mL温度不超过45 ℃熔化的沙氏葡萄糖琼脂培养基，混匀，凝固，培养，测定菌数。

7.3.2　阳性对照

稀释后的白色念珠菌、黑曲霉菌悬液加到沙氏葡萄糖琼脂培养基中，混匀，凝固，培养，测定阳性对照菌数。

7.3.3 供试品组

供试品替代试验组液体注皿，试验。

7.3.4 阴性对照

用同批配制、灭菌的稀释剂1 mL替代样品注皿，注入20 mL温度不超过45℃熔化的沙氏葡萄糖琼脂培养基，混匀，凝固，培养，测定阴性对照菌数。

霉菌和酵母菌总数计数方法适用性试验结果见表7。

表7　泽八味沉香丸微生物限度检查方法适用性试验结果

种类	菌种名称	方法（平皿）	供试品组	阳性对照	试验组	回收率/%	阴性对照
需氧菌总数计数	金黄色葡萄球菌	1:100	0	78	63	81	–
	枯草芽孢杆菌		0	56	41	73	–
	铜绿假单胞菌		0	89	83	93	–
	白色念珠菌		0	64	51	80	–
	黑曲霉		0	47	42	89	–
霉菌和酵母菌总数计数	白色念珠菌	1:50	0	64	40	63	
	黑曲霉		0	47	43	91	

注：–表示液体澄清或平板无菌落生长。

八、仲泽八味沉香丸微生物限度检查方法适用性确认试验

8.1　仲泽八味沉香丸微生物限度检查方法适用性确认试验

仲泽八味沉香丸微生物限度检查方法适用性确认试验结果见表8。

表8　仲泽八味沉香丸微生物限度检查方法适用性确认试验结果

种类	菌种名称	方法（平皿）	供试品组	阳性对照	试验组	回收率/%	阴性对照
需氧菌总数计数	金黄色葡萄球菌	1:100	0	91	76	84	–
	枯草芽孢杆菌		0	55	40	73	–
	铜绿假单胞菌		0	86	77	90	–
	白色念珠菌		0	85	63	74	–
	黑曲霉		0	44	38	86	–
霉菌和酵母菌总数计数	白色念珠菌	1:50	0	69	54	78	
	黑曲霉		0	42	36	86	

注：–表示液体澄清或平板无菌落生长。

仲泽八味沉香丸微生物限度检查方法适用性确认试验结果：

1.需氧菌总数

仲泽八味沉香丸1∶100供试液1 mL注皿进行试验，金黄色葡萄球菌、枯草芽孢杆菌、铜绿假单胞菌、白色念珠菌、黑曲霉回收率均在50%～200%之间，方法可行。

2.霉菌和酵母菌总数

仲泽八味沉香丸1∶50供试液1 mL注皿进行试验，白色念珠菌、黑曲霉回收率均在50%～200%之间，方法可行。

3.控制菌

（1）大肠埃希菌、耐胆盐革兰阴性菌

采用《中国药典·四部（2015年版）》第147—148页常规检查方法进行试验，可以检出试验菌。方法可行。

（2）沙门菌

采用《中国药典·四部（2015年版）》第147—148页培养基稀释方法进行试验，可以检出试验菌。方法可行。

8.2 控制菌确认试验

控制菌确认试验结果见表9、10、11（略），检出目标菌。方法可行。

九、仲泽八味沉香丸微生物限度检查方法

1.需氧菌总数

仲泽八味沉香丸10 g加到灭菌的三角瓶中，加入pH7.0氯化钠-蛋白胨缓冲液100 mL，溶解、混匀，制成1∶10供试液，取仲泽八味沉香丸1∶10供试液10倍稀释成1∶100溶液；取1∶100溶液1 mL置于直径90 mm的无菌平皿中，注2个平皿，注入20 mL温度不超过45 ℃熔化的胰酪大豆胨琼脂培养基，按《中国药典·四部（2015年版）》第144页平皿法进行试验。

2.霉菌和酵母菌总数

取仲泽八味沉香丸1∶50供试液1 mL，置于直径90 mm的无菌平皿中，注2个平皿，注入20 mL温度不超过45 ℃熔化的沙氏葡萄糖琼脂培养基，按《中国药典·四部（2015年版）》第144页平皿法进行试验。

3.控制菌

（1）大肠埃希菌和耐胆盐革兰阴性菌

按《中国药典·四部（2015年版）》控制菌常规检查方法进行试验。

（2）沙门菌

取仲泽八味沉香丸10 g加到灭菌的三角瓶中，加入300 mL胰酪大豆胨液体培养基，按《中国药典·四部（2015年版）》第147页《沙门菌检查》进行试验。

竺黄安宁丸微生物限度检查方法适用性

藏药名：居刚代切日布

标准编号：WS3-BC-0322-95

【处方】

天竺黄 250 g	西红花 7.5 g	丁香 20 g
绿绒蒿 100 g	石榴子 75 g	荜茇 75 g
肉桂 75 g	白糖 1000 g	

【制法】

以上八味，除西红花、白糖另研细粉外，其余共研成细粉，过筛，加入西红花细粉，混匀，用白糖加适量水泛丸，干燥，即得。

竺黄安宁丸为非无菌的口服制剂，按照《中国药典·四部（2015年版）》方法进行微生物限度检查方法适用性试验。

一、试验材料

略。

二、菌悬液

略。

三、计数方法适用性预试验（1）

预试验（1）结果见表1。

表1 竺黄安宁丸微生物计数方法适用性预试验（1）结果

种类	菌种名称	供试品组	阳性对照	试验组	回收率/%	阴性对照
需氧菌 总数计数	金黄色葡萄球菌	0	75	23	31	–
	铜绿假单胞菌	0	68	44	65	–
	枯草芽孢杆菌	0	48	8	17	–
	白色念珠菌	0	79	51	65	–
	黑曲霉	0	56	43	77	–
霉菌和酵母菌 总数计数	白色念珠菌	0	79	46	58	–
	黑曲霉	0	56	39	70	–

注：-表示液体澄清或平板无菌落生长。

结果：采用1：10供试液平皿法，金黄色葡萄球菌、枯草芽孢杆菌回收率低于50%，白色念珠菌、铜绿假单胞菌、黑曲霉回收率高于50%。方法不可行。

四、控制菌检查方法适用性试验

4.1 大肠埃希菌检查方法适用性试验

大肠埃希菌检查方法适用性试验结果见表2。

表2 竺黄安宁丸控制菌——大肠埃希菌检查方法适用性试验结果

培养基名称	阳性对照	试验组	阴性对照	供试品组
胰酪大豆胨液体培养基	+	+	–	–
麦康凯液体培养基	+	+	–	–
麦康凯琼脂平板	鲜桃红色,菌落中心呈深桃红色,圆形,扁平,边缘整齐,表面光滑,湿润	鲜桃红色,菌落中心呈深桃红色,圆形,扁平,边缘整齐,表面光滑,湿润	–	–
染色、镜检	革兰氏阴性、杆菌	革兰氏阴性、杆菌	–	–

注：1.+表示液体浑浊；–表示液体澄清或平板无菌落生长。

2.本次试验加入大肠埃希菌78 cfu。

结果：采用《中国药典·四部（2015年版）》第148页大肠埃希菌常规检查方法进行试验，可以检出试验菌——大肠埃希菌。方法可行。

4.2 耐胆盐革兰阴性菌检查方法适用性试验

耐胆盐革兰阴性菌检查方法适用性试验结果见表3。

表3 竺黄安宁丸控制菌——耐胆盐革兰阴性菌检查方法适用性试验结果

培养基名称	阴性对照	阳性对照(大肠埃希菌)	阳性对照(铜绿假单胞菌)	供试品组	试验组(大肠埃希菌)	试验组(铜绿假单胞菌)
胰酪大豆胨液体培养基	–	+	+	–	+	+
肠道菌增菌液体培养基	–	+	+	–	+	+
紫红胆盐葡萄糖琼脂培养基	–	紫红色菌落	无色菌落	–	紫红色菌落	无色菌落
溴化十六烷三甲胺琼脂培养基			浅绿色菌落		–	浅绿色菌落
伊红美蓝琼脂培养基	—	菌落中心呈暗蓝黑色,发金属光泽	—	—	菌落中心呈暗蓝黑色,发金属光泽	—

注：1.+表示液体浑浊；–表示液体澄清或平板无菌落生长。

2.大肠埃希菌、铜绿假单胞菌加菌量分别为86 cfu和78 cfu。

3.—表示没有接种。

结果：采用《中国药典·四部（2015年版）》第147页耐胆盐革兰阴性菌常规检查方法进行试验，可以检出试验菌——大肠埃希菌和铜绿假单胞菌。方法可行。

4.3 沙门菌检查方法适用性试验

沙门菌检查方法适用性试验结果见表4-1。

表4-1　竺黄安宁丸控制菌——沙门菌检查方法适用性试验结果

培养基名称	供试品组	阳性对照	阴性对照	试验组
胰酪大豆胨液体培养基	-	+	-	-
RV沙门增菌液体培养基	-	+	-	-
木糖赖氨酸脱氧胆酸盐琼脂培养基	-	淡粉色，半透明，中心有黑色	-	-
染色、镜检	—	革兰氏阴性、杆菌	—	—
沙门、志贺菌属琼脂培养基	—	淡红色，半透明	—	—
TSI斜面	—	斜面黄色、底层黑色，产气	—	—

注：1.+表示液体浑浊；-表示液体澄清或平板无菌落生长。

2.沙门菌加菌量为58 cfu。

结果：采用《中国药典·四部（2015年版）》第148页沙门菌常规检查方法进行试验，未检出试验菌——沙门菌，方法不可行。

4.3.1 试验组

取竺黄安宁丸10 g加到灭菌的三角瓶中，加入300 mL胰酪大豆胨液体培养基，加入沙门菌菌悬液1 mL（含菌数小于100 cfu），于30～35 ℃培养18～24 h，取上述培养物0.1 mL接种于10 mL RV沙门增菌液体培养基中，于30～35 ℃培养18～24 h，划线于木糖赖氨酸脱氧胆酸盐琼脂培养基平板，于30～35 ℃培养18～24 h，按《中国药典·四部（2015年版）》第147页《沙门菌检查项》进行试验。

4.3.2 阳性对照

将沙门菌菌悬液1 mL（含菌数小于100 cfu）加到300 mL胰酪大豆胨液体培养基中，按《中国药典·四部（2015年版）》第147页《沙门菌检查项》进行试验，同时注皿计沙门菌菌悬液的含菌数。

4.3.3 供试品组

取竺黄安宁丸10 g加到灭菌的三角瓶中，加入300 mL胰酪大豆胨液体培养基，按《中国药典·四部（2015年版）》第147页《沙门菌检查项》进行试验。

4.3.4 阴性对照

用同批配制、灭菌的300 mL胰酪大豆胨液体培养基，按《中国药典（2015年版）》要求进行检验。

沙门菌检查方法适用性试验结果见表4-2。

表4-2　竺黄安宁丸控制菌——沙门菌检查方法适用性试验结果

培养基名称	供试品组	阳性对照	阴性对照	试验组
胰酪大豆胨液体培养基	−	+	−	+
RV沙门增菌液体培养基	−	+	−	+
木糖赖氨酸脱氧胆酸盐琼脂培养基	−	淡粉色,半透明,中心有黑色	−	淡粉色,半透明,中心有黑色
染色、镜检	—	革兰氏阴性、杆菌	—	革兰氏阴性、杆菌
沙门、志贺菌属琼脂培养基	—	淡红色,半透明	—	淡红色,半透明
TSI斜面	—	斜面黄色、底层黑色,产气	—	斜面黄色、底层黑色,产气

注：1.+表示液体浑浊；−表示液体澄清或平板无菌落生长。

　　2.沙门菌加菌量为72 cfu。

结果：采用《中国药典·四部（2015年版）》148页培养基稀释方法进行试验，可以检出试验菌——沙门菌。方法可行。

五、计数方法适用性预试验（2）

5.1　试验组

取竺黄安宁丸1∶10供试液，分别加到2个灭菌的三角瓶中，每瓶10 mL，分别加入金黄色葡萄球菌、枯草芽孢杆菌0.1 mL菌悬液（含菌数小于1000 cfu），制成每毫升竺黄安宁丸1∶10供试液（含菌数小于100 cfu），取含菌的样品溶液0.2 mL、0.5 mL，置于直径90 mm的无菌平皿中，每个菌液每个取样体积注2个平皿，注入20 mL温度不超过45 ℃熔化的胰酪大豆胨琼脂培养基，混匀，凝固，倒置培养。测定菌数。

5.2　阳性对照

加到样品中的金黄色葡萄球菌、枯草芽孢杆菌的菌悬液进行10倍稀释，取稀释后的菌悬液0.2 mL、0.5 mL注皿，加到胰酪大豆胨琼脂培养基中，混匀，凝固，倒置培养。测定阳性对照菌数。

5.3　供试品组

用供试液替代试验组液体0.2 mL、0.5 mL注皿，试验。

5.4　阴性对照

用同批配制、灭菌的胰酪大豆胨液体培养基0.2 mL、0.5 mL替代样品注皿，注入20 mL温度不超过45 ℃熔化的胰酪大豆胨琼脂培养基、沙氏葡萄糖琼脂培养基，混匀，凝固，倒置培养。测定阴性对照菌数。

预试验（2）结果见表5。

表5　竺黄安宁丸微生物计数方法适用性预试验（2）结果

菌种名称	供试品组	注皿体积/mL	阳性对照	试验组	回收率/%	阴性对照
金黄色葡萄球菌	0	0.2	38	31	82	–
	0	0.5	78	34	44	–
枯草芽孢杆菌	0	0.2	36	28	77	–
	0	0.5	70	26	37	–

注：–表示液体澄清或平板无菌落生长。

结果：采用1∶10供试液0.2 mL注皿，金黄色葡萄球菌、枯草芽孢杆菌回收率高于50%。方法可行。

六、竺黄安宁丸微生物限度检查方法适用性建立

6.1　菌悬液制备、菌悬液数量测定
同预试验方法。

6.2　需氧菌总数计数方法适用性试验

6.2.1　试验组
取竺黄安宁丸1∶50供试液分别加到5个灭菌的三角瓶中，每瓶10 mL，分别加入金黄色葡萄球菌、枯草芽孢杆菌、铜绿假单胞菌、白色念珠菌、黑曲霉0.1 mL菌悬液（含菌数小于1000 cfu），制成每毫升竺黄安宁丸1∶50供试液（含菌数小于100 cfu），取含菌的样品溶液1 mL（含菌数小于100 cfu），注2个平皿，置于直径90 mm的无菌平皿中，每个菌液注2个平皿，注入20 mL温度不超过45 ℃熔化的胰酪大豆胨琼脂培养基，混匀，凝固，倒置培养。测定菌数。

6.2.2　阳性对照
用菌悬液替代试验样品溶液，进行试验，测定阳性对照菌数。

6.2.3　供试品组
取竺黄安宁丸1∶50供试液1 mL，置于直径90 mm的无菌平皿中，注2个平皿，注入20 mL温度不超过45 ℃熔化的胰酪大豆胨琼脂培养基，混匀，凝固，倒置培养。测定供试品组菌数。

6.2.4　阴性对照
用同批配制、灭菌的胰酪大豆胨液体培养基1 mL替代样品，进行阴性对照菌数测定。

需氧菌总数计数方法适用性试验结果见表6。

6.3　霉菌和酵母菌总数计数方法适用性试验

6.3.1　试验组
取竺黄安宁丸1∶10供试液分别加到2个灭菌的三角瓶中，每瓶10 mL，分别加入白色念珠菌、黑曲霉的0.1 mL菌悬液（含菌数小于1000 cfu），制成每毫升竺黄安宁丸1∶10供试液（含菌数小于100 cfu），取含菌的样品溶液1 mL（含菌数小于100 cfu），置

于直径90 mm的无菌平皿中，每个菌液注2个平皿，注入20 mL温度不超过45℃熔化的沙氏葡萄糖琼脂培养基，混匀，凝固，培养，测定菌数。

6.3.2 阳性对照

稀释后的白色念珠菌、黑曲霉菌悬液加到沙氏葡萄糖琼脂培养基中，混匀，凝固，培养，测定阳性对照菌数。

6.3.3 供试品组

用供试品替代试验组液体注皿，试验。

6.3.4 阴性对照

用同批配制、灭菌的稀释剂1 mL替代样品注皿，注入20 mL温度不超过45℃熔化的沙氏葡萄糖琼脂培养基，混匀，凝固，培养，测定阴性对照菌数。

霉菌和酵母菌总数计数方法适用性试验结果见表6。

表6 竺黄安宁丸微生物限度检查方法适用性试验结果

种类	菌种名称	方法（平皿）	供试品组	阳性对照	试验组	回收率/%	阴性对照
需氧菌总数计数	金黄色葡萄球菌	1:50	0	70	62	89	—
	枯草芽孢杆菌		0	60	47	78	—
	铜绿假单胞菌		0	75	59	79	—
	白色念珠菌		0	65	53	82	—
	黑曲霉		0	50	39	78	—
霉菌和酵母菌总数计数	白色念珠菌	1:10	0	65	61	94	—
	黑曲霉		0	50	40	80	—

注：–表示液体澄清或平板无菌落生长。

七、竺黄安宁丸微生物限度检查方法适用性确认试验

7.1 竺黄安宁丸微生物限度检查方法适用性确认试验

竺黄安宁丸微生物限度检查方法适用性确认试验结果见表7。

表7 竺黄安宁丸微生物限度检查方法适用性确认试验结果

种类	菌种名称	方法（平皿）	供试品组	阳性对照	试验组	回收率/%	阴性对照
需氧菌总数计数	金黄色葡萄球菌	1:50	0	72	58	81	—
	枯草芽孢杆菌		0	64	41	64	—
	铜绿假单胞菌		0	81	73	90	—
	白色念珠菌		0	86	78	91	—
	黑曲霉		0	56	40	71	—
霉菌和酵母菌总数计数	白色念珠菌	1:10	0	85	61	72	—
	黑曲霉		0	56	43	77	—

注：–表示液体澄清或平板无菌落生长。

竺黄安宁丸微生物限度检查方法适用性确认试验结果：

1.需氧菌总数

竺黄安宁丸1∶50供试液1 mL注皿进行试验，金黄色葡萄球菌、枯草芽孢杆菌、铜绿假单胞菌、白色念珠菌、黑曲霉回收率均在50%～200%之间，方法可行。

2.霉菌和酵母菌总数

竺黄安宁丸1∶10供试液1 mL注皿进行试验，白色念珠菌、黑曲霉回收率均在50%～200%之间，方法可行。

3.控制菌

（1）大肠埃希菌、耐胆盐革兰阴性菌

采用《中国药典·四部（2015年版）》第147—148页常规检查方法进行试验，可以检出试验菌。方法可行。

（2）沙门菌

采用《中国药典·四部（2015年版）》第147—148页培养基稀释方法进行试验，可以检出试验菌。方法可行。

7.2　控制菌确认试验

控制菌确认试验结果见表8、9、10（略），检出目标菌。方法可行。

八、竺黄安宁丸微生物限度检查方法

1.需氧菌总数

竺黄安宁丸10 g加到灭菌的三角瓶中，加入pH7.0氯化钠-蛋白胨缓冲液100 mL，溶解、混匀，制成1∶10供试液，取竺黄安宁丸1∶50供试液1 mL，置于直径90 mm的无菌平皿中，注入20 mL温度不超过45 ℃熔化的胰酪大豆胨琼脂培养基，按《中国药典·四部（2015年版）》第144页平皿法进行试验。

2.霉菌和酵母菌总数

取竺黄安宁丸1∶10供试溶1 mL置于直径90 mm的无菌平皿中，注入20 mL温度不超过45 ℃熔化的沙氏葡萄糖琼脂培养基，按《中国药典·四部（2015年版）》第144页平皿法进行试验。

3.控制菌

（1）大肠埃希菌和耐胆盐革兰阴性菌

按《中国药典·四部（2015年版）》控制菌常规检查方法进行试验。

（2）沙门菌

取竺黄安宁丸10 g加到灭菌的三角瓶中，加入300 mL胰酪大豆胨液体培养基，按《中国药典·四部（2015年版）》第147页《沙门菌检查》进行试验。

自愈丸微生物限度检查方法适用性

自愈丸为非灭菌的口服中药制剂，按照《中国药典·四部（2015年版）》方法进行微生物限度检查方法适用性试验。

一、试验材料

略。

二、菌悬液

略。

三、计数方法适用性预试验（1）

预试验（1）结果见表1。

表1 自愈丸微生物计数方法适用性预试验（1）结果

种类	菌种名称	供试品组	阳性对照	试验组	回收率/%	阴性对照
需氧菌总数计数	金黄色葡萄球菌	0	77	56	73	-
	铜绿假单胞菌	0	76	77	101	-
	枯草芽孢杆菌	0	51	17	33	-
	白色念珠菌	0	79	55	70	-
	黑曲霉	0	36	31	86	-
霉菌和酵母菌总数计数	白色念珠菌	0	81	55	68	-
	黑曲霉	0	39	33	85	-

注：-表示平板无菌落生长。

结果：计数中枯草芽孢杆菌回收率低于50%。方法不可行。

四、控制菌检查方法适用性试验

4.1 大肠埃希菌检查方法适用性试验

大肠埃希菌检查方法适用性试验结果见表2。

表2 自愈丸控制菌——大肠埃希菌检查方法适用性试验结果

培养基名称	阳性对照	试验组	阴性对照	供试品组
胰酪大豆胨液体培养基	+	+	−	−
麦康凯液体培养基	+	+	−	−
麦康凯琼脂平板	鲜桃红色,菌落中心呈深桃红色,圆形,扁平,边缘整齐,表面光滑,湿润	鲜桃红色,菌落中心呈深桃红色,圆形,扁平,边缘整齐,表面光滑,湿润	−	−
染色、镜检	革兰氏阴性、杆菌	革兰氏阴性、杆菌	−	−

注:1.+表示液体浑浊;−表示液体澄清或平板无菌落生长。

　　2.大肠埃希菌加菌量为66 cfu。

　　结果:采用《中国药典·四部(2015年版)》第148页大肠埃希菌常规检查方法进行试验,可以检出试验菌——大肠埃希菌。方法可行。

4.2　耐胆盐革兰阴性菌检查方法适用性试验

　　耐胆盐革兰阴性菌检查方法适用性试验结果见表3。

表3 自愈丸控制菌——耐胆盐革兰阴性菌检查方法适用性试验结果

培养基名称	阴性对照	阳性对照(大肠埃希菌)	阳性对照(铜绿假单胞菌)	供试品组	试验组(大肠埃希菌)	试验组(铜绿假单胞菌)
胰酪大豆胨液体培养基	−	+	+	−	+	+
肠道菌增菌液体培养基	−	+	+	−	+	+
紫红胆盐葡萄糖琼脂培养基	−	紫红色菌落	无色菌落	−	紫红色菌落	无色菌落
溴化十六烷三甲胺琼脂培养基	−		浅绿色菌落	−		浅绿色菌落
伊红美蓝琼脂培养基	−	菌落中心呈暗蓝黑色,发金属光泽	无色菌落	−	菌落中心呈暗蓝黑色,发金属光泽	无色菌落

注:1.+表示液体浑浊;−表示液体澄清或平板无菌落生长。

　　2.大肠埃希菌、铜绿假单胞菌加菌量分别为66 cfu和81 cfu。

　　结果:采用《中国药典·四部(2015年版)》第147页耐胆盐革兰阴性菌常规检查方法进行试验,可以检出试验菌——大肠埃希菌和铜绿假单胞菌。方法可行。

4.3　沙门菌检查方法适用性试验

　　沙门菌检查方法适用性试验结果见表4。

表4   自愈丸控制菌——沙门菌检查方法适用性试验结果

培养基名称	供试品组	阳性对照	阴性对照	试验组
胰酪大豆胨液体培养基	–	+	–	+
RV沙门增菌液体培养基	–	+	–	+
木糖赖氨酸脱氧胆酸盐琼脂培养基	–	淡粉色,半透明,中心有黑色	–	淡粉色,半透明,中心有黑色
染色、镜检	—	革兰氏阴性、杆菌	—	革兰氏阴性、杆菌
沙门、志贺菌属琼脂培养基	—	淡红色,半透明	—	淡红色,半透明
TSI斜面	—	斜面黄色、底层黑色,产气	—	斜面黄色、底层黑色,产气

注:1.+表示液体浑浊;-表示液体澄清或平板无菌落生长;—表示没有接种。
2.沙门菌加菌量为54 cfu。

结果:采用《中国药典·四部(2015年版)》第148页沙门菌常规检查方法进行试验,可以检出试验菌——沙门菌。方法可行。

五、计数方法适用性预试验(2)

5.1   试验组

取自愈丸1:10供试液,加到灭菌的三角瓶中,加入枯草芽孢杆菌0.1 mL菌悬液(含菌数为500~1000 cfu),制成每毫升自愈丸1:10供试液(含菌数小于100 cfu),取含菌的样品溶液0.2 mL、0.5 mL,置于直径90 mm的无菌平皿中,每个取样体积注2个平皿,注入20 mL温度不超过45 ℃熔化的胰酪大豆胨琼脂培养基,混匀,凝固,倒置培养。测定菌数。

5.2   阳性对照

加到样品中的枯草芽孢杆菌的菌悬液进行10倍稀释,取稀释后的菌悬液0.2 mL、0.5 mL注皿,加到胰酪大豆胨琼脂培养基中,混匀,凝固,倒置培养。测定阳性对照菌数。

5.3   供试品组

供试液替代试验组液体0.2 mL、0.5 mL注皿,试验。

5.4   阴性对照

用同批配制、灭菌的胰酪大豆胨液体培养基0.2 mL、0.5 mL替代样品注皿,注入20 mL温度不超过45 ℃熔化的胰酪大豆胨琼脂培养基、沙氏葡萄糖琼脂培养基,混匀,凝固,倒置培养。测定阴性对照菌数。

预试验(2)结果见表5。

表5   自愈丸微生物计数方法适用性预试验(2)结果

菌种名称	供试品组	注皿体积/mL	阳性对照	试验组	回收率/%	阴性对照
枯草芽孢杆菌	0	0.2	33	25	76	–
	0	0.5	75	38	51	–

注:-表示平板无菌落生长。

结果：采用 1：10 供试液 0.2 mL 注皿，枯草芽孢杆菌回收率高于 50%。方法可行。

六、自愈丸微生物限度检查方法适用性建立

6.1 菌悬液制备、菌悬液数量测定

同预试验方法。

6.2 需氧菌总数计数方法适用性试验

6.2.1 试验组

取自愈丸 1：50 供试液分别加到 5 个灭菌的三角瓶中，每瓶 10 mL，分别加入金黄色葡萄球菌、枯草芽孢杆菌、铜绿假单胞菌、白色念珠菌、黑曲霉 0.1 mL 菌悬液（含菌数为 500～1000 cfu），制成每毫升自愈丸 1：50 供试液（含菌数小于 100 cfu），取含菌的样品溶液 1 mL（含菌数为 50～100 cfu），置于直径 90 mm 的无菌平皿中，注入 20 mL 温度不超过 45 ℃熔化的胰酪大豆胨琼脂培养基，混匀，凝固，倒置培养。测定菌数。

6.2.2 阳性对照

用菌悬液替代试验样品溶液，进行试验，测定阳性对照菌数。

6.2.3 供试品组

取自愈丸 1：50 供试液 1 mL，置于直径 90 mm 的无菌平皿中，注 5 个平皿，注入 20 mL 温度不超过 45 ℃熔化的胰酪大豆胨琼脂培养基，混匀，凝固，倒置培养。测定供试品组菌数。

6.2.4 阴性对照

用同批配制、灭菌的胰酪大豆胨液体培养基 1 mL 替代样品，进行阴性对照菌数测定。

需氧菌总数计数方法适用性试验结果见表 6。

6.3 霉菌和酵母菌总数计数方法适用性试验

6.3.1 试验组

取自愈丸 1：10 供试液分别加到 2 个灭菌的三角瓶中，每瓶 10 mL，分别加入白色念珠菌、黑曲霉的 0.1 mL 菌悬液（含菌数为 500～1000 cfu），制成每毫升自愈丸 1：10 供试液（含菌数小于 100 cfu），取含菌的样品溶液 1 mL（含菌数为 50～100 cfu），置于直径 90 mm 的无菌平皿中，每个菌液注 2 个平皿，注入 20 mL 温度不超过 45 ℃熔化的沙氏葡萄糖琼脂培养基，混匀，凝固，培养，测定菌数。

6.3.2 阳性对照

稀释后的白色念珠菌、黑曲霉菌悬液加到沙氏葡萄糖琼脂培养基中，混匀，凝固，培养，测定阳性对照菌数。

6.3.3 供试品组

供试品替代试验组液体注皿，试验。

6.3.4 阴性对照

用同批配制、灭菌的稀释剂 1 mL 替代样品注皿，注入 20 mL 温度不超过 45 ℃熔化的沙氏葡萄糖琼脂培养基，混匀，凝固，培养，测定阴性对照菌数。

霉菌和酵母菌总数计数方法适用性试验结果见表 6。

表6　自愈丸微生物限度检查方法适用性试验结果

种类	菌种名称	方法（平皿）	供试品组	阳性对照	试验组	回收率/%	阴性对照
需氧菌总数计数	金黄色葡萄球菌	1:50	0	78	63	81	-
	枯草芽孢杆菌		0	56	39	70	-
	铜绿假单胞菌		0	89	80	90	-
	白色念珠菌		0	64	49	77	-
	黑曲霉		0	47	46	98	-
霉菌和酵母菌总数计数	白色念珠菌	1:10	0	64	44	69	-
	黑曲霉		0	47	41	87	-

注：-表示平板无菌落生长。

七、自愈丸微生物限度检查方法适用性确认试验

7.1　自愈丸微生物限度检查方法适用性确认试验

自愈丸微生物限度检查方法适用性确认试验结果见表7。

表7　自愈丸微生物限度检查方法适用性确认试验结果

种类	菌种名称	方法（平皿）	供试品组	阳性对照	试验组	回收率/%	阴性对照
需氧菌总数计数	金黄色葡萄球菌	1:50	0	77	72	94	-
	枯草芽孢杆菌		0	76	66	87	-
	铜绿假单胞菌		0	85	60	71	-
	白色念珠菌		0	79	64	81	-
	黑曲霉		0	36	31	86	-
霉菌和酵母菌总数计数	白色念珠菌	1:10	0	81	64	79	-
	黑曲霉		0	39	29	74	-

注：-表示平板无菌落生长。

自愈丸微生物限度检查方法适用性确认试验结果：

1.需氧菌总数

自愈丸1:10供试液0.2 mL注皿进行试验，金黄色葡萄球菌、枯草芽孢杆菌、铜绿假单胞菌、白色念珠菌、黑曲霉回收率均在50%～200%之间，方法可行。

2.霉菌和酵母菌总数

自愈丸1:10供试液1 mL注皿进行试验，白色念珠菌、黑曲霉回收率均在50%～200%之间，方法可行。

3.控制菌

大肠埃希菌、耐胆盐革兰阴性菌、沙门菌采用《中国药典·四部（2015年版）》第147—148页常规检查方法进行试验，可以检出试验菌。方法可行。

7.2 控制菌确认试验

控制菌确认试验结果见表8、9、10（略），检出目标菌。方法可行。

八、自愈丸微生物限度检查方法

1.需氧菌总数

自愈丸10 g加到灭菌的三角瓶中，加入pH7.0氯化钠-蛋白胨缓冲液100 mL，溶解、混匀，制成1：10供试液，取自愈丸1：10供试液0.2 mL置于直径90 mm的无菌平皿中，注入20 mL温度不超过45 ℃熔化的胰酪大豆胨琼脂培养基，按《中国药典·四部（2015年版）》第144页平皿法进行试验。

2.霉菌和酵母菌总数

取1：10溶液1 mL置于直径90 mm的无菌平皿中，注2个平皿，注入20 mL温度不超过45 ℃熔化的沙氏葡萄糖琼脂培养基，按《中国药典·四部（2015年版）》第144页平皿法进行试验。

3.控制菌

大肠埃希菌、耐胆盐革兰阴性菌和沙门菌按《中国药典·四部（2015年版）》控制菌常规检查方法进行试验。

坐珠达西微生物限度检查方法适用性

藏药名：坐珠达西

标准编号：WS3-BC-0315-95

【处方】

由寒水石、石灰华、天竺黄、船形乌头、西红花、肉豆蔻、草果。西红花、熊胆、牛黄、麝香等35味药物制成。

坐珠达西为非无菌的口服制剂，按照《中国药典·四部（2015年版）》方法进行微生物限度检查方法适用性试验。

一、试验材料

略。

二、菌悬液

略。

三、计数方法适用性预试验（1）

预试验（1）结果见表1。

表1　坐珠达西微生物计数方法适用性预试验（1）结果

种类	菌种名称	供试品组	阳性对照	试验组	回收率/%	阴性对照
需氧菌总数计数	金黄色葡萄球菌	0	81	0	0	–
	铜绿假单胞菌	0	71	62	87	–
	枯草芽孢杆菌	0	58	0	0	–
	白色念珠菌	0	78	10	13	–
	黑曲霉	0	44	38	86	–
霉菌和酵母菌总数计数	白色念珠菌	0	80	15	19	–
	黑曲霉	0	41	33	80	–

注：–表示平板无菌落生长。

结果：采用1∶10供试液平皿法，金黄色葡萄球菌、枯草芽孢杆菌、白色念珠菌回收率低于50%，铜绿假单胞菌、黑曲霉回收率位于50%～200%间。方法不可行。

四、控制菌检查方法适用性试验

4.1 大肠埃希菌检查方法适用性试验

大肠埃希菌检查方法适用性试验结果见表2。

表2 坐珠达西控制菌——大肠埃希菌检查方法适用性试验结果

培养基名称	阳性对照	试验组	阴性对照	供试品组
胰酪大豆胨液体培养基	+	+	−	−
麦康凯液体培养基	+	+	−	−
麦康凯琼脂平板	鲜桃红色,菌落中心呈深桃红色,圆形,扁平,边缘整齐,表面光滑,湿润	鲜桃红色,菌落中心呈深桃红色,圆形,扁平,边缘整齐,表面光滑,湿润	−	−
染色、镜检	革兰氏阴性、杆菌	革兰氏阴性、杆菌	−	−

注：1.−表示液体澄清或平板无菌落生长。

2.大肠埃希菌加菌量为78 cfu。

结果：采用《中国药典·四部（2015年版）》第148页大肠埃希菌常规检查方法进行试验，可以检出试验菌——大肠埃希菌。方法可行。

4.2 耐胆盐革兰阴性菌检查方法适用性试验

耐胆盐革兰阴性菌检查方法适用性试验结果见表3。

表3 坐珠达西控制菌——耐胆盐革兰阴性菌检查方法适用性试验结果

培养基名称	阴性对照	阳性对照(大肠埃希菌)	阳性对照(铜绿假单胞菌)	供试品组	试验组(大肠埃希菌)	试验组(铜绿假单胞菌)
胰酪大豆胨液体培养基	−	+	+	−	+	+
肠道菌增菌液体培养基	−	+	+	−	+	+
紫红胆盐葡萄糖琼脂培养基	−	紫红色菌落	无色菌落	−	紫红色菌落	无色菌落
溴化十六烷三甲胺琼脂培养基	−		浅绿色菌落	−		浅绿色菌落
伊红美蓝琼脂培养基	−	菌落中心呈暗蓝黑色,发金属光泽	无色菌落	−	菌落中心呈暗蓝黑色,发金属光泽	无色菌落

注：1.+表示液体浑浊；−表示液体澄清或平板无菌落生长。

2.大肠埃希菌、铜绿假单胞菌加菌量分别为86 cfu和78 cfu。

结果：采用《中国药典·四部（2015年版）》第147页耐胆盐革兰阴性菌常规检查方法进行试验，可以检出试验菌——大肠埃希菌和铜绿假单胞菌。方法可行。

4.3 沙门菌检查方法适用性试验

沙门菌检查方法适用性试验结果见表4。

表4 坐珠达西控制菌——沙门菌检查方法适用性试验结果

培养基名称	供试品组	阳性对照	阴性对照	试验组
胰酪大豆胨液体培养基	–	+	–	+
RV沙门增菌液体培养基	–	+	–	+
木糖赖氨酸脱氧胆酸盐琼脂培养基	—	淡粉色,半透明,中心有黑色	—	淡粉色,半透明,中心有黑色
染色、镜检	—	革兰氏阴性、杆菌	—	革兰氏阴性、杆菌
沙门、志贺菌属琼脂培养基	—	淡红色,半透明	—	淡红色,半透明
TSI斜面	—	斜面黄色、底层黑色,产气	—	斜面黄色、底层黑色,产气

注：1.+表示液体浑浊；–表示液体澄清或平板无菌落生长；—表示没有接种。

2.沙门菌加菌量为67 cfu。

结果：采用《中国药典·四部（2015年版）》第148页沙门菌常规检查方法进行试验，可以检出试验菌——沙门菌。方法可行。

五、计数方法适用性预试验（2）

5.1 试验组

取坐珠达西1∶10供试液，分别加到3个灭菌的三角瓶中，每瓶10 mL，分别加入金黄色葡萄球菌、枯草芽孢杆菌、白色念珠菌0.1 mL菌悬液（含菌数为500～1000 cfu），制成每毫升坐珠达西1∶10供试液（含菌数小于100 cfu），取含菌的样品溶液0.2 mL、0.5 mL，置于直径90 mm的无菌平皿中，每个菌液每个取样体积注2个平皿，注入20 mL温度不超过45 ℃熔化的胰酪大豆胨琼脂培养基，混匀，凝固，倒置培养。测定菌数。

5.2 阳性对照

加到样品中的金黄色葡萄球菌、枯草芽孢杆菌、白色念珠菌的菌悬液进行10倍稀释，取稀释后的菌悬液0.2 mL、0.5 mL注皿，加到胰酪大豆胨琼脂培养基中，混匀，凝固，倒置培养。测定阳性对照菌数。

5.3 供试品组

用供试液替代试验组液体0.2 mL、0.5 mL注皿，试验。

5.4 阴性对照

用同批配制、灭菌的胰酪大豆胨液体培养基0.2 mL、0.5 mL替代样品注皿，注入20 mL温度不超过45 ℃熔化的胰酪大豆胨琼脂培养基、沙氏葡萄糖琼脂培养基，混匀，凝固，

倒置培养。测定阴性对照菌数。

预试验（2）结果见表5。

表5　坐珠达西计数方法适用性预试验（2）结果

菌种名称	供试品组	注皿体积/mL	阳性对照	试验组	回收率/%	阴性对照
金黄色葡萄球菌	0	0.2	33	11	33	–
	0	0.5	79	19	24	–
枯草芽孢杆菌	0	0.2	28	0	0	–
	0	0.5	77	0	0	–
白色念珠菌1	0	0.2	29	16	55	–
	0	0.5	66	23	35	–
白色念珠菌2	0	0.2	33	19	58	–
	0	0.5	64	20	31	–

注：1.–表示液体澄清或平板无菌落生长。

　　2.白色念珠菌1在胰酪大豆胨琼脂培养基上计数；白色念珠菌2在沙氏葡萄糖琼脂培养基上计数。

结果：采用1∶10供试液0.2 mL注皿，白色念珠菌的回收率高于50%，金黄色葡萄球菌、枯草芽孢杆菌回收率低于50%。方法不可行。

六、计数方法适用性预试验（3）

6.1　试验组

坐珠达西1∶10供试液10 mL加到90 mL pH7.0无菌氯化钠–蛋白胨缓冲液中，制成坐珠达西1∶100供试液，分别取10 mL1∶100供试液加到灭菌的三角瓶中再加入金黄色葡萄球菌、枯草芽孢杆菌0.1 mL菌悬液（含菌数为500～1000 cfu），制成每毫升坐珠达西1∶100供试液（含菌数小于100 cfu），取含菌的样品溶液1 mL及0.2 mL（含菌数为50～100 cfu），置于直径90 mm的无菌平皿中，每个菌液注2个平皿，注入20 mL温度不超过45 ℃熔化的胰酪大豆胨琼脂培养基，混匀，凝固，倒置培养。测定菌数。

6.2　阳性对照

用菌悬液替代试验样品溶液，进行试验，测定阳性对照菌数。

6.3　供试品组

取坐珠达西1∶100供试液1 mL及0.2 mL置于直径90 mm的无菌平皿中，各注2个平皿，注入20 mL温度不超过45 ℃熔化的胰酪大豆胨琼脂培养基，混匀，凝固，倒置培养。测定供试品组菌数。

6.4　阴性对照

用同批配制、灭菌的胰酪大豆胨液体培养基1 mL替代样品，进行阴性对照菌数

测定。

预试验（3）结果见表6。

表6　坐珠达西微生物计数方法适用性预试验（3）结果

菌种名称	注皿体积/mL	供试品组	阳性对照	试验组	回收率/%	阴性对照
金黄色葡萄球菌	1	0	71	51	72	−
枯草芽孢杆菌	1	0	78	0	0	−
	0.2	0	15	0	0	−

注：−表示平板无菌落生长。

结果：采用1∶100供试液平皿法，金黄色葡萄球菌回收率大于50%，枯草芽孢杆菌回收率低于50%。方法不可行。

七、计数方法适用性预试验（4）

7.1　试验组

取坐珠达西1∶10的供试液2 mL加入pH7.0氯化钠-蛋白胨缓冲液100 mL，混匀，进行薄膜过滤，用pH7.0无菌氯化钠-蛋白胨缓冲液冲洗，每膜300 mL，加入枯草芽孢杆菌0.1 mL菌悬液（含菌数小于1000 cfu），制成每毫升坐珠达西1∶10的供试液（含菌数小于100 cfu），过滤，取出滤膜，面朝上贴在胰酪大豆胨琼脂培养基上，培养、计数。

7.2　阳性对照

用菌悬液替代试验样品溶液，进行薄膜，测定阳性对照菌数。

7.3　供试品组

取坐珠达西1∶10的供试液2 mL加入pH7.0氯化钠-蛋白胨缓冲液100 mL，混匀，进行薄膜过滤，用pH7.0无菌氯化钠-蛋白胨缓冲液冲洗，每膜300 mL，取出滤膜，面朝上贴在胰酪大豆胨琼脂培养基上，培养、计数。

7.4　阴性对照

用同批配制、灭菌的胰酪大豆胨液体培养基1 mL替代样品，薄膜过滤后，取出滤膜，面朝上贴在胰酪大豆胨琼脂培养基上，进行培养、计数。

计数方法适用性预试验（4）结果见表7。

表7　坐珠达西微生物计数方法适用性预试验（4）结果

菌种名称	供试品组	阳性对照	试验组	回收率/%	阴性对照
枯草芽孢杆菌	0	75	69	92	−

注：−表示平板无菌落生长。

结果：采用薄膜法，枯草芽孢杆菌回收率大于50%。方法可行。

八、坐珠达西微生物限度检查方法适用性建立

8.1 菌悬液制备、菌悬液数量测定

同预试验方法。

8.2 需氧菌总数计数方法适用性试验

8.2.1 试验组

取坐珠达西1∶10供试液2 mL加入pH7.0氯化钠-蛋白胨缓冲液100 mL，混匀，制成1∶10供试液，分别加到灭菌的三角瓶中，每瓶10 mL，加入pH7.0无菌氯化钠-蛋白胨缓冲液100 mL，进行薄膜过滤，用pH7.0无菌氯化钠-蛋白胨缓冲液冲洗，每膜300 mL，分别加入金黄色葡萄球菌、白色念珠菌、枯草芽孢杆菌、铜绿假单胞菌、黑曲霉0.1 mL菌悬液（含菌数小于1000 cfu），制成每毫升坐珠达西1∶10供试液（含菌数小于100 cfu），取出滤膜，面朝上贴在胰酪大豆胨琼脂培养基上，培养、计数。

8.2.2 阳性对照

用菌悬液替代试验样品溶液，进行试验，测定阳性对照菌数。

8.2.3 供试品组

取坐珠达西1∶10供试液2 mL，加入pH7.0氯化钠-蛋白胨缓冲液100 mL，混匀，制成1∶10供试液，分别加到灭菌的三角瓶中，每瓶10 mL，加入pH7.0无菌氯化钠-蛋白胨缓冲液100 mL，进行薄膜过滤，用pH7.0无菌氯化钠-蛋白胨缓冲液冲洗，每膜300 mL，取出滤膜，面朝上贴在胰酪大豆胨琼脂培养基上，培养、计数。

8.2.4 阴性对照

用同批配制、灭菌的胰酪大豆胨液体培养基1 mL替代样品，进行阴性对照菌数测定。

需氧菌总数计数方法适用性试验结果见表8。

8.3 霉菌和酵母菌总数计数方法适用性试验

8.3.1 试验组

取坐珠达西1∶50供试液分别加到2个灭菌的三角瓶中，每瓶10 mL，分别加入白色念珠菌、黑曲霉的0.1 mL菌悬液（含菌数小于1000 cfu），制成每毫升坐珠达西1∶50供试液（含菌数小于100 cfu），取含菌的样品溶液1 mL（含菌数小于100 cfu），置于直径90 mm的无菌平皿中，注入20 mL温度不超过45 ℃熔化的沙氏葡萄糖琼脂培养基，混匀，凝固，培养，测定菌数。

8.3.2 阳性对照

稀释后的白色念珠菌、黑曲霉菌悬液加到沙氏葡萄糖琼脂培养基中，混匀，凝固，培养，测定阳性对照菌数。

8.3.3 供试品组

用供试品替代试验组液体注皿，试验。

8.3.4 阴性对照

用同批配制、灭菌的稀释剂1 mL替代样品注皿，注入20 mL温度不超过45 ℃熔化的沙氏葡萄糖琼脂培养基，混匀，凝固，培养，测定阴性对照菌数。

霉菌和酵母菌总数计数方法适用性试验结果见表8。

表8　坐珠达西微生物限度检查方法适用性试验结果

种类	菌种名称	方法	供试品组	阳性对照	试验组	回收率/%	阴性对照
需氧菌总数计数	金黄色葡萄球菌	1:10（薄膜法）	0	77	69	90	–
	枯草芽孢杆菌		0	58	49	84	–
	铜绿假单胞菌		0	88	83	94	–
	白色念珠菌		0	66	59	89	–
	黑曲霉		0	46	44	96	–
霉菌和酵母菌总数计数	白色念珠菌	1:50	0	63	49	78	–
	黑曲霉		0	48	46	96	–

注：–表示平板无菌落生长。

九、坐珠达西微生物限度检查方法适用性确认试验

9.1　坐珠达西微生物限度检查方法适用性确认试验

坐珠达西微生物限度检查方法适用性确认试验结果见表9。

表9　坐珠达西微生物限度检查方法适用性确认试验确认试验结果

种类	菌种名称	方法	供试品组	阳性对照	试验组	回收率/%	阴性对照
需氧菌总数计数	金黄色葡萄球菌	1:10（薄膜法）	0	72	66	92	–
	枯草芽孢杆菌		0	55	52	95	–
	铜绿假单胞菌		0	83	79	95	–
	白色念珠菌		0	71	55	77	–
	黑曲霉		0	42	37	88	–
霉菌和酵母菌总数计数	白色念珠菌	1:50	0	69	50	72	–
	黑曲霉		0	41	39	95	–

注：–表示平板无菌落生长。

坐珠达西微生物限度检查方法适用性确认试验结果：

1.需氧菌总数

坐珠达西1：10供试液2 mL加入pH7.0氯化钠-蛋白胨缓冲液100 mL，混匀，制成1：10供试液，分别加到灭菌的三角瓶中，每瓶10 mL，加入pH7.0无菌氯化钠-蛋白胨缓冲液100 mL，进行薄膜过滤，用pH7.0无菌氯化钠-蛋白胨缓冲液冲洗，每膜300 mL，分别加入金黄色葡萄球菌、铜绿假单胞菌、枯草芽孢杆菌、白色念珠菌、黑曲霉0.1 mL菌悬液（含菌数小于1000 cfu），制成每毫升坐珠达西1：10供试液（含菌数小于100 cfu），

取出滤膜，面朝上贴在胰酪大豆胨琼脂培养基上，培养、计数。金黄色葡萄球菌、枯草芽孢杆菌、铜绿假单胞菌、白色念珠菌、黑曲霉回收率均在50%～200%之间，方法可行。

2.霉菌和酵母菌总数

坐珠达西1∶50供试液1 mL注皿进行试验，白色念珠菌、黑曲霉回收率均在50%～200%之间，方法可行。

3.控制菌

大肠埃希菌、耐胆盐革兰阴性菌、沙门菌采用《中国药典·四部（2015年版）》第147—148页常规检查方法进行试验，可以检出试验菌。方法可行。

9.2　控制菌确认试验

控制菌确认试验结果见表10、11、12（略），检出目标菌。方法可行。

十、坐珠达西微生物限度检查方法

1.需氧菌总数

坐珠达西1∶10供试液2 mL加入pH7.0氯化钠-蛋白胨缓冲液100 mL，混匀，制成1∶10供试液，分别加到灭菌的三角瓶中，每瓶10 mL，加入pH7.0无菌氯化钠-蛋白胨缓冲液100 mL，进行薄膜过滤，用pH7.0无菌氯化钠-蛋白胨缓冲液冲洗，每膜300 mL，取出滤膜，面朝上贴在胰酪大豆胨琼脂培养基上，按《中国药典·四部（2015年版）》第144页平皿法进行试验。

2.霉菌和酵母菌总数

取坐珠达西1∶50供试液1 mL，置于直径90 mm的无菌平皿中，注入20 mL温度不超过45 ℃熔化的沙氏葡萄糖琼脂培养基，按《中国药典·四部（2015年版）》第144页平皿法进行试验。

3.控制菌

大肠埃希菌、耐胆盐革兰阴性菌和沙门菌按《中国药典·四部（2015年版）》控制菌常规检查方法进行试验。

参考文献

［1］国家药典委员会.中华人民共和国药典·四部［M］.2015年版.北京：医药科技出版社，2015.

［2］国家药典委员会.中国药典分析检测技术指南［M］.北京：中国医药科技出版社，2017.

［3］胡昌勤.实用药品微生物检验检测技术指南［M］.北京：人民卫生出版社，2015.

［4］中国药品生物制品检定所.中国药品检验标准操作规范［M］.北京：中国医药科技出版社，2010.

［5］潘友文.现代医药工业微生物试验室质量管理与验证技术［M］.北京：中国协和医科大学出版社，2004.

［6］马绪荣，苏德模.药品微生物学及检验手册［M］.北京：科学出版社，2000.

［7］严杰.现代微生物学试验技术及其应用［M］.北京：人民卫生出版社，1997.

［8］张文福.医学消毒学［M］.北京：军事医学科学出版社，2002.

［9］薛广波.实用消毒学［M］.北京：人民军医出版社，1986.

［10］毕殿洲.药剂学［M］.4版.北京：人民卫生出版社，1999.

［11］郑钧镛，王光宝.药品微生物学及检验技术［M］.北京：人民卫生出版社，1989.

［12］刘云国.食品卫生微生物学标准鉴定图谱［M］.北京：科学出版社，2008.

［13］洪秀华.临床卫生学检验［M］.北京：中国医药科技出版社，2004.

［14］王军志.生物技术药物研究开发和质量控制［M］北京：科学出版社，2002.

［15］陈新谦，金有豫.新编药物学［M］.13版.北京：人民卫生出版社，1992.

［16］国家药典委员会.中华人民共和国药典·一部.［M］.2015年版.北京：医药科技出版社，2015.

附录

1105　非无菌产品微生物限度检查：微生物计数法

微生物计数法系用于能在有氧条件下生长的嗜温细菌和真菌的计数。

当本法用于检查非无菌制剂及其原、辅料等是否符合相应的微生物限度标准时，应按下述规定进行检验，包括样品的取样量和结果的判断等。除另有规定外，本法不适用于活菌制剂的检查。

微生物计数试验环境应符合微生物限度检查的要求。检验全过程必须严格遵守无菌操作，防止再污染，防止污染的措施不得影响供试品中微生物的检出。单向流空气区域、工作台面及环境应定期进行监测。

如供试品有抗菌活性，应尽可能去除或中和。供试品检查时，若使用了中和剂或灭活剂，应确认其有效性及对微生物无毒性。

供试液制备时如果使用了表面活性剂，应确认其对微生物无毒性以及与所使用中和剂或灭活剂的相容性。

计数方法

计数方法包括平皿法、薄膜过滤法和最可能数法（Most-Probable-Number Method，简称 MPN 法）。MPN 法用于微生物计数时精确度较差，但对于某些微生物污染量很小的供试品，MPN 法可能是更适合的方法。

供试品检查时，应根据供试品理化特性和微生物限度标准等因素选择计数方法，检测的样品量应能保证所获得的试验结果能够判断供试品是否符合规定。所选方法的适用性须经确认。

计数培养基适用性检查和供试品计数方法适用性试验

供试品微生物计数中所使用的培养基应进行适用性检查。

供试品的微生物计数方法应进行方法适用性试验，以确认所采用的方法适合于该产品的微生物计数。

若检验程序或产品发生变化可能影响检验结果，计数方法应重新进行适用性试验。

菌种及菌液制备

菌种　试验用菌株的传代次数不得超过 5 代（从菌种保藏中心获得的干燥菌种为第 0 代），并采用适宜的菌种保藏技术进行保存，以保证试验菌株的生物学特性。计数培养基适用性检查和计数方法适用性试验用菌株见表 1。

菌液制备　按表 1 规定程序培养各试验菌株。取金黄色葡萄球菌、铜绿假单胞菌、枯草芽孢杆菌、白色念珠菌的新鲜培养物，用 pH7.0 无菌氯化钠-蛋白胨缓冲液或 0.9% 无菌氯化钠溶液制成适宜浓度的菌悬液；取黑曲霉的新鲜培养物加入 3～5 mL 含 0.05%

（mL/mL）聚山梨酯80的pH7.0无菌氯化钠-蛋白胨缓冲液或0.9%无菌氯化钠溶液，将孢子洗脱。然后，采用适宜的方法吸出孢子悬液至无菌试管内，用含0.05%（mL/mL）聚山梨酯80的pH7.0无菌氯化钠-蛋白胨缓冲液或0.9%无菌氯化钠溶液制成适宜浓度的黑曲霉孢子悬液。

菌液制备后若在室温下放置，应在2h内使用；若保存在2～8℃，可在24h内使用。黑曲霉孢子悬液可保存在2～8℃，在验证过的贮存期内使用。

表1 试验菌液的制备和使用

试验菌株	试验菌液的制备	计数培养基适用性检查		计数方法适用性试验	
		需氧菌总数计数	霉菌和酵母菌总数计数	需氧菌总数计数	霉菌和酵母菌总数计数
金黄色葡萄球菌（Staphylococcus aureus）〔CMCC（B)26 003)〕	胰酪大豆胨琼脂培养基或胰酪大豆胨液体培养基，培养温度30～35℃，培养时间18～24h	胰酪大豆胨琼脂培养基或胰酪大豆胨液体培养基，培养温度30～35℃，培养时间不超过3天，接种量不大于100 cfu		胰酪大豆胨琼脂培养基或胰酪大豆胨液体培养基（MPN法），培养温度30～35℃，培养时间不超过3天，接种量不大于100 cfu	
铜绿假单胞菌（Pseudomonas aeruginosa）〔CMCC（B) 10 104〕	胰酪大豆胨琼脂培养基或胰酪大豆胨液体培养基，培养温度30～35℃，培养时间18～24h	胰酪大豆胨琼脂培养基或胰酪大豆胨液体培养基，培养温度30～35℃，培养时间不超过3天，接种量不大于100 cfu		胰酪大豆胨琼脂培养基或胰酪大豆胨液体培养基（MPN法），培养温度30～35℃，培养时间不超过3天，接种量不大于100 cfu	
枯草芽孢杆菌（Bacillus subtilis）〔CMCC（B) 63501〕	胰酪大豆胨琼脂培养基或胰酪大豆胨液体培养基，培养温度30～35℃，培养时间18～24h	胰酪大豆胨琼脂培养基或胰酪大豆胨液体培养基，培养温度30～35℃，培养时间不超过3天，接种量不大于100 cfu		胰酪大豆胨琼脂培养基或胰酪大豆胨液体培养基（MPN法），培养温度30～35℃，培养时间不超过3天，接种量不大于100 cfu	

续表1

试验菌株	试验菌液的制备	计数培养基适用性检查		计数方法适用性试验	
		需氧菌总数计数	霉菌和酵母菌总数计数	需氧菌总数计数	霉菌和酵母菌总数计数
白色念珠菌（Candida albicans）〔CMCC(F)98001〕	沙氏葡萄糖琼脂培养基或沙氏葡萄糖液体培养基，培养温度20～25℃，培养时间2～3天	胰酪大豆胨琼脂培养基，培养温度30～35℃，培养时间不超过5天，接种量不大于100 cfu	沙氏葡萄糖琼脂培养基，培养温度20～25℃，培养时间不超过5天，接种量不大于100 cfu	胰酪大豆胨琼脂培养基（MPN法不适用），培养温度30～35℃，培养时间不超过5天，接种量不大于100 cfu	沙氏葡萄糖琼脂培养基，培养温度20～25℃，培养时间不超过5天，接种量不大于100 cfu
黑曲霉（Aspergillusniger）〔CMCC(F) 98003〕	沙氏葡萄糖琼脂培养基或马铃薯葡萄糖琼脂培养基，培养温度20～25℃，培养时间5～7天，或直到获得丰富的孢子	胰酪大豆胨琼脂培养基，培养温度30～35℃，培养时间不超过5天，接种量不大于100 cfu	沙氏葡萄糖琼脂培养基，培养温度20～25℃，培养时间不超过5天，接种量不大于100 cfu	胰酪大豆胨琼脂培养基（MPN法不适用），培养温度30～35℃，培养时间不超过5天，接种量不大于100 cfu	沙氏葡萄糖琼脂培养基，培养温度20～25℃，培养时间不超过5天，接种量不大于100 cfu

注：当需用玫瑰红钠琼脂培养基测定霉菌和酵母菌总数时，应进行培养基适用性检查，检查方法同沙氏葡萄糖琼脂培养基。

阴性对照

为确认试验条件是否符合要求，应进行阴性对照试验，阴性对照试验应无菌生长。如阴性对照有菌生长，应进行偏差调查。

培养基适用性检查

微生物计数用的成品培养基、由脱水培养基或按处方配制的培养基均应进行培养基适用性检查。

按表1规定，接种不大于100 cfu 的菌液至胰酪大豆胨液体培养基管或胰酪大豆胨琼脂培养基平板或沙氏葡萄糖琼脂培养基平板，置表1规定条件下培养。每一试验菌株平行制备2管或2个平皿。同时，用相应的对照培养基替代被检培养基进行上述试验。

被检固体培养基上的菌落平均数与对照培养基上的菌落平均数的比值应在0.5～2范围内，且菌落形态大小应与对照培养基上的菌落一致；被检液体培养基管与对照培养基管比较，试验菌应生长良好。

计数方法适用性试验

1.供试液制备

根据供试品的理化特性与生物学特性，采取适宜的方法制备供试液。供试液制备若需加温，应均匀加热，且温度不应超过45℃。供试液从制备至加入检验用培养基，不得超过 1 h。

常用的供试液制备方法如下。如果下列供试液制备方法经确认均不适用，应建立其他适宜的方法。

（1）**水溶性供试品**　取供试品，用 pH7.0 无菌氯化钠-蛋白胨缓冲液，或 pH7.2 磷酸盐缓冲液，或胰酪大豆胨液体培养基溶解或稀释制成 1∶10 供试液。若需要，调节供试液 pH 值至 6～8。必要时，用同一稀释液将供试液进一步 10 倍系列稀释。水溶性液体制剂也可用混合的供试品原液作为供试液。

（2）**水不溶性非油脂类供试品**　取供试品，用 pH7.0 无菌氯化钠-蛋白胨缓冲液，或 pH7.2 磷酸盐缓冲液，或胰酪大豆胨液体培养基制备成 1∶10 供试液。分散力较差的供试品，可在稀释液中加入表面活性剂如 0.1% 的聚山梨酯 80，使供试品分散均匀。若需要，调节供试液 pH 值至 6～8。必要时，用同一稀释液将供试液进一步 10 倍系列稀释。

（3）**油脂类供试品**　取供试品，加入无菌豆蔻酸异丙酯使溶解，或与最少量并能使供试品乳化的无菌聚山梨酯 80 或其他无抑菌性的无菌表面活性剂充分混匀。表面活性剂的温度一般不超过 40 ℃（特殊情况下，最多不超过 45 ℃），小心混合，若需要可在水浴中进行，然后加入预热的稀释液使成 1∶10 供试液，保温，混合，并在最短时间内形成乳状液。必要时，用稀释液或含上述表面活性剂的稀释液进一步 10 倍系列稀释。

（4）**需用特殊方法制备供试液的供试品**

膜剂供试品　取供试品，剪碎，加 pH7.0 无菌氯化钠-蛋白胨缓冲液，或 pH7.2 磷酸盐缓冲液，或胰酪大豆胨液体培养基，浸泡，振摇，制成 1∶10 的供试液。若需要，调节供试液 pH 值至 6～8。必要时，用同一稀释液将供试液进一步 10 倍系列稀释。

肠溶及结肠溶制剂供试品　取供试品，加入 pH6.8 无菌磷酸盐缓冲液（用于肠溶制剂）或 pH7.6 无菌磷酸盐缓冲液（用于结肠溶制剂），置 45 ℃ 水浴中，振摇，使溶解，制成 1∶10 的供试液。必要时，用同一稀释液将供试液进一步 10 倍系列稀释。

气雾剂、喷雾剂供试品　取供试品，置 -20 ℃ 或其他适宜温度冷冻约 1 h，取出，迅速消毒供试品开启部位，用无菌钢锥在该部位钻一小孔，放至室温，并轻轻转动容器，使抛射剂缓缓全部释出。供试品亦可采用其他适宜的方法取出。用无菌注射器从每一容器中吸出药液于无菌容器中混合，然后取样检查。

贴膏剂供试品　取供试品，去掉防粘层，将粘贴面朝上放置在无菌玻璃或塑料器皿上，在粘贴面上覆盖一层适宜的无菌多孔材料（如无菌纱布），避免贴膏剂粘贴在一起。将处理后的贴膏剂放入盛有适宜体积并含有表面活性剂（如聚山梨酯 80 或卵磷脂）稀释液的容器中，振荡至少 30 分钟。必要时，用同一稀释液将供试液进一步 10 倍系列稀释。

2.接种和稀释

按下列要求进行供试液的接种和稀释，制备微生物回收试验用供试液。所加菌液的体积应不超过供试液体积的 1%。为确认供试品中的微生物能被充分检出，首先应选择最低稀释级的供试液进行计数方法适用性试验。

（1）**试验组**　取上述制备好的供试液，加入试验菌液，混匀，使每 1 mL 供试液或每张滤膜所滤过的供试液中含菌量不大于 100 cfu。

（2）**供试品对照组**　取制备好的供试液，以稀释液代替菌液同试验组操作。

（3）**菌液对照组** 取不含中和剂及灭活剂的相应稀释液替代供试液，按试验组操作加入试验菌液并进行微生物回收试验。

若因供试品抗菌活性或溶解性较差的原因导致无法选择最低稀释级的供试液进行方法适用性试验，应采用适宜的方法对供试液进行进一步的处理。如果供试品对微生物生长的抑制作用无法以其他方法消除，供试液可经过中和、稀释或薄膜过滤处理后再加入试验菌悬液进行方法适用性试验。

3.抗菌活性的去除或灭活

供试液接种后，按下列"微生物回收"规定的方法进行微生物计数。若试验组菌落数减去供试品对照组菌落数的值小于菌液对照组菌落数值的50%，可采用下述方法消除供试品的抑菌活性。

（1）增加稀释液或培养基体积。

（2）加入适宜的中和剂或灭活剂。

中和剂或灭活剂（见表2）可用于消除干扰物的抑菌活性，最好在稀释液或培养基灭菌前加入。若使用中和剂或灭活剂，试验中应设中和剂或灭活剂对照组，即取相应量稀释液替代供试品同试验组操作，以确认其有效性和对微生物无毒性。中和剂或灭活剂对照组的菌落数与菌液对照组的菌落数的比值应在0.5～2范围内。

表2 常见干扰物的中和剂或灭活方法

干扰物	可选用的中和剂或灭活方法
戊二醛、汞制剂	亚硫酸氢钠
酚类、乙醇、醛类、吸附物	稀释法
醛类	甘氨酸
季铵化合物、对羟基苯甲酸、双胍类化合物	卵磷脂
季铵化合物、碘、对羟基苯甲酸	聚山梨酯
水银	巯基醋酸盐
水银、汞化物、醛类	硫代硫酸盐
EDTA、喹诺酮类抗生素	镁或钙离子
磺胺类	对氨基苯甲酸
β-内酰胺类抗生素	β-内酰胺酶

（3）用薄膜过滤法。

（4）上述几种方法的联合使用。

若没有适宜消除供试品抑菌活性的方法，对特定试验菌回收的失败，表明供试品对该试验菌具有较强的抗菌活性，同时也表明供试品不易被该类微生物污染。但是，供试品也可能仅对特定试验菌株具有抑制作用，而对其他菌株没有抑制作用。因此，根据供试品须符合的微生物限度标准和菌数报告规则，在不影响检验结果判断的前提下，应采用能使微生物生长的更高稀释级的供试液进行计数方法适用性试验。若方法适用性试验符合要求，应以该稀释级供试液作为最低稀释级的供试液进行供试品检查。

4.供试品中微生物的回收

表1所列的计数方法适用性试验用的各试验菌应逐一进行微生物回收试验。微生物的回收可采用平皿法、薄膜过滤法或MPN法。

（1）**平皿法** 平皿法包括倾注法和涂布法。表1中每株试验菌每种培养基至少制备2个平皿，以算术均值作为计数结果。

倾注法 取照上述"供试液的制备""接种和稀释"和"抗菌活性的去除或灭活"制备的供试液1 mL，置直径90 mm的无菌平皿中，注入15～20 mL温度不超过45 ℃熔化的胰酪大豆胨琼脂培养基或沙氏葡萄糖琼脂培养基，混匀，凝固，倒置培养。若使用直径较大的平皿，培养基的用量应相应增加。按表1规定条件培养、计数。同法测定供试品对照组及菌液对照组菌数。计算各试验组的平均菌落数。

涂布法 取15～20 mL温度不超过45 ℃的胰酪大豆胨琼脂培养基或沙氏葡萄糖琼脂培养基，注入直径90 mm的无菌平皿，凝固，制成平板，采用适宜的方法使培养基表面干燥。若使用直径较大的平皿，培养基用量也应相应增加。每一平板表面接种上述照"供试液的制备""接种和稀释"和"抗菌活性的去除或灭活"制备的供试液不少于0.1 mL。按表1规定条件培养、计数。同法测定供试品对照组及菌液对照组菌数。计算各试验组的平均菌落数。

（2）**薄膜过滤法** 薄膜过滤法所采用的滤膜孔径应不大于0.45 μm，直径一般为50 mm，若采用其他直径的滤膜，冲洗量应进行相应的调整。供试品及其溶剂应不影响滤膜材质对微生物的截留。滤器及滤膜使用前应采用适宜的方法灭菌。使用时，应保证滤膜在过滤前后的完整性。水溶性供试液过滤前先将少量的冲洗液过滤以润湿滤膜。油类供试品，其滤膜和滤器在使用前应充分干燥。为发挥滤膜的最大过滤效率，应注意保持供试品溶液及冲洗液覆盖整个滤膜表面。供试液经薄膜过滤后，若需要用冲洗液冲洗滤膜，每张滤膜每次冲洗量一般为100 mL。总冲洗量不得超过1 000 mL，以避免滤膜上的微生物受损伤。

取照上述 "供试液的制备""接种和稀释"和"抗菌活性的去除或灭活"制备的供试液适量（一般取相当于1 g、1 mL或10 cm²的供试品，若供试品中所含的菌数较多时，供试液可酌情减量），加至适量的稀释液中，混匀，过滤。用适量的冲洗液冲洗滤膜。

若测定需氧菌总数，转移滤膜菌面朝上贴于胰酪大豆胨琼脂培养基平板上；若测定霉菌和酵母总数，转移滤膜菌面朝上贴于沙氏葡萄糖琼脂培养基平板上。按表1规定条件培养、计数。每株试验菌每种培养基至少制备一张滤膜。同法测定供试品对照组及菌液对照组菌数。

（3）**MPN法** MPN法的精密度和准确度不及薄膜过滤法和平皿计数法，仅在供试品需氧菌总数没有适宜计数方法的情况下使用，本法不适用于霉菌计数。若使用MPN法，按下列步骤进行。

取照上述"供试液的制备""接种和稀释"和"抗菌活性的去除或灭活"制备的供试液至少3个连续稀释级，每一稀释级取3份1 mL分别接种至3管装有9～10 mL胰酪大豆胨液体培养基中，同法测定菌液对照组菌数。必要时可在培养基中加入表面活性剂、中和剂或灭活剂。

接种管置30～35 ℃培养3天，逐日观察各管微生物生长情况。如果由于供试品的原因使得结果难以判断，可将该管培养物转种至胰酪大豆胨液体培养基或胰酪大豆胨琼脂培养基，在相同条件下培养1~2天，观察是否有微生物生长。根据微生物生长的管数从表3查被测供试品每1 g或每1 mL中需氧菌总数的最可能数。

5.结果判断

计数方法适用性试验中，采用平皿法或薄膜过滤法时，试验组菌落数减去供试品对照组菌落数的值与菌液对照组菌落数的比值应在0.5~2范围内；采用MPN法时，试验组菌数应在菌液对照组菌数的95%置信限内。若各试验菌的回收试验均符合要求，照所用的供试液制备方法及计数方法进行该供试品的需氧菌总数、霉菌和酵母菌总数计数。

方法适用性确认时，若采用上述方法还存在一株或多株试验菌的回收达不到要求，那么选择回收最接近要求的方法和试验条件进行供试品的检查。

供试品检查

检验量

检验量即一次试验所用的供试品量（g、mL或cm³）。

一般应随机抽取不少于2个最小包装的供试品，混合，取规定量供试品进行检验。

除另有规定外，一般供试品的检验量为10 g或10 mL；膜剂为100 cm²；贵重药品、微量包装药品的检验量可以酌减。检验时，应从2个以上最小包装单位中抽取供试品，大蜜丸还不得少于4丸，膜剂还不得少于4片。

供试品的检查

按计数方法适用性试验确认的计数方法进行供试品中需氧菌总数、霉菌和酵母菌总数的测定。

胰酪大豆胨琼脂培养基或胰酪大豆胨液体培养基用于测定需氧菌总数；沙氏葡萄糖琼脂培养基用于测定霉菌和酵母菌总数。

阴性对照试验 以稀释液代替供试液进行阴性对照试验，阴性对照试验应无菌生长。如果阴性对照有菌生长，应进行偏差调查。

1.平皿法

平皿法包括倾注法和涂布法。除另有规定外，取规定量供试品，按方法适用性试验确认的方法进行供试液制备和菌数测定，每稀释级每种培养基至少制备2个平板。

培养和计数 除另有规定外，胰酪大豆胨琼脂培养基平板在30~35 ℃培养3~5天，沙氏葡萄糖琼脂培养基平板在20~25 ℃培养5~7天，观察菌落生长情况，点计平板上生长的所有菌落数，计数并报告。菌落蔓延生长成片的平板不易计数，点计菌落数后，计算各稀释级供试液的平均菌落数，按菌数报告规则报告菌数。若同稀释级两个平板的菌落数平均值不小于15，则两个平板的菌落数不能相差1倍或以上。

菌数报告规则 需氧菌总数测定宜选取平均菌落数小于300 cfu的稀释级，霉菌和酵母菌总数测定宜选取平均菌落数小于100 cfu的稀释级，作为菌数报告的依据。取最高的平均菌落数，计算1 g、1 mL或10 cm²供试品中所含的微生物数，取两位有效数字报告。

如各稀释级的平板均无菌落生长，或仅最低稀释级的平板有菌落生长，但平均菌落数小于1，以<1乘以最低稀释倍数的值报告菌数。

表3　微生物最可能数检索表

生长管数			需氧菌总数最可能数	95%置信限	
每管含样品量/g（mL）			MPN/g或mL	下限	上限
0.1	0.01	0.001			
0	0	0	<3	0	9.4
0	0	1	3	0.1	9.5
0	1	0	3	0.1	10
0	1	1	6.1	1.2	17
0	2	0	6.2	1.2	17
0	3	0	9.4	3.5	35
1	0	0	3.6	0.2	17
1	0	1	7.2	1.2	17
1	0	2	11	4	35
1	1	0	7.4	1.3	20
1	1	1	11	4	35
1	2	0	11	4	35
1	2	1	15	5	38
1	3	0	16	5	38
2	0	0	9.2	1.5	35
2	0	1	14	4	35
2	0	2	20	5	38
2	1	0	15	4	38
2	1	1	20	5	38
2	1	2	27	9	94
2	2	0	21	5	40
2	2	1	28	9	94
2	2	2	35	9	94
2	3	0	29	9	94
2	3	1	36	9	94
3	0	0	23	5	94
3	0	1	38	9	104
3	0	2	64	16	181
3	1	0	43	9	181
3	1	1	75	17	199
3	1	2	120	30	360
3	1	3	160	30	380
3	2	0	93	18	360
3	2	1	150	30	380
3	2	2	210	30	400
3	2	3	290	90	990
3	3	0	240	40	990
3	3	1	460	90	1 980
3	3	2	1 100	200	4 000
3	3	3	>1 100		

注：表内所列检验量如改用1 g（或mL）、0.1 g（或mL）和0.01 g（或mL），表内数字应相应以10倍降低；如改用0.01 g（或mL）、0.001 g（或mL）和0.000 1 g（或mL），表内数字应相应增加10倍，其余类推。

2.薄膜过滤法

除另有规定外，按计数方法适用性试验确认的方法进行供试液制备。取相当于1 g、1 mL或10 cm²供试品的供试液，若供试品所含的菌数较多，可取适宜稀释级的供试液，照方法适用性试验确认的方法加至适量稀释液中，立即过滤，冲洗，冲洗后取出滤膜，菌面朝上贴于胰酪大豆胨琼脂培养基或沙氏葡萄糖琼脂培养基上培养。

培养和计数　培养条件和计数方法同平皿法，每张滤膜上的菌落数应不超过100 cfu。

菌数报告规则　以相当于1 g、1 mL或10 cm²供试品的菌落数报告菌数；若滤膜上无菌落生长，以<1报告菌数（每张滤膜过滤1 g、1 mL或10 cm²供试品），或<1乘以最低稀释倍数的值报告菌数。

3.MPN法

取规定量供试品，按方法适用性试验确认的方法进行供试液制备和供试品接种，所有试验管在30~35 ℃培养3~5天，如果需要确认是否有微生物生长，按方法适用性试验确定的方法进行。记录每一稀释级微生物生长的管数，从表3查每1 g或1 mL供试品中需氧菌总数的最可能数。

结果判断

需氧菌总数是指胰酪大豆胨琼脂培养基上生长的总菌落数（包括真菌菌落数）；霉菌和酵母菌总数是指沙氏葡萄糖琼脂培养基上生长的总菌落数（包括细菌菌落数）。若因沙氏葡萄糖琼脂培养基上生长的细菌使霉菌和酵母菌的计数结果不符合微生物限度要求，可使用含抗生素（如氯霉素、庆大霉素）的沙氏葡萄糖琼脂培养基或其他选择性培养基（如玫瑰红钠琼脂培养基）进行霉菌和酵母菌总数测定。使用选择性培养基时，应进行培养基适用性检查。若采用MPN法，测定结果为需氧菌总数。

各品种项下规定的微生物限度标准解释如下：

10^1 cfu：可接受的最大菌数为20；10^2 cfu：可接受的最大菌数为200；10^3 cfu：可接受的最大菌数为2 000；依此类推。

若供试品的需氧菌总数、霉菌和酵母菌总数的检查结果均符合该品种项下的规定，判供试品符合规定；若其中任何一项不符合该品种项下的规定，判供试品不符合规定。

稀释液、冲洗液及培养基

见非无菌产品微生物限度检查：控制菌检查法（通则1106）。

1106 非无菌产品微生物限度检查：控制菌检查法

控制菌检查法系用于在规定的试验条件下，检查供试品中是否存在特定的微生物。

当本法用于检查非无菌制剂及其原、辅料等是否符合相应的微生物限度标准时，应按下列规定进行检验，包括样品取样量和结果判断等。

供试品检出控制菌或其他致病菌时，按一次检出结果为准，不再复试。

供试液制备及试验环境要求同"非无菌产品微生物限度检查：微生物计数法（通则1105）"。

如果供试品具有抗菌活性，应尽可能去除或中和。供试品检查时，若使用了中和剂或灭活剂，应确认有效性及对微生物无毒性。

供试液制备时如果使用了表面活性剂，应确认其对微生物无毒性以及与所使用中和剂或灭活剂的相容性。

培养基适用性检查和控制菌检查方法适用性试验

供试品控制菌检查中所使用的培养基应进行适用性检查。

供试品的控制菌检查方法应进行方法适用性试验，以确认所采用的方法适合于该产品的控制菌检查。

若检验程序或产品发生变化可能影响检验结果，控制菌检查方法应重新进行适用性试验。

菌种及菌液制备

菌种 试验用菌株的传代次数不得超过5代（从菌种保藏中心获得的干燥菌种为第0代），并采用适宜的菌种保藏技术进行保存，以保证试验菌株的生物学特性。

金黄色葡萄球菌（Staphylococcus aureus）〔CMCC（B）26 003〕

铜绿假单胞菌（Pseudomonas aeruginosa）〔CMCC（B）10 104〕

大肠埃希菌（Escherichia coli）〔CMCC（B）44 102〕

乙型副伤寒沙门菌（Salmonella paratyphi B）〔CMCC（B）50 094〕

白色念珠菌（Candida albicans）〔CMCC（F）98 001〕

生孢梭菌（Clostridium sporogenes）〔CMCC（B）64 941〕

菌液制备 将金黄色葡萄球菌、铜绿假单胞菌、大肠埃希菌、沙门菌分别接种于胰酪大豆胨液体培养基中或在胰酪大豆胨琼脂培养基上，30~35 ℃培养18~24 h；将白色念珠菌接种于沙氏葡萄糖琼脂培养基上或沙氏葡萄糖液体培养基中，20~25 ℃培养2~3天；将生孢梭菌接种于梭菌增菌培养基中置厌氧条件下30~35 ℃培养24~48 h或接种于硫乙醇酸盐流体培养基中30~35 ℃培养18~24 h。上述培养物用pH7.0无菌氯化钠-蛋白胨缓冲液或0.9%无菌氯化钠溶液制成适宜浓度的菌悬液。

菌液制备后若在室温下放置，应在2小时内使用；若保存在2~8 ℃，可在24 h内使用。生孢梭菌孢子悬液可替代新鲜的菌悬液，孢子悬液可保存在2~8 ℃，在验证过的贮存期内使用。

阴性对照

为确认试验条件是否符合要求，应进行阴性对照试验，阴性对照试验应无菌生长。如阴性对照有菌生长，应进行偏差调查。

培养基适用性检查

控制菌检查用的成品培养基、由脱水培养基或按处方配制的培养基均应进行培养基的适用性检查。

控制菌检查用培养基的适用性检查项目包括促生长能力、抑制能力及指示特性的检查。各培养基的检查项目及所用的菌株见表1。

表1　控制菌检查用培养基的促生长能力、抑制能力和指示特性

控制菌检查	培养基	特性	试验菌株
耐胆盐革兰阴性菌	肠道菌增菌液体培养基	促生长能力 抑制能力	大肠埃希菌、铜绿假单胞菌 金黄色葡萄球菌
	紫红胆盐葡萄糖琼脂培养基	促生长能力+指示特性	大肠埃希菌、铜绿假单胞菌
大肠埃希菌	麦康凯液体培养基	促生长能力 抑制能力	大肠埃希菌 金黄色葡萄球菌
	麦康凯琼脂培养基	促生长能力+指示特性	大肠埃希菌
沙门菌	RV沙门菌增菌液体培养基	促生长能力 抑制能力	乙型副伤寒沙门菌 金黄色葡萄球菌
	木糖赖氨酸脱氧胆酸盐琼脂培养基	促生长能力+指示特性	乙型副伤寒沙门菌
	三糖铁琼脂培养基	指示能力	乙型副伤寒沙门菌
铜绿假单胞菌	溴化十六烷基三甲铵琼脂培养基	促生长能力 抑制能力	铜绿假单胞菌 大肠埃希菌
金黄色葡萄球菌	甘露醇氯化钠琼脂培养基	促生长能力+指示特性 抑制能力	金黄色葡萄球菌 大肠埃希菌
梭菌	梭菌增菌培养基	促生长能力	生孢梭菌
	哥伦比亚琼脂培养基	促生长能力	生孢梭菌
白色念珠菌	沙氏葡萄糖液体培养基	促生长能力	白色念珠菌
	沙氏葡萄糖琼脂培养基	促生长能力+指示特性	白色念珠菌
	念珠菌显色培养基	促生长能力+指示能力 抑制能力	白色念珠菌 大肠埃希菌

液体培养基促生长能力检查　分别接种不大于100 cfu的试验菌（见表1）于被检培养基和对照培养基中，在相应控制菌检查规定的培养温度及不大于规定的最短培养时间下培养，与对照培养基管比较，被检培养基管试验菌应生长良好。

固体培养基促生长能力检查　用涂布法分别接种不大于100 cfu的试验菌（见表1）于被检培养基和对照培养基平板上，在相应控制菌检查规定的培养温度及不大于规定的最短培养时间下培养，被检培养基与对照培养基上生长的菌落大小、形态特征应一致。

　　培养基抑制能力检查　接种不少于 100 cfu 的试验菌（见表1）于被检培养基和对照培养基中，在相应控制菌检查规定的培养温度及不小于规定的最长培养时间下培养，试验菌应不得生长。

　　培养基指示特性检查　用涂布法分别接种不大于 100 cfu 的试验菌（见表1）于被检培养基和对照培养基平板上，在相应控制菌检查规定的培养温度及不大于规定的最短培养时间下培养，被检培养基上试验菌生长的菌落大小、形态特征、指示剂反应情况等应与对照培养基一致。

　　控制菌检查方法适用性试验

　　供试液制备　按下列"供试品检查"中的规定制备供试液。

　　试验菌　根据各品种项下微生物限度标准中规定检查的控制菌选择相应试验菌株，确认耐胆盐革兰阴性菌检查方法时，采用大肠埃希菌和铜绿假单胞菌为试验菌。

　　适用性试验　按控制菌检查法取规定量供试液及不大于 100 cfu 的试验菌接入规定的培养基中；采用薄膜过滤法时，取规定量供试液，过滤，冲洗，在最后一次冲洗液中加入试验菌，过滤后，注入规定的培养基或取出滤膜接入规定的培养基中。依相应的控制菌检查方法，在规定的温度和最短时间下培养，应能检出所加试验菌相应的反应特征。

　　结果判断　上述试验若检出试验菌，按此供试液制备法和控制菌检查方法进行供试品检查；若未检出试验菌，应消除供试品的抑菌活性［见非无菌产品微生物检查：微生物计数法（通则1105）中的"抗菌活性的去除或灭活"］，并重新进行方法适用性试验。

　　如果经过试验确证供试品对试验菌的抗菌作用无法消除，可认为受抑制的微生物不易存在于该供试品中，选择抑菌成分消除相对彻底的方法进行供试品的检查。

供试品检查

　　供试品的控制菌检查应按经方法适用性试验确认的方法进行。

　　阳性对照试验　阳性对照试验方法同供试品的控制菌检查，对照菌的加量应不大于 100 cfu。阳性对照试验应检出相应的控制菌。

　　阴性对照试验　以稀释剂代替供试液照相应控制菌检查法检查，阴性对照试验应无菌生长。如果阴性对照有菌生长，应进行偏差调查。

　　耐胆盐革兰阴性菌（Bile-Tolerant Gram-Negative Bacteria）

　　供试液制备和预培养　取供试品，用胰酪大豆胨液体培养基作为稀释剂照"非无菌产品微生物限度检查：微生物计数法（通则1105）"制成 1∶10 供试液，混匀，在 20～25 ℃培养，培养时间应使供试品中的细菌充分恢复但不增殖（约2小时）。

　　定性试验

　　除另有规定外，取相当于 1 g 或 1 mL 供试品的上述预培养物接种至适宜体积（经方法适用性试验确定）肠道菌增菌液体培养基中，30～35 ℃培养 24～48 h 后，划线接种于紫红胆盐葡萄糖琼脂培养基平板上，30～35 ℃培养 18～24 h。如果平板上无菌落生长，判供试品未检出耐胆盐革兰阴性菌。

定量试验

选择和分离培养 取相当于0.1 g、0.01 g和0.001 g（或0.1 mL、0.01 mL和0.001 mL）供试品的预培养物或其稀释液分别接种至适宜体积（经方法适用性试验确定）肠道菌增菌液体培养基中，30～35 ℃培养24～48 h。上述每一培养物分别划线接种于紫红胆盐葡萄糖琼脂培养基平板上，30～35 ℃培养18～24 h。

结果判断 若紫红胆盐葡萄糖琼脂培养基平板上有菌落生长，则对应培养管为阳性，否则为阴性。根据各培养管检查结果，从表2查1 g或1 mL供试品中含有耐胆盐革兰阴性菌的可能菌数。

表2 耐胆盐革兰阴性菌的可能菌数（N）

各供试品量的检查结果			每1 g（或1 mL）供试品中可能的菌数/cfu
0.1 g 或 0.1 mL	0.01 g 或 0.01 mL	0.001 g 或 0.001 mL	
+	+	+	$N > 10^3$
+	+	−	$10^2 < N < 10^3$
+	−	−	$10 < N < 10^2$
−	−	−	$N < 10$

注：（1）+代表紫红胆盐葡萄糖琼脂平板上有菌落生长；−代表紫红胆盐葡萄糖琼脂平板上无菌落生长。

（2）若供试品量以10倍减少（如0.01 g或0.01 mL，0.001 g或0.001 mL，0.0001 g或0.000 1 mL），则每1 g（或1 mL）供试品中可能的菌数（N）应相应增加10倍。

大肠埃希菌（Escherichia coli）

供试液制备和增菌培养 取供试品，照"非无菌产品微生物限度检查：微生物计数法（通则1105）"制成1∶10供试液。取相当于1 g或1 mL供试品的供试液，接种至适宜体积（经方法适用性试验确定）的胰酪大豆胨液体培养基中，混匀，30～35 ℃培养18～24 h。

选择和分离培养 取上述培养物1 mL接种至100 mL麦康凯液体培养基中，42～44 ℃培养24～48 h。取麦康凯液体培养物划线接种于麦康凯琼脂培养基平板上，30～35 ℃培养18～72 h。

结果判断 若麦康凯琼脂培养基平板上有菌落生长，应进行分离、纯化及适宜的鉴定试验，确证是否为大肠埃希菌；若麦康凯琼脂培养基平板上没有菌落生长，或虽有菌落生长但鉴定结果为阴性，判供试品未检出大肠埃希菌。

沙门菌（Salmonella）

供试液制备和增菌培养 取10 g或10 mL供试品直接或处理后接种至适宜体积（经方法适用性试验确定）的胰酪大豆胨液体培养基中，混匀，30～35 ℃培养18～24 h。

选择和分离培养 取上述培养物0.1 mL接种至10 mL RV沙门增菌液体培养基中，30～35 ℃培养18～24 h。取少量RV沙门菌增菌液体培养物划线接种于木糖赖氨酸脱氧胆酸盐琼脂培养基平板上，30～35 ℃培养18～48 h。

沙门菌在木糖赖氨酸脱氧胆酸盐琼脂培养基平板上生长良好，菌落为淡红色或无色、透明或半透明、中心有或无黑色。用接种针挑选疑似菌落于三糖铁琼脂培养基高层斜面上进行斜面和高层穿刺接种，培养18～24 h，或采用其他适宜方法进一步鉴定。

结果判断　若木糖赖氨酸脱氧胆酸盐琼脂培养基平板上有疑似菌落生长，且三糖铁琼脂培养基的斜面为红色、底层为黄色，或斜面黄色、底层黄色或黑色，应进一步进行适宜的鉴定试验，确证是否为沙门菌。如果平板上没有菌落生长，或虽有菌落生长但鉴定结果为阴性，或三糖铁琼脂培养基的斜面未见红色、底层未见黄色；或斜面黄色、底层未见黄色或黑色，判供试品未检出沙门菌。

铜绿假单胞菌（*Pseudomonas aeruginosa*）

供试液制备和增菌培养　取供试品，照"非无菌产品微生物限度检查：微生物计数法（通则1105）"制成1∶10供试液。取相当于1 g或1 mL供试品的供试液，接种至适宜体积（经方法适用性试验确定的）的胰酪大豆胨液体培养基中，混匀。30～35 ℃培养18～24 h。

选择和分离培养　取上述培养物划线接种于溴化十六烷基三甲铵琼脂培养基平板上，30～35 ℃培养18～72 h。

取上述平板上生长的菌落进行氧化酶试验，或采用其他适宜方法进一步鉴定。

氧化酶试验　将洁净滤纸片置于平皿内，用无菌玻棒取上述平板上生长的菌落涂于滤纸片上，滴加新配制的1%二盐酸N，N-二甲基对苯二胺试液，在30秒内若培养物呈粉红色并逐渐变为紫红色为氧化酶试验阳性，否则为阴性。

结果判断　若溴化十六烷基三甲铵琼脂培养基平板上有菌落生长，且氧化酶试验阳性，应进一步进行适宜的鉴定试验，确证是否为铜绿假单胞菌。如果平板上没有菌落生长，或虽有菌落生长但鉴定结果为阴性，或氧化酶试验阴性，判供试品未检出铜绿假单胞菌。

金黄色葡萄球菌（*Staphylococcus aureus*）

供试液制备和增菌培养　取供试品，照"非无菌产品微生物限度检查：微生物计数法（通则1105）"制成1∶10供试液。取相当于1 g或1 mL供试品的供试液，接种至适宜体积（经方法适用性试验确定）的胰酪大豆胨液体培养基中，混匀。30～35 ℃培养18～24 h。

选择和分离培养　取上述培养物划线接种于甘露醇氯化钠琼脂培养基平板上，30～35 ℃培养18～72 h。

结果判断　若甘露醇氯化钠琼脂培养基平板上有黄色菌落或外周有黄色环的白色菌落生长，应进行分离、纯化及适宜的鉴定试验，确证是否为金黄色葡萄球菌；若平板上没有与上述形态特征相符或疑似的菌落生长，或虽有相符或疑似的菌落生长但鉴定结果为阴性，判供试品未检出金黄色葡萄球菌。

梭菌（*Clostridia*）

供试液制备和热处理　取供试品，照"非无菌产品微生物限度检查：微生物计数法（通则1105）"制成1∶10供试液。取相当于1 g或1 mL供试品的供试液2份，其中1份置80 ℃保温10分钟后迅速冷却。

增菌、选择和分离培养　将上述2份供试液分别接种至适宜体积（经方法适用性试验确定）的梭菌增菌培养基中，置厌氧条件下30～35 ℃培养48 h。取上述每一培养物少量，分别涂抹接种于哥伦比亚琼脂培养基平板上，置厌氧条件下30～35 ℃培养48～72 h。

过氧化氢酶试验 取上述平板上生长的菌落，置洁净玻片上，滴加3%过氧化氢试液，若菌落表面有气泡产生，为过氧化氢酶试验阳性，否则为阴性。

结果判断 若哥伦比亚琼脂培养基平板上有厌氧杆菌生长（有或无芽孢），且过氧化氢酶反应阴性的，应进一步进行适宜的鉴定试验，确证是否为梭菌；如果哥伦比亚琼脂培养基平板上没有厌氧杆菌生长，或虽有相符或疑似的菌落生长但鉴定结果为阴性，或过氧化氢酶反应阳性，判供试品未检出梭菌。

白色念珠菌（Candida albicans）

供试液制备和增菌培养 取供试品，照"非无菌产品微生物限度检查：微生物计数法（通则1105）"制成1∶10供试液。取相当于1 g或1 mL供试品的供试液，接种至适宜体积（经方法适用性试验确定）的沙氏葡萄糖液体培养基中，混匀，30～35 ℃培养3～5天。

选择和分离 取上述预培养物划线接种于沙氏葡萄糖琼脂培养基平板上，30～35 ℃培养24～48 h。

白色念珠菌在沙氏葡萄糖琼脂培养基上生长的菌落呈乳白色，偶见淡黄色，表面光滑有浓酵母气味，培养时间稍久则菌落增大、颜色变深、质地变硬或有皱褶。挑取疑似菌落接种至念珠菌显色培养基平板上，培养24～48 h（必要时延长至72 h），或采用其他适宜方法进一步鉴定。

结果判断 若沙氏葡萄糖琼脂培养基平板上有疑似菌落生长，且疑似菌在念珠菌显色培养基平板上生长的菌落呈阳性反应，应进一步进行适宜的鉴定试验，确证是否为白色念珠菌；若沙氏葡萄糖琼脂培养基平板上没有菌落生长，或虽有菌落生长但鉴定结果为阴性，或疑似菌在念珠菌显色培养基平板上生长的菌落呈阴性反应，判供试品未检出白色念珠菌。

稀释液

稀释液配制后，应采用验证合格的灭菌程序灭菌。

1.pH7.0 无菌氯化钠-蛋白胨缓冲液 照无菌检查法（通则1101）制备。

2.pH6.8 无菌磷酸盐缓冲液、pH7.2 无菌磷酸盐缓冲液、pH7.6 无菌磷酸盐缓冲液 照缓冲液（通则8004）配制后，过滤，分装，灭菌。

如需要，可在上述稀释液灭菌前或灭菌后加入表面活性剂或中和剂等。

3.0.9% 无菌氯化钠溶液 取氯化钠9.0 g，加水溶解使成1 000 mL，过滤，分装，灭菌。

培养基及其制备方法

培养基可按以下处方制备，也可使用按该处方生产的符合要求的脱水培养基。配制后，应按验证过的高压灭菌程序灭菌。

1.胰酪大豆胨液体培养基（TSB）、胰酪大豆胨琼脂培养基（TSA）、沙氏葡萄糖液体培养基（SDB）

照无菌检查法（通则1101）制备。

2. 沙氏葡萄糖琼脂培养基（SDA）

照无菌检查法（通则1101）制备。如使用含抗生素的沙氏葡萄糖琼脂培养基，应确认培养基中所加的抗生素量不影响供试品中霉菌和酵母菌的生长。

3. 马铃薯葡萄糖琼脂培养基（PDA）

马铃薯（去皮）	200 g	琼脂	14.0 g
葡萄糖	20.0 g	水	1 000 mL

取马铃薯，切成小块，加水1 000 mL，煮沸20～30 min，用6～8层纱布过滤，取滤液补水至1 000 mL，调节pH使灭菌后在25 ℃的pH值为5.6±0.2，加入琼脂，加热熔化后，再加入葡萄糖，摇匀，分装，灭菌。

4. 玫瑰红钠琼脂培养基

胨	5.0 g	玫瑰红钠	0.013 3 g
葡萄糖	10.0 g	琼脂	14.0 g
磷酸二氢钾	1.0 g	水	1 000 mL
硫酸镁	0.5 g		

除葡萄糖、玫瑰红钠外，取上述成分，混合，微温溶解，加入葡萄糖、玫瑰红钠，摇匀，分装，灭菌。

5. 硫乙醇酸盐流体培养基

照无菌检查法（通则1101）制备。

6. 肠道菌增菌液体培养基

明胶胰酶水解物	10.0 g	二水合磷酸氢二钠	8.0 g
牛胆盐	20.0 g	亮绿	15 mg
葡萄糖	5.0 g	水	1 000 mL
磷酸二氢钾	2.0 g		

除葡萄糖、亮绿外，取上述成分，混合，微温溶解，调节pH使加热后在25 ℃的pH值为7.2±0.2，加入葡萄糖、亮绿，加热至100 ℃ 30 min，立即冷却。

7. 紫红胆盐葡萄糖琼脂培养基

酵母浸出粉	3.0 g	中性红	30 mg
明胶胰酶水解物	7.0 g	结晶紫	2 mg
脱氧胆酸钠	1.5 g	琼脂	15.0 g
葡萄糖	10.0 g	水	1 000 mL
氯化钠	5.0 g		

除葡萄糖、中性红、结晶紫、琼脂外，取上述成分，混合，微温溶解，调节pH使加热后在25 ℃的pH值为7.4±0.2。加入葡萄糖、中性红、结晶紫、琼脂，加热煮沸（不能在高压灭菌器中加热）。

8. 麦康凯液体培养基

明胶胰酶水解物	20.0 g	溴甲酚紫	10 mg
乳糖	10.0 g	水	1 000 mL
牛胆盐	5.0 g		

除乳糖、溴甲酚紫外，取上述成分，混合，微温溶解，调节pH使灭菌后在25 ℃的

pH 值为 7.3±0.2，加入乳糖、溴甲酚紫，分装，灭菌。

9.麦康凯琼脂培养基

明胶胰酶水解物	17.0 g	中性红	30.0 mg
胨	3.0 g	结晶紫	1 mg
乳糖	10.0 g	琼脂	13.5 g
脱氧胆酸钠	1.5 g	水	1 000 mL
氯化钠	5.0 g		

除乳糖、中性红、结晶紫、琼脂外，取上述成分，混合，微温溶解，调节 pH 使灭菌后在 25 ℃的 pH 值为 7.1±0.2，加入乳糖、中性红、结晶紫、琼脂，加热煮沸 1 min，并不断振摇，分装，灭菌。

10.RV 沙门菌增菌液体培养基

大豆胨	4.5 g	六水合氯化镁	29.0 g
氯化钠	8.0 g	孔雀绿	36 mg
磷酸氢二钾	0.4 g	水	1 000 mL
磷酸二氢钾	0.6 g		

除孔雀绿外，取上述成分，混合，微温溶解，调节 pH 使灭菌后在 25 ℃的 pH 值为 5.2±0.2。加入孔雀绿，分装，灭菌，灭菌温度不能超过 115 ℃。

11.木糖赖氨酸脱氧胆酸盐琼脂培养基

酵母浸出粉	3.0 g	氯化钠	5.0 g
L-赖氨酸	5.0 g	硫代硫酸钠	6.8 g
木糖	3.5 g	枸橼酸铁铵	0.8 g
乳糖	7.5 g	酚红	80 mg
蔗糖	7.5 g	琼脂	13.5 g
脱氧胆酸钠	2.5 g	水	1 000 mL

除 3 种糖、酚红、琼脂外，取上述成分，混合，微温溶解，调节 pH 使加热后在 25 ℃的 pH 值为 7.4±0.2，加入 3 种糖、酚红、琼脂，加热至沸腾，冷至 50 ℃倾注平皿（不能在高压灭菌器中加热）。

12.三糖铁琼脂培养基（TSI）

胨	20.0 g	硫酸亚铁	0.2 g
牛肉浸出粉	5.0 g	硫代硫酸钠	0.2 g
乳糖	10.0 g	0.2%酚磺酞指示液	12.5 mL
蔗糖	10.0 g	琼脂	12.0 g
葡萄糖	1.0 g	水	1 000 mL
氯化钠	5.0 g		

除三种糖、0.2%酚磺酞指示液、琼脂外，取上述成分，混合，微温溶解，调节 pH 使灭菌后在 25 ℃的 pH 值为 7.3±0.1，加入琼脂，加热熔化后，再加入其余各成分，摇匀，分装，灭菌，制成高低层（2～3 cm）短斜面。

13. 溴化十六烷基三甲铵琼脂培养基

明胶胰酶水解物	20.0 g	甘油	10 mL
氯化镁	1.4 g	溴化十六烷基三甲铵	0.3 g
硫酸钾	10.0 g	琼脂	13.6 g
水	1 000 mL		

除琼脂外，取上述成分，混合，微温溶解，调节 pH 使灭菌后在 25 ℃的 pH 值为 7.4±0.2，加入琼脂，加热煮沸 1 min，分装，灭菌。

14. 甘露醇氯化钠琼脂培养基

胰酪胨	5.0 g	氯化钠	75.0 g
动物组织胃蛋白酶水解物	5.0 g	酚红	25 mg
牛肉浸出粉	1.0 g	琼脂	15.0 g
D-甘露醇	10.0 g	水	1 000 mL

除甘露醇、酚红、琼脂外，取上述成分，混合，微温溶解，调节 pH 使灭菌后在 25 ℃的 pH 值为 7.4±0.2，加热并振摇，加入甘露醇、酚红、琼脂，煮沸 1 min，分装，灭菌。

15. 梭菌增菌培养基

胨	10.0 g	盐酸半胱氨酸	0.5 g
牛肉浸出粉	10.0 g	乙酸钠	3.0 g
酵母浸出粉	3.0 g	氯化钠	5.0 g
可溶性淀粉	1.0 g	琼脂	0.5 g
葡萄糖	5.0 g	水	1 000 mL

除葡萄糖外，取上述成分，混合，加热煮沸使溶解，并不断搅拌。如需要，调节 pH 使灭菌后在 25 ℃的 pH 值为 6.8±0.2。加入葡萄糖，混匀，分装，灭菌。

16. 哥伦比亚琼脂培养基

胰酪胨	10.0 g	氯化钠	5.0 g
肉胃蛋白酶水解物	5.0 g	琼脂	10.0～15.0 g
心胰酶水解物	3.0 g		（依凝固力）
酵母浸出粉	5.0 g	水	1 000 mL
玉米淀粉	1.0 g		

除琼脂外，取上述成分，混合，加热煮沸使溶解，并不断搅拌。如需要，调节 pH 使灭菌后在 25 ℃的 pH 值为 7.3±0.2，加入琼脂，加热熔化，分装，灭菌。如有必要，灭菌后，冷至 45～50 ℃加入相当于 20 mg 庆大霉素的无菌硫酸庆大霉素，混匀，倾注平皿。

17. 念珠菌显色培养基

胨	10.2 g	琼脂	15 g
氢醌素	0.5 g	水	1 000 mL
色素	22.0 g		

除琼脂外，取上述成分，混合，微温溶解，调节 pH 使加热后在 25 ℃的 pH 值为 6.3±0.2。过滤，加入琼脂，加热煮沸，不断搅拌至琼脂完全溶解，倾注平皿。

1107 非无菌药品微生物限度标准

非无菌药品的微生物限度标准是基于药品的给药途径和对患者健康潜在的危害以及药品的特殊性而制订的。药品生产、贮存、销售过程中的检验，药用原料、辅料及中药提取物的检验，新药标准制订，进口药品标准复核，考察药品质量及仲裁等，除另有规定外，其微生物限度均以本标准为依据。

1.制剂通则、品种项下要求无菌的及标示无菌的制剂和原辅料

应符合无菌检查法规定。

2.用于手术、严重烧伤、严重创伤的局部给药制剂

应符合无菌检查法规定。

3. 非无菌化学药品制剂、生物制品制剂、不含药材原粉的中药制剂的微生物限度标准见表1。

表1　非无菌化学药品制剂、生物制品制剂、不含药材原粉的中药制剂的微生物限度标准

给药途径	需氧菌总数 （cfu/g、cfu/mL 或 cfu/10 cm²）	霉菌和酵母菌总数 （cfu/g、cfu/mL 或 cfu/10 cm²）	控制菌
口服给药① 　固体制剂 　液体制剂	 10^3 10^2	 10^2 10^1	不得检出大肠埃希菌（1 g或1 mL）；含脏器提取物的制剂还不得检出沙门菌（10 g或10 mL）
口腔黏膜给药制剂 齿龈给药制剂 鼻用制剂	10^2	10^1	不得检出大肠埃希菌、金黄色葡萄球菌、铜绿假单胞菌（1 g、1 mL或10 cm²）
耳用制剂 皮肤给药制剂	10^2	10^1	不得检出金黄色葡萄球菌、铜绿假单胞菌（1 g、1 mL或10 cm²）
呼吸道吸入给药制剂	10^2	10^1	不得检出大肠埃希菌、金黄色葡萄球菌、铜绿假单胞菌、耐胆盐革兰阴性菌（1 g或1 mL）
阴道、尿道给药制剂	10^2	10^1	不得检出金黄色葡萄球菌、铜绿假单胞菌、白色念珠菌（1 g、1 mL或10 cm²）；中药制剂还不得检出梭菌（1 g、1 mL或10 cm²）
直肠给药 　固体制剂 　液体制剂	 10^3 10^2	 10^2 10^2	不得检出金黄色葡萄球菌、铜绿假单胞菌（1 g或1 mL）
其他局部给药制剂	10^2	10^2	不得检出金黄色葡萄球菌、铜绿假单胞菌（1 g、1 mL或10 cm²）

①：化学药品制剂和生物制品制剂若含有未经提取的动植物来源的成分及矿物质，还不得检出沙门菌（10 g或10 mL）。

4. 非无菌含药材原粉的中药制剂的微生物限度标准见表2。

表2　非无菌含药材原粉的中药制剂的微生物限度标准

给药途径	需氧菌总数 （cfu/g、cfu/mL 或 cfu/10 cm²）	霉菌和酵母菌总数 （cfu/g、cfu/mL 或 cfu/10 cm²）	控制菌
固体口服给药制剂 　不含豆豉、神曲等发酵原粉 　含豆豉、神曲等发酵原粉	10^4（丸剂 $3×$ 10^4） 10^5	10^2 $5×10^2$	不得检出大肠埃希菌（1 g）；不得检出沙门菌（10 g）；耐胆盐革兰阴性菌应小于 10^2 cfu（1 g）
液体口服给药制剂 　不含豆豉、神曲等发酵原粉 　含豆豉、神曲等发酵原粉	$5×10^2$ 10^3	10^2 10^2	不得检出大肠埃希菌（1 mL）；不得检出沙门菌（10 mL）；耐胆盐革兰阴性菌应小于 10^1 cfu（1 mL）
固体局部给药制剂 　用于表皮或黏膜不完整 　用于表皮或黏膜完整	10^3 10^4	10^2 10^2	不得检出金黄色葡萄球菌、铜绿假单胞菌（1 g 或 10 cm²）；阴道、尿道给药制剂还不得检出白色念珠菌、梭菌（1 g 或 10 cm²）
液体局部给药制剂 　用于表皮或黏膜不完整 　用于表皮或黏膜完整	10^2 10^2	10^2 10^2	不得检出金黄色葡萄球菌、铜绿假单胞菌（1 mL）；阴道、尿道给药制剂还不得检出白色念珠菌、梭菌（1 mL）

5. 非无菌的药用原料及辅料的微生物限度标准见表3。

表3　非无菌的药用原料及辅料的微生物限度标准

	需氧菌总数 （cfu/g 或 cfu/mL）	霉菌和酵母菌总数 （cfu/g 或 cfu/mL）	控制菌
药用原料及辅料	10^3	10^2	*

*：未做统一规定。

6. 中药提取物及中药饮片的微生物限度标准见表4。

表4　中药提取物及中药饮片的微生物限度标准

	需氧菌总数 （cfu/g 或 cfu/mL）	霉菌和酵母菌总数 （cfu/g 或 cfu/mL）	控制菌
中药提取物	10^3	10^2	*
研粉口服用贵细饮片、直接口服及泡服饮片	*	*	不得检出沙门菌（10 g）；耐胆盐革兰阴性菌应小于 10^4 cfu（1 g）

*：未做统一规定。

7.有兼用途径的制剂

应符合各给药途径的标准。

非无菌药品的需氧菌总数、霉菌和酵母菌总数照"非无菌产品微生物限度检查：微生物计数法（通则1105）"检查；非无菌药品的控制菌照"非无菌产品微生物限度检查：控制菌检查法（通则1106）"检查。各品种项下规定的需氧菌总数、霉菌和酵母菌总数标准解释如下：

10^1 cfu：可接受的最大菌数为20；10^2 cfu：可接受的最大菌数为200；10^3 cfu：可接受的最大菌数为2 000；依此类推。

本限度标准所列的控制菌对于控制某些药品的微生物质量可能并不全面，因此，对于原料、辅料及某些特定的制剂，根据原料、辅料及其制剂的特性和用途、制剂的生产工艺等因素，可能还需检查其他具有潜在危害的微生物。

除了本限度标准所列的控制菌外，药品中若检出其他可能具有潜在危害性的微生物，应从以下方面进行评估。

药品的给药途径：给药途径不同，其危害不同；药品的特性：药品是否促进微生物生长，或者药品是否有足够的抑制微生物生长能力；药品的使用方法；用药人群：用药人群不同，如新生儿、婴幼儿及体弱者，风险可能不同；患者使用免疫抑制剂和甾体类固醇激素等药品的情况；存在疾病、伤残和器官损伤；等等。

当进行上述相关因素的风险评估时，评估人员应经过微生物学和微生物数据分析等方面的专业知识培训。评估原辅料微生物质量时，应考虑相应制剂的生产工艺、现有的检测技术及原辅料符合该标准的必要性。